系统解剖学

奈特人体解剖学彩色图谱

Netter Atlas of Human Anatomy: A Systems Approach

第 8 版

主　编　Frank H. Netter

主　译　张卫光

人民卫生出版社

·北　京·

图书在版编目（CIP）数据

奈特人体解剖学彩色图谱：系统解剖学：汉英对照 /（美）弗兰克·奈特（Frank H. Netter）主编；张卫光主译 . —北京：人民卫生出版社，2023.12

ISBN 978–7–117–35411–0

Ⅰ.①奈… Ⅱ.①弗…②张… Ⅲ.①人体解剖学 – 图谱 Ⅳ.①R322–64

中国国家版本馆 CIP 数据核字（2023）第 190967 号

| 人卫智网 | www.ipmph.com | 医学教育、学术、考试、健康，购书智慧智能综合服务平台 |
| 人卫官网 | www.pmph.com | 人卫官方资讯发布平台 |

图字：01-2022-3820 号

奈特人体解剖学彩色图谱：系统解剖学
Naite Renti Jiepouxue Caise Tupu：Xitong Jiepouxue

主　　译：张卫光
出版发行：人民卫生出版社（中继线 010-59780011）
地　　址：北京市朝阳区潘家园南里 19 号
邮　　编：100021
E - mail：pmph @ pmph.com
购书热线：010-59787592　010-59787584　010-65264830
印　　刷：人卫印务（北京）有限公司
经　　销：新华书店
开　　本：889×1194　1/16　印张：55
字　　数：1781 千字
版　　次：2023 年 12 月第 1 版
印　　次：2024 年 1 月第 1 次印刷
标准书号：ISBN 978-7-117-35411-0
定　　价：328.00 元

打击盗版举报电话：010-59787491　E-mail：WQ @ pmph.com
质量问题联系电话：010-59787234　E-mail：zhiliang @ pmph.com
数字融合服务电话：4001118166　　E-mail：zengzhi @ pmph.com

译 者 名 录

（按姓氏笔画排序）

丁慧如　北京大学基础医学院

王　慧　北京大学基础医学院

王文娟　北京大学基础医学院

方　璇　北京大学基础医学院

方华安　北京大学基础医学院

石献忠　北京大学基础医学院

向泓雨　北京大学第一临床医学院（北京大学第一医院）

刘羽辰　北京大学基础医学院

闫军浩　北京大学基础医学院

孙艳荣　北京大学基础医学院

李凡舒　北京大学基础医学院

杨丰瑞　北京大学基础医学院

杨晓梅　北京大学基础医学院

汪定本　北京大学基础医学院

张　艳　北京大学基础医学院

张卫光　北京大学基础医学院

张军伟　中国医学科学院北京协和医院

陈　欢　北京大学基础医学院

陈春花　北京大学基础医学院

赵朕龙　北京大学中日友好临床医学院（中日友好医院）

胡道乐　北京大学基础医学院

南　燕　北京大学基础医学院

姚明解　北京大学基础医学院

秦丽华　北京大学基础医学院

栾丽菊　北京大学基础医学院

崔　铭　中国医学科学院北京协和医院

程全成　北京大学基础医学院

Elsevier（Singapore）Pte Ltd.

3 Killiney Road，#08-01 Winsland House I，Singapore 239519

Tel：（65）6349-0200；Fax：（65）6733-1817

Netter Atlas of Human Anatomy：A Systems Approach，8e

Copyright © 2023 Elsevier Inc. All rights are reserved，including those for text and data mining，AI training，and similar technologies.

Previous editions copyrighted 2019，2014，2011，2006，2003，1997，1989

Permission to use Netter Art figures may be sought through the website NetterImages. com or by emailing Elsevier's Licensing Department at H. Licensing@elsevier. com.

ISBN-13：9780323760287

This translation of Netter Atlas of Human Anatomy：A Systems Approach，8e by Frank H. Netter was undertaken by People's Medical Publishing House and is published by arrangement with Elsevier（Singapore）Pte Ltd.

Netter Atlas of Human Anatomy：A Systems Approach，8e by Frank H. Netter 由人民卫生出版社进行翻译，并根据人民卫生出版社与爱思唯尔(新加坡)私人有限公司的协议约定出版。

奈特人体解剖学彩色图谱：系统解剖学(第 8 版)(张卫光 译)

ISBN：978-7-117-35411-0

Copyright © 2023 by Elsevier（Singapore）Pte Ltd. and People's Medical Publishing House

All rights reserved. No part of this publication may be reproduced or transmitted in any form or by any means，electronic or mechanical，including photocopying，recording，or any information storage and retrieval system，without permission in writing from Elsevier（Singapore）Pte Ltd. and People's Medical Publishing House.

Printed in China by People's Medical Publishing House under special arrangement with Elsevier（Singapore）Pte Ltd. This edition is authorized for sale in the Chinese Mainland only. Unauthorized sale of this edition is a violation of the contract.

译 者 前 言

　　每一名医者都梦想拥有一本满意的人体解剖图谱。

　　500 年前，维萨里、达·芬奇的人体解剖图，奠定了现代解剖学的发展基础，但这些图书或图谱只能在博物馆远观了。多年前我偶然在于恩华教授办公室的书柜中发现了一本精美的英文原版解剖图谱，得知是 1995 年其在香港时花了大半个月工资购得的，这应是《奈特人体解剖学图谱》的第 1 版，封面上仅写着大大的书名。2000 年，一名留学生送给我一本说是美国医学生非常喜欢的解剖图谱，甚是钟爱，至今珍藏，这便是《奈特人体解剖学图谱》第 2 版了，书名依旧很大，但在封面的左下方配了 4 幅精致的小图，据说也值我当时大半个月的工资。此后很久，我才见到人民卫生出版社引进发行的该书英文原版 Atlas of Human Anatomy。2005 年，我的恩师王怀经教授翻译了第 3 版的《奈特人体解剖彩色图谱》，该版封面的下半部横排了 3 幅镂空的解剖图，现在市面上已很少见。数年后，我特地委托在美国的同学带回了绘有大比例肩背部局部解剖图片的第 4 版，这是该图谱封面首次使用单幅大图，引人注目，也成为了此后数版的惯例。

    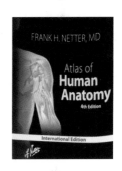

　　2012 年，利用出差的机会，我从台北背回了签名版的绘有大幅侧面颅骨的《奈特人体解剖学彩色图谱》第 5 版，可谓千里迢迢。2015 年，我有幸受人民卫生出版社委托，在导师周长满教授的审校和指导下，出版了我翻译的第一部《奈特人体解剖学彩色图谱》。封面是一幅正面颅骨解剖图，这就是第 6 版"奈特"，随后竟然出乎意料地印刷了多次，成为了许多医学生，特别是医生必备的参考书和工具书，影响较大。2019 年和 2023 年，我又连续翻译了《奈特人体解剖学彩色图谱》第 7 版和第 8 版，实感与奈特解剖图谱的缘分颇深。

　　《奈特人体解剖学彩色图谱》的第 3 版在前两版的基础上增加了影像解剖图，第 6 版又增加了对结构名词的解释等多个表格，第 7 版和第 8 版较前 6 版的最大不同之处是包含了百余页的电子附页，原版图谱的设计初衷是想利用网络资源实现瘦身，但我们考虑到国内地域和条件所限，在引进汉英对照版时特意把电子附页内容以纸质形式增补在了各章中,使本图谱更加完整和更具临床特色。

　　弗兰克·奈特博士是一位奇人。他不但拥有丰富的医学知识,还有深厚的绘画功底。奈特博士独特的视角是无与伦比的,他不仅拥有一双医学绘画大师的手和一名医生的大脑,同时还是一位描绘人体灵魂的艺术家。在上版的序中我详细讲述了《奈特人体解剖学彩色图谱》的三大特色,即新、奇、特,此处不再累述。这里重点说明一下其四属性,即局部性、应用性、适应性和艺术性。首先,这是一部按头颈背、胸腹盆、上下肢为主线的局部解剖图谱,具有鲜明的局部解剖特征;其次,这是一部具有独特临床应用视角的图谱,所呈现的人体解剖结构细致入微,绘图角度彰显临床应用特色,尤其是对微创腔镜手术下的解剖及影像解剖有很强的指导意义;再次,"奈特"历经8版,不仅适合医学生等初学者的人体解剖学学习,还可对各科临床工作多年的医生、麻醉师、护士等提供切实的执业帮助,适应性和延展性均极强;最后,艺术性是本书的最大特色,人体之构造极美,但呈现极美的人体需要神奇的画笔,奈特博士采用油画的方式,其每一幅画所呈现出来的美,都是人体解剖结构与艺术的完美结合。

　　特别感谢人民卫生出版社将本版图谱展现给广大的中国医学生和医务工作者,同时也感谢三度给予我们北京大学人体解剖学团队的学习机会。我们在翻译中坚持保留了每幅图的整体效果和英文结构名称,力求在最合适的位置穿插中文,但同时也大大增加了排版及文字编译上的不便,虽力图精益求精,但仍然无法避免出现诸多问题,可能给许多读者带来不便,备感歉疚。本版图谱的编辑和校对工作由出版社专人负责,步线行针,精益求精,在此为所有人的努力表达深深的谢意。

　　又是一年的仲夏,又是一本新的奈特出版。1991年,弗兰克·奈特博士与世长辞,《奈特人体解剖学彩色图谱》是他留给我们的一份了解自身解剖结构的最特别礼物。

　　这注定是一个传奇,这就是一部奇书,值得拥有。

张卫光

2023年仲夏 墨随蓴寓

顾 问 编 委

历 版 编 委

其他绘图作者

国际顾问委员会

Nihal Apaydin, MD, PhD
Professor of Anatomy
Faculty of Medicine, Department of
  Anatomy
Ankara University;
Chief, Department of Multidisciplinary
  Neuroscience
Institute of Health Sciences
Ankara, Turkey

Hassan Amiralli, MD, MS, FUICC
Professor and Chair
Department of Anatomy
American University of Antigua College
  of Medicine
Antigua, West Indies;
Former Professor of Surgery
Muhimbili University of Health Sciences
Daressalaam, Tanzania

**Belinda R. Beck, BHMS(Ed),
  MS, PhD**
Professor of Anatomy and Exercise
  Science
Director, Bone Densitometry Research
  Laboratory
Griffith University, Gold Coast Campus
Queensland, Australia

Jonathan Campbell, MD, FAAOS
Assistant Professor of Orthopaedic
  Surgery
Division of Sports Medicine
Medical College of Wisconsin
Milwaukee, Wisconsin

Francisco J. Caycedo, MD, FAAOS
St. Vincent's Hospital
Birmingham, Alabama

**Thazhumpal Chacko Mathew, MSc, PhD,
  FRCPath**
Professor
Faculty of Allied Health Sciences
Health Sciences Centre
Kuwait University
Kuwait City, Kuwait

Eduardo Cotecchia Ribeiro, MS, PhD
Associate Professor of Descriptive and
  Topographic Anatomy
School of Medicine
Federal University of São Paulo
São Paulo, Brazil

William E. Cullinan, PhD
Professor and Dean
College for Health Sciences
Marquette University
Milwaukee, Wisconsin

Elisabeth Eppler, MD
University Lecturer
Institute of Anatomy
University of Berne
Berne, Switzerland

Christopher Kelly, MD, MS
North Carolina Heart and Vascular
Raleigh, North Carolina

Michelle D. Lazarus, PhD
Director, Centre for Human Anatomy
  Education
Monash Centre for Scholarship in Health
  Education (MCSHE) Curriculum
  Integration Network Lead
Monash Education Academy Fellow
Monash University
Clayton, Victoria, Australia

Robert G. Louis, MD, FAANS
Empower360 Endowed Chair for
  Skull Base and Minimally Invasive
  Neurosurgery
Chair, Division of Neurosurgery
Pickup Family Neurosciences Institute
Hoag Memorial Hospital
Newport Beach, California

Chao Ma, MD
Department of Human Anatomy,
  Histology & Embryology
Peking Union Medical College
Beijing, China

Diego Pineda Martínez, MD, PhD
Chief, Department of Innovation in
  Human Biological Material
Professor of Anatomy
Faculty of Medicine of the National
  Autonomous University of Mexico
President, Mexican Society of Anatomy
Mexico City, Mexico

William J. Swartz, PhD
Emeritus Professor of Cell Biology and
  Anatomy
Louisiana State University Health
  Sciences Center
New Orleans, Louisiana

Kimberly S. Topp, PT, PhD, FAAA
Professor and Chair Emeritus
Department of Physical Therapy and
  Rehabilitation Science
School of Medicine
University of California San Francisco
San Francisco, California

Ivan Varga, PhD
Professor of Anatomy, Histology, and
  Embryology
Faculty of Medicine
Comenius University
Bratislava, Slovak Republic

Robert J. Ward, MD, CCD, DABR
Chief Executive Officer
Sullivan's Island Imaging, LLC
Sullivan's Island, South Carolina;
Professor of Radiology
Saint Georges University
Grenada, West Indies

Alexandra L. Webb, BSc, MChiro, PhD
Associate Professor
Deputy Director, Medical School
College of Health and Medicine
Australian National University
Canberra, ACT, Australia

前　言

《奈特人体解剖学彩色图谱》由医生兼艺术家 Frank H. Netter 博士和 Carlos Machado 博士绘著。Netter 医生是外科医生，Machado 医生是心脏病学专家。他们的临床见解和观点反映在他们绘制这些插图作品的方法上。解剖学家、教育家和临床医生们用其专业知识指导了插图的选择、排版、标注和创作，确保了这一杰出作品的准确性、相关性和教育权威性。

本书是使用英语术语按照系统解剖学编排的版本，这是奈特图谱首次采用的新的编排方式。传统的奈特图谱一直使用局部解剖学的编排方式，而本书采用的编排方式可满足系统解剖学课程的学习需要。所有版本的奈特人体解剖学彩色图谱具有同样美观、且具有指导意义的插图和图表信息。

本版本新增内容

新增插图

新版增加了 20 多幅新插图，并进行了 30 多处艺术性的修改。亮点包括颞窝和颞下窝、盆腔筋膜、鼻腔和鼻窦的新视点，以及心脏的多个新视点、足部的横截面、增强的表面解剖图，以及许多身体系统的概述。有了这些图，您将遇见覆盖了现代临床解剖学课程迄今为止最全面的插图。

术语和标注更新

第 8 版使用《解剖术语》(*Terminologia Anatomica*)（第 2 版）的医学术语，该术语由联邦国际解剖学术语于 2019 年出版(https://fipat.library.dal.ca/ta2)，并于 2020 年被国际解剖协会联合会采用。可检索的更新后的完整解剖学术语数据库可访问 https://ta2viewer.openanatomy.org。为使表述更清晰，我们保留了部分常见的临床同名和旧术语（插入在括号中）。此外，通过使用缩写(muscle/s = m./mm.; artery/ies = a./aa.; vein/s = v./vv.; nerve/s = n./nn.)在减少页面上的标注文本的同时，最大限度地增加标注信息，且专注于与图片主题最相关的标注上。

神经表

旧版本的骨骼肌总表和临床结构表获得了非常积极的肯定，因此我们增加了涵盖四个主要神经组的新表：脑神经和颈丛、臂丛及腰骶丛神经。

奈特解剖学图谱的未来

随着 Netter 图谱的不断发展，为满足学生、教育者和临床医生的需求，我们非常欢迎提出建议！请到以下网站提供您的意见：

https://tinyurl.com/NetterAtlas8

致我亲爱的妻子 Vera

我常说,我医学艺术近 50 年的职业生涯有某种"使命感",而它来源于我曾经热爱并追求的医生职业。在过去的日子里,我已经绘制了近 4 000 幅插图,其中绝大部分是为《CIBA 医学画集》(现为《奈特医学图集》)而绘制的,另外也为《临床专题论文集》绘制了部分插图。这些插图包括了各个医学学科,如人体解剖学、组织学、胚胎学、生理学、病理学、外科学,以及诊疗器械、治疗技术和各种疾病的临床症状等。近年来,医务卫生工作者和医学生们越来越希望我能绘制一本纯粹的人体解剖学图谱。因此,出版这本图谱绝不是仓促决定,而是一如我以前所做的工作,为了医学职业的需要。

在这些年我绘制的所有插图中,选择出与人体解剖学相关的部分插图,根据人体的系统和分部进行分类和编排,为适应版面的实际大小和空间进行了重绘,并按照逻辑进行了排序,终成本图谱。机体的解剖结构自身当然没有改变,但我们对解剖的理解及其临床意义,会时时更新变化。

因此,为了更加适合当今医学和临床外科学发展,许多插图需要修改甚至重新绘制。另外,我认为之前绘制的部分插图在表达医学寓意方面存有不足之处,为此更应该绘制一些新的插图。

绘制这样的图谱,其关键之处就在于对难易繁简的适度把握。如果图片太过复杂,它就可能很难理解,甚至令人感到困惑混乱;如果太过简单,就会无法充分表达主题,甚至会误导读者。我希望广大的医疗卫生工作者和医学生能够充分感到这本图谱既易于理解,又具有指导作用和实用价值。

我和出版商共同想到的一点是,本图谱的前言应该由一位真正的著名解剖学家撰写,但是可选的专家实在很多,我们难以选择。很遗憾的是,我们想邀请 Vesalius, Leonardo da Vinci, William Hunter, Henry Gray 等均未能如愿,我真的很想要知道他们对于这本图谱的看法。

Frank H. Netter, MD

(1906—1991)

Frank H. Netter, MD

奈特博士于 1906 年出生在纽约市,他在学生艺术联合会和美国国家设计院学习艺术绘画。而后进入纽约大学医学院学习医学,并于 1931 年获得医学博士学位。在学习期间,奈特博士的素描绘图就吸引了医学界内人士,他为医学文章和著作绘制插图以获得收入。在 1933 年成为外科医生后,奈特博士仍兼职从事绘画工作,最终他选择放弃了就职的医生职业,全身心地投入了艺术绘画。在第二次世界大战中为美国服役后,奈特博士开始了他与 CIBA 制药企业(现为 Novartis 制药企业)的长期合作。这 45 年的合作,为奈特博士积累了丰富医学艺术的经验,而被世界各国的医生和医疗卫生工作者所熟知。

2000 年 7 月,Icon 公司获得了奈特博士的图集版权,并根据新的绘图对奈特博士的原始画作进行不断地修正,增添了一些具有奈特博士画风的画家所制作的新插图。目前,Elsevier 公司所出版的具有奈特博士的艺术绘画风格的图书超过 50 种。

奈特博士通过绘图,形象地传授了医学知识,成为最优秀的典范。共计 13 卷的《奈特医学图集》,收入了奈特博士创作的 2 万余幅插图中的绝大部分,成为医学著作出版的最著名书籍之一。1989 年,囊括了奈特博士解剖画作的《奈特人体解剖学彩色图谱》首次出版,现已翻译成 16 种语言文字,成为全世界医疗卫生及相关科学学生学习人体的首选解剖学图谱。

奈特博士的作品之所以广受人们的认可,不仅由于其超常的美学特质,更重要的是其中蕴含的丰富知识。正如奈特博士于 1949 年所说:"阐明中心内容才是画作的根本目的和目标。作为医学艺术作品,不管绘制得多么精美,艺术构思和表达多么精准,如果失去对医学观点的阐明,也就会失去其价值。"奈特博士的绘画设计、对艺术理念的理解和观察及处理问题的方式,都包含在他的绘画作品中,使他的作品成为如此实用而宝贵的财富。

奈特博士,杰出的医学家和艺术家,于 1991 年辞世。

编 委 简 介

Carlos A.G. Machado，MD　作为 Netter 博士的继任者，也是为奈特医学图谱做出贡献的主要艺术家。

心脏病学家 Carlos Machado 自学了医学插画，对奈特医生的一些原始绘图做出了精细的修改，并创作了许多具有其独特风格的画作，作为奈特图谱的延伸。Machado 博士逼真的专业笔法和对医患关系的敏锐洞察，使其画作风格生动而令人难忘。他致力于研究插画的主题，这使他成为当今在本领域中最著名的医学插画家之一。

了解更多 Machado 博士的背景和他的画作可访问 https://netterimages.com/artist-carlos-a-g-machado.html。

Paul E. Neumann，MD　接受过解剖病理学和神经病理学的临床培训。他发表的大部分研究成果归属小鼠神经遗传学和人类分子遗传学领域。在过去的几年中，他一直专注于解剖科学，并经常在《临床解剖学》（Clinical Anatomy）杂志上发表关于解剖术语和大体解剖的文章。作为国际解剖学术语联合会 (FIPAT) 的成员，他参与了《解剖学术语》（第2版）、《胚胎学术语》（第2版）和《神经解剖学术语》的编写。除了担任第 8 版《奈特人体解剖学彩色图谱》的首席拉丁文编辑外，他还是第 33 版《多兰图解医学词典》的编辑。

R. Shane Tubbs，MS，PA-C，PhD　是阿拉巴马州伯明翰人，临床解剖学家。他的研究主要使用解剖学方法解决临床 / 外科问题。这种解剖学的研究范式促使了 1 700 多篇同行评审出版物的诞生。Tubbs 博士的实验室在人体解剖学方面的新发现包括：下眼睑皮肤的新神经、面部新空间、脊髓的新静脉窦、坐骨神经部分之间的新连接、颈部的新韧带、先前从未描述过的臀下神经皮支，以及术后 C5 神经瘫痪的病因学。此外，来自 Tubbs 博士实验室的许多解剖可行性研究已经被世界各地的外科医生所采用，从而催生了新的手术 / 临床程序，例如通过将脑脊液引流到骨来治疗脑积水、使用对侧脊髓副神经麻痹来恢复瘫痪患者的上肢功能、颈椎不稳或退行性脊柱病患者的前路颈椎椎间盘切除术和融合术时的锁骨切开。

Tubbs 博士是超过 15 家解剖学期刊的编辑委员会成员，并为 150 多家科学期刊进行过评审，一直是美国和世界各地主要机构的客座教授。Tubbs 博士撰写了 40 多本书，超过 75 个章节，在爱思唯尔出版的著作包括《格氏解剖学评论》、《格氏人体临床影像解剖》、《奈特临床程序导论》及《神经与神经损伤》的卷一和卷二。他是有 150 多年历史的《格氏解剖学》第 41 版和第 42 版的编辑，《奈特人体解剖学彩色图谱》第 5 版到第 8 版的编辑，也是《临床解剖学》杂志的主编。他是国际解剖学术语联合会（FIPAT）主席。

Jennifer K. Brueckner-Collins，PhD　是肯塔基人，在肯塔基大学完成了本科和研究生的学业。读研究生的第二年，她意识到自己的职业使命不是骨骼肌生物学的基础科学研究，而是帮助医学生掌握解剖科学。她在医学组织学必修课的助教职位上意识到了这一点，与学生在显微镜下一起工作改变了她的职业道路。

在研究生院的下学期，她虽然协助讲授大体解剖学，但只是在示范性解剖实验室学过解剖学。在完成第一个实验室的教学后，她知道自己需要通过解剖操作更深入地学习解剖学，所以那学期她提前解剖了一到两个实验室的大体标本。那是她真正学习解剖学的时候，并因此受到启发，把这门学科作为一种职业来教授。这一切都发生在 20 世纪 90 年代初，当时许多人都不赞同从事教师职业，人们认为，只有在科研不成功的情况下才会选择这条道路。在研究生学习的剩余时间里，她利用自己的时间兼职教授解剖学，以获得必要的经验，最终获得教职。

Brueckner-Collins 博士在肯塔基大学担任了 10 年的全职教员，为医学、口腔和相关卫生专业的学生教授大体解剖学。在遇到她一生的挚爱后，她转去了路易斯维尔大学，并在那里教了十多年的医学生和口腔学生。她在该州两所医学院全职教学超过 20 年，她的教学付出获得了该州所有医学院的最高教学荣誉，即肯塔基大学的教务长教学奖，以及路易斯维尔大学的杰出教学教授名誉。

Martha Johnson Gdowski，PhD 于 1990 年在甘农大学以优异成绩获得生物学学士学位，随后于 1995 年在宾夕法尼亚州立大学医学院获得解剖学博士学位。她在克利夫兰诊所和西北大学医学院完成了博士后研究，之后于 2001 年接受了罗切斯特大学医学和牙科学院神经科学系的教职。她之前的研究领域包括：脑积水成人模型的开发，基底节区的感觉运动整合，以及正常和病理性衰老的感觉运动整合。

作为一名教育工作者，她的热情贯穿职业生涯。她的教学包含多种学习形式，包括教学讲座、实验、期刊俱乐部和基于问题的学习（PBL）。她曾以不同的身份在四所学术机构任教（宾夕法尼亚州立大学医学院、西北大学医学院、伊萨卡学院及罗切斯特大学医学院和牙科学院）。她曾教授以下课程：本科生和研究生的神经科学、研究生的神经解剖学、物理治疗师研究生的人体解剖学和生理学、本科生的医学人体解剖学和组织学、本科生和研究生的人体解剖学。这些经历给了她机会得以指导不同年龄、生活经历、种族、民族和经济背景各异的学生，揭示了学生群体的多样性及如何以有利于每个人的方式丰富学习环境。她曾因在本科医学教育期间对学生的教学和指导而荣幸地获得了许多奖项。Martha 喜欢园艺，徒步旅行，和她的丈夫 Greg Gdowski 博士以及他们的狗 Sophie 和 Ivy 一起游泳。

Virginia T. Lyons，PhD 是医学教育副教授，达特茅斯盖泽尔医学院临床前教育副院长，在罗彻斯特理工学院获得了生物学学士学位，在北卡罗来纳大学教堂山分校获得细胞生物学和解剖学博士学位。Lyons 博士一直致力于解剖科学的教育，为医学生和其他卫生专业的学生教授大体解剖学、组织学、胚胎学和神经解剖学。她在大体解剖学和胚胎学方面教导了 20 多年的课程，是将参与教学法纳入临床前医学教育的积极倡导者。Lyons 博士在教学和指导学生方面获得了许多奖项，并被选为 Alpha Omega Alpha（AOA）荣誉医学协会达特茅斯分会的成员。她是《奈特基本系统解剖学》的作者，也是全球学生访问的人体解剖学学习模块网站的合著者。Lyons 博士还担任 Aquifer Sciences 课程编委会的解剖学学科编辑，致力于将解剖学概念整合到虚拟患者案例中，用于实习医生和住院医师培训等多种情境。

Peter J. Ward，PhD 在怀俄明州的卡斯珀长大，于凯利沃尔什高中毕业后，就读于宾夕法尼亚州匹兹堡的卡内基梅隆大学。在普渡大学读研究生期间，他第一次接触到大体解剖学、组织学、胚胎学和神经解剖学。他发现了让他着迷的课程，就在普渡大学的兽医和医学项目中帮助教授这些课程。Ward 博士完成了解剖学教育的博士课程，并于 2005 年成为了位于西弗吉尼亚州刘易斯堡的西弗吉尼亚骨科医学院（WVSOM）的教职员工。在那里，他教授大体解剖学、胚胎学、神经科学、组织学和医学史。Ward 博士获得了许多教学奖项，包括 WVSOM 金钥匙奖、美国解剖学家协会颁发的 Basmajian 奖，并两次入围西弗吉尼亚优秀基金会的年度教授评选。Ward 博士还担任过 WVSOM 塑化设施的主任、解剖学研究生助教的协调员、课程委员会主席、教师委员会主席、临床解剖学选修课的创建者和主任，并主持了 WVSOM 和两所日本骨病学院之间的许多以解剖学为中心的活动。Ward 博士还担任美国临床解剖学家协会的理事会成员和协会秘书。与 Bone Clones 公司合作，制作了触觉模型，可以在体格检查中模拟解剖结构完好无损和破裂时的感觉。他创建了 Youtube 上的临床解剖释义频道（Clinical Anatomy Explained!），并继续以生动的形式向公众展示解剖科学。Ward 博士是三卷《奈特图集：消化系统》的高级副编辑，《格氏解剖学》第 42 版的撰稿人，也是《奈特肌肉骨骼整合系统：临床解剖学》的作者。

Brion Benninger，MD，MBChB，MSc 目前在多个地域（美国、新西兰、中国、日本、韩国、墨西哥、加勒比地区）教授外科、影像和动态解剖学。他开发、发明和评估超声探头、医疗设备、医学模拟和软件，同时识别动态解剖。他擅长应用将宏观成像和外科解剖相结合的教育方法。Benninger 博士发展了解构 / 重建解剖学的教学理论，并第一个在体检中结合超声和谷歌眼镜，创造了术语"三重反馈检查"。作为超声的早期用户，他持续开发快速教学和培训技术，开发并分享了一种新型超声手指探头的专利，目前正在开发一种用于乳腺筛查的新型超声探头。他是多家超声、临床解剖学、外科和放射学期刊的审稿人，并编辑和撰写医学教科书。他的研究领域是将临床解剖学与传统和新兴技术相结合，以改进原位和模拟状态下的训练技术。Benninger 博士创造了"动态解剖学"一词，开发了一种面向人体的新型造影剂技术，并首次揭示了以前使用 CT 和 MRI 成像未见的血管和神经。他在国内和国际会议上提出的 350 多个研究项目中指导了 200 多名学生，并在紧急程序、超声、运动医学、临床解剖学、医学模拟、逆向转化研究、医学教育和技术相关的项目中获得了许多奖项，获得了来自多个国家和机构的医学教学奖项，包括 25 年来第一位获得骨疗法认证委员会颁发的表彰奖章，表彰他在俄勒冈州黎巴嫩设计和促进的创新临床解剖学教学。Benninger 博士因其关于肩部本体感觉的医学研究发明而获得 Roger Bannister 爵士的运动医学表彰。他还是医学解剖中心的执行主任，并与全球外科和非外科专业的同事合作，并于新西兰进行外科解剖学的特邀讲座。Benninger 博士收集医学史书籍，热爱登山和运动，还是一位匿名的餐厅评论家。直接给予过他指导的英国导师有：Peter Bell 教授（外科学），Alec Jeffreys 教授（基因指纹学），David deBono 和 Tony Gershlick 教授（心脏病学），Roger Greenhalgh 教授（血管外科），Chris Colton、John Webb 和 Angus Wallace 教授（骨科），Harold Ellis CBE 教授（外科和临床解剖学），Susan Standring 教授（Guys 医院 / 国王学院）。

Todd M. Hoagland，PhD　是马凯特大学健康科学学院生物医学和职业治疗临床教授。此前，他是威斯康星医学院（MCW）的解剖学教授。在加入 MCW 之前，Hoagland 博士就职于波士顿大学医学院（BUSM），目前仍然在波士顿大学戈德曼牙科医学院担任兼职教职。Hoagland 博士是一位充满激情的老师，致力于帮助学生实现目标。他相信自己是解剖科学强有力的管理者，这包括向学生教授解剖学，同时开发教学资源以提高教学能力，并培训更好的继承教师。在 BUSM 期间，Hoagland 博士是卡内基神经科学博士计划的领导者，并帮助开发了研究生 Vesalius 计划（教师培训）。该项目给予奖学金，确保研究生了解真正的教学，在课堂上获得真实的经验，并了解如何分享所学到的内容。

Hoagland 博士对卫生职业教育的贡献获得了圣母大学、BUSM 和 MCW 颁发的众多教学奖。Hoagland 博士于 2009 年获得杰出道德领导力奖，于 2010 年入选 AOA 荣誉医学协会，于 2012 年获得美国解剖学家协会 Basmajian 奖。于 2012 年入选教学学者协会，并于 2016—2020 年担任其董事。

Hoagland 博士的学术活动集中在如下三个方面：①评估临床人体解剖学和神经解剖学课程的内容、教学和学习方法，特别是与临床实践相关的内容。②将基础解剖科学研究成果转化为有临床意义的信息。③评估学生的专业精神，以增强他们的自我意识，改善患者照护结果。Hoagland 博士还是《奈特人体解剖学彩色图谱》的顾问编辑，数字解剖学教科书 *AnatomyOne* 的合著者，《临床人体解剖学解剖指导》的主要作者。

致　　谢

Carlos A. G. Machado, MD

随着第 8 版的完成，我对教育产品 Netter 品牌的投入已达 27 年，其中 25 年一直致力于更新，自这本享有极高声望的人体解剖学图谱诞生，到现在的 7 个版本更新。在过去的 25 年里，我有幸与一些最博识的解剖学家、教育家和顾问编辑一起工作，他们是我最宝贵的朋友，我从他们那里学到了很多东西。

在过去的 16 年里，我非常荣幸能够成为爱思唯尔团队的一员，并在爱思唯尔高级内容开发专家 Marybeth Thiel 和执行内容策划师 Elyse O'Grady 的熟练协调和指导下工作。我感谢他们的友谊、支持、细致且非常敬业的工作。

再次感谢我的妻子 Adriana 和女儿 Beatriz，感谢她们的爱和鼓励，感谢她们在我因科学研究转化为艺术灵感的哲学离题而迷失时，耐心地引导我回到正轨——反之亦然！

我无法用语言来表达对我深爱的父母 Carlos 和 Neide 的感激之情，因为他们在我的教育和道德伦理价值观的形成中起了重要作用。

我永远感激遗体捐赠者，他们为正确理解人体解剖学做出了不可估量的贡献。对于学生、教师、卫生专业人员、我的同事、教育机构的朋友们来说，无论是否匿名，直接还是间接，捐献者都是医学进步巨大的动力来源和宝贵的科学参考资料。

最后，我要感谢我的老师 Eugênio Cavalcante、Mário Fortes 和 Paulo Carneiro，感谢他们对解剖学知识的实践应用所作的鼓舞人心的教导。

Paul E. Neumann, MD

我有幸参与了《奈特人体解剖学彩色图谱》英文版和拉丁文版的编写工作，感谢爱思唯尔的工作人员（特别是 Elyse O'Grady、Marybeth Thiel 和 Carrie Stetz），以及 Carlos Machado 博士和其他编辑，感谢他们为出版更新、更好的版本所做的努力。我还要感谢我的妻子 Sandra Powell 和女儿 Eve，感谢她们对我学术工作的支持。

R. Shane Tubbs, MS, PA-C, PhD

我要感谢 Elyse O'Grady 和 Marybeth Thiel 对新版本的奉献和辛勤工作。像往常一样，感谢我的妻子 Susan 和儿子 Isaiah，感谢他们在这些项目上对我的耐心。此外，我还要感谢 George 和 Frank Salter 医生，是他们启发和鼓励我走上了解剖学的道路。

Jennifer K. Brueckner-Collins, PhD

Reba McEntire 曾经说过："人生要成功，三样东西不可少：愿望骨、勇气骨和幽默骨。"在过去的 15 年里，参与奈特图谱的工作以及与之相关的人们，在帮助我的职业和个人生活中发展和维持这三块骨发挥了重要作用。

我永远感谢 Hansen，从我在第 4 版担任编辑开始，一直相信我的能力。

我衷心感谢 Marybeth Thiel 和 Elyse O'Grady，她们不仅是我最好的同事，也是我专业团队的一员。感谢你们的专业、支持、耐心和合作。

Carlos Machado，你用艺术赋予解剖学生命的特殊天赋一直让我惊叹和鼓舞着我。

对于这一版，我也希望能够与有才华的教育团队密切合作，包括 Martha Gdowski、Virginia Lyons 和 Peter Ward。在我们共同构建基于人体系统的奈特图谱概念的过程中，能与如此杰出和敬业的老师一起工作，我感到非常荣幸。

最后，我以无条件和无限的爱将我的工作奉献给 Kurt、Lincoln——我在天堂的父亲，以及我的狗宝宝 Bingo 和 Biscuit。

Martha Johnson Gdowski, PhD

我很荣幸能与爱思唯尔的编辑团队一起筹备第 8 版的出版工作，他们的学识、作为教育者的热情和合作能力都是出类拔萃的。我特别要感谢 Elyse O'Grady 和 Marybeth Thiel，她们在专业知识、耐心和指导方面表现出色。感谢 John T. Hansen 博士，作为罗切斯特大学的同事，他的指导和友谊，给了我参与这项工作的机会，他一直是一个杰出的榜样，塑造了我作为解剖科学教育家的职业生涯。特别感谢 Carlos Machado，通过他的艺术，对细节的研究和深思熟虑的讨论，使学习解剖的学生更加容易理解具有挑战性的解剖操作和困难的概念。我很感激那些无私的人，他们把自己的遗体献给了解剖学研究。解剖学的学生们，还有我在罗切斯特大学的同事们，是他们激励着我努力成为最好的教育家。非常感谢我深爱的丈夫和最好的朋友 Greg，他是我最大的支持和灵感来源。

Virginia T. Lyons, PhD

与编辑团队的成员一同进行 Frank Netter 的人体解剖学图谱的工作是快乐的。我要感谢 Elyse O'Grady 和 Marybeth Thiel 的专业指导，她们在滋养创作过程的同时也让我们保持专注——否则我们可能会就解剖细节争论上几个小时。我对 Carlos Machado 的才华感到惊讶，他能够将我们的想法转化为美丽、详细的插图，为学生简化概念。感谢我的丈夫 Patrick 和我的孩子 Sean 和 Nora 的耐心和支持，他们在我忙疯了的时候让我保持理智。最后，我很感激有机会在达特茅斯盖泽尔医学院向优秀的医学生授课和学习，他们的活力、好奇心和对学习的热爱让我感到满足。

Peter J. Ward, PhD

参与第 8 版奈特《人体解剖学彩色图谱》的编辑工作是一个激动和荣幸的任务。帮助展示 Frank Netter 和 Carlos Machado 无与伦比的插图仍然让我感到惊奇。我希望这本图谱继续把这些医学艺术作品带给新一代的学生，陪伴他们开始研究令人敬畏的人体谜团。感谢所有令人惊叹的贡献者和爱思唯尔辛勤工作的团队，尤其是 Marybeth Thiel 和 Elyse O'Grady，是你们让我们所有人不断前进。特别感谢 Todd Hoagland 把我推荐给团队。我非常感谢 James Walker 和 Kevin Hannon，是他们把我引入了解剖学的世界，他们将对学生的高期望与热情的教学无缝结合起来，使这个话题变得有趣和有益。非常感谢我的父母 Robert 和 Lucinda Ward，感谢他们一生对我教育的支持，也感谢他们多次带我去博物馆看恐龙化石。Sarah、Archer 和 Dashiell，你们是我努力工作、努力让这个世界变得更美好的动力，你们的爱和热情对我来说就是一切。

Brion Benninger, MD, MBChB, MSc

我感谢全世界所有的医疗卫生机构以及对抗疗法和整骨疗法协会，他们让我有幸每天醒来，可以专注于如何改进我们的教学，并在培养人文主义的同时，完善我们的思想、身体和灵魂的解剖。我很感激也很幸运，有我深爱的妻子 Alison 和体贴的儿子 Jack 在深夜和周末支持我的工作，他们的笑声和交流充实了我的生活。我要感谢爱思唯尔，尤其是 Marybeth Thiel、Elyse O'Grady 和 Madelene

Hyde，感谢他们秉持最高标准并提供指导，使我和合作的编辑同事能够在一个流动多样的环境中工作。非常感谢 Carlos Machado 和 Frank Netter，世界因他们而骄傲。感谢培训我的临床医生，尤其是：天赋极高的外科医生、解剖学家、教育导师 Gerald Tressidor 博士和 Harold Ellis CBE 博士（剑桥盖伊医院）；S. Standring 和 M. England 医生，他们体现了专业精神；支持创新医学教育的 P. Crone、E. Szeto 和 J. Heatherington 医生；我过去、现在和未来的学生和病人；还有来自世界各地的临床同事，是他们让医学和解剖学保持活力、创新和充满需求。特别感谢 J. L. Horn、S. Echols、J. Anderson 和 J. Underwood 医生，他们是朋友、导师和远见卓识的同行，他们也意识到要"跳出框架"，挑战现状。衷心地向我已故的导师、朋友和妹妹 Jim McDaniel、Bill Bryan 和 Gail Hendricks 致敬，他们代表了教学、关怀和治愈的美好，让这个世界变得更美好。最后，我要感谢我的母亲对教育和平等的热爱，感谢我的父亲的好奇心和创造性。

Todd M. Hoagland, PhD

教授临床人体解剖学是我的荣幸，我永远感谢所有的遗体捐赠者和他们的家人，让医疗卫生专业人员能够在解剖实验室接受训练。我很荣幸能在马凯特大学与作业治疗和健康专业的学生和同事一起工作。我非常感谢 John Hansen 和爱思唯尔团队的专业人员，让我有机会成为无与伦比的奈特图谱的编辑。Marybeth Thiel 和 Elyse O'Grady 特别乐于助人，和他们一起工作很愉快，我很荣幸能与才华横溢的 Carlos Machado 以及所有的顾问编辑合作。我感谢 Dave Bolender、Brian Bear 和 Rebecca Lufler 这些杰出的同事，感谢所有和我一起工作过的研究生，他们帮助我成长，看到他们茁壮成长真是一种乐趣。我非常感谢 Stan Hillman 和 Jack O'Malley，他们精湛的教学和严格的期望激励着我，感谢 Gary Kolesari 和 Richard Hoyt Jr.，他们帮助我成为一名合格的临床解剖学家，感谢 Rob Bouchie 的无形的帮助和他的同志情谊。最感激我的哥哥 Bill，因为他的坚定和乐观时刻影响着我。感谢我的母亲 Liz，感谢她的奉献和爱，感谢她灌输给我强烈的职业道德。我的三个很棒的孩子，Ella、Caleb 和 Gregory，使我更加谦卑，因为他们帮助我重新定义了爱、奇迹和快乐。Olya, ty moye solntse![1]

---

[1] 俄语：Olya，你是我的太阳！

18

目　　录

第3章 运动系统 　　　　　　　　　　　　　图号　　　　页码

第 4 章　骨骼肌

第6章　淋巴管和淋巴器官　　图号　　页码

第8章　消化系统　　　　　　　　　　　　图号　　　页码

33

第 9 章　泌尿系统	图号	页码

第 10 章　生殖系统　图号　页码

第 11 章　内分泌系统　图号　页码

附图

附图 S-BP 1　毛囊皮脂腺单元　　**附图 S-BP 2　重要体腔**

图 S-1　大体解剖

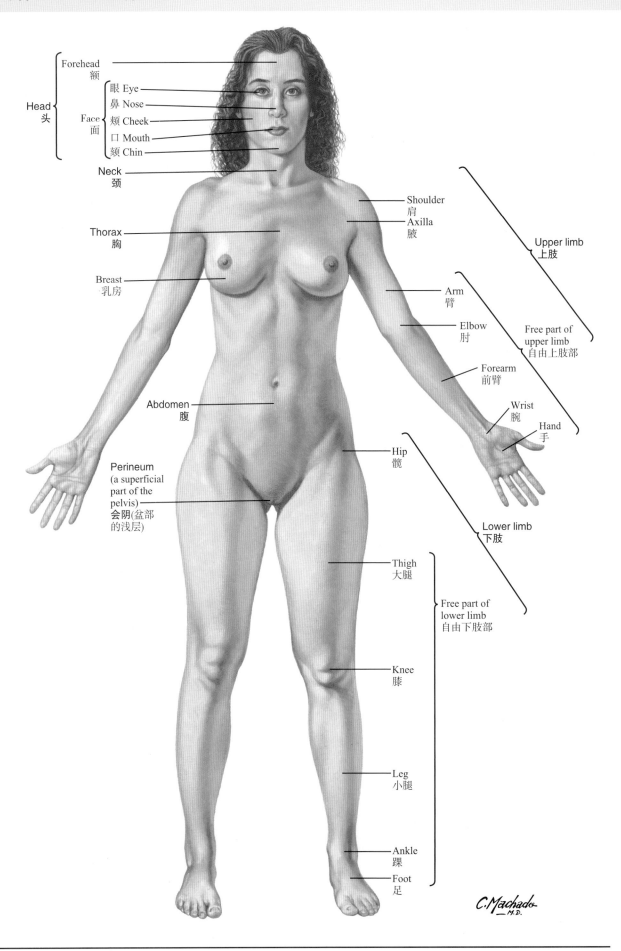

Forehead
额

Head
头

Face
面

眼 Eye
鼻 Nose
颊 Cheek
口 Mouth
颏 Chin

Neck
颈

Thorax
胸

Breast
乳房

Abdomen
腹

Perineum
(a superficial
part of the
pelvis)
会阴(盆部
的浅层)

Shoulder
肩
Axilla
腋

Upper limb
上肢

Arm
臂

Elbow
肘

Free part of
upper limb
自由上肢部

Forearm
前臂

Wrist
腕
Hand
手

Hip
髋

Lower limb
下肢

Thigh
大腿

Free part of
lower limb
自由下肢部

Knee
膝

Leg
小腿

Ankle
踝

Foot
足

C.Machado
_M.D.

Head 头
- Temple 颞
- Occiput 枕
- Ear 耳

Neck 颈

Shoulder 肩

Axilla 腋

Back 背

Arm 臂

Elbow 肘

Forearm 前臂

Wrist 腕

Hand 手

Hip 髋

Buttock 臀部

Thigh 大腿

Knee 膝

Leg 小腿

Ankle 踝

Foot 足

Upper limb 上肢

Free part of upper limb 自由上肢部

Lower limb 下肢

Free part of lower limb 自由下肢部

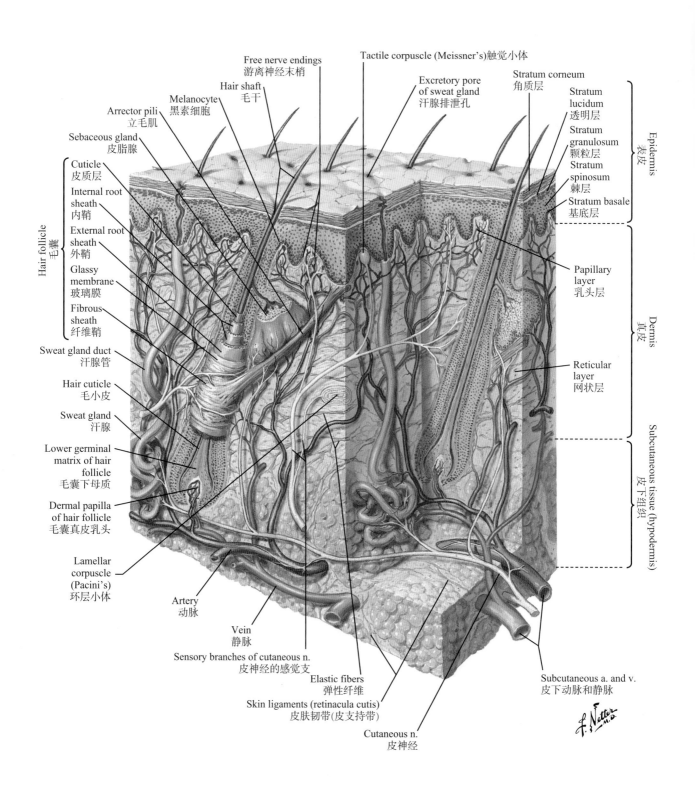

Free nerve endings
游离神经末梢

Hair shaft
毛干

Melanocyte
黑素细胞

Arrector pili
立毛肌

Sebaceous gland
皮脂腺

Tactile corpuscle (Meissner's)触觉小体

Excretory pore
of sweat gland
汗腺排泄孔

Stratum corneum
角质层

Stratum
lucidum
透明层

Stratum
granulosum
颗粒层

Stratum
spinosum
棘层

Stratum basale
基底层

Epidermis
表皮

Cuticle
皮质层

Internal root
sheath
内鞘

External root
sheath
外鞘

Glassy
membrane
玻璃膜

Fibrous
sheath
纤维鞘

Sweat gland duct
汗腺管

Hair cuticle
毛小皮

Sweat gland
汗腺

Lower germinal
matrix of hair
follicle
毛囊下母质

Dermal papilla
of hair follicle
毛囊真皮乳头

Lamellar
corpuscle
(Pacini's)
环层小体

Hair follicle
毛囊

Papillary
layer
乳头层

Reticular
layer
网状层

Dermis
真皮

Subcutaneous tissue (hypodermis)
皮下组织

Artery
动脉

Vein
静脉

Sensory branches of cutaneous n.
皮神经的感觉支

Elastic fibers
弹性纤维

Skin ligaments (retinacula cutis)
皮肤韧带(皮支持带)

Cutaneous n.
皮神经

Subcutaneous a. and v.
皮下动脉和静脉

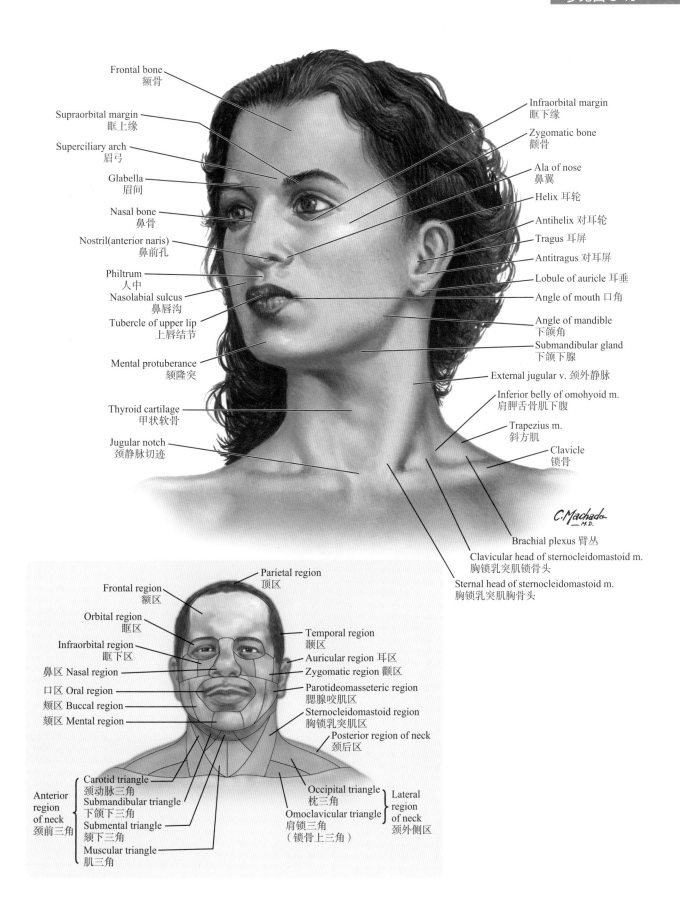

Frontal bone
额骨

Supraorbital margin
眶上缘

Superciliary arch
眉弓

Glabella
眉间

Nasal bone
鼻骨

Nostril(anterior naris)
鼻前孔

Philtrum
人中

Nasolabial sulcus
鼻唇沟

Tubercle of upper lip
上唇结节

Mental protuberance
颏隆突

Thyroid cartilage
甲状软骨

Jugular notch
颈静脉切迹

Infraorbital margin
眶下缘

Zygomatic bone
颧骨

Ala of nose
鼻翼

Helix 耳轮

Antihelix 对耳轮

Tragus 耳屏

Antitragus 对耳屏

Lobule of auricle 耳垂

Angle of mouth 口角

Angle of mandible
下颌角

Submandibular gland
下颌下腺

External jugular v. 颈外静脉

Inferior belly of omohyoid m.
肩胛舌骨肌下腹

Trapezius m.
斜方肌

Clavicle
锁骨

C.Machado
M.D.

Brachial plexus 臂丛

Clavicular head of sternocleidomastoid m.
胸锁乳突肌锁骨头

Sternal head of sternocleidomastoid m.
胸锁乳突肌胸骨头

Parietal region
顶区

Frontal region
额区

Orbital region
眶区

Infraorbital region
眶下区

鼻区 Nasal region

口区 Oral region

颊区 Buccal region

颏区 Mental region

Temporal region
颞区

Auricular region 耳区

Zygomatic region 颧区

Parotideomasseteric region
腮腺咬肌区

Sternocleidomastoid region
胸锁乳突肌区

Posterior region of neck
颈后区

Anterior
region
of neck
颈前三角

Carotid triangle
颈动脉三角

Submandibular triangle
下颌下三角

Submental triangle
颏下三角

Muscular triangle
肌三角

Occipital triangle
枕三角

Omoclavicular triangle
肩锁三角
（锁骨上三角）

Lateral
region
of neck
颈外侧区

External occipital protuberance
枕外隆凸

Nuchal ligament
项韧带

Trapezius m.
斜方肌

Spinous process of C7 vertebra
第7颈椎棘突

Deltoid m.
三角肌

Deltoid m.
三角肌

Spine of scapula
肩胛冈

Spine of scapula
肩胛冈

Infraspinatus m.
冈下肌

Triangle of auscultation
听诊三角

Teres major m.
大圆肌

Medial border of scapula
肩胛骨内侧缘

肱三头肌 Triceps brachii m.

Inferior angle of scapula
肩胛骨下角

Long head
长头

Lateral head
外侧头

Spinous process of T12 vertebra
第12胸椎棘突

Tendon
肌腱

Latissimus dorsi m.
背阔肌

Lumbar triangle (of Petit)
腰三角

Gluteus medius m.
臀中肌

Iliac crest
髂嵴

Sacrum
骶骨

Erector spinae
竖脊肌

Posterior superior iliac spine
髂后上棘

Gluteus maximus m.
臀大肌

Intergluteal cleft
臀间裂

Greater trochanter
股骨大转子

Gluteal fold
臀褶

C. Machado
—M.D.

Scapular region
肩胛区

Vertebral region
脊柱区

Infrascapular region
肩胛下区

Lumbar region
腰区

Sacral region
骶区

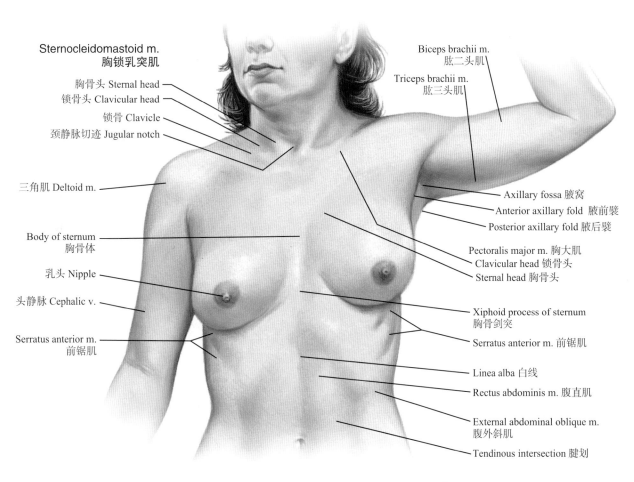

Sternocleidomastoid m.
胸锁乳突肌

胸骨头 Sternal head

锁骨头 Clavicular head

锁骨 Clavicle

颈静脉切迹 Jugular notch

三角肌 Deltoid m.

Body of sternum
胸骨体

乳头 Nipple

头静脉 Cephalic v.

Serratus anterior m.
前锯肌

Biceps brachii m.
肱二头肌

Triceps brachii m.
肱三头肌

Axillary fossa 腋窝

Anterior axillary fold 腋前襞

Posterior axillary fold 腋后襞

Pectoralis major m. 胸大肌

Clavicular head 锁骨头

Sternal head 胸骨头

Xiphoid process of sternum
胸骨剑突

Serratus anterior m. 前锯肌

Linea alba 白线

Rectus abdominis m. 腹直肌

External abdominal oblique m.
腹外斜肌

Tendinous intersection 腱划

C. Machado
M.D.

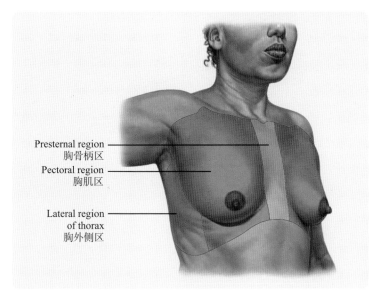

Presternal region
胸骨柄区

Pectoral region
胸肌区

Lateral region
of thorax
胸外侧区

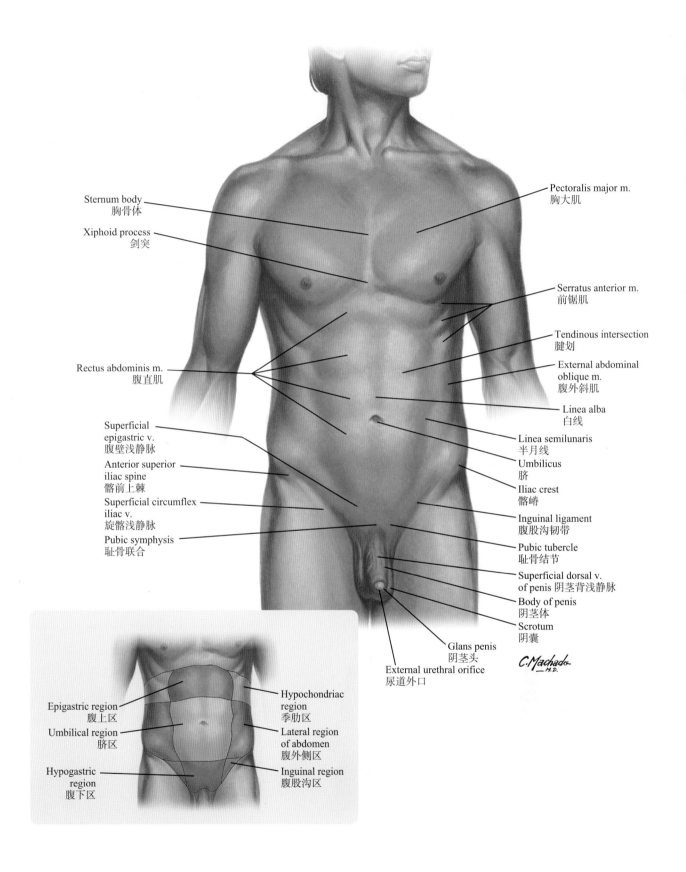

Sternum body
胸骨体

Xiphoid process
剑突

Rectus abdominis m.
腹直肌

Superficial
epigastric v.
腹壁浅静脉

Anterior superior
iliac spine
髂前上棘

Superficial circumflex
iliac v.
旋髂浅静脉

Pubic symphysis
耻骨联合

Pectoralis major m.
胸大肌

Serratus anterior m.
前锯肌

Tendinous intersection
腱划

External abdominal
oblique m.
腹外斜肌

Linea alba
白线

Linea semilunaris
半月线

Umbilicus
脐

Iliac crest
髂嵴

Inguinal ligament
腹股沟韧带

Pubic tubercle
耻骨结节

Superficial dorsal v.
of penis 阴茎背浅静脉

Body of penis
阴茎体

Scrotum
阴囊

Glans penis
阴茎头

External urethral orifice
尿道外口

C. Machado
M.D.

Epigastric region
腹上区

Umbilical region
脐区

Hypogastric
region
腹下区

Hypochondriac
region
季肋区

Lateral region
of abdomen
腹外侧区

Inguinal region
腹股沟区

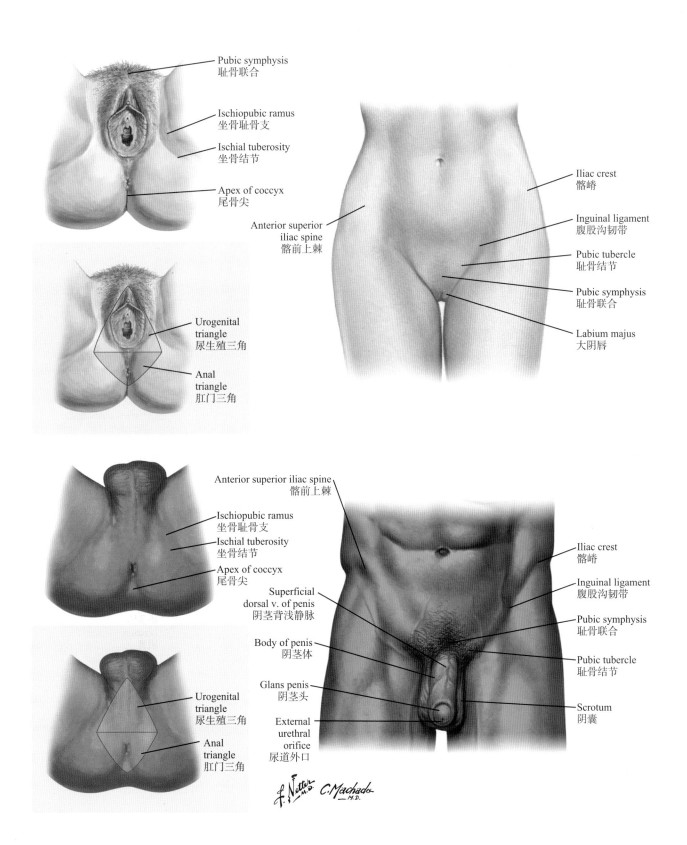

Pubic symphysis
耻骨联合

Ischiopubic ramus
坐骨耻骨支

Ischial tuberosity
坐骨结节

Apex of coccyx
尾骨尖

Urogenital triangle
尿生殖三角

Anal triangle
肛门三角

Iliac crest
髂嵴

Inguinal ligament
腹股沟韧带

Pubic tubercle
耻骨结节

Pubic symphysis
耻骨联合

Labium majus
大阴唇

Anterior superior iliac spine
髂前上棘

Anterior superior iliac spine
髂前上棘

Ischiopubic ramus
坐骨耻骨支

Ischial tuberosity
坐骨结节

Apex of coccyx
尾骨尖

Superficial dorsal v. of penis
阴茎背浅静脉

Body of penis
阴茎体

Glans penis
阴茎头

External urethral orifice
尿道外口

Urogenital triangle
尿生殖三角

Anal triangle
肛门三角

Iliac crest
髂嵴

Inguinal ligament
腹股沟韧带

Pubic symphysis
耻骨联合

Pubic tubercle
耻骨结节

Scrotum
阴囊

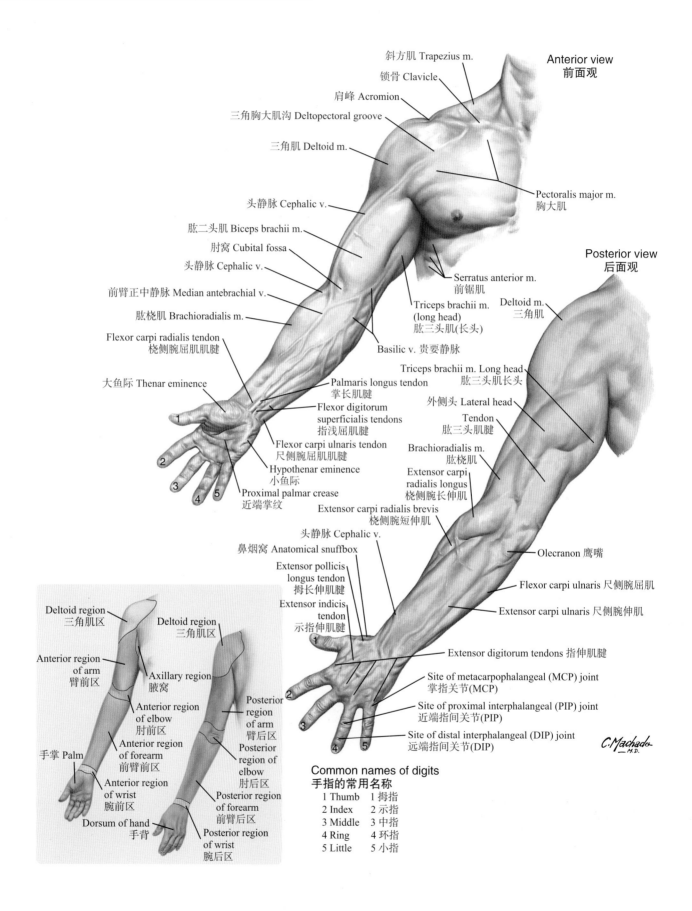

Anterior view
前面观

斜方肌 Trapezius m.
锁骨 Clavicle
肩峰 Acromion
三角胸大肌沟 Deltopectoral groove
三角肌 Deltoid m.
Pectoralis major m. 胸大肌
头静脉 Cephalic v.
肱二头肌 Biceps brachii m.
肘窝 Cubital fossa
头静脉 Cephalic v.
Serratus anterior m. 前锯肌
前臂正中静脉 Median antebrachial v.
肱桡肌 Brachioradialis m.
Triceps brachii m. (long head) 肱三头肌(长头)
Flexor carpi radialis tendon 桡侧腕屈肌肌腱
Basilic v. 贵要静脉
大鱼际 Thenar eminence
Palmaris longus tendon 掌长肌腱
Flexor digitorum superficialis tendons 指浅屈肌腱
Flexor carpi ulnaris tendon 尺侧腕屈肌肌腱
Hypothenar eminence 小鱼际
Proximal palmar crease 近端掌纹

Posterior view
后面观

Deltoid m. 三角肌
Triceps brachii m. Long head 肱三头肌长头
外侧头 Lateral head
Tendon 肱三头肌腱
Brachioradialis m. 肱桡肌
Extensor carpi radialis longus 桡侧腕长伸肌
Extensor carpi radialis brevis 桡侧腕短伸肌
Olecranon 鹰嘴
Flexor carpi ulnaris 尺侧腕屈肌
Extensor carpi ulnaris 尺侧腕伸肌

头静脉 Cephalic v.
鼻烟窝 Anatomical snuffbox
Extensor pollicis longus tendon 拇长伸肌腱
Extensor indicis tendon 示指伸肌腱

Extensor digitorum tendons 指伸肌腱
Site of metacarpophalangeal (MCP) joint 掌指关节(MCP)
Site of proximal interphalangeal (PIP) joint 近端指间关节(PIP)
Site of distal interphalangeal (DIP) joint 远端指间关节(DIP)

C. Machado M.D.

Deltoid region 三角肌区
Deltoid region 三角肌区
Anterior region of arm 臂前区
Axillary region 腋窝
Anterior region of elbow 肘前区
Posterior region of arm 臂后区
手掌 Palm
Anterior region of forearm 前臂前区
Posterior region of elbow 肘后区
Anterior region of wrist 腕前区
Posterior region of forearm 前臂后区
Dorsum of hand 手背
Posterior region of wrist 腕后区

Common names of digits
手指的常用名称
1 Thumb   1 拇指
2 Index   2 示指
3 Middle   3 中指
4 Ring   4 环指
5 Little   5 小指

Iliac crest
髂嵴

Anterior superior iliac spine
髂前上嵴

Tensor fasciae latae
阔筋膜张肌

Rectus femoris m.
股直肌

Vastus lateralis m.
股外侧肌

Iliotibial tract
髂胫束

Fibularis longus m.
腓骨长肌

Tibialis anterior m.
胫骨前肌

Lateral malleolus
外踝

Inguinal ligament
腹股沟韧带

Gluteus
maximus m.
臀大肌

Sartorius m.
缝匠肌

Gluteal fold
臀褶

Great saphenous v.
大隐静脉

Adductor magnus
大收肌

Semitendinosus m.
半腱肌

Vastus medialis m.
股内侧肌

Quadriceps
femoris tendon
股四头肌肌腱

Great saphenous v.
大隐静脉

Patella 髌骨

Patellar ligament 髌韧带

Tibial tuberosity
胫骨粗隆

Anterior border
of tibia
胫骨前缘

Great saphenous v.
大隐静脉

Medial malleolus
内踝

Extensor digitorum
longus tendons
趾长伸肌肌腱

Extensor hallucis
longus tendon
㖷长伸肌肌腱

Iliac crest
髂嵴

Gluteus
medius m.
臀中肌

Greater trochanter
of femur
股骨大转子

Iliotibial tract
髂胫束

Biceps femoris m.
股二头肌

Long head 长头

Short head 短头

Popliteal fossa
腘窝

Gastrocnemius m.
腓肠肌

Medial head 内侧头

Lateral head 外侧头

Small saphenous v.
小隐静脉

Fibularis longus and
brevis tendons
腓骨长肌和短肌肌腱

Lateral malleolus
外踝

Calcaneal tuberosity
跟骨结节

Gracilis
tendon
股薄肌
肌腱

Calcaneal
tendon (Achilles')
跟腱

Medial malleolus
内踝

C. Machado
_M.D.

Hip region
髋区

Anterior
region
of thigh
股前区

Anterior region
of knee
膝前区

Anterior region
of leg
小腿前区

Anterior region
of ankle
踝前区

Dorsum of foot
足背

Hip region
髋区

Gluteal
region
臀区

Posterior
region of thigh
股后区

Posterior region
of knee
膝后区

Posterior region
of leg
小腿后区

Posterior region
of ankle
踝后区

Heel region
足跟区

Anterior view
前面观

Posterior view
后面观

C2

C3

C3

C4

C4

C5

C5

C5

T2

T2

C6

C6

C6

C7

C7

T1

T1

T10

T12

T11

L1

T12

L2

L1

L3

L2

T12

L3

L1

L2

L2

L3

C8

C8

C6

C8

L3

S2

L5

L4

L4

L4

S1

S1

Anterior view
前面观

Posterior view
后面观

C.Machado
M.D.

基于 *Lee MW, McPhee RW, Stringer MD. An evidence-based approach to human dermatomes. Clin Anat. 2008;21(5):363–373.* doi:
10.1002/ca.20636. PMID: 18470936. 请注意, 这些区域 不是绝对的, 因人而异。S3、S4、S5和Co支配会阴部, 但为了清晰起见
没有显示。值得注意的是, 皮节比图中所示的要大, 因为该图是基于最佳证据指示的; 未标注区域表示不确定区。

Anterior view
前面观

Posterior view
后面观

Supraclavicular nn.
锁骨上神经

C3,4

Supraclavicular nn.
锁骨上神经

C3,4

腋神经 Axillary nerve
Superior lateral
brachial cutaneous n.
臂外侧上皮神经

C5,6

C5,6

Axillary nerve 腋神经
Superior lateral brachial
cutaneous n.
臂外侧上皮神经

T1,2

Radial nerve 桡神经
Posterior brachial
cutaneous n.
臂后皮神经

桡神经 Radial nerve
Inferior lateral
brachial cutaneous n.
臂外侧下皮神经

C5,6

T1,2

Inferior lateral brachial
cutaneous n.
臂外侧下皮神经

Intercosto-brachial n.
and medial brachial
cutaneous n.
肋间臂神经和臂内
侧皮神经

C5~8

Posterior antebrachial
cutaneous n.
前臂后皮神经

Musculocutaneous nerve
肌皮神经
Lateral antebrachial
cutaneous n.
前臂外侧皮神经

C5,6

Musculocutaneous nerve
肌皮神经
Lateral antebrachial
cutaneous n.
前臂外侧皮神经

C8,T1

Medial antebrachial
cutaneous n.
前臂内侧皮神经

C8,T1

C5,6

桡神经 Radial nerve
浅支 Superficial branch

Ulnar nerve 尺神经

Radial nerve 桡神经
Superficial branch and
dorsal digital branches
浅支和指背支

Palmar branch
手掌支

Dorsal branch and
dorsal digital branches
手背支和指背支

C8, T1

C6~8

Common and proper
palmar digital branches
of ulnar n.
指掌侧总和固有支

C8,T1

Proper palmar
digital branches
指掌侧固有支

Median nerve
正中神经
手掌支 Palmar branch
以及 and
common and proper palmar
digital branches of median n.
指掌侧总和固有支

Median nerve 正中神经
Proper palmar
digital branches
指掌侧固有支

注意：手背尺侧和桡侧的神经支配是可变的，而且其分界通常在第4指
中间而不是图中所示第3指中间。

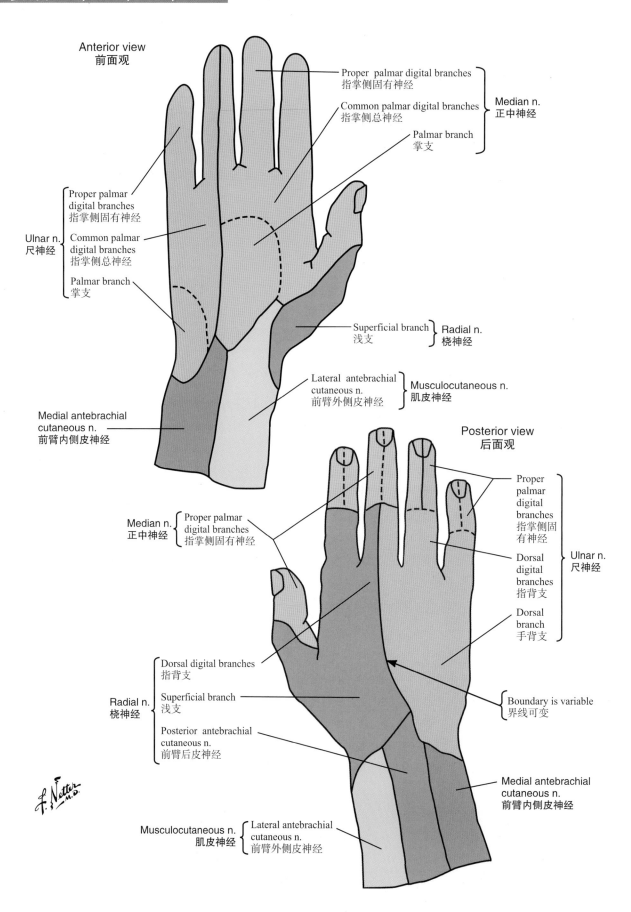

Anterior view
前面观

Proper palmar digital branches
指掌侧固有神经

Common palmar digital branches
指掌侧总神经

Palmar branch
掌支

Median n.
正中神经

Proper palmar digital branches
指掌侧固有神经

Common palmar digital branches
指掌侧总神经

Palmar branch
掌支

Ulnar n.
尺神经

Superficial branch
浅支

Radial n.
桡神经

Lateral antebrachial cutaneous n.
前臂外侧皮神经

Musculocutaneous n.
肌皮神经

Medial antebrachial cutaneous n.
前臂内侧皮神经

Posterior view
后面观

Proper palmar digital branches
指掌侧固有神经

Median n.
正中神经

Proper palmar digital branches
指掌侧固有神经

Dorsal digital branches
指背支

Dorsal branch
手背支

Ulnar n.
尺神经

Boundary is variable
界线可变

Dorsal digital branches
指背支

Superficial branch
浅支

Posterior antebrachial cutaneous n.
前臂后皮神经

Radial n.
桡神经

Medial antebrachial cutaneous n.
前臂内侧皮神经

Musculocutaneous n.
肌皮神经

Lateral antebrachial cutaneous n.
前臂外侧皮神经

Epidermis
表皮

Hair shaft
毛干

Duct of sebaceous gland
皮脂腺导管

Sebaceous gland
皮脂腺

Arrector pili
立毛肌

Hair cortex
毛皮质

Hair medulla
毛髓质

Hair cuticle
毛小皮

Inner layer (Huxley's)
内层(Huxley层)

Outer layer (Henle's)
外层(Henle层)

Internal root sheath
内根鞘

External root sheath
外根鞘

Dermal papilla
of hair follicle
毛囊真皮乳头

Hair bulb
毛球

C. Machado
M.D.

附图

附图 S-BP 3 神经元和突触

附图 S-BP 4 周围神经的典型特征

附图 S-BP 5 内脏牵涉痛区的定位

附图 S-BP 6 口腔和咽的传入神经

附图 S-BP 7 眼球和眶部筋膜

附图 S-BP 8 鼓室：内侧面观和外侧面观

附图 S-BP 9 儿童耳的解剖

附图 S-BP 10 咽鼓管

附图（续）

附图 S-BP 11 脑血管成像
(磁共振静脉成像和动脉成像)

附图 S-BP 12 脑的轴位面
和冠状位面磁共振成像

附图 S-BP 13 交感神经
系统概况

附图 S-BP 14 副交感
神经系统概况

附图 S-BP 15 胆碱能和
肾上腺素能突触：示意图

附图 S-BP 16 脊髓
横断面：纤维束

附图 S-BP 17 躯体感觉
系统：躯干和四肢

附图 S-BP 18 锥体系

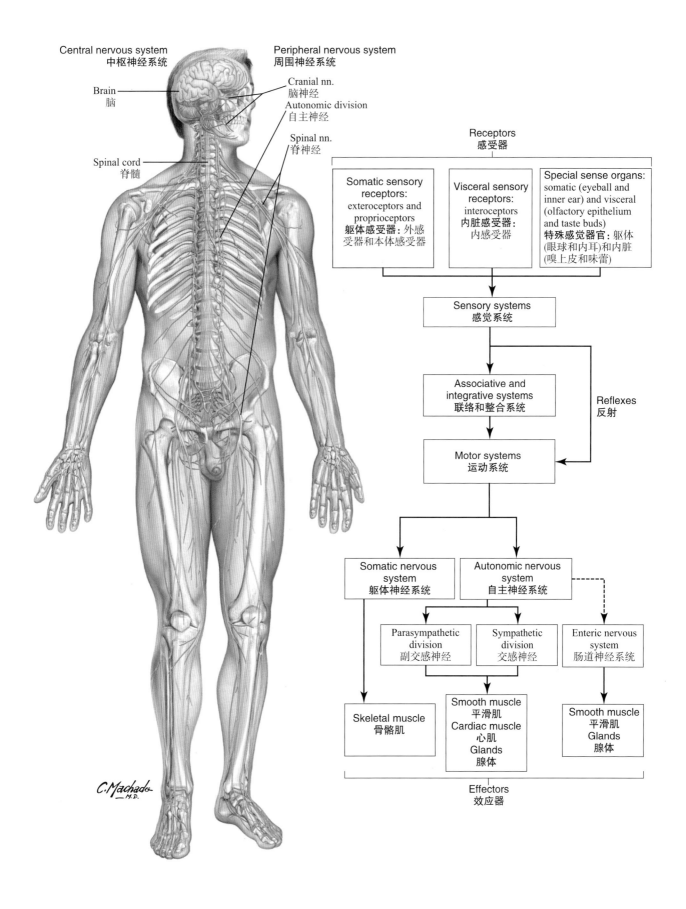

Central nervous system
中枢神经系统

Peripheral nervous system
周围神经系统

Brain
脑

Cranial nn.
脑神经
Autonomic division
自主神经

Spinal nn.
脊神经

Spinal cord
脊髓

Receptors
感受器

| Somatic sensory receptors: exteroceptors and proprioceptors 躯体感受器：外感受器和本体感受器 | Visceral sensory receptors: interoceptors 内脏感受器：内感受器 | Special sense organs: somatic (eyeball and inner ear) and visceral (olfactory epithelium and taste buds) 特殊感觉器官：躯体(眼球和内耳)和内脏(嗅上皮和味蕾) |

Sensory systems
感觉系统

Associative and integrative systems
联络和整合系统

Reflexes
反射

Motor systems
运动系统

| Somatic nervous system 躯体神经系统 | Autonomic nervous system 自主神经系统 |

| Parasympathetic division 副交感神经 | Sympathetic division 交感神经 | Enteric nervous system 肠道神经系统 |

| Skeletal muscle 骨骼肌 | Smooth muscle 平滑肌 Cardiac muscle 心肌 Glands 腺体 | Smooth muscle 平滑肌 Glands 腺体 |

Effectors
效应器

C. Machado M.D.

Occipital bone 枕骨
C1 spinal n. 第1颈神经
Axis 枢椎
C8 spinal n. 第8颈神经
T1 spinal n. 第1胸神经
1st rib 第1肋
Intercostal nn. 肋间神经
T12 spinal n. 第12胸神经
12th rib 第12肋
Subcostal n. 肋下神经
L1 spinal n. 第1腰神经
Conus medullaris 脊髓圆锥
Cauda equina 马尾
L5 spinal n. 第5腰神经
S1 spinal n. 第1骶神经
Sacrum(cut away) 骶骨(切除)
Filum terminale internum 内终丝
Termination of dural sac 硬膜囊末端
Filum terminale externum 外终丝
S5 spinal n. 第5骶神经
Coccygeal n. 尾神经

Atlas 寰椎
Cervical plexus 颈丛
C7 vertebra 第7颈椎
T1 vertebra 第1胸椎
Brachial plexus 臂丛
Posterior rootlets of T7 and T8 spinal nn. 第7、8胸神经后根根丝
T12 vertebra 第12胸椎
L1 vertebra 第1腰椎
Iliohypogastric n. 髂腹下神经
Ilioinguinal n. 髂腹股沟神经
Lumbar plexus 腰丛
L5 vertebra 第5腰椎
Femoral n. 股神经
Sacral plexus 骶丛
Superior gluteal n. 臀上神经
Inferior gluteal n. 臀下神经
Sciatic n. 坐骨神经
Posterior femoral cutaneous n. 股后皮神经
Pudendal n. 阴部神经
Coccyx 尾骨

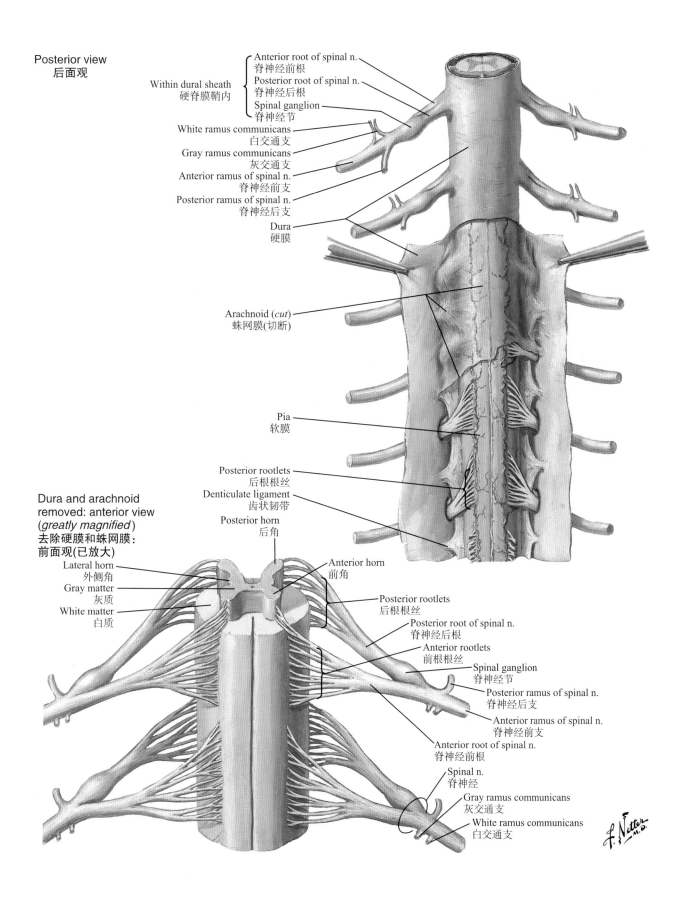

Posterior view
后面观

Within dural sheath
硬脊膜鞘内 {
Anterior root of spinal n.
脊神经前根
Posterior root of spinal n.
脊神经后根
Spinal ganglion
脊神经节

White ramus communicans
白交通支

Gray ramus communicans
灰交通支

Anterior ramus of spinal n.
脊神经前支

Posterior ramus of spinal n.
脊神经后支

Dura
硬膜

Arachnoid (*cut*)
蛛网膜(切断)

Pia
软膜

Posterior rootlets
后根根丝

Denticulate ligament
齿状韧带

Posterior horn
后角

Anterior horn
前角

Posterior rootlets
后根根丝

Posterior root of spinal n.
脊神经后根

Anterior rootlets
前根根丝

Spinal ganglion
脊神经节

Posterior ramus of spinal n.
脊神经后支

Anterior ramus of spinal n.
脊神经前支

Anterior root of spinal n.
脊神经前根

Spinal n.
脊神经

Gray ramus communicans
灰交通支

White ramus communicans
白交通支

Dura and arachnoid
removed: anterior view
(*greatly magnified*)
去除硬膜和蛛网膜:
前面观(已放大)

Lateral horn
外侧角

Gray matter
灰质

White matter
白质

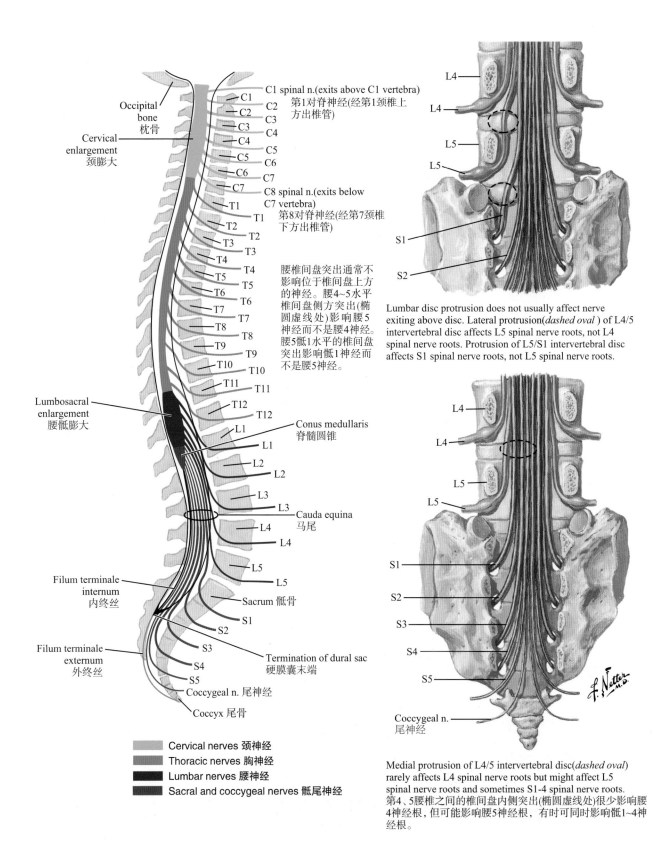

Occipital bone 枕骨

Cervical enlargement 颈膨大

C1 spinal n.(exits above C1 vertebra)
第1对脊神经(经第1颈椎上方出椎管)

C8 spinal n.(exits below C7 vertebra)
第8对脊神经(经第7颈椎下方出椎管)

腰椎间盘突出通常不影响位于椎间盘上方的神经。腰4~5水平椎间盘侧方突出(椭圆虚线处)影响腰5神经而不是腰4神经。腰5骶1水平的椎间盘突出影响骶1神经而不是腰5神经。

Lumbosacral enlargement 腰骶膨大

Conus medullaris 脊髓圆锥

Cauda equina 马尾

Filum terminale internum 内终丝

Sacrum 骶骨

Filum terminale externum 外终丝

Termination of dural sac 硬膜囊末端

Coccygeal n. 尾神经

Coccyx 尾骨

Cervical nerves 颈神经
Thoracic nerves 胸神经
Lumbar nerves 腰神经
Sacral and coccygeal nerves 骶尾神经

Lumbar disc protrusion does not usually affect nerve exiting above disc. Lateral protrusion(*dashed oval*) of L4/5 intervertebral disc affects L5 spinal nerve roots, not L4 spinal nerve roots. Protrusion of L5/S1 intervertebral disc affects S1 spinal nerve roots, not L5 spinal nerve roots.

Coccygeal n. 尾神经

Medial protrusion of L4/5 intervertebral disc(*dashed oval*) rarely affects L4 spinal nerve roots but might affect L5 spinal nerve roots and sometimes S1-4 spinal nerve roots.
第4、5腰椎之间的椎间盘内侧突出(椭圆虚线处)很少影响腰4神经根，但可能影响腰5神经根，有时可同时影响骶1~4神经根。

Levels of principal dermatomes
主要皮节平面

C4	Level of clavicles 锁骨平面	T10	Level of umbilicus 脐平面
C5, C6, C7	Lateral surfaces of upper limbs 上肢外侧面	L1	Inguinal region and proximal anterior thigh 腹股沟区和大腿近端前面
C8, T1	Medial surfaces of upper limbs 上肢内侧面	L1, L2, L3, L4	Anteromedial lower limb and gluteal region 下肢前内侧面和臀区
C6	Lateral digits 外侧手指	L4, L5, S1	Foot 足
C6, C7, C8	Hand 手	L4	Medial leg 小腿内侧面
C8	Medial digits 内侧手指	L5, S1	Posterolateral lower limb and dorsum of foot 下肢后外侧面和足背
T4	Level of nipples 乳头平面	S1	Lateral foot 足外侧面

示意图基于 *Lee MW, McPhee RW, Stringer MD. An evidence-based approach to human dermatomes. Clin Anat. 2008; 21(5):363-373. doi: 10. 1002/ca.20636. PMID: 18470936.* 请注意，这些皮节分布区不是绝对的，而是因人而异。其中S3、S4、S5和Co分布于会阴，为清晰起见未予显示。需注意，由于该图的绘制基于最佳证据，真实皮节大于图示区域；未标示区代表数据不确定的区域。

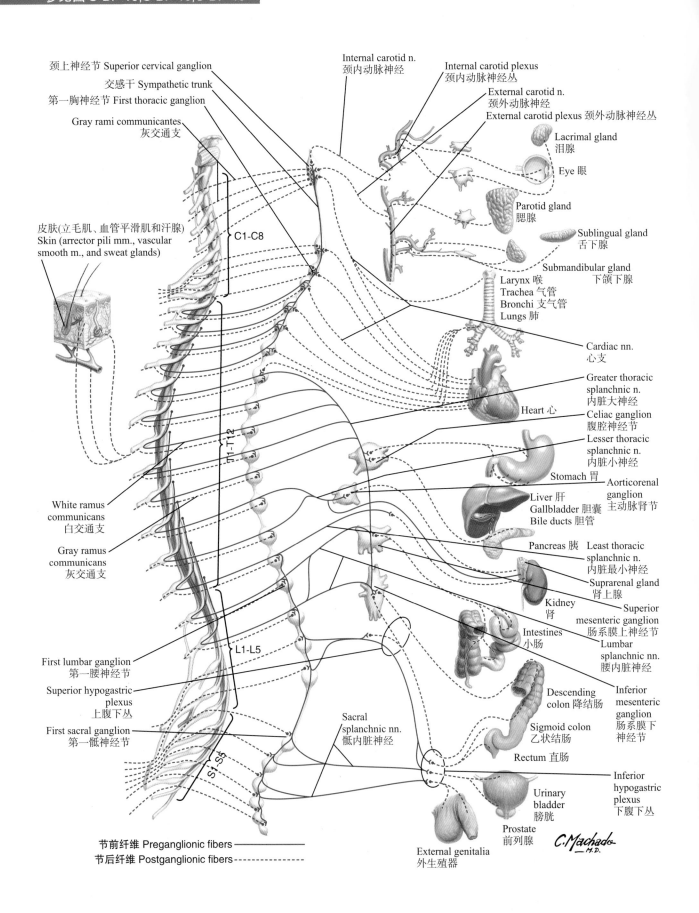

颈上神经节 Superior cervical ganglion
交感干 Sympathetic trunk
第一胸神经节 First thoracic ganglion
Gray rami communicantes 灰交通支

皮肤(立毛肌、血管平滑肌和汗腺)
Skin (arrector pili mm., vascular smooth m., and sweat glands)

Internal carotid n. 颈内动脉神经
Internal carotid plexus 颈内动脉神经丛
External carotid n. 颈外动脉神经
External carotid plexus 颈外动脉神经丛
Lacrimal gland 泪腺
Eye 眼
Parotid gland 腮腺
Sublingual gland 舌下腺
Submandibular gland 下颌下腺

Larynx 喉
Trachea 气管
Bronchi 支气管
Lungs 肺

Cardiac nn. 心支
Greater thoracic splanchnic n. 内脏大神经
Celiac ganglion 腹腔神经节
Lesser thoracic splanchnic n. 内脏小神经
Heart 心
Stomach 胃
Liver 肝
Gallbladder 胆囊
Bile ducts 胆管
Aorticorenal ganglion 主动脉肾节
Pancreas 胰
Least thoracic splanchnic n. 内脏最小神经
Suprarenal gland 肾上腺
Kidney 肾
Superior mesenteric ganglion 肠系膜上神经节
Intestines 小肠
Lumbar splanchnic nn. 腰内脏神经
Descending colon 降结肠
Inferior mesenteric ganglion 肠系膜下神经节
Sigmoid colon 乙状结肠
Rectum 直肠
Inferior hypogastric plexus 下腹下丛
Urinary bladder 膀胱
Prostate 前列腺
External genitalia 外生殖器

White ramus communicans 白交通支
Gray ramus communicans 灰交通支
First lumbar ganglion 第一腰神经节
Superior hypogastric plexus 上腹下丛
First sacral ganglion 第一骶神经节
Sacral splanchnic nn. 骶内脏神经

C1-C8
T1-T12
L1-L5
S1-S5

节前纤维 Preganglionic fibers ————
节后纤维 Postganglionic fibers - - - - -

C.Machado M.D.

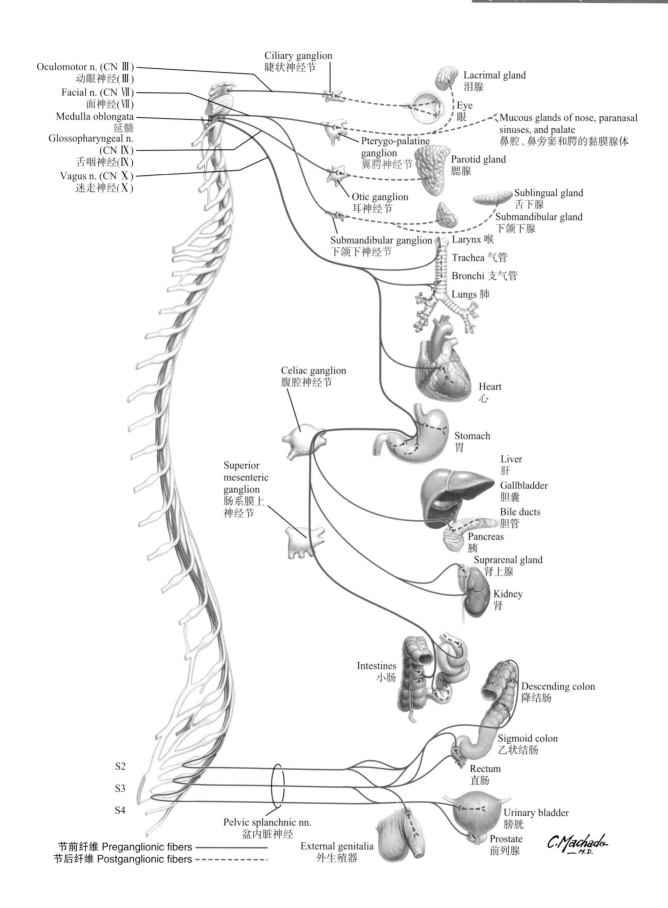

Oculomotor n. (CN Ⅲ)
动眼神经(Ⅲ)

Facial n. (CN Ⅶ)
面神经(Ⅶ)

Medulla oblongata
延髓

Glossopharyngeal n.
(CN Ⅸ)
舌咽神经(Ⅸ)

Vagus n. (CN Ⅹ)
迷走神经(Ⅹ)

Ciliary ganglion
睫状神经节

Lacrimal gland
泪腺

Eye
眼

Mucous glands of nose, paranasal sinuses, and palate
鼻腔、鼻旁窦和腭的黏膜腺体

Pterygo-palatine ganglion
翼腭神经节

Parotid gland
腮腺

Otic ganglion
耳神经节

Sublingual gland
舌下腺

Submandibular gland
下颌下腺

Submandibular ganglion
下颌下神经节

Larynx 喉

Trachea 气管

Bronchi 支气管

Lungs 肺

Celiac ganglion
腹腔神经节

Heart
心

Stomach
胃

Superior mesenteric ganglion
肠系膜上神经节

Liver
肝

Gallbladder
胆囊

Bile ducts
胆管

Pancreas
胰

Suprarenal gland
肾上腺

Kidney
肾

Intestines
小肠

Descending colon
降结肠

Sigmoid colon
乙状结肠

Rectum
直肠

S2

S3

S4

Urinary bladder
膀胱

Prostate
前列腺

Pelvic splanchnic nn.
盆内脏神经

节前纤维 Preganglionic fibers ———
节后纤维 Postganglionic fibers - - - -

External genitalia
外生殖器

C.Machado
_M.D.

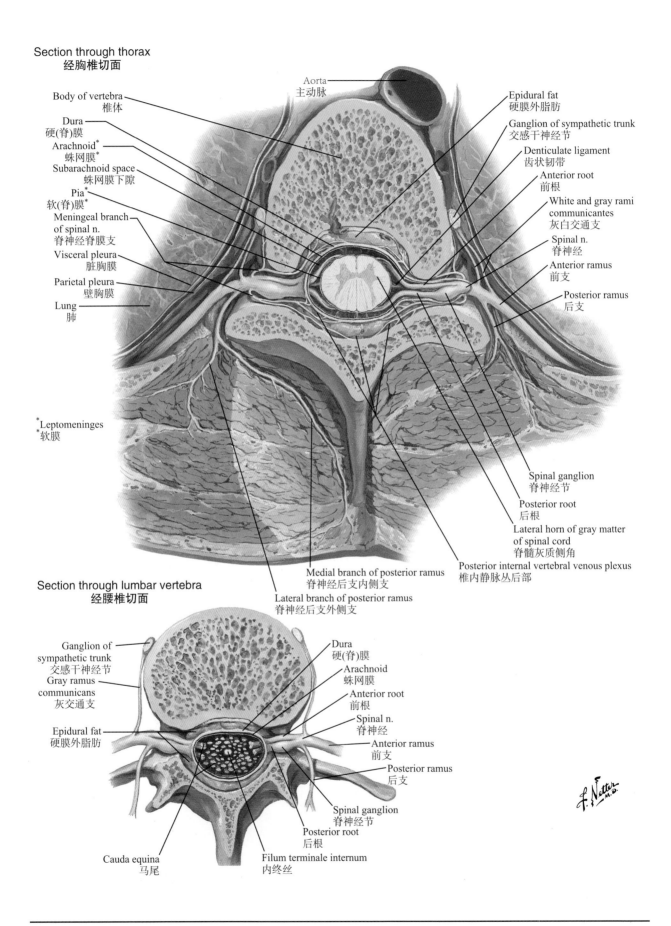

Section through thorax
经胸椎切面

Body of vertebra
椎体

Dura
硬(脊)膜

Arachnoid*
蛛网膜*

Subarachnoid space
蛛网膜下隙

Pia*
软(脊)膜*

Meningeal branch
of spinal n.
脊神经脊膜支

Visceral pleura
脏胸膜

Parietal pleura
壁胸膜

Lung
肺

*Leptomeninges
*软膜

Aorta
主动脉

Epidural fat
硬膜外脂肪

Ganglion of sympathetic trunk
交感干神经节

Denticulate ligament
齿状韧带

Anterior root
前根

White and gray rami
communicantes
灰白交通支

Spinal n.
脊神经

Anterior ramus
前支

Posterior ramus
后支

Spinal ganglion
脊神经节

Posterior root
后根

Lateral horn of gray matter
of spinal cord
脊髓灰质侧角

Posterior internal vertebral venous plexus
椎内静脉丛后部

Medial branch of posterior ramus
脊神经后支内侧支

Lateral branch of posterior ramus
脊神经后支外侧支

Section through lumbar vertebra
经腰椎切面

Ganglion of
sympathetic trunk
交感干神经节

Gray ramus
communicans
灰交通支

Epidural fat
硬膜外脂肪

Cauda equina
马尾

Dura
硬(脊)膜

Arachnoid
蛛网膜

Anterior root
前根

Spinal n.
脊神经

Anterior ramus
前支

Posterior ramus
后支

Spinal ganglion
脊神经节

Posterior root
后根

Filum terminale internum
内终丝

Anterior view
前面观

Posterior view
后面观

Posterior cerebral a.
大脑后动脉
Superior cerebellar a.
小脑上动脉
Basilar a.
基底动脉
Anterior inferior
cerebellar a. (AICA)
小脑下前动脉
Posterior inferior
cerebellar a. (PICA)
小脑下后动脉
Anterior spinal a.
脊髓前动脉
Vertebral a.
椎动脉
Segmental medullary aa.
脊髓段动脉
Ascending cervical a.
颈升动脉
Deep cervical a.
颈深动脉
Subclavian a.
锁骨下动脉

Segmental medullary a.
脊髓节段动脉

Posterior intercostal a.
肋间后动脉

Pial arterial plexus
软膜动脉丛

Great radicular a.
(of Adamkiewicz)
大根动脉
(Adamkiewicz动脉)

Posterior intercostal a.
肋间后动脉

Segmental medullary a.
脊髓节段动脉

Lumbar a.
腰动脉

Anastomotic vessels
to posterior spinal aa.
与脊髓后动脉的吻合祥

Lateral sacral a.
骶外侧动脉
Spinal branches
脊支

Posterior inferior cerebellar a.
小脑下后动脉
Posterior spinal aa.
脊髓后动脉
Vertebral a.
椎动脉
Segmental medullary aa.
脊髓节段动脉
Deep cervical a.
颈深动脉
Ascending cervical a.
颈升动脉

Subclavian a.
锁骨下动脉

Segmental medullary aa.
脊髓节段动脉

Posterior intercostal aa.
肋间后动脉

Segmental medullary aa.
脊髓节段动脉

Anastomotic vessels to
anterior spinal a.
与脊髓前动脉的吻合祥

Lumbar aa.
腰动脉

Lateral sacral a.
骶外侧动脉

Cervical vertebrae
颈椎

Thoracic
vertebrae
胸椎

Lumbar
vertebrae
腰椎

Sacrum
骶椎

注：所有脊神经根均有伴行的根动脉或脊髓节段动脉。大多数脊神经根有根动脉(参见图192)。两种动脉都沿脊神经根走行，但根动脉到达脊髓前或脊髓后动脉之前已终止，较粗大的脊髓节段动脉则继续延伸，供应这些根动脉的脊髓节段。

Posterior spinal aa.
脊髓后动脉

Anterior spinal a.
脊髓前动脉

Segmental medullary a.
脊髓节段动脉

Anterior radicular a.
前根动脉

Posterior radicular a.
后根动脉

Branch to vertebral body and dura
至椎体和硬脊膜的分支

Spinal branch
脊支

Dorsal branch of posterior intercostal a.
肋间后动脉背支

Posterior intercostal a.
肋间后动脉

Paravertebral anastomoses
椎旁吻合

Prevertebral anastomoses
椎前吻合

Thoracic (descending) aorta
胸(降)主动脉

Section through thorax：anterosuperior view
胸部断面：前上面观

Right posterior spinal a.
右脊髓后动脉

Peripheral branches from pial plexus
软膜丛周围支

Posterior radicular a.
后根动脉

Segmental medullary a.
脊髓节段动脉

Left posterior spinal a.
左脊髓后动脉

Posterior radicular a.
后根动脉

Anterior radicular a.
前根动脉

Anterior spinal a.
脊髓前动脉

Posterior radicular a.
后根动脉

Segmental medullary a.
脊髓节段动脉

Pial arterial plexus
软膜动脉丛

Arterial distribution：schema
动脉分布：示意图

脊髓

Posterior internal vertebral venous plexus
椎内后静脉丛

Anterior external vertebral
venous plexus
椎外前静脉丛

Intervertebral v.
椎间静脉

Anterior internal vertebral
venous plexus
椎内前静脉丛

Posterior external vertebral venous plexus
椎外后静脉丛

Basivertebral v.
椎体静脉

Anterior external vertebral venous plexus
椎外前静脉丛

Basivertebral v.
椎体静脉

Anterior internal
vertebral venous plexus
椎内前静脉丛

Radicular vv.
根静脉

Anterior spinal v.
脊髓前静脉

Basivertebral v.
椎体静脉

Anterior internal vertebral
venous plexus
椎内前静脉丛

Intervertebral v.
椎间静脉

Posterior internal vertebral
venous plexus
椎内后静脉丛

Posterior external vertebral
venous plexus
椎外后静脉丛

Intervertebral v.
椎间静脉

Anterior segmental medullary v.
脊髓节段前静脉

Posterior segmental medullary v.
脊髓节段后静脉

Posterior spinal v.
脊髓后静脉

Posterior internal vertebral venous plexus
椎内后静脉丛

Coronal view
冠状面观

板障静脉 Diploic vv.
Superior sagittal sinus
上矢状窦
Emissary v.
导静脉
Superficial temporal vv.
颞浅静脉
Branches of superficial temporal a.
颞浅动脉分支
Granular foveola
颗粒小凹
Lateral lacuna (of Trolard)
外侧陷窝
Superior cerebral v.
大脑上静脉
Inferior sagittal sinus
下矢状窦
Cavum of
septum
pellucidum
透明隔腔
Superior thalamostriate v.
丘脑纹上静脉
脉络丛静脉 Choroidal v.
Internal cerebral v.
大脑内静脉

Arachnoid granulation 蛛网膜粒
Bridging vein 桥静脉
Periosteal layer of dura 硬脑膜骨膜层
Meningeal layer of dura
硬脑膜脑膜层
Arachnoid
蛛网膜
Subarachnoid space
蛛网膜下腔
Pia
软脑膜
Middle meningeal a. and v.
脑膜中动脉和静脉
Temporalis m.
颞肌

Deep temporal
a. and v. 颞深
动脉和静脉
Superficial
temporal a. and v.
颞浅动脉和静脉
Middle temporal a. and v.
颞中动脉和静脉
Superficial middle cerebral v.
大脑中浅静脉
Deep middle cerebral v.
大脑中深静脉
Parietal emissary v.
顶导静脉
Posterior temporal diploic v.
颞后板障静脉
Occipital emissary v.
枕导静脉
Occipital diploic v.
枕板障静脉
Mastoid emissary v.
乳突导静脉

Diploic and emissary
veins of skull
颅骨板障与导静脉

Frontal diploic v.
额板障静脉

Anterior temporal
diploic v.
颞前板障静脉

Parietal branch of middle meningeal a.
脑膜中动脉顶支

Frontal branch of middle meningeal a.
脑膜中动脉额支

Middle meningeal a.
脑膜中动脉

Anterior meningeal branch of anterior ethmoidal a.
筛前动脉脑膜前支

Arachnoid granulations
蛛网膜粒

Opening of superior cerebral v.
大脑上静脉开口

Lateral lacuna (of Trolard)
外侧陷窝

Superior sagittal sinus
上矢状窦

Dura
硬脑膜

Mastoid branch of occipital a.
枕动脉乳突支

Cavernous part of internal carotid a.
颈内动脉海绵窦段

Middle meningeal a.
脑膜中动脉

Recurrent meningeal branch of lacrimal a.
泪腺动脉脑膜返支

Accessory branch of middle meningeal a.
脑膜中动脉副支

筛后动脉 Posterior ethmoidal a.

Anterior meningeal branch of anterior ethmoidal a.
筛前动脉脑膜前支

Meningohypophysial trunk (*phantom*)
脑膜垂体干(投影)

颈内动脉 Internal carotid a.

脑膜中动脉 Middle meningeal a.

Accessory branch of middle meningeal a.
脑膜中动脉副支

Superficial temporal a.
颞浅动脉

上颌动脉 Maxillary a.

Posterior auricular a.
耳后动脉

枕动脉 Occipital a.

External carotid a.
颈外动脉

Meningeal branches of ascending pharyngeal a.
咽升动脉脑膜支

Mastoid branch of occipital a.
枕动脉乳突支

Posterior meningeal branches of vertebral a.
椎动脉脑膜后支

Anterior meningeal branches of vertebral a.
椎动脉脑膜前支

Branches of meningohypophysial trunk
脑膜垂体干的分支

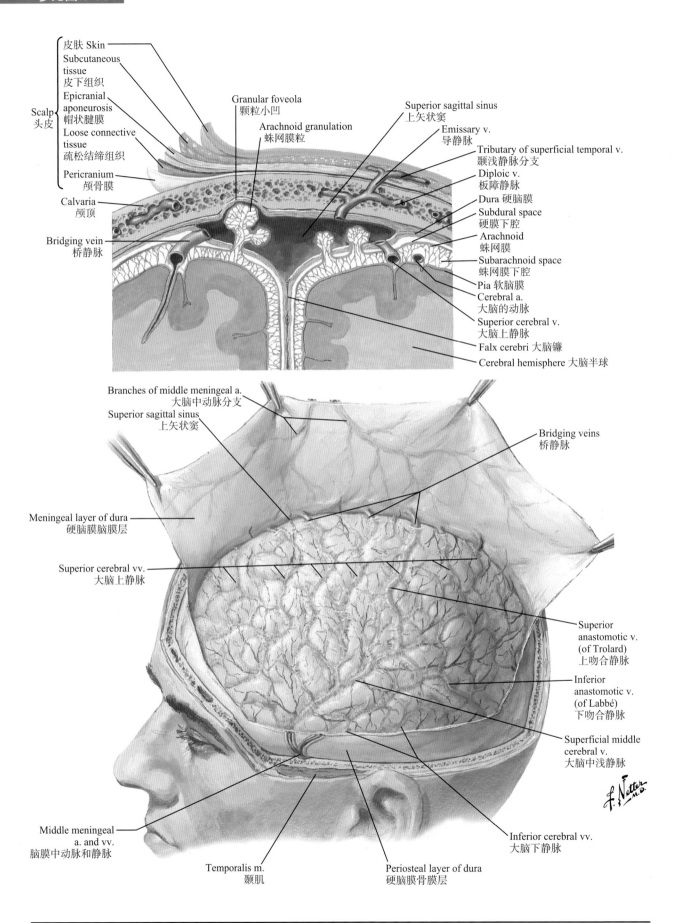

皮肤 Skin
Subcutaneous tissue 皮下组织
Epicranial aponeurosis 帽状腱膜
Loose connective tissue 疏松结缔组织
Pericranium 颅骨膜

Scalp 头皮

Calvaria 颅顶

Bridging vein 桥静脉

Granular foveola 颗粒小凹

Arachnoid granulation 蛛网膜粒

Superior sagittal sinus 上矢状窦

Emissary v. 导静脉

Tributary of superficial temporal v. 颞浅静脉分支

Diploic v. 板障静脉

Dura 硬脑膜

Subdural space 硬膜下腔

Arachnoid 蛛网膜

Subarachnoid space 蛛网膜下腔

Pia 软脑膜

Cerebral a. 大脑的动脉

Superior cerebral v. 大脑上静脉

Falx cerebri 大脑镰

Cerebral hemisphere 大脑半球

Branches of middle meningeal a. 大脑中动脉分支

Superior sagittal sinus 上矢状窦

Bridging veins 桥静脉

Meningeal layer of dura 硬脑膜脑膜层

Superior cerebral vv. 大脑上静脉

Superior anastomotic v. (of Trolard) 上吻合静脉

Inferior anastomotic v. (of Labbé) 下吻合静脉

Superficial middle cerebral v. 大脑中浅静脉

Inferior cerebral vv. 大脑下静脉

Middle meningeal a. and vv. 脑膜中动脉和静脉

Temporalis m. 颞肌

Periosteal layer of dura 硬脑膜骨膜层

Tentorium cerebelli
小脑幕

Great cerebral v. (of Galen)
大脑大静脉(Galen静脉)

Bridging veins
桥静脉

Superior sagittal sinus
上矢状窦

Superior sagittal sinus
上矢状窦

Falx cerebri
大脑镰

Inferior sagittal sinus
下矢状窦

Sphenoparietal sinus
蝶顶窦

Posterior intercavernous sinus
海绵间后窦

Anterior intercavernous sinus
海绵间前窦

Superior petrosal sinus
岩上窦

Basilar venous plexus
基底静脉丛

Inferior petrosal sinus
岩下窦

Jugular fossa
颈静脉窝

Straight sinus
直窦

Confluence of sinuses
窦汇

Falx cerebelli
小脑镰

Occipital sinus
枕窦

Transverse sinus
横窦

Anterior internal vertebral venous plexus
椎内前静脉丛

Sigmoid sinus
乙状窦

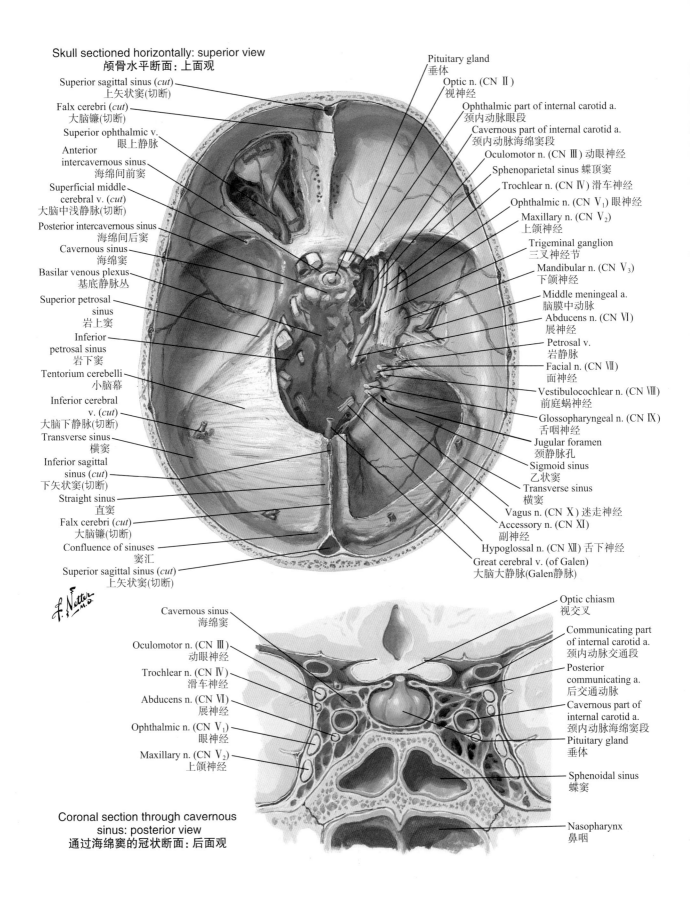

Skull sectioned horizontally: superior view
颅骨水平断面：上面观

Superior sagittal sinus (cut)
上矢状窦(切断)

Falx cerebri (cut)
大脑镰(切断)

Superior ophthalmic v.
眼上静脉

Anterior intercavernous sinus
海绵间前窦

Superficial middle cerebral v. (cut)
大脑中浅静脉(切断)

Posterior intercavernous sinus
海绵间后窦

Cavernous sinus
海绵窦

Basilar venous plexus
基底静脉丛

Superior petrosal sinus
岩上窦

Inferior petrosal sinus
岩下窦

Tentorium cerebelli
小脑幕

Inferior cerebral v. (cut)
大脑下静脉(切断)

Transverse sinus
横窦

Inferior sagittal sinus (cut)
下矢状窦(切断)

Straight sinus
直窦

Falx cerebri (cut)
大脑镰(切断)

Confluence of sinuses
窦汇

Superior sagittal sinus (cut)
上矢状窦(切断)

Pituitary gland
垂体

Optic n. (CN II)
视神经

Ophthalmic part of internal carotid a.
颈内动脉眼段

Cavernous part of internal carotid a.
颈内动脉海绵窦段

Oculomotor n. (CN III) 动眼神经

Sphenoparietal sinus 蝶顶窦

Trochlear n. (CN IV) 滑车神经

Ophthalmic n. (CN V₁) 眼神经

Maxillary n. (CN V₂)
上颌神经

Trigeminal ganglion
三叉神经节

Mandibular n. (CN V₃)
下颌神经

Middle meningeal a.
脑膜中动脉

Abducens n. (CN VI)
展神经

Petrosal v.
岩静脉

Facial n. (CN VII)
面神经

Vestibulocochlear n. (CN VIII)
前庭蜗神经

Glossopharyngeal n. (CN IX)
舌咽神经

Jugular foramen
颈静脉孔

Sigmoid sinus
乙状窦

Transverse sinus
横窦

Vagus n. (CN X) 迷走神经

Accessory n. (CN XI)
副神经

Hypoglossal n. (CN XII) 舌下神经

Great cerebral v. (of Galen)
大脑大静脉(Galen静脉)

Cavernous sinus
海绵窦

Oculomotor n. (CN III)
动眼神经

Trochlear n. (CN IV)
滑车神经

Abducens n. (CN VI)
展神经

Ophthalmic n. (CN V₁)
眼神经

Maxillary n. (CN V₂)
上颌神经

Optic chiasm
视交叉

Communicating part of internal carotid a.
颈内动脉交通段

Posterior communicating a.
后交通动脉

Cavernous part of internal carotid a.
颈内动脉海绵窦段

Pituitary gland
垂体

Sphenoidal sinus
蝶窦

Nasopharynx
鼻咽

Coronal section through cavernous sinus: posterior view
通过海绵窦的冠状断面：后面观

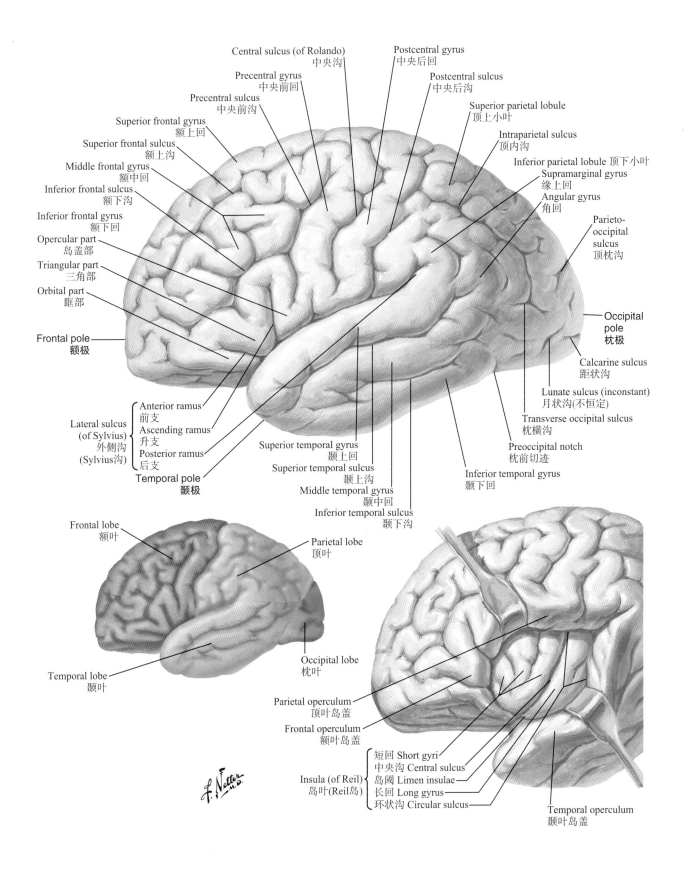

Central sulcus (of Rolando) 中央沟
Postcentral gyrus 中央后回
Precentral gyrus 中央前回
Postcentral sulcus 中央后沟
Precentral sulcus 中央前沟
Superior parietal lobule 顶上小叶
Superior frontal gyrus 额上回
Intraparietal sulcus 顶内沟
Superior frontal sulcus 额上沟
Inferior parietal lobule 顶下小叶
Middle frontal gyrus 额中回
Supramarginal gyrus 缘上回
Inferior frontal sulcus 额下沟
Angular gyrus 角回
Inferior frontal gyrus 额下回
Parieto-occipital sulcus 顶枕沟
Opercular part 岛盖部
Triangular part 三角部
Orbital part 眶部
Occipital pole 枕极
Frontal pole 额极
Calcarine sulcus 距状沟
Lunate sulcus (inconstant) 月状沟(不恒定)
Transverse occipital sulcus 枕横沟
Anterior ramus 前支
Ascending ramus 升支
Posterior ramus 后支
Superior temporal gyrus 颞上回
Preoccipital notch 枕前切迹
Lateral sulcus (of Sylvius) 外侧沟 (Sylvius沟)
Superior temporal sulcus 颞上沟
Middle temporal gyrus 颞中回
Inferior temporal gyrus 颞下回
Temporal pole 颞极
Inferior temporal sulcus 颞下沟

Frontal lobe 额叶
Parietal lobe 顶叶

Occipital lobe 枕叶
Temporal lobe 颞叶

Parietal operculum 顶叶岛盖
Frontal operculum 额叶岛盖

短回 Short gyri
中央沟 Central sulcus
Insula (of Reil) 岛叶(Reil岛)
岛阈 Limen insulae
长回 Long gyrus
环状沟 Circular sulcus
Temporal operculum 颞叶岛盖

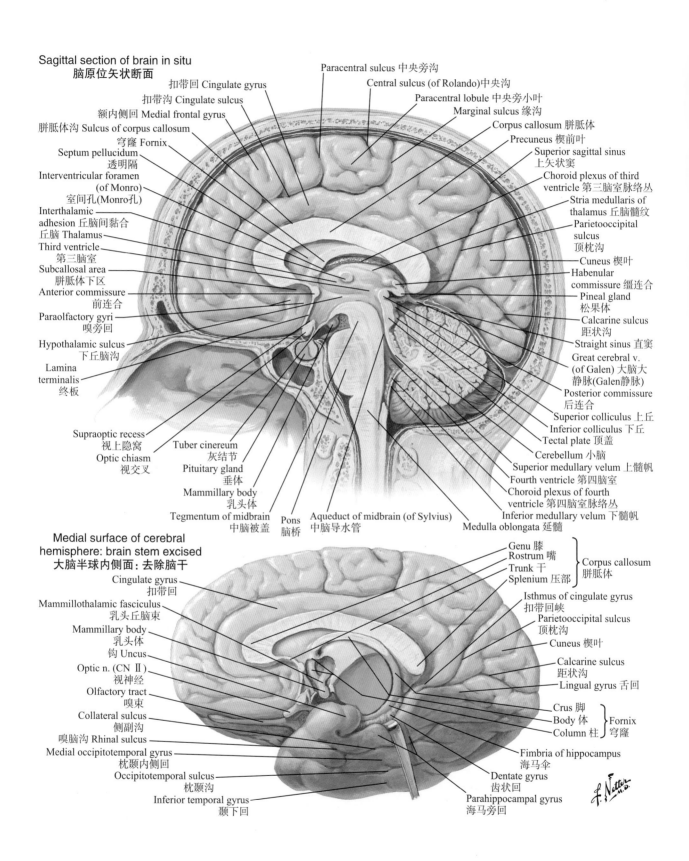

Sagittal section of brain in situ
脑原位矢状断面

扣带回 Cingulate gyrus
扣带沟 Cingulate sulcus
额内侧回 Medial frontal gyrus
胼胝体沟 Sulcus of corpus callosum
穹窿 Fornix
Septum pellucidum 透明隔
Interventricular foramen (of Monro) 室间孔(Monro孔)
Interthalamic adhesion 丘脑间黏合
丘脑 Thalamus
Third ventricle 第三脑室
Subcallosal area 胼胝体下区
Anterior commissure 前连合
Paraolfactory gyri 嗅旁回
Hypothalamic sulcus 下丘脑沟
Lamina terminalis 终板

Paracentral sulcus 中央旁沟
Central sulcus (of Rolando) 中央沟
Paracentral lobule 中央旁小叶
Marginal sulcus 缘沟
Corpus callosum 胼胝体
Precuneus 楔前叶
Superior sagittal sinus 上矢状窦
Choroid plexus of third ventricle 第三脑室脉络丛
Stria medullaris of thalamus 丘脑髓纹
Parietooccipital sulcus 顶枕沟
Cuneus 楔叶
Habenular commissure 缰连合
Pineal gland 松果体
Calcarine sulcus 距状沟
Straight sinus 直窦
Great cerebral v. (of Galen) 大脑大静脉(Galen静脉)
Posterior commissure 后连合
Superior colliculus 上丘
Inferior colliculus 下丘
Tectal plate 顶盖
Cerebellum 小脑
Superior medullary velum 上髓帆
Fourth ventricle 第四脑室
Choroid plexus of fourth ventricle 第四脑室脉络丛
Inferior medullary velum 下髓帆

Supraoptic recess 视上隐窝
Optic chiasm 视交叉
Tuber cinereum 灰结节
Pituitary gland 垂体
Mammillary body 乳头体
Tegmentum of midbrain 中脑被盖
Pons 脑桥
Aqueduct of midbrain (of Sylvius) 中脑导水管
Medulla oblongata 延髓

Medial surface of cerebral hemisphere: brain stem excised
大脑半球内侧面：去除脑干

Cingulate gyrus 扣带回
Mammillothalamic fasciculus 乳头丘脑束
Mammillary body 乳头体
钩 Uncus
Optic n. (CN Ⅱ) 视神经
Olfactory tract 嗅束
Collateral sulcus 侧副沟
嗅脑沟 Rhinal sulcus
Medial occipitotemporal gyrus 枕颞内侧回
Occipitotemporal sulcus 枕颞沟
Inferior temporal gyrus 颞下回

Genu 膝
Rostrum 嘴
Trunk 干
Splenium 压部
Corpus callosum 胼胝体
Isthmus of cingulate gyrus 扣带回峡
Parietooccipital sulcus 顶枕沟
Cuneus 楔叶
Calcarine sulcus 距状沟
Lingual gyrus 舌回
Crus 脚
Body 体
Column 柱
Fornix 穹窿
Fimbria of hippocampus 海马伞
Dentate gyrus 齿状回
Parahippocampal gyrus 海马旁回

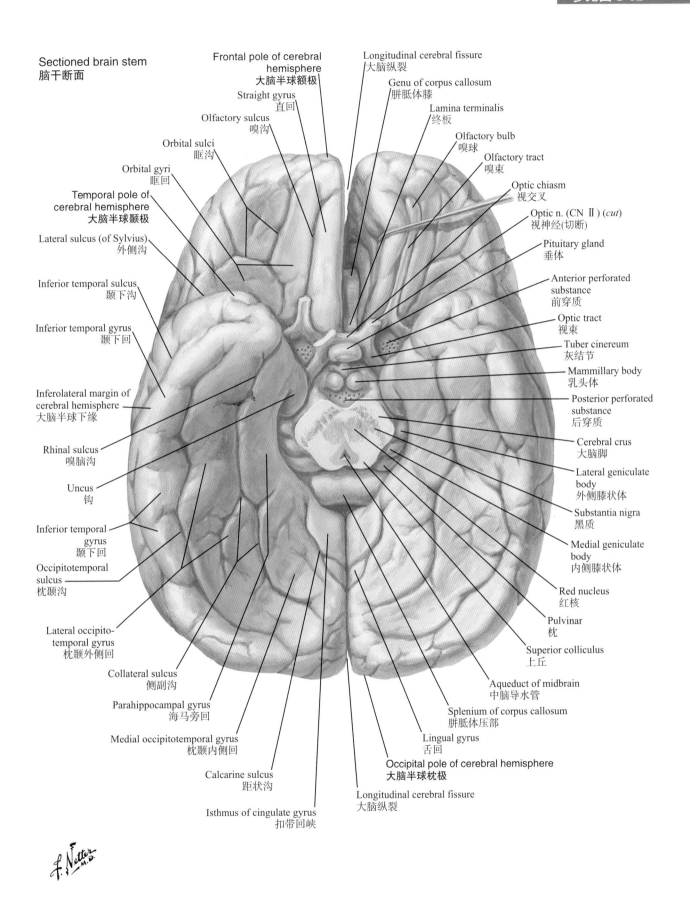

Sectioned brain stem
脑干断面

Frontal pole of cerebral hemisphere
大脑半球额极

Straight gyrus
直回

Olfactory sulcus
嗅沟

Orbital sulci
眶沟

Orbital gyri
眶回

Temporal pole of cerebral hemisphere
大脑半球颞极

Lateral sulcus (of Sylvius)
外侧沟

Inferior temporal sulcus
颞下沟

Inferior temporal gyrus
颞下回

Inferolateral margin of cerebral hemisphere
大脑半球下缘

Rhinal sulcus
嗅脑沟

Uncus
钩

Inferior temporal gyrus
颞下回

Occipitotemporal sulcus
枕颞沟

Lateral occipito-temporal gyrus
枕颞外侧回

Collateral sulcus
侧副沟

Parahippocampal gyrus
海马旁回

Medial occipitotemporal gyrus
枕颞内侧回

Calcarine sulcus
距状沟

Isthmus of cingulate gyrus
扣带回峡

Longitudinal cerebral fissure
大脑纵裂

Genu of corpus callosum
胼胝体膝

Lamina terminalis
终板

Olfactory bulb
嗅球

Olfactory tract
嗅束

Optic chiasm
视交叉

Optic n. (CN II) (cut)
视神经(切断)

Pituitary gland
垂体

Anterior perforated substance
前穿质

Optic tract
视束

Tuber cinereum
灰结节

Mammillary body
乳头体

Posterior perforated substance
后穿质

Cerebral crus
大脑脚

Lateral geniculate body
外侧膝状体

Substantia nigra
黑质

Medial geniculate body
内侧膝状体

Red nucleus
红核

Pulvinar
枕

Superior colliculus
上丘

Aqueduct of midbrain
中脑导水管

Splenium of corpus callosum
胼胝体压部

Lingual gyrus
舌回

Occipital pole of cerebral hemisphere
大脑半球枕极

Longitudinal cerebral fissure
大脑纵裂

Left lateral phantom view
左侧投影
Right lateral ventricle
右侧侧脑室

Frontal horn 额角
Body 体
Temporal horn 颞角
Occipital horn 枕角

Lateral ventricle 侧脑室

Aqueduct of midbrain (of Sylvius)
中脑导水管(Sylvius管)
Fourth ventricle
第四脑室
Lateral aperture of fourth ventricle
(foramen of Luschka)
第四脑室外侧孔
(Luschka孔)
Lateral recess of fourth ventricle
第四脑室外侧隐窝
Median aperture of fourth ventricle
(foramen of Magendie)
第四脑室正中孔(Magendie孔)

Interventricular
foramen (of Monro)
室间孔(Monro孔)

Third ventricle
第三脑室

Supraoptic recess
视上隐窝

Infundibular recess
漏斗隐窝

Pineal recess
松果体隐窝
Suprapineal recess
松果体上隐窝

Corpus callosum 胼胝体
Septum pellucidum 透明隔
Lateral ventricle 侧脑室
Body of caudate nucleus 尾状核体
Choroid plexus of lateral ventricle 侧脑室脉络丛
Stria terminalis 终纹
Superior thalamostriate v. 丘脑纹上静脉
Body of fornix 穹窿体
Internal cerebral v. 大脑内静脉
Tela choroidea of third ventricle 第三脑室脉络组织
Choroid plexus of third ventricle 第三脑室脉络丛
Thalamus 丘脑
Putamen 壳
Globus pallidus 苍白球
Internal capsule 内囊
Third ventricle and interthalamic adhesion
第三脑室和丘脑间黏合
Hypothalamus 下丘脑
Tail of caudate nucleus 尾状核尾
Optic tract 视束
Choroid plexus of lateral ventricle 侧脑室脉络丛
Temporal horn of lateral ventricle 侧脑室颞角
Fimbria of hippocampus 海马伞
Hippocampus 海马
Dentate gyrus 齿状回
Mammillary body 乳头体
Parahippocampal gyrus 海马旁回

Lentiform nucleus
豆状核

White arrow in
interventricular
foramen (of Monro)
白色箭头穿过室间孔
—— Ependyma 室管膜
—— Pia 软脑膜

Coronal section of brain: posterior view
脑冠状断面：后面观

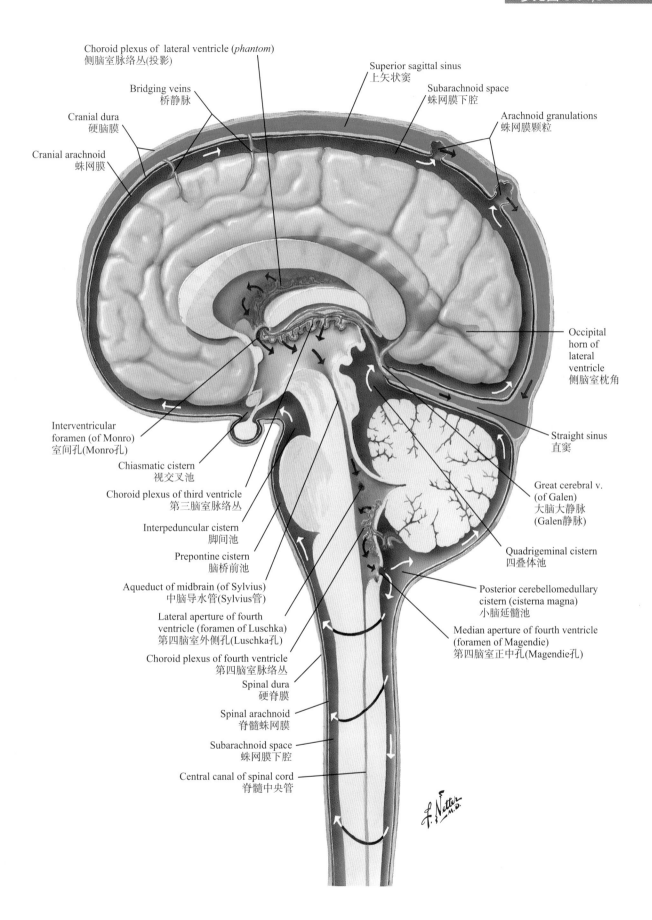

Choroid plexus of lateral ventricle (*phantom*)
侧脑室脉络丛(投影)

Bridging veins
桥静脉

Cranial dura
硬脑膜

Cranial arachnoid
蛛网膜

Superior sagittal sinus
上矢状窦

Subarachnoid space
蛛网膜下腔

Arachnoid granulations
蛛网膜颗粒

Occipital horn of lateral ventricle
侧脑室枕角

Straight sinus
直窦

Great cerebral v. (of Galen)
大脑大静脉
(Galen静脉)

Quadrigeminal cistern
四叠体池

Posterior cerebellomedullary cistern (cisterna magna)
小脑延髓池

Median aperture of fourth ventricle (foramen of Magendie)
第四脑室正中孔(Magendie孔)

Interventricular foramen (of Monro)
室间孔(Monro孔)

Chiasmatic cistern
视交叉池

Choroid plexus of third ventricle
第三脑室脉络丛

Interpeduncular cistern
脚间池

Prepontine cistern
脑桥前池

Aqueduct of midbrain (of Sylvius)
中脑导水管(Sylvius管)

Lateral aperture of fourth ventricle (foramen of Luschka)
第四脑室外侧孔(Luschka孔)

Choroid plexus of fourth ventricle
第四脑室脉络丛

Spinal dura
硬脊膜

Spinal arachnoid
脊髓蛛网膜

Subarachnoid space
蛛网膜下腔

Central canal of spinal cord
脊髓中央管

Horizontal sections through cerebrum
端脑水平断面

Genu of corpus callosum
胼胝体膝

Lateral ventricle
侧脑室

Septum pellucidum
透明隔

Column of fornix
穹窿柱

Insula (of Reil)
岛叶(Reil岛)

Interthalamic adhesion
丘脑间黏合

Thalamus
丘脑

Crus of fornix
穹窿脚

Choroid plexus of lateral ventricle
侧脑室脉络丛

Splenium of corpus callosum
胼胝体压部

Head of caudate nucleus
尾状核头

Anterior limb
前肢
Genu
膝
Posterior limb
后肢
} Internal capsule 内囊

Extreme capsule
最外囊

Putamen 壳
Globus pallidus
苍白球
} Lentiform nucleus 豆状核

Third ventricle
第三脑室

External capsule
外囊

Claustrum
屏状核

Retrolentiform part of internal capsule
内囊豆状核后部

Tail of caudate nucleus
尾状核尾

Fimbria of hippocampus
海马伞

Occipital horn of lateral ventricle
侧脑室枕角

Habenula
缰

Pineal gland
松果体

Organization of basal nuclei (corpus striatum)
基底核的组成

Lentiform nucleus
豆状核

Caudate nucleus
尾状核

Putamen
壳

Globus pallidus
苍白球

Dorsal striatum (neostriatum)
背侧纹状体
(新纹状体)

Dorsal pallidum (paleostriatum)
背侧苍白球
(旧纹状体)

Internal capsule
内囊

Caudate nucleus
尾状核
Body
体
Head
头

Thalamus
丘脑

Levels of sections above
上图断面平面

Pulvinar
丘脑枕

Medial geniculate body
内侧膝状体

Lateral geniculate body
外侧膝状体

Lentiform nucleus
豆状核

Amygdaloid body
杏仁核

Tail of caudate nucleus
尾状核尾

Interrelationship of thalamus, lentiform nucleus, caudate nucleus, and amygdaloid body (schema): left lateral view
丘脑、豆状核、尾状核与杏仁核的位置关系：左侧面观

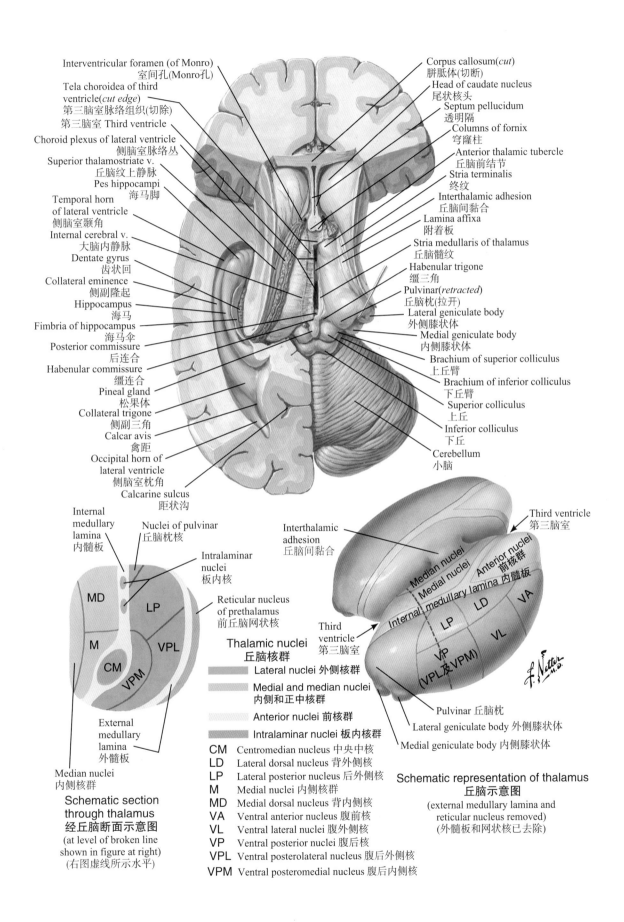

Interventricular foramen (of Monro)
室间孔(Monro孔)
Tela choroidea of third
ventricle(cut edge)
第三脑室脉络组织(切除)
第三脑室 Third ventricle
Choroid plexus of lateral ventricle
侧脑室脉络丛
Superior thalamostriate v.
丘脑纹上静脉
Pes hippocampi
海马脚
Temporal horn
of lateral ventricle
侧脑室颞角
Internal cerebral v.
大脑内静脉
Dentate gyrus
齿状回
Collateral eminence
侧副隆起
Hippocampus
海马
Fimbria of hippocampus
海马伞
Posterior commissure
后连合
Habenular commissure
缰连合
Pineal gland
松果体
Collateral trigone
侧副三角
Calcar avis
禽距
Occipital horn of
lateral ventricle
侧脑室枕角
Calcarine sulcus
距状沟

Corpus callosum(cut)
胼胝体(切断)
Head of caudate nucleus
尾状核头
Septum pellucidum
透明隔
Columns of fornix
穹窿柱
Anterior thalamic tubercle
丘脑前结节
Stria terminalis
终纹
Interthalamic adhesion
丘脑间黏合
Lamina affixa
附着板
Stria medullaris of thalamus
丘脑髓纹
Habenular trigone
缰三角
Pulvinar(retracted)
丘脑枕(拉开)
Lateral geniculate body
外侧膝状体
Medial geniculate body
内侧膝状体
Brachium of superior colliculus
上丘臂
Brachium of inferior colliculus
下丘臂
Superior colliculus
上丘
Inferior colliculus
下丘
Cerebellum
小脑

Internal
medullary
lamina
内髓板

Nuclei of pulvinar
丘脑枕核

Intralaminar
nuclei
板内核

Reticular nucleus
of prethalamus
前丘脑网状核

External
medullary
lamina
外髓板

Median nuclei
内侧核群

Interthalamic
adhesion
丘脑间黏合

Third ventricle
第三脑室

Median nuclei
Medial nuclei
Anterior nuclei 前核群
Internal medullary lamina 内髓板

Third
ventricle
第三脑室

LD
VA
LP
VL
VP
(VPL及VPM)

Pulvinar 丘脑枕

Lateral geniculate body 外侧膝状体

Medial geniculate body 内侧膝状体

Schematic representation of thalamus
丘脑示意图
(external medullary lamina and
reticular nucleus removed)
(外髓板和网状核已去除)

MD
LP
M
VPL
CM
VPM

Thalamic nuclei
丘脑核群

Lateral nuclei 外侧核群
Medial and median nuclei
内侧和正中核群
Anterior nuclei 前核群
Intralaminar nuclei 板内核群

CM Centromedian nucleus 中央中核
LD Lateral dorsal nucleus 背外侧核
LP Lateral posterior nucleus 后外侧核
M   Medial nuclei 内侧核群
MD Medial dorsal nucleus 背内侧核
VA Ventral anterior nucleus 腹前核
VL Ventral lateral nuclei 腹外侧核
VP Ventral posterior nuclei 腹后核
VPL Ventral posterolateral nucleus 腹后外侧核
VPM Ventral posteromedial nucleus 腹后内侧核

Schematic section
through thalamus
经丘脑断面示意图
(at level of broken line
shown in figure at right)
(右图虚线所示水平)

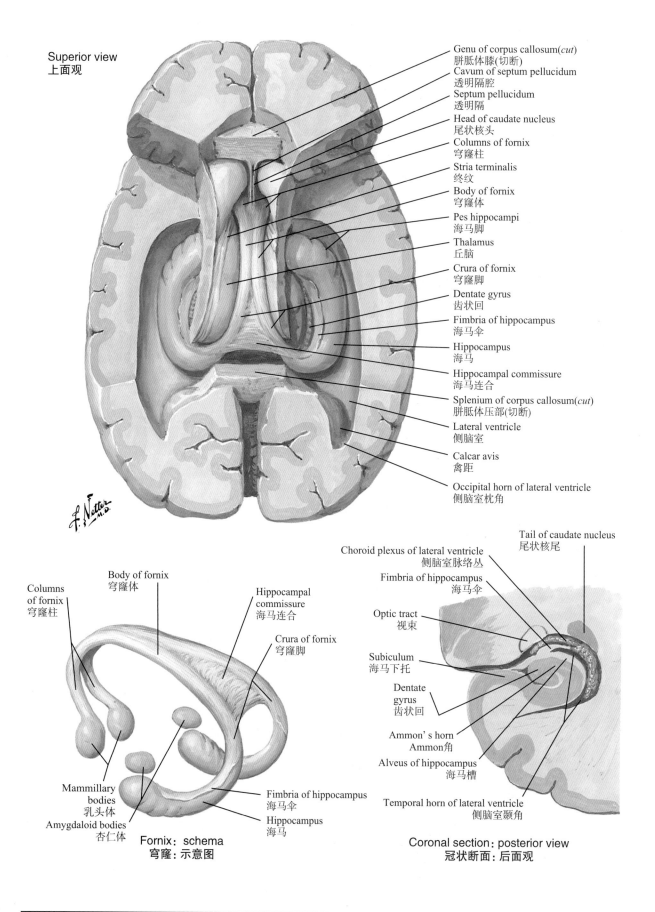

Superior view
上面观

Genu of corpus callosum(cut)
胼胝体膝(切断)
Cavum of septum pellucidum
透明隔腔
Septum pellucidum
透明隔
Head of caudate nucleus
尾状核头
Columns of fornix
穹窿柱
Stria terminalis
终纹
Body of fornix
穹窿体
Pes hippocampi
海马脚
Thalamus
丘脑
Crura of fornix
穹窿脚
Dentate gyrus
齿状回
Fimbria of hippocampus
海马伞
Hippocampus
海马
Hippocampal commissure
海马连合
Splenium of corpus callosum(cut)
胼胝体压部(切断)
Lateral ventricle
侧脑室
Calcar avis
禽距
Occipital horn of lateral ventricle
侧脑室枕角

Columns
of fornix
穹窿柱
Body of fornix
穹窿体
Hippocampal
commissure
海马连合
Crura of fornix
穹窿脚
Mammillary
bodies
乳头体
Amygdaloid bodies
杏仁体
Fimbria of hippocampus
海马伞
Hippocampus
海马

Fornix: schema
穹窿: 示意图

Tail of caudate nucleus
尾状核尾
Choroid plexus of lateral ventricle
侧脑室脉络丛
Fimbria of hippocampus
海马伞
Optic tract
视束
Subiculum
海马下托
Dentate
gyrus
齿状回
Ammon's horn
Ammon角
Alveus of hippocampus
海马槽
Temporal horn of lateral ventricle
侧脑室颞角

Coronal section: posterior view
冠状断面: 后面观

T1加权磁共振矢状面成像

Body of corpus callosum
胼胝体体

Genu of corpus callosum
胼胝体膝

Rostrum of corpus callosum
胼胝体嘴

乳头体 Mammillary body

视交叉 Optic chiasm

漏斗柄 Infundibular stalk

鸡冠 Crista galli

垂体 Pituitary gland

蝶窦 Sphenoidal sinus

斜坡 Clivus

腺样体(咽扁桃体) Pharyngeal tonsil

硬腭 Hard palate

软腭 Soft palate

舌 Tongue

Splenium of corpus callosum
胼胝体压部

Third ventricle 第三脑室

Aqueduct of midbrain
中脑导水管

Tectum 顶盖

Midbrain 中脑

Cerebellum 小脑

Fourth ventricle 第四脑室

Pons 脑桥

Medulla oblongata 延髓

Anterior arch of atlas
寰椎前弓

Body of axis 枢椎体

Cervical part of spinal cord
颈髓

T2加权磁共振轴面成像(无对比)

Eyeball 眼球

Ethmoidal cells 筛小房

Sphenoidal sinus 蝶窦

Temporal lobe 颞叶

Trigeminal cave 三叉神经腔

颈内动脉 Internal carotid a.

基底动脉 Basilar a.

Trigeminal n. (CN Ⅴ)
三叉神经(CN Ⅴ)

脑桥 Pons

Middle cerebellar peduncle
小脑中脚

第四脑室 Fourth ventricle

小脑 Cerebellum

Gray matter (cerebral cortex)
灰质(大脑皮质)

White matter of telencephalon
端脑白质

Head of caudate nucleus
尾状核头

Anterior limb of internal capsule
内囊前肢

外囊 External capsule

壳 Putamen

Genu of internal capsule
内囊膝

Posterior limb of internal capsule
内囊后肢

丘脑 Thalamus

Longitudinal cerebral fissure
大脑纵裂

Genu of corpus callosum
胼胝体膝

Frontal horn of lateral ventricle
侧脑室额角

Interventricular foramen
(of Monro)
室间孔(Monro孔)

Third ventricle 第三脑室

Occipital horn of lateral ventricle
侧脑室枕角

Splenium of corpus callosum
胼胝体压部

Posterolateral view
后外侧面观

(丘脑)枕 Pulvinar
松果体 Pineal gland
上丘 Superior colliculi
下丘 Inferior colliculi
Trochlear n. (CN IV)
滑车神经(CN IV)
上髓帆 Superior medullary velum
Superior cerebellar peduncle
小脑上脚
Rhomboid fossa of fourth ventricle
第四脑室菱形窝
Rootlets of glossopharyngeal and vagus
nn. and cranial rootlets of accessory n.
舌咽神经和迷走神经根及副神经颅根
楔束结节 Cuneate tubercle
薄束结节 Gracile tubercle
Posterior rootlets of C1 spinal n.
脊神经C1后根
楔束 Cuneate fasciculus
薄束 Gracile fasciculus

Thalamus(*cut surface*) 丘脑(去除表面)
Brachium of superior colliculus 上丘臂
Lateral geniculate body 外侧膝状体
Optic tract 视束
Medial geniculate body 内侧膝状体
Brachium of inferior colliculus 下丘臂
Crus cerebri 大脑脚
Pons 脑桥
Trigeminal n. (CN V) 三叉神经
Middle cerebellar peduncle 小脑中脚
Vestibulocochlear n. (CN VIII) 前庭蜗神经
Facial n. (CN VII) 面神经
Inferior cerebellar peduncle 小脑下脚
Rootlets of hypoglossal n. 舌下神经根
Spinal rootlets of accessory n. (CN XI)
副神经脊髓根

Anterior view
前面观

视交叉 Optic chiasm
视束 Optic tract
灰结节 Tuber cinereum
大脑脚 Crus cerebri
外侧膝状体 Lateral geniculate body
后穿质 Posterior perforated substance
脑桥 Pons
小脑中脚 Middle cerebellar peduncle
橄榄 Olive
锥体 Pyramids
Anterior rootlets of C1 spinal n.
脊神经C1前根
Decussation of pyramids
锥体交叉

Olfactory tract 嗅束
Anterior perforated substance 前穿质
Infundibulum of hypothalamus 下丘脑漏斗
Mammillary bodies 乳头体
Temporal lobe(*cut surface*) 颞叶(表面切除)
Oculomotor n. (CN III) 动眼神经
Trochlear n. (CN IV) 滑车神经
Motor root of trigeminal n. (CN V) 三叉神经运动根
Sensory root of trigeminal n. (CN V) 三叉神经感觉根
Abducens n. (CN VI) 展神经
Motor root of facial n. (CN VII) 面神经运动根
Intermediate n. (of Wrisberg) 中间神经(Wrisberg神经)
Vestibulocochlear n. (CN VIII) 前庭蜗神经
Flocculus of cerebellum 绒球
Choroid plexus of fourth ventricle(extending out
of lateral aperture)
第四脑室脉络丛(延伸出外侧孔)
Glossopharyngeal n.(CN IX) 舌咽神经
Vagus n. (CN X) 迷走神经
Hypoglossal n. (CN XII) 舌下神经
Accessory n. (CN XI) 副神经

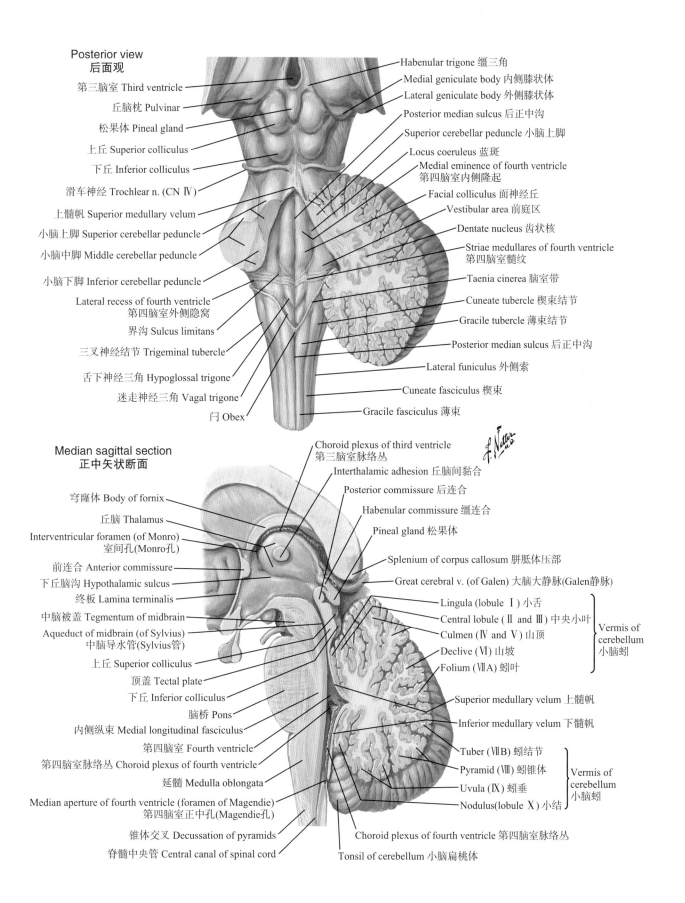

Posterior view
后面观

第三脑室 Third ventricle
丘脑枕 Pulvinar
松果体 Pineal gland
上丘 Superior colliculus
下丘 Inferior colliculus
滑车神经 Trochlear n. (CN Ⅳ)
上髓帆 Superior medullary velum
小脑上脚 Superior cerebellar peduncle
小脑中脚 Middle cerebellar peduncle
小脑下脚 Inferior cerebellar peduncle
Lateral recess of fourth ventricle
第四脑室外侧隐窝
界沟 Sulcus limitans
三叉神经结节 Trigeminal tubercle
舌下神经三角 Hypoglossal trigone
迷走神经三角 Vagal trigone
闩 Obex

Habenular trigone 缰三角
Medial geniculate body 内侧膝状体
Lateral geniculate body 外侧膝状体
Posterior median sulcus 后正中沟
Superior cerebellar peduncle 小脑上脚
Locus coeruleus 蓝斑
Medial eminence of fourth ventricle
第四脑室内侧隆起
Facial colliculus 面神经丘
Vestibular area 前庭区
Dentate nucleus 齿状核
Striae medullares of fourth ventricle
第四脑室髓纹
Taenia cinerea 脑室带
Cuneate tubercle 楔束结节
Gracile tubercle 薄束结节
Posterior median sulcus 后正中沟
Lateral funiculus 外侧索
Cuneate fasciculus 楔束
Gracile fasciculus 薄束

Median sagittal section
正中矢状断面

穹窿体 Body of fornix
丘脑 Thalamus
Interventricular foramen (of Monro)
室间孔(Monro孔)
前连合 Anterior commissure
下丘脑沟 Hypothalamic sulcus
终板 Lamina terminalis
中脑被盖 Tegmentum of midbrain
Aqueduct of midbrain (of Sylvius)
中脑导水管(Sylvius管)
上丘 Superior colliculus
顶盖 Tectal plate
下丘 Inferior colliculus
脑桥 Pons
内侧纵束 Medial longitudinal fasciculus
第四脑室 Fourth ventricle
第四脑室脉络丛 Choroid plexus of fourth ventricle
延髓 Medulla oblongata
Median aperture of fourth ventricle (foramen of Magendie)
第四脑室正中孔(Magendie孔)
锥体交叉 Decussation of pyramids
脊髓中央管 Central canal of spinal cord

Choroid plexus of third ventricle
第三脑室脉络丛
Interthalamic adhesion 丘脑间黏合
Posterior commissure 后连合
Habenular commissure 缰连合
Pineal gland 松果体
Splenium of corpus callosum 胼胝体压部
Great cerebral v. (of Galen) 大脑大静脉(Galen静脉)
Lingula (lobule Ⅰ) 小舌
Central lobule (Ⅱ and Ⅲ) 中央小叶
Culmen (Ⅳ and Ⅴ) 山顶
Declive (Ⅵ) 山坡
Folium (ⅦA) 蚓叶
} Vermis of cerebellum 小脑蚓
Superior medullary velum 上髓帆
Inferior medullary velum 下髓帆
Tuber (ⅦB) 蚓结节
Pyramid (Ⅷ) 蚓锥体
Uvula (Ⅸ) 蚓垂
Nodulus(lobule Ⅹ) 小结
} Vermis of cerebellum 小脑蚓
Choroid plexus of fourth ventricle 第四脑室脉络丛
Tonsil of cerebellum 小脑扁桃体

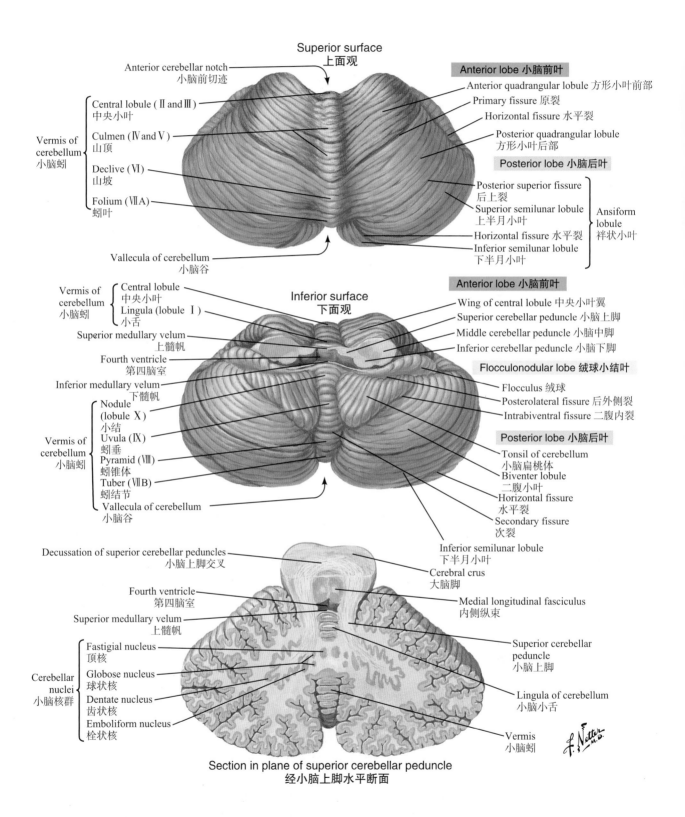

Superior surface
上面观

Anterior cerebellar notch
小脑前切迹

Central lobule (II and III)
中央小叶

Vermis of cerebellum
小脑蚓

Culmen (IV and V)
山顶

Declive (VI)
山坡

Folium (VIIA)
蚓叶

Vallecula of cerebellum
小脑谷

Anterior lobe 小脑前叶

Anterior quadrangular lobule 方形小叶前部

Primary fissure 原裂

Horizontal fissure 水平裂

Posterior quadrangular lobule
方形小叶后部

Posterior lobe 小脑后叶

Posterior superior fissure
后上裂

Superior semilunar lobule
上半月小叶

Ansiform lobule
祥状小叶

Horizontal fissure 水平裂

Inferior semilunar lobule
下半月小叶

Vermis of cerebellum
小脑蚓

Central lobule
中央小叶

Lingula (lobule I)
小舌

Inferior surface
下面观

Superior medullary velum
上髓帆

Fourth ventricle
第四脑室

Inferior medullary velum
下髓帆

Nodule (lobule X)
小结

Uvula (IX)
蚓垂

Pyramid (VIII)
蚓锥体

Tuber (VIIB)
蚓结节

Vallecula of cerebellum
小脑谷

Vermis of cerebellum
小脑蚓

Anterior lobe 小脑前叶

Wing of central lobule 中央小叶翼

Superior cerebellar peduncle 小脑上脚

Middle cerebellar peduncle 小脑中脚

Inferior cerebellar peduncle 小脑下脚

Flocculonodular lobe 绒球小结叶

Flocculus 绒球

Posterolateral fissure 后外侧裂

Intrabiventral fissure 二腹内裂

Posterior lobe 小脑后叶

Tonsil of cerebellum
小脑扁桃体

Biventer lobule
二腹小叶

Horizontal fissure
水平裂

Secondary fissure
次裂

Decussation of superior cerebellar peduncles
小脑上脚交叉

Fourth ventricle
第四脑室

Superior medullary velum
上髓帆

Fastigial nucleus
顶核

Cerebellar nuclei
小脑核群

Globose nucleus
球状核

Dentate nucleus
齿状核

Emboliform nucleus
栓状核

Inferior semilunar lobule
下半月小叶

Cerebral crus
大脑脚

Medial longitudinal fasciculus
内侧纵束

Superior cerebellar peduncle
小脑上脚

Lingula of cerebellum
小脑小舌

Vermis
小脑蚓

Section in plane of superior cerebellar peduncle
经小脑上脚水平断面

Anterior cerebral a.
大脑前动脉

Anterior communicating a.
前交通动脉

Middle cerebral a.
大脑中动脉

Ophthalmic a.
眼动脉

Posterior communicating a.
后交通动脉

Supraorbital a.
眶上动脉

Supratrochlear a.
滑车上动脉

Caroticotympanic a.
颈鼓动脉

Lacrimal a.
泪腺动脉

Posterior cerebral a.
大脑后动脉

Dorsal nasal a.
鼻背动脉

Superior cerebellar a.
小脑上动脉

Middle meningeal a.
脑膜中动脉

Anterior tympanic a.
鼓室前动脉

Angular a.
内眦动脉

Middle meningeal a.
脑膜中动脉

Superficial temporal a.
颞浅动脉

Maxillary a.
上颌动脉

Posterior auricular a.
耳后动脉

Basilar a.
基底动脉

Facial a.
面动脉

Anterior inferior
cerebellar a.
小脑下前动脉

Occipital a.
枕动脉

Lingual a.
舌动脉

Posterior inferior
cerebellar a.
小脑下后动脉

Ascending pharyngeal a.
咽升动脉

External carotid a.
颈外动脉

Anterior spinal a.
脊髓前动脉

Internal carotid a.
颈内动脉

Segmental medullary aa.
脊髓节段动脉

Superior thyroid a.
甲状腺上动脉

Vertebral a.
椎动脉

Common carotid a.
颈总动脉

Common carotid a.
颈总动脉

Deep cervical a.
颈深动脉

Vertebral a.
椎动脉

Transverse cervical a.
颈横动脉

Ascending cervical a.
颈升动脉

Suprascapular a.
肩胛上动脉

Supreme intercostal a.
肋间最上动脉

Inferior thyroid a.
甲状腺下动脉

Costocervical trunk
肋颈干

Thyrocervical trunk
甲状颈干

Subclavian a.
锁骨下动脉

Subclavian a.
锁骨下动脉

Internal thoracic a.
胸廓内动脉

Brachiocephalic trunk
头臂干

Anastomoses
动脉吻合

1 Right-Left 右-左动脉吻合

弓 Arch

2 Internal carotid-Vertebral 颈内-椎动脉吻合

Aorta
主动脉

降部 Descending part

3 Internal carotid-External carotid 颈内外动脉吻合

4 Subclavian-External carotid 锁骨下-颈外动脉吻合

升部 Ascending part

5 Subclavian-Vertebral 锁骨下-椎动脉吻合

Medial orbitofrontal branch of anterior cerebral a.
大脑前动脉眶额内侧支
Anterior communicating a.
前交通动脉
Anterior cerebral a.
大脑前动脉
Long striate a. (recurrent a. of Heubner)
纹状体长动脉*(Heubner返动脉)
Internal carotid a.
颈内动脉
Anterolateral central aa. (lenticulostriate aa.)
前外侧中央动脉(豆纹动脉)
Middle cerebral a.
大脑中动脉
Lateral orbitofrontal branch of middle cerebral a.
大脑中动脉眶额外侧支
Prefrontal branch of middle cerebral a.
大脑中动脉额前支
Anterior choroidal a.
脉络丛前动脉
Posterior communicating a.
后交通动脉
Posterior cerebral a.
大脑后动脉
Superior cerebellar a.
小脑上动脉
Basilar a.
基底动脉
Pontine aa.
脑桥动脉
Labyrinthine a.
迷路动脉
Anterior inferior cerebellar a.
小脑下前动脉
Vertebral a.
椎动脉
Anterior spinal a.
脊髓前动脉
Posterior inferior cerebellar a. (cut)
小脑下后动脉
Posterior spinal a.
脊髓后动脉

Cerebral arterial circle (of Willis)
(broken line)
大脑动脉(Willis)环
(虚线)

Long striate a. (recurrent a. of Heubner)
纹状体长动脉*(Heubner返动脉)
Anterior communicating a. 前交通动脉
Anterior cerebral a. 大脑前动脉
Middle cerebral a. 大脑中动脉
Posterior communicating a. 后交通动脉
Anterior choroidal a. 脉络丛前动脉
Optic tract 视束
Posterior cerebral a. 大脑后动脉
Crus cerebri 大脑脚
Lateral geniculate body 外侧膝状体
Medial posterior choroidal branch of posterior cerebral a.
大脑后动脉脉络丛后内侧支
Lateral posterior choroidal branch of posterior cerebral a.
大脑后动脉脉络丛后外侧支
Choroid plexus of lateral ventricle 侧脑室脉络丛
Medial geniculate body 内侧膝状体
Pulvinar 丘脑枕
Lateral ventricle 侧脑室

*译注: Heubner返动脉既往也被称为纹状体内侧动脉(medial striate a.)、纹状体长内侧动脉(long medial striate a.)。

Vessels dissected out: inferior view
分离出的血管：下面观

Long striate a. (recurrent a. of Heubner)
纹状体长动脉*(Heubner返动脉)

Postcommunicating part of anterior cerebral a. (A₂ segment)
大脑前动脉交通后部(A₂段)

Anteromedial central branches of anterior communicating a.
前交通动脉前内侧中央支

Anterior communicating a.
前交通动脉

Anteromedial central aa.
前内侧中央动脉

Precommunicating part of anterior cerebral a. (A₁ segment)
大脑前动脉交通前部(A₁段)

Anterolateral central aa. (lenticulostriate aa.)
前外侧中央动脉(豆纹动脉)

眼动脉 Ophthalmic a.

颈内动脉 Internal carotid d.

Middle cerebral a.
大脑中动脉

Superior hypophysial a.
垂体上动脉

Posterior communicating a.
后交通动脉

Inferior hypophysial a.
垂体下动脉

Posterior cerebral a.
大脑后动脉

Anterior choroidal a.
脉络丛前动脉

Postcommunicating part (P₂ segment)
大脑后动脉交通后部(P₂段)

Tuberothalamic a.
丘脑结节动脉

Precommunicating part (P₁ segment)
大脑后动脉交通前部(P₁段)

Posteromedial central branches of posterior communicating a.
后交通动脉后内侧中央支

Superior cerebellar a.
小脑上动脉

Thalamoperforating a.
丘脑穿动脉

Basilar a.
基底动脉

Posteromedial central aa.
后内侧中央动脉

Pontine aa.
脑桥动脉

Anterior inferior cerebellar a.
小脑下前动脉

Labyrinthine a.
迷路动脉

Vertebral a.
椎动脉

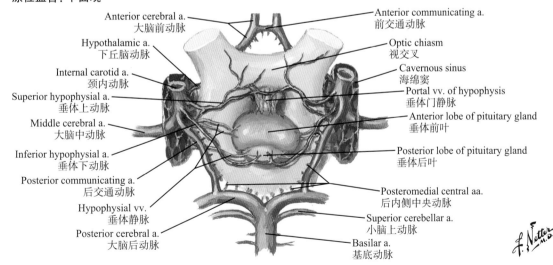

Vessels in situ: inferior view
原位血管：下面观

Anterior cerebral a.
大脑前动脉

Anterior communicating a.
前交通动脉

Hypothalamic a.
下丘脑动脉

Optic chiasm
视交叉

Internal carotid a.
颈内动脉

Cavernous sinus
海绵窦

Superior hypophysial a.
垂体上动脉

Portal vv. of hypophysis
垂体门静脉

Middle cerebral a.
大脑中动脉

Anterior lobe of pituitary gland
垂体前叶

Inferior hypophysial a.
垂体下动脉

Posterior lobe of pituitary gland
垂体后叶

Posterior communicating a.
后交通动脉

Hypophysial vv.
垂体静脉

Posteromedial central aa.
后内侧中央动脉

Posterior cerebral a.
大脑后动脉

Superior cerebellar a.
小脑上动脉

Basilar a.
基底动脉

*译注：Heubner返动脉既往也被称为纹状体内侧动脉(medial striate a.)、纹状体长内侧动脉(long medial striate a.)。

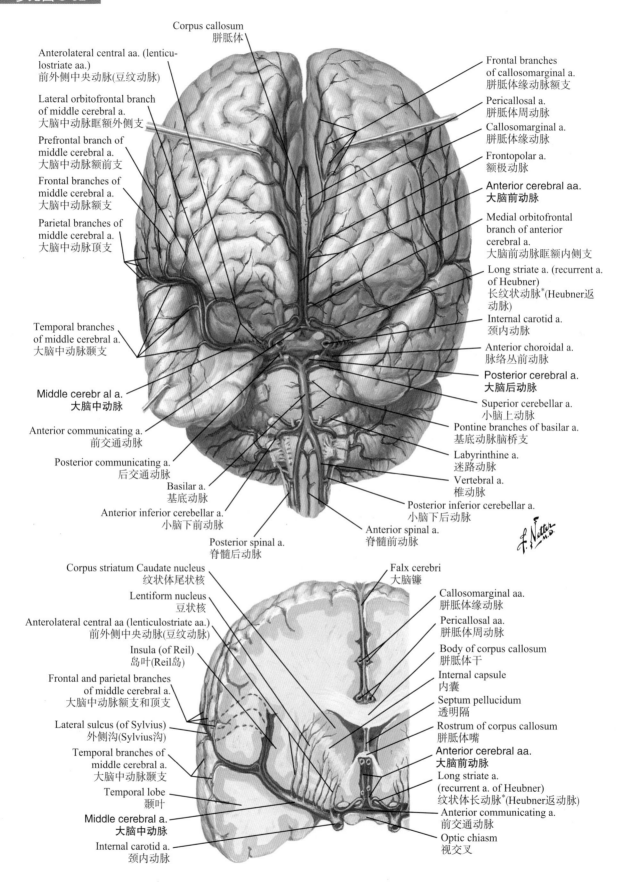

Corpus callosum
胼胝体

Anterolateral central aa. (lenticu-
lostriate aa.)
前外侧中央动脉(豆纹动脉)

Lateral orbitofrontal branch
of middle cerebral a.
大脑中动脉眶额外侧支

Prefrontal branch of
middle cerebral a.
大脑中动脉额前支

Frontal branches of
middle cerebral a.
大脑中动脉额支

Parietal branches of
middle cerebral a.
大脑中动脉顶支

Temporal branches
of middle cerebral a.
大脑中动脉颞支

Middle cerebral a.
大脑中动脉

Anterior communicating a.
前交通动脉

Posterior communicating a.
后交通动脉

Basilar a.
基底动脉

Anterior inferior cerebellar a.
小脑下前动脉

Posterior spinal a.
脊髓后动脉

Frontal branches
of callosomarginal a.
胼胝体缘动脉额支

Pericallosal a.
胼胝体周动脉

Callosomarginal a.
胼胝体缘动脉

Frontopolar a.
额极动脉

Anterior cerebral aa.
大脑前动脉

Medial orbitofrontal
branch of anterior
cerebral a.
大脑前动脉眶额内侧支

Long striate a. (recurrent a.
of Heubner)
长纹状动脉*(Heubner返
动脉)

Internal carotid a.
颈内动脉

Anterior choroidal a.
脉络丛前动脉

Posterior cerebral a.
大脑后动脉

Superior cerebellar a.
小脑上动脉

Pontine branches of basilar a.
基底动脉脑桥支

Labyrinthine a.
迷路动脉

Vertebral a.
椎动脉

Posterior inferior cerebellar a.
小脑下后动脉

Anterior spinal a.
脊髓前动脉

Corpus striatum Caudate nucleus
纹状体尾状核

Lentiform nucleus
豆状核

Anterolateral central aa (lenticulostriate aa.)
前外侧中央动脉(豆纹动脉)

Insula (of Reil)
岛叶(Reil岛)

Frontal and parietal branches
of middle cerebral a.
大脑中动脉额支和顶支

Lateral sulcus (of Sylvius)
外侧沟(Sylvius沟)

Temporal branches of
middle cerebral a.
大脑中动脉颞支

Temporal lobe
颞叶

Middle cerebral a.
大脑中动脉

Internal carotid a.
颈内动脉

Falx cerebri
大脑镰

Callosomarginal aa.
胼胝体缘动脉

Pericallosal aa.
胼胝体周动脉

Body of corpus callosum
胼胝体干

Internal capsule
内囊

Septum pellucidum
透明隔

Rostrum of corpus callosum
胼胝体嘴

Anterior cerebral aa.
大脑前动脉

Long striate a.
(recurrent a. of Heubner)
纹状体长动脉*(Heubner返动脉)

Anterior communicating a.
前交通动脉

Optic chiasm
视交叉

*译注：Heubner返动脉既往也被称为纹状体内侧动脉(medial striate a.)、纹状体长内侧动脉(long medial striate a.)。

Frontal branches of middle cerebral a.
大脑中动脉额支

Parietal branches of middle cerebral a.
大脑中动脉顶支

Prefrontal branch of middle cerebral a.
大脑中动脉额前支

Parietooccipital branches of posterior cerebral a.
大脑后动脉顶枕支

Frontal branches of anterior cerebral a.
大脑前动脉额支

Lateral orbitofrontal branch of middle cerebral a.
大脑中动脉眶额外侧支

Middle cerebral a.
大脑中动脉

Left anterior cerebral a.
左大脑前动脉

Anterior communicating a.
前交通动脉

Right anterior cerebral a.
右大脑前动脉

Internal carotid a.
颈内动脉

Occipitotemporal branches of posterior cerebral a.
大脑后动脉枕颞支

Temporal branches of middle cerebral a.
大脑中动脉颞支

Temporal branches of middle cerebral a.
大脑中动脉颞支

Pericallosal a.
胼胝体周动脉

Paracentral branch of callosomarginal a.
胼胝体缘动脉旁中央支

Cingular branches of callosomarginal a.
胼胝体缘动脉扣带支

Medial frontal branches of callosomarginal a.
胼胝体缘动脉额叶内侧支

Posterior cerebral a.
大脑后动脉

Precuneate branch of pericallosal a.
胼胝体周动脉楔前支

Callosomarginal a.
胼胝体缘动脉

Dorsal branch of posterior cerebral a. to corpus callosum
大脑后动脉胼胝体背支

Frontopolar a.
额极动脉

Parietooccipital a.
顶枕动脉

Anterior cerebral a.
大脑前动脉

Calcarine a.
距状沟动脉

Medial orbitofrontal branch of anterior cerebral a.
大脑前动脉眶额内侧支

Anterior communicating a.(cut)
前交通动脉(切断)

Medial occipital a.
枕内侧动脉

Long striate a. (recurrent a. of Heubner)
纹状体长动脉*(Heubner返动脉)

Temporal branches of posterior cerebral a.
大脑后动脉颞支

Internal carotid a.
颈内动脉

Posterior communicating a.
后交通动脉

*译注：Heubner返动脉既往也被称为纹状体内侧动脉(medial striate a.)、纹状体长内侧动脉(long medial striate a.)。

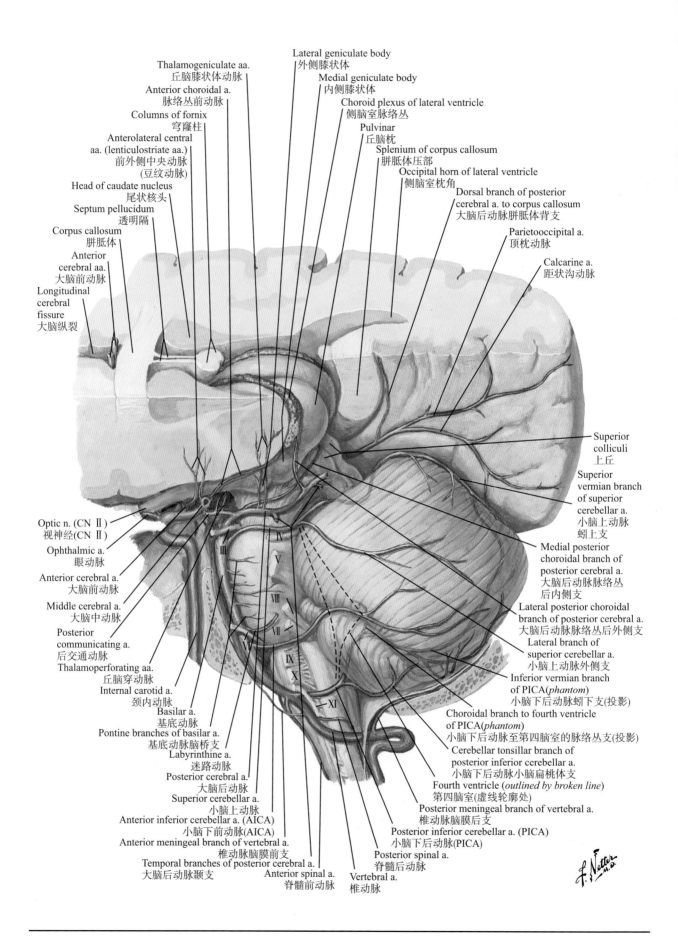

Thalamogeniculate aa.
丘脑膝状体动脉

Lateral geniculate body
外侧膝状体

Medial geniculate body
内侧膝状体

Anterior choroidal a.
脉络丛前动脉

Choroid plexus of lateral ventricle
侧脑室脉络丛

Columns of fornix
穹窿柱

Pulvinar
丘脑枕

Anterolateral central
aa. (lenticulostriate aa.)
前外侧中央动脉
(豆纹动脉)

Splenium of corpus callosum
胼胝体压部

Occipital horn of lateral ventricle
侧脑室枕角

Head of caudate nucleus
尾状核头

Dorsal branch of posterior
cerebral a. to corpus callosum
大脑后动脉胼胝体背支

Septum pellucidum
透明隔

Parietooccipital a.
顶枕动脉

Corpus callosum
胼胝体

Calcarine a.
距状沟动脉

Anterior
cerebral aa.
大脑前动脉

Longitudinal
cerebral
fissure
大脑纵裂

Superior
colliculi
上丘

Superior
vermian branch
of superior
cerebellar a.
小脑上动脉
蚓上支

Optic n. (CN Ⅱ)
视神经(CN Ⅱ)

Ophthalmic a.
眼动脉

Medial posterior
choroidal branch of
posterior cerebral a.
大脑后动脉脉络丛
后内侧支

Anterior cerebral a.
大脑前动脉

Lateral posterior choroidal
branch of posterior cerebral a.
大脑后动脉脉络丛后外侧支

Middle cerebral a.
大脑中动脉

Lateral branch of
superior cerebellar a.
小脑上动脉外侧支

Posterior
communicating a.
后交通动脉

Inferior vermian branch
of PICA(phantom)
小脑下后动脉蚓下支(投影)

Thalamoperforating aa.
丘脑穿动脉

Choroidal branch to fourth ventricle
of PICA(phantom)
小脑下后动脉至第四脑室的脉络丛支(投影)

Internal carotid a.
颈内动脉

Cerebellar tonsillar branch of
posterior inferior cerebellar a.
小脑下后动脉小脑扁桃体支

Basilar a.
基底动脉

Pontine branches of basilar a.
基底动脉脑桥支

Fourth ventricle (outlined by broken line)
第四脑室(虚线轮廓处)

Labyrinthine a.
迷路动脉

Posterior meningeal branch of vertebral a.
椎动脉脑膜后支

Posterior cerebral a.
大脑后动脉

Posterior inferior cerebellar a. (PICA)
小脑下后动脉(PICA)

Superior cerebellar a.
小脑上动脉

Anterior inferior cerebellar a. (AICA)
小脑下前动脉(AICA)

Posterior spinal a.
脊髓后动脉

Anterior meningeal branch of vertebral a.
椎动脉脑膜前支

Vertebral a.
椎动脉

Temporal branches of posterior cerebral a.
大脑后动脉颞支

Anterior spinal a.
脊髓前动脉

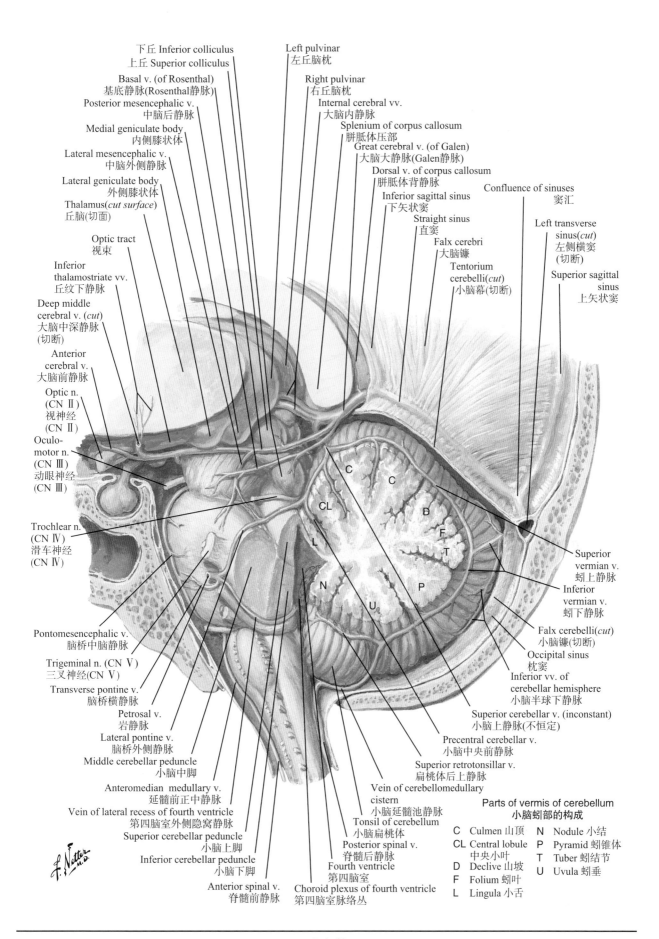

下丘 Inferior colliculus
上丘 Superior colliculus
Basal v. (of Rosenthal)
基底静脉(Rosenthal静脉)
Posterior mesencephalic v.
中脑后静脉
Medial geniculate body
内侧膝状体
Lateral mesencephalic v.
中脑外侧静脉
Lateral geniculate body
外侧膝状体
Thalamus(cut surface)
丘脑(切面)
Optic tract
视束
Inferior thalamostriate vv.
丘纹下静脉
Deep middle cerebral v. (cut)
大脑中深静脉(切断)
Anterior cerebral v.
大脑前静脉
Optic n. (CN Ⅱ)
视神经(CN Ⅱ)
Oculo-motor n. (CN Ⅲ)
动眼神经(CN Ⅲ)
Trochlear n. (CN Ⅳ)
滑车神经(CN Ⅳ)
Pontomesencephalic v.
脑桥中脑静脉
Trigeminal n. (CN Ⅴ)
三叉神经(CN Ⅴ)
Transverse pontine v.
脑桥横静脉
Petrosal v.
岩静脉
Lateral pontine v.
脑桥外侧静脉
Middle cerebellar peduncle
小脑中脚
Anteromedian medullary v.
延髓前正中静脉
Vein of lateral recess of fourth ventricle
第四脑室外侧隐窝静脉
Superior cerebellar peduncle
小脑上脚
Inferior cerebellar peduncle
小脑下脚
Anterior spinal v.
脊髓前静脉

Left pulvinar
左丘脑枕
Right pulvinar
右丘脑枕
Internal cerebral vv.
大脑内静脉
Splenium of corpus callosum
胼胝体压部
Great cerebral v. (of Galen)
大脑大静脉(Galen静脉)
Dorsal v. of corpus callosum
胼胝体背静脉
Inferior sagittal sinus
下矢状窦
Straight sinus
直窦
Falx cerebri
大脑镰
Tentorium cerebelli(cut)
小脑幕(切断)

Confluence of sinuses
窦汇
Left transverse sinus(cut)
左侧横窦(切断)
Superior sagittal sinus
上矢状窦

Superior vermian v.
蚓上静脉
Inferior vermian v.
蚓下静脉
Falx cerebelli(cut)
小脑镰(切断)
Occipital sinus
枕窦
Inferior vv. of cerebellar hemisphere
小脑半球下静脉
Superior cerebellar v. (inconstant)
小脑上静脉(不恒定)
Precentral cerebellar v.
小脑中央前静脉
Superior retrotonsillar v.
扁桃体后上静脉
Vein of cerebellomedullary cistern
小脑延髓池静脉
Tonsil of cerebellum
小脑扁桃体
Posterior spinal v.
脊髓后静脉
Fourth ventricle
第四脑室
Choroid plexus of fourth ventricle
第四脑室脉络丛

Parts of vermis of cerebellum
小脑蚓部的构成

C	Culmen 山顶	N	Nodule 小结
CL	Central lobule 中央小叶	P	Pyramid 蚓锥体
D	Declive 山坡	T	Tuber 蚓结节
F	Folium 蚓叶	U	Uvula 蚓垂
L	Lingula 小舌		

脑血管

Longitudinal cerebral fissure 大脑纵裂
Anterior cerebral vv. and aa. 大脑前动脉和静脉
Rostrum of corpus callosum 胼胝体嘴
Septum pellucidum 透明隔
Anterior v. of septum pellucidum 透明隔前静脉
Head of caudate nucleus 尾状核头
Anterior v. of caudate nucleus 尾状核前静脉
Transverse vv. of caudate nucleus 尾状核横静脉
Interventricular foramen (of Monro) 室间孔(Monro孔)
Columns of fornix 穹窿柱
Superior thalamostriate v. 丘纹上静脉
Superior choroid v. 脉络丛上静脉
Choroid plexus of lateral ventricle 侧脑室脉络丛
Thalamus 丘脑
Tela choroidea of third ventricle 第三脑室脉络组织
Lateral direct v. 外侧直静脉
Posterior v. of caudate nucleus 尾状核后静脉
Internal cerebral vv. 大脑内静脉
Basal v. (of Rosenthal) 基底静脉(Rosenthal静脉)
Great cerebral v. (of Galen) 大脑大静脉(Galen静脉)
Inferior sagittal sinus 下矢状窦
Straight sinus 直窦
Tentorium cerebelli 小脑幕
Transverse sinus 横窦
Confluence of sinuses 窦汇
Superior sagittal sinus 上矢状窦

**Superior view
上面观**

Anterior cerebral v.
大脑前静脉
Superficial middle cerebral v.
大脑中浅静脉
Deep middle cerebral v.
大脑中深静脉
Crus cerebri
大脑脚
Basal v. (of Rosenthal)
基底静脉(Resenthal静脉)
Lateral geniculate body
外侧膝状体
Medial geniculate body
内侧膝状体
Pulvinar
丘脑枕
Splenium of corpus callosum
胼胝体压部
Great cerebral v. (of Galen)
大脑大静脉(Galen静脉)

Uncal v.
钩回静脉
Optic chiasm
视交叉
Inferior
cerebral vv.
大脑下静脉
Inferior
anastomotic v.
(of Labbé)
下吻合静脉
(Labbé静脉)

**Inferior view
下面观**

透明隔后静脉 Posterior vv. of septum pellucidum

脉络丛上静脉 Superior choroid v.

尾状核横静脉 Transverse vv. of caudate nucleus

丘纹上静脉 Superior thalamostriate v.

侧脑室 Lateral ventricle

Anterior v. of caudate nucleus 尾状核前静脉

Anterior v. of septum pellucidum 透明隔前静脉

Genu of corpus callosum 胼胝体膝

Lateral direct v. 外侧直静脉

Right and left internal cerebral vv. 左侧和右侧大脑内静脉

Medial v. of lateral ventricle 侧脑室内侧静脉

Lateral v. of lateral ventricle 侧脑室外侧静脉

Splenium of corpus callosum 胼胝体压部

Great cerebral v. (of Galen) 大脑大静脉(Galen静脉)

Dorsal v. of corpus callosum 胼胝体背静脉

Inferior sagittal sinus 下矢状窦

Occipital cerebral v. 枕内静脉

Straight sinus 直窦静脉

Occipital horn of lateral ventricle 侧脑室枕角

Interventricular foramen (of Monro) 室间孔(Monro孔)

Anterior commissure 前连合

Interthalamic adhesion 丘脑间黏合

Anterior cerebral v. 大脑前静脉

视交叉 Optic chiasm

第三脑室 Third ventricle

大脑中深静脉 Deep middle cerebral v.

丘纹下静脉 Inferior thalamostriate vv.

基底静脉(Rosenthal静脉) Basal v. (of Rosenthal)

侧脑室颞角 Temporal horn of lateral ventricle

中脑后静脉 Posterior mesencephalic v.

脑室下静脉 Inferior ventricular v.

海马静脉 Hippocampal v.

中脑导水管 Aqueduct of midbrain

第四脑室 Fourth ventricle

Lateral aperture of fourth ventricle (foramen of Luschka) 第四脑室外侧孔 (Luschka孔)

Median aperture of fourth ventricle (foramen of Magendie) 第四脑室正中孔(Magendie孔)

Cerebellum 小脑

Superior vermian v. 蚓上静脉

Veins on lateral wall of ventricle 脑室外侧壁静脉

Veins on medial wall and floor of ventricle 脑室内侧壁与底的静脉

All other veins 其他所有静脉

图 S-51　　　　脑血管　　　　**57**

脑血管

大脑动脉环水平的
磁共振动脉血管成像
(MRA)
(非对比剂增强的3D
时间飞跃法成像)

Postcommunicating part
of anterior cerebral a.
(A2 segment)
大脑前动脉交通后部(A2段)

Middle cerebral a.
(M2 segments)
大脑中动脉(M2段)

Anterior communicating a.
前交通动脉

Internal carotid a.
颈内动脉

Superior cerebellar a.
小脑上动脉

Basilar a.
基底动脉

Precommunicating part of
anterior cerebral a. (A1 segment)
大脑前动脉交通前部(A1段)

Middle cerebral a. (M1 segment)
大脑中动脉(M1段)

Posterior communicating a.
后交通动脉

Posterior cerebral a.
大脑后动脉

Anterior inferior cerebellar a.
小脑下前动脉

磁共振静脉血管成像
(MRV)
(非对比剂增强的2D
时间飞跃法成像)

Superior cerebral v.
大脑上静脉

Superior sagittal sinus
上矢状窦

Internal cerebral v.
大脑内静脉

Great cerebral v. (of Galen)
大脑大静脉(Galen静脉)

直窦 Straight sinus

窦汇 Confluence of sinuses

横窦 Transverse sinus

乙状窦 Sigmoid sinus

颈内静脉 Internal jugular v.

脑血管

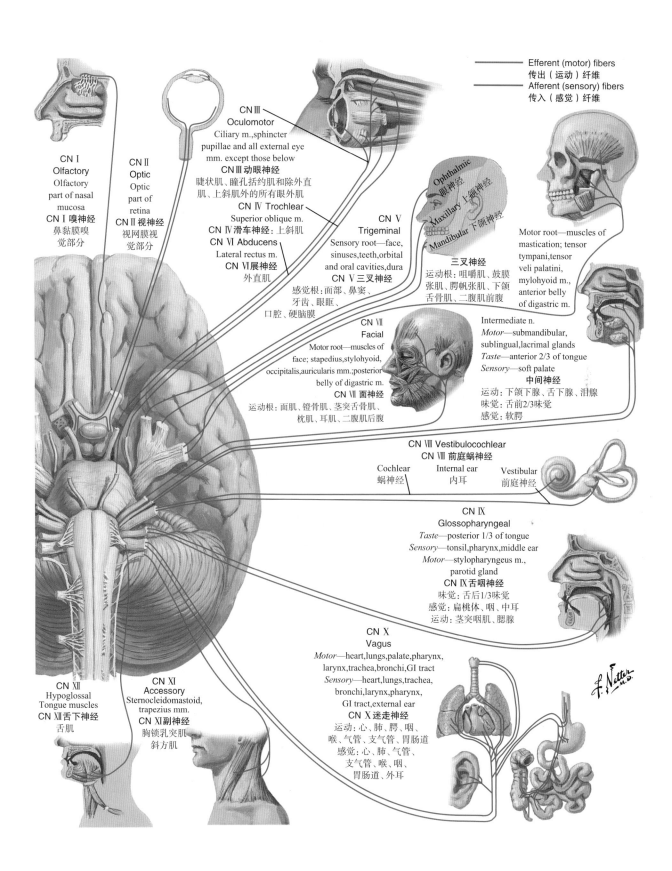

Efferent (motor) fibers
传出（运动）纤维
Afferent (sensory) fibers
传入（感觉）纤维

CN I
Olfactory
Olfactory
part of nasal
mucosa
CN I 嗅神经
鼻黏膜嗅
觉部分

CN II
Optic
Optic
part of
retina
CN II 视神经
视网膜视
觉部分

CN III
Oculomotor
Ciliary m.,sphincter
pupillae and all external eye
mm. except those below
CN III 动眼神经
睫状肌、瞳孔括约肌和除外直
肌、上斜肌外的所有眼外肌
CN IV Trochlear
Superior oblique m.
CN IV 滑车神经:上斜肌
CN VI Abducens
Lateral rectus m.
CN VI 展神经
外直肌

CN V
Trigeminal
Sensory root—face,
sinuses,teeth,orbital
and oral cavities,dura
CN V 三叉神经
感觉根:面部、鼻窦、
牙齿、眼眶、
口腔、硬脑膜

Ophthalmic
眼神经
Maxillary 上颌神经
Mandibular 下颌神经
三叉神经
运动根:咀嚼肌、鼓膜
张肌、腭帆张肌、下颌
舌骨肌、二腹肌前腹

Motor root—muscles of
mastication; tensor
tympani,tensor
veli palatini,
mylohyoid m.,
anterior belly
of digastric m.

CN VII
Facial
Motor root—muscles of
face; stapedius,stylohyoid,
occipitalis,auricularis mm.;posterior
belly of digastric m.
CN VII 面神经
运动根:面肌、镫骨肌、茎突舌骨肌、
枕肌、耳肌、二腹肌后腹

Intermediate n.
Motor—submandibular,
sublingual,lacrimal glands
Taste—anterior 2/3 of tongue
Sensory—soft palate
中间神经
运动:下颌下腺、舌下腺、泪腺
味觉:舌前2/3味觉
感觉:软腭

CN VIII Vestibulocochlear
CN VIII 前庭蜗神经
Cochlear
蜗神经
Internal ear
内耳
Vestibular
前庭神经

CN IX
Glossopharyngeal
Taste—posterior 1/3 of tongue
Sensory—tonsil,pharynx,middle ear
Motor—stylopharyngeus m.,
parotid gland
CN IX 舌咽神经
味觉:舌后1/3味觉
感觉:扁桃体、咽、中耳
运动:茎突咽肌、腮腺

CN X
Vagus
Motor—heart,lungs,palate,pharynx,
larynx,trachea,bronchi,GI tract
Sensory—heart,lungs,trachea,
bronchi,larynx,pharynx,
GI tract,external ear
CN X 迷走神经
运动:心、肺、腭、咽、
喉、气管、支气管、胃肠道
感觉:心、肺、气管、
支气管、喉、咽、
胃肠道、外耳

CN XII
Hypoglossal
Tongue muscles
CN XII 舌下神经
舌肌

CN XI
Accessory
Sternocleidomastoid,
trapezius mm.
CN XI 副神经
胸锁乳突肌、
斜方肌

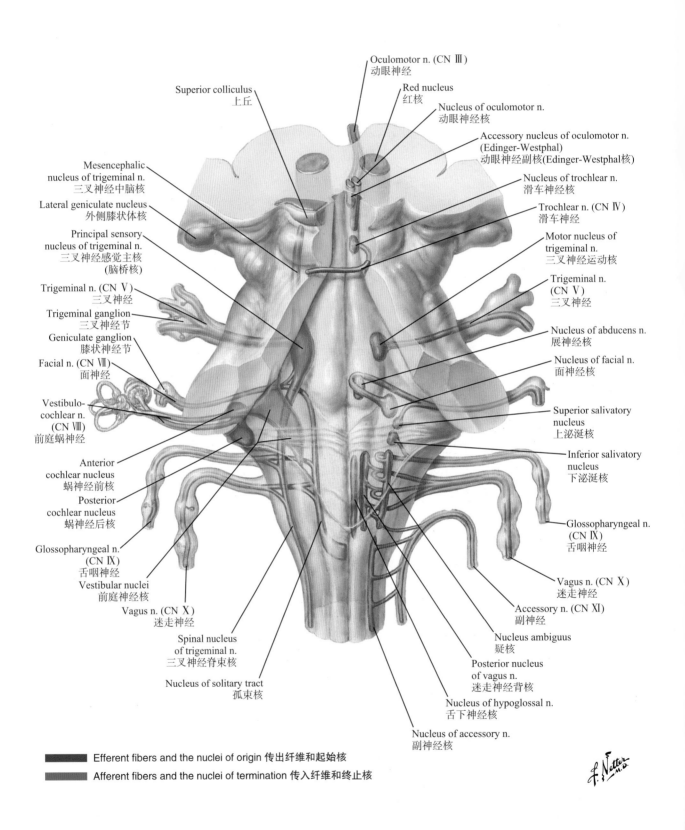

Superior colliculus
上丘

Oculomotor n. (CN Ⅲ)
动眼神经

Red nucleus
红核

Nucleus of oculomotor n.
动眼神经核

Accessory nucleus of oculomotor n.
(Edinger-Westphal)
动眼神经副核(Edinger-Westphal核)

Mesencephalic
nucleus of trigeminal n.
三叉神经中脑核

Nucleus of trochlear n.
滑车神经核

Lateral geniculate nucleus
外侧膝状体核

Trochlear n. (CN Ⅳ)
滑车神经

Principal sensory
nucleus of trigeminal n.
三叉神经感觉主核
(脑桥核)

Motor nucleus of
trigeminal n.
三叉神经运动核

Trigeminal n. (CN Ⅴ)
三叉神经

Trigeminal n.
(CN Ⅴ)
三叉神经

Trigeminal ganglion
三叉神经节

Nucleus of abducens n.
展神经核

Geniculate ganglion
膝状神经节

Nucleus of facial n.
面神经核

Facial n. (CN Ⅶ)
面神经

Superior salivatory
nucleus
上泌涎核

Vestibulo-
cochlear n.
(CN Ⅷ)
前庭蜗神经

Inferior salivatory
nucleus
下泌涎核

Anterior
cochlear nucleus
蜗神经前核

Posterior
cochlear nucleus
蜗神经后核

Glossopharyngeal n.
(CN Ⅸ)
舌咽神经

Glossopharyngeal n.
(CN Ⅸ)
舌咽神经

Vagus n. (CN Ⅹ)
迷走神经

Vestibular nuclei
前庭神经核

Accessory n. (CN Ⅺ)
副神经

Vagus n. (CN Ⅹ)
迷走神经

Nucleus ambiguus
疑核

Spinal nucleus
of trigeminal n.
三叉神经脊束核

Posterior nucleus
of vagus n.
迷走神经背核

Nucleus of solitary tract
孤束核

Nucleus of hypoglossal n.
舌下神经核

Nucleus of accessory n.
副神经核

Efferent fibers and the nuclei of origin 传出纤维和起始核

Afferent fibers and the nuclei of termination 传入纤维和终止核

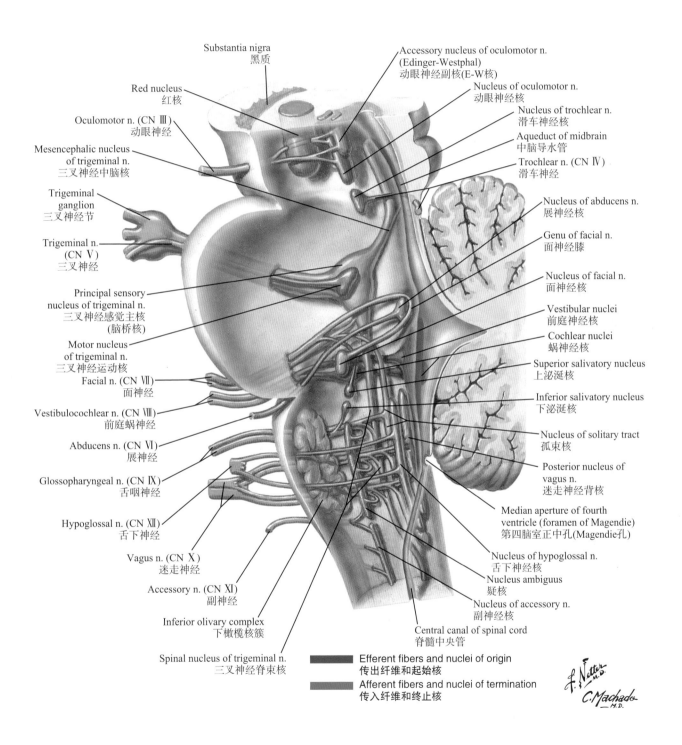

Substantia nigra
黑质

Accessory nucleus of oculomotor n.
(Edinger-Westphal)
动眼神经副核(E-W核)

Red nucleus
红核

Nucleus of oculomotor n.
动眼神经核

Oculomotor n. (CN Ⅲ)
动眼神经

Nucleus of trochlear n.
滑车神经核

Mesencephalic nucleus
of trigeminal n.
三叉神经中脑核

Aqueduct of midbrain
中脑导水管

Trochlear n. (CN Ⅳ)
滑车神经

Trigeminal
ganglion
三叉神经节

Nucleus of abducens n.
展神经核

Trigeminal n.
(CN Ⅴ)
三叉神经

Genu of facial n.
面神经膝

Principal sensory
nucleus of trigeminal n.
三叉神经感觉主核
(脑桥核)

Nucleus of facial n.
面神经核

Vestibular nuclei
前庭神经核

Cochlear nuclei
蜗神经核

Motor nucleus
of trigeminal n.
三叉神经运动核

Superior salivatory nucleus
上泌涎核

Facial n. (CN Ⅶ)
面神经

Inferior salivatory nucleus
下泌涎核

Vestibulocochlear n. (CN Ⅷ)
前庭蜗神经

Nucleus of solitary tract
孤束核

Abducens n. (CN Ⅵ)
展神经

Posterior nucleus of
vagus n.
迷走神经背核

Glossopharyngeal n. (CN Ⅸ)
舌咽神经

Median aperture of fourth
ventricle (foramen of Magendie)
第四脑室正中孔(Magendie孔)

Hypoglossal n. (CN Ⅻ)
舌下神经

Nucleus of hypoglossal n.
舌下神经核

Vagus n. (CN Ⅹ)
迷走神经

Nucleus ambiguus
疑核

Accessory n. (CN Ⅺ)
副神经

Nucleus of accessory n.
副神经核

Inferior olivary complex
下橄榄核簇

Central canal of spinal cord
脊髓中央管

Spinal nucleus of trigeminal n.
三叉神经脊束核

Efferent fibers and nuclei of origin
传出纤维和起始核

Afferent fibers and nuclei of termination
传入纤维和终止核

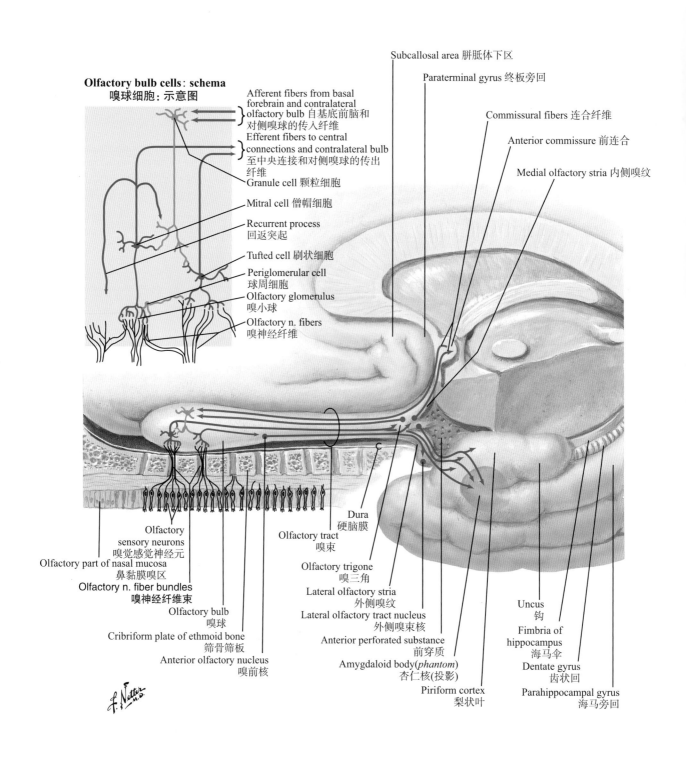

Subcallosal area 胼胝体下区

Paraterminal gyrus 终板旁回

Commissural fibers 连合纤维

Anterior commissure 前连合

Medial olfactory stria 内侧嗅纹

Olfactory bulb cells: schema
嗅球细胞：示意图

Afferent fibers from basal forebrain and contralateral olfactory bulb 自基底前脑和对侧嗅球的传入纤维

Efferent fibers to central connections and contralateral bulb 至中央连接和对侧嗅球的传出纤维

Granule cell 颗粒细胞

Mitral cell 僧帽细胞

Recurrent process 回返突起

Tufted cell 刷状细胞

Periglomerular cell 球周细胞

Olfactory glomerulus 嗅小球

Olfactory n. fibers 嗅神经纤维

Dura 硬脑膜

Olfactory tract 嗅束

Olfactory sensory neurons 嗅觉感觉神经元

Olfactory part of nasal mucosa 鼻黏膜嗅区

Olfactory n. fiber bundles 嗅神经纤维束

Olfactory bulb 嗅球

Cribriform plate of ethmoid bone 筛骨筛板

Anterior olfactory nucleus 嗅前核

Olfactory trigone 嗅三角

Lateral olfactory stria 外侧嗅纹

Lateral olfactory tract nucleus 外侧嗅束核

Anterior perforated substance 前穿质

Amygdaloid body(*phantom*) 杏仁核(投影)

Piriform cortex 梨状叶

Uncus 钩

Fimbria of hippocampus 海马伞

Dentate gyrus 齿状回

Parahippocampal gyrus 海马旁回

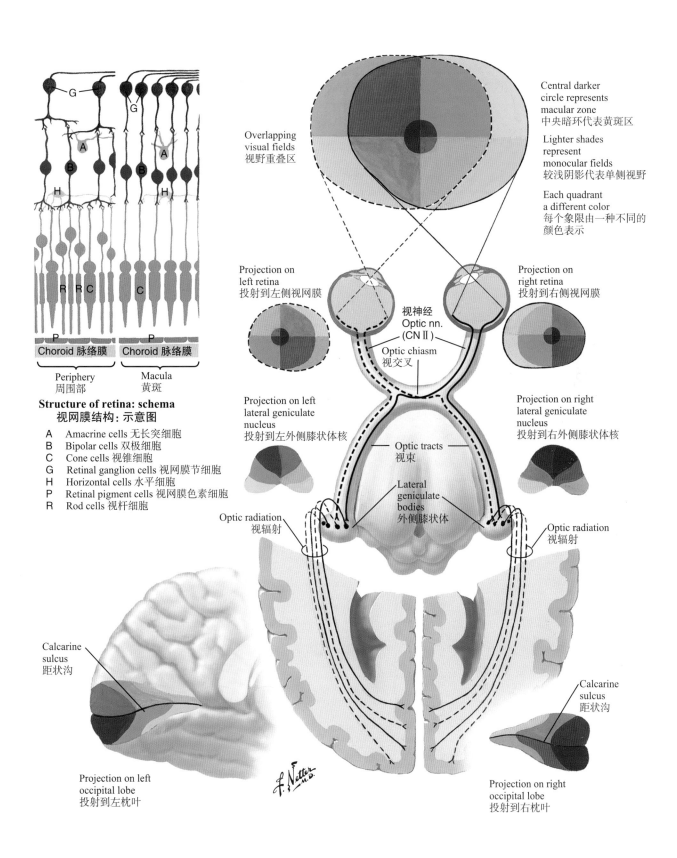

Structure of retina: schema
视网膜结构：示意图

A Amacrine cells 无长突细胞
B Bipolar cells 双极细胞
C Cone cells 视锥细胞
G Retinal ganglion cells 视网膜节细胞
H Horizontal cells 水平细胞
P Retinal pigment cells 视网膜色素细胞
R Rod cells 视杆细胞

G
A
B
H
R R C
P
Choroid 脉络膜

G
A
H
C
P
Choroid 脉络膜

Periphery
周围部

Macula
黄斑

Central darker
circle represents
macular zone
中央暗环代表黄斑区

Lighter shades
represent
monocular fields
较浅阴影代表单侧视野

Each quadrant
a different color
每个象限由一种不同的
颜色表示

Overlapping
visual fields
视野重叠区

Projection on
left retina
投射到左侧视网膜

Projection on
right retina
投射到右侧视网膜

视神经
Optic nn.
(CN Ⅱ)

Optic chiasm
视交叉

Projection on left
lateral geniculate
nucleus
投射到左外侧膝状体核

Projection on right
lateral geniculate
nucleus
投射到右外侧膝状体核

Optic tracts
视束

Lateral
geniculate
bodies
外侧膝状体

Optic radiation
视辐射

Optic radiation
视辐射

Calcarine
sulcus
距状沟

Calcarine
sulcus
距状沟

Projection on left
occipital lobe
投射到左枕叶

Projection on right
occipital lobe
投射到右枕叶

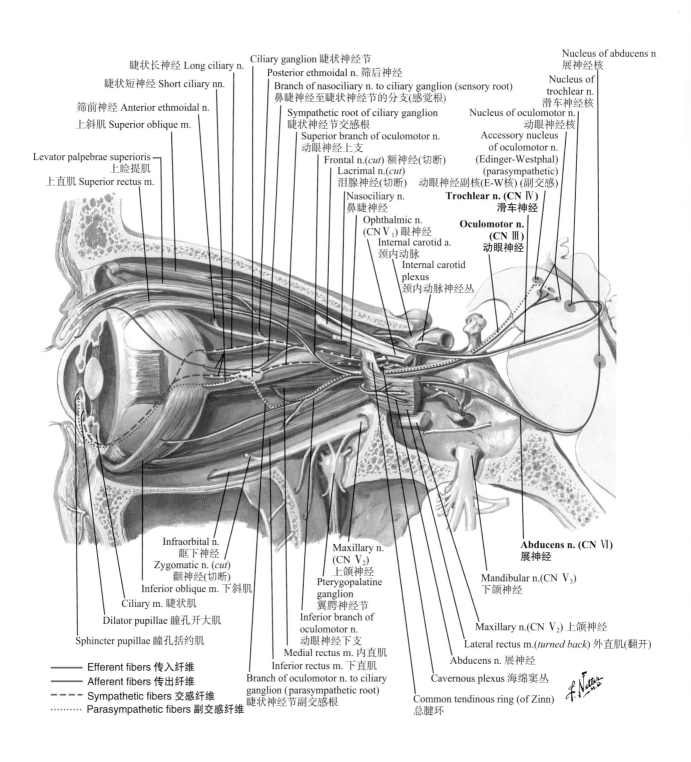

睫状长神经 Long ciliary n.
睫状短神经 Short ciliary nn.
筛前神经 Anterior ethmoidal n.
上斜肌 Superior oblique m.
Levator palpebrae superioris
上睑提肌
上直肌 Superior rectus m.

Ciliary ganglion 睫状神经节
Posterior ethmoidal n. 筛后神经
Branch of nasociliary n. to ciliary ganglion (sensory root)
鼻睫神经至睫状神经节的分支(感觉根)
Sympathetic root of ciliary ganglion
睫状神经节交感根
Superior branch of oculomotor n.
动眼神经上支
Frontal n.(cut) 额神经(切断)
Lacrimal n.(cut)
泪腺神经(切断)
Nasociliary n.
鼻睫神经
Ophthalmic n.
(CN V₁) 眼神经
Internal carotid a.
颈内动脉
Internal carotid
plexus
颈内动脉神经丛

Nucleus of abducens n
展神经核
Nucleus of
trochlear n.
滑车神经核
Nucleus of oculomotor n.
动眼神经核
Accessory nucleus
of oculomotor n.
(Edinger-Westphal)
(parasympathetic)
动眼神经副核(E-W核)(副交感)
Trochlear n. (CN Ⅳ)
滑车神经
**Oculomotor n.
(CN Ⅲ)**
动眼神经

Infraorbital n.
眶下神经
Zygomatic n. (cut)
颧神经(切断)
Inferior oblique m. 下斜肌
Ciliary m. 睫状肌
Dilator pupillae 瞳孔开大肌
Sphincter pupillae 瞳孔括约肌

Maxillary n.
(CN V₂)
上颌神经
Pterygopalatine
ganglion
翼腭神经节
Inferior branch of
oculomotor n.
动眼神经下支
Medial rectus m. 内直肌
Inferior rectus m. 下直肌
Branch of oculomotor n. to ciliary
ganglion (parasympathetic root)
睫状神经节副交感根

Abducens n. (CN Ⅵ)
展神经

Mandibular n.(CN V₃)
下颌神经

Maxillary n.(CN V₂) 上颌神经
Lateral rectus m.(turned back) 外直肌(翻开)
Abducens n. 展神经
Cavernous plexus 海绵窦丛
Common tendinous ring (of Zinn)
总腱环

——— Efferent fibers 传入纤维
——— Afferent fibers 传出纤维
- - - Sympathetic fibers 交感纤维
········· Parasympathetic fibers 副交感纤维

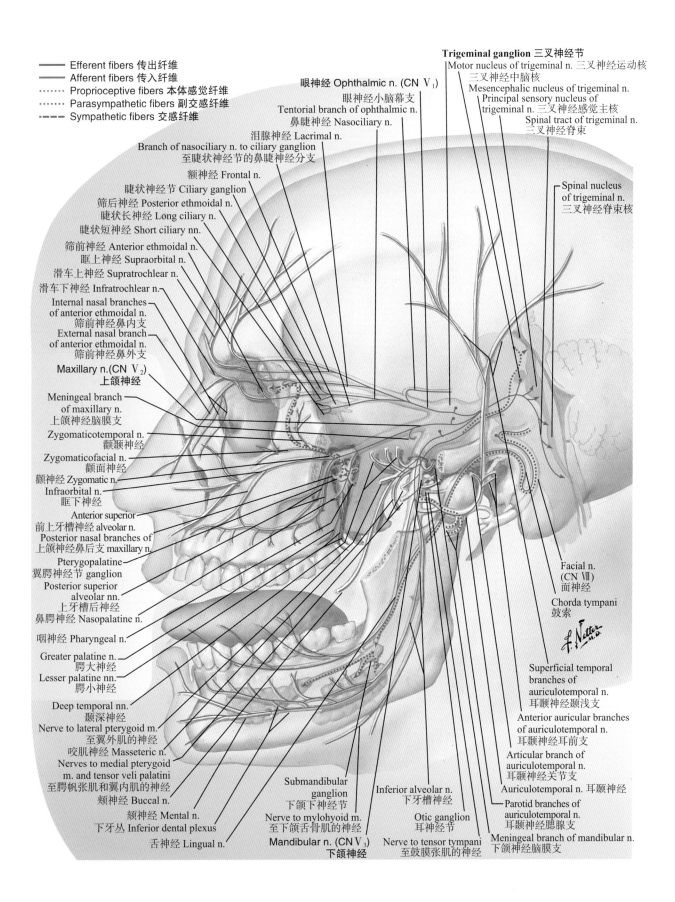

Efferent fibers 传出纤维
Afferent fibers 传入纤维
Proprioceptive fibers 本体感觉纤维
Parasympathetic fibers 副交感纤维
Sympathetic fibers 交感纤维

眼神经 Ophthalmic n. (CN Ⅴ₁)
眼神经小脑幕支
Tentorial branch of ophthalmic n.
鼻睫神经 Nasociliary n.
泪腺神经 Lacrimal n.
Branch of nasociliary n. to ciliary ganglion
至睫状神经节的鼻睫神经分支
额神经 Frontal n.
睫状神经节 Ciliary ganglion
筛后神经 Posterior ethmoidal n.
睫状长神经 Long ciliary n.
睫状短神经 Short ciliary nn.
筛前神经 Anterior ethmoidal n.
眶上神经 Supraorbital n.
滑车上神经 Supratrochlear n.
滑车下神经 Infratrochlear n.
Internal nasal branches of anterior ethmoidal n.
筛前神经鼻内支
External nasal branch of anterior ethmoidal n.
筛前神经鼻外支
Maxillary n.(CN Ⅴ₂)
上颌神经
Meningeal branch of maxillary n.
上颌神经脑膜支
Zygomaticotemporal n.
颧颞神经
Zygomaticofacial n.
颧面神经
颧神经 Zygomatic n.
Infraorbital n.
眶下神经
Anterior superior
前上牙槽神经 alveolar n.
Posterior nasal branches of
上颌神经鼻后支 maxillary n.
Pterygopalatine
翼腭神经节 ganglion
Posterior superior
alveolar nn.
上牙槽后神经
鼻腭神经 Nasopalatine n.
咽神经 Pharyngeal n.
Greater palatine n.
腭大神经
Lesser palatine nn.
腭小神经
Deep temporal nn.
颞深神经
Nerve to lateral pterygoid m.
至翼外肌的神经
咬肌神经 Masseteric n.
Nerves to medial pterygoid m. and tensor veli palatini
至腭帆张肌和翼内肌的神经
颊神经 Buccal n.
颏神经 Mental n.
下牙丛 Inferior dental plexus
舌神经 Lingual n.

Submandibular ganglion
下颌下神经节
Nerve to mylohyoid m.
至下颌舌骨肌的神经
Mandibular n. (CN Ⅴ₃)
下颌神经

Inferior alveolar n.
下牙槽神经
Otic ganglion
耳神经节
Nerve to tensor tympani
至鼓膜张肌的神经

Trigeminal ganglion 三叉神经节
Motor nucleus of trigeminal n. 三叉神经运动核
三叉神经中脑核
Mesencephalic nucleus of trigeminal n.
Principal sensory nucleus of trigeminal n. 三叉神经感觉主核
Spinal tract of trigeminal n.
三叉神经脊束

Spinal nucleus of trigeminal n.
三叉神经脊束核

Facial n. (CN Ⅶ)
面神经

Chorda tympani
鼓索

Superficial temporal branches of auriculotemporal n.
耳颞神经颞浅支
Anterior auricular branches of auriculotemporal n.
耳颞神经耳前支
Articular branch of auriculotemporal n.
耳颞神经关节支
Auriculotemporal n. 耳颞神经
Parotid branches of auriculotemporal n.
耳颞神经腮腺支
Meningeal branch of mandibular n.
下颌神经脑膜支

脑神经与颈神经

Superficial temporal a.
颞浅动脉

Frontalis m.
额肌

Supraorbital a.
眶上动脉

Supraorbital n.
眶上神经

Supratrochlear a.
滑车上动脉

Supratrochlear n.
滑车上神经

Procerus m.
降眉间肌

Corrugator supercilii
皱眉肌

Dorsal nasal a.
鼻背动脉

Infratrochlear n.
滑车下神经

Angular a.
内眦动脉

External nasal branch of anterior ethmoidal a.
筛前动脉鼻外支

External nasal branch of anterior ethmoidal n.
筛前神经鼻外支

Transverse part of nasalis m.
鼻肌横部

Infraorbital a.
眶下动脉

Infraorbital n.
眶下神经

Lateral nasal branch of facial a.
面动脉鼻外侧支

Transverse facial a.
面横动脉

Alar part of nasalis m.
鼻肌翼部

Depressor septi nasi
降鼻中隔肌

Orbicularis oris m.
口轮匝肌

Facial a.
面动脉

Superior labial a.
上唇动脉

Inferior labial a.
下唇动脉

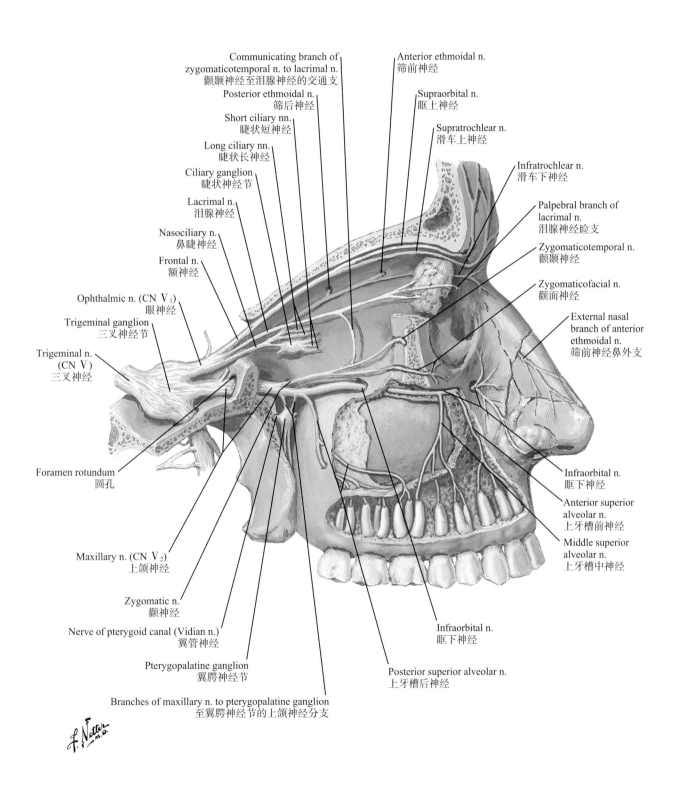

Communicating branch of
zygomaticotemporal n. to lacrimal n.
颧颞神经至泪腺神经的交通支

Posterior ethmoidal n.
筛后神经

Short ciliary nn.
睫状短神经

Long ciliary nn.
睫状长神经

Ciliary ganglion
睫状神经节

Lacrimal n.
泪腺神经

Nasociliary n.
鼻睫神经

Frontal n.
额神经

Ophthalmic n. (CN V₁)
眼神经

Trigeminal ganglion
三叉神经节

Trigeminal n.
(CN V)
三叉神经

Foramen rotundum
圆孔

Maxillary n. (CN V₂)
上颌神经

Zygomatic n.
颧神经

Nerve of pterygoid canal (Vidian n.)
翼管神经

Pterygopalatine ganglion
翼腭神经节

Branches of maxillary n. to pterygopalatine ganglion
至翼腭神经节的上颌神经分支

Anterior ethmoidal n.
筛前神经

Supraorbital n.
眶上神经

Supratrochlear n.
滑车上神经

Infratrochlear n.
滑车下神经

Palpebral branch of
lacrimal n.
泪腺神经睑支

Zygomaticotemporal n.
颧颞神经

Zygomaticofacial n.
颧面神经

External nasal
branch of anterior
ethmoidal n.
筛前神经鼻外支

Infraorbital n.
眶下神经

Anterior superior
alveolar n.
上牙槽前神经

Middle superior
alveolar n.
上牙槽中神经

Infraorbital n.
眶下神经

Posterior superior alveolar n.
上牙槽后神经

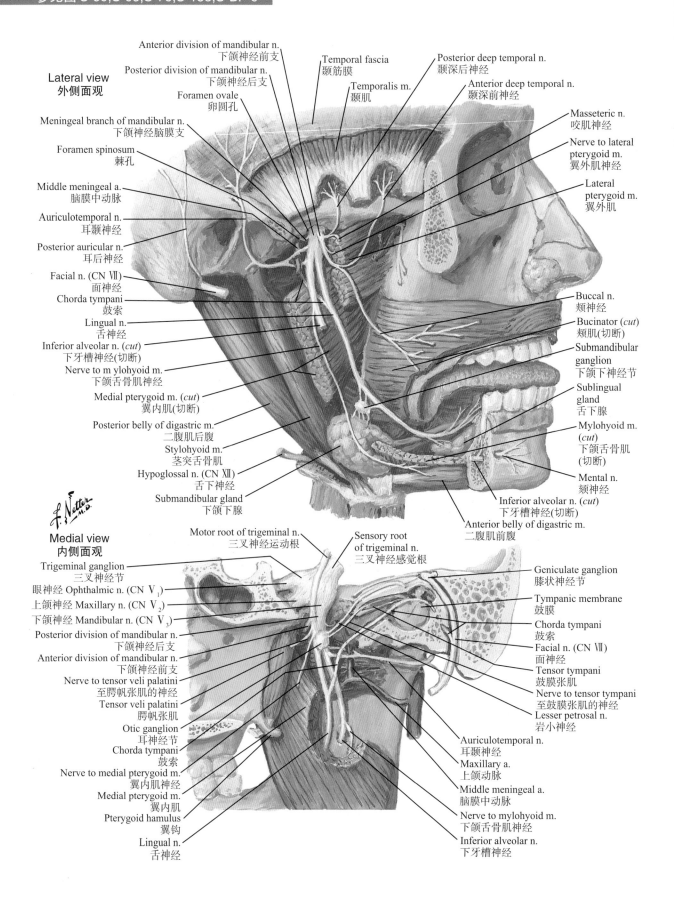

Lateral view
外侧面观

Anterior division of mandibular n.
下颌神经前支
Posterior division of mandibular n.
下颌神经后支
Foramen ovale
卵圆孔

Temporal fascia
颞筋膜
Temporalis m.
颞肌

Posterior deep temporal n.
颞深后神经
Anterior deep temporal n.
颞深前神经

Masseteric n.
咬肌神经
Nerve to lateral
pterygoid m.
翼外肌神经
Lateral
pterygoid m.
翼外肌

Meningeal branch of mandibular n.
下颌神经脑膜支
Foramen spinosum
棘孔
Middle meningeal a.
脑膜中动脉
Auriculotemporal n.
耳颞神经
Posterior auricular n.
耳后神经
Facial n. (CN Ⅶ)
面神经
Chorda tympani
鼓索
Lingual n.
舌神经
Inferior alveolar n. (cut)
下牙槽神经(切断)
Nerve to m ylohyoid m.
下颌舌骨肌神经
Medial pterygoid m. (cut)
翼内肌(切断)
Posterior belly of digastric m.
二腹肌后腹
Stylohyoid m.
茎突舌骨肌
Hypoglossal n. (CN Ⅻ)
舌下神经
Submandibular gland
下颌下腺

Buccal n.
颊神经
Bucinator (cut)
颊肌(切断)
Submandibular
ganglion
下颌下神经节
Sublingual
gland
舌下腺
Mylohyoid m.
(cut)
下颌舌骨肌
(切断)
Mental n.
颏神经
Inferior alveolar n. (cut)
下牙槽神经(切断)
Anterior belly of digastric m.
二腹肌前腹

Medial view
内侧面观

Motor root of trigeminal n.
三叉神经运动根
Sensory root
of trigeminal n.
三叉神经感觉根

Trigeminal ganglion
三叉神经节
眼神经 Ophthalmic n. (CN V₁)
上颌神经 Maxillary n. (CN V₂)
下颌神经 Mandibular n. (CN V₃)
Posterior division of mandibular n.
下颌神经后支
Anterior division of mandibular n.
下颌神经前支
Nerve to tensor veli palatini
至腭帆张肌的神经
Tensor veli palatini
腭帆张肌
Otic ganglion
耳神经节
Chorda tympani
鼓索
Nerve to medial pterygoid m.
翼内肌神经
Medial pterygoid m.
翼内肌
Pterygoid hamulus
翼钩
Lingual n.
舌神经

Geniculate ganglion
膝状神经节
Tympanic membrane
鼓膜
Chorda tympani
鼓索
Facial n. (CN Ⅶ)
面神经
Tensor tympani
鼓膜张肌
Nerve to tensor tympani
至鼓膜张肌的神经
Lesser petrosal n.
岩小神经
Auriculotemporal n.
耳颞神经
Maxillary a.
上颌动脉
Middle meningeal a.
脑膜中动脉
Nerve to mylohyoid m.
下颌舌骨肌神经
Inferior alveolar n.
下牙槽神经

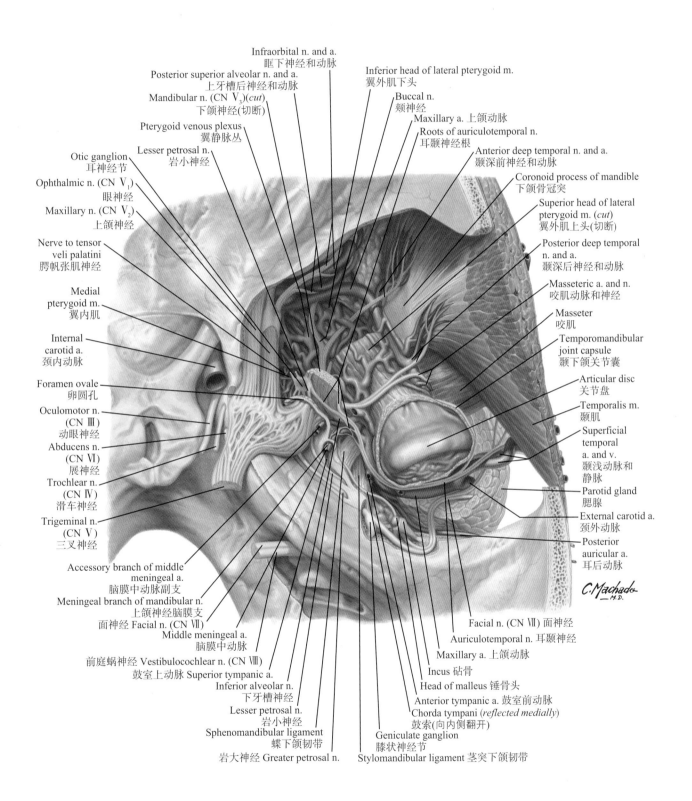

Infraorbital n. and a.
眶下神经和动脉

Posterior superior alveolar n. and a.
上牙槽后神经和动脉

Mandibular n. (CN V₃)(cut)
下颌神经(切断)

Pterygoid venous plexus
翼静脉丛

Otic ganglion
耳神经节

Lesser petrosal n.
岩小神经

Ophthalmic n. (CN V₁)
眼神经

Maxillary n. (CN V₂)
上颌神经

Nerve to tensor
veli palatini
腭帆张肌神经

Medial
pterygoid m.
翼内肌

Internal
carotid a.
颈内动脉

Foramen ovale
卵圆孔

Oculomotor n.
(CN Ⅲ)
动眼神经

Abducens n.
(CN Ⅵ)
展神经

Trochlear n.
(CN Ⅳ)
滑车神经

Trigeminal n.
(CN Ⅴ)
三叉神经

Accessory branch of middle
meningeal a.
脑膜中动脉副支

Meningeal branch of mandibular n.
上颌神经脑膜支

面神经 Facial n. (CN Ⅶ)

Middle meningeal a.
脑膜中动脉

前庭蜗神经 Vestibulocochlear n. (CN Ⅷ)

鼓室上动脉 Superior tympanic a.

Inferior alveolar n.
下牙槽神经

Lesser petrosal n.
岩小神经

Sphenomandibular ligament
蝶下颌韧带

岩大神经 Greater petrosal n.

Inferior head of lateral pterygoid m.
翼外肌下头

Buccal n.
颊神经

Maxillary a. 上颌动脉

Roots of auriculotemporal n.
耳颞神经根

Anterior deep temporal n. and a.
颞深前神经和动脉

Coronoid process of mandible
下颌骨冠突

Superior head of lateral
pterygoid m. (cut)
翼外肌上头(切断)

Posterior deep temporal
n. and a.
颞深后神经和动脉

Masseteric a. and n.
咬肌动脉和神经

Masseter
咬肌

Temporomandibular
joint capsule
颞下颌关节囊

Articular disc
关节盘

Temporalis m.
颞肌

Superficial
temporal
a. and v.
颞浅动脉和
静脉

Parotid gland
腮腺

External carotid a.
颈外动脉

Posterior
auricular n.
耳后动脉

Facial n. (CN Ⅶ) 面神经

Auriculotemporal n. 耳颞神经

Maxillary a. 上颌动脉

Incus 砧骨

Head of malleus 锤骨头

Anterior tympanic a. 鼓室前动脉

Chorda tympani (reflected medially)
鼓索(向内侧翻开)

Geniculate ganglion
膝状神经节

Stylomandibular ligament 茎突下颌韧带

C. Machado
M.D.

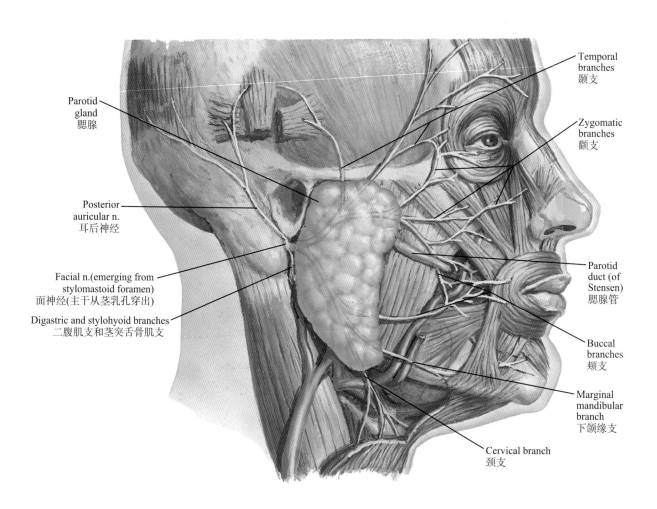

Temporal
branches
颞支

Zygomatic
branches
颧支

Parotid
gland
腮腺

Posterior
auricular n.
耳后神经

Parotid
duct (of
Stensen)
腮腺管

Facial n.(emerging from
stylomastoid foramen)
面神经(主干从茎乳孔穿出)

Buccal
branches
颊支

Digastric and stylohyoid branches
二腹肌支和茎突舌骨肌支

Marginal
mandibular
branch
下颌缘支

Cervical branch
颈支

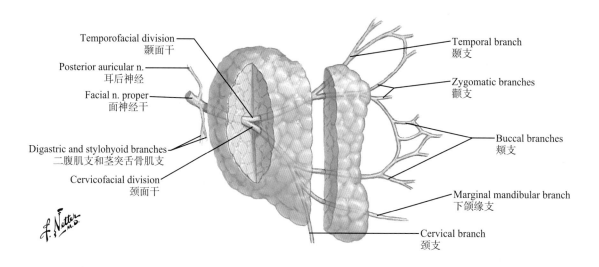

Temporofacial division
颞面干

Temporal branch
颞支

Posterior auricular n.
耳后神经

Zygomatic branches
颧支

Facial n. proper
面神经干

Buccal branches
颊支

Digastric and stylohyoid branches
二腹肌支和茎突舌骨肌支

Cervicofacial division
颈面干

Marginal mandibular branch
下颌缘支

Cervical branch
颈支

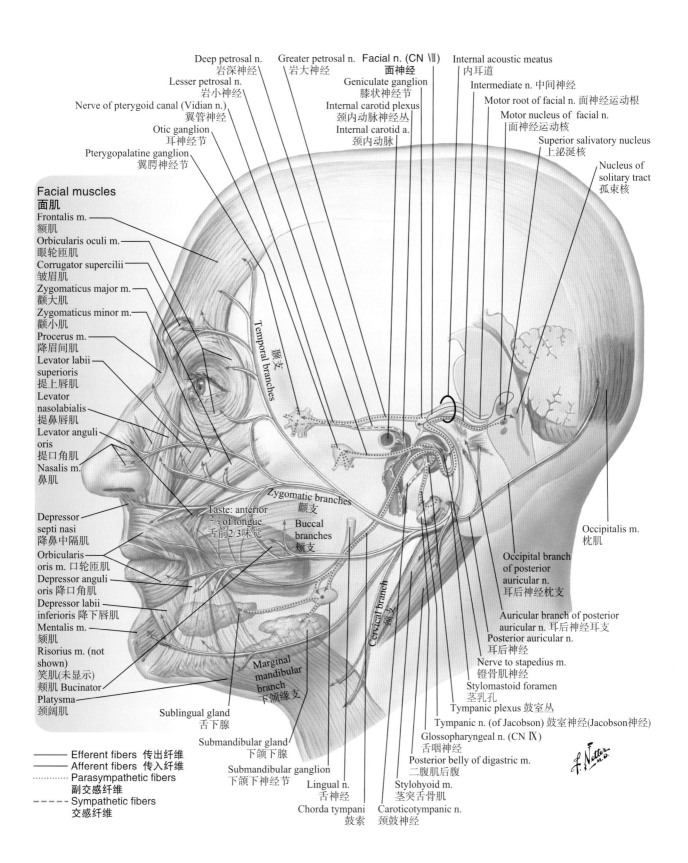

Deep petrosal n.
岩深神经

Lesser petrosal n.
岩小神经

Nerve of pterygoid canal (Vidian n.)
翼管神经

Otic ganglion
耳神经节

Pterygopalatine ganglion
翼腭神经节

Greater petrosal n.
岩大神经

Facial n. (CN Ⅶ)
面神经

Geniculate ganglion
膝状神经节

Internal carotid plexus
颈内动脉神经丛

Internal carotid a.
颈内动脉

Internal acoustic meatus
内耳道

Intermediate n. 中间神经

Motor root of facial n. 面神经运动根

Motor nucleus of facial n.
面神经运动核

Superior salivatory nucleus
上泌涎核

Nucleus of solitary tract
孤束核

Facial muscles
面肌

Frontalis m.
额肌

Orbicularis oculi m.
眼轮匝肌

Corrugator supercilii
皱眉肌

Zygomaticus major m.
颧大肌

Zygomaticus minor m.
颧小肌

Procerus m.
降眉间肌

Levator labii superioris
提上唇肌

Levator nasolabialis
提鼻唇肌

Levator anguli oris
提口角肌

Nasalis m.
鼻肌

Depressor septi nasi
降鼻中隔肌

Orbicularis oris m. 口轮匝肌

Depressor anguli oris 降口角肌

Depressor labii inferioris 降下唇肌

Mentalis m.
颏肌

Risorius m. (not shown)
笑肌(未显示)

颊肌 Bucinator

Platysma
颈阔肌

Temporal branches
颞支

Zygomatic branches
颧支

Buccal branches
颊支

Taste: anterior 2/3 of tongue
舌前2/3味觉

Cervical branch
颈支

Marginal mandibular branch
下颌缘支

Sublingual gland
舌下腺

Submandibular gland
下颌下腺

Submandibular ganglion
下颌下神经节

Lingual n.
舌神经

Chorda tympani
鼓索

Occipitalis m.
枕肌

Occipital branch of posterior auricular n.
耳后神经枕支

Auricular branch of posterior auricular n. 耳后神经耳支

Posterior auricular n.
耳后神经

Nerve to stapedius m.
镫骨肌神经

Stylomastoid foramen
茎乳孔

Tympanic plexus 鼓室丛

Tympanic n. (of Jacobson) 鼓室神经(Jacobson神经)

Glossopharyngeal n. (CN Ⅸ)
舌咽神经

Posterior belly of digastric m.
二腹肌后腹

Stylohyoid m.
茎突舌骨肌

Caroticotympanic n.
颈鼓神经

——— Efferent fibers 传出纤维
——— Afferent fibers 传入纤维
·········· Parasympathetic fibers
副交感纤维
- - - - - Sympathetic fibers
交感纤维

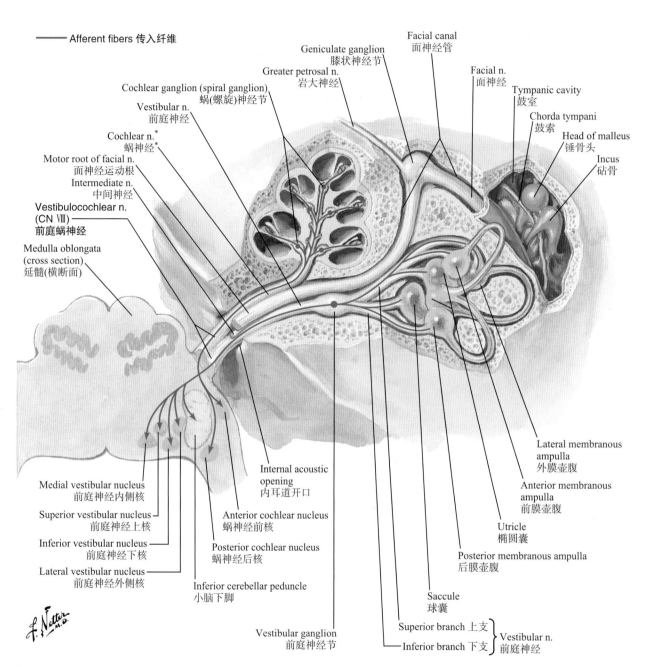

Afferent fibers 传入纤维

Cochlear ganglion (spiral ganglion)
蜗(螺旋)神经节

Vestibular n.
前庭神经

Cochlear n.*
蜗神经*

Motor root of facial n.
面神经运动根

Intermediate n.
中间神经

Vestibulocochlear n.
(CN Ⅷ)
前庭蜗神经

Medulla oblongata
(cross section)
延髓(横断面)

Geniculate ganglion
膝状神经节

Greater petrosal n.
岩大神经

Facial canal
面神经管

Facial n.
面神经

Tympanic cavity
鼓室

Chorda tympani
鼓索

Head of malleus
锤骨头

Incus
砧骨

Lateral membranous
ampulla
外膜壶腹

Anterior membranous
ampulla
前膜壶腹

Utricle
椭圆囊

Posterior membranous ampulla
后膜壶腹

Saccule
球囊

Superior branch 上支
Inferior branch 下支
} Vestibular n.
前庭神经

Medial vestibular nucleus
前庭神经内侧核

Superior vestibular nucleus
前庭神经上核

Inferior vestibular nucleus
前庭神经下核

Lateral vestibular nucleus
前庭神经外侧核

Internal acoustic
opening
内耳道开口

Anterior cochlear nucleus
蜗神经前核

Posterior cochlear nucleus
蜗神经后核

Inferior cerebellar peduncle
小脑下脚

Vestibular ganglion
前庭神经节

*Note: The cochlear nerve also contains efferent fibers to the sensory epithelium.
These fibers are derived from the vestibular nerve while in the internal acoustic meatus.
*注: 蜗神经中也包含至感觉上皮的传出神经纤维。这些纤维在内耳道中源自前庭神经。

—— Efferent fibers 传出纤维
—— Afferent fibers 传入纤维
········ Parasympathetic fibers
副交感纤维

鼓室神经(Jacobson神经)
Tympanic n. (of Jacobson)
鼓室神经丛 Tympanic plexus
鼓室 Tympanic cavity
茎乳孔 Stylomastoid foramen
Caroticotympanic n. (from internal carotid plexus)
颈鼓神经(颈内动脉神经丛)
Greater petrosal n.
岩大神经
Deep petrosal n.
岩深神经
翼管神经 Nerve of pterygoid canal
岩小神经 Lesser petrosal n.
翼腭神经节 Pterygopalatine ganglion
Mandibular n. (CN V₃)
下颌神经
耳神经节 Otic ganglion
耳颞神经 Auriculotemporal n.
腮腺 Parotid gland
Tubal branch of tympanic plexus
鼓室神经丛的咽鼓管支
咽鼓管 Auditory tube (eustachian)
Pharyngeal opening of auditory tube
咽鼓管咽侧开口
茎突咽肌 Stylopharyngeus m.
Stylopharyngeal branch of glossopharyngeal n.
舌咽神经茎突咽肌支

三叉神经脊束核 Spinal nucleus of trigeminal n.
孤束核 Nucleus of solitary tract
疑核 Nucleus ambiguus
Inferior salivatory nucleus
下泌涎核
Geniculate ganglion
膝状神经节

Glossopharyngeal
n. (CN IX) 舌咽神经
Jugular foramen
颈静脉孔
Communicating branch of
glossopharyngeal n. to auricular
branch of vagus n. 舌咽神经与
迷走神经耳支的交通支
Superior ganglion of
glossopharyngeal n.
舌咽神经上神经节
Inferior ganglion of glossopharyngeal n.
舌咽神经下神经节
Glossopharyngeal communicating
branch of facial n.
舌咽神经与面神经的交通支
Vagus n. (CN X)
迷走神经
Superior cervical ganglion
颈上神经节
Sympathetic trunk
交感干
Carotid sinus n. (of Hering)
颈动脉窦神经(Hering)
Internal carotid a.
颈内动脉
Carotid sinus
颈动脉窦
Carotid body
颈动脉体
Common carotid a.
颈总动脉

Tonsillar branches of
glossopharyngeal n.
舌咽神经扁桃体支

Taste and
somatic
sensation:
posterior
⅓ of tongue
舌后1/3味觉
与躯体感觉

Lingual branches of glossopharyngeal n.
舌咽神经舌支
Pharyngeal plexus*
咽丛

*Pharyngeal plexus is
composed of afferent
fibers of CN IX, efferent
fibers of CN X, and
sympathetic fibers
*咽丛由CN IX的传入纤维、
CN X的传出纤维以及交感
神经纤维组成

Pharyngeal branches of
glossopharyngeal n.
舌咽神经咽支
Pharyngeal branch of vagus n.
迷走神经咽支

External carotid a.
颈外动脉

Glossopharyngeal n. (CN IX)
舌咽神经

Meningeal branch of vagus n.
迷走神经脑膜支

Auricular branch of vagus n.
迷走神经耳支

咽鼓管 Auditory tube (eustachian)

Levator
veli palatini
腭帆提肌

Salpingopharyngeus m.
咽鼓管咽肌

Palatoglossus m.
腭舌肌

Palatopharyngeus m.
腭咽肌

Superior pharyngeal
constrictor
咽上缩肌

茎突咽肌 Stylopharyngeus m.

Middle pharyngeal constrictor
咽中缩肌

Inferior pharyngeal constrictor
咽下缩肌

Cricothyroid m.
环甲肌

Trachea
气管

Esophagus
食管

Right subclavian a.
右锁骨下动脉

Right recurrent laryngeal n.
右喉返神经

Heart
心

Hepatic branch of anterior
vagal trunk (in lesser omentum)
迷走神经前干肝支(小网膜内)

Celiac branch of anterior vagal trunk
迷走神经前干腹腔支

Celiac branch of posterior vagal trunk
迷走神经后干腹腔支

Celiac plexus
腹腔丛

Hepatic plexus
肝丛

Gallbladder and bile
ducts
胆囊和胆道

Liver
肝

Pyloric branch of
anterior vagal trunk
迷走神经前干幽门支

Pancreas
胰腺

Duodenum
十二指肠

Ascending colon
升结肠

Cecum
盲肠

Vermiform appendix
阑尾

Posterior nucleus of
vagus n.
迷走神经后核

Nucleus of solitary tract
孤束核

Spinal nucleus of
trigeminal n.
三叉神经脊束核

Nucleus ambiguus
疑核

Cranial root of accessory n.
副神经颅根

Vagus n. (CN X)
迷走神经

Jugular foramen
颈静脉孔

Superior ganglion of vagus n.
迷走神经上神经节

Inferior ganglion of vagus n.
迷走神经下神经节

Pharyngeal branch of vagus n.
迷走神经咽支

Communicating branch of vagus n. to carotid sinus n.
迷走神经至颈动脉窦支的交通支

Pharyngeal plexus
咽丛

Superior laryngeal n. 喉上神经

Internal branch 内支

External branch 外支

Superior cervical cardiac branch of vagus n.
迷走神经颈上心支

Inferior cervical cardiac branch of vagus n.
迷走神经颈下心支

Thoracic cardiac branch of vagus n.
迷走神经的胸心支

Left recurrent laryngeal n.
左喉返神经

Pulmonary plexus
肺丛

Cardiac plexus
心丛

Esophageal plexus
食管丛

Anterior vagal trunk 迷走神经前干

Posterior vagal trunk (not shown)
迷走神经后干(未显示)

Gastric branches of anterior vagal trunk
迷走神经前干胃支

Superior mesenteric plexus (autonomic nn.
arising from this plexus contain vagal fibers)
肠系膜上丛(从该神经丛发出的
自主神经含有迷走神经纤维)

Small intestine 小肠

Efferent fibers 传出纤维

Afferent fibers 传入纤维

Parasympathetic fibers
副交感纤维

Nucleus ambiguus
疑核

Vagus n. (CN X)
迷走神经

Cranial root of accessory n.
副神经颅根

Spinal root of accessory n.
副神经脊髓根

Foramen magnum
枕骨大孔

Jugular foramen
颈静脉孔

Superior ganglion
of vagus n.
迷走神经上神经节

Accessory n. (CN XI)
副神经

Vagal communicating
branch of accessory n.
副神经迷走交通支

Inferior ganglion
of vagus n.
迷走神经下神经节

C1 spinal n.
第1颈神经

C2 spinal n.
第2颈神经

Spinal accessory n.
副神经

Sternocleidomastoid m. (cut)
胸锁乳突肌(切断)

C3 spinal n.
第3颈神经

C4 spinal n.
第4颈神经

Trapezius m.
斜方肌

—— Efferent fibers 传出纤维

—— Sensory fibers 感觉神经

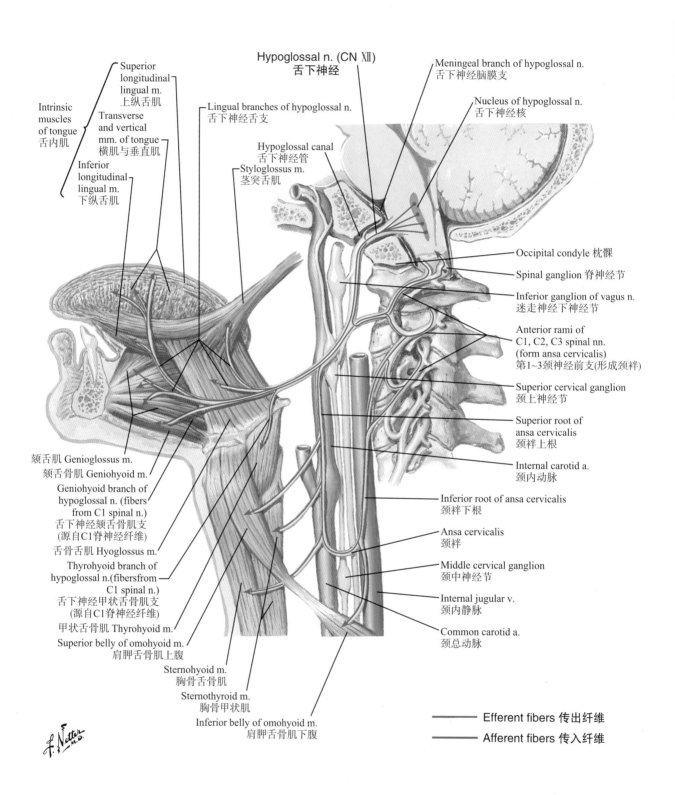

Superior longitudinal lingual m.
上纵舌肌

Transverse and vertical mm. of tongue
横肌与垂直肌

Intrinsic muscles of tongue
舌内肌

Inferior longitudinal lingual m.
下纵舌肌

Lingual branches of hypoglossal n.
舌下神经舌支

Hypoglossal n. (CN XII)
舌下神经

Hypoglossal canal
舌下神经管

Styloglossus m.
茎突舌肌

Meningeal branch of hypoglossal n.
舌下神经脑膜支

Nucleus of hypoglossal n.
舌下神经核

Occipital condyle 枕髁

Spinal ganglion 脊神经节

Inferior ganglion of vagus n.
迷走神经下神经节

Anterior rami of C1, C2, C3 spinal nn. (form ansa cervicalis)
第1~3颈神经前支(形成颈袢)

Superior cervical ganglion
颈上神经节

Superior root of ansa cervicalis
颈袢上根

Internal carotid a.
颈内动脉

Inferior root of ansa cervicalis
颈袢下根

Ansa cervicalis
颈袢

Middle cervical ganglion
颈中神经节

Internal jugular v.
颈内静脉

Common carotid a.
颈总动脉

颏舌肌 Genioglossus m.

颏舌骨肌 Geniohyoid m.

Geniohyoid branch of hypoglossal n. (fibers from C1 spinal n.)
舌下神经颏舌骨肌支
(源自C1脊神经纤维)

舌骨舌肌 Hyoglossus m.

Thyrohyoid branch of hypoglossal n.(fibersfrom C1 spinal n.)
舌下神经甲状舌骨肌支
(源自C1脊神经纤维)

甲状舌骨肌 Thyrohyoid m.

Superior belly of omohyoid m.
肩胛舌骨肌上腹

Sternohyoid m.
胸骨舌骨肌

Sternothyroid m.
胸骨甲状肌

Inferior belly of omohyoid m.
肩胛舌骨肌下腹

——— Efferent fibers 传出纤维

——— Afferent fibers 传入纤维

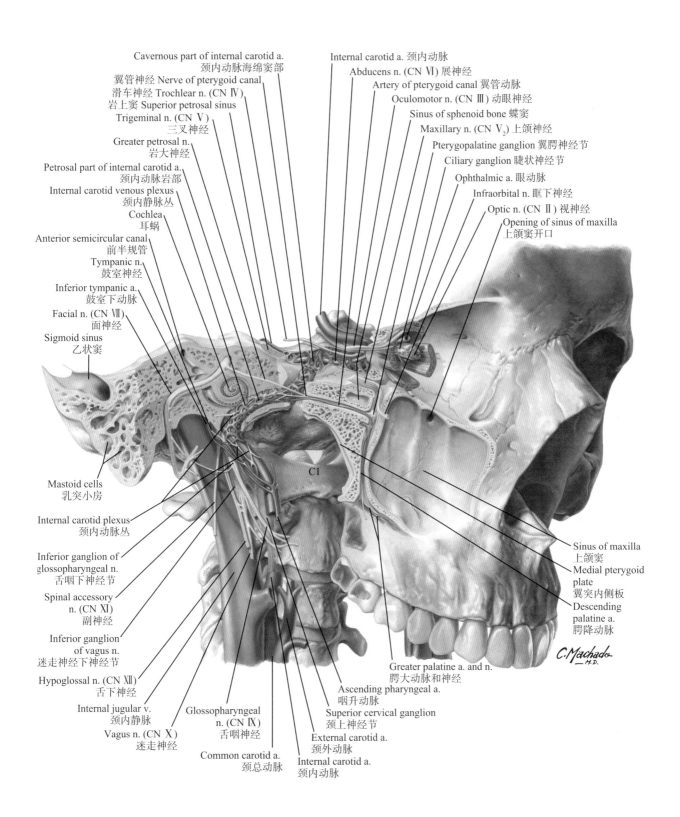

Cavernous part of internal carotid a.
颈内动脉海绵窦部

翼管神经 Nerve of pterygoid canal

滑车神经 Trochlear n. (CN Ⅳ)

岩上窦 Superior petrosal sinus

Trigeminal n. (CN Ⅴ)
三叉神经

Greater petrosal n.
岩大神经

Petrosal part of internal carotid a.
颈内动脉岩部

Internal carotid venous plexus
颈内静脉丛

Cochlea
耳蜗

Anterior semicircular canal
前半规管

Tympanic n.
鼓室神经

Inferior tympanic a.
鼓室下动脉

Facial n. (CN Ⅶ)
面神经

Sigmoid sinus
乙状窦

Mastoid cells
乳突小房

Internal carotid plexus
颈内动脉丛

Inferior ganglion of
glossopharyngeal n.
舌咽下神经节

Spinal accessory
n. (CN Ⅺ)
副神经

Inferior ganglion
of vagus n.
迷走神经下神经节

Hypoglossal n. (CN Ⅻ)
舌下神经

Internal jugular v.
颈内静脉

Vagus n. (CN Ⅹ)
迷走神经

Common carotid a.
颈总动脉

Glossopharyngeal
n. (CN Ⅸ)
舌咽神经

Internal carotid a.
颈内动脉

External carotid a.
颈外动脉

Superior cervical ganglion
颈上神经节

Ascending pharyngeal a.
咽升动脉

Greater palatine a. and n.
腭大动脉和神经

Internal carotid a. 颈内动脉

Abducens n. (CN Ⅵ) 展神经

Artery of pterygoid canal 翼管动脉

Oculomotor n. (CN Ⅲ) 动眼神经

Sinus of sphenoid bone 蝶窦

Maxillary n. (CN V₂) 上颌神经

Pterygopalatine ganglion 翼腭神经节

Ciliary ganglion 睫状神经节

Ophthalmic a. 眼动脉

Infraorbital n. 眶下神经

Optic n. (CN Ⅱ) 视神经

Opening of sinus of maxilla
上颌窦开口

Sinus of maxilla
上颌窦

Medial pterygoid
plate
翼突内侧板

Descending
palatine a.
腭降动脉

C1

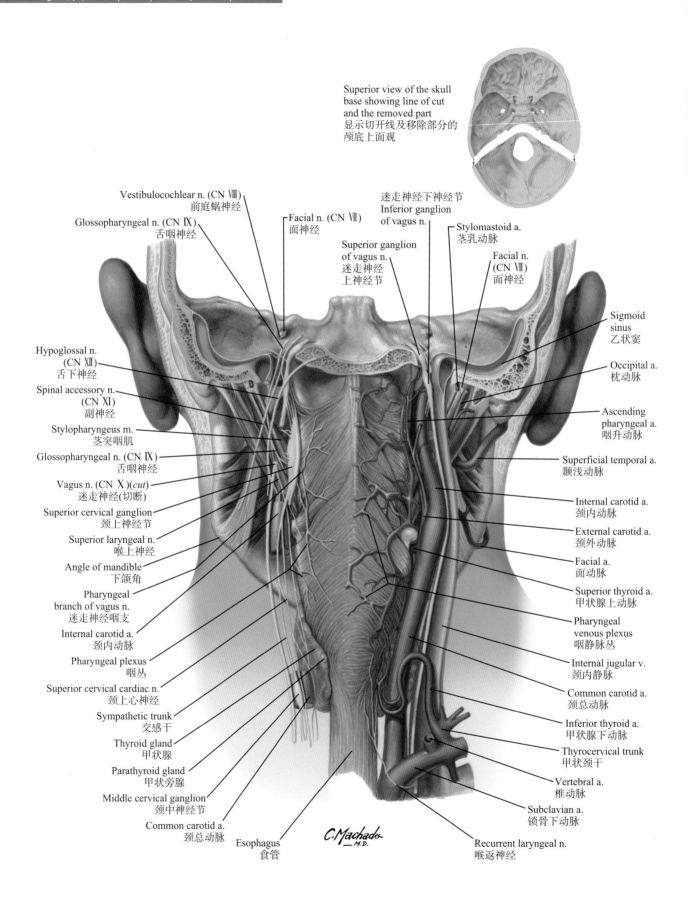

Superior view of the skull base showing line of cut and the removed part
显示切开线及移除部分的颅底上面观

Vestibulocochlear n. (CN Ⅷ)
前庭蜗神经

Glossopharyngeal n. (CN Ⅸ)
舌咽神经

Facial n. (CN Ⅶ)
面神经

迷走神经下神经节
Inferior ganglion of vagus n.

Superior ganglion of vagus n.
迷走神经上神经节

Stylomastoid a.
茎乳动脉

Facial n. (CN Ⅶ)
面神经

Sigmoid sinus
乙状窦

Occipital a.
枕动脉

Hypoglossal n. (CN Ⅻ)
舌下神经

Spinal accessory n. (CN Ⅺ)
副神经

Ascending pharyngeal a.
咽升动脉

Stylopharyngeus m.
茎突咽肌

Superficial temporal a.
颞浅动脉

Glossopharyngeal n. (CN Ⅸ)
舌咽神经

Internal carotid a.
颈内动脉

Vagus n. (CN Ⅹ)(cut)
迷走神经(切断)

External carotid a.
颈外动脉

Superior cervical ganglion
颈上神经节

Facial a.
面动脉

Superior laryngeal n.
喉上神经

Superior thyroid a.
甲状腺上动脉

Angle of mandible
下颌角

Pharyngeal branch of vagus n.
迷走神经咽支

Pharyngeal venous plexus
咽静脉丛

Internal carotid a.
颈内动脉

Internal jugular v.
颈内静脉

Pharyngeal plexus
咽丛

Common carotid a.
颈总动脉

Superior cervical cardiac n.
颈上心神经

Inferior thyroid a.
甲状腺下动脉

Sympathetic trunk
交感干

Thyrocervical trunk
甲状颈干

Thyroid gland
甲状腺

Parathyroid gland
甲状旁腺

Vertebral a.
椎动脉

Middle cervical ganglion
颈中神经节

Subclavian a.
锁骨下动脉

Common carotid a.
颈总动脉

Esophagus
食管

Recurrent laryngeal n.
喉返神经

C. Machado
—M.D.

颧颞神经 Zygomaticotemporal n.
颞深神经 Deep temporal nn.
咬肌神经 Masseteric n.
下颌神经 Mandibular n. (CN V₃)
Nerve to medial pterygoid m. and
Nerve to tensor veli palatini m.(*cut*)
至翼内肌和腭帆张肌的神经(切断)
颧面神经 Zygomaticofacial n.
上颌神经 Maxillary n. (CN V₂)
眶下神经 Infraorbital n.
翼腭神经节 Pterygopalatine ganglion
腭小神经 Lesser palatine nn.
腭大神经 Greater palatine n.
Anterior, middle, and posterior
superior alveolar nn.
上牙槽前、中和后神经
Nerve to lateral pterygoid m.(*cut*)
翼外肌神经(切断)
颊神经 Buccal n.
鼓索 Chorda tympani
舌神经 Lingual n.
Medial pterygoid m.(*cut*)
(lateral pterygoid m.removed)
翼内肌(切断)(翼外肌已切除)
颏神经 Mental n.
下牙槽神经 Inferior alveolar n.
Nerve to mylohyoid m.
下颌舌骨肌神经
下颌下神经节 Submandibular ganglion
舌咽神经 Glossopharyngeal n. (CN IX)
舌下神经 Hypoglossal n. (CN XII)
舌下神经甲状舌骨支 Thyrohyoid branch of hypoglossal n.
喉上神经内支 Internal branch of superior laryngeal n.
颈动脉体 Carotid body
喉上神经外支 External branch of superior laryngeal n.
Ansa cervicalis { 上根 Superior root
颈袢 { 下根 Inferior root
颈袢的舌骨下支 Infrahyoid branches of ansa cervicalis
交感干 Sympathetic trunk
喉返神经 Recurrent laryngeal n.
颈中神经节 Middle cervical ganglion
颈总动脉 Common carotid a.
椎动脉 Vertebral a.

Auriculotemporal n.
耳颞神经
Middle meningeal a.
脑膜中动脉
Superficial temporal a. (*cut*)
颞浅动脉(切断)
Facial n.(CN VII) (*cut*) 面神经(切断)
Maxillary a. 上颌动脉
Spinal accessory n. (CN XI) (*cut*)
副神经(切断)
Anterior ramus of C1 spinal n.(*cut*)
第1颈神经前支(切断)
Anterior ramus of C2 spinal n.(*cut*)
第2颈神经前支(切断)
Pharyngeal plexus 咽丛
Carotid sinus n. (of Hering)
颈动脉窦神经
Internal carotid a. 颈内动脉
External carotid a. 颈外动脉
Vagus n. (CN X) 迷走神经
Anterior ramus of C4 spinal n.(*cut*)
第4颈神经前支(切断)
Superior cervical cardiac
branch of vagus n.
迷走神经颈上心支
Phrenic n. 膈神经
Ascending cervical a.
颈升动脉
Scalenus medius m.
中斜角肌
Scalenus anterior m.
前斜角肌
Brachial plexus (*cut*)
臂丛(切断)
Thyrocervical trunk
甲状颈干
Subclavian a.
锁骨下动脉

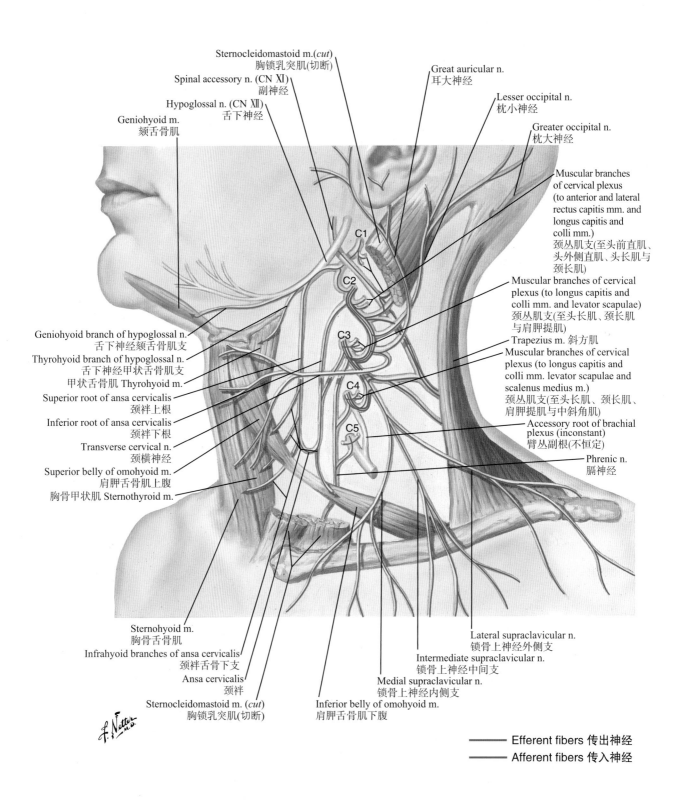

Sternocleidomastoid m.(*cut*)
胸锁乳突肌(切断)

Spinal accessory n. (CN XI)
副神经

Hypoglossal n. (CN XII)
舌下神经

Geniohyoid m.
颏舌骨肌

Great auricular n.
耳大神经

Lesser occipital n.
枕小神经

Greater occipital n.
枕大神经

Muscular branches
of cervical plexus
(to anterior and lateral
rectus capitis mm. and
longus capitis and
colli mm.)
颈丛肌支(至头前直肌、
头外侧直肌、头长肌与
颈长肌)

Muscular branches of cervical
plexus (to longus capitis and
colli mm. and levator scapulae)
颈丛肌支(至头长肌、颈长肌
与肩胛提肌)

Trapezius m. 斜方肌

Muscular branches of cervical
plexus (to longus capitis and
colli mm. levator scapulae and
scalenus medius m.)
颈丛肌支(至头长肌、颈长肌、
肩胛提肌与中斜角肌)

Accessory root of brachial
plexus (inconstant)
臂丛副根(不恒定)

Phrenic n.
膈神经

Geniohyoid branch of hypoglossal n.
舌下神经颏舌骨肌支

Thyrohyoid branch of hypoglossal n.
舌下神经甲状舌骨肌支

甲状舌骨肌 Thyrohyoid m.

Superior root of ansa cervicalis
颈袢上根

Inferior root of ansa cervicalis
颈袢下根

Transverse cervical n.
颈横神经

Superior belly of omohyoid m.
肩胛舌骨肌上腹

胸骨甲状肌 Sternothyroid m.

C1
C2
C3
C4
C5

Sternohyoid m.
胸骨舌骨肌

Infrahyoid branches of ansa cervicalis
颈袢舌骨下支

Ansa cervicalis
颈袢

Sternocleidomastoid m. (*cut*)
胸锁乳突肌(切断)

Inferior belly of omohyoid m.
肩胛舌骨肌下腹

Medial supraclavicular n.
锁骨上神经内侧支

Intermediate supraclavicular n.
锁骨上神经中间支

Lateral supraclavicular n.
锁骨上神经外侧支

——— Efferent fibers 传出神经
——— Afferent fibers 传入神经

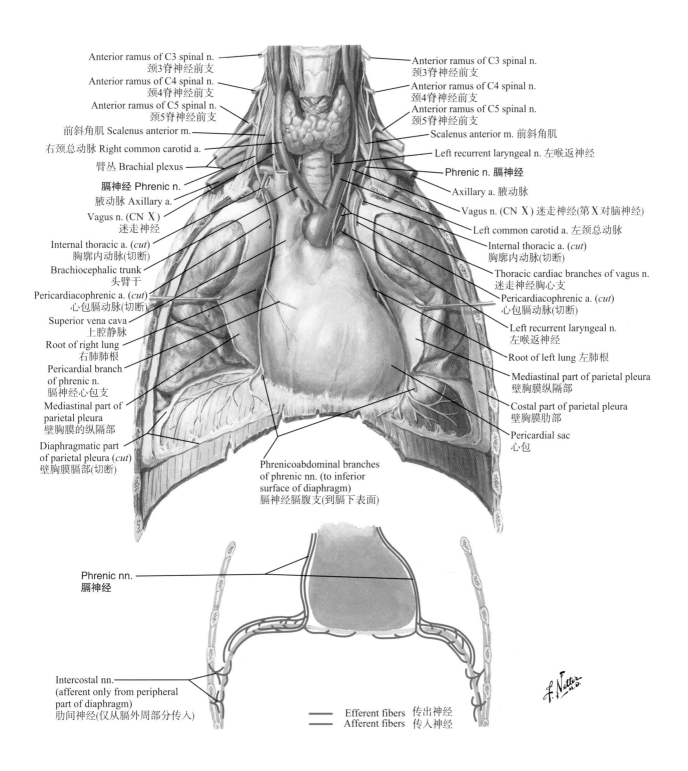

Anterior ramus of C3 spinal n.
颈3脊神经前支

Anterior ramus of C4 spinal n.
颈4脊神经前支

Anterior ramus of C5 spinal n.
颈5脊神经前支

前斜角肌 Scalenus anterior m.

右颈总动脉 Right common carotid a.

臂丛 Brachial plexus

膈神经 Phrenic n.

腋动脉 Axillary a.

Vagus n. (CN X)
迷走神经

Internal thoracic a. (cut)
胸廓内动脉(切断)

Brachiocephalic trunk
头臂干

Pericardiacophrenic a. (cut)
心包膈动脉(切断)

Superior vena cava
上腔静脉

Root of right lung
右肺肺根

Pericardial branch
of phrenic n.
膈神经心包支

Mediastinal part of
parietal pleura
壁胸膜的纵隔部

Diaphragmatic part
of parietal pleura (cut)
壁胸膜膈部(切断)

Anterior ramus of C3 spinal n.
颈3脊神经前支

Anterior ramus of C4 spinal n.
颈4脊神经前支

Anterior ramus of C5 spinal n.
颈5脊神经前支

Scalenus anterior m. 前斜角肌

Left recurrent laryngeal n. 左喉返神经

Phrenic n. 膈神经

Axillary a. 腋动脉

Vagus n. (CN X) 迷走神经(第 X 对脑神经)

Left common carotid a. 左颈总动脉

Internal thoracic a. (cut)
胸廓内动脉(切断)

Thoracic cardiac branches of vagus n.
迷走神经胸心支

Pericardiacophrenic a. (cut)
心包膈动脉(切断)

Left recurrent laryngeal n.
左喉返神经

Root of left lung 左肺根

Mediastinal part of parietal pleura
壁胸膜纵隔部

Costal part of parietal pleura
壁胸膜肋部

Pericardial sac
心包

Phrenicoabdominal branches
of phrenic nn. (to inferior
surface of diaphragm)
膈神经膈腹支(到膈下表面)

Phrenic nn.
膈神经

Intercostal nn.
(afferent only from peripheral
part of diaphragm)
肋间神经(仅从膈外周部分传入)

Efferent fibers 传出神经
Afferent fibers 传入神经

Internal carotid n. 颈内动脉神经

Glossopharyngeal n. (CN IX) 舌咽神经

Jugular n. 颈静脉神经

Laryngopharyngeal n. 喉咽神经

Vagus n.(CN X)(cut) 迷走神经(切断)

Superior cervical ganglion 颈上神经节

C1

C2

C3

Sympathetic trunk 交感干

C4

Gray rami communicantes 灰交通支

C5

C6

C7

C8
T1

Pharyngeal plexus 咽丛

Pharyngeal branch of vagus n. 迷走神经咽支

External carotid a. 颈外动脉

External carotid plexus 颈外动脉丛

Superior laryngeal n. 喉上神经

Internal carotid a. 颈内动脉

Carotid sinus n. (of Hering) 颈动脉窦神经

Carotid body 颈动脉体

Carotid sinus 颈动脉窦

Superior cervical cardiac branch of vagus n. 迷走神经颈上心支

Superior cervical cardiac n. 颈上心神经

Phrenic n.(cut) 膈神经(切断)

Middle cervical ganglion 颈中神经节

Common carotid plexus 颈总动脉神经丛

Common carotid a. 颈总动脉

Middle cervical cardiac n. 颈中心神经

Vertebral ganglion 椎神经节

Vertebral plexus 椎神经丛

Recurrent laryngeal n. 喉返神经

Vertebral a. 椎动脉

Cervicothoracic ganglion(stellate ganglion) 颈胸神经节(星状神经节)

Ansa subclavia 锁骨下襻

Vagus n. (CN X) (cut) 迷走神经(切断)

锁骨下动脉 Subclavian a.

Gray ramus communicans 灰交通支

White ramus communicans 白交通支

Inferior cervical cardiac n. 颈下心支

Thoracic cardiac branch of vagus n. 迷走神经胸心支

Thoracic cardiac n. (sympathetic) 交感神经胸心支

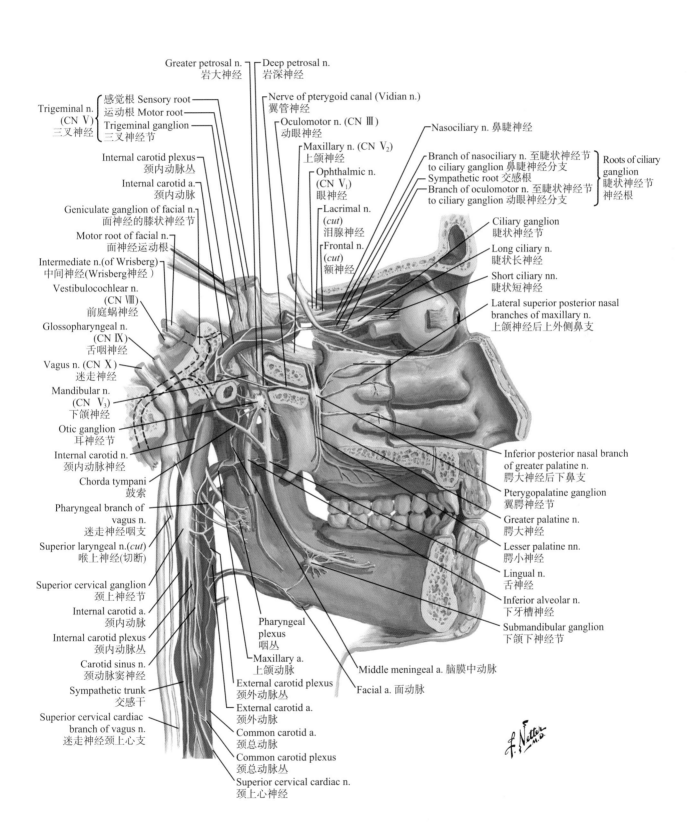

Greater petrosal n. 岩大神经
Deep petrosal n. 岩深神经
Nerve of pterygoid canal (Vidian n.) 翼管神经
Oculomotor n. (CN Ⅲ) 动眼神经
Nasociliary n. 鼻睫神经
Maxillary n. (CN V₂) 上颌神经
Ophthalmic n. (CN V₁) 眼神经
Branch of nasociliary n. to ciliary ganglion 鼻睫神经分支
Sympathetic root 交感根
Branch of oculomotor n. to ciliary ganglion 动眼神经分支
Roots of ciliary ganglion 睫状神经节神经根
Lacrimal n. (cut) 泪腺神经
Frontal n. (cut) 额神经
Ciliary ganglion 睫状神经节
Long ciliary n. 睫状长神经
Short ciliary nn. 睫状短神经
Lateral superior posterior nasal branches of maxillary n. 上颌神经后上外侧鼻支

Trigeminal n. (CN V) 三叉神经
感觉根 Sensory root
运动根 Motor root
Trigeminal ganglion 三叉神经节
Internal carotid plexus 颈内动脉丛
Internal carotid a. 颈内动脉
Geniculate ganglion of facial n. 面神经的膝状神经节
Motor root of facial n. 面神经运动根
Intermediate n.(of Wrisberg) 中间神经(Wrisberg神经)
Vestibulocochlear n. (CN Ⅷ) 前庭蜗神经
Glossopharyngeal n. (CN Ⅸ) 舌咽神经
Vagus n. (CN X) 迷走神经
Mandibular n. (CN V₃) 下颌神经
Otic ganglion 耳神经节
Internal carotid n. 颈内动脉神经
Chorda tympani 鼓索
Pharyngeal branch of vagus n. 迷走神经咽支
Superior laryngeal n.(cut) 喉上神经(切断)
Superior cervical ganglion 颈上神经节
Internal carotid a. 颈内动脉
Internal carotid plexus 颈内动脉丛
Carotid sinus n. 颈动脉窦神经
Sympathetic trunk 交感干
Superior cervical cardiac branch of vagus n. 迷走神经颈上心支

Inferior posterior nasal branch of greater palatine n. 腭大神经后下鼻支
Pterygopalatine ganglion 翼腭神经节
Greater palatine n. 腭大神经
Lesser palatine nn. 腭小神经
Lingual n. 舌神经
Inferior alveolar n. 下牙槽神经
Submandibular ganglion 下颌下神经节

Pharyngeal plexus 咽丛
Maxillary a. 上颌动脉
External carotid plexus 颈外动脉丛
External carotid a. 颈外动脉
Common carotid a. 颈总动脉
Common carotid plexus 颈总动脉丛
Superior cervical cardiac n. 颈上心神经

Middle meningeal a. 脑膜中动脉
Facial a. 面动脉

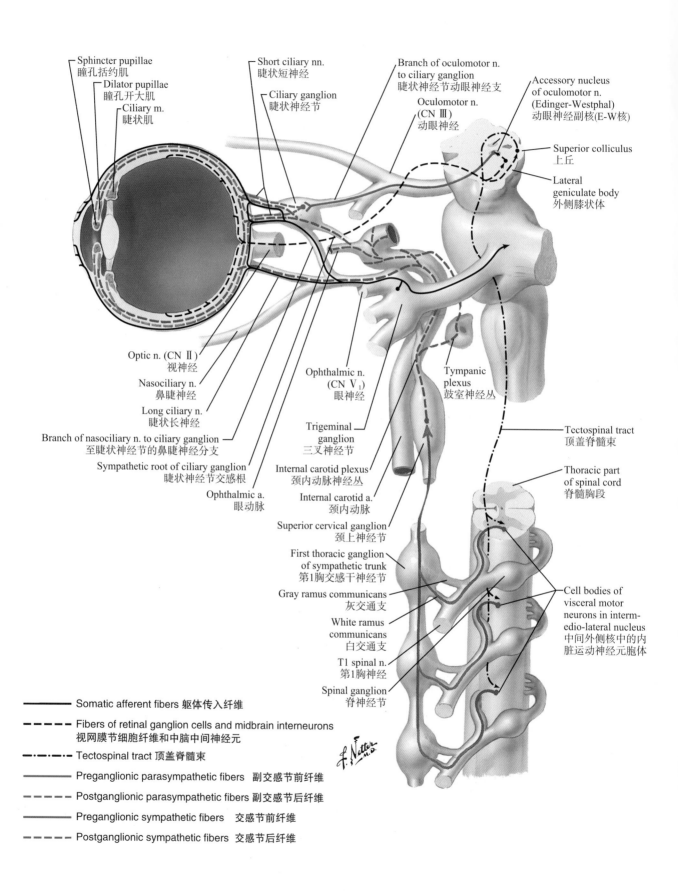

Sphincter pupillae
瞳孔括约肌

Dilator pupillae
瞳孔开大肌

Ciliary m.
睫状肌

Short ciliary nn.
睫状短神经

Ciliary ganglion
睫状神经节

Branch of oculomotor n.
to ciliary ganglion
睫状神经节动眼神经支

Oculomotor n.
(CN Ⅲ)
动眼神经

Accessory nucleus
of oculomotor n.
(Edinger-Westphal)
动眼神经副核(E-W核)

Superior colliculus
上丘

Lateral
geniculate body
外侧膝状体

Optic n. (CN Ⅱ)
视神经

Nasociliary n.
鼻睫神经

Long ciliary n.
睫状长神经

Branch of nasociliary n. to ciliary ganglion
至睫状神经节的鼻睫神经分支

Sympathetic root of ciliary ganglion
睫状神经节交感根

Ophthalmic a.
眼动脉

Ophthalmic n.
(CN V₁)
眼神经

Trigeminal
ganglion
三叉神经节

Internal carotid plexus
颈内动脉神经丛

Internal carotid a.
颈内动脉

Superior cervical ganglion
颈上神经节

First thoracic ganglion
of sympathetic trunk
第1胸交感干神经节

Gray ramus communicans
灰交通支

White ramus
communicans
白交通支

T1 spinal n.
第1胸神经

Spinal ganglion
脊神经节

Tympanic
plexus
鼓室神经丛

Tectospinal tract
顶盖脊髓束

Thoracic part
of spinal cord
脊髓胸段

Cell bodies of
visceral motor
neurons in interm-
edio-lateral nucleus
中间外侧核中的内
脏运动神经元胞体

———— Somatic afferent fibers 躯体传入纤维

– – – – Fibers of retinal ganglion cells and midbrain interneurons
视网膜节细胞纤维和中脑中间神经元

–·–·–· Tectospinal tract 顶盖脊髓束

———— Preganglionic parasympathetic fibers 副交感节前纤维

– – – – Postganglionic parasympathetic fibers 副交感节后纤维

———— Preganglionic sympathetic fibers 交感节前纤维

– – – – Postganglionic sympathetic fibers 交感节后纤维

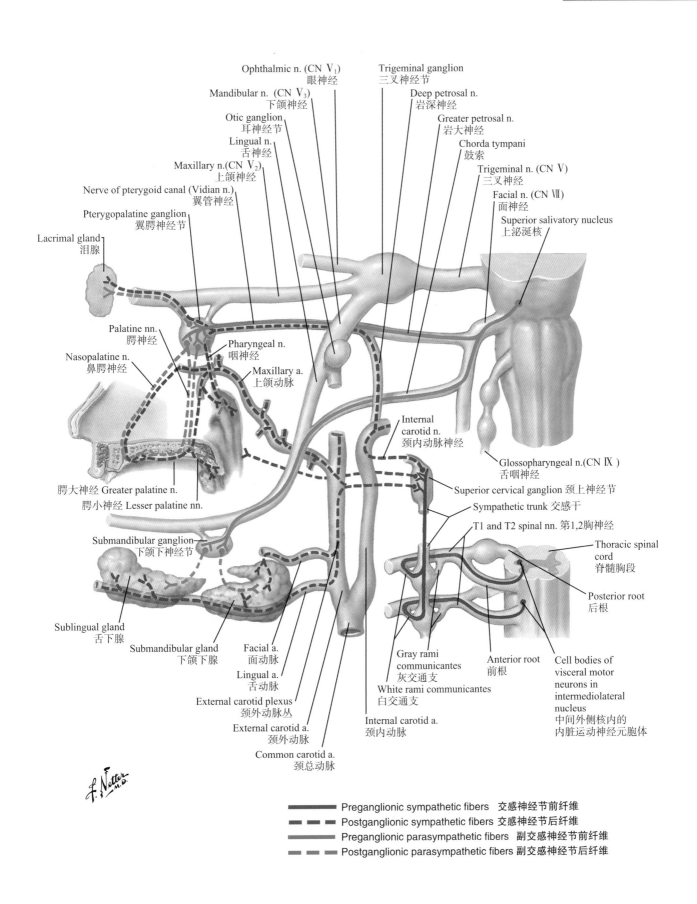

Ophthalmic n. (CN V₁)
眼神经

Mandibular n. (CN V₃)
下颌神经

Otic ganglion
耳神经节

Lingual n.
舌神经

Maxillary n.(CN V₂)
上颌神经

Nerve of pterygoid canal (Vidian n.)
翼管神经

Pterygopalatine ganglion
翼腭神经节

Lacrimal gland
泪腺

Palatine nn.
腭神经

Nasopalatine n.
鼻腭神经

膈大神经 Greater palatine n.

腭小神经 Lesser palatine nn.

Submandibular ganglion
下颌下神经节

Sublingual gland
舌下腺

Submandibular gland
下颌下腺

Facial a.
面动脉

Lingual a.
舌动脉

External carotid plexus
颈外动脉丛

External carotid a.
颈外动脉

Common carotid a.
颈总动脉

Trigeminal ganglion
三叉神经节

Deep petrosal n.
岩深神经

Greater petrosal n.
岩大神经

Chorda tympani
鼓索

Trigeminal n. (CN V)
三叉神经

Facial n. (CN Ⅶ)
面神经

Superior salivatory nucleus
上泌涎核

Pharyngeal n.
咽神经

Maxillary a.
上颌动脉

Internal carotid n.
颈内动脉神经

Glossopharyngeal n.(CN Ⅸ)
舌咽神经

Superior cervical ganglion 颈上神经节

Sympathetic trunk 交感干

T1 and T2 spinal nn. 第1,2胸神经

Thoracic spinal cord
脊髓胸段

Posterior root
后根

Gray rami communicantes
灰交通支

White rami communicantes
白交通支

Internal carotid a.
颈内动脉

Anterior root
前根

Cell bodies of visceral motor neurons in intermediolateral nucleus
中间外侧核内的内脏运动神经元胞体

F. Netter M.D.

━━━ Preganglionic sympathetic fibers 交感神经节前纤维
╍ ╍ ╍ Postganglionic sympathetic fibers 交感神经节后纤维
═══ Preganglionic parasympathetic fibers 副交感神经节前纤维
╍═╍═ Postganglionic parasympathetic fibers 副交感神经节后纤维

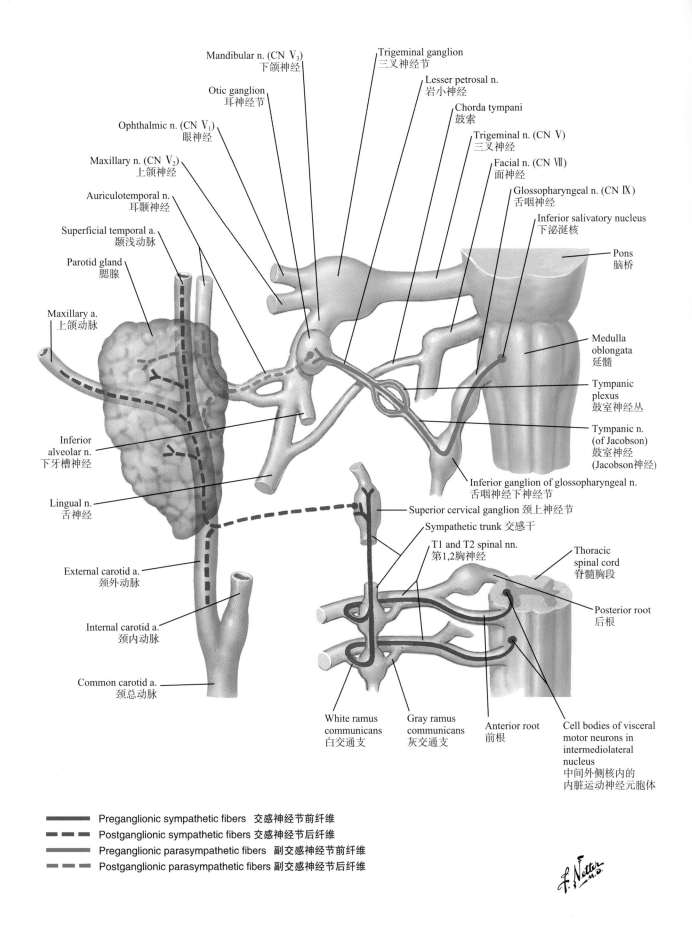

Mandibular n. (CN V₃)
下颌神经

Otic ganglion
耳神经节

Ophthalmic n. (CN V₁)
眼神经

Maxillary n. (CN V₂)
上颌神经

Auriculotemporal n.
耳颞神经

Superficial temporal a.
颞浅动脉

Parotid gland
腮腺

Maxillary a.
上颌动脉

Inferior alveolar n.
下牙槽神经

Lingual n.
舌神经

External carotid a.
颈外动脉

Internal carotid a.
颈内动脉

Common carotid a.
颈总动脉

Trigeminal ganglion
三叉神经节

Lesser petrosal n.
岩小神经

Chorda tympani
鼓索

Trigeminal n. (CN V)
三叉神经

Facial n. (CN Ⅶ)
面神经

Glossopharyngeal n. (CN Ⅸ)
舌咽神经

Inferior salivatory nucleus
下泌涎核

Pons
脑桥

Medulla oblongata
延髓

Tympanic plexus
鼓室神经丛

Tympanic n. (of Jacobson)
鼓室神经 (Jacobson神经)

Inferior ganglion of glossopharyngeal n.
舌咽神经下神经节

Superior cervical ganglion 颈上神经节

Sympathetic trunk 交感干

T1 and T2 spinal nn.
第1,2胸神经

Thoracic spinal cord
脊髓胸段

Posterior root
后根

White ramus communicans
白交通支

Gray ramus communicans
灰交通支

Anterior root
前根

Cell bodies of visceral motor neurons in intermediolateral nucleus
中间外侧核内的内脏运动神经元胞体

—— Preganglionic sympathetic fibers 交感神经节前纤维
- - - Postganglionic sympathetic fibers 交感神经节后纤维
—— Preganglionic parasympathetic fibers 副交感神经节前纤维
- - - Postganglionic parasympathetic fibers 副交感神经节后纤维

F. Netter M.D.

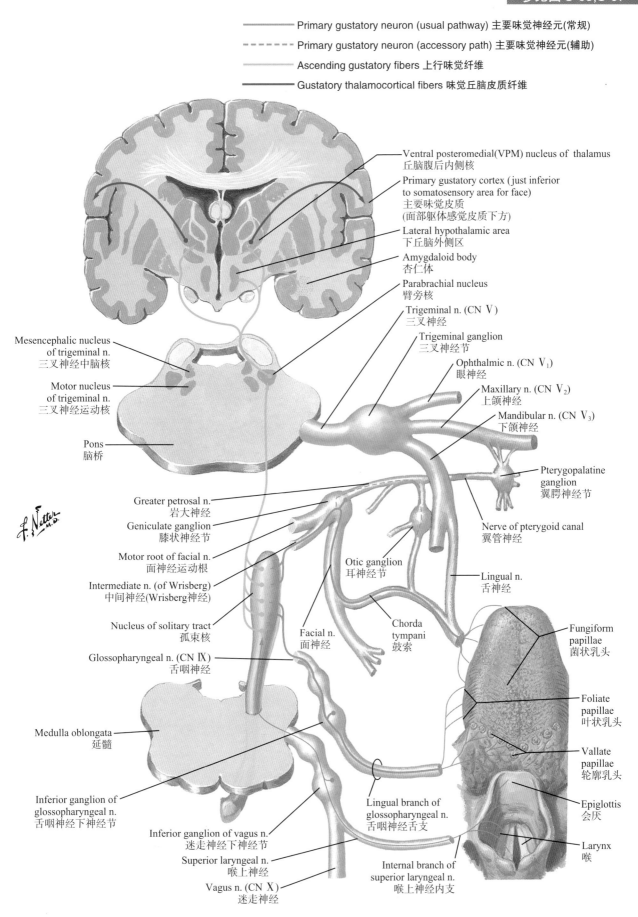

Primary gustatory neuron (usual pathway) 主要味觉神经元(常规)
Primary gustatory neuron (accessory path) 主要味觉神经元(辅助)
Ascending gustatory fibers 上行味觉纤维
Gustatory thalamocortical fibers 味觉丘脑皮质纤维

Ventral posteromedial(VPM) nucleus of thalamus
丘脑腹后内侧核
Primary gustatory cortex (just inferior
to somatosensory area for face)
主要味觉皮质
(面部躯体感觉皮质下方)
Lateral hypothalamic area
下丘脑外侧区
Amygdaloid body
杏仁体
Parabrachial nucleus
臂旁核
Trigeminal n. (CN V)
三叉神经
Trigeminal ganglion
三叉神经节
Ophthalmic n. (CN V₁)
眼神经
Maxillary n. (CN V₂)
上颌神经
Mandibular n. (CN V₃)
下颌神经
Pterygopalatine
ganglion
翼腭神经节
Nerve of pterygoid canal
翼管神经
Lingual n.
舌神经
Fungiform
papillae
菌状乳头
Foliate
papillae
叶状乳头
Vallate
papillae
轮廓乳头
Epiglottis
会厌
Larynx
喉

Mesencephalic nucleus
of trigeminal n.
三叉神经中脑核
Motor nucleus
of trigeminal n.
三叉神经运动核
Pons
脑桥
Greater petrosal n.
岩大神经
Geniculate ganglion
膝状神经节
Motor root of facial n.
面神经运动根
Intermediate n. (of Wrisberg)
中间神经(Wrisberg神经)
Nucleus of solitary tract
孤束核
Glossopharyngeal n. (CN IX)
舌咽神经
Medulla oblongata
延髓
Inferior ganglion of
glossopharyngeal n.
舌咽神经下神经节
Inferior ganglion of vagus n.
迷走神经下神经节
Superior laryngeal n.
喉上神经
Vagus n. (CN X)
迷走神经

Otic ganglion
耳神经节
Chorda
tympani
鼓索
Facial n.
面神经
Lingual branch of
glossopharyngeal n.
舌咽神经舌支
Internal branch of
superior laryngeal n.
喉上神经内支

Superior palpebral conjunctiva 上睑结膜

Seen through cornea 透过角膜可见 { 瞳孔 Pupil / 虹膜 Iris

Corneoscleral junction (corneal limbus) 角膜巩膜缘(角膜缘)

Sclera (covered by bulbar conjunctiva) 巩膜(被球结膜覆盖)

结膜下穹 Inferior conjunctival fornix

下睑结膜 Inferior palpebral conjunctiva

Superior lacrimal punctum 上泪点

Superior lacrimal papilla 上泪乳头

Plica semilunaris 半月襞

Lacrimal caruncle 泪阜

Lacus lacrimalis 泪湖

Inferior lacrimal punctum 下泪点

Inferior lacrimal papilla 下泪乳头

上睑提肌 Levator palpebrae superioris

眶隔 Orbital septum

上睑板肌 Superior tarsal m.

结膜上穹 Superior conjunctival fornix

眼轮匝肌的睑部 Palpebral part of orbicularis oculi m.

上睑板 Superior tarsus

睑板腺 Tarsal glands (Meibomian glands)

皮脂腺 Sebaceous glands

睫毛 Eyelashes

睑板腺开口 Openings of tarsal glands

下睑板 Inferior tarsus

眼轮匝肌的睑部 Palpebral part of orbicularis oculi m.

结膜下穹 Inferior conjunctival fornix

眶隔 Orbital septum

Sclera 巩膜

Bulbar conjunctiva 球结膜

Palpebral conjunctiva 睑结膜

Cornea 角膜

Lens 晶状体

Anterior chamber 前房

Iris 虹膜

Posterior chamber 后房

额骨 Frontal bone

Attachment of levator palpebrae superioris 上睑提肌附着点

眶隔 Orbital septum

上睑板 Superior tarsus

Lateral palpebral ligament 睑外侧韧带

下睑板 Inferior tarsus

眶隔 Orbital septum

颧骨 Zygomatic bone

Supraorbital a. and n. 眶上动脉和神经

Supratrochlear a. and n. 滑车上动脉和神经

Lacrimal sac 泪囊

Medial palpebral ligament 睑内侧韧带

Frontal process of maxilla 上颌骨额突

Infraorbital a. and n. 眶下动脉和神经

Orbital part of
lacrimal gland
泪腺眶部

Palpebral part of
lacrimal gland
泪腺睑部

Excretory ducts of
lacrimal gland
泪腺排泄管

Plica semilunaris
半月襞

Lacrimal caruncle
泪阜

Inferior lacrimal punctum
下泪点

Inferior lacrimal papilla
下泪乳头

Superior lacrimal punctum 上泪点

Superior lacrimal papilla 上泪乳头

Lacrimal canaliculi 泪小管

Lacrimal sac 泪囊

Nasolacrimal duct 鼻泪管

Opening of
nasolacrimal duct
鼻泪管开口

Frontal bone (cut away)
额骨(切除)

Orbital part of
lacrimal gland
泪腺眶部

Palpebral part of
lacrimal gland
泪腺睑部

Excretory ducts of
lacrimal gland
泪腺排泄管

Plica semilunaris
and lacus lacrimalis
半月襞与泪湖

Lacrimal caruncle
泪阜

Inferior lacrimal punctum
下泪点

Inferior lacrimal papilla
下泪乳头

Opening of nasolacrimal duct
鼻泪管开口

Superior lacrimal punctum
上泪点

Superior lacrimal papilla
上泪乳头

Lacrimal canaliculi
泪小管

Lacrimal sac
泪囊

Nasolacrimal duct
鼻泪管

Middle nasal concha
中鼻甲

Nasal cavity
鼻腔

Inferior nasal
concha (cut)
下鼻甲(切开)

Inferior nasal meatus
下鼻道

Right lateral view
右外侧面观

上斜肌 Superior oblique m.

上睑提肌 Levator palpebrae superioris

上直肌 Superior rectus m.

内直肌 Medial rectus m.

Common tendinous ring (of Zinn)
总腱环(Zinn)

Lateral rectus m. (cut)
外直肌(切断)

Inferior rectus m.
下直肌

上颌窦 Maxillary sinus

Trochlea 滑车

Optic n. (CN Ⅱ) 视神经

Lateral rectus m. (cut)
外直肌(切断)

Inferior oblique m.
下斜肌

Superior view
上面观

Trochlea of superior oblique m.
上斜肌的滑车

Superior oblique m.
上斜肌

Medial rectus m.
内直肌

Inferior rectus m.
下直肌

Common tendinous ring (of Zinn)
总腱环(Zinn)

Superior tarsus 上睑板

Levator palpebrae superioris (cut)
上睑提肌(切断)

Superior rectus m. (cut)
上直肌(切断)

Lateral rectus m.
外直肌

Optic n. (CN Ⅱ)
视神经

Superior rectus m. (cut)
上直肌(切断)

Levator palpebrae superioris (cut)
上睑提肌(切断)

Innervation of extrinsic eye muscles: anterior view
眼外肌的神经支配：前面观

Trochlea of superior oblique m.
上斜肌的滑车

Levator palpebrae superioris
上睑提肌
Superior rectus m.
上直肌
Oculomotor n. (CN Ⅲ) 动眼神经
Medial rectus m.
内直肌
Inferior rectus m.
下直肌
Inferior oblique m.
下斜肌

Superior oblique m.
上斜肌
Trochlear n. (CN Ⅳ) 滑车神经

Lateral rectus m.
外直肌
Abducens n. (CN Ⅵ) 展神经

**Superior view
上面观**

滑车上神经 Supratrochlear n.

内直肌 Medial rectus m.

上斜肌 Superior oblique m.

滑车下神经 Infratrochlear n.

鼻睫神经 Nasociliary n.

滑车神经 Trochlear n. (CN Ⅳ)

Common tendinous ring (of Zinn) 总腱环

眼神经 Ophthalmic n. (CN V₁)

视神经 Optic n. (CN Ⅱ)

Internal carotid plexus 颈内动脉丛

颈内动脉 Internal carotid a.

动眼神经 Oculomotor n. (CN Ⅲ)

滑车神经 Trochlear n. (CN Ⅳ)

展神经 Abducens n. (CN Ⅵ)

小脑幕 Tentorium cerebelli

Medial branch of supraorbital n. 眶上神经内支

Lateral branch of supraorbital n. 眶上神经外支

Levator palpebrae superioris 上睑提肌

Superior rectus m. 上直肌

Supaorbital n. 眶上神经

Lacrimal gland 泪腺

Lacrimal n. 泪腺神经

Lateral rectus m. 外直肌

Frontal n. 额神经

Maxillary n. (CN V₂) 上颌神经

Meningeal branch of maxillary n. 上颌神经脑膜支

Mandibular n. (CN V₃) 下颌神经

Lesser petrosal n. 岩小神经

Meningeal branch of mandibular n. 下颌神经脑膜支

Greater petrosal n. 岩大神经

Trigeminal ganglion 三叉神经节

Tentorial branch of ophthalmic n. 眼神经的小脑幕支

**Superior view:
levator palpebrae superioris, superior rectus, and superior oblique muscles partially cut away
上面观：
上睑提肌、上直肌与上斜肌部分切除**

Supratrochlear n. (cut) 滑车上神经(切断)

Branches of supraorbital n. (cut) 眶上神经支(切断)

滑车下神经 Infratrochlear n.

筛前神经 Anterior ethmoidal n.

视神经 Optic n. (CN Ⅱ)

Posterior ethmoidal n. 筛后神经

Superior branch of oculomotor n. (cut) 动眼神经上支(切断)

鼻睫神经 Nasociliary n.

Internal carotid plexus 颈内动脉丛

Trochlear n. (CN Ⅳ) (cut) 滑车神经(切断)

动眼神经 Oculomotor n. (CN Ⅲ)

展神经 Abducens n. (CN Ⅵ)

Long ciliary nn. 睫状长神经

Short ciliary nn. 睫状短神经

Lacrimal n. 泪腺神经

Ciliary ganglion 睫状神经节

Branch of oculomotor n. to ciliary ganglion (parasympathetic root of ciliary ganglion) 至睫状神经节的动眼神经支(睫状神经节副交感根)

Sympathetic root of ciliary ganglion (from internal carotid plexus) 睫状神经节交感根(来自颈内动脉交感丛)

Branch of nasociliary n. to ciliary ganglion (sensory root of ciliary ganglion) 至睫状神经节的鼻睫神经支(睫状神经节感觉支)

Abducens n. (CN Ⅵ) 展神经

Inferior branch of oculomotor n. 动眼神经下支

Lacrimal n. 泪腺神经

Meningeal branch of maxillary n. 上颌神经脑膜支

Frontal n. (cut) 额神经(切断)

Ophthalmic n. (CN V₁) 眼神经

Meningeal branch of mandibular n. 下颌神经脑膜支

Superior view of right orbit
右眶上面观

Posterior
后

展神经 Abducens n. (CN Ⅵ)　Oculomotor n. (CN Ⅲ) 动眼神经
三叉神经节 Trigeminal ganglion　Trochlear n. (CN Ⅳ) 滑车神经
眼神经 Ophthalmic n. (CN V₁)　Optic n. (CN Ⅱ) 视神经
上颌神经 Maxillary n. (CN V₂)　Sphenoidal sinus 蝶窦
下颌神经 Mandibular n. (CN V₃)　Anterior clinoid process 前床突
额神经 Frontal n.　Posterior ethmoidal n. 筛后神经
外直肌 Lateral rectus m.　Long ciliary n. 睫状长神经
展神经 Abducens n.　Inferior rectus m. 下直肌
睫状神经节 Ciliary ganglion　Nasociliary n. 鼻睫神经
睫状短神经 Short ciliary nn.　Anterior ethmoidal n. 筛前神经
眶下神经 Infraorbital n.　Skin 皮肤　Left anterior ethmoidal n. 左筛前神经
内直肌 Medial rectus m.　Frontalis m. 额肌
上直肌 Superior rectus m.　Supraorbital n. 眶上神经
泪腺 Lacrimal gland　Lateral branch 外侧支
滑车上神经 Supratrochlear n.　Medial branch 内侧支
Levator palpebrae superioris 上睑提肌　Supratrochlear n. 滑车上神经
眶上神经 Supraorbital n.　Right and left infratrochlear nn. 右侧和左侧滑车下神经
内支 Medial branch　Lateral nasal branch of anterior ethmoidal n. 筛前神经鼻内支的鼻外侧支
外支 Lateral branch　External nasal branch of anterior ethmoidal n. 筛前神经鼻外支
上斜肌 Superior oblique m.　External nasal branch of left anterior ethmoidal n. 左筛前神经鼻外支
上斜肌肌腱 Superior oblique tendon
下斜肌肌腱 Inferior oblique tendon　Medial nasal branch of anterior ethmoidal n. 筛前神经鼻内支的鼻内侧支
筛窦前小房 Anterior ethmoidal cells
Internal nasal branches of anterior ethmoidal n. 筛前神经鼻内支

C. Machado M.D.

Anterior view of right orbit
(eyeball transparent)
右眶前面观
(眼球透明)

Anterior
前

筛后神经 Posterior ethmoidal n.　筛前神经 Anterior ethmoidal n.　眶上神经外侧支 Lateral branch of supraorbital n.　眶上神经内侧支 Medial branch of supraorbital n.
上睑提肌 Levator palpebrae superioris　Supratrochlear n. 滑车上神经
上直肌 Superior rectus m.　Superior oblique m. 上斜肌
鼻睫神经 Nasociliary n.　Trochlea of superior oblique m. 上斜肌的滑车
颧颞神经 Zygomaticotemporal n.　Trochlear n. (CN Ⅳ) 滑车神经
泪腺神经 Lacrimal n.　Infratrochlear n. 滑车下神经
睫状神经节 Ciliary ganglion
颧颞神经至泪腺神经的交通支 Communicating branch of zygomaticotemporal n. to lacrimal n.　Optic n. (CN Ⅱ) 视神经
展神经 Abducens n. (CN Ⅵ)　Long ciliary n. 睫状长神经
外直肌 Lateral rectus m.　Oculomotor n. (CN Ⅲ) 动眼神经
睫状短神经 Short ciliary nn.　Medial rectus m. (cut) 内直肌(切断)
颧颞神经 Zygomaticotemporal n.　Inferior branch of oculomotor n. 动眼神经下支
颧面神经 Zygomaticofacial n.　Inferior rectus m. 下直肌
颧神经 Zygomatic n.　Inferior oblique m. 下斜肌
眶下神经 Infraorbital n.

Lateral
外侧

Medial
内侧

Superior view
上面观

Supratrochlear a.
滑车上动脉

Dorsal nasal a.
鼻背动脉

Anterior meningeal branch
of anterior ethmoidal a.
筛前动脉的脑膜前动脉

Anterior ethmoidal a.
筛前动脉

Posterior ethmoidal a.
筛后动脉

Muscular a.
肌动脉

Ophthalmic a.
眼动脉

Internal carotid a.
颈内动脉

Medial palpebral a.
睑内侧动脉

Lateral palpebral a.
睑外侧动脉

Lacrimal gland
泪腺

Supraorbital a.
眶上动脉

Zygomatic branches of lacrimal a.
泪腺动脉的颧支

Posterior ciliary aa.
睫后动脉

Muscular a.
肌动脉

Lacrimal a.
泪腺动脉

Anterior view
前面观

Frontal branch of superficial temporal a.
颞浅动脉额支

Superior lateral palpebral a.
睑外侧上动脉

Zygomaticoorbital a.
颧眶动脉

Inferior lateral palpebral a.
睑外侧下动脉

Zygomaticofacial a.
颧面动脉

Transverse facial a.
面横动脉

Infraorbital a.
眶下动脉

Supraorbital a.
眶上动脉

Supratrochlear a.
滑车上动脉

Dorsal nasal a.
鼻背动脉

Superior medial palpebral a.
睑内侧上动脉

Angular a.
内眦动脉

Superior palpebral arterial arch
睑上动脉弓

Inferior medial palpebral a.
睑内侧下动脉

Inferior palpebral arterial arch
睑下动脉弓

Facial a.
面动脉

(X = anastomosis between branches
of external and internal carotid arteries)
(X=颈内动脉与颈外动脉的吻合)

Lateral view
侧面观

Supratrochlear v.
滑车上静脉

Supraorbital v.
眶上静脉

Superior ophthalmic v.
眼上静脉

Cavernous sinus
海绵窦

Inferior ophthalmic v.
眼下动脉

Pterygoid venous plexus
翼静脉丛

Maxillary v.
上颌静脉

Retromandibular v.
下颌后静脉

Nasofrontal v.
鼻额静脉

Angular v.
内眦静脉

Posterior ciliary vv.
睫后静脉

Facial v.
面静脉

Deep facial v.
面深静脉

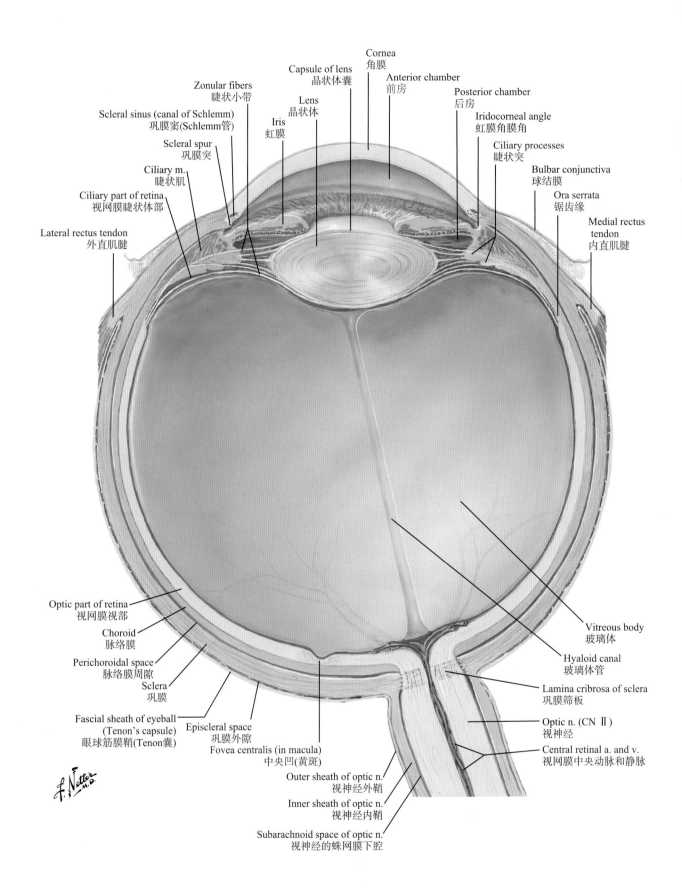

Zonular fibers
睫状小带

Capsule of lens
晶状体囊

Cornea
角膜

Anterior chamber
前房

Lens
晶状体

Posterior chamber
后房

Scleral sinus (canal of Schlemm)
巩膜窦(Schlemm管)

Iris
虹膜

Iridocorneal angle
虹膜角膜角

Scleral spur
巩膜突

Ciliary processes
睫状突

Ciliary m.
睫状肌

Bulbar conjunctiva
球结膜

Ciliary part of retina
视网膜睫状体部

Ora serrata
锯齿缘

Lateral rectus tendon
外直肌腱

Medial rectus tendon
内直肌腱

Optic part of retina
视网膜视部

Choroid
脉络膜

Perichoroidal space
脉络膜周隙

Vitreous body
玻璃体

Sclera
巩膜

Hyaloid canal
玻璃体管

Lamina cribrosa of sclera
巩膜筛板

Fascial sheath of eyeball
(Tenon's capsule)
眼球筋膜鞘(Tenon囊)

Episcleral space
巩膜外隙

Optic n. (CN Ⅱ)
视神经

Central retinal a. and v.
视网膜中央动脉和静脉

Fovea centralis (in macula)
中央凹(黄斑)

Outer sheath of optic n.
视神经外鞘

Inner sheath of optic n.
视神经内鞘

Subarachnoid space of optic n.
视神经的蛛网膜下腔

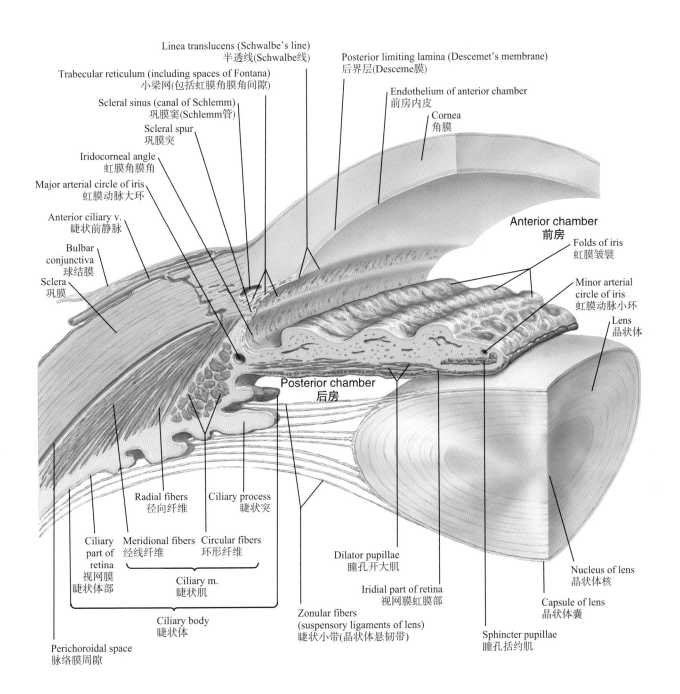

Linea translucens (Schwalbe's line)
半透线(Schwalbe线)

Trabecular reticulum (including spaces of Fontana)
小梁网(包括虹膜角膜角间隙)

Scleral sinus (canal of Schlemm)
巩膜窦(Schlemm管)

Scleral spur
巩膜突

Iridocorneal angle
虹膜角膜角

Major arterial circle of iris
虹膜动脉大环

Anterior ciliary v.
睫状前静脉

Bulbar conjunctiva
球结膜

Sclera
巩膜

Posterior limiting lamina (Descemet's membrane)
后界层(Desceme膜)

Endothelium of anterior chamber
前房内皮

Cornea
角膜

Anterior chamber
前房

Folds of iris
虹膜皱襞

Minor arterial circle of iris
虹膜动脉小环

Lens
晶状体

Posterior chamber
后房

Radial fibers
径向纤维

Ciliary process
睫状突

Ciliary part of retina
视网膜睫状体部

Meridional fibers
经线纤维

Circular fibers
环形纤维

Ciliary m.
睫状肌

Ciliary body
睫状体

Perichoroidal space
脉络膜周隙

Dilator pupillae
瞳孔开大肌

Iridial part of retina
视网膜虹膜部

Zonular fibers
(suspensory ligaments of lens)
睫状小带(晶状体悬韧带)

Sphincter pupillae
瞳孔括约肌

Nucleus of lens
晶状体核

Capsule of lens
晶状体囊

注: 为了显示清楚, 该图仅显示一个平面的睫状小带,
但实际上晶状体全周均有睫状小带相连。

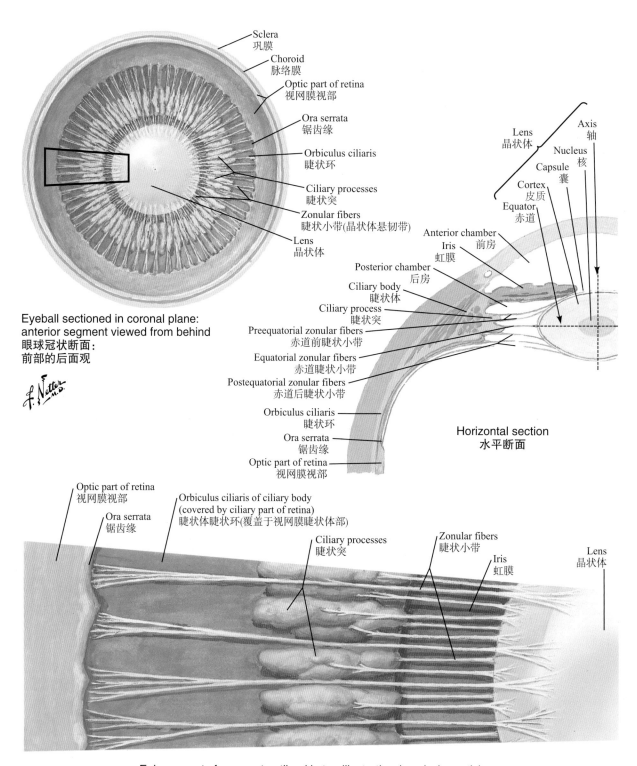

Sclera
巩膜

Choroid
脉络膜

Optic part of retina
视网膜视部

Ora serrata
锯齿缘

Orbiculus ciliaris
睫状环

Ciliary processes
睫状突

Zonular fibers
睫状小带(晶状体悬韧带)

Lens
晶状体

Eyeball sectioned in coronal plane:
anterior segment viewed from behind
眼球冠状断面：
前部的后面观

Lens
晶状体

Axis
轴

Nucleus
核

Capsule
囊

Cortex
皮质

Equator
赤道

Anterior chamber
前房

Iris
虹膜

Posterior chamber
后房

Ciliary body
睫状体

Ciliary process
睫状突

Preequatorial zonular fibers
赤道前睫状小带

Equatorial zonular fibers
赤道睫状小带

Postequatorial zonular fibers
赤道后睫状小带

Orbiculus ciliaris
睫状环

Ora serrata
锯齿缘

Optic part of retina
视网膜视部

Horizontal section
水平断面

Optic part of retina
视网膜视部

Ora serrata
锯齿缘

Orbiculus ciliaris of ciliary body
(covered by ciliary part of retina)
睫状体睫状环(覆盖于视网膜睫状体部)

Ciliary processes
睫状突

Zonular fibers
睫状小带

Iris
虹膜

Lens
晶状体

Enlargement of segment outlined in top illustration (semischematic)
左上图中方框部位的放大图(示意图)

眼

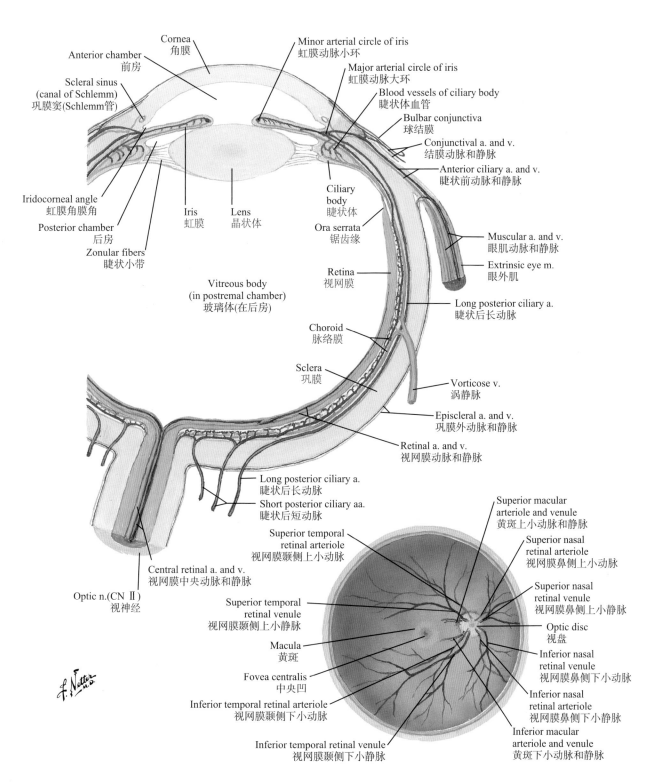

Right retinal vessels: funduscopic view
右侧视网膜血管：眼底镜下观

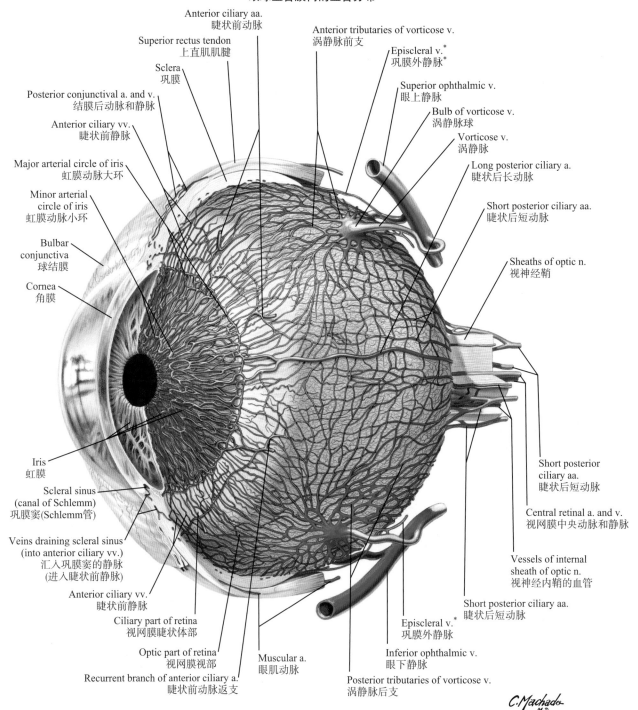

Vascular arrangements within the vascular layer of eyeball
眼球血管膜内的血管分布

Anterior ciliary aa.
睫状前动脉

Superior rectus tendon
上直肌肌腱

Sclera
巩膜

Posterior conjunctival a. and v.
结膜后动脉和静脉

Anterior ciliary vv.
睫状前静脉

Major arterial circle of iris
虹膜动脉大环

Minor arterial circle of iris
虹膜动脉小环

Bulbar conjunctiva
球结膜

Cornea
角膜

Iris
虹膜

Scleral sinus (canal of Schlemm)
巩膜窦(Schlemm管)

Veins draining scleral sinus (into anterior ciliary vv.)
汇入巩膜窦的静脉 (进入睫状前静脉)

Anterior ciliary vv.
睫状前静脉

Ciliary part of retina
视网膜睫状体部

Optic part of retina
视网膜视部

Recurrent branch of anterior ciliary a.
睫状前动脉返支

Muscular a.
眼肌动脉

Anterior tributaries of vorticose v.
涡静脉前支

Episcleral v.*
巩膜外静脉*

Superior ophthalmic v.
眼上静脉

Bulb of vorticose v.
涡静脉球

Vorticose v.
涡静脉

Long posterior ciliary a.
睫状后长动脉

Short posterior ciliary aa.
睫状后短动脉

Sheaths of optic n.
视神经鞘

Short posterior ciliary aa.
睫状后短动脉

Central retinal a. and v.
视网膜中央动脉和静脉

Vessels of internal sheath of optic n.
视神经内鞘的血管

Short posterior ciliary aa.
睫状后短动脉

Episcleral v.*
巩膜外静脉*

Inferior ophthalmic v.
眼下静脉

Posterior tributaries of vorticose v.
涡静脉后支

C. Machado
M.D.

*The episcleral veins are shown here anastomosing with the vorticose veins, which they do; however, they also drain into the anterior ciliary veins.
*如图所示, 巩膜外静脉与涡静脉吻合, 不过它们也可回流进入睫状前静脉。

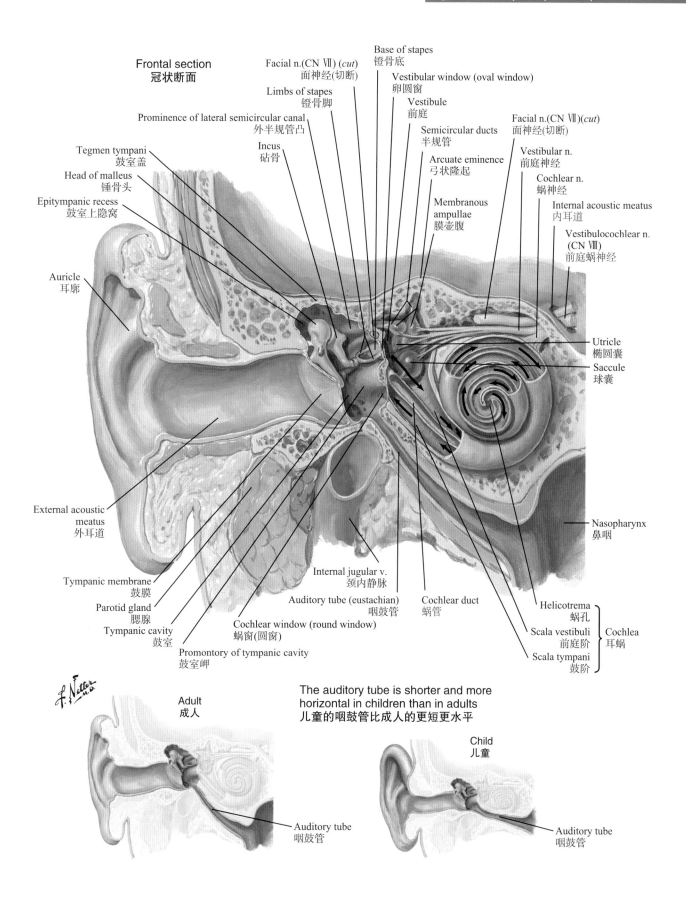

Frontal section
冠状断面

Facial n.(CN Ⅶ) (cut)
面神经(切断)

Limbs of stapes
镫骨脚

Prominence of lateral semicircular canal
外半规管凸

Incus
砧骨

Tegmen tympani
鼓室盖

Head of malleus
锤骨头

Epitympanic recess
鼓室上隐窝

Base of stapes
镫骨底

Vestibular window (oval window)
卵圆窗

Vestibule
前庭

Semicircular ducts
半规管

Arcuate eminence
弓状隆起

Membranous ampullae
膜壶腹

Facial n.(CN Ⅶ)(cut)
面神经(切断)

Vestibular n.
前庭神经

Cochlear n.
蜗神经

Internal acoustic meatus
内耳道

Vestibulocochlear n.
(CN Ⅷ)
前庭蜗神经

Auricle
耳廓

Utricle
椭圆囊

Saccule
球囊

External acoustic meatus
外耳道

Nasopharynx
鼻咽

Tympanic membrane
鼓膜

Parotid gland
腮腺

Tympanic cavity
鼓室

Promontory of tympanic cavity
鼓室岬

Cochlear window (round window)
蜗窗(圆窗)

Internal jugular v.
颈内静脉

Auditory tube (eustachian)
咽鼓管

Cochlear duct
蜗管

Helicotrema
蜗孔

Scala vestibuli
前庭阶

Scala tympani
鼓阶

Cochlea
耳蜗

The auditory tube is shorter and more horizontal in children than in adults
儿童的咽鼓管比成人的更短更水平

Adult
成人

Child
儿童

Auditory tube
咽鼓管

Auditory tube
咽鼓管

Right auricle
右外耳

Triangular fossa
三角窝

Helix
耳轮

Scapha
耳舟

Crura of antihelix
对耳轮脚

Auricular tubercle (of Darwin)
耳廓结节(Darwin结节)

Antihelix
对耳轮

Concha of auricle
耳甲

Lobule of auricle
耳垂

Crus of helix
耳轮脚

External acoustic meatus
外耳道

Tragus
耳屏

Intertragic notch
耳屏间切迹

Antitragus
对耳屏

Otoscopic view of right tympanic membrane
通过耳镜观察右耳鼓膜

Posterior mallear fold
锤骨后襞

Pars flaccida of tympanic membrane
鼓膜松弛部

Lateral process of malleus
锤骨外侧突

Anterior mallear fold
锤骨前襞

Long limb of incus
砧骨长脚

Handle of malleus
锤骨柄

Umbo of tympanic membrane
鼓膜脐

Pars tensa of tympanic membrane
鼓膜紧张部

Coronal oblique section of external acoustic meatus and middle ear
外耳道和中耳的斜冠状断面

Epitympanic recess
鼓室上隐窝

Superior ligament of malleus
锤骨上韧带

Short limb of incus
砧骨短脚

Chorda tympani (cut)
鼓索(切断)

Anterior ligment of malleus (cut)
锤骨前韧带(切断)

Tympanic membrane
鼓膜

External acoustic meatus
外耳道

Tegmen tympani
鼓室盖

Dura
硬脑膜

Tympanic cavity
鼓室

Head of malleus
锤骨头

Long limb of incus
砧骨长脚

Base of stapes
镫骨底

Handle of malleus
锤骨柄

Tympanic plexus
(on promontory of tympanic cavity)
鼓室神经丛(鼓室岬上)

Tensor tympani
鼓膜张肌

Tensor veli palatini
腭帆张肌

Auditory tube (eustachian)
咽鼓管

Right tympanic cavity after removal of tympanic membrane (lateral view)
去除鼓膜后的右侧鼓室(侧面观)

Chorda tympani
鼓索

Long limb of incus
砧骨长脚

Prominence of facial canal
面神经管凸

Pyramidal eminence
锥隆起

Stapedius tendon
镫骨肌肌腱

Stapes
镫骨

Fossa of cochlear window
蜗窗小窝

Tympanic n.
鼓室神经

Lateral process of malleus
锤骨侧突

Tensor tympani tendon
鼓膜张肌腱

Handle of malleus
锤骨柄

Lesser petrosal n.
岩小神经

Tympanic plexus
鼓室丛

Auditory ossicles: medial view
听小骨：内侧面观

Malleus
锤骨

Incus
砧骨

Lenticular process of incus
砧骨豆状突

Stapes
镫骨

C. Machado
M.D.

F. Netter
M.D.

耳

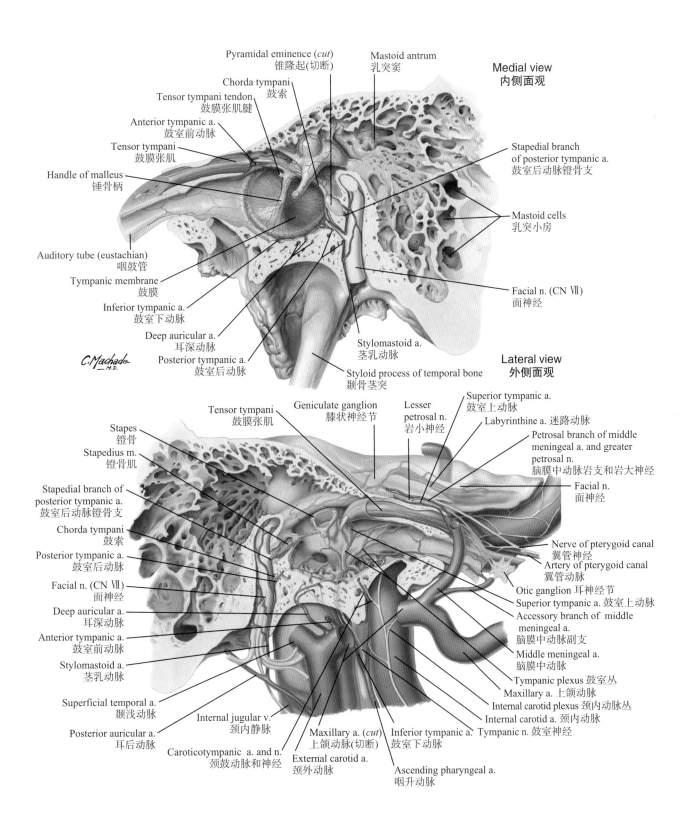

Pyramidal eminence (cut)
锥隆起(切断)

Mastoid antrum
乳突窦

Chorda tympani
鼓索

Tensor tympani tendon
鼓膜张肌腱

Anterior tympanic a.
鼓室前动脉

Tensor tympani
鼓膜张肌

Handle of malleus
锤骨柄

Auditory tube (eustachian)
咽鼓管

Tympanic membrane
鼓膜

Inferior tympanic a.
鼓室下动脉

Deep auricular a.
耳深动脉

Posterior tympanic a.
鼓室后动脉

Medial view
内侧面观

Stapedial branch
of posterior tympanic a.
鼓室后动脉镫骨支

Mastoid cells
乳突小房

Facial n. (CN VII)
面神经

Stylomastoid a.
茎乳动脉

Styloid process of temporal bone
颞骨茎突

Lateral view
外侧面观

Stapes
镫骨

Stapedius m.
镫骨肌

Stapedial branch of
posterior tympanic a.
鼓室后动脉镫骨支

Chorda tympani
鼓索

Posterior tympanic a.
鼓室后动脉

Facial n. (CN VII)
面神经

Deep auricular a.
耳深动脉

Anterior tympanic a.
鼓室前动脉

Stylomastoid a.
茎乳动脉

Superficial temporal a.
颞浅动脉

Posterior auricular a.
耳后动脉

Tensor tympani
鼓膜张肌

Geniculate ganglion
膝状神经节

Internal jugular v.
颈内静脉

Caroticotympanic a. and n.
颈鼓动脉和神经

Maxillary a. (cut)
上颌动脉(切断)

External carotid a.
颈外动脉

Lesser
petrosal n.
岩小神经

Inferior tympanic a.
鼓室下动脉

Ascending pharyngeal a.
咽升动脉

Superior tympanic a.
鼓室上动脉

Labyrinthine a. 迷路动脉

Petrosal branch of middle
meningeal a. and greater
petrosal n.
脑膜中动脉岩支和岩大神经

Facial n.
面神经

Nerve of pterygoid canal
翼管神经

Artery of pterygoid canal
翼管动脉

Otic ganglion 耳神经节

Superior tympanic a. 鼓室上动脉

Accessory branch of middle
meningeal a.
脑膜中动脉副支

Middle meningeal a.
脑膜中动脉

Tympanic plexus 鼓室丛

Maxillary a. 上颌动脉

Internal carotid plexus 颈内动脉丛

Internal carotid a. 颈内动脉

Tympanic n. 鼓室神经

Right bony labyrinth (otic capsule), anterolateral view:
surrounding cancellous bone removed
右侧骨迷路(Otic囊)前外侧面观：移除周围多孔的骨组织

Dissected right bony labyrinth (otic capsule):
membranous labyrinth removed
右侧骨迷路(Otic囊)：膜迷路已切除

Posterior semicircular canal
后半规管

Lateral semicircular canal
外侧半规管

Anterior semicircular canal
前半规管

Common bony limb
总骨脚

Bony ampullae
骨壶腹

Vestibule
前庭

Cochlea
耳蜗

Vestibular window
(oval window)
前庭窗(卵圆窗)

Cochlear window
(round window)
蜗窗(圆窗)

Cochlear cupula
蜗顶

Posterior semicircular canal
后半规管

Lateral semicircular canal
外侧半规管

Anterior semicircular canal
前半规管

Elliptical recess
椭圆囊隐窝

Cochlear recess
蜗管隐窝

Spherical recess
球囊隐窝

Vestibule (note perforations
for nerve fibers)
前庭(有神经纤维穿过)

Helicotrema
蜗孔

Hamulus of spiral lamina
螺旋板钩

Scala vestibuli
前庭阶

Osseous spiral lamina
骨螺旋板

Scala tympani
鼓阶

Internal opening of
vestibular canaliculus
前庭导水管内口

Cochlear window
蜗窗

Right membranous labyrinth with nerves: medial view
右膜迷路与神经：内侧观

Superior branch of vestibular n.
前庭神经上支

Cochlear duct
蜗管

Cochlear n.
蜗神经

Vestibulocochlear n. (CN Ⅷ)
前庭蜗神经

Vestibular n.
前庭神经

Vestibular ganglion (of Scarpa)
前庭神经(Scarpa)节

Inferior branch of vestibular n.
前庭神经下支

Utricle
椭圆囊

Saccule
球囊

Endolymphatic duct
内淋巴管

Anterior semicircular duct
前膜半规管

Anterior membranous ampulla
前膜壶腹

Lateral membranous ampulla
外膜壶腹

Common membranous limb
总膜脚

Lateral semicircular duct
外膜半规管

Posterior semicircular duct
后膜半规管

Posterior membranous ampulla
后膜壶腹

Bony and membranous labyrinths: schema
骨迷路和膜迷路：示意图

Anterior semicircular canal 前骨半规管
Anterior semicircular duct 前膜半规管
Posterior semicircular canal 后骨半规管
Posterior semicircular duct 后膜半规管
Common membranous limb 总膜脚
Common bony limb 总骨脚
Lateral semicircular canal 外骨半规管
Lateral semicircular duct 外膜半规管
骨迷路 Bony labyrinth
Base of stapes (in vestibular window) 镫骨底(前庭窗处)
砧骨 Incus
锤骨 Malleus
Tympanic cavity 鼓室
External acoustic meatus 外耳道
Umbo of tympanic membrane 鼓膜脐
Tympanic membrane 鼓膜
Secondary tympanic membrane (in cochlear window) 第二鼓膜(蜗窗处)

Membranous ampullae 壶腹膜
Dura 硬脑膜
Endolymphatic sac 内淋巴囊
Endolymphatic duct (in vestibular canaliculus) 内淋巴管(前庭导水管中)
Utricle 椭圆囊
Saccule 球囊
Helicotrema of cochlea 蜗孔
Ductus reuniens 连合管
Scala vestibuli 前庭阶
Cochlear duct 蜗管
Scala tympani 鼓阶
Cochlear canaliculus 蜗导水管

Vestibule 前庭
Cochlea 耳蜗
Auditory tube (eustachian) 咽鼓管

Section through turn of cochlea
耳蜗弯曲处断面

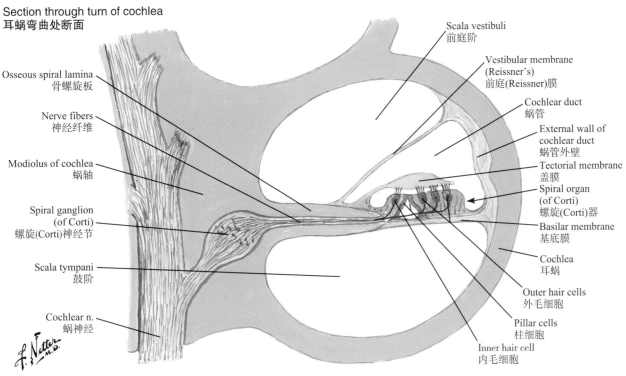

Osseous spiral lamina 骨螺旋板
Nerve fibers 神经纤维
Modiolus of cochlea 蜗轴
Spiral ganglion (of Corti) 螺旋(Corti)神经节
Scala tympani 鼓阶
Cochlear n. 蜗神经

Scala vestibuli 前庭阶
Vestibular membrane (Reissner's) 前庭(Reissner)膜
Cochlear duct 蜗管
External wall of cochlear duct 蜗管外壁
Tectorial membrane 盖膜
Spiral organ (of Corti) 螺旋(Corti)器
Basilar membrane 基底膜
Cochlea 耳蜗
Outer hair cells 外毛细胞
Pillar cells 柱细胞
Inner hair cell 内毛细胞

F. Netter m.s.

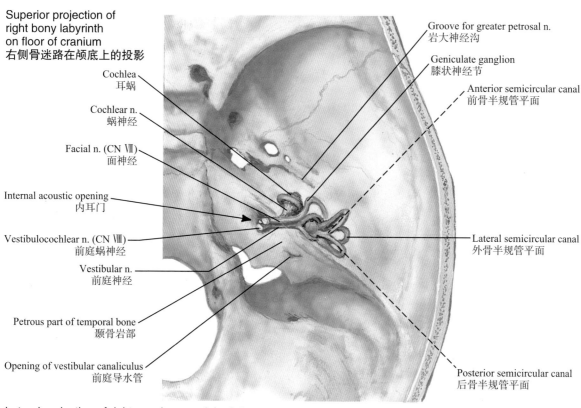

Superior projection of
right bony labyrinth
on floor of cranium
右侧骨迷路在颅底上的投影

Cochlea
耳蜗

Cochlear n.
蜗神经

Facial n. (CN Ⅶ)
面神经

Internal acoustic opening
内耳门

Vestibulocochlear n. (CN Ⅷ)
前庭蜗神经

Vestibular n.
前庭神经

Petrous part of temporal bone
颞骨岩部

Opening of vestibular canaliculus
前庭导水管

Groove for greater petrosal n.
岩大神经沟

Geniculate ganglion
膝状神经节

Anterior semicircular canal
前骨半规管平面

Lateral semicircular canal
外骨半规管平面

Posterior semicircular canal
后骨半规管平面

Lateral projection of right membranous labyrinth
右侧膜迷路的外侧投影

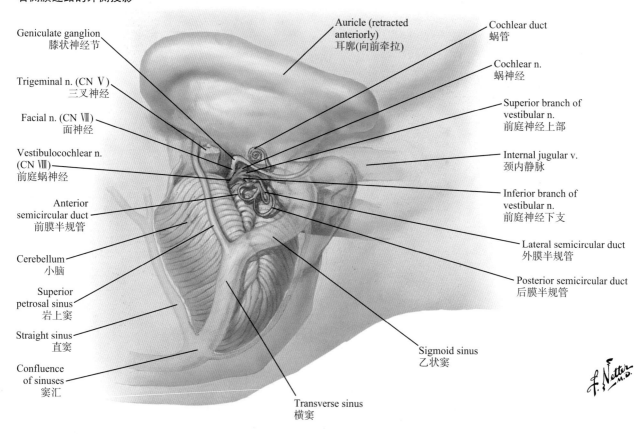

Geniculate ganglion
膝状神经节

Trigeminal n. (CN Ⅴ)
三叉神经

Facial n. (CN Ⅶ)
面神经

Vestibulocochlear n.
(CN Ⅷ)
前庭蜗神经

Anterior
semicircular duct
前膜半规管

Cerebellum
小脑

Superior
petrosal sinus
岩上窦

Straight sinus
直窦

Confluence
of sinuses
窦汇

Auricle (retracted
anteriorly)
耳廓(向前牵拉)

Cochlear duct
蜗管

Cochlear n.
蜗神经

Superior branch of
vestibular n.
前庭神经上部

Internal jugular v.
颈内静脉

Inferior branch of
vestibular n.
前庭神经下支

Lateral semicircular duct
外膜半规管

Posterior semicircular duct
后膜半规管

Sigmoid sinus
乙状窦

Transverse sinus
横窦

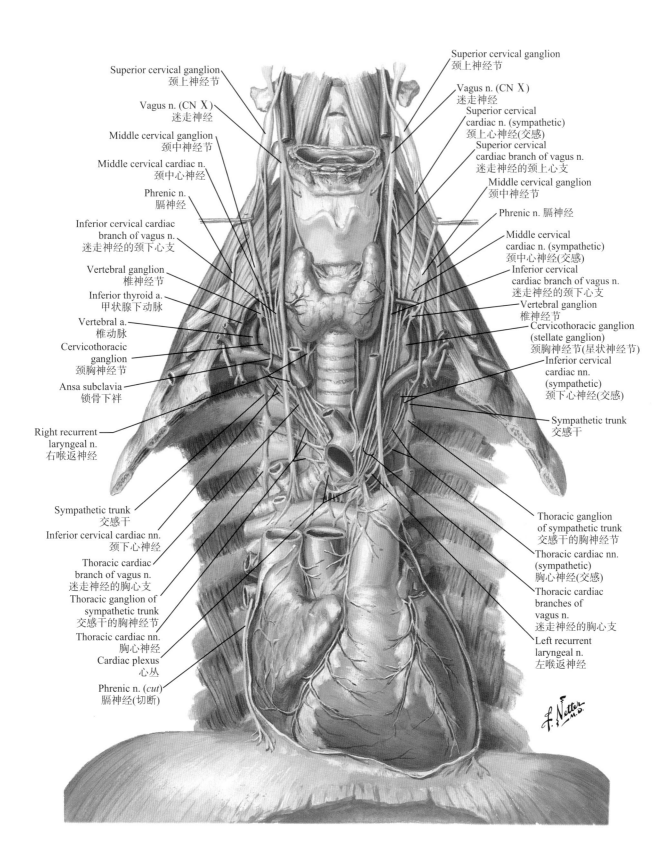

Superior cervical ganglion
颈上神经节

Vagus n. (CN X)
迷走神经

Middle cervical ganglion
颈中神经节

Middle cervical cardiac n.
颈中心神经

Phrenic n.
膈神经

Inferior cervical cardiac
branch of vagus n.
迷走神经的颈下心支

Vertebral ganglion
椎神经节

Inferior thyroid a.
甲状腺下动脉

Vertebral a.
椎动脉

Cervicothoracic
ganglion
颈胸神经节

Ansa subclavia
锁骨下袢

Right recurrent
laryngeal n.
右喉返神经

Sympathetic trunk
交感干

Inferior cervical cardiac nn.
颈下心神经

Thoracic cardiac
branch of vagus n.
迷走神经的胸心支

Thoracic ganglion of
sympathetic trunk
交感干的胸神经节

Thoracic cardiac nn.
胸心神经

Cardiac plexus
心丛

Phrenic n. (cut)
膈神经(切断)

Superior cervical ganglion
颈上神经节

Vagus n. (CN X)
迷走神经

Superior cervical
cardiac n. (sympathetic)
颈上心神经(交感)

Superior cervical
cardiac branch of vagus n.
迷走神经的颈上心支

Middle cervical ganglion
颈中神经节

Phrenic n. 膈神经

Middle cervical
cardiac n. (sympathetic)
颈中心神经(交感)

Inferior cervical
cardiac branch of vagus n.
迷走神经的颈下心支

Vertebral ganglion
椎神经节

Cervicothoracic ganglion
(stellate ganglion)
颈胸神经节(星状神经节)

Inferior cervical
cardiac nn.
(sympathetic)
颈下心神经(交感)

Sympathetic trunk
交感干

Thoracic ganglion
of sympathetic trunk
交感干的胸神经节

Thoracic cardiac nn.
(sympathetic)
胸心神经(交感)

Thoracic cardiac
branches of
vagus n.
迷走神经的胸心支

Left recurrent
laryngeal n.
左喉返神经

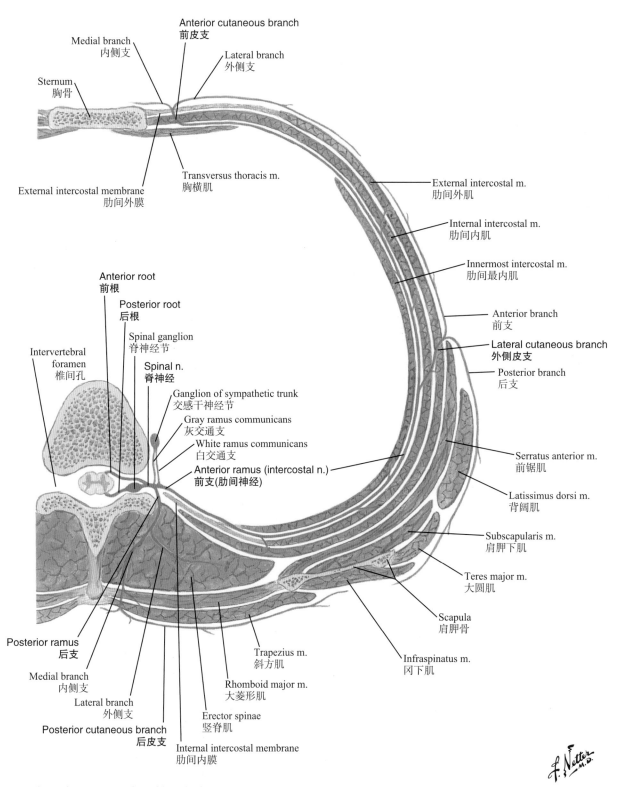

Medial branch
内侧支

Anterior cutaneous branch
前皮支

Lateral branch
外侧支

Sternum
胸骨

External intercostal membrane
肋间外膜

Transversus thoracis m.
胸横肌

External intercostal m.
肋间外肌

Internal intercostal m.
肋间内肌

Innermost intercostal m.
肋间最内肌

Anterior root
前根

Posterior root
后根

Spinal ganglion
脊神经节

Spinal n.
脊神经

Intervertebral
foramen
椎间孔

Ganglion of sympathetic trunk
交感干神经节

Gray ramus communicans
灰交通支

White ramus communicans
白交通支

Anterior ramus (intercostal n.)
前支(肋间神经)

Anterior branch
前支

Lateral cutaneous branch
外侧皮支

Posterior branch
后支

Serratus anterior m.
前锯肌

Latissimus dorsi m.
背阔肌

Subscapularis m.
肩胛下肌

Teres major m.
大圆肌

Scapula
肩胛骨

Posterior ramus
后支

Medial branch
内侧支

Lateral branch
外侧支

Posterior cutaneous branch
后皮支

Internal intercostal membrane
肋间内膜

Erector spinae
竖脊肌

Rhomboid major m.
大菱形肌

Trapezius m.
斜方肌

Infraspinatus m.
冈下肌

*Note: In lower thoracic region, lateral branch of
posterior ramus is longer, and motor and cutaneous;
medial branch is shorter and motor only.*
注：在下胸部，脊神经后支发出的外侧支较长，且兼有
运动支和皮支；内侧支较短，且仅有运动支。

Cervicothoracic ganglion (stellate ganglion)
颈胸神经节(星状神经节)

Ansa subclavia
锁骨下袢

Cervical cardiac branches of vagus n.
迷走神经的颈心支

Cervical cardiac nn. (sympathetic)
颈心神经(交感)

Thoracic cardiac nn. (sympathetic)
胸心神经(交感)

Sympathetic trunk
交感干

Vagus n. (CN X) (cut)
迷走神经(第 X 脑神经)(切断)

Thoracic cardiac nn. (sympathetic)
胸心神经(交感)

Anterior pulmonary plexus
肺前丛

Posterior pulmonary plexus (protruding from behind right main bronchus)
肺后丛(发自右主支气管后方)

6th intercostal n.
第6肋间神经

White ramus communicans
白交通支

Gray ramus communicans
灰交通支

Thoracic ganglion of sympathetic trunk
交感干的胸神经节

Greater thoracic splanchnic n.
胸内脏大神经

Esophageal branch of greater thoracic splanchnic n.
胸内脏大神经食管支

Thoracic duct
胸导管

Lesser thoracic splanchnic n.
胸内脏小神经

Least thoracic splanchnic n.
胸内脏最小神经

Azygos v. (cut)
奇静脉(切断)

Inferior vena cava (cut)
下腔静脉(切断)

Left recurrent laryngeal n.
左喉返神经

Cervical branches of vagus n.
迷走神经颈支

Cervical cardiac nn. (sympathetic)
颈心神经(交感)

Vagus n. (CN X) (cut)
迷走神经(第 X 脑神经)(切断)

Thoracic cardiac nn. (sympathetic)
胸心神经(交感)

Left recurrent laryngeal n.
左喉返神经

Thoracic cardiac branch of vagus n.
迷走神经胸心支

Cardiac plexus 心丛

Thoracic cardiac branch of vagus n.
迷走神经胸心支

Bronchial branch of vagus n.
迷走神经支气管支

Anterior pulmonary plexus
肺前丛

Posterior pulmonary plexus (protruding from behind left main bronchus)
肺后丛(发自左主支气管后方)

Sympathetic trunk
交感干

Thoracic aortic plexus
胸主动脉丛

Esophageal plexus
食管丛

8th intercostal n.
第8肋间神经

White ramus communicans
白交通支

Gray ramus communicans
灰交通支

Greater thoracic splanchnic n.
胸内脏大神经

Lesser thoracic splanchnic n.
胸内脏小神经

Anterior vagal trunk
迷走神经前干

Diaphragm (pulled down)
膈(下拉)

Medial brachial
cutaneous n.
臂内侧皮神经

Intercostobrachial n.
肋间臂神经

Long thoracic n.
胸长神经

Latissimus dorsi m.
背阔肌

Lateral cutaneous
branches of intercostal nn.
肋间神经外侧皮支

Anterior cutaneous
branches of intercostal nn.
肋间神经前皮支

Lateral cutaneous
branch of subcostal n.
肋下神经外侧皮支

Lateral cutaneous
branch of iliohypogastric n.
髂腹下神经外侧皮支

Anterior cutaneous
branch of subcostal n.
肋下神经前皮支

Lateral femoral
cutaneous n.
股外侧皮神经

Anterior cutaneous branch
of iliohypogastric n.
髂腹下神经前皮支

Femoral branches
of genitofemoral n.
生殖股神经股支

Anterior scrotal branch
of ilioinguinal n.
髂腹股沟神经阴囊前支

Genital branch
of genitofemoral n.
生殖股神经生殖支

Serratus anterior m.
前锯肌

External abdominal
oblique m.(cut)
腹外斜肌(切开)

Posterior layer of rectus sheath
腹直肌鞘后层

Anterior layer of rectus sheath(cut)
腹直肌鞘前层(切开)

Rectus abdominis m. 腹直肌

Transversus abdominis m. 腹横肌

Internal abdominal
oblique m.(partially removed)
腹内斜肌(部分去除)

Aponeurosis of internal
abdominal oblique m.(cut)
腹内斜肌腱膜(切开)

Anterior cutaneous
branch of subcostal n.
肋下神经前皮支

Lateral cutaneous
branch of subcostal n.
肋下神经外侧皮支

Ilioinguinal n.
髂腹股沟神经

Aponeurosis of external
abdominal oblique m.(cut)
腹外斜肌腱膜(切开)

Ilioinguinal n.
髂腹股沟神经

Anterior cutaneous branch
of iliohypogastric n.
髂腹下神经前皮支

Cremaster
提睾肌

External spermatic fascia
精索外筋膜

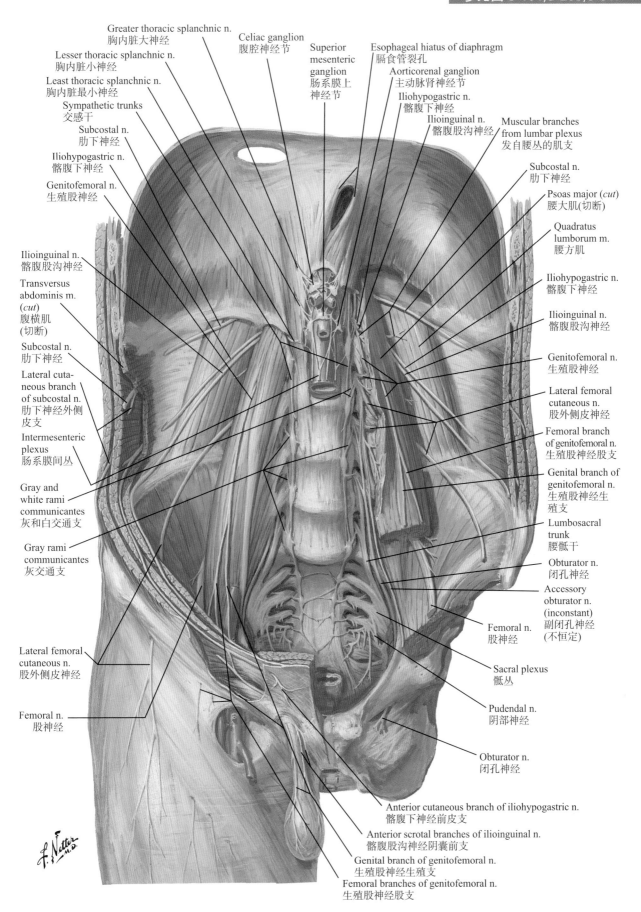

Greater thoracic splanchnic n.
胸内脏大神经

Lesser thoracic splanchnic n.
胸内脏小神经

Least thoracic splanchnic n.
胸内脏最小神经

Sympathetic trunks
交感干

Subcostal n.
肋下神经

Iliohypogastric n.
髂腹下神经

Genitofemoral n.
生殖股神经

Celiac ganglion
腹腔神经节

Superior mesenteric ganglion
肠系膜上神经节

Esophageal hiatus of diaphragm
膈食管裂孔

Aorticorenal ganglion
主动脉肾神经节

Iliohypogastric n.
髂腹下神经

Ilioinguinal n.
髂腹股沟神经

Muscular branches from lumbar plexus
发自腰丛的肌支

Subcostal n.
肋下神经

Psoas major (cut)
腰大肌(切断)

Quadratus lumborum m.
腰方肌

Iliohypogastric n.
髂腹下神经

Ilioinguinal n.
髂腹股沟神经

Genitofemoral n.
生殖股神经

Lateral femoral cutaneous n.
股外侧皮神经

Femoral branch of genitofemoral n.
生殖股神经股支

Genital branch of genitofemoral n.
生殖股神经生殖支

Lumbosacral trunk
腰骶干

Obturator n.
闭孔神经

Accessory obturator n. (inconstant)
副闭孔神经(不恒定)

Femoral n.
股神经

Sacral plexus
骶丛

Pudendal n.
阴部神经

Obturator n.
闭孔神经

Ilioinguinal n.
髂腹股沟神经

Transversus abdominis m. (cut)
腹横肌(切断)

Subcostal n.
肋下神经

Lateral cutaneous branch of subcostal n.
肋下神经外侧皮支

Intermesenteric plexus
肠系膜间丛

Gray and white rami communicantes
灰和白交通支

Gray rami communicantes
灰交通支

Lateral femoral cutaneous n.
股外侧皮神经

Femoral n.
股神经

Anterior cutaneous branch of iliohypogastric n.
髂腹下神经前皮支

Anterior scrotal branches of ilioinguinal n.
髂腹股沟神经阴囊前支

Genital branch of genitofemoral n.
生殖股神经生殖支

Femoral branches of genitofemoral n.
生殖股神经股支

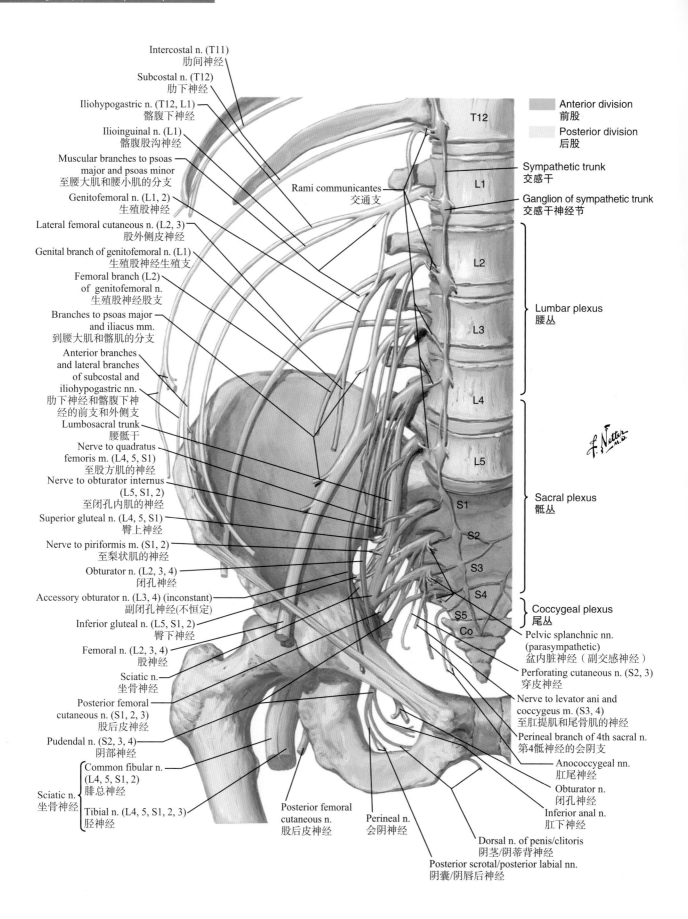

Intercostal n. (T11)
肋间神经

Subcostal n. (T12)
肋下神经

Iliohypogastric n. (T12, L1)
髂腹下神经

Ilioinguinal n. (L1)
髂腹股沟神经

Muscular branches to psoas
major and psoas minor
至腰大肌和腰小肌的分支

Genitofemoral n. (L1, 2)
生殖股神经

Lateral femoral cutaneous n. (L2, 3)
股外侧皮神经

Genital branch of genitofemoral n. (L1)
生殖股神经生殖支

Femoral branch (L2)
of genitofemoral n.
生殖股神经股支

Branches to psoas major
and iliacus mm.
到腰大肌和髂肌的分支

Anterior branches
and lateral branches
of subcostal and
iliohypogastric nn.
肋下神经和髂腹下神
经的前支和外侧支

Lumbosacral trunk
腰骶干

Nerve to quadratus
femoris m. (L4, 5, S1)
至股方肌的神经

Nerve to obturator internus
(L5, S1, 2)
至闭孔内肌的神经

Superior gluteal n. (L4, 5, S1)
臀上神经

Nerve to piriformis m. (S1, 2)
至梨状肌的神经

Obturator n. (L2, 3, 4)
闭孔神经

Accessory obturator n. (L3, 4) (inconstant)
副闭孔神经(不恒定)

Inferior gluteal n. (L5, S1, 2)
臀下神经

Femoral n. (L2, 3, 4)
股神经

Sciatic n.
坐骨神经

Posterior femoral
cutaneous n. (S1, 2, 3)
股后皮神经

Pudendal n. (S2, 3, 4)
阴部神经

Common fibular n.
(L4, 5, S1, 2)
腓总神经

Sciatic n.
坐骨神经

Tibial n. (L4, 5, S1, 2, 3)
胫神经

Rami communicantes
交通支

Anterior division
前股

Posterior division
后股

T12

L1

Sympathetic trunk
交感干

Ganglion of sympathetic trunk
交感干神经节

L2

L3

Lumbar plexus
腰丛

L4

L5

S1

Sacral plexus
骶丛

S2

S3

S4

Coccygeal plexus
尾丛

S5

Co

Pelvic splanchnic nn.
(parasympathetic)
盆内脏神经(副交感神经)

Perforating cutaneous n. (S2, 3)
穿皮神经

Nerve to levator ani and
coccygeus m. (S3, 4)
至肛提肌和尾骨肌的神经

Perineal branch of 4th sacral n.
第4骶神经的会阴支

Anococcygeal nn.
肛尾神经

Obturator n.
闭孔神经

Inferior anal n.
肛下神经

Dorsal n. of penis/clitoris
阴茎/阴蒂背神经

Posterior scrotal/posterior labial nn.
阴囊/阴唇后神经

Posterior femoral
cutaneous n.
股后皮神经

Perineal n.
会阴神经

腹部的神经

Sympathetic trunk
交感干

Thoracic duct
胸导管

Greater thoracic
splanchnic n.
胸内脏大神经

Lesser thoracic
splanchnic n.
胸内脏小神经

Phrenic n.
膈神经

Phrenic plexus
膈丛

Greater thoracic
splanchnic n.
胸内脏大神经

Lesser thoracic
splanchnic n.
胸内脏小神经

Suprarenal plexus
肾上腺丛

Right aortico-
renal ganglion
右主动脉肾神经节

Least thoracic
splanchnic n.
胸内脏最小神经

Right renal plexus
右肾丛

Sympathetic trunk
交感干

White and gray
rami communicantes
白和灰交通支

Lumbar ganglia of
sympathetic trunk
腰交感干神经节

Gray ramus communicans
灰交通支

Lumbar splanchnic nn.
腰内脏神经

Ureteric plexus
输尿管丛

Testicular (or ovarian)
plexus
睾丸(卵巢)丛

Sacral ganglia of
sympathetic trunk
骶交感干神经节

Gray rami communicantes
灰交通支

Anterior vagal trunk
迷走神经前干

Posterior vagal trunk
迷走神经后干

Phrenic plexus
膈丛

Left gastric plexus
胃左丛

Celiac ganglia
腹腔神经节

Greater thoracic
splanchnic n.
胸内脏大神经

Lesser thoracic
splanchnic n.
胸内脏小神经

Splenic plexus
脾丛

Hepatic plexus
肝丛

Superior mesenteric
ganglion
肠系膜上神经节

Left aorticorenal ganglion
左主动脉肾神经节

Superior mesenteric plexus
肠系膜上丛

Sympathetic trunk
交感干

Intermesenteric plexus
肠系膜间丛

Inferior mesenteric
ganglion
肠系膜下神经节

Left colic plexus
左结肠丛

Inferior mesenteric plexus
肠系膜下丛

Common iliac plexus
髂总丛

Superior anorectal plexus
直肠上丛

Superior hypogastric
plexus
上腹下丛

External iliac plexus
髂外丛

Internal iliac plexus
髂内丛

Right and left hypogastric
nn. (to inferior hypogastric
plexuses)
左和右腹下神经(到下腹
下丛)

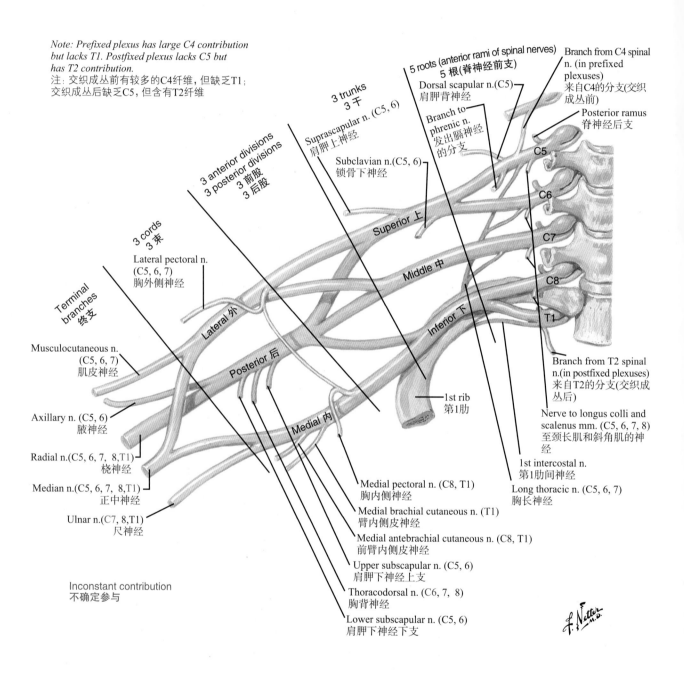

Note: Prefixed plexus has large C4 contribution but lacks T1. Postfixed plexus lacks C5 but has T2 contribution.
注: 交织成丛前有较多的C4纤维, 但缺乏T1; 交织成丛后缺乏C5, 但含有T2纤维

5 roots (anterior rami of spinal nerves)
5 根(脊神经前支)

Dorsal scapular n.(C5)
肩胛背神经

Branch from C4 spinal n. (in prefixed plexuses)
来自C4的分支(交织成丛前)

Posterior ramus
脊神经后支

Branch to phrenic n.
发出膈神经的分支

3 trunks
3 干

Suprascapular n. (C5, 6)
肩胛上神经

Subclavian n.(C5, 6)
锁骨下神经

3 anterior divisions
3 posterior divisions
3 前股
3 后股

Superior 上

Middle 中

Inferior 下

C5

C6

C7

C8

T1

3 cords
3 束

Lateral pectoral n. (C5, 6, 7)
胸外侧神经

Terminal branches
终支

Lateral 外

Posterior 后

Musculocutaneous n. (C5, 6, 7)
肌皮神经

Axillary n. (C5, 6)
腋神经

Medial 内

1st rib
第1肋

Branch from T2 spinal n.(in postfixed plexuses)
来自T2的分支(交织成丛后)

Nerve to longus colli and scalenus mm. (C5, 6, 7, 8)
至颈长肌和斜角肌的神经

Radial n.(C5, 6, 7, 8,T1)
桡神经

Median n.(C5, 6, 7, 8,T1)
正中神经

Ulnar n.(C7, 8,T1)
尺神经

Medial pectoral n. (C8, T1)
胸内侧神经

Medial brachial cutaneous n. (T1)
臂内侧皮神经

Medial antebrachial cutaneous n. (C8, T1)
前臂内侧皮神经

Upper subscapular n. (C5, 6)
肩胛下神经上支

1st intercostal n.
第1肋间神经

Long thoracic n. (C5, 6, 7)
胸长神经

Inconstant contribution
不确定参与

Thoracodorsal n. (C6, 7, 8)
胸背神经

Lower subscapular n. (C5, 6)
肩胛下神经下支

Lateral cord 外侧束
Posterior cord 后束 } Brachial plexus 臂丛
Medial cord 内侧束

Axillary n.
腋神经

Medial brachial cutaneous n.
臂内侧皮神经

Medial antebrachial
cutaneous n.
前臂内侧皮神经

Musculocutaneous n. (dominant nerve
to anterior compartment of arm)
肌皮神经(支配臂前群肌)

Median n. (dominant nerve to anterior
compartment of forearm)
正中神经(支配前臂前群肌)

Anterior
前面观

Intercostobrachial n.
肋间臂神经

Radial n. (posterior
brachial cutaneous n.)
桡神经(臂后皮神经)

Medial brachial cutaneous n.
臂内侧皮神经

Radial n. (nerve to posterior
compartments of arm and forearm)
桡神经(至臂和前臂后群肌的神经)

Posterior
后面观

Musculocutaneous n.
(lateral antebrachial
cutaneous n.)
肌皮神经(前臂外侧
皮神经)

Medial antebrachial
cutaneous n.
前臂内侧皮神经

Ulnar n. (dominant nerve to
muscles of hand)
尺神经(支配手肌)

Radial n. (superficial branch)
桡神经(浅支)

Ulnar n.
尺神经

Intercosto-
brachial n.
肋间臂神经

Median n.
正中神经

Radial n. (posterior
brachial cutaneous n.)
桡神经(臂后皮神经)

Medial
antebrachial
cutaneous n.
前臂内侧皮神经

Musculocutaneous n. (lateral
antebrachial cutaneous n.)
肌皮神经(前臂外侧皮神经)

Radial n. (posterior
antebrachial
cutaneous n.)
桡神经(前臂后皮
神经)

Radial n. (superficial branch)
桡神经(浅支)

Ulnar n.
尺神经

Median n.
正中神经

注: 仅显示肌皮神经支配的肌

Musculocutaneous n. (C5, 6, 7)
肌皮神经(C5,6,7)

Coracobrachialis m.
喙肱肌

Biceps brachii m.
(*retracted*)
肱二头肌(牵开)

Brachialis m.
肱肌

Articular branch of
musculocutaneous n.
肌皮神经关节支

Lateral antebrachial
cutaneous n.
前臂外侧皮神经

Anterior branch of lateral
antebrachial cutaneous n.
前臂外侧皮神经前支

Posterior branch of
lateral antebrachial
cutaneous n.
前臂外侧皮神经
后支

Medial cord
内侧束

Posterior cord
后束   } Brachial plexus
臂丛
Lateral cord
外侧束

Medial brachial cutaneous n.
臂内侧皮神经

Medial antebrachial cutaneous n.
前臂内侧皮神经

Ulnar n.
尺神经

Median n.
正中神经

Radial n.
桡神经

Axillary n.
腋神经

Cutaneous
innervation
皮肤神经
分布区

Anterior view
前面观

Posterior view
后面观

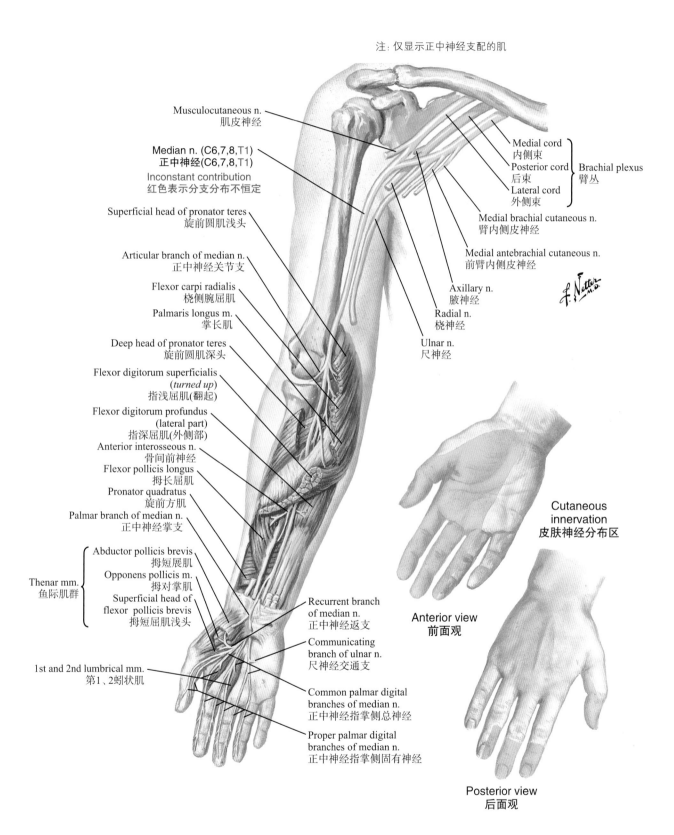

注: 仅显示正中神经支配的肌

Musculocutaneous n.
肌皮神经

Median n. (C6,7,8,T1)
正中神经(C6,7,8,T1)
Inconstant contribution
红色表示分支分布不恒定

Superficial head of pronator teres
旋前圆肌浅头

Articular branch of median n.
正中神经关节支

Flexor carpi radialis
桡侧腕屈肌

Palmaris longus m.
掌长肌

Deep head of pronator teres
旋前圆肌深头

Flexor digitorum superficialis
(*turned up*)
指浅屈肌(翻起)

Flexor digitorum profundus
(lateral part)
指深屈肌(外侧部)

Anterior interosseous n.
骨间前神经

Flexor pollicis longus
拇长屈肌

Pronator quadratus
旋前方肌

Palmar branch of median n.
正中神经掌支

Thenar mm.
鱼际肌群
Abductor pollicis brevis
拇短展肌
Opponens pollicis m.
拇对掌肌
Superficial head of
flexor pollicis brevis
拇短屈肌浅头

1st and 2nd lumbrical mm.
第1、2蚓状肌

Medial cord
内侧束
Posterior cord
后束
Lateral cord
外侧束
Brachial plexus
臂丛

Medial brachial cutaneous n.
臂内侧皮神经

Medial antebrachial cutaneous n.
前臂内侧皮神经

Axillary n.
腋神经

Radial n.
桡神经

Ulnar n.
尺神经

Recurrent branch
of median n.
正中神经返支

Communicating
branch of ulnar n.
尺神经交通支

Common palmar digital
branches of median n.
正中神经指掌侧总神经

Proper palmar digital
branches of median n.
正中神经指掌侧固有神经

Cutaneous
innervation
皮肤神经分布区

Anterior view
前面观

Posterior view
后面观

注: 仅显示尺神经支配的肌

Cutaneous innervation
皮肤神经分布区

Anterior view
前面观

Posterior view
后面观

Ulnar n.(C7,8,T1)
尺神经(C7,8,T1)

Inconstant contribution
红色表示分支分布不恒定

Medial epicondyle
内上髁

Articular branch of ulnar n.
尺神经关节支

Flexor digitorum profundus (medial part only)
指深屈肌(仅内侧半)

Flexor carpi ulnaris(retracted)
尺侧腕屈肌(翻开)

Dorsal branch of ulnar n.
尺神经手背支

Palmar branch of ulnar n.
尺神经掌支

Palmar carpal ligament
腕掌韧带

Superficial branch of ulnar n.
尺神经浅支

Deep branch of ulnar n.
尺神经深支

Palmaris brevis m.
掌短肌

Abductor digiti minimi
小指展肌

Flexor digiti minimi
小指短屈肌

Opponens digiti minimi m.
小指对掌肌

Hypothenar mm.
小鱼际肌群

Common palmar digital branch of ulnar n.
尺神经指掌侧总神经

Communicating branch of ulnar n.
尺神经交通支

Palmar interosseous mm.
骨间掌侧肌

3rd and 4th lumbrical mm. (turned down)
第3和第4蚓状肌(向下翻开)

Proper palmar digital branches of ulnar n.
尺神经指掌侧固有神经

Deep head of flexor pollicis brevis
拇短屈肌深头

Adductor pollicis
拇收肌

1st dorsal interosseous m.
第1骨间背侧肌

Dorsal scapular n. (C5)
肩胛背神经(C5)

Supraspinatus m. 冈上肌

Suprascapular n. (C5,6)
肩胛上神经(C5,6)

Levator scapulae
肩胛提肌

Deltoid m.
三角肌

Teres minor m.
小圆肌

Axillary n. (C5,6)
腋神经(C5,6)

Superior lateral brachial
cutaneous n.
臂外侧上皮神经

Radial n. (C5,6,7,8,T1)
桡神经(C5,6,7,8,T1)

Inconstant contribution
红色表示分支分布不恒定

Rhomboid
minor m.
小菱形肌

Rhomboid
major m.
大菱形肌

Inferior lateral brachial
cutaneous n.
臂外侧下皮神经

Posterior antebrachial
cutaneous n.
前臂后皮神经

Infraspinatus m.
冈下肌

Teres major m.
大圆肌

Lower subscapular n. (C5,6)
肩胛下神经(C5,6)

Posterior brachial cutaneous n.
臂后皮神经

Lateral intermuscular
septum
外侧肌间隔

Long head
长头

Lateral head (*cut*)
外侧头(切断)

Medial head
内侧头

Triceps brachii m.
肱三头肌

Brachioradialis m.
肱桡肌

Triceps brachii tendon
肱三头肌腱

Medial epicondyle of humerus
肱骨内上髁

Extensor carpi
radialis longus
桡侧腕长伸肌

Olecranon
鹰嘴

Anconeus m.
肘肌

Extensor carpi
radialis brevis
桡侧腕短伸肌

Extensor digitorum
指伸肌

Extensor carpi ulnaris
尺侧腕伸肌

Radial n. (C5,6,7,8,T1)
桡神经(C5,6,7,8,T1)

Superficial branch of radial n.
桡神经浅支

Deep branch of radial n.
桡神经深支

Lateral epicondyle of humerus
肱骨外上髁

Anconeus m.
肘肌

Brachioradialis m.
肱桡肌

Extensor carpi radialis longus
桡侧腕长伸肌

Supinator
旋后肌

Extensor carpi radialis brevis
桡侧腕短伸肌

Extensor carpi ulnaris
尺侧腕伸肌

Extensor digiti minimi
小指伸肌

Extensor digitorum
指伸肌

Extensor indicis
示指伸肌

Extensor pollicis longus
拇长伸肌

Abductor pollicis longus
拇长展肌

Extensor pollicis brevis
拇短伸肌

Posterior interosseous n.
骨间后神经

Superficial branch of radial n.
桡神经浅支

Inconstant contribution
红色表示分支分布不恒定

Axillary n.
腋神经
Superior lateral brachial cutaneous n.
臂外侧上皮神经

Inferior lateral brachial cutaneous n.
臂外侧下皮神经

Posterior brachial cutaneous n.
臂后皮神经

Radial n.
桡神经
Posterior antebrachial cutaneous n.
前臂后皮神经

Superficial branch of radial n.
桡神经浅支

Dorsal digital branches of radial n.
桡神经的指背神经

Cutaneous innervation from radial and axillary nerves
桡神经和腋神经的皮肤分布区

上肢的神经

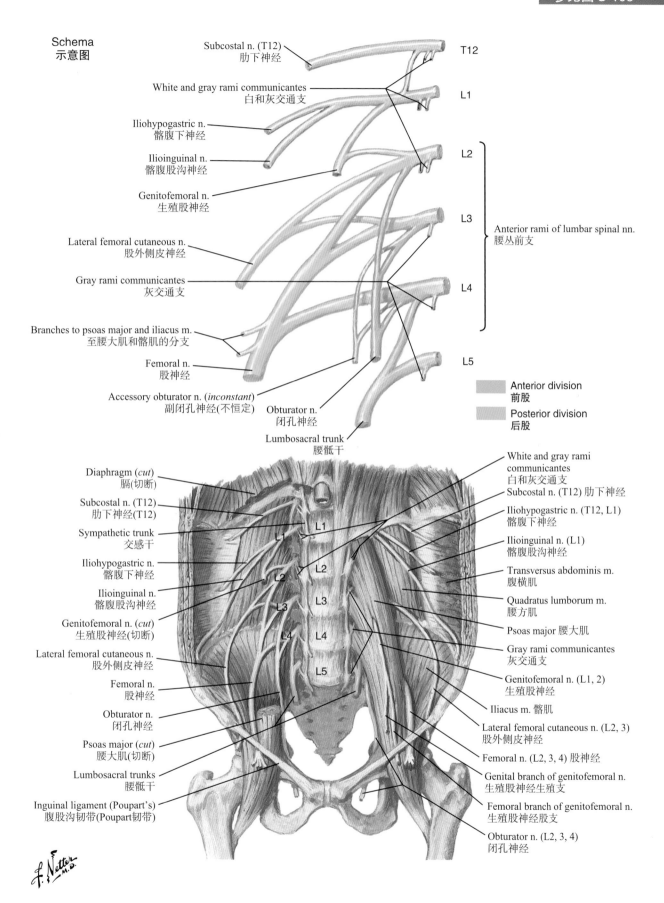

Schema
示意图

Subcostal n. (T12)
肋下神经

White and gray rami communicantes
白和灰交通支

Iliohypogastric n.
髂腹下神经

Ilioinguinal n.
髂腹股沟神经

Genitofemoral n.
生殖股神经

Lateral femoral cutaneous n.
股外侧皮神经

Gray rami communicantes
灰交通支

Branches to psoas major and iliacus m.
至腰大肌和髂肌的分支

Femoral n.
股神经

Accessory obturator n. (inconstant)
副闭孔神经(不恒定)

Obturator n.
闭孔神经

Lumbosacral trunk
腰骶干

T12
L1
L2
L3
L4
L5

Anterior rami of lumbar spinal nn.
腰丛前支

Anterior division
前股

Posterior division
后股

Diaphragm (cut)
膈(切断)

Subcostal n. (T12)
肋下神经(T12)

Sympathetic trunk
交感干

Iliohypogastric n.
髂腹下神经

Ilioinguinal n.
髂腹股沟神经

Genitofemoral n. (cut)
生殖股神经(切断)

Lateral femoral cutaneous n.
股外侧皮神经

Femoral n.
股神经

Obturator n.
闭孔神经

Psoas major (cut)
腰大肌(切断)

Lumbosacral trunks
腰骶干

Inguinal ligament (Poupart's)
腹股沟韧带(Poupart韧带)

White and gray rami communicantes
白和灰交通支

Subcostal n. (T12) 肋下神经

Iliohypogastric n. (T12, L1)
髂腹下神经

Ilioinguinal n. (L1)
髂腹股沟神经

Transversus abdominis m.
腹横肌

Quadratus lumborum m.
腰方肌

Psoas major 腰大肌

Gray rami communicantes
灰交通支

Genitofemoral n. (L1, 2)
生殖股神经

Iliacus m. 髂肌

Lateral femoral cutaneous n. (L2, 3)
股外侧皮神经

Femoral n. (L2, 3, 4) 股神经

Genital branch of genitofemoral n.
生殖股神经生殖支

Femoral branch of genitofemoral n.
生殖股神经股支

Obturator n. (L2, 3, 4)
闭孔神经

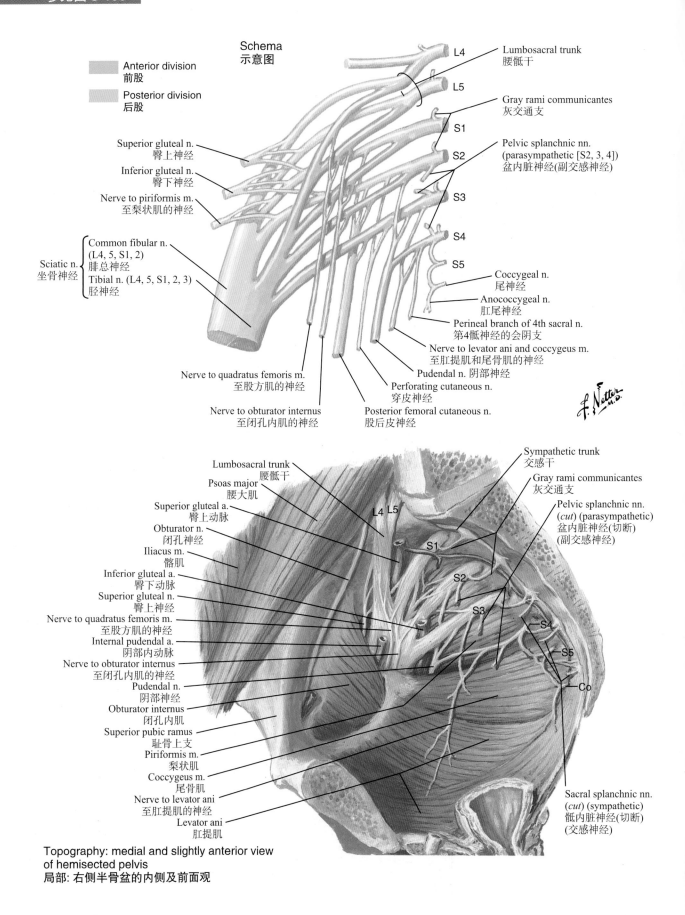

Schema
示意图

Anterior division
前股

Posterior division
后股

L4

L5

S1

S2

S3

S4

S5

Lumbosacral trunk
腰骶干

Gray rami communicantes
灰交通支

Pelvic splanchnic nn.
(parasympathetic [S2, 3, 4])
盆内脏神经(副交感神经)

Superior gluteal n.
臀上神经

Inferior gluteal n.
臀下神经

Nerve to piriformis m.
至梨状肌的神经

Sciatic n.
坐骨神经

Common fibular n.
(L4, 5, S1, 2)
腓总神经

Tibial n. (L4, 5, S1, 2, 3)
胫神经

Coccygeal n.
尾神经

Anococcygeal n.
肛尾神经

Perineal branch of 4th sacral n.
第4骶神经的会阴支

Nerve to levator ani and coccygeus m.
至肛提肌和尾骨肌的神经

Pudendal n. 阴部神经

Perforating cutaneous n.
穿皮神经

Posterior femoral cutaneous n.
股后皮神经

Nerve to quadratus femoris m.
至股方肌的神经

Nerve to obturator internus
至闭孔内肌的神经

Sympathetic trunk
交感干

Gray rami communicantes
灰交通支

Pelvic splanchnic nn.
(cut) (parasympathetic)
盆内脏神经(切断)
(副交感神经)

Lumbosacral trunk
腰骶干

Psoas major
腰大肌

Superior gluteal a.
臀上动脉

Obturator n.
闭孔神经

Iliacus m.
髂肌

Inferior gluteal a.
臀下动脉

Superior gluteal n.
臀上神经

Nerve to quadratus femoris m.
至股方肌的神经

Internal pudendal a.
阴部内动脉

Nerve to obturator internus
至闭孔内肌的神经

Pudendal n.
阴部神经

Obturator internus
闭孔内肌

Superior pubic ramus
耻骨上支

Piriformis m.
梨状肌

Coccygeus m.
尾骨肌

Nerve to levator ani
至肛提肌的神经

Levator ani
肛提肌

L4 L5

S1

S2

S3

S4

S5

Co

Sacral splanchnic nn.
(cut) (sympathetic)
骶内脏神经(切断)
(交感神经)

Topography: medial and slightly anterior view
of hemisected pelvis
局部: 右侧半骨盆的内侧及前面观

Anterior rami of spinal nn.
脊神经前支

T12

L1

Lateral femoral cutaneous n. (L2, 3)
股外侧皮神经

L2

Femoral n. (L2, 3, 4)
股神经

L3 } Principal roots
of lumbar plexus
腰丛的主根

L4

Obturator n.
闭孔神经

Lumbosacral trunk
腰骶干

Iliacus m.
髂肌

Psoas major
腰大肌

Articular branch of femoral n.
股神经关节支

Lateral femoral
cutaneous n.
股外侧皮神经

Sartorius m. (cut and reflected)
缝匠肌(切断并翻开)

Pectineus m.
耻骨肌

Rectus femoris m.
(cut and reflected)
股直肌(切断并
翻开)

Anterior cutaneous
branches of femoral n.
股神经前皮支

Vastus
intermedius m.
股中间肌

Sartorius m. (cut and reflected)
缝匠肌(切断并翻开)

Vastus
medialis m.
股内侧肌

Quadriceps
femoris m.
股四头肌

Saphenous n.
隐神经

Vastus
lateralis m.
股外侧肌

Articularis genus m.
膝关节肌

Infrapatellar branch
of saphenous n.
隐神经髌下支

Medial crural cutaneous
branches of saphenous n.
隐神经小腿内侧皮支

Cutaneous
innervation
皮神经分布

Anterior rami of spinal nn.
脊神经前支

L1

L2

L3

L4

Principal roots
of lumbar plexus
腰丛的主根

Iliohypogastric n.
髂腹下神经

Ilioinguinal n.
髂腹股沟神经

Genitofemoral n.
生殖股神经

Lumbosacral trunk
腰骶干

Lateral femoral
cutaneous n.
股外侧皮神经

Femoral n.
股神经

Obturator n. (L2, 3, 4)
闭孔神经

Obturator externus
闭孔外肌

注：仅展示由闭孔神经支配的肌肉

Posterior branch
of obturator n.
闭孔神经后支

Articular branch
of obturator n.
闭孔神经关节支

Anterior branch
of obturator n.
闭孔神经前支

Posterior branch
of obturator n.
闭孔神经后支

Adductor brevis
短收肌

Adductor longus (cut)
长收肌(切断)

Adductor part
of adductor magnus
大收肌的收肌部分

Gracilis m.
股薄肌

Cutaneous branch
of obturator n.
闭孔神经皮支

Articular branch
of obturator n.
闭孔神经膝关节支

Adductor hiatus
收肌腱裂孔

Cutaneous
innervation
皮神经分布

Posterior femoral
cutaneous n. (S1, 2, 3)
股后皮神经

Inferior gluteal
cutaneous nn.
臀下皮神经

Perineal branches of
posterior femoral
cutaneous n.
股后皮神经会阴支

Long head of biceps
femoris m. (cut)
股二头肌长头(切断)

Ischiocondylar part
of adductor magnus
大收肌坐骨髁部分

Semitendinosus m.
半腱肌

Semimembranosus m.
半膜肌

Tibial n.
胫神经

Articular branch of tibial n.
胫神经关节支

Plantaris m.
跖肌

Medial sural cutaneous n.
腓肠内侧皮神经

Gastrocnemius m.
腓肠肌

Sural n.
腓肠神经

Soleus m.
比目鱼肌

Tibial n.
胫神经

Medial calcaneal
branch of tibial n.
胫神经根内侧支

Medial plantar n.
足底内侧神经

Lateral plantar n.
足底外侧神经

Greater sciatic foramen
坐骨大孔

Sciatic n. (L4, 5, S1, 2, 3)
坐骨神经

Short head of biceps femoris m.
股二头肌短头

Long head of biceps
femoris m. (cut)
股二头肌长头(切断)

Common fibular n.
腓总神经

Articular branch of
common fibular n.
腓总神经关节支

Lateral sural cutaneous n.
腓肠外侧皮神经

Sural communicating
branch of common
fibular n.
腓总神经交通支

Lateral calcaneal
branches of sural n.
腓肠神经跟外侧支

Lateral dorsal
cutaneous n.
of foot
足背外侧皮神经

Cutaneous innervation
皮神经分布

Posterior femoral
cutaneous n.
股后皮神经

Lateral sural
cutaneous n.
腓肠外侧皮神经

Medial sural
cutaneous n.
腓肠内侧皮神经

Superficial
fibular n.
腓浅神经

Sural n.
腓肠神经

Medial calcaneal
branch of tibial n.
胫神经跟内侧支

Sciatic n.
坐骨神经

Tibial n.
(L4, 5, S1, 2, 3)
胫神经

Medial sural cutaneous n. (*cut*)
腓肠内侧皮神经(切断)

Articular branches of tibial n.
胫神经关节支

Gastrocnemius m. (*cut*)
腓肠肌(切断)

Muscular branch of tibial n.
胫神经肌支

腘肌 Popliteus m.

Crural interosseous n.
小腿骨间神经

Soleus m. (*cut and partly retracted*)
比目鱼肌(切断并部分翻开)

Flexor digitorum longus
趾长屈肌

Tibialis posterior m.
胫骨后肌

Flexor hallucis longus
蹋长屈肌

Sural n. (*cut*)
腓肠神经(切断)

Lateral calcaneal branch of sural n.
腓肠神经跟外侧支

Medial calcaneal branch of tibial n.
胫神经跟内侧支

Flexor retinaculum of ankle (*cut*)
踝屈肌支持带(切断)

Lateral dorsal cutaneous n. of foot
足背外侧皮神经

Common fibular n. 腓总神经

Articular branch of common fibular n.
腓总神经关节支

Plantaris m. (*cut*) 跖肌(切断)

Lateral sural cutaneous n. (*cut*) 腓肠外侧皮神经(切断)

Sural n. (via lateral calcaneal branches and lateral dorsal cutaneous n. of foot)
腓肠神经(分支为跟外侧支与足背外侧皮神经)

Saphenous n. 隐神经

Lateral plantar n.
足底外侧神经

Medial plantar n.
足底内侧神经

Medial calcaneal branches
跟内侧支

Tibial n.
胫神经

Cutaneous innervation of plantar region
足底皮神经分布

Common plantar digital branches of lateral plantar n.
足底外侧神经趾足底总神经

Deep branch of lateral plantar n.
足底外侧神经深支

Superficial branch of lateral plantar n.
足底外侧神经浅支

Abductor digiti minimi
小趾展肌

Quadratus plantae m.
足底方肌

Muscular branch of tibial n.
胫神经肌支

Lateral plantar n.
足底外侧支

Lateral calcaneal branch of sural n.
腓肠神经跟外侧支

Proper plantar digital branches of medial plantar n.
足底内侧神经趾足底固有支

Common plantar digital branches of medial plantar n.
足底内侧神经趾足底总神经

1st lumbrical m.
第1蚓状肌

Flexor hallucis brevis
蹋短屈肌

Abductor hallucis
蹋展肌

Flexor digitorum brevis (*cut*)
趾短屈肌(切断)

Medial plantar n.
足底内侧神经

Medial calcaneal branch of tibial n.
胫神经跟内侧支

Flexor retinaculum of ankle (*cut*)
踝屈肌支持带(切断)

Tibial n. 胫神经

Flexor retinaculum of ankle (*cut*)
踝屈肌支持带(切断)

Common fibular n. (*phantom*)
腓总神经(投影)

Biceps femoris tendon
股二头肌腱

Common fibular n.
(L4, 5, S1, 2)
腓总神经

腓骨头 Head of fibula

Fibularis longus m. (*cut*)
腓骨长肌(切断)

Superficial fibular n.
腓浅神经

Branches of lateral
sural cutaneous n.
腓肠外侧皮神经分支

Fibularis longus m.
腓骨长肌

Fibularis brevis m.
腓骨短肌

Medial dorsal
cutaneous n. of foot
足背内侧皮神经

Intermediate dorsal
cutaneous n. of foot
足背中间皮神经

Inferior extensor retinaculum
(*partially cut*)
伸肌下支持带(部分切断)

Lateral dorsal
cutaneous n. of foot
足背外侧皮神经

Dorsal digital branches
of superficial fibular n.
腓浅神经趾背支

Lateral sural cutaneous n. (*phantom*)
腓肠外侧皮神经(投影)

Articular branch of common fibular n.
腓总神经关节支

Recurrent articular branch of common fibular n.
腓总神经关节返支

Extensor digitorum longus (*cut*)
趾长伸肌(切断)

Deep fibular n.
腓深神经

Tibialis anterior m.
胫骨前肌

Extensor digitorum longus
趾长伸肌

Extensor hallucis longus
踇长伸肌

Muscular branch of
deep fibular n.
腓深神经肌支

Extensor hallucis brevis
踇短伸肌

Extensor digitorum brevis
趾短伸肌

Dorsal digital branch
of deep fibular n.
腓深神经趾背支

Cutaneous innervation
皮神经分布

Lateral sural cutaneous n.
腓肠外侧皮神经

Superficial fibular n.
腓浅神经

Deep fibular n.
腓深神经

Sural n. (via
lateral dorsal
cutaneous n.
of foot)
腓肠神经
(分支为足背外侧皮神经)

Endings of autonomic preganglionic
fiber synapsing onto cell bodies of
ganglionic neurons
神经节前自主神经元末梢与神经
节后神经元胞体形成突触

Satellite cells
卫星细胞

Autonomic nerve endings on glandular epithelium,
or smooth or cardiac muscle cells
腺上皮细胞、平滑肌细胞或心肌细胞上的自主
神经末梢

Neurilemma surrounding
unmyelinated axons of two neurons
两个神经元无髓鞘轴突周围的神
经膜

Two postganglionic autonomic neurons of a sympathetic or parasympathetic ganglion
交感神经节或副交感神经节的两个节后自主神经元

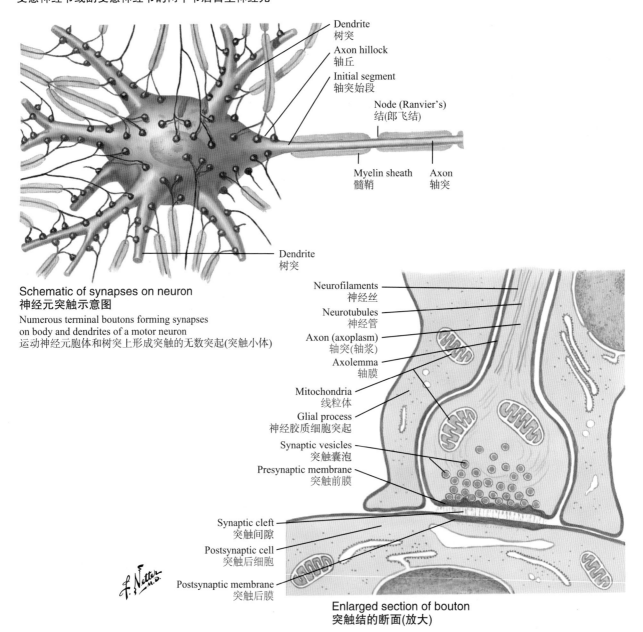

Dendrite
树突

Axon hillock
轴丘

Initial segment
轴突始段

Node (Ranvier's)
结(郎飞结)

Myelin sheath
髓鞘

Axon
轴突

Dendrite
树突

Schematic of synapses on neuron
神经元突触示意图
Numerous terminal boutons forming synapses
on body and dendrites of a motor neuron
运动神经元胞体和树突上形成突触的无数突起(突触小体)

Neurofilaments
神经丝

Neurotubules
神经管

Axon (axoplasm)
轴突(轴浆)

Axolemma
轴膜

Mitochondria
线粒体

Glial process
神经胶质细胞突起

Synaptic vesicles
突触囊泡

Presynaptic membrane
突触前膜

Synaptic cleft
突触间隙

Postsynaptic cell
突触后细胞

Postsynaptic membrane
突触后膜

Enlarged section of bouton
突触结的断面(放大)

Longitudinal vessels
纵向血管

Outer epineurium
外层神经外膜

Inner epineurium
内层神经外膜

Fascicles
神经束

Nerve fibers
神经纤维

Fascicle
神经束

Perineurium
神经束膜

Nerve fibers
神经纤维

Endoneurium
神经内膜

Cell body of an oligodendrocyte
(Schwann cells play similar role
in peripheral nervous system)
少突胶质细胞的细胞体(施万
细胞在周围神经系统中发挥
类似的作用)

Cell membrane of myelinated
axon(axolemma)
有髓轴突的细胞膜(轴膜)

Mitochondrion in cytoplasm of axon
轴突细胞质中的线粒体

Node(Ranvier's)
郎飞结

Fused layers of cell membrane of oligodendrocyte
wrapped around axon of a myelinated neuron of
central nervous system (the lipid of lipoprotein
constituting fused cell membrane is myelin, which
gives myelinated axon a white, glistening appearance)
中枢神经系统有髓神经元轴突周围包裹着的少突胶
质细胞细胞膜融合层(构成细胞膜上脂蛋白的脂质
是髓磷脂,使有髓轴突呈现白色、有光泽的外观)

Minute masses of cytoplasm trapped between
fused layers of cell membrane of oligodendrocyte
小团块的细胞质夹在少突胶质细胞融合的细胞膜层之间

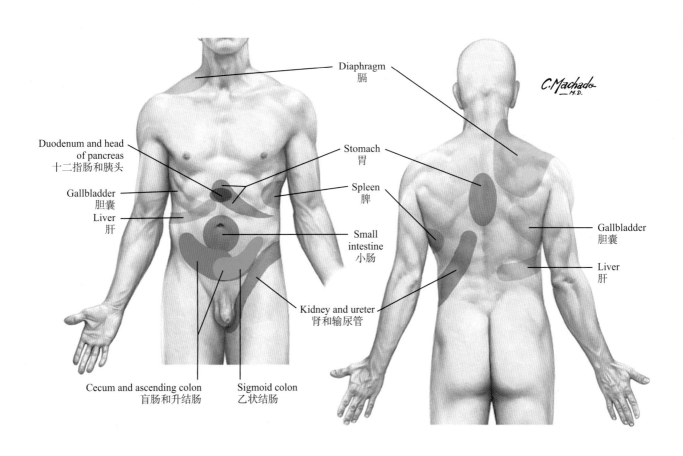

Diaphragm
膈

Duodenum and head
of pancreas
十二指肠和胰头

Gallbladder
胆囊

Liver
肝

Stomach
胃

Spleen
脾

Small
intestine
小肠

Kidney and ureter
肾和输尿管

Gallbladder
胆囊

Liver
肝

Cecum and ascending colon
盲肠和升结肠

Sigmoid colon
乙状结肠

C. Machado
_M.D.

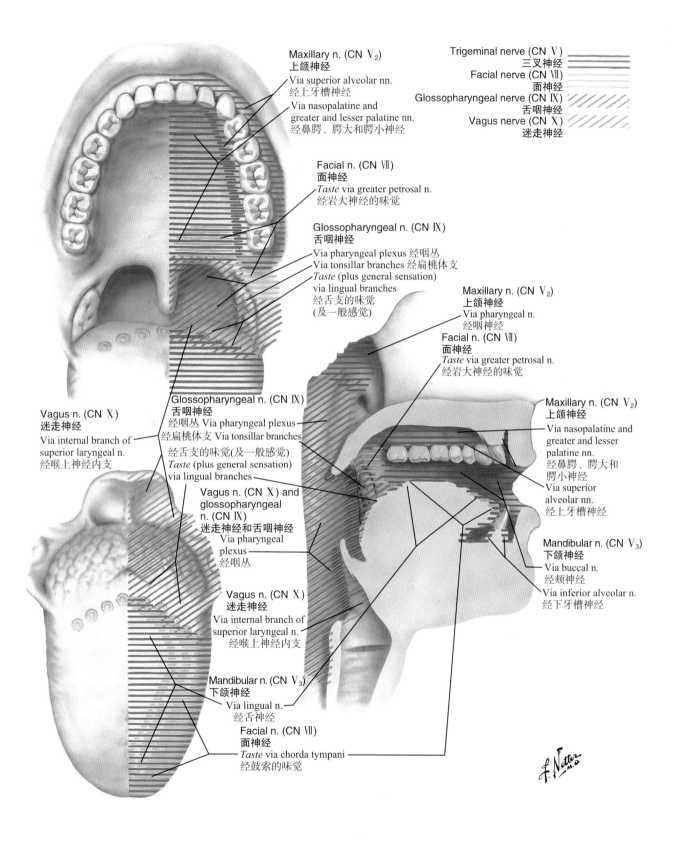

Maxillary n. (CN V₂)
上颌神经
Via superior alveolar nn.
经上牙槽神经
Via nasopalatine and
greater and lesser palatine nn.
经鼻腭、腭大和腭小神经

Trigeminal nerve (CN V)
三叉神经
Facial nerve (CN Ⅶ)
面神经
Glossopharyngeal nerve (CN Ⅸ)
舌咽神经
Vagus nerve (CN Ⅹ)
迷走神经

Facial n. (CN Ⅶ)
面神经
Taste via greater petrosal n.
经岩大神经的味觉

Glossopharyngeal n. (CN Ⅸ)
舌咽神经
Via pharyngeal plexus 经咽丛
Via tonsillar branches 经扁桃体支
Taste (plus general sensation)
via lingual branches
经舌支的味觉
(及一般感觉)

Maxillary n. (CN V₂)
上颌神经
Via pharyngeal n.
经咽神经
Facial n. (CN Ⅶ)
面神经
Taste via greater petrosal n.
经岩大神经的味觉

Maxillary n. (CN V₂)
上颌神经
Via nasopalatine and
greater and lesser
palatine nn.
经鼻腭、腭大和
腭小神经
Via superior
alveolar nn.
经上牙槽神经

Vagus n. (CN Ⅹ)
迷走神经
Via internal branch of
superior laryngeal n.
经喉上神经内支

Glossopharyngeal n. (CN Ⅸ)
舌咽神经
经咽丛 Via pharyngeal plexus
经扁桃体支 Via tonsillar branches
经舌支的味觉(及一般感觉)
Taste (plus general sensation)
via lingual branches

Vagus n. (CN Ⅹ) and
glossopharyngeal
n. (CN Ⅸ)
迷走神经和舌咽神经
Via pharyngeal
plexus
经咽丛

Vagus n. (CN Ⅹ)
迷走神经
Via internal branch of
superior laryngeal n.
经喉上神经内支

Mandibular n. (CN V₃)
下颌神经
Via buccal n.
经颊神经
Via inferior alveolar n.
经下牙槽神经

Mandibular n. (CN V₃)
下颌神经
Via lingual n.
经舌神经
Facial n. (CN Ⅶ)
面神经
Taste via chorda tympani
经鼓索的味觉

Horizontal section
水平断面

Tarsus of eyelid
睑板
Palpebral conjunctiva
睑结膜
Bulbar conjunctiva
球结膜
Lens
晶状体
Cornea
角膜

Medial palpebral ligament
内眦韧带
Nasal cavity
鼻腔
Check ligament
of medial rectus m.
内直肌Check韧带
Ethmoidal cells
筛小房
Periorbita
眶骨膜
Medial rectus m.
内直肌
Fascia of medial rectus m.
内直肌筋膜
Bulbar sheath (Tenon's capsule)
眼球筋膜鞘(Tenon囊)
Sclera
巩膜
Episcleral space
巩膜外隙
Optic n. (CN Ⅱ)
视神经
Sheath of optic n.
视神经鞘
Sphenoidal sinus
蝶窦

Lateral palpebral ligament
睑外侧韧带
Check ligament of
lateral rectus m.
外直肌Check韧带
Periorbita
眶骨膜
Sclera
巩膜
Bulbar sheath
(Tenon's capsule)
眼球筋膜鞘(Tenon囊)
Episcleral space
巩膜外隙
Lateral rectus m.
外直肌
Fascia of lateral rectus m.
外直肌筋膜
Orbital fat body
眶脂体
Common tendinous ring
(of Zinn)
总腱环

Frontal section
额状断面

Levator palpebrae superioris and
fascia of levator palpebrae superioris
上睑提肌及筋膜
Optic disc
视神经盘

Superior rectus m. and
fascia of superior rectus m.
上直肌及筋膜
Lacrimal gland
泪腺
Lateral rectus m. and
fascia of lateral rectus m.
外直肌及筋膜
Periorbita
眶骨膜
Sclera
巩膜
Bulbar sheath (Tenon's capsule)
眼球筋膜鞘(Tenon囊)
Episcleral space
巩膜外隙

Superior oblique m. and
fascia of superior oblique m.
上斜肌及筋膜
Medial rectus m. and
fascia of medial rectus m.
内直肌及筋膜
Periorbita
眶骨膜
Ethmoidal cell
筛小房
Sclera
巩膜
Bulbar sheath (Tenon's capsule)
眼球筋膜鞘(Tenon囊)
Inferior rectus m. and
fascia of inferior rectus m.
下直肌及筋膜
Inferior oblique m. and
fascia of inferior oblique m.
下斜肌及筋膜
Infraorbital n.
眶下神经

Muscle attachments and nerves and vessels entering orbit
肌肉附着点及入眶的神经血管

Superior orbital fissure
眶上裂
Lacrimal n.
泪腺神经
Frontal n.
额神经
Trochlear n. (CN Ⅳ)
滑车神经
Superior ophthalmic v.
眼上静脉
Lateral rectus m.
外直肌
Superior branch of oculomotor n.
动眼神经上支
Abducens n. (CN Ⅵ)
展神经
Inferior orbital fissure
眶下裂

Levator palpebrae superioris
上睑提肌
Superior oblique m.
上斜肌
Superior rectus m.
上直肌
Medial rectus m.
内直肌
Optic n. (CN Ⅱ) 视神经
Ophthalmic a. 眼动脉
} In optic canal
视神经管内
Inferior rectus m.
下直肌
Inferior branch of oculomotor n.
动眼神经下支
Nasociliary n.
鼻睫神经

Lateral wall of tympanic cavity: medial (internal) view
鼓室外侧壁：内面观

Head of malleus
锤骨头

Epitympanic recess
鼓室上隐窝

Anterior process of malleus
锤骨前突

Chorda tympani
鼓索

Anterior fold of malleus
锤骨前襞

Tensor tympani
鼓膜张肌

Handle of malleus
锤骨柄

Pars tensa of
tympanic membrane
鼓膜紧张部

Auditory tube
(eustachian)
咽鼓管

Internal carotid a.
颈内动脉

Superior ligament of malleus
锤骨上韧带

Superior ligament of incus
砧骨上韧带

Short limb of incus
砧骨短脚

Posterior fold of malleus
锤骨后襞

Posterior ligament of incus
砧骨后韧带

Long limb of incus
砧骨长脚

Chorda tympani
鼓索

Lenticular process of incus
砧骨豆状突

Facial n. (CN VII)
面神经

Labyrinthine wall of tympanic cavity: lateral view
鼓室迷路壁：侧面观

Mastoid antrum
乳突窦

Limbs of stapes
镫骨肢

Pyramidal eminence
锥隆起

Chorda tympani (cut)
鼓索(切断)

Mastoid cells
乳突小房

Stapedius tendon
镫骨肌腱

Fossa of cochlear window
蜗窗小窝

Facial n. (CN VII)
(exiting stylomastoid foramen)
面神经(出茎乳孔)

Jugular fossa
颈静脉窝

Tympanic cells
鼓室小房

Prominence of lateral semicircular canal
外半规管凸

Prominence of facial canal
面神经管凸

Geniculate ganglion
膝状神经节

Greater petrosal n.
岩大神经

Tensor tympani (tendon cut)
鼓膜张肌

Auditory tube (eustachian)
咽鼓管

Levator veli palatini
腭帆提肌

Promontory of tympanic cavity
鼓室的岬

Tympanic plexus (under mucosa)
鼓室丛(黏膜下)

Internal carotid a.
颈内动脉

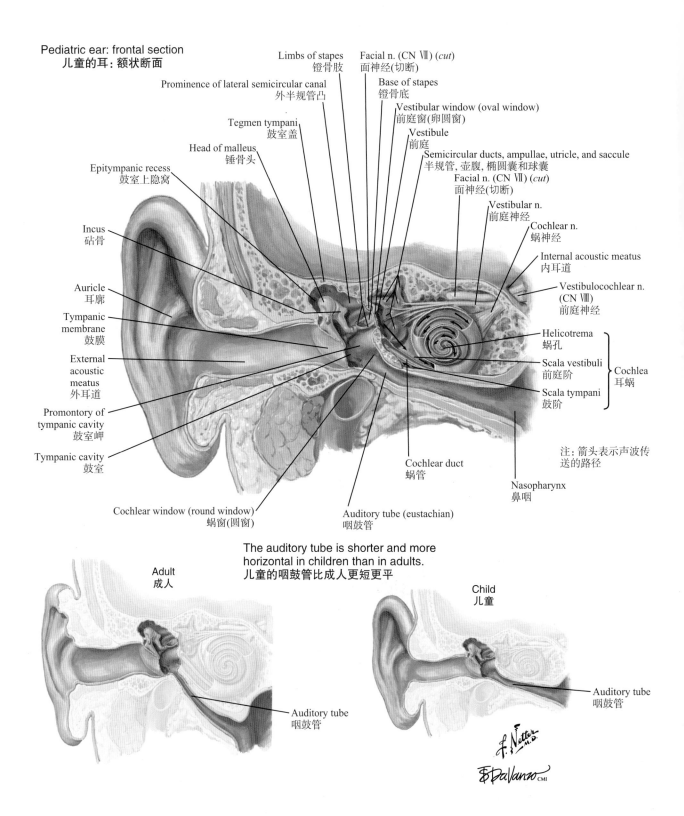

Pediatric ear: frontal section
儿童的耳：额状断面

Limbs of stapes
镫骨肢

Facial n. (CN VII) (cut)
面神经(切断)

Prominence of lateral semicircular canal
外半规管凸

Base of stapes
镫骨底

Vestibular window (oval window)
前庭窗(卵圆窗)

Tegmen tympani
鼓室盖

Vestibule
前庭

Head of malleus
锤骨头

Semicircular ducts, ampullae, utricle, and saccule
半规管，壶腹，椭圆囊和球囊

Epitympanic recess
鼓室上隐窝

Facial n. (CN VII) (cut)
面神经(切断)

Vestibular n.
前庭神经

Incus
砧骨

Cochlear n.
蜗神经

Internal acoustic meatus
内耳道

Auricle
耳廓

Vestibulocochlear n.
(CN VIII)
前庭神经

Tympanic membrane
鼓膜

Helicotrema
蜗孔

Scala vestibuli
前庭阶

External acoustic meatus
外耳道

Cochlea
耳蜗

Scala tympani
鼓阶

Promontory of tympanic cavity
鼓室岬

Tympanic cavity
鼓室

Cochlear duct
蜗管

注：箭头表示声波传送的路径

Nasopharynx
鼻咽

Cochlear window (round window)
蜗窗(圆窗)

Auditory tube (eustachian)
咽鼓管

The auditory tube is shorter and more horizontal in children than in adults.
儿童的咽鼓管比成人更短更平

Adult
成人

Child
儿童

Auditory tube
咽鼓管

Auditory tube
咽鼓管

Cartilaginous part of auditory tube at base of skull: inferior view
颅底咽鼓管软骨部(下面观)

Pterygoid hamulus
翼突钩

Medial pterygoid plate
翼突内侧板

Lateral pterygoid plate
翼突外侧板

Scaphoid fossa
舟状窝

Foramen ovale
卵圆孔

Foramen spinosum
棘孔

Spine of sphenoid bone
蝶骨棘

Mandibular fossa
下颌窝

Internal carotid a.
(entering carotid canal)
颈内动脉(颈动脉管)

Stylomastoid foramen
茎乳孔

Mastoid process
乳突

Palatine process of maxilla
上颌骨腭突

Horizontal plate of palatine bone
腭骨水平板

Choana of cranium
颅骨鼻后孔

Lateral lamina
外侧板
Medial lamina
内侧板
} Cartilage of auditory tube 咽鼓管软骨

Foramen lacerum
破裂孔

Petrous part of temporal bone
颞骨岩部

Occipital condyle
枕髁

Foramen magnum
枕骨大孔

Superior cerebral v.
大脑上静脉

Superior sagittal sinus
上矢状窦

Internal cerebral v.
大脑内静脉

Great cerebral v. (of Galen)
大脑大静脉

Straight sinus
直窦

Transverse sinus
横窦

Sigmoid sinus
乙状窦

Internal jugular v.
颈内静脉

Anterior cerebral a.
大脑前动脉

Anterior communicating a.
前交通动脉

Middle cerebral a.
大脑中动脉

Posterior cerebral a.
大脑后动脉

Basilar a.
基底动脉

Internal carotid a.
颈内动脉

Vertebral a.
椎动脉

脑的横断面T2加权磁共振成像,平扫

Maxillary sinus
上颌窦

Internal carotid a.
颈内动脉

Basilar a.
基底动脉

Facial n. (CN Ⅶ)
面神经

Pons
脑桥

Middle cerebellar peduncle
小脑中脚

Vermis
小脑蚓

Cerebellum
小脑

Abducens n. (CN Ⅵ)
展神经

Internal acoustic meatus
内耳道

Vestibulocochlear n. (CN Ⅷ)
前庭蜗神经

脑的横断面T2加权磁共振成像,平扫

Postcommunicating part of anterior
cerebral a. (A2 segment)
大脑前动脉交通后部(A2段)

Anterior communicating a.
前交通动脉

Optic tract
视束

Posterior communicating a.
后交通动脉

Basilar a.
基底动脉

Precommunicating part of
anterior cerebral a. (A1 segment)
大脑前动脉交通前部(A1段)

Middle cerebral a. (M1 segment)
大脑中动脉(M1段)

Posterior cerebral a.
大脑后动脉

Interpeduncular cistern
脚间池

Quadrigeminal cistern
四叠体池

脑的冠状面T2加权磁共振成像,平扫

Gray matter (cerebral cortex)
灰质(大脑皮质)

White matter of telencephalon
端脑白质

Head of caudate nucleus
尾状核头

Mammillary bodies
乳头体

Posterior cerebral a.
大脑后动脉

Basilar a.
基底动脉

Superior sagittal sinus
上矢状窦

Body of corpus callosum
胼胝体

Lateral ventricle
侧脑室

Third ventricle
第三脑室

Hippocampus
海马

Superior cerebellar a.
小脑上动脉

Vertebral a.
椎动脉

Internal carotid plexus
颈内动脉神经丛

Internal carotid n.
颈内动脉神经

Superior cervical ganglion
颈上神经节

Gray rami communicantes
灰交通支

Sympathetic trunk
交感干

Middle cervical ganglion
颈中神经节

Cervicothoracic ganglion
颈胸神经节

Thoracic visceral nn.
胸内脏神经

Pulmonary plexus
肺丛

Gray ramus communicans
灰交通支

White ramus communicans
白交通支

Esophageal plexus
食管丛

Greater thoracic splanchnic n.
胸内脏大神经

Lesser thoracic splanchnic n.
胸内脏小神经

Aorticorenal ganglion
主动脉肾神经节

Lumbar splanchnic nn.
腰内脏神经

Sacral splanchnic nn.
骶内脏神经

External carotid n.
颈外动脉神经

Cervical cardiac nn.
颈心神经

Cardiac plexus
心丛

Celiac plexus
腹腔丛

Celiac ganglion
腹腔神经节

Superior mesenteric ganglion
肠系膜上神经节

Superior mesenteric plexus
肠系膜上神经丛

Inferior mesenteric ganglion
肠系膜下神经节

Inferior mesenteric plexus
肠系膜下神经丛

Superior hypogastric plexus
上腹下丛

Hypogastric n.
腹下神经

Inferior hypogastric plexus
下腹下丛(盆丛)

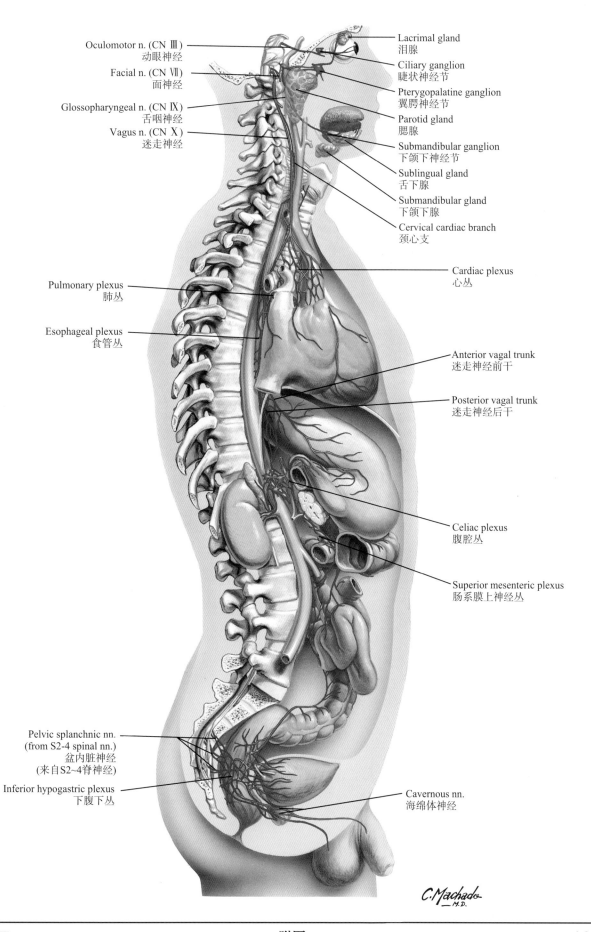

Oculomotor n. (CN Ⅲ)
动眼神经

Facial n. (CN Ⅶ)
面神经

Glossopharyngeal n. (CN Ⅸ)
舌咽神经

Vagus n. (CN Ⅹ)
迷走神经

Lacrimal gland
泪腺

Ciliary ganglion
睫状神经节

Pterygopalatine ganglion
翼腭神经节

Parotid gland
腮腺

Submandibular ganglion
下颌下神经节

Sublingual gland
舌下腺

Submandibular gland
下颌下腺

Cervical cardiac branch
颈心支

Cardiac plexus
心丛

Pulmonary plexus
肺丛

Esophageal plexus
食管丛

Anterior vagal trunk
迷走神经前干

Posterior vagal trunk
迷走神经后干

Celiac plexus
腹腔丛

Superior mesenteric plexus
肠系膜上神经丛

Pelvic splanchnic nn.
(from S2-4 spinal nn.)
盆内脏神经
(来自S2~4脊神经)

Inferior hypogastric plexus
下腹下丛

Cavernous nn.
海绵体神经

C.Machado
—M.D.

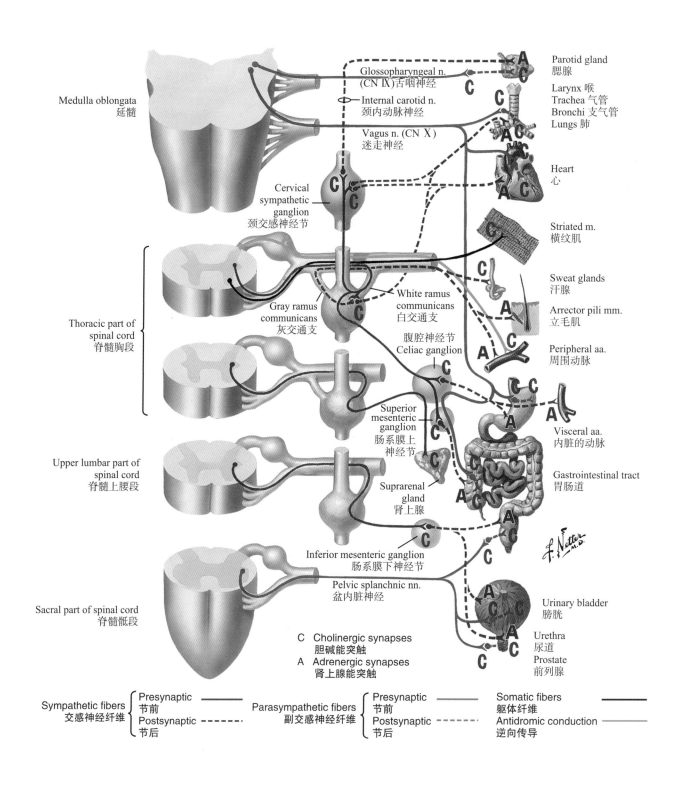

Sections through spinal cord at various levels 不同脊髓节段的断面

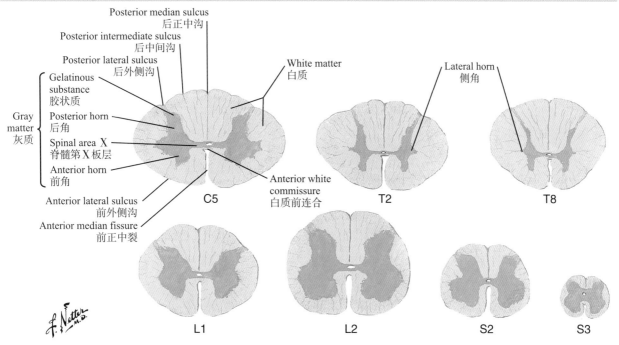

Posterior median sulcus
后正中沟

Posterior intermediate sulcus
后中间沟

Posterior lateral sulcus
后外侧沟

White matter
白质

Lateral horn
侧角

Gelatinous
substance
胶状质

Gray
matter
灰质

Posterior horn
后角

Spinal area X
脊髓第 X 板层

Anterior horn
前角

Anterior white
commissure
白质前连合

Anterior lateral sulcus
前外侧沟

Anterior median fissure
前正中裂

C5 T2 T8

L1 L2 S2 S3

Principal fiber tracts of spinal cord 脊髓的主要纤维束

Ascending pathways 上行通路
Descending pathways 下行通路
Fibers passing in both directions 上、下行纤维束

Posterior funiculus
后索

Gracile fasciculus
薄束

Cuneate fasciculus
楔束

Septomarginal fasciculus
隔缘束

Interfascicular fasciculus
束间束

Posterolateral fasciculus (of Lissauer)
背外侧束 (Lissauer 束)

Lateral corticospinal tract
皮质脊髓侧束

Rubrospinal tract
红核脊髓束

Posterior
spinocerebellar tract
脊髓小脑后束

Lateral reticulospinal tract
网状脊髓外侧束

Anterior
spinocerebellar tract
脊髓小脑前束

Medial reticulospinal
tract
网状脊髓内侧束

Anterolateral fasciculus
(includes spinothalamic,
spinoreticular,
spinomesencephalic,and
spinohypothalamic fibers)
前外侧束 (包括脊髓丘
脑束、脊髓网状束、脊髓
中脑束和脊髓下丘脑束)

Lateral vestibulospinal
tract
前庭脊髓外侧束

Anterior
corticospinal tract
皮质脊髓前束

Spinoolivary tract
脊髓橄榄束

Fasciculi proprii
固有束

Medial longitudinal fasciculi
内侧纵束

Tectospinal tract
顶盖脊髓束

Cerebral cortex: postcentral gyrus
大脑皮质：中央后回

Posterior limb of internal capsule
内囊后肢

Ventral posterolateral (VPL)
nucleus of thalamus
丘脑腹后外侧核

Midbrain
中脑

Medial lemniscus
内侧丘系

Gracile nucleus
薄束核

Cuneate nucleus
楔束核

Spinal lemniscus
脊髓丘系

Lower part of
medulla oblongata
延髓下部

Gracile fasciculus
薄束

Cuneate fasciculus
楔束

Spinal ganglion
脊神经节

Reticular formation
网状结构

*Proprioception,
position*
本体觉, 位置觉

Large myelinated fibers
粗的有髓纤维

*Touch, pressure,
vibration*
触觉, 压觉, 震动觉,

Cervical part of spinal cord
脊髓颈段

*Pain,
temperature*
痛温觉

Small myelinated and
unmyelinated fibers
细的有髓和无髓纤维

Lateral spinothalamic tract
(pain, temperature)
脊髓丘脑侧束
(痛温觉)

Lateral cervical nucleus
颈外侧核

Anterior spinothalamic tract
(touch, pressure)
脊髓丘脑前束
(触压觉)

Spinocervical tract
脊颈束

Lumbar part of spinal cord
脊髓腰段

Primary motor cortex (Brodmann area 4)
初级运动皮层(Brodmann 4区)

Hip 髋
Knee 膝
Ankle 踝
Toes 跚趾
Hip 髋
躯干 Trunk
肩 Shoulder
肘 Elbow
腕 Wrist
指 Fingers
拇指 Thumb
颈 Neck
眉 Brow
脸 Eyelid
鼻孔 Nares
唇 Lips
舌 Tongue
喉 Larynx

髋 Hip
躯干 Trunk
臂 Arm
手 Hand
面 Face

Lateral aspect of cerebal
cortex to show topographic
projection of motor centers
on precentral gyrus
大脑皮层外侧面显示运动
中枢在中央前回的投影

Posterior limb
后肢

Internal capsule
内囊

Anterior limb
前肢

Posterior
后

Visual and auditory
视和听辐射

Temporopontine
颞桥束

Somatosensory
躯体感觉

腿 Leg
躯干 Trunk
臂 Arm
面 Face

Corticospinal(pyramidal)
皮质脊髓束(锥体束)

Frontopontine
额桥束

Frontothalamic
额丘脑纤维

Anterior
前

Horizontal section through internal capsule
to show location of principal pathways
通过内囊的水平切面显示主要传导通路的位置

Midbrain
中脑

CNs III, IV, and VI

Pons
脑桥

CN V

CN VII

CN IX
CN X
CN XI
CN XII

Decussation of pyramids
锥体交叉

Lateral cortico-
spinal tract
皮质脊髓侧束

Spinal cord
脊髓

Anterior corticospinal tract
皮质脊髓前束

Decussation of pyramids
锥体交叉

Anterior aspect of brain stem
showing decussation of pyramids
脑干前面观显示锥体交叉

解剖结构	临床意义	图号
头部和颈部		
副神经（CN XI）	颈后三角淋巴结活检可能造成医源性副神经损伤	S-194
颈丛	颈部操作时可行颈丛阻滞	S-194，S-195
三叉神经（CN V）	面部或头皮前部手术操作时可行三叉神经分支麻醉；压迫神经可能导致三叉神经痛	S-59，S-60
嗅神经（CN I）	最易损伤的脑神经之一；外伤后可在筛板处撕裂，导致嗅觉丧失	S-56，S-364
面神经（CN VIII）	特发性单侧面神经麻痹（Bell 麻痹）可导致无法完全闭眼及同侧角膜干燥	S-64
喉返神经	可能因颈部手术（如甲状腺切除术）、主动脉弓动脉瘤或肺癌而受压或受损，导致声音嘶哑；可通过甲状腺（后）悬韧带和/或甲状腺下动脉和/或气管食管沟识别	S-526，S-527
动眼神经（CN III）、滑车神经（CN IV）和展神经（CN VI）	海绵窦血栓压迫其中的一支或多支神经可能导致眼外肌功能障碍；展神经最常受到影响	S-30
上丘和中脑导水管	中脑肿瘤压迫中脑导水管造成脑积水	S-35
视神经（CN II）	垂体肿物可能压迫视交叉导致双颞侧偏盲；视辐射（Meyer 环路）可能受到颞叶肿瘤的影响；眼动脉瘤的早期征象是视神经压迫造成的视力缺损	S-45，S-57
中央凹	视网膜视锥细胞密度最高的位置，使黄斑成为视力和色觉最好的部位	S-88
椭圆囊、球囊	碳酸钙晶体沉积被称为耳石，耳石积聚在半规管中是眩晕最常见的原因，又被称为良性阵发性位置性眩晕（BPPV）	S-96，S-97
晶状体	变性和混浊称为白内障，可能导致进行性视力丧失	S-88
眶隔	眶隔前的感染称为眶前/眶周蜂窝织炎，比其后的感染眼眶蜂窝织炎更轻	S-82
眼球前部	睫状体产生房水，房水经虹膜流入前房并通过巩膜窦排出；晶状体前移可能阻碍房水的流动，导致眼内压升高，这是一种疼痛且威胁视力的疾病，称为急性闭角型青光眼	S-89，S-91
鼓膜	可用耳镜观察；膨隆提示中耳感染伴有积液；严重感染可发生穿孔和耳漏；鼓室造口管（T 形管）可用于复发性积液感染的儿童	S-94
外耳道	儿童可能感染或发炎，称为外耳道炎；可通过牵拉耳廓进行诊断	S-93

解剖结构	临床意义	图号
背部		
脊髓圆锥	是脊髓的最下端；在新生儿可低至L4，在成人可高至T12（平均位于L1-L2）；在腰椎穿刺等操作中必须明确其位置；在成人，操作需在L2或以下平面进行	S-16
马尾	腰骶神经根，可在蛛网膜下隙注射麻醉时被阻滞（脊椎麻醉）	S-16，S-18
脊膜	硬膜外麻醉和腰椎穿刺等临床操作需要到达硬膜外隙和蛛网膜下腔；脑脊膜炎可危及生命	S-22，S-138
胸部		
胸长神经	放置胸腔引流管或乳腺切除时可能损伤胸长神经，导致"翼状肩"（前锯肌失去神经支配）	S-203，S-474
肋间神经	胸廓手术或缓解带状疱疹疼痛等操作的局部麻醉神经阻滞位点	S-205，S-206
脊（后根）神经节	水痘-带状疱疹病毒可潜伏在此，当病毒激活时可导致带状疱疹	S-206
膈神经	膈神经的手术损伤会引起单侧膈肌麻痹；由于在第3~5颈髓进行神经元换元，膈神经受刺激可表现为肩部疼痛	S-75，S-208，S-309
喉返神经	左喉返神经绕主动脉走行，偶尔可见大的胸主动脉瘤或左心房增大压迫导致的声音嘶哑（Ortner综合征） 左喉返神经的分支常受到甲状腺肿瘤等恶性肿瘤的影响	S-391，S-410
胸心神经（交感）	心肌缺血的疼痛可牵涉到上胸部皮肤，可能有胸部或上肢内侧的躯体痛	S-320
腹部		
髂腹股沟神经及生殖股神经	参与提睾反射，用来检查第1腰神经完整性	S-103
肋间神经、肋下神经及髂腹下神经	传导定位性腹壁及壁腹膜痛觉；按皮肤节段分布的疼痛提示神经病变（例如带状疱疹病毒感染）	S-102
腹腔神经节	部分慢性胰腺炎合并药物难以缓解的顽固性疼痛患者，可以通过腹腔神经节阻滞术治疗	S-448，S-457
内脏交感神经	腹腔脏器痛觉通过该神经传导至其他部位；可通过疼痛位于腹部象限的位置及放射的方向判断该痛觉的来源	S-450，S-453
髂腹下神经	经腰方肌行肾脏切除术可能损伤髂腹下神经，从而导致耻骨上区麻木	S-460
盆部		
阴部神经	阴部神经阻滞可以在分娩或行会阴部小手术时进行会阴麻醉	S-516
直肠下神经	坐骨肛门窝神经麻醉行外痔切除手术	S-520

解剖结构	临床意义	图号
盆部（续）		
前列腺丛和海绵体丛	手术（如前列腺手术）中这些神经损伤可引起勃起功能障碍	S-517
上肢		
胸长神经	损伤可能因前锯肌失去神经支配导致"翼状肩"。重复性头顶部运动或活动会导致损伤。	S-235, S-237
腋神经	腋神经位置靠近肱骨外科颈，使其易由于肱骨骨折或脱位而损伤。不合适的拐杖也会压迫腋神经。	S-240
正中神经	腕管综合征压迫，导致外侧的三根半手指疼痛及麻木。主要的危险因素包括肥胖、妊娠、糖尿病和甲状腺功能减退。	S-109, S-251
正中神经返支	掌鱼际隆起处发生浅表撕裂伤时可能损伤。	S-250
尺神经	经过肱骨内上髁后方及腕尺管（Guyon 管）处易受压迫或损伤。	S-110, S-227
桡神经	走行于桡神经沟时容易被损伤及压迫（例如肱骨骨折时），常见的症状是由于伸腕无力导致的"垂腕"。不合适的拐杖也会压迫桡神经。	S-111, S-112
下肢		
腓肠神经	在周围神经病的诊断中，腓肠神经是常用的神经活检部位；在神经移植术中也是常用的供体移植物	S-117, S-267
腓总神经	钝性伤或者小腿石膏压迫导致腓总神经损伤会引起足背屈减弱，引起足下垂	S-115, S-117, S-119
闭孔神经	脑性瘫痪中，神经阻滞收肌群痉挛，在骨盆骨折、盆腔淋巴结清扫术等盆腔手术中可能会受损	S-116
股神经	股部血肿会引起股神经受压。股神经是下肢手术中常见的麻醉神经	S-113, S-115, S-270
隐神经	在膝关节置换术后，通过收肌腱裂孔麻醉隐神经以镇痛	S-115, S-266, S-270
股外侧皮神经	可能因肥胖、怀孕或紧身腰带等因素，导致腹股沟韧带压迫皮神经，出现大腿前外侧疼痛、麻木等症状	S-115, S-270

* 各解剖结构的选择主要基于临床数据以及大体解剖课程中经常涉及的临床诊治内容。

脑神经常被描述为树状结构,神经从脑发出走向外周。传出纤维的信号传递方向与其走行一致,而传入纤维的信号传递方向与其走行相反。

神经	起源	走行	分支	运动	感觉
嗅神经 (CN I)	嗅球	嗅区黏膜神经元通过筛板向嗅球神经元上的突触发出约20个轴突束			特殊内脏感觉纤维(嗅觉):嗅上皮
视神经 (CN II)	视交叉	视网膜神经节神经元的轴突经视神经管自眶腔进入颅腔			特殊躯体感觉纤维(视觉):视网膜视部
动眼神经 (CN III)	中脑脚间窝	自中脑进入后颅窝,然后进入颅中窝;穿过海绵窦经眶上裂进入眼眶	上支和下支	一般躯体运动纤维:内直肌、上直肌、下直肌、下斜肌和上睑提肌 一般内脏运动纤维:睫状神经节	
滑车神经 (CN IV)	中脑后表面	自中脑背侧发出,沿大脑脚外侧走行至脑干前面;沿小脑幕内侧边缘进入中颅窝;穿过海绵窦经眶上裂进入眼眶		一般躯体运动纤维:上斜肌	
三叉神经 (CN V)	运动和感觉根(源自脑桥)	自脑桥前外侧进入颅后窝,大的感觉根和小的运动根进入颅中窝;感觉根组成三叉神经节,发出眼神经、上颌神经和下颌神经;运动根走行于神经节深处,仅参与组成下颌神经	眼神经、上颌神经和下颌神经	特殊内脏运动纤维:见分支	一般躯体感觉纤维:见分支
眼神经 (CN V₁)	三叉神经	从三叉神经节前缘穿过海绵窦离开颅骨,通过眶上裂进入眼眶	泪神经、额神经、鼻睫神经和脑膜分支		一般躯体感觉纤维:前额、上眼睑、结膜
上颌神经 (CN V₂)	三叉神经	自三叉神经节发出后通过圆孔进入翼腭窝,然后通过眶下裂进入眼眶	鼻腭神经、咽神经、腭神经、颧神经、后上牙槽神经、眶下神经、上后鼻支和脑膜支		一般躯体感觉纤维:面中部、鼻腔、鼻窦、腭和上颌牙
下颌神经 (CN V₃)	三叉神经	自三叉神经节下方发出,穿过卵圆孔进入颞下窝	颞深神经、颊神经、耳颞神经、舌神经、下牙槽神经和脑膜支	特殊内脏运动纤维:咀嚼肌、下颌舌骨肌、二腹肌(前腹)、鼓室张肌和腭帆张肌	一般躯体感觉纤维:下颌牙、舌前部、口腔底、颞下颌关节

待续

表 2.4 　　　　　　　　　　　脑神经 　　　　　　　　　　　**145**

神经	起源	走行	分支	运动	感觉
展神经 （CN Ⅵ）	延髓脑桥沟 （CN Ⅻ内侧）	自延髓脑桥沟发出，穿过斜坡上的硬脑膜和颞骨岩部的凹槽，进入颅中窝；穿过海绵窦，通过眶上裂进入眼眶		躯体运动纤维：外直肌	
面神经 （CN Ⅶ）	运动根和中间神经(感觉根)	自脑桥和延髓之间发出，由较大的运动根和较小的中间神经组成（包含特殊内脏感觉、一般内脏运动和一般躯体感觉纤维）；两个神经根都穿过内耳道进入面神经管，在面神经管中急转形成膝状神经节；面神经在面神经管内发出多个分支，然后经茎乳孔出颅，在腮腺内形成终末分支	岩大神经、耳后神经、鼓索、颞支、颧支、颊支、下颌缘支和颈支	特殊内脏运动纤维：面部表情肌（包括颅顶肌和颈阔肌）、二腹肌（后腹）、茎突舌骨肌和镫骨肌 一般内脏运动纤维：翼腭神经节和下颌下神经节	特殊内脏感觉纤维（味觉）：前舌和上腭一般躯体感觉纤维：部分外耳
前庭蜗神经(CN Ⅷ)	延髓脑桥沟 （CN Ⅶ外侧）	在脑桥和延髓之间自脑干发出，近小脑下脚，并在穿过颅后窝时发出两个分支	前庭神经和蜗神经		特殊躯体感觉纤维：内耳（见分支）
蜗神经	前庭蜗神经	包含耳蜗神经节细胞突起；通过内耳道进入内耳			特殊躯体感觉纤维（听觉）：蜗管内螺旋器
前庭神经	前庭蜗神经	包含前庭神经节细胞突起；通过内耳道进入内耳	上支和下支		特殊躯体感觉纤维（平衡和运动）：前庭迷路的囊斑和壶腹嵴
舌咽神经 （CN Ⅸ）	延髓后橄榄沟	从橄榄和大脑下脚之间的延髓上部发出，伴迷走神经和副神经穿颈静脉孔出颅；舌咽神经传入纤维的上、下神经节位于颈静脉孔下方；向下走行，伴茎突咽肌走行并支配该肌，最终形成两个终末支：一支进入口腔后部，支配舌骨舌肌，另一支经咽上缩肌和咽中缩肌之间进入咽部	鼓室神经	特殊内脏运动纤维：茎突咽肌 一般内脏运动纤维：耳神经节	特殊内脏感觉纤维（味觉）：舌后部 一般内脏感觉纤维：颈动脉体和颈动脉窦 一般躯体感觉纤维：舌后部、口咽和中耳

待续

神经	起源	走行	分支	运动	感觉
迷走神经（CN X）	延髓后橄榄沟（CN IX和CN XI颅根之间）	自延髓后橄榄沟发出，伴副神经和舌咽神经经颈静脉孔出颅；最初走行于颈内动脉和颈内静脉之间；左右迷走神经走行不同：右迷走神经由锁骨下动、静脉之间下行，右喉返神经绕锁骨下动脉上行，主干沿气管和右肺根下降，形成肺丛和食管丛；左迷走神经在左锁骨下动脉和颈总动脉之间下行，行于左头臂静脉后方、主动脉弓前方，左喉返神经绕至主动脉弓后方上行，迷走神经主干沿肺根后方下降，形成肺丛和食管丛；迷走神经通过食管神经丛和迷走神经干继续下行入腹腔	咽支、喉上神经和喉返神经	一般内脏运动纤维：胸腹内脏神经节特殊内脏运动纤维：见分支	一般内脏感觉纤维：主动脉弓和体特殊内脏感觉纤维（味觉）：会厌、口咽一般躯体感觉纤维：外耳（也可参见分支）
迷走神经咽支	迷走神经	走行于颈动脉和咽中缩肌		特殊内脏运动纤维：咽缩肌；腭舌肌、腭咽肌、咽鼓管咽肌和腭帆提肌	
喉上神经	迷走神经	从下神经节发出，向下内侧走行至颈内动脉深处，分为外支（运动支）和内支（感觉支），内支穿甲状舌骨膜	内支和外支	特殊内脏运动纤维：环甲肌	一般躯体感觉纤维：喉上部
喉返神经	迷走神经	右喉返神经位于锁骨下动脉后方，螺旋向上走行于颈总动脉和甲状腺下动脉上后方，位于气管外侧；左喉返神经行于主动脉弓下方，经主动脉弓后方和动脉韧带外侧升至气管外侧；左、右喉返神经均在食管与咽下缩肌交界处进入喉部		特殊内脏运动纤维：喉内肌（环甲肌除外）、食管横纹肌	一般躯体感觉纤维：喉下部

待续

神经	起源	走行	分支	运动	感觉
副神经 （CN XI）	颅根和脊髓根	C1~C5 脊髓根经枕骨大孔上行进入颅内，并在此处与延髓橄榄后沟发出的颅根汇合；副神经经颈静脉孔出颅；该神经向下后进入胸锁乳突肌上三分之一，然后向下穿过枕三角进入斜方肌；于颈静脉孔处发出迷走神经交通支汇入迷走神经以支配喉、腭和咽部肌肉	副神经、迷走神经交通支	特殊内脏运动纤维：斜方肌和胸锁乳突肌	
舌下神经 （CN XII）	舌下神经根和C1 颈神经舌下交通支	发自延髓前外侧沟，经舌下神经管出颅，然后经迷走神经和副神经之间向下前方走行，到达二腹肌后腹的下缘，最终经下颌舌骨肌和舌骨舌肌之间进入口腔	舌支及 C1 颈神经交通支（甲状腺支、颏舌骨肌支和颈袢上根）	躯体运动纤维：舌内肌、颏舌肌、舌骨舌肌和茎突舌肌 C1 支：甲状舌骨肌、颏舌肌和肩胛舌骨肌（上腹）	

颈丛神经根为颈神经C1~C4前支。

神经	起源	走行	分支	运动	皮肤感觉
舌下神经交通支	颈神经C1前支	发出后很快汇入舌下神经；颈袢位于舌骨大角的后方，沿颈动脉鞘下降，在C4~C5水平与下根汇合	颈袢上根、舌下神经甲状舌骨支和颏舌骨支	肩胛舌骨肌（上腹）、甲状舌骨肌和颏舌骨肌	
颈袢下根	颈神经C2~C3前支	沿颈动脉鞘前外侧下降，在C4~C5水平与上根汇合	舌骨下肌支	肩胛舌骨肌（下腹）、胸骨舌骨肌和胸骨甲状肌	
颈丛肌支	颈神经C1~C4前支	沿C1~C4颈椎形成三个环，横穿肩胛提肌和中斜角肌之间，走行至胸锁乳突肌		头前直肌和头外侧肌；头长肌和颈长肌；前斜角肌、中斜角肌和后斜角肌；肩胛提肌	
膈神经	颈神经C3~C5前支	沿前斜角肌下降至肩胛舌骨肌下腹，横跨颈横血管和肩胛上血管；经锁骨下静脉和动脉之间进入胸腔，经肺根前沿心包外缘至膈肌		膈肌	
枕小神经	颈神经C2前支	自颈后三角穿出，沿胸锁乳突肌后缘上升；在乳突处穿深筋膜上升至耳后			颞区、耳区和乳突区
耳大神经	颈神经C2~C3前支	自胸锁乳突肌深面的颈后三角穿出，在胸锁乳突肌和颈阔肌之间斜向上走行	前、后支		腮腺区、耳区和乳突区
颈横神经	颈神经C2~C3前支	自胸锁乳突肌深面的颈后三角穿出，沿胸锁乳突肌表面走行至深处的颈外静脉	上、下支		颈前外侧区
锁骨上神经	颈神经C3~C4前支	自胸锁乳突肌中内1/3处深面的颈后三角穿出，经颈静脉外侧下降到锁骨下方	内、中、外支		锁骨和锁骨下区

表 2.8 颈丛分支 149

臂丛神经根是典型的 C5~T1 脊神经的前支。由于臂丛中的干股束前后编排可能不同,组成臂丛的脊神经以及从臂丛发出的神经变异是常见的。

神经	起源	走行	分支	支配	皮肤分布区
肩胛背神经	脊神经 C5 前支	穿中斜角肌,沿肩胛骨脊柱缘在肩胛提肌后方和下方走行		大菱形肌,小菱形肌,肩胛提肌	
胸长神经	脊神经 C5~C7 前支	C5~C6 在中斜角肌内汇合,随后在第 1 肋骨处与 C7 连接。随后神经走行于臂丛和腋窝血管的下方和后方,接着沿前锯肌表面的腋中线走行		前锯肌	
肩胛上神经	上干(C5~C6)	穿过颈后三角,经肩胛舌骨肌下腹后及斜方肌边缘,穿过肩胛切迹至肩胛横上韧带下方进入冈上窝;继续向外侧,然后通过冈盂切迹至冈下窝		冈上肌和冈下肌	
锁骨下神经	上干(C5~C6)	在前支远侧向下延伸		锁骨下肌	
胸外侧神经	外侧束(C5~C7)	走行于腋动、静脉外侧和浅面,仅经过胸小肌内侧		胸大肌和胸小肌	
肌皮神经	外侧束(C5~C7)	发于胸小肌下缘,穿喙肱肌至肱肌和肱二头肌之间;经肘关节近端,穿深筋膜继续为前臂外侧皮神经	肌支,前臂外侧皮神经	臂前群肌肉	参见前臂外侧皮神经
前臂外侧皮神经	肌皮神经	走行于头静脉后方,在肘关节处分为前支和后支,沿前臂外侧表面走行	前支和后支		前臂外侧
肩胛下神经	后束(C5~C6)	上、下肩胛下神经穿过肩胛下肌前面;肩胛下神经终止于大圆肌		大圆肌和肩胛下肌	

神经	起源	走行	分支	支配	皮肤分布区
胸背神经	后束（C6~C8）	起于上、下肩胛下神经之间，沿腋后壁伴胸背动脉走行，至背阔肌深方		背阔肌	
桡神经	后束（C5~T1）	走行于背阔肌前至大圆肌下缘，沿肱骨桡神经沟伴肱深动脉至肱三头肌内侧和外侧头之间	臂后皮神经，臂外侧下皮神经，前臂后皮神经，肌支，深支，浅支和骨间后神经	肱三头肌，肘肌，肱桡肌，桡侧腕长、腕短伸肌，旋后肌（参见骨间后神经）	手背外侧（参见皮支）
臂后皮神经	桡神经	起于桡神经腋窝内侧段			臂内侧后部
臂外侧下皮神经	桡神经	在三角肌粗隆下穿肱三头肌外侧头，伴头静脉向前走行			臂外侧远端
前臂后皮神经	桡神经	位于肱三头肌外侧头和内侧头之间			前臂外侧后部
骨间后神经	桡神经深支	是桡神经深支的延续，走行于旋后肌深方，远端沿前臂骨间膜后面继续走行		前臂后部肌肉（部分例外）	
腋神经	后束（C5~C6）	经肩胛下肌前面，伴旋肱后动脉通过四边孔穿出腋窝	肌支，臂外侧上皮神经	三角肌和小圆肌	参见臂外侧上皮神经
臂外侧上皮神经	腋神经	穿三角肌后下缘的深筋膜变成皮支			臂外侧近端
胸内侧神经	内侧束（C8~T1）	走行于腋动脉和腋静脉之间，穿胸小肌到达胸大肌		胸小肌和胸大肌	
臂内侧皮神经	内侧束（T1）	在背阔肌前方出现并横行于腋窝，于腋静脉后内侧走行，穿深筋膜伴贵要静脉下行	前、后支		臂内侧前部
前臂内侧皮神经	内侧束（C8~T1）	位于腋动脉内侧，横穿腋窝，穿深筋膜分布至前臂，并伴贵要静脉于前臂尺侧走行	前、后支		臂前侧，前臂内侧

待续

神经	起源	走行	分支	支配	皮肤分布区
尺神经	内侧束（C7~T1）	位于腋动脉内侧，沿肱三头肌内侧头在尺神经尺骨鹰嘴与内上髁之间走行至肱动脉内侧；在尺侧腕屈肌头之间进入前臂；在尺侧腕屈肌和指深屈肌之间向远端走行，在入手之前发出背侧支	肌支，背支，掌支，浅支和深支	尺侧腕屈肌，指深屈肌（尺侧半），拇收肌，小鱼际肌，骨间背侧和掌侧肌，蚓状肌（内侧两）	手掌和手背内侧，第5指和部分第4指
正中神经	内侧和外侧束（C6~T1）	在旋前圆肌头间与肱动脉伴行并向远端走行，进入前臂；经指浅屈肌深面，走行至腕屈肌支持带处变浅；穿腕管至腕屈肌支持带深方	骨间前神经，肌支，掌支，返支，指掌侧总神经	前臂前部（部分例外），蚓状肌（外侧两），鱼际肌（参见骨间前神经）	掌外侧部，拇指，第2、第3指，第4指部分
骨间前神经	正中神经	在肘部沿前臂骨间膜前面伴骨间前动脉远端走行		拇长屈肌，旋前方肌，指深屈肌（桡侧半）	

腰骶神经丛包括腰丛、骶丛和尾丛,其根部起于脊神经前支(腰丛:L2~L4,少数起于L1;骶丛:L4~S4,尾丛:S4~Co)。脊神经发出腰骶神经丛的位置在个体上通常存在差异。

神经	起点	走行	分支	支配	皮肤区域
股外侧皮神经	腰丛后股(L2~L3)	在腹股沟韧带后方或通过腹股沟韧带内侧至髂前上棘走行,然后在大腿外侧表面走行			大腿外侧
股神经	腰丛后股(L2~L4)	经腹股沟韧带后方走行于股三角髂肌上	肌支、前皮支、隐神经	大腿前侧筋膜、髂肌、耻骨肌	大腿前侧(见隐神经)
隐神经	股神经	股神经在内收肌束内分成,穿阔筋膜与大隐静脉浅表走行	髌下支、小腿皮支		膝内侧、小腿、踝部和足
生殖股神经	腰丛前股(L1~L2)	在腰大肌前表面走行;生殖支穿过腹股沟管;股骨支通过腹股沟韧带深部进入股三角	生殖支、股支	提睾肌	股三角外侧部,阴囊前和外阴
闭孔神经	腰丛前股(L2~L4)	在L5椎骨深入髂总血管,通过闭孔进入大腿内侧	前支、后支	大腿内侧筋膜	大腿内侧
臀上神经	骶丛后股(LS~S1)	通过梨状肌上孔出骨盆		臀中肌、臀小肌、阔筋膜张肌	
臀下神经	骶丛后股(L5~S2)	通过梨状肌下孔出骨盆		臀大肌	
梨状肌神经	骶丛后股(S1~S2)	支配梨状肌,走行于坐骨大孔附近		梨状肌	
皮神经穿支	骶丛后股(S2~S3)	出骨盆,穿骶结节韧带			臀下内侧
闭孔内肌神经	骶丛前股(L5~S2)	通过梨状肌下孔出骨盆;经坐骨小孔重新进入骨盆,支配闭孔内肌		闭孔内肌、上孖肌	
股方肌神经	骶丛前股(L4~S1)	经梨状肌下孔出骨盆		股四头肌和下孖肌	
肛提肌神经	骶丛前股(S3~S4)	从骶丛出发,走行于肛提肌表面		髂尾肌和耻尾肌	
尾骨肌神经	骶丛前股(S3~S4)	从骶丛出发,走行于尾骨肌表面		尾骨肌	

待续

表 2.12　　　　腰骶丛神经　　　　153

神经	起点	走行	分支	支配	皮肤区域
阴部神经	骶丛前股（S2~S4）	经梨状肌下孔出骨盆；经坐骨小孔进入会阴，穿过坐骨肛门窝和阴部（Alcock）管	肛门下神经、会阴神经、阴蒂和阴茎背神经	会阴肌、肛门外括约肌、耻尾肌	后阴囊和外阴、阴蒂和阴茎
股后侧皮神经	骶丛前股、后股（S1~S3）	穿梨状肌下孔出骨盆；向下走行至臀大肌并进而至腘窝	臀下皮神经、会阴支		臀下区、大腿后侧、腘区
坐骨神经	骶丛前股和后股（L4~S3）	穿梨状肌下孔出骨盆，浅支至侧旋肌，深支至臀中肌，进入股骨大转子和坐骨结节	肌支、胫神经、腓总神经	大腿后肌群（见分支）	见分支
胫神经	坐骨神经	穿腘窝和腓肠区深达比目鱼肌，走行于内踝后方的跗骨管	肌支、跟内侧支、小腿骨间神经、腓肠内侧和外侧皮神经	小腿后肌群（见分支）	足跟（见分支）
腓总神经	坐骨神经	走行于股二头肌内侧和腓肠肌外侧头和腓骨颈外侧	腓浅和深神经、腓肠外侧皮神经腓肠神经交通支	见分支	见分支
腓深神经	腓总神经	走行于腓骨长肌和趾长伸肌，至小腿骨间膜表面，深达伸肌支持带	肌支、趾背支	小腿前肌群	蹈趾与第二趾相邻部分的背面
腓浅神经	腓总神经	走行于小腿外侧筋膜鞘，腓骨长肌和短肌之间，远端穿出小腿筋膜	肌支、足背内侧和中间皮神经	小腿外肌群	小腿前下部、足背与趾背
腓肠外侧皮神经	腓总神经	分出于腓总神经，走行于跖肌旁			小腿外侧
腓肠内侧皮神经	胫神经	分支于胫神经，走行于跖肌旁，穿腓肠肌两头之间，至小腿筋膜	腓肠神经		小腿近端外侧（见腓肠神经）
腓肠神经	由腓肠内侧皮神经、腓总神经、腓肠神经交通支合成	沿跟腱外侧，穿腓肠区，向下至跗骨外侧与跟骨外侧	足背外侧皮神经		小腿远端后外侧、足外侧

神经	起点	走行	分支	支配	皮肤区域
足底外侧神经	胫神经	深入跗短展肌，在趾短屈肌和跖方肌之间穿行	浅支、深支	小趾展肌、跗收肌、小趾屈肌、足底方肌、骨间足底肌、骨间背侧肌、蚓状肌（外侧的三块）	足底外侧、第5趾底、部分第4趾
足底内侧神经	胫神经	深入跗短展肌，沿趾短屈肌内侧走行	肌支、趾足底总神经	跗展肌、趾短屈肌、跗短屈肌、蚓状肌（内侧的一块）	足底内侧、第1~3趾底、部分第4趾

表 2.14　　　　　　　　　　腰骶丛神经　　　　　　　　　　155

运动系统 3

附图

附图S-BP 19 颅骨的CT三维重建

附图S-BP 20 颈椎退行性变

附图S-BP 21 寰枕关节

附图S-BP 22 颈椎: X线成像

附图S-BP 23 颈椎: 磁共振和X线成像

附图S-BP 24 腰椎: X线成像

附图S-BP 25 腰椎: 磁共振成像

附图S-BP 26 脊柱的韧带

附图（续）

附图S-BP 27 椎静脉:
静脉间交通

附图S-BP 28 胸腰椎:
侧位X线成像

附图S-BP 29 腕部的
韧带: 后视图和前视图

附图S-BP 30 关节: 结缔
组织和关节软骨

附图S-BP 31 骨的
组织构筑

附图S-BP 32 膝的骨

附图S-BP 33 膝的
X线成像: 外侧面观

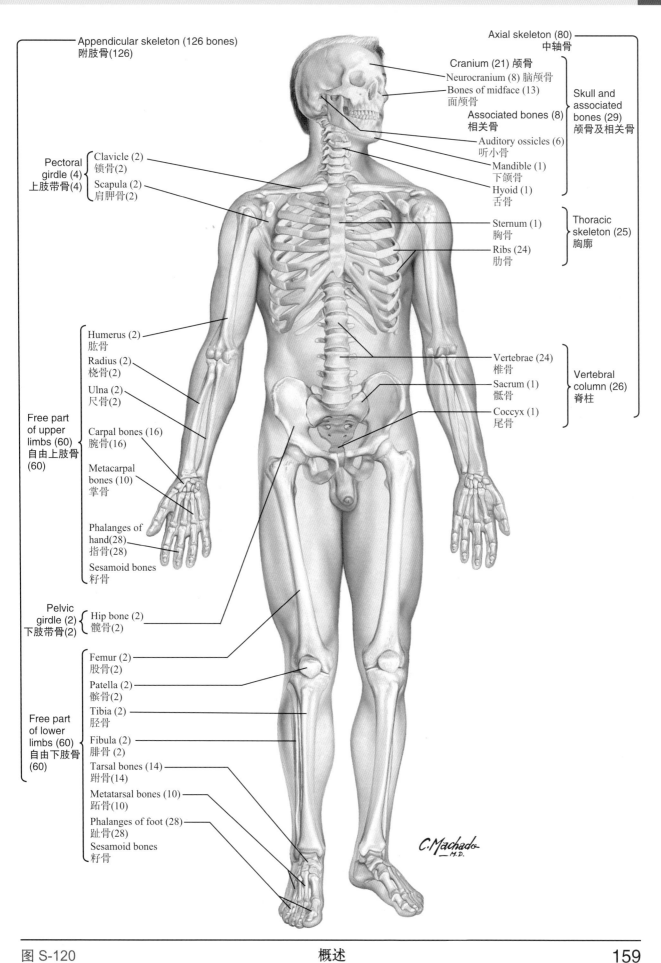

Appendicular skeleton (126 bones)
附肢骨(126)

Axial skeleton (80)
中轴骨

Cranium (21) 颅骨
Neurocranium (8) 脑颅骨
Bones of midface (13)
面颅骨
Associated bones (8)
相关骨
Auditory ossicles (6)
听小骨
Mandible (1)
下颌骨
Hyoid (1)
舌骨

Skull and
associated
bones (29)
颅骨及相关骨

Pectoral
girdle (4)
上肢带骨(4)

Clavicle (2)
锁骨(2)
Scapula (2)
肩胛骨(2)

Sternum (1)
胸骨
Ribs (24)
肋骨

Thoracic
skeleton (25)
胸廓

Free part
of upper
limbs (60)
自由上肢骨
(60)

Humerus (2)
肱骨
Radius (2)
桡骨(2)
Ulna (2)
尺骨(2)
Carpal bones (16)
腕骨(16)
Metacarpal
bones (10)
掌骨
Phalanges of
hand(28)
指骨(28)
Sesamoid bones
籽骨

Vertebrae (24)
椎骨
Sacrum (1)
骶骨
Coccyx (1)
尾骨

Vertebral
column (26)
脊柱

Pelvic
girdle (2)
下肢带骨(2)

Hip bone (2)
髋骨(2)

Free part
of lower
limbs (60)
自由下肢骨
(60)

Femur (2)
股骨(2)
Patella (2)
髌骨(2)
Tibia (2)
胫骨
Fibula (2)
腓骨(2)
Tarsal bones (14)
跗骨(14)
Metatarsal bones (10)
跖骨(10)
Phalanges of foot (28)
趾骨(28)
Sesamoid bones
籽骨

C.Machado
M.D.

Structure of synovial joints
滑膜关节结构

Metaphysial bone tissue
干骺端骨组织
Subchondral bone tissue
软骨下骨组织
Articular cartilage
关节软骨
Synovial membrane of joint capsule
关节囊滑膜
Fibrous layer of joint capsule
关节囊纤维层
Fibrocartilage
纤维软骨
Articular cartilage
关节软骨

Humerus
肱骨

Ulna
尺骨

A. Hinge joint (e.g., elbow joint)
屈戌关节(如肘关节)

Dens axis
齿突

Atlas
寰椎

Axis
枢椎

B. Pivot joint (e.g., median atlantoaxial joint)
车轴关节(如寰枢正中关节)

1st metacarpal bone
第一掌骨

Trapezium bone
大多角骨

C. Saddle joint (e.g., meta-carpocarpal joint of thumb)
鞍状关节(如拇指腕掌关节)

Femur
股骨

Tibia
胫骨

D. Condyloid joint (e.g., knee joint)
髁状关节(如膝关节)

Acetabulum
髋臼

Head of femur
股骨头

E. Ball-and-socket joint (e.g., hip joint)
球窝关节(如髋关节)

Acromion
肩峰

Clavicle
锁骨

C. Machado
M.D.

F. Plane joint (e.g., acromioclavicular joint)
平面关节(如肩锁关节)

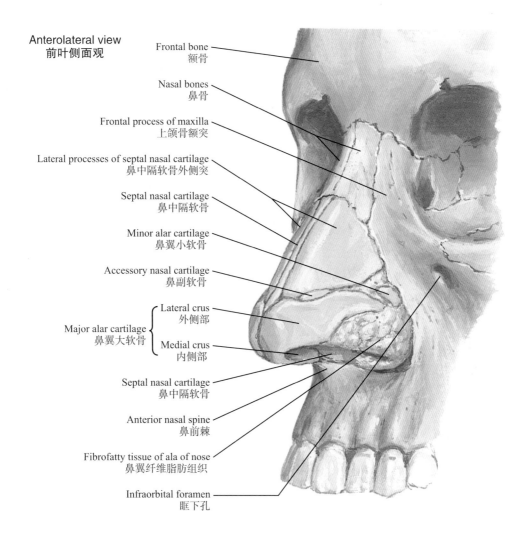

Anterolateral view
前叶侧面观

Frontal bone
额骨

Nasal bones
鼻骨

Frontal process of maxilla
上颌骨额突

Lateral processes of septal nasal cartilage
鼻中隔软骨外侧突

Septal nasal cartilage
鼻中隔软骨

Minor alar cartilage
鼻翼小软骨

Accessory nasal cartilage
鼻副软骨

Major alar cartilage
鼻翼大软骨
{
Lateral crus
外侧部

Medial crus
内侧部
}

Septal nasal cartilage
鼻中隔软骨

Anterior nasal spine
鼻前棘

Fibrofatty tissue of ala of nose
鼻翼纤维脂肪组织

Infraorbital foramen
眶下孔

Inferior view
下面观

Major alar cartilage 鼻翼大软骨

Lateral crus
外侧部

Medial crus
内侧部

Fibrofatty tissue of ala of nose
鼻翼纤维脂肪组织

Anterior nasal spine
鼻前棘

Septal nasal cartilage
鼻中隔软骨

Intermaxillary suture
上颌间缝

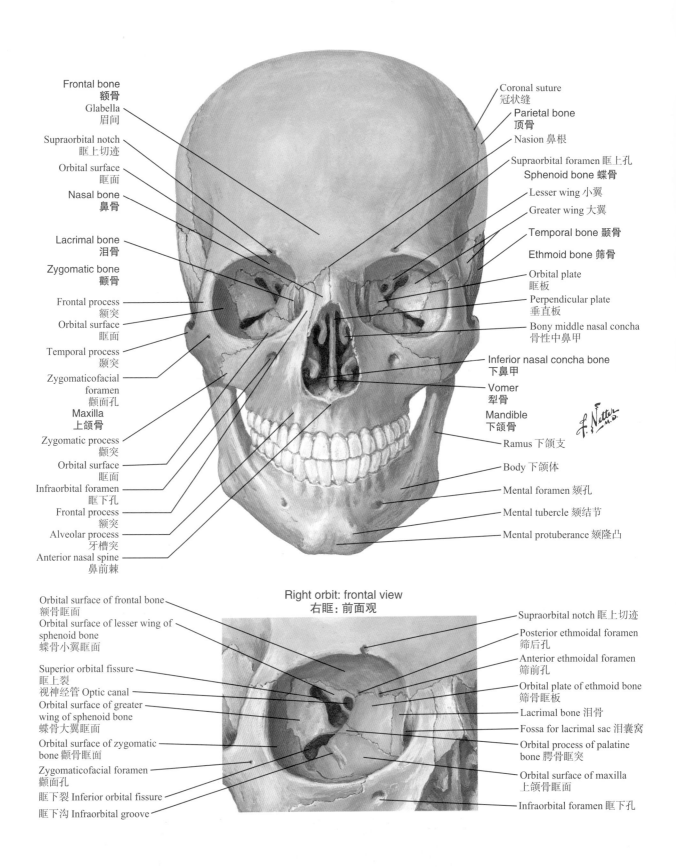

Frontal bone
额骨
Glabella
眉间
Supraorbital notch
眶上切迹
Orbital surface
眶面
Nasal bone
鼻骨
Lacrimal bone
泪骨
Zygomatic bone
颧骨
Frontal process
额突
Orbital surface
眶面
Temporal process
颞突
Zygomaticofacial
foramen
颧面孔
Maxilla
上颌骨
Zygomatic process
颧突
Orbital surface
眶面
Infraorbital foramen
眶下孔
Frontal process
额突
Alveolar process
牙槽突
Anterior nasal spine
鼻前棘

Coronal suture
冠状缝
Parietal bone
顶骨
Nasion 鼻根
Supraorbital foramen 眶上孔
Sphenoid bone 蝶骨
Lesser wing 小翼
Greater wing 大翼
Temporal bone 颞骨
Ethmoid bone 筛骨
Orbital plate
眶板
Perpendicular plate
垂直板
Bony middle nasal concha
骨性中鼻甲
Inferior nasal concha bone
下鼻甲
Vomer
犁骨
Mandible
下颌骨
Ramus 下颌支
Body 下颌体
Mental foramen 颏孔
Mental tubercle 颏结节
Mental protuberance 颏隆凸

Right orbit: frontal view
右眶：前面观

Orbital surface of frontal bone
额骨眶面
Orbital surface of lesser wing of
sphenoid bone
蝶骨小翼眶面
Superior orbital fissure
眶上裂
视神经管 Optic canal
Orbital surface of greater
wing of sphenoid bone
蝶骨大翼眶面
Orbital surface of zygomatic
bone 颧骨眶面
Zygomaticofacial foramen
颧面孔
眶下裂 Inferior orbital fissure
眶下沟 Infraorbital groove

Supraorbital notch 眶上切迹
Posterior ethmoidal foramen
筛后孔
Anterior ethmoidal foramen
筛前孔
Orbital plate of ethmoid bone
筛骨眶板
Lacrimal bone 泪骨
Fossa for lacrimal sac 泪囊窝
Orbital process of palatine
bone 腭骨眶突
Orbital surface of maxilla
上颌骨眶面
Infraorbital foramen 眶下孔

Posterior anterior view
前后位观

Sagittal suture
矢状缝

Lesser wing of sphenoid bone
蝶骨小翼

Petrous part of temporal bone
颞骨岩部

Mastoid cells
乳突小房

Nasal septum
鼻中隔

Dens axis
枢椎齿突

Body of axis
枢椎体

Coronal suture
冠状缝

Lambdoid suture
人字缝

Frontal sinus
额窦

Superior orbital fissure
眶上裂

Foramen rotundum
圆孔

Maxillary sinus
上颌窦

Inferior nasal concha bone
下鼻甲

Lateral mass of atlas
寰椎侧块

Ramus 下颌支 ⎫
Angle 下颌角 ⎬ Mandible 下颌骨
Body 下颌体 ⎭

Water's view
Water位鼻颏位观

Frontal sinus
额窦

Supraorbital margin
眶上缘

Frontozygomatic suture
颧额缝

Infraorbital foramen
眶下孔

Maxillary sinus
上颌窦

Mastoid cells
乳突小房

Lateral mass of atlas
寰椎侧块

Ethmoidal cells
筛小房

Nasal bone
鼻骨

Nasal septum
鼻中隔

Zygomatic bone
颧骨

Zygomatic arch
颧弓

Mandibular condyle
下颌骨髁突

Angle of mandible
下颌角

Dens axis
枢椎齿突

蝶骨 Sphenoid bone

Greater wing
大翼

额骨 Frontal bone

Supraorbital notch
眶上切迹

Glabella
眉间

筛骨 Ethmoid bone

Orbital plate
眶板

Lacrimal bone
泪骨

Fossa for
lacrimal sac
泪囊窝

Nasal bone
鼻骨

上颌骨 Maxilla

Frontal process
额突

Infraorbital foramen
眶下孔

Anterior nasal spine
鼻前棘

Alveolar process
牙槽突

颧骨 Zygomatic bone

Zygomaticofacial foramen
颧面孔

Temporal process
颞突

Zygomatic arch
颧弓

Parietal bone
顶骨

Coronal suture
冠状缝

Pterion
翼点

Temporal fossa
颞窝

Superior temporal line
颞上线

Inferior temporal line
颞下线

Temporal bone 颞骨

Squamous part
鳞部

Zygomatic process
颧突

Articular tubercle
关节结节

Groove for posterior deep
temporal a. 颞深后动脉沟

Supramastoid crest
乳突上嵴

Bony external acoustic
meatus
骨性外耳道

Mastoid process
乳突

Lambdoid suture
人字缝

Occipital bone
枕骨

Sutural bone(Wormian)
缝间骨(沃姆氏骨)

External occipital
protuberance
枕外隆凸

Asterion
星点

Mandible 下颌骨

Mandibular condyle 下颌骨髁突

Mandibular notch 下颌切迹

Coronoid process 冠突

Ramus 下颌支

Oblique line 斜线

Body 下颌体

Mental foramen 颏孔

Infratemporal fossa (dashed line, exposed by
removal of zygomatic arch and mandible)
颞下窝(虚线区，切除颧弓和下颌骨后暴露)

Pterygomaxillary fissure
翼上颌裂

Inferior orbital fissure
眶下裂

Infratemporal surface of maxilla
上颌骨颞下面

Posterior superior alveolar foramina
后上牙槽孔

Maxillary tuberosity
上颌结节

Sphenoid bone 蝶骨

Greater wing 大翼

Infratemporal crest 颞下嵴

Lateral pterygoid plate
翼突外侧板

Pterygoid hamulus
翼钩

Temporal bone 颞骨

Bony external acoustic
meatus 骨性外耳道

Mandibular fossa 下颌窝

Articular tubercle 关节结节

Styloid process
茎突

Foramen
ovale
卵圆孔

Pterygopalatine fossa
翼腭窝

Sphenopalatine foramen
蝶腭孔

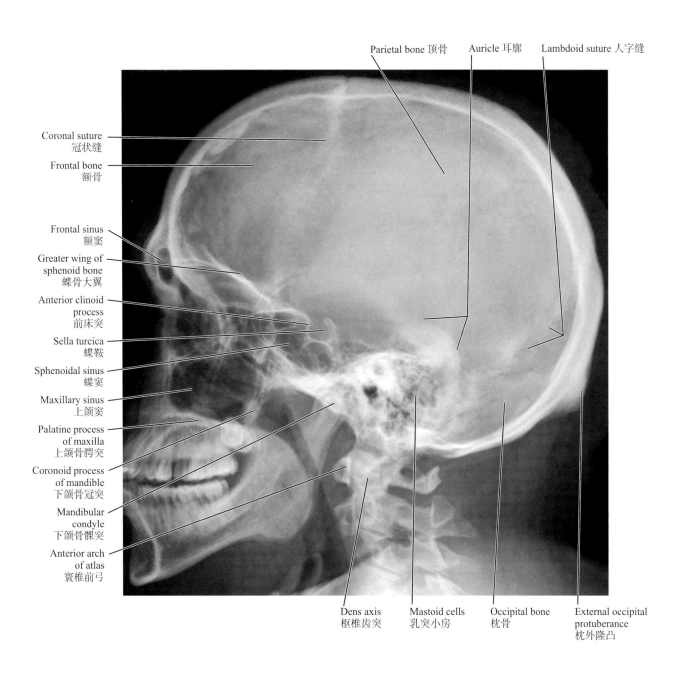

Parietal bone 顶骨　　Auricle 耳廓　　Lambdoid suture 人字缝

Coronal suture
冠状缝

Frontal bone
额骨

Frontal sinus
额窦

Greater wing of
sphenoid bone
蝶骨大翼

Anterior clinoid
process
前床突

Sella turcica
蝶鞍

Sphenoidal sinus
蝶窦

Maxillary sinus
上颌窦

Palatine process
of maxilla
上颌骨腭突

Coronoid process
of mandible
下颌骨冠突

Mandibular
condyle
下颌骨髁突

Anterior arch
of atlas
寰椎前弓

Dens axis
枢椎齿突

Mastoid cells
乳突小房

Occipital bone
枕骨

External occipital
protuberance
枕外隆凸

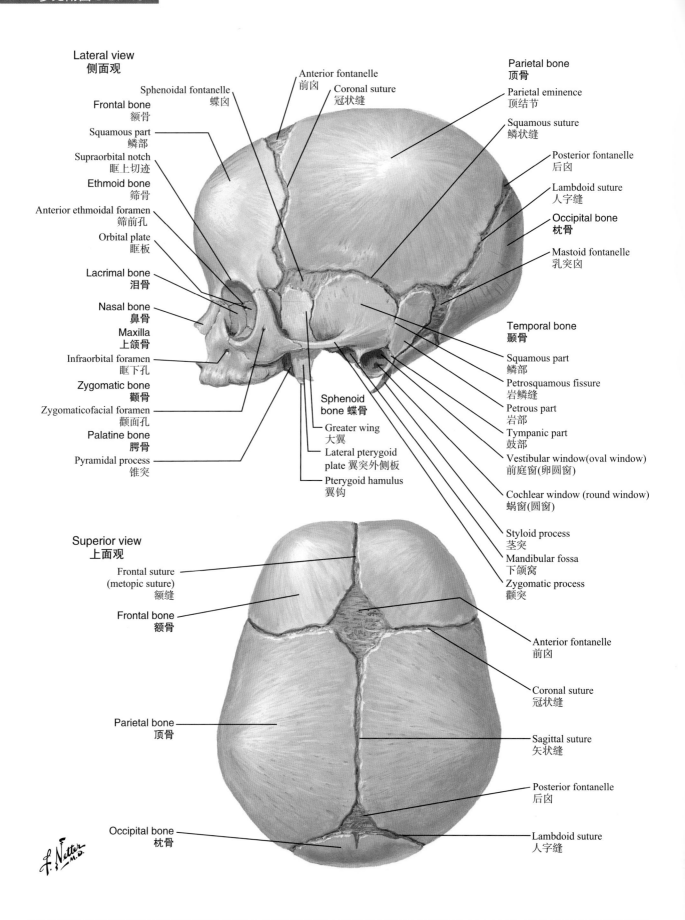

Lateral view 侧面观

Sphenoidal fontanelle 蝶囟

Anterior fontanelle 前囟

Coronal suture 冠状缝

Parietal bone 顶骨

Parietal eminence 顶结节

Frontal bone 额骨

Squamous part 鳞部

Squamous suture 鳞状缝

Supraorbital notch 眶上切迹

Posterior fontanelle 后囟

Ethmoid bone 筛骨

Lambdoid suture 人字缝

Anterior ethmoidal foramen 筛前孔

Occipital bone 枕骨

Orbital plate 眶板

Mastoid fontanelle 乳突囟

Lacrimal bone 泪骨

Nasal bone 鼻骨

Temporal bone 颞骨

Maxilla 上颌骨

Squamous part 鳞部

Infraorbital foramen 眶下孔

Petrosquamous fissure 岩鳞缝

Zygomatic bone 颧骨

Petrous part 岩部

Zygomaticofacial foramen 颧面孔

Tympanic part 鼓部

Palatine bone 腭骨

Vestibular window(oval window) 前庭窗(卵圆窗)

Pyramidal process 锥突

Cochlear window (round window) 蜗窗(圆窗)

Sphenoid bone 蝶骨

Greater wing 大翼

Lateral pterygoid plate 翼突外侧板

Styloid process 茎突

Pterygoid hamulus 翼钩

Mandibular fossa 下颌窝

Zygomatic process 颧突

Superior view 上面观

Frontal suture (metopic suture) 额缝

Frontal bone 额骨

Anterior fontanelle 前囟

Coronal suture 冠状缝

Parietal bone 顶骨

Sagittal suture 矢状缝

Posterior fontanelle 后囟

Occipital bone 枕骨

Lambdoid suture 人字缝

颅骨、下颌骨和颞下颌关节

图 S-127

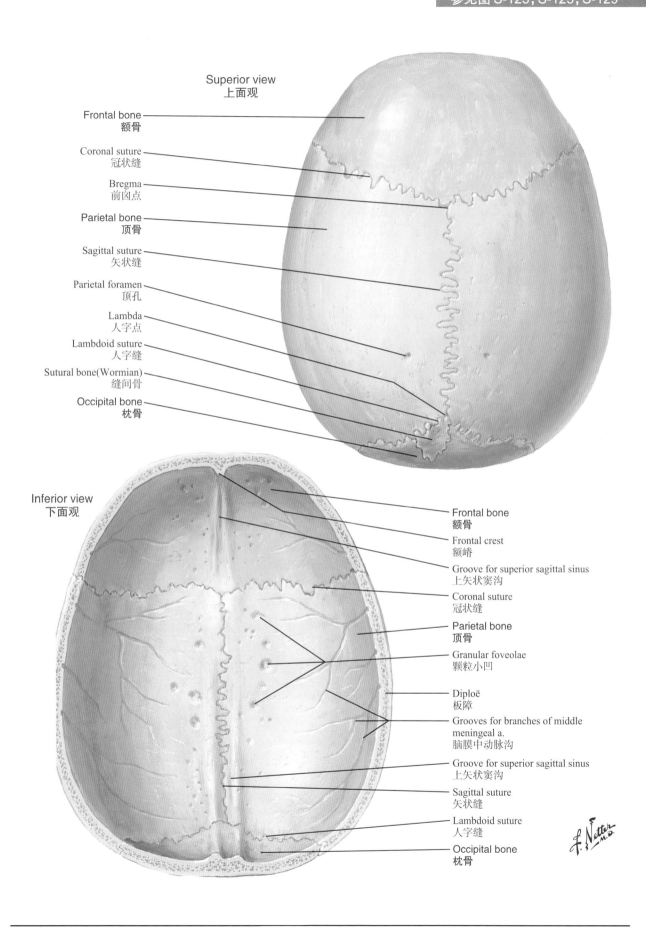

Superior view
上面观

Frontal bone
额骨

Coronal suture
冠状缝

Bregma
前囟点

Parietal bone
顶骨

Sagittal suture
矢状缝

Parietal foramen
顶孔

Lambda
人字点

Lambdoid suture
人字缝

Sutural bone(Wormian)
缝间骨

Occipital bone
枕骨

Inferior view
下面观

Frontal bone
额骨

Frontal crest
额嵴

Groove for superior sagittal sinus
上矢状窦沟

Coronal suture
冠状缝

Parietal bone
顶骨

Granular foveolae
颗粒小凹

Diploë
板障

Grooves for branches of middle meningeal a.
脑膜中动脉沟

Groove for superior sagittal sinus
上矢状窦沟

Sagittal suture
矢状缝

Lambdoid suture
人字缝

Occipital bone
枕骨

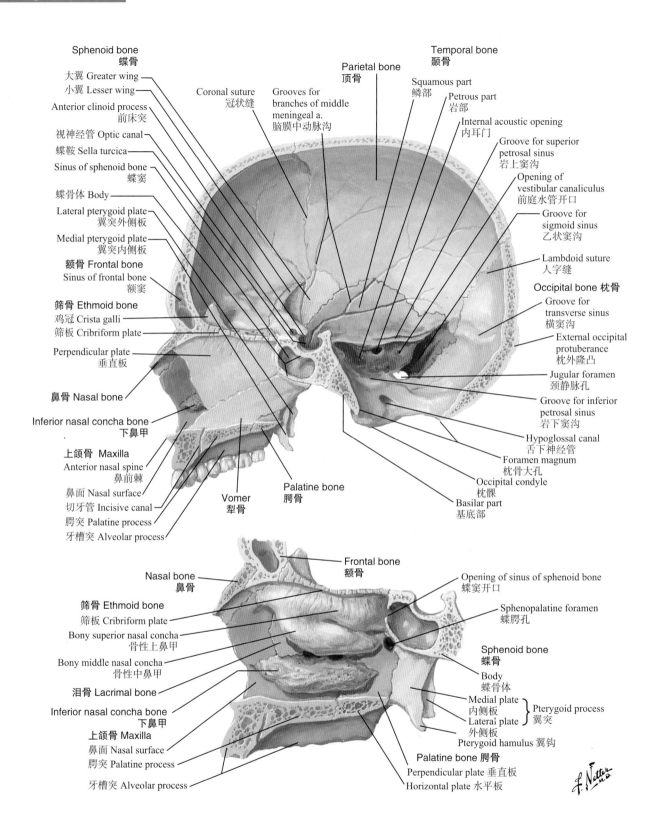

Sphenoid bone 蝶骨
大翼 Greater wing
小翼 Lesser wing
Anterior clinoid process 前床突
视神经管 Optic canal
蝶鞍 Sella turcica
Sinus of sphenoid bone 蝶窦
蝶骨体 Body
Lateral pterygoid plate 翼突外侧板
Medial pterygoid plate 翼突内侧板
额骨 Frontal bone
Sinus of frontal bone 额窦
筛骨 Ethmoid bone
鸡冠 Crista galli
筛板 Cribriform plate
Perpendicular plate 垂直板
鼻骨 Nasal bone
Inferior nasal concha bone 下鼻甲
上颌骨 Maxilla
Anterior nasal spine 鼻前棘
鼻面 Nasal surface
切牙管 Incisive canal
腭突 Palatine process
牙槽突 Alveolar process

Coronal suture 冠状缝
Grooves for branches of middle meningeal a. 脑膜中动脉沟
Parietal bone 顶骨
Temporal bone 颞骨
Squamous part 鳞部
Petrous part 岩部
Internal acoustic opening 内耳门
Groove for superior petrosal sinus 岩上窦沟
Opening of vestibular canaliculus 前庭水管开口
Groove for sigmoid sinus 乙状窦沟
Lambdoid suture 人字缝
Occipital bone 枕骨
Groove for transverse sinus 横窦沟
External occipital protuberance 枕外隆凸
Jugular foramen 颈静脉孔
Groove for inferior petrosal sinus 岩下窦沟
Hypoglossal canal 舌下神经管
Foramen magnum 枕骨大孔
Occipital condyle 枕髁
Basilar part 基底部

Vomer 犁骨
Palatine bone 腭骨

Nasal bone 鼻骨
筛骨 Ethmoid bone
筛板 Cribriform plate
Bony superior nasal concha 骨性上鼻甲
Bony middle nasal concha 骨性中鼻甲
泪骨 Lacrimal bone
Inferior nasal concha bone 下鼻甲
上颌骨 Maxilla
鼻面 Nasal surface
腭突 Palatine process
牙槽突 Alveolar process

Frontal bone 额骨
Opening of sinus of sphenoid bone 蝶窦开口
Sphenopalatine foramen 蝶腭孔
Sphenoid bone 蝶骨
Body 蝶骨体
Medial plate 内侧板
Lateral plate 外侧板
Pterygoid process 翼突
Pterygoid hamulus 翼钩
Palatine bone 腭骨
Perpendicular plate 垂直板
Horizontal plate 水平板

View of lateral nasal wall with nasal septum removed
鼻腔外侧壁观（移除鼻中隔）

颅骨、下颌骨和颞下颌关节

Posterior view
后面观

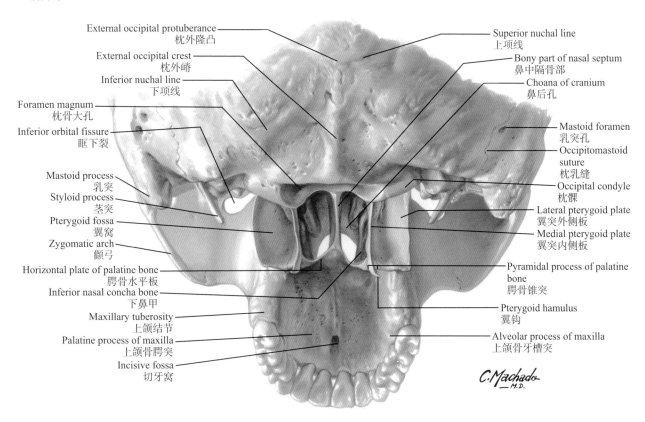

External occipital protuberance
枕外隆凸

External occipital crest
枕外嵴

Inferior nuchal line
下项线

Foramen magnum
枕骨大孔

Inferior orbital fissure
眶下裂

Mastoid process
乳突

Styloid process
茎突

Pterygoid fossa
翼窝

Zygomatic arch
颧弓

Horizontal plate of palatine bone
腭骨水平板

Inferior nasal concha bone
下鼻甲

Maxillary tuberosity
上颌结节

Palatine process of maxilla
上颌骨腭突

Incisive fossa
切牙窝

Superior nuchal line
上项线

Bony part of nasal septum
鼻中隔骨部

Choana of cranium
鼻后孔

Mastoid foramen
乳突孔

Occipitomastoid suture
枕乳缝

Occipital condyle
枕髁

Lateral pterygoid plate
翼突外侧板

Medial pterygoid plate
翼突内侧板

Pyramidal process of palatine bone
腭骨锥突

Pterygoid hamulus
翼钩

Alveolar process of maxilla
上颌骨牙槽突

C. Machado
M.D.

Lateral view
侧面观

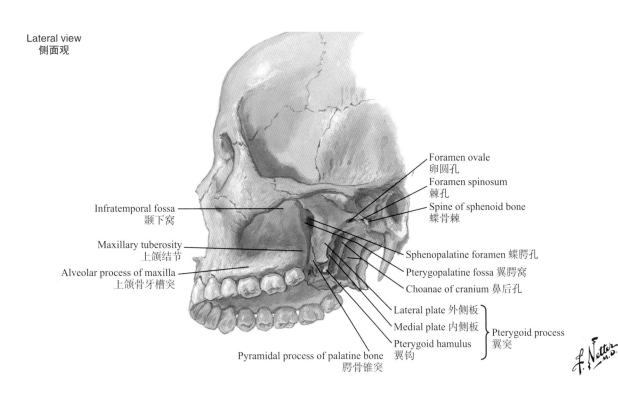

Infratemporal fossa
颞下窝

Maxillary tuberosity
上颌结节

Alveolar process of maxilla
上颌骨牙槽突

Pyramidal process of palatine bone
腭骨锥突

Foramen ovale
卵圆孔

Foramen spinosum
棘孔

Spine of sphenoid bone
蝶骨棘

Sphenopalatine foramen 蝶腭孔

Pterygopalatine fossa 翼腭窝

Choanae of cranium 鼻后孔

Lateral plate 外侧板

Medial plate 内侧板

Pterygoid hamulus
翼钩

Pterygoid process
翼突

F. Netter
M.D.

Maxilla
上颌骨

Incisive fossa
切牙孔

Palatine process
腭突

Intermaxillary suture
上颌间缝

Zygomatic process
颧突

颧骨 Zygomatic bone

额骨 Frontal bone

蝶骨 Sphenoid bone

翼突 Pterygoid process

翼钩 Pterygoid hamulus

内侧板 Medial plate

翼窝 Pterygoid fossa

外侧板 Lateral plate

舟状窝 Scaphoid fossa

大翼 Greater wing

卵圆孔 Foramen ovale

棘孔 Foramen spinosum

蝶棘 Spine

颞骨 Temporal bone

颧突 Zygomatic process

关节结节 Articular tubercle

茎突 Styloid process

下颌窝 Mandibular fossa

岩鼓裂 Petrotympanic fissure

External opening of carotid canal
颈动脉管外口

Petrous part
岩部

Bony external acoustic meatus
骨性外耳道

Inferior tympanic canaliculus
鼓室小管下口

乳突小管 Mastoid canaliculus

乳突 Mastoid process

茎乳孔 Stylomastoid foramen

颈静脉窝 Jugular fossa

乳突切迹 Mastoid notch

颈静脉孔 Jugular foramen

枕动脉沟 Groove for occipital a.

乳突孔 Mastoid foramen

顶骨 Parietal bone

枕骨 Occipital bone

舌下神经管 Hypoglossal canal

基底部 Basilar part

枕髁 Occipital condyle

髁管 Condylar canal

髁窝 Condylar fossa

咽结节 Pharyngeal tubercle

枕骨大孔 Foramen magnum

下项线 Inferior nuchal line

枕外嵴 External occipital crest

上项线 Superior nuchal line

枕外隆凸 External occipital protuberance

Palatomaxillary suture
腭上颌缝

Palatine bone
腭骨

Horizontal plate
水平板

Greater palatine foramen
腭大孔

Pyramidal process
锥突

Lesser palatine foramina
腭小孔

Posterior nasal spine
鼻后棘

Choanae
鼻后孔

Vomer
犁骨

Ala of vomer
犁骨翼

Groove for auditory tube
咽鼓管沟

Foramen lacerum
破裂孔

额骨 Frontal bone
上矢状窦沟 Groove for superior sagittal sinus
额嵴 Frontal crest
脑膜前动脉沟 Groove for anterior meningeal a.
盲孔 Foramen cecum
眶部 Orbital part

Anterior cranial fossa 颅前窝

筛骨 Ethmoid bone
鸡冠 Crista galli
筛板 Cribriform plate

蝶骨 Sphenoid bone
小翼 Lesser wing
前床突 Anterior clinoid process
大翼 Greater wing
Groove for frontal branches of middle meningeal a.
脑膜中动脉额支沟
蝶骨体 Body
蝶轭 Sphenoidal yoke
交叉前沟 Chiasmatic sulcus
Sella turcica 蝶鞍 { 鞍结节 Tuberculum sellae
垂体窝 Hypophysial fossa
鞍背 Dorsum sellae
后床突 Posterior clinoid process }
颈动脉沟 Carotid sulcus
斜坡 Clivus

Middle cranial fossa 颅中窝

颞骨 Temporal bone
鳞部 Squamous part
岩部 Petrous part
岩小神经沟 Groove for lesser petrosal n.
岩大神经沟 Groove for greater petrosal n.
三叉神经压迹 Trigeminal impression
弓状隆起 Arcuate eminence
岩上窦沟 Groove for superior petrosal sinus
乙状窦沟 Groove for sigmoid sinus

顶骨 Parietal bone
Groove for parietal branches of middle meningeal a.
脑膜中动脉顶支沟
乳突角 Mastoid angle

Posterior cranial fossa 颅后窝

枕骨 Occipital bone
斜坡 Clivus
岩下窦沟 Groove for inferior petrosal sinus
基底部 Basilar part
脑膜后动脉沟 Groove for posterior meningeal a.
枕髁 Occipital condyle
横窦沟 Groove for transverse sinus
枕窦沟 Groove for occipital sinus
枕内嵴 Internal occipital crest
枕内隆凸 Internal occipital protuberance
上矢状窦沟 Groove for superior sagittal sinus

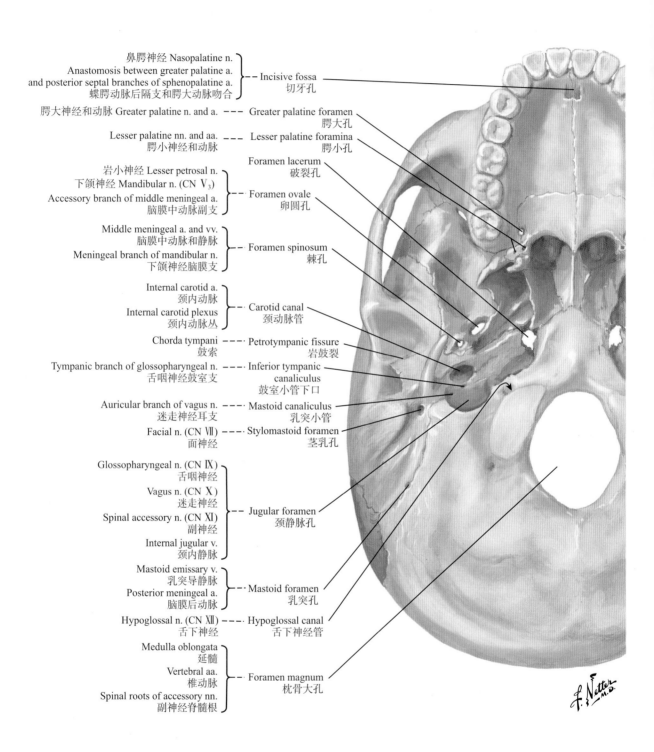

鼻腭神经 Nasopalatine n.
Anastomosis between greater palatine a.
and posterior septal branches of sphenopalatine a.
蝶腭动脉后隔支和腭大动脉吻合
— Incisive fossa 切牙孔

腭大神经和动脉 Greater palatine n. and a. — Greater palatine foramen 腭大孔

Lesser palatine nn. and aa. 腭小神经和动脉 — Lesser palatine foramina 腭小孔

Foramen lacerum 破裂孔

岩小神经 Lesser petrosal n.
下颌神经 Mandibular n. (CN V₃)
Accessory branch of middle meningeal a. 脑膜中动脉副支
— Foramen ovale 卵圆孔

Middle meningeal a. and vv. 脑膜中动脉和静脉
Meningeal branch of mandibular n. 下颌神经脑膜支
— Foramen spinosum 棘孔

Internal carotid a. 颈内动脉
Internal carotid plexus 颈内动脉丛
— Carotid canal 颈动脉管

Chorda tympani 鼓索 — Petrotympanic fissure 岩鼓裂

Tympanic branch of glossopharyngeal n. 舌咽神经鼓室支 — Inferior tympanic canaliculus 鼓室小管下口

Auricular branch of vagus n. 迷走神经耳支 — Mastoid canaliculus 乳突小管

Facial n. (CN Ⅶ) 面神经 — Stylomastoid foramen 茎乳孔

Glossopharyngeal n. (CN Ⅸ) 舌咽神经
Vagus n. (CN Ⅹ) 迷走神经
Spinal accessory n. (CN Ⅺ) 副神经
Internal jugular v. 颈内静脉
— Jugular foramen 颈静脉孔

Mastoid emissary v. 乳突导静脉
Posterior meningeal a. 脑膜后动脉
— Mastoid foramen 乳突孔

Hypoglossal n. (CN Ⅻ) 舌下神经 — Hypoglossal canal 舌下神经管

Medulla oblongata 延髓
Vertebral aa. 椎动脉
Spinal roots of accessory nn. 副神经脊髓根
— Foramen magnum 枕骨大孔

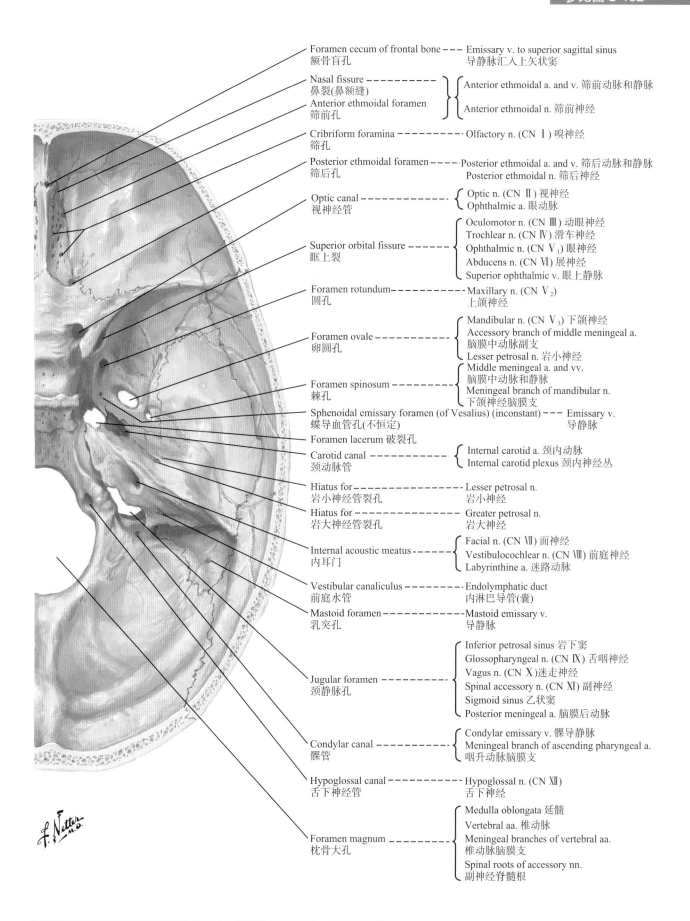

Foramen cecum of frontal bone --- Emissary v. to superior sagittal sinus
额骨盲孔 --- 导静脉汇入上矢状窦

Nasal fissure ---------- Anterior ethmoidal a. and v. 筛前动脉和静脉
鼻裂(鼻额缝)
Anterior ethmoidal foramen --- Anterior ethmoidal n. 筛前神经
筛前孔

Cribriform foramina ---------- Olfactory n. (CN Ⅰ) 嗅神经
筛孔

Posterior ethmoidal foramen ---- Posterior ethmoidal a. and v. 筛后动脉和静脉
筛后孔 Posterior ethmoidal n. 筛后神经

Optic canal ---------- Optic n. (CN Ⅱ) 视神经
视神经管 Ophthalmic a. 眼动脉

Oculomotor n. (CN Ⅲ) 动眼神经
Trochlear n. (CN Ⅳ) 滑车神经
Superior orbital fissure ------ Ophthalmic n. (CN Ⅴ₁) 眼神经
眶上裂 Abducens n. (CN Ⅵ) 展神经
Superior ophthalmic v. 眼上静脉

Foramen rotundum---------- Maxillary n. (CN Ⅴ₂)
圆孔 上颌神经

Mandibular n. (CN Ⅴ₃) 下颌神经
Foramen ovale ---------- Accessory branch of middle meningeal a.
卵圆孔 脑膜中动脉副支
Lesser petrosal n. 岩小神经

Middle meningeal a. and vv.
脑膜中动脉和静脉
Foramen spinosum ---------- Meningeal branch of mandibular n.
棘孔 下颌神经脑膜支

Sphenoidal emissary foramen (of Vesalius) (inconstant) --- Emissary v.
蝶导血管孔(不恒定) 导静脉

Foramen lacerum 破裂孔

Carotid canal ---------- Internal carotid a. 颈内动脉
颈动脉管 Internal carotid plexus 颈内神经丛

Hiatus for ---------- Lesser petrosal n.
岩小神经管裂孔 岩小神经

Hiatus for ---------- Greater petrosal n.
岩大神经管裂孔 岩大神经

Facial n. (CN Ⅶ) 面神经
Internal acoustic meatus ---- Vestibulocochlear n. (CN Ⅷ) 前庭神经
内耳门 Labyrinthine a. 迷路动脉

Vestibular canaliculus -------- Endolymphatic duct
前庭水管 内淋巴导管(囊)

Mastoid foramen ---------- Mastoid emissary v.
乳突孔 导静脉

Inferior petrosal sinus 岩下窦
Glossopharyngeal n. (CN Ⅸ) 舌咽神经
Vagus n. (CN Ⅹ)迷走神经
Jugular foramen ---------- Spinal accessory n. (CN Ⅺ) 副神经
颈静脉孔 Sigmoid sinus 乙状窦
Posterior meningeal a. 脑膜后动脉

Condylar emissary v. 髁导静脉
Condylar canal ---------- Meningeal branch of ascending pharyngeal a.
髁管 咽升动脉脑膜支

Hypoglossal canal ---------- Hypoglossal n. (CN Ⅻ)
舌下神经管 舌下神经

Medulla oblongata 延髓
Vertebral aa. 椎动脉
Foramen magnum -------- Meningeal branches of vertebral aa.
枕骨大孔 椎动脉脑膜支
Spinal roots of accessory nn.
副神经脊髓根

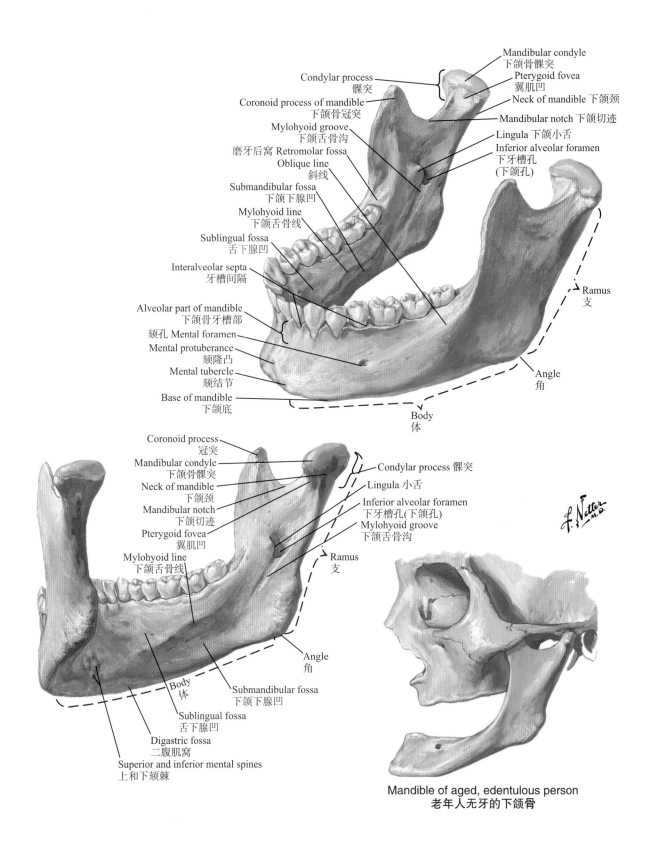

Mandibular condyle 下颌骨髁突
Pterygoid fovea 翼肌凹
Condylar process 髁突
Neck of mandible 下颌颈
Coronoid process of mandible 下颌骨冠突
Mandibular notch 下颌切迹
Mylohyoid groove 下颌舌骨沟
Lingula 下颌小舌
磨牙后窝 Retromolar fossa
Inferior alveolar foramen 下牙槽孔（下颌孔）
Oblique line 斜线
Submandibular fossa 下颌下腺凹
Mylohyoid line 下颌舌骨线
Sublingual fossa 舌下腺凹
Interalveolar septa 牙槽间隔
Ramus 支
Alveolar part of mandible 下颌骨牙槽部
颏孔 Mental foramen
Mental protuberance 颏隆凸
Mental tubercle 颏结节
Angle 角
Base of mandible 下颌底
Body 体

Coronoid process 冠突
Mandibular condyle 下颌骨髁突
Condylar process 髁突
Neck of mandible 下颌颈
Lingula 小舌
Mandibular notch 下颌切迹
Inferior alveolar foramen 下牙槽孔（下颌孔）
Pterygoid fovea 翼肌凹
Mylohyoid groove 下颌舌骨沟
Mylohyoid line 下颌舌骨线
Ramus 支
Angle 角
Submandibular fossa 下颌下腺凹
Body 体
Sublingual fossa 舌下腺凹
Digastric fossa 二腹肌窝
Superior and inferior mental spines 上和下颏棘

Mandible of aged, edentulous person
老年人无牙的下颌骨

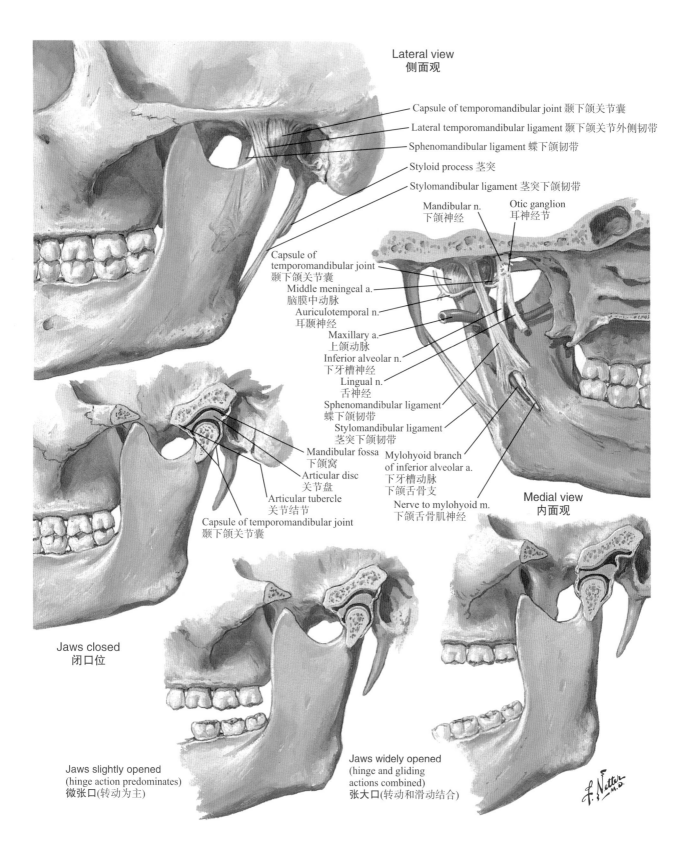

Lateral view
侧面观

Capsule of temporomandibular joint 颞下颌关节囊
Lateral temporomandibular ligament 颞下颌关节外侧韧带
Sphenomandibular ligament 蝶下颌韧带
Styloid process 茎突
Stylomandibular ligament 茎突下颌韧带

Mandibular n. 下颌神经
Otic ganglion 耳神经节

Capsule of temporomandibular joint 颞下颌关节囊
Middle meningeal a. 脑膜中动脉
Auriculotemporal n. 耳颞神经
Maxillary a. 上颌动脉
Inferior alveolar n. 下牙槽神经
Lingual n. 舌神经
Sphenomandibular ligament 蝶下颌韧带
Stylomandibular ligament 茎突下颌韧带

Mandibular fossa 下颌窝
Articular disc 关节盘
Articular tubercle 关节结节
Capsule of temporomandibular joint 颞下颌关节囊

Mylohyoid branch of inferior alveolar a. 下牙槽动脉下颌舌骨支
Nerve to mylohyoid m. 下颌舌骨肌神经

Medial view 内面观

Jaws closed 闭口位

Jaws slightly opened (hinge action predominates) 微张口(转动为主)

Jaws widely opened (hinge and gliding actions combined) 张大口(转动和滑动结合)

参见图 S-139, S-145, S-149, S-152, S-154

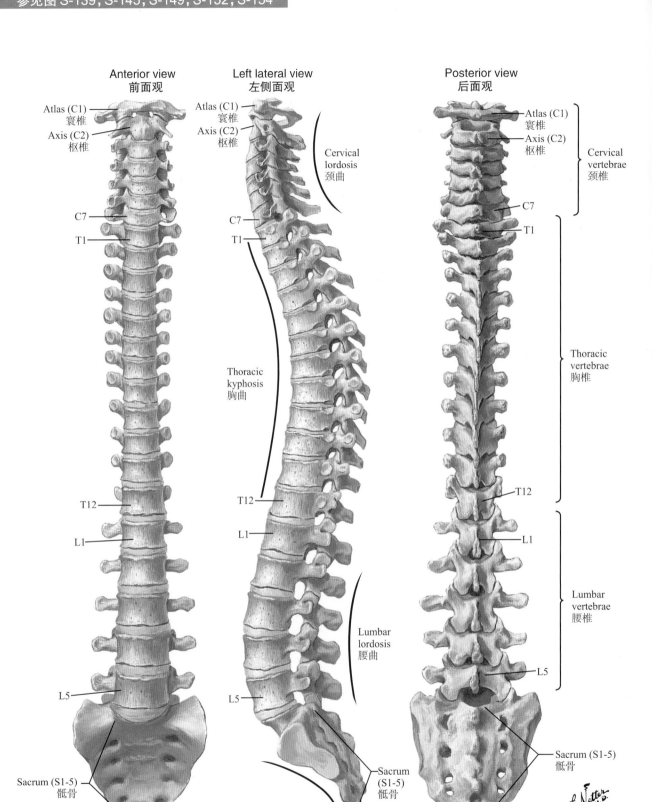

Anterior view
前面观

Left lateral view
左侧面观

Posterior view
后面观

Atlas (C1) 寰椎
Axis (C2) 枢椎
C7
T1
T12
L1
L5
Sacrum (S1-5) 骶骨
Coccyx 尾骨

Atlas (C1) 寰椎
Axis (C2) 枢椎
Cervical lordosis 颈曲
C7
T1
Thoracic kyphosis 胸曲
T12
L1
Lumbar lordosis 腰曲
L5
Sacrum (S1-5) 骶骨
Sacral kyphosis 骶曲
Coccyx 尾骨

Atlas (C1) 寰椎
Axis (C2) 枢椎
Cervical vertebrae 颈椎
C7
T1
Thoracic vertebrae 胸椎
T12
L1
Lumbar vertebrae 腰椎
L5
Sacrum (S1-5) 骶骨
Coccyx 尾骨

胸腰椎前后位放射成像

T9 vertebra
第9胸椎

12th rib
第12肋

Transverse process of L1 vertebra
第1腰椎横突

Superior articular process
of L2 vertebra
第2腰椎上关节突

Inferior articular process
of L2 vertebra
第2腰椎下关节突

S2 segment of sacrum
第2骶椎

Lamina of L1 vertebra
第1腰椎椎弓板

Spinous process of L2 vertebra
第2腰椎棘突

Pedicle of L4 vertebra
第4腰椎椎弓根

Ilium
髂骨

Sacroiliac joint
骶髂关节

腰椎矢状位MRI T2加权成像

T12 vertebral body
第12胸椎椎体

L2-L3 intervertebral disc
第2、3腰椎间盘

Cauda equina
马尾

S1 segment of sacrum
第1骶椎

Rectum
直肠

Urinary bladder
膀胱

Conus medullaris
脊髓圆锥

Spinous process of L1 vertebra
第1腰椎棘突

Skin
皮肤

Subcutaneous fat
皮下脂肪

Supraspinous ligament
棘上韧带

Ligamentum flavum
黄韧带

Epidural fat
硬膜外脂肪

Dura
硬膜

Cerebrospinal fluid
脑脊液

Termination of dural sac
硬膜囊终末

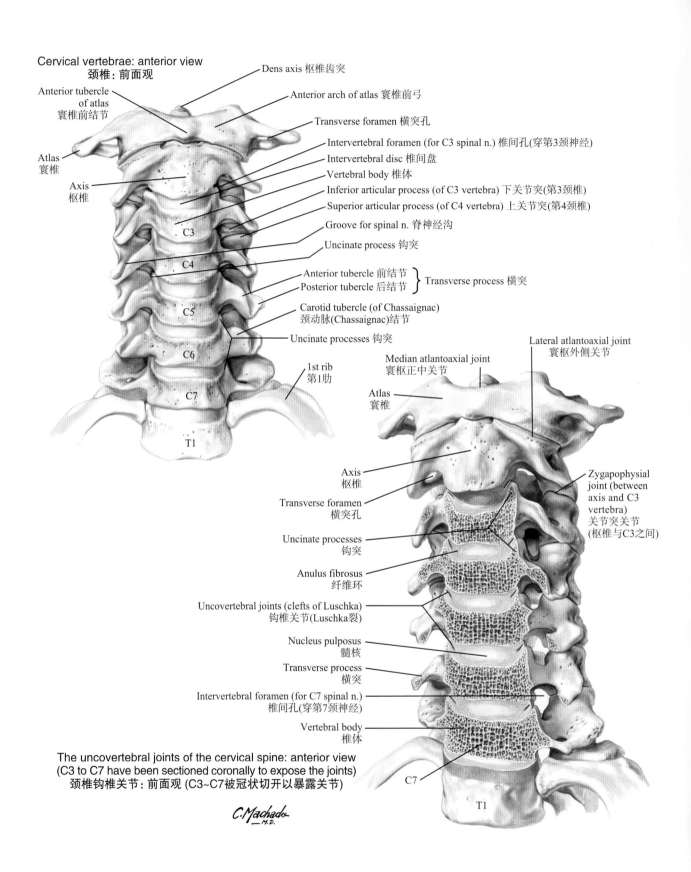

Cervical vertebrae: anterior view
颈椎：前面观

Anterior tubercle of atlas 寰椎前结节

Dens axis 枢椎齿突

Anterior arch of atlas 寰椎前弓

Transverse foramen 横突孔

Intervertebral foramen (for C3 spinal n.) 椎间孔(穿第3颈神经)

Intervertebral disc 椎间盘

Vertebral body 椎体

Inferior articular process (of C3 vertebra) 下关节突(第3颈椎)

Superior articular process (of C4 vertebra) 上关节突(第4颈椎)

Groove for spinal n. 脊神经沟

Uncinate process 钩突

Anterior tubercle 前结节 } Transverse process 横突
Posterior tubercle 后结节

Carotid tubercle (of Chassaignac) 颈动脉(Chassaignac)结节

Uncinate processes 钩突

1st rib 第1肋

Atlas 寰椎

Axis 枢椎

C3

C4

C5

C6

C7

T1

Median atlantoaxial joint 寰枢正中关节

Lateral atlantoaxial joint 寰枢外侧关节

Atlas 寰椎

Axis 枢椎

Zygapophysial joint (between axis and C3 vertebra) 关节突关节(枢椎与C3之间)

Transverse foramen 横突孔

Uncinate processes 钩突

Anulus fibrosus 纤维环

Uncovertebral joints (clefts of Luschka) 钩椎关节(Luschka裂)

Nucleus pulposus 髓核

Transverse process 横突

Intervertebral foramen (for C7 spinal n.) 椎间孔(穿第7颈神经)

Vertebral body 椎体

C7

T1

The uncovertebral joints of the cervical spine: anterior view
(C3 to C7 have been sectioned coronally to expose the joints)
颈椎钩椎关节：前面观 (C3~C7被冠状切开以暴露关节)

C.Machado M.D.

Atlas: superior view
寰椎：上面观

Axis: anterior view
枢椎：前面观

Atlas: inferior view
寰椎：下面观

Axis: posterosuperior view
枢椎：后上面观

Upper cervical vertebrae: posterosuperior view
上段颈椎：后上面观

Anterior view 前面观

Basilar part of occipital bone 枕骨基底部

Pharyngeal tubercle 咽结节

Anterior atlantooccipital membrane 寰枕前膜

Capsule of atlantooccipital joint 寰枕关节囊

Posterior atlantooccipital membrane 寰枕后膜

Lateral atlantoaxial joint (exposed) 寰枢外侧关节(暴露)

Anterior longitudinal ligament 前纵韧带

Atlas 寰椎

Capsule of lateral atlantoaxial joint 寰枢外侧关节囊

Axis 枢椎

Capsule of zygapophysial joint (between C3 and C4 vertebrae) 关节突关节囊 (C3与C4之间)

Posterior view 后面观

Posterior atlantooccipital membrane 寰枕后膜

Occipital bone 枕骨

Capsule of atlantooccipital joint 寰枕关节囊

Transverse process of atlas 寰椎横突

Capsule of lateral atlantoaxial joint 寰枢外侧关节囊

Axis 枢椎

Ligamenta flava 黄韧带

Vertebral a. 椎动脉

Suboccipital n. 枕下神经

Anterior atlantooccipital membrane 寰枕前膜

Capsule of atlantooccipital joint 寰枕关节囊

Posterior atlantooccipital membrane 寰枕后膜

Ligamenta flava 黄韧带

Nuchal ligament 项韧带

Atlas 寰椎

Body of axis 枢椎体

Intervertebral discs 椎间盘

Zygapophysial joints 关节突关节

Anterior tubercle of C6 vertebra (carotid tubercle of Chassaignac) 第6颈椎前结节(颈动脉结节)

Vertebral a. 椎动脉

Spinous process of C7 vertebra 第7颈椎棘突

T1 vertebra 第1胸椎

Supraspinous ligament 棘上韧带

Right lateral view 右侧面观

Clivus 斜坡

Upper part of vertebral canal: posterior view
(spinous processes and parts of vertebral arches removed
to expose ligaments posterior to the vertebral bodies)
椎管上部：后面观(切除棘突和部分椎弓以暴露椎体
后方的韧带)

Capsule of
atlantooccipital joint
寰枕关节囊

Atlas
寰椎

Capsule of lateral
atlantoaxial joint
寰枢外侧关节囊

Axis
枢椎

Capsule of zygapophysial
joint (between axis and C3
vertebra)
上下关节突关节囊
(枢椎和C3之间)

Tectorial membrane of cervical vertebral column
脊柱颈部的覆膜

Accessory atlantoaxial ligament
寰枢副韧带

Posterior longitudinal ligament
后纵韧带

Alar ligaments 翼状韧带

Atlas
寰椎

Axis
枢椎

Cruciform ligament
十字韧带

Superior longitudinal band
上纵韧带

Transverse ligament of atlas
寰椎横韧带

Inferior longitudinal band
下纵韧带

Accessory atlantoaxial ligament
寰枢副韧带

Tectorial membrane removed to expose
deeper ligaments：posterior view
移除覆膜以暴露深层韧带：后面观

Atlas
寰椎

Axis
枢椎

Apical ligament of dens
齿突尖韧带

Anterior atlantooccipital ligament
寰枕前韧带

Alar ligament
翼状韧带

Posterior articular facet of dens axis
齿突后面关节面

Alar ligament
翼状韧带

Anterior tubercle of atlas
寰椎前结节

Synovial cavities
滑膜腔

Dens axis
齿突

Transverse ligament
of atlas
寰椎横韧带

Cruciform ligament removed to show
deeper ligaments: posterior view
移除十字韧带以暴露深部韧带：后面观

Median atlantoaxial joint: superior view
寰枢正中关节：上面观

Inferior aspect of C3 vertebra and superior aspect of C4 vertebra showing the sites
of the articular surfaces of the uncovertebral joints
C3下面和C4上面展示了钩椎关节的关节面的位置

C3 vertebra: inferior aspect
第3颈椎：下面观

Spinous process (note it is bifid)
棘突(注意分叉)

Lamina of vertebral arch
椎弓板

Vertebral foramen
椎孔

Inferior articular process
下关节突

Inferior articular facet
下关节面

Transverse foramen
横突孔

Articular surface for uncinate process of C4 vertebra
与第4颈椎钩突形成关节处

Pedicle of vertebral arch
椎弓根

Posterior tubercle
后结节

Anterior tubercle
前结节

Transverse process
横突

Vertebral body
椎体

Uncinate process
钩突

Superior articular facet
上关节面

Superior articular process
上关节突

Articular surface of uncinate process
钩突关节面

Groove for C4 spinal n.
第4颈神经沟

Inferior articular process
下关节突

C4 vertebra: superior aspect
第4颈椎：上面观

C4 vertebra: anterior view
第4颈椎：前面观

Superior articular process
上关节突

Lamina of vertebral arch
椎弓板

Spinous process
棘突

Uncinate process
钩突

Articular surface
关节面

Posterior tubercle
后结节

Anterior tubercle
前结节

Transverse process
横突

Inferior articular facet
下关节面

Transverse foramen
横突孔

Vertebral body
椎体

C7 vertebra: anterior view
第7颈椎：前面观

Superior articular process
上关节突

Transverse foramen*
横突孔*

Uncinate process
钩突

Articular surface of uncinate process
钩突关节面

Inferior articular facet
下关节面

Vertebral body
椎体

Posterior tubercle
后结节

Anterior tubercle
前结节

Transverse process
横突

C7 vertebra (vertebra prominens): superior view
第7颈椎(隆椎)：上面观

Vertebral body
椎体

钩突 Uncinate process

Transverse foramen*
横突孔

Anterior tubercle of
transverse process
横突前结节

Pedicle of vertebral arch
椎弓根

Lamina of vertebral arch
椎弓板

Articular surface of uncinate process
钩突关节面

Transverse foramen* 横突孔*

Groove for C7 spinal n.
第7颈神经沟

Superior articular process 上关节突

Posterior tubercle of transverse process
横突后结节

Superior articular facet 上关节面

Inferior articular process 下关节突

Vertebral foramen 椎孔

Spinous process 棘突

C.Machado
M.D.

*The transverse foramina of C7 transmit vertebral veins, but usually not the vertebral artery,
and are asymmetrical in these drawings.Note the right transverse foramen is septated.
*第7颈椎横突孔常穿行椎静脉而非椎动脉，且此标本不对称。注意右侧横突孔分隔

Vertebral foramen
椎孔

Body
椎体

Superior costal facet
上肋凹

Pedicle
椎弓根

Superior vertebral
notch
椎上切迹

Transverse
costal facet
横突肋凹

Superior
articular facet
上关节面

Lamina
椎弓板

Spinous process
棘突

T6 vertebra (superior view)
第6胸椎(上面观)

Superior costal facet
上肋凹

Body
椎体

Superior articular process
上关节突

Superior articular facet
上关节面

Pedicle
椎弓根

Transverse
costal facet
横突肋凹

Transverse
process
横突

Inferior
costal facet
下肋凹

Inferior
vertebral notch
椎下切迹

Inferior
articular
process
下关节突

Spinous
process
棘突

T6 vertebra (lateral view)
第6胸椎(侧面观)

7th rib
第7肋

Vertebral canal
椎管

Superior articular process
上关节突

Superior articular facet
上关节面

T7

T8

Spinous process
棘突

Transverse process
横突

T9

Lamina
椎弓板

Inferior articular process
下关节突

Spinous process
棘突

T7, T8, and T9 vertebrae (posterior view)
第7~9胸椎(后面观)

Body
椎体

Superior articular process
上关节突

Superior articular facet
上关节面

Transverse
process
横突

Costal facet
肋凹

Inferior articular process
下关节突

Inferior articular facet
下关节面

Spinous
process
棘突

T12 vertebra (lateral view)
第12胸椎(侧面观)

参见图 S-137，S-138，S-148，附图 S-BP 24

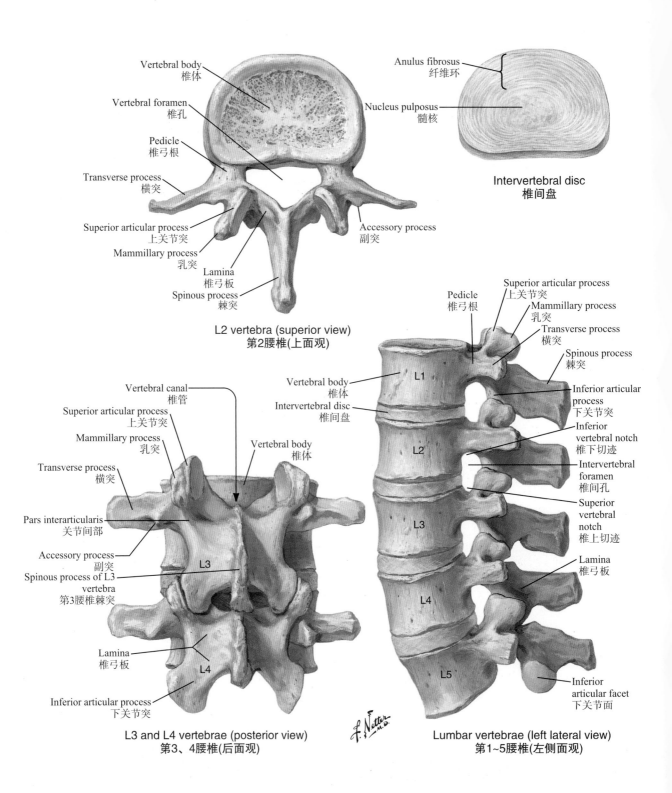

Vertebral body
椎体

Vertebral foramen
椎孔

Pedicle
椎弓根

Transverse process
横突

Superior articular process
上关节突

Mammillary process
乳突

Lamina
椎弓板

Spinous process
棘突

Accessory process
副突

L2 vertebra (superior view)
第2腰椎(上面观)

Anulus fibrosus
纤维环

Nucleus pulposus
髓核

Intervertebral disc
椎间盘

Vertebral canal
椎管

Superior articular process
上关节突

Mammillary process
乳突

Transverse process
横突

Pars interarticularis
关节间部

Accessory process
副突

Spinous process of L3 vertebra
第3腰椎棘突

Vertebral body
椎体

Lamina
椎弓板

Inferior articular process
下关节突

L3 and L4 vertebrae (posterior view)
第3、4腰椎(后面观)

Pedicle
椎弓根

Superior articular process
上关节突

Mammillary process
乳突

Transverse process
横突

Spinous process
棘突

Vertebral body
椎体

Intervertebral disc
椎间盘

Inferior articular process
下关节突

Inferior vertebral notch
椎下切迹

Intervertebral foramen
椎间孔

Superior vertebral notch
椎上切迹

Lamina
椎弓板

Inferior articular facet
下关节面

Lumbar vertebrae (left lateral view)
第1~5腰椎(左侧面观)

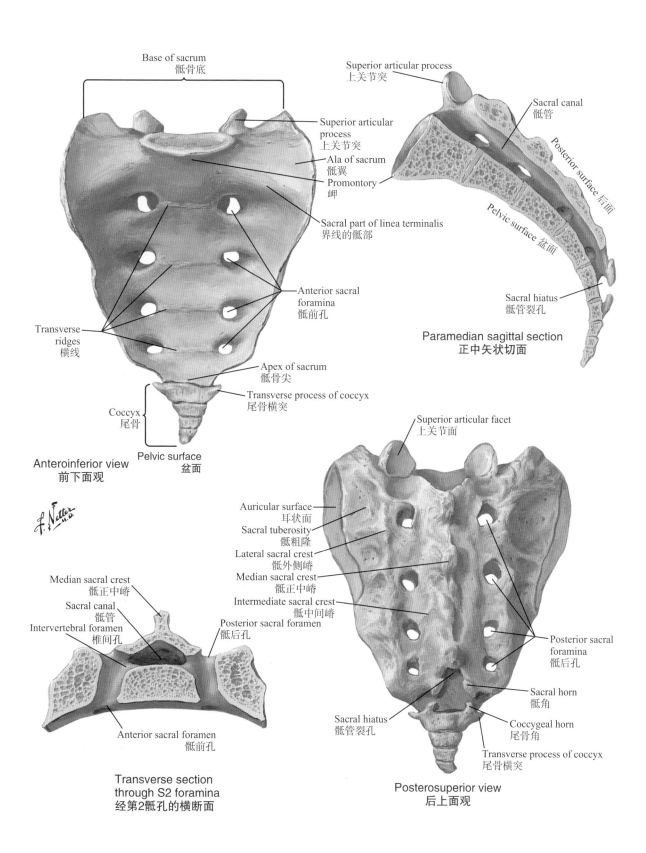

Base of sacrum
骶骨底

Superior articular process
上关节突

Ala of sacrum
骶翼

Promontory
岬

Sacral part of linea terminalis
界线的骶部

Anterior sacral foramina
骶前孔

Transverse ridges
横线

Apex of sacrum
骶骨尖

Transverse process of coccyx
尾骨横突

Coccyx
尾骨

Pelvic surface
盆面

Anteroinferior view
前下面观

Superior articular process
上关节突

Sacral canal
骶管

Posterior surface 后面

Pelvic surface 盆面

Sacral hiatus
骶管裂孔

Paramedian sagittal section
正中矢状切面

Median sacral crest
骶正中嵴

Sacral canal
骶管

Intervertebral foramen
椎间孔

Posterior sacral foramen
骶后孔

Anterior sacral foramen
骶前孔

Transverse section through S2 foramina
经第2骶孔的横断面

Superior articular facet
上关节面

Auricular surface
耳状面

Sacral tuberosity
骶粗隆

Lateral sacral crest
骶外侧嵴

Median sacral crest
骶正中嵴

Intermediate sacral crest
骶中间嵴

Posterior sacral foramina
骶后孔

Sacral horn
骶角

Coccygeal horn
尾骨角

Transverse process of coccyx
尾骨横突

Sacral hiatus
骶管裂孔

Posterosuperior view
后上面观

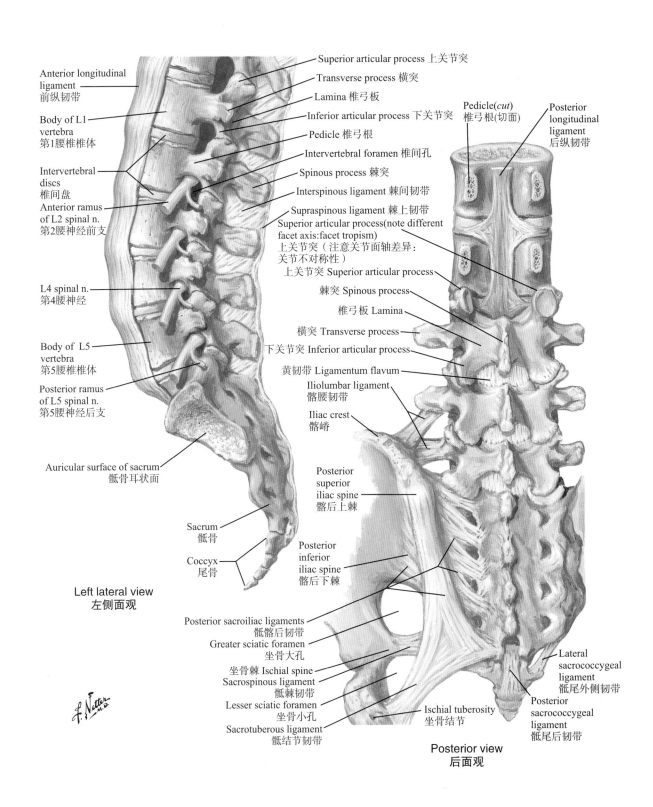

Anterior longitudinal ligament 前纵韧带

Body of L1 vertebra 第1腰椎椎体

Intervertebral discs 椎间盘

Anterior ramus of L2 spinal n. 第2腰神经前支

L4 spinal n. 第4腰神经

Body of L5 vertebra 第5腰椎椎体

Posterior ramus of L5 spinal n. 第5腰神经后支

Auricular surface of sacrum 骶骨耳状面

Sacrum 骶骨

Coccyx 尾骨

Left lateral view 左侧面观

Superior articular process 上关节突

Transverse process 横突

Lamina 椎弓板

Inferior articular process 下关节突

Pedicle 椎弓根

Intervertebral foramen 椎间孔

Spinous process 棘突

Interspinous ligament 棘间韧带

Supraspinous ligament 棘上韧带

Superior articular process(note different facet axis:facet tropism) 上关节突（注意关节面轴差异：关节不对称性）

上关节突 Superior articular process

棘突 Spinous process

椎弓板 Lamina

横突 Transverse process

下关节突 Inferior articular process

黄韧带 Ligamentum flavum

Iliolumbar ligament 髂腰韧带

Iliac crest 髂嵴

Posterior superior iliac spine 髂后上棘

Posterior inferior iliac spine 髂后下棘

Posterior sacroiliac ligaments 骶髂后韧带

Greater sciatic foramen 坐骨大孔

坐骨棘 Ischial spine

Sacrospinous ligament 骶棘韧带

Lesser sciatic foramen 坐骨小孔

Sacrotuberous ligament 骶结节韧带

Pedicle(cut) 椎弓根(切面)

Posterior longitudinal ligament 后纵韧带

Lateral sacrococcygeal ligament 骶尾外侧韧带

Posterior sacrococcygeal ligament 骶尾后韧带

Ischial tuberosity 坐骨结节

Posterior view 后面观

Left lateral view
(*partially sectioned in median plane*)
左侧面观(下半部为正中矢状切面)

Anterior longitudinal ligament
前纵韧带

Lumbar vertebral body
腰椎椎体

Intervertebral disc
椎间盘

Anterior longitudinal ligament
前纵韧带

Posterior longitudinal ligament
后纵韧带

Inferior articular process
下关节突

Capsule of zygapophysial joint
(*partially opened*)
关节突关节囊(部分切除)

Superior articular process
上关节突

Transverse process
横突

Spinous process
棘突

Ligamentum flavum
黄韧带

Interspinous ligament
棘间韧带

Supraspinous ligament
棘上韧带

Intervertebral foramen
椎间孔

Anterior view
前面观

Intervertebral disc
椎间盘

Nucleus pulposus
髓核

Anulus fibrosus
纤维环

Anterior longitudinal ligament
前纵韧带

Posterior longitudinal ligament
后纵韧带

Cartilage end plate
软骨终板

Collagen lamella of anulus fibrosus
纤维环的胶原板层

Intervertebral disc composed of central nuclear zone of collagen and hydrated proteoglycans surrounded by concentric lamellae of collagen fibers

椎间盘由中心区的胶原和含水蛋白多糖及外周呈同心圆包绕的胶原纤维板层共同组成。

Vertebral arches(anterior view)
椎弓(前面观)

Pedicle
(*cut surface*)
椎弓根
(切面)

Ligamentum flavum
黄韧带

Lamina
椎弓板

Superior articular process
上关节突

Transverse process
横突

Inferior articular facet
下关节突

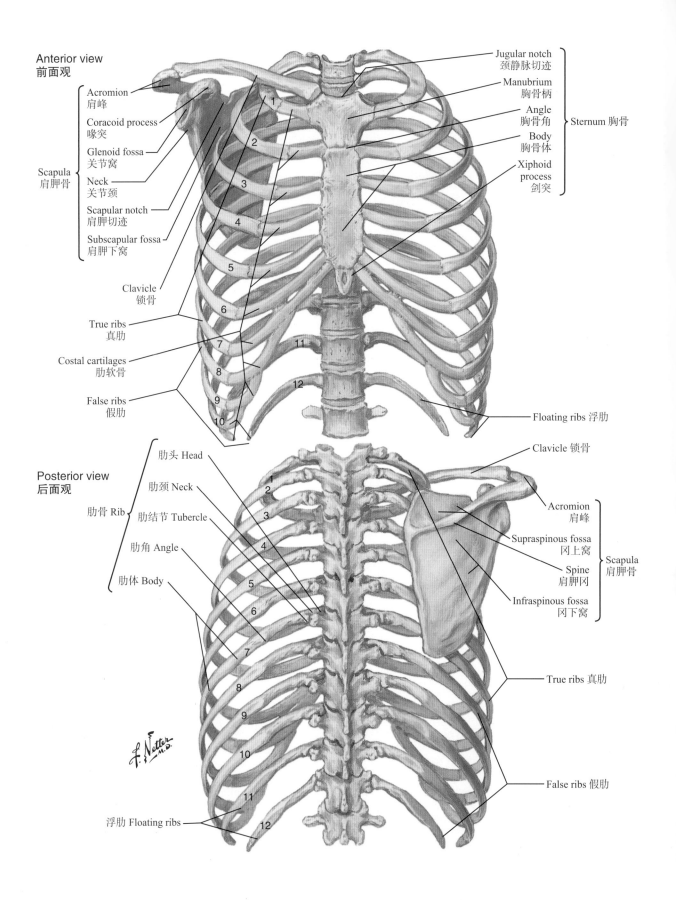

Anterior view
前面观

Acromion
肩峰

Coracoid process
喙突

Glenoid fossa
关节窝

Scapula
肩胛骨

Neck
关节颈

Scapular notch
肩胛切迹

Subscapular fossa
肩胛下窝

Clavicle
锁骨

True ribs
真肋

Costal cartilages
肋软骨

False ribs
假肋

Jugular notch
颈静脉切迹

Manubrium
胸骨柄

Angle
胸骨角

Body
胸骨体

Sternum 胸骨

Xiphoid process
剑突

Floating ribs 浮肋

Posterior view
后面观

肋头 Head

肋颈 Neck

肋骨 Rib

肋结节 Tubercle

肋角 Angle

肋体 Body

浮肋 Floating ribs

Clavicle 锁骨

Acromion
肩峰

Supraspinous fossa
冈上窝

Spine
肩胛冈

Scapula
肩胛骨

Infraspinous fossa
冈下窝

True ribs 真肋

False ribs 假肋

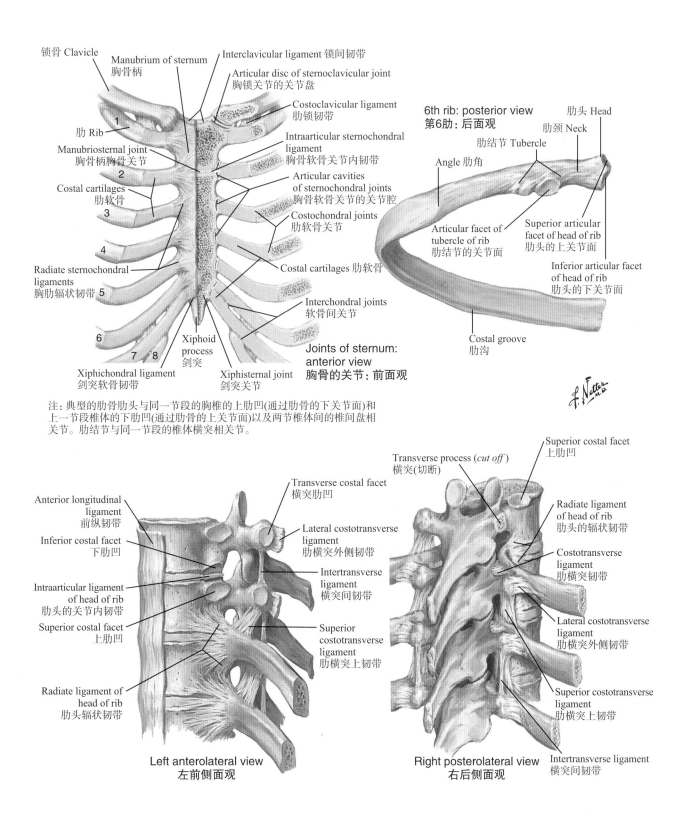

锁骨 Clavicle
Manubrium of sternum 胸骨柄
Interclavicular ligament 锁间韧带
Articular disc of sternoclavicular joint 胸锁关节的关节盘
Costoclavicular ligament 肋锁韧带
肋 Rib
Manubriosternal joint 胸骨柄胸骨关节
Intraarticular sternochondral ligament 胸骨软骨关节内韧带
Costal cartilages 肋软骨
Articular cavities of sternochondral joints 胸骨软骨关节的关节腔
Costochondral joints 肋软骨关节
Radiate sternochondral ligaments 胸肋辐状韧带
Costal cartilages 肋软骨
Interchondral joints 软骨间关节
Xiphoid process 剑突
Xiphichondral ligament 剑突软骨韧带
Xiphisternal joint 剑突关节
Joints of sternum: anterior view
胸骨的关节：前面观

6th rib: posterior view
第6肋：后面观
肋头 Head
肋颈 Neck
肋结节 Tubercle
Angle 肋角
Articular facet of tubercle of rib 肋结节的关节面
Superior articular facet of head of rib 肋头的上关节面
Inferior articular facet of head of rib 肋头的下关节面
Costal groove 肋沟

注：典型的肋骨肋头与同一节段的胸椎的上肋凹(通过肋骨的下关节面)和上一节段椎体的下肋凹(通过肋骨的上关节面)以及两节椎体间的椎间盘相关节。肋结节与同一节段的椎体横突相关节。

Anterior longitudinal ligament 前纵韧带
Inferior costal facet 下肋凹
Intraarticular ligament of head of rib 肋头的关节内韧带
Superior costal facet 上肋凹
Radiate ligament of head of rib 肋头辐状韧带
Transverse costal facet 横突肋凹
Lateral costotransverse ligament 肋横突外侧韧带
Intertransverse ligament 横突间韧带
Superior costotransverse ligament 肋横突上韧带

Left anterolateral view
左前侧面观

Transverse process (*cut off*) 横突(切断)
Superior costal facet 上肋凹
Radiate ligament of head of rib 肋头的辐状韧带
Costotransverse ligament 肋横突韧带
Lateral costotransverse ligament 肋横突外侧韧带
Superior costotransverse ligament 肋横突上韧带
Intertransverse ligament 横突间韧带

Right posterolateral view
右后侧面观

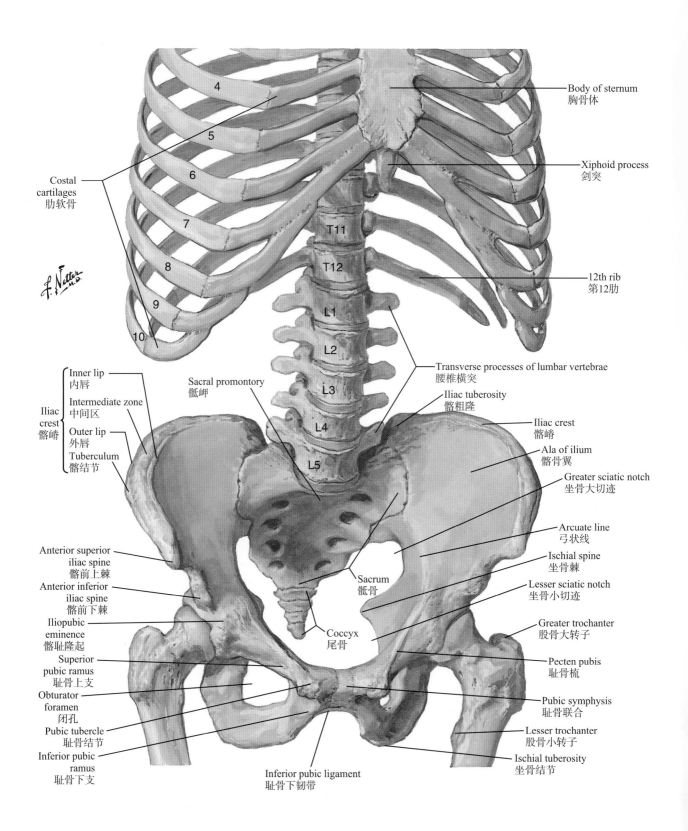

Body of sternum
胸骨体

Xiphoid process
剑突

12th rib
第12肋

Transverse processes of lumbar vertebrae
腰椎横突

Iliac tuberosity
髂粗隆

Iliac crest
髂嵴

Ala of ilium
髂骨翼

Greater sciatic notch
坐骨大切迹

Arcuate line
弓状线

Ischial spine
坐骨棘

Lesser sciatic notch
坐骨小切迹

Greater trochanter
股骨大转子

Pecten pubis
耻骨梳

Pubic symphysis
耻骨联合

Lesser trochanter
股骨小转子

Ischial tuberosity
坐骨结节

Inferior pubic ligament
耻骨下韧带

Coccyx
尾骨

Sacrum
骶骨

Sacral promontory
骶岬

Costal cartilages
肋软骨

Inner lip
内唇

Intermediate zone
中间区

Iliac crest
髂嵴

Outer lip
外唇

Tuberculum
髂结节

Anterior superior iliac spine
髂前上棘

Anterior inferior iliac spine
髂前下棘

Iliopubic eminence
髂耻隆起

Superior pubic ramus
耻骨上支

Obturator foramen
闭孔

Pubic tubercle
耻骨结节

Inferior pubic ramus
耻骨下支

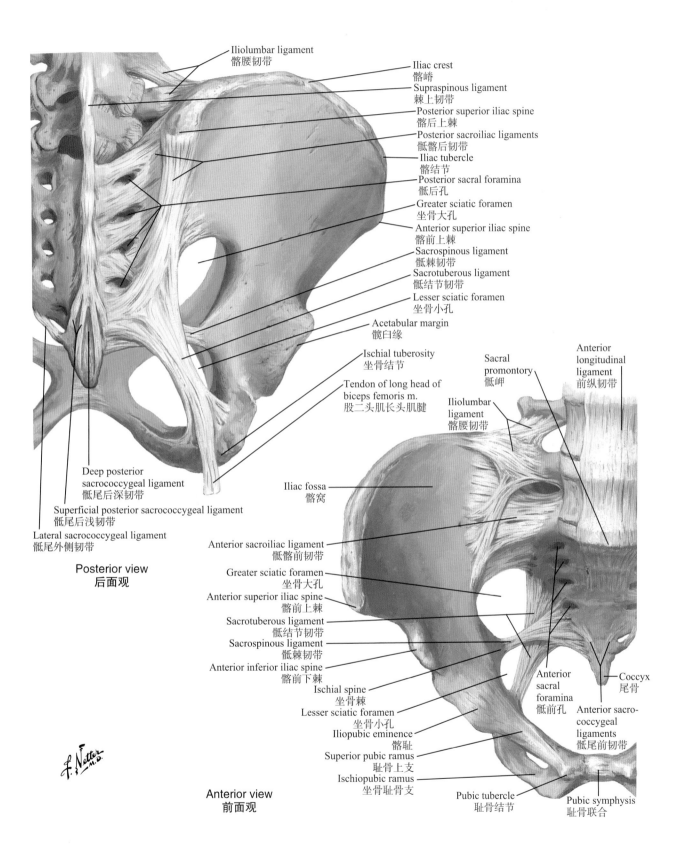

Iliolumbar ligament
髂腰韧带

Iliac crest
髂嵴

Supraspinous ligament
棘上韧带

Posterior superior iliac spine
髂后上棘

Posterior sacroiliac ligaments
骶髂后韧带

Iliac tubercle
髂结节

Posterior sacral foramina
骶后孔

Greater sciatic foramen
坐骨大孔

Anterior superior iliac spine
髂前上棘

Sacrospinous ligament
骶棘韧带

Sacrotuberous ligament
骶结节韧带

Lesser sciatic foramen
坐骨小孔

Acetabular margin
髋臼缘

Ischial tuberosity
坐骨结节

Tendon of long head of biceps femoris m.
股二头肌长头肌腱

Sacral promontory
骶岬

Anterior longitudinal ligament
前纵韧带

Iliolumbar ligament
髂腰韧带

Deep posterior sacrococcygeal ligament
骶尾后深韧带

Superficial posterior sacrococcygeal ligament
骶尾后浅韧带

Lateral sacrococcygeal ligament
骶尾外侧韧带

**Posterior view
后面观**

Iliac fossa
髂窝

Anterior sacroiliac ligament
骶髂前韧带

Greater sciatic foramen
坐骨大孔

Anterior superior iliac spine
髂前上棘

Sacrotuberous ligament
骶结节韧带

Sacrospinous ligament
骶棘韧带

Anterior inferior iliac spine
髂前下棘

Ischial spine
坐骨棘

Lesser sciatic foramen
坐骨小孔

Iliopubic eminence
髂耻

Superior pubic ramus
耻骨上支

Ischiopubic ramus
坐骨耻骨支

Pubic tubercle
耻骨结节

Anterior sacral foramina
骶前孔

Anterior sacro-coccygeal ligaments
骶尾前韧带

Coccyx
尾骨

Pubic symphysis
耻骨联合

**Anterior view
前面观**

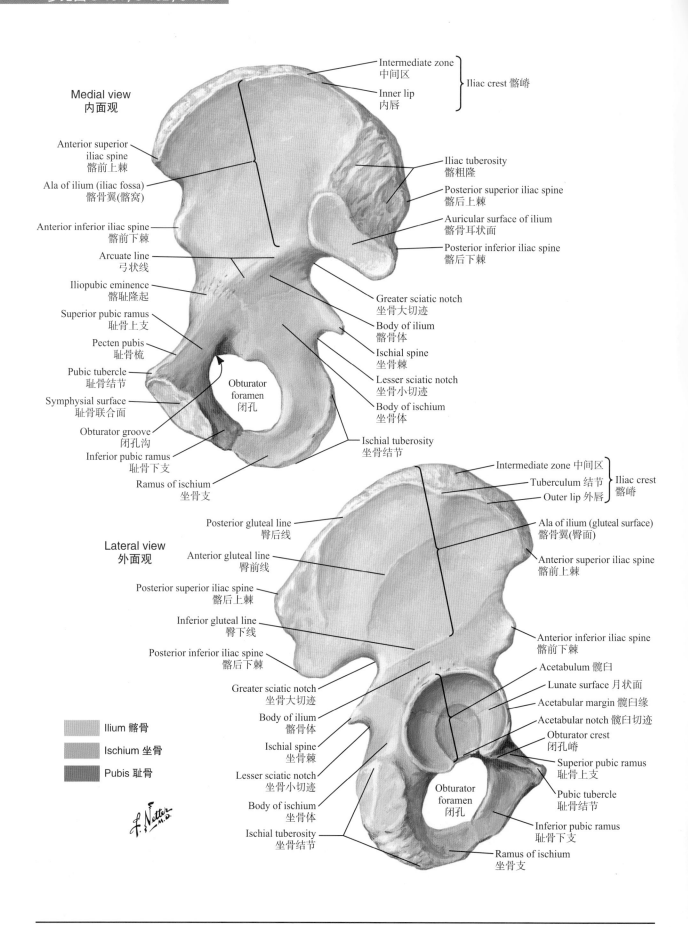

Medial view 内面观

Intermediate zone 中间区
Inner lip 内唇
} Iliac crest 髂嵴

Anterior superior iliac spine 髂前上棘

Ala of ilium (iliac fossa) 髂骨翼(髂窝)

Anterior inferior iliac spine 髂前下棘

Arcuate line 弓状线

Iliopubic eminence 髂耻隆起

Superior pubic ramus 耻骨上支

Pecten pubis 耻骨梳

Pubic tubercle 耻骨结节

Symphysial surface 耻骨联合面

Obturator groove 闭孔沟

Inferior pubic ramus 耻骨下支

Ramus of ischium 坐骨支

Iliac tuberosity 髂粗隆

Posterior superior iliac spine 髂后上棘

Auricular surface of ilium 髂骨耳状面

Posterior inferior iliac spine 髂后下棘

Greater sciatic notch 坐骨大切迹

Body of ilium 髂骨体

Ischial spine 坐骨棘

Lesser sciatic notch 坐骨小切迹

Body of ischium 坐骨体

Obturator foramen 闭孔

Ischial tuberosity 坐骨结节

Intermediate zone 中间区
Tuberculum 结节
Outer lip 外唇
} Iliac crest 髂嵴

Posterior gluteal line 臀后线

Anterior gluteal line 臀前线

Lateral view 外面观

Posterior superior iliac spine 髂后上棘

Inferior gluteal line 臀下线

Posterior inferior iliac spine 髂后下棘

Greater sciatic notch 坐骨大切迹

Body of ilium 髂骨体

Ischial spine 坐骨棘

Lesser sciatic notch 坐骨小切迹

Body of ischium 坐骨体

Ischial tuberosity 坐骨结节

Ala of ilium (gluteal surface) 髂骨翼(臀面)

Anterior superior iliac spine 髂前上棘

Anterior inferior iliac spine 髂前下棘

Acetabulum 髋臼

Lunate surface 月状面

Acetabular margin 髋臼缘

Acetabular notch 髋臼切迹

Obturator crest 闭孔嵴

Superior pubic ramus 耻骨上支

Pubic tubercle 耻骨结节

Inferior pubic ramus 耻骨下支

Ramus of ischium 坐骨支

Obturator foramen 闭孔

Ilium 髂骨

Ischium 坐骨

Pubis 耻骨

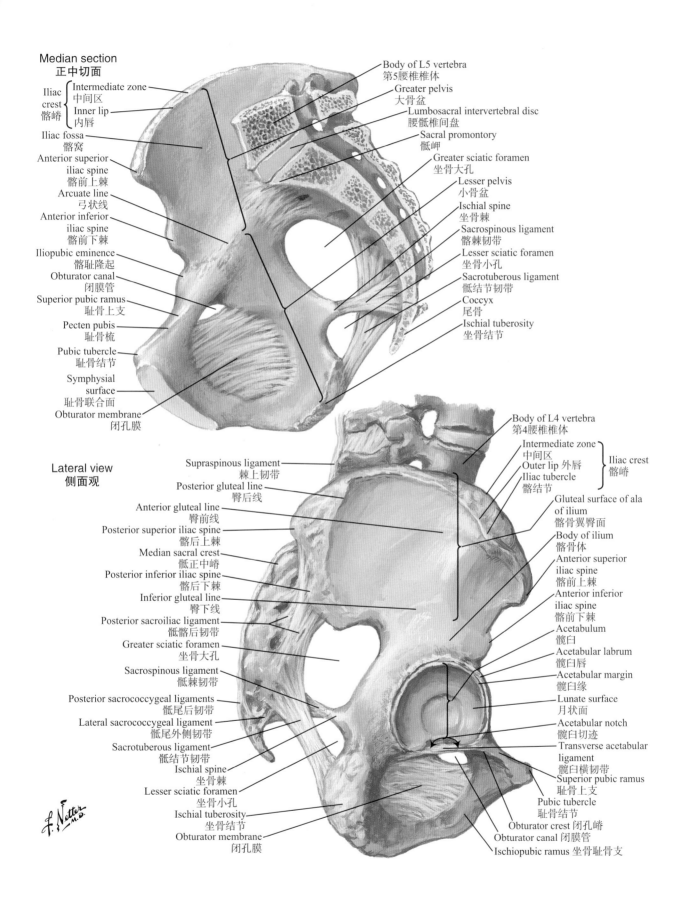

Median section
正中切面

Iliac crest 髂嵴
Intermediate zone 中间区
Inner lip 内唇

Iliac fossa 髂窝
Anterior superior iliac spine 髂前上棘
Arcuate line 弓状线
Anterior inferior iliac spine 髂前下棘
Iliopubic eminence 髂耻隆起
Obturator canal 闭膜管
Superior pubic ramus 耻骨上支
Pecten pubis 耻骨梳
Pubic tubercle 耻骨结节
Symphysial surface 耻骨联合面
Obturator membrane 闭孔膜

Body of L5 vertebra 第5腰椎椎体
Greater pelvis 大骨盆
Lumbosacral intervertebral disc 腰骶椎间盘
Sacral promontory 骶岬
Greater sciatic foramen 坐骨大孔
Lesser pelvis 小骨盆
Ischial spine 坐骨棘
Sacrospinous ligament 髂棘韧带
Lesser sciatic foramen 坐骨小孔
Sacrotuberous ligament 骶结节韧带
Coccyx 尾骨
Ischial tuberosity 坐骨结节

Lateral view
侧面观

Supraspinous ligament 棘上韧带
Posterior gluteal line 臀后线
Anterior gluteal line 臀前线
Posterior superior iliac spine 髂后上棘
Median sacral crest 骶正中嵴
Posterior inferior iliac spine 髂后下棘
Inferior gluteal line 臀下线
Posterior sacroiliac ligament 骶髂后韧带
Greater sciatic foramen 坐骨大孔
Sacrospinous ligament 骶棘韧带
Posterior sacrococcygeal ligaments 骶尾后韧带
Lateral sacrococcygeal ligament 骶尾外侧韧带
Sacrotuberous ligament 骶结节韧带
Ischial spine 坐骨棘
Lesser sciatic foramen 坐骨小孔
Ischial tuberosity 坐骨结节
Obturator membrane 闭孔膜

Body of L4 vertebra 第4腰椎椎体
Intermediate zone 中间区
Outer lip 外唇
Iliac tubercle 髂结节
Iliac crest 髂嵴
Gluteal surface of ala of ilium 髂骨翼臀面
Body of ilium 髂骨体
Anterior superior iliac spine 髂前上棘
Anterior inferior iliac spine 髂前下棘
Acetabulum 髋臼
Acetabular labrum 髋臼唇
Acetabular margin 髋臼缘
Lunate surface 月状面
Acetabular notch 髋臼切迹
Transverse acetabular ligament 髋臼横韧带
Superior pubic ramus 耻骨上支
Pubic tubercle 耻骨结节
Obturator crest 闭孔嵴
Obturator canal 闭膜管
Ischiopubic ramus 坐骨耻骨支

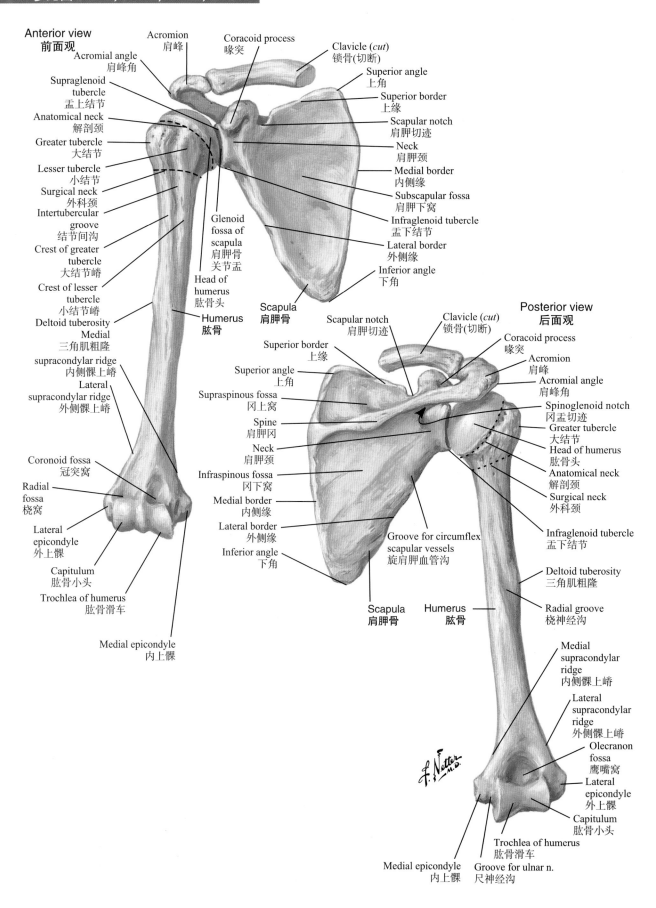

Anterior view
前面观

Acromion
肩峰

Coracoid process
喙突

Clavicle (cut)
锁骨(切断)

Superior angle
上角

Acromial angle
肩峰角

Superior border
上缘

Supraglenoid tubercle
盂上结节

Scapular notch
肩胛切迹

Anatomical neck
解剖颈

Neck
肩胛颈

Greater tubercle
大结节

Medial border
内侧缘

Lesser tubercle
小结节

Subscapular fossa
肩胛下窝

Surgical neck
外科颈

Infraglenoid tubercle
盂下结节

Intertubercular groove
结节间沟

Lateral border
外侧缘

Crest of greater tubercle
大结节嵴

Inferior angle
下角

Crest of lesser tubercle
小结节嵴

Glenoid fossa of scapula
肩胛骨关节盂

Deltoid tuberosity
三角肌粗隆

Head of humerus
肱骨头

Medial supracondylar ridge
内侧髁上嵴

Humerus
肱骨

Scapula
肩胛骨

Lateral supracondylar ridge
外侧髁上嵴

Scapular notch
肩胛切迹

Clavicle (cut)
锁骨(切断)

Posterior view
后面观

Superior border
上缘

Coracoid process
喙突

Superior angle
上角

Acromion
肩峰

Supraspinous fossa
冈上窝

Acromial angle
肩峰角

Spine
肩胛冈

Spinoglenoid notch
冈盂切迹

Neck
肩胛颈

Greater tubercle
大结节

Coronoid fossa
冠突窝

Head of humerus
肱骨头

Infraspinous fossa
冈下窝

Anatomical neck
解剖颈

Radial fossa
桡窝

Medial border
内侧缘

Surgical neck
外科颈

Lateral border
外侧缘

Infraglenoid tubercle
盂下结节

Lateral epicondyle
外上髁

Groove for circumflex scapular vessels
旋肩胛血管沟

Capitulum
肱骨小头

Deltoid tuberosity
三角肌粗隆

Trochlea of humerus
肱骨滑车

Scapula
肩胛骨

Humerus
肱骨

Radial groove
桡神经沟

Medial epicondyle
内上髁

Medial supracondylar ridge
内侧髁上嵴

Lateral supracondylar ridge
外侧髁上嵴

Olecranon fossa
鹰嘴窝

Lateral epicondyle
外上髁

Capitulum
肱骨小头

Trochlea of humerus
肱骨滑车

Medial epicondyle
内上髁

Groove for ulnar n.
尺神经沟

Right clavicle
右侧锁骨

Superior surface
上面观

Acromial end
肩峰端

Posterior margin
后缘

Body
锁骨体

Anterior margin
前缘

Sternal end
胸骨端

Inferior surface
下面观

Acromial facet
肩峰面

Anterior margin
前缘

Impression for
costoclavicular
ligament
肋锁韧带压迹

Trapezoid line
斜方线

Posterior margin
后缘

Sternal articular surface
胸骨关节面

Conoid tubercle
锥状结节

Groove for subclavius m.
锁骨下肌沟

Sternoclavicular joint
胸锁关节

Anterior sternoclavicular ligament
胸锁前韧带

Interclavicular
ligament
锁间韧带

Articular disc of
sternoclavicular joint
胸锁关节关节盘

Clavicle
锁骨

Articular cavities of
sternoclavicular joint
胸锁关节关节腔

Subclavius m.
锁骨下肌

Costoclavicular
ligament
肋锁韧带

Costoclavicular
ligament
肋锁韧带

1st rib
第1肋

1st costal cartilage
第1肋软骨

Costal cartilages
肋软骨

Manubrium
胸骨柄

2nd rib
第2肋

Sternochondral
(synovial) joint
胸肋(滑膜)关节

Radiate sternochondral ligament
胸肋辐状韧带

Manubriosternal synchondrosis
柄胸结合

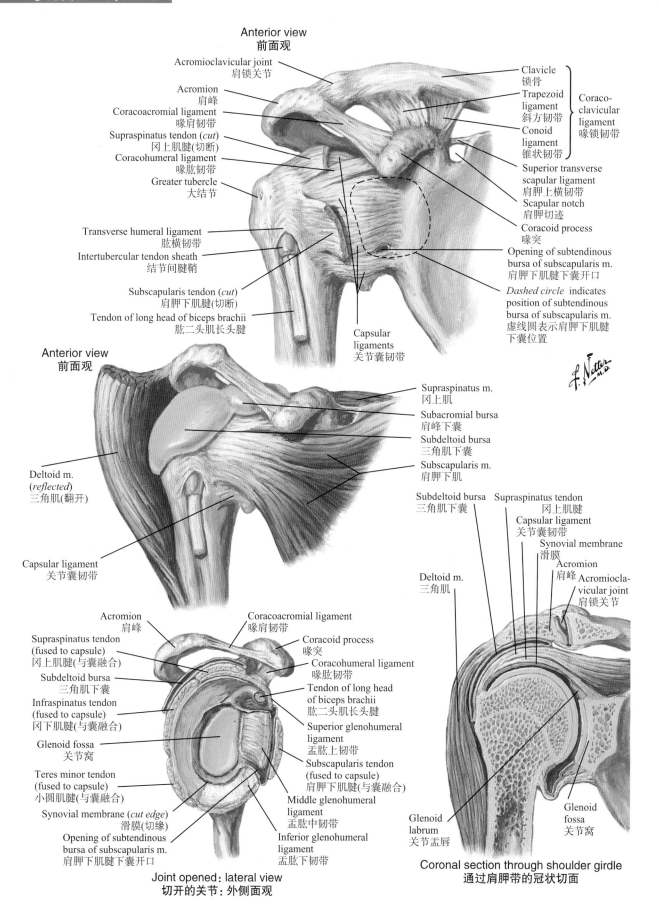

Anterior view
前面观

Acromioclavicular joint
肩锁关节

Acromion
肩峰

Coracoacromial ligament
喙肩韧带

Supraspinatus tendon (cut)
冈上肌腱(切断)

Coracohumeral ligament
喙肱韧带

Greater tubercle
大结节

Transverse humeral ligament
肱横韧带

Intertubercular tendon sheath
结节间腱鞘

Subscapularis tendon (cut)
肩胛下肌腱(切断)

Tendon of long head of biceps brachii
肱二头肌长头腱

Clavicle
锁骨

Trapezoid ligament
斜方韧带

Conoid ligament
锥状韧带

Coraco-clavicular ligament
喙锁韧带

Superior transverse scapular ligament
肩胛上横韧带

Scapular notch
肩胛切迹

Coracoid process
喙突

Opening of subtendinous bursa of subscapularis m.
肩胛下肌腱下囊开口

Dashed circle indicates position of subtendinous bursa of subscapularis m.
虚线圆表示肩胛下肌腱下囊位置

Capsular ligaments
关节囊韧带

Anterior view
前面观

Deltoid m. (reflected)
三角肌(翻开)

Capsular ligament
关节囊韧带

Supraspinatus m.
冈上肌

Subacromial bursa
肩峰下囊

Subdeltoid bursa
三角肌下囊

Subscapularis m.
肩胛下肌

Subdeltoid bursa
三角肌下囊

Deltoid m.
三角肌

Glenoid labrum
关节盂唇

Supraspinatus tendon
冈上肌腱

Capsular ligament
关节囊韧带

Synovial membrane
滑膜

Acromion
肩峰

Acromioclavicular joint
肩锁关节

Glenoid fossa
关节窝

Coronal section through shoulder girdle
通过肩胛带的冠状切面

Acromion
肩峰

Supraspinatus tendon (fused to capsule)
冈上肌腱(与囊融合)

Subdeltoid bursa
三角肌下囊

Infraspinatus tendon (fused to capsule)
冈下肌腱(与囊融合)

Glenoid fossa
关节窝

Teres minor tendon (fused to capsule)
小圆肌腱(与囊融合)

Synovial membrane (cut edge)
滑膜(切缘)

Opening of subtendinous bursa of subscapularis m.
肩胛下肌腱下囊开口

Coracoacromial ligament
喙肩韧带

Coracoid process
喙突

Coracohumeral ligament
喙肱韧带

Tendon of long head of biceps brachii
肱二头肌长头腱

Superior glenohumeral ligament
盂肱上韧带

Subscapularis tendon (fused to capsule)
肩胛下肌腱(与囊融合)

Middle glenohumeral ligament
盂肱中韧带

Inferior glenohumeral ligament
盂肱下韧带

Joint opened: lateral view
切开的关节：外侧面观

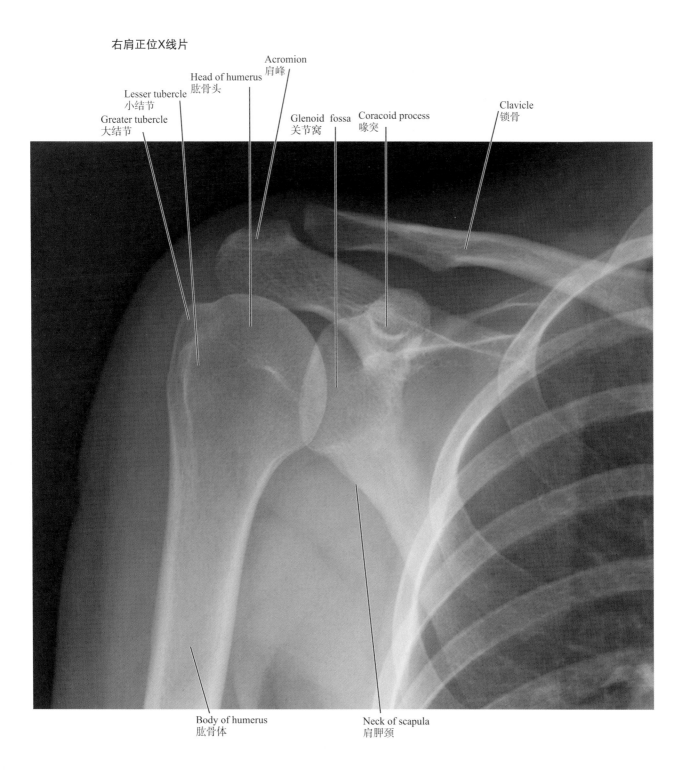

右肩正位X线片

Acromion
肩峰

Head of humerus
肱骨头

Lesser tubercle
小结节

Greater tubercle
大结节

Glenoid fossa
关节窝

Coracoid process
喙突

Clavicle
锁骨

Body of humerus
肱骨体

Neck of scapula
肩胛颈

Right elbow
右肘

Lateral supracondylar ridge
外侧髁上嵴

Radial fossa
桡窝

Lateral epicondyle
外上髁

Capitulum
肱骨小头

Head
桡骨头

Neck
桡骨颈

Radial tuberosity
桡骨粗隆

Radius
桡骨

Humerus
肱骨

Medial supracondylar ridge
内侧髁上嵴

Coronoid fossa
冠突窝

Medial epicondyle
内上髁

Trochlea of humerus
肱骨滑车

Coronoid process
of ulna
冠突

Radial notch of ulna
桡切迹

Tuberosity of ulna
尺骨粗隆

Ulna
尺骨

In extension: anterior view
肘关节伸：前面观

Humerus
肱骨

Olecranon fossa
鹰嘴窝

Lateral epicondyle
外上髁

Olecranon
鹰嘴

Head
桡骨头

Neck
桡骨颈

Radial tuberosity
桡骨粗隆

Groove for ulnar n.
尺神经沟

Ulna
尺骨

Radius
桡骨

In extension: posterior view
肘关节伸：后面观

Humerus
肱骨

Radius
桡骨

Ulna
尺骨

In extension: lateral view
肘关节伸：外侧面观

Sublime tubercle
高耸结节

Humerus
肱骨

In extension: medial view
肘关节伸：内侧面观

Humerus 肱骨

Lateral epicondyle 外上髁

Capitulum 肱骨小头

Head 桡骨头

Neck 桡骨颈

Radial tuberosity
桡骨粗隆

Radius
桡骨

Radial notch of ulna 桡切迹

Coronoid process of ulna 冠突

Trochlear notch 滑车切迹

Olecranon 鹰嘴

In 90 degrees of flexion: lateral view
肘关节屈曲90°：外侧面观

肱骨 Humerus

内上髁 Medial epicondyle

肱骨小头 Capitulum

肱骨滑车 Trochlea of humerus

桡骨头 Head

桡骨颈 Neck

桡骨粗隆 Radial tuberosity

Radius
桡骨

Ulna
尺骨

Tuberosity of ulna
尺骨粗隆

Coronoid process
冠突

Trochlear notch
滑车切迹

Olecranon
鹰嘴

In 90 degrees of flexion: medial view
肘关节屈曲90°：内侧面观

前后位

Humerus
肱骨

Medial epicondyle
肱骨内上髁

Olecranon
鹰嘴

Radial tuberosity
桡骨粗隆

Body of ulna
尺骨体

Olecranon fossa
鹰嘴窝

Lateral epicondyle
肱骨外上髁

Head of radius
桡骨头

Neck of radius
桡骨颈

Body of radius
桡骨体

外侧面观

Radial tuberosity 桡骨粗隆

Humerus
肱骨

Triceps brachii m.
肱三头肌

Medial epicondyle
内上髁

Capitulum
肱骨小头

Trochlear notch
滑车切迹

Olecranon
鹰嘴

Body of radius
(shaft)
桡骨体

Body of ulna
(shaft)
尺骨体

Neck of radius
桡骨颈

Head of radius
桡骨头

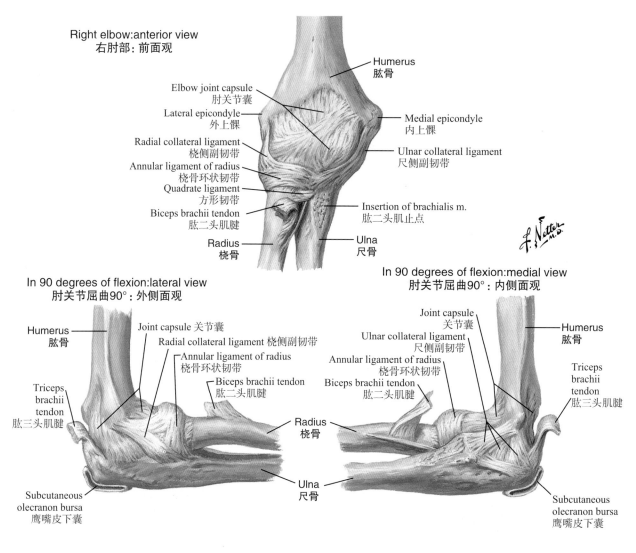

Right elbow:anterior view
右肘部：前面观

Humerus
肱骨

Elbow joint capsule
肘关节囊

Lateral epicondyle
外上髁

Medial epicondyle
内上髁

Radial collateral ligament
桡侧副韧带

Ulnar collateral ligament
尺侧副韧带

Annular ligament of radius
桡骨环状韧带

Quadrate ligament
方形韧带

Insertion of brachialis m.
肱二头肌止点

Biceps brachii tendon
肱二头肌腱

Radius
桡骨

Ulna
尺骨

In 90 degrees of flexion:lateral view
肘关节屈曲90°：外侧面观

In 90 degrees of flexion:medial view
肘关节屈曲90°：内侧面观

Humerus
肱骨

Joint capsule 关节囊

Radial collateral ligament 桡侧副韧带

Annular ligament of radius
桡骨环状韧带

Biceps brachii tendon
肱二头肌腱

Triceps
brachii
tendon
肱三头肌腱

Radius
桡骨

Ulna
尺骨

Subcutaneous
olecranon bursa
鹰嘴皮下囊

Joint capsule
关节囊

Ulnar collateral ligament
尺侧副韧带

Annular ligament of radius
桡骨环状韧带

Biceps brachii tendon
肱二头肌腱

Humerus
肱骨

Triceps
brachii
tendon
肱三头肌腱

Subcutaneous
olecranon bursa
鹰嘴皮下囊

Opened joint:anterior view
肘关节(打开)：前面观

Opened joint:posterior view
肘关节(打开)：后面观

Humerus
肱骨

Fibrous layer of joint
capsule(cut edge)
关节囊纤维层(切缘)

Humerus
肱骨

Fat pads
脂肪垫

Synovial membrane
滑膜

Articular cartilage
关节软骨

Radius
桡骨

Ulna
尺骨

Ulna
尺骨

Radius
桡骨

Right radius and ulna in supination:anterior view
右侧桡骨和尺骨
旋后位：前面观

Olecranon
鹰嘴

Trochlear notch
滑车切迹

Coronoid process
冠突窝

Right radius and ulna in pronation:anterior view
右侧桡骨和尺骨
旋前位：前面观

Head
桡骨头

Radial notch of ulna
桡切迹

Neck
桡骨颈

Tuberosity of ulna
尺骨粗隆

Oblique cord
斜索

Radial tuberosity
桡骨粗隆

Oblique cord
斜索

Tuberosity of ulna
尺骨粗隆

Radius
桡骨

Ulna
尺骨

Radius
桡骨

Ulna
尺骨

Anterior surface
前面

Anterior surface
前面

Lateral surface
外侧面

Anterior border
前缘

Posterior border
后缘

Anterior border
前缘

Posterior surface
后面

Interosseous border
骨间缘

Interosseous membrane
of forearm
前臂骨间膜

Interosseous membrane
of forearm
前臂骨间膜

Interosseous
border
骨间缘

Groove for extensor pollicis
longus tendon
拇长伸肌腱沟

Groove for extensor
carpi radialis longus
and brevis tendons
桡侧腕长伸肌和
腕短伸肌腱沟

Groove for extensor digitorum
and extensor indicis tendons
指伸肌腱和指伸肌腱沟

Groove for extensor
pollicis brevis and
abductor pollicis
longus tendons
拇短伸肌和拇展肌
拇长肌腱沟

Ulnar styloid process
尺骨茎突

Radial styloid process
桡骨茎突

Dorsal radial tubercle (of Lister)
背侧结节(Lister结节)

Radial styloid process
桡骨茎突

Radius
桡骨

Ulna
尺骨

Ulnar notch of radius
尺骨切迹

Radial styloid
process
桡骨茎突

Ulnar styloid process
尺骨茎突

Radius (coronal section):
the cortical bone of body
of radius is thicker than
that of the distal end of
the radius
桡骨(冠状切面)：桡骨体的
骨皮质比桡骨远端的骨皮
质厚

Articular facet for
scaphoid bone
舟状骨关节面

Articular facet for lunate bone
月骨关节面

Carpal articular surface
腕关节面

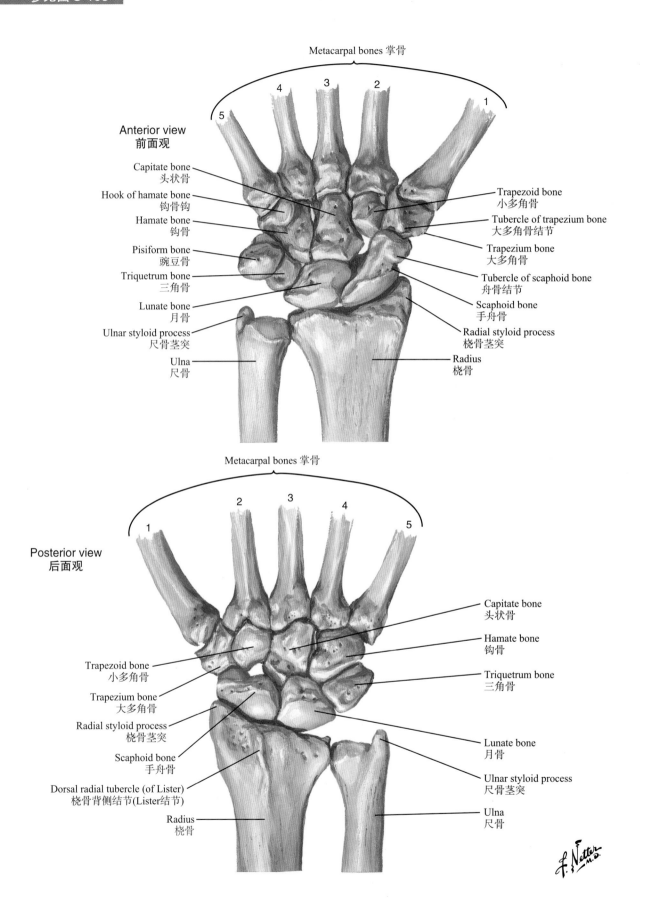

Metacarpal bones 掌骨

4　3　2

5　　　　　1

Anterior view
前面观

Capitate bone
头状骨

Hook of hamate bone
钩骨钩

Hamate bone
钩骨

Pisiform bone
豌豆骨

Triquetrum bone
三角骨

Lunate bone
月骨

Ulnar styloid process
尺骨茎突

Ulna
尺骨

Trapezoid bone
小多角骨

Tubercle of trapezium bone
大多角骨结节

Trapezium bone
大多角骨

Tubercle of scaphoid bone
舟骨结节

Scaphoid bone
手舟骨

Radial styloid process
桡骨茎突

Radius
桡骨

Metacarpal bones 掌骨

2　3

1　　　4　　　5

Posterior view
后面观

Trapezoid bone
小多角骨

Trapezium bone
大多角骨

Radial styloid process
桡骨茎突

Scaphoid bone
手舟骨

Dorsal radial tubercle (of Lister)
桡骨背侧结节(Lister结节)

Radius
桡骨

Capitate bone
头状骨

Hamate bone
钩骨

Triquetrum bone
三角骨

Lunate bone
月骨

Ulnar styloid process
尺骨茎突

Ulna
尺骨

Metacarpal bones
掌骨

Hamate bone
钩骨

Pisiform bone
豌豆骨

Triquetrum bone
三角骨

Lunate bone
月骨

Ulna
尺骨

Radius
桡骨

Sesamoid bones
籽骨

Trapezium bone
大多角骨

Trapezoid bone
小多角骨

Capitate bone
头状骨

Scaphoid bone
手舟骨

Position of carpal bones with hand abducted anterior view
手外展时腕骨的位置：前面观

Sesamoid bones
籽骨

Metacarpal bones
掌骨

Trapezium bone
大多角骨

Trapezoid bone
小多角骨

Capitate bone
头状骨

Scaphoid bone
手舟骨

Hamate bone
钩骨

Pisiform bone
豌豆骨

Triquetrum bone
三角骨

Lunate bone
月骨

Ulna
尺骨

Radius
桡骨

Position of carpal bones with hand adducted anterior view
手内收时腕骨的位置：前面观

Palm
手掌侧

Dorsum of hand
手背侧

3rd metacarpal bone
第3掌骨

Carpometacarpal joint
腕掌关节

Capitate bone
头状骨

Midcarpal joint
腕中关节

Lunate bone
月骨

Articular disc of radiocarpal joint
桡腕关节关节盘

Radiocarpal (wrist) joint
桡腕(腕)关节

Radius
桡骨

Sagittal sections through wrist and middle finger
经腕和中指的矢状断面

Hand in neutral position
手处于中立位置

手掌侧 Palm

腕掌关节 Carpometacarpal joint

腕中关节 Midcarpal joint

桡腕关节 Radiocarpal joint

Radius
桡骨

Hand in flexion
手处于屈位

手掌侧 Palm

Carpometacarpal joint
腕掌关节

Midcarpal joint
腕中关节

Radiocarpal joint
桡腕关节

Hand in extension
手处于伸位

Deep palm
掌的深部结构

Metacarpal bones 掌骨

Hook of hamate bone
钩骨钩

Pisohamate ligament
豆钩韧带

Deep palmar branch of ulnar a.
尺动脉掌深支

尺神经深支 Deep branch of ulnar n.

豆掌韧带 Pisometacarpal ligament

Pisiform bone
豌豆骨

Flexor digitorum superficialis tendons
指浅屈肌腱

Flexor digitorum profundus tendons
指深屈肌腱

Flexor carpi ulnaris tendon
尺侧腕屈肌腱

Ulnar a. and n.
尺动脉和神经

Interosseous membrane of forearm
前臂骨间膜

Ulna
尺骨

Flexor retinaculum of wrist
腕屈肌支持带

Tubercle of trapezium bone
大多角骨结节

Tubercle of scaphoid bone
手舟骨结节

Palmar aponeurosis
掌腱膜

Median n. 正中神经

Flexor pollicis longus tendon
拇长屈肌腱

Flexor carpi radialis tendon
桡侧腕屈肌腱

Superficial palmar branch of radial a.
桡动脉掌浅支

Radial a. 桡动脉

Palmar carpal ligament
(cut and reflected)
掌腕韧带(切断并翻开)

Palmaris longus tendon
掌长肌腱

Radius
桡骨

Flexor retinaculum of wrist removed:
anterior view
切除腕屈肌支持带: 前面观

Metacarpal bones 掌骨

Capitohamate ligament
头钩骨韧带

Triquetrocapitate ligament
三角头状骨韧带

Triquetrohamate ligament
三角钩骨韧带

Lunotriquetral ligament
月三角骨韧带

Ulnotriquetral ligament
尺三角韧带

Ulnocapitate ligament
尺头韧带

Ulnolunate ligament
尺月韧带

Palmar
ulnocarpal
ligament
尺侧腕
掌韧带

Palmar radioulnar ligament
桡尺掌侧韧带

Short radiolunate ligament
桡月短韧带

Trapezoidocapitate ligament
小多角头状骨韧带

Trapeziotrapezoid ligament
大小多角骨韧带

Scaphocapitate ligament
舟头韧带

Scaphotrapeziotrapezoid ligament
舟三角多角骨韧带

Radioscaphocapitate ligament
桡舟头韧带

Long radiolunate ligament
桡月长韧带

Posterior view
后面观

Metacarpal bones 掌骨

Trapezoidocapitate ligament
小多角头状骨韧带

Trapeziotrapezoid ligament
大小多角骨韧带

Scapholunate ligament
舟月韧带

Dorsal radiocarpal ligament
桡腕背侧韧带

Capitohamate ligament
头钩骨韧带

Dorsal intercarpal ligaments
腕骨间背侧韧带

Triquetrohamate ligament
三角钩骨韧带

Ulnotriquetral ligament
尺三角骨韧带

Dorsal radioulnar ligament
桡尺背侧韧带

Arcuate dorsal radioulnar ligament
(part of dorsal radioulnar ligament)
桡尺背侧弓状韧带(桡尺背侧韧带的一部分)

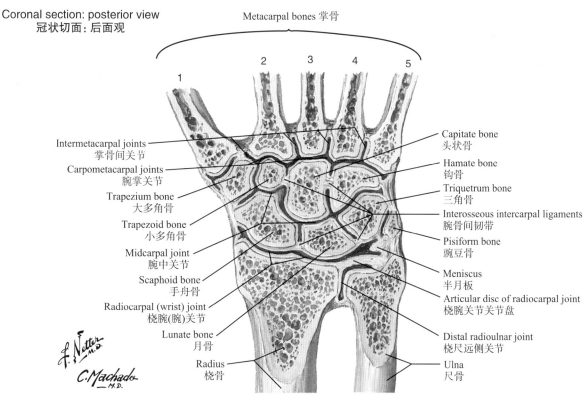

Coronal section: posterior view
冠状切面：后面观

Metacarpal bones 掌骨

Intermetacarpal joints
掌骨间关节

Carpometacarpal joints
腕掌关节

Trapezium bone
大多角骨

Trapezoid bone
小多角骨

Midcarpal joint
腕中关节

Scaphoid bone
手舟骨

Radiocarpal (wrist) joint
桡腕(腕)关节

Lunate bone
月骨

Radius
桡骨

Capitate bone
头状骨

Hamate bone
钩骨

Triquetrum bone
三角骨

Interosseous intercarpal ligaments
腕骨间韧带

Pisiform bone
豌豆骨

Meniscus
半月板

Articular disc of radiocarpal joint
桡腕关节关节盘

Distal radioulnar joint
桡尺远侧关节

Ulna
尺骨

Right hand: anterior view
右手：前面观

远节指骨 Distal phalanges
头 Head
粗隆 Tuberosity
体 Body
底 Base

中节指骨 Middle phalanges
头 Head
体 Body
底 Base

近节指骨 Proximal phalanges
头 Head
体 Body
底 Base

掌骨 Metacarpal bones
头 Head
体 Body
底 Base

腕骨 Carpal bones
钩骨钩 Hook of hamate
钩骨 Hamate
头状骨 Capitate
豌豆骨 Pisiform
三角骨 Triquetrum
月骨 Lunate

Sesamoid bones
籽骨

Carpal bones 腕骨
Trapezoid
小多角骨
Tubercle of trapezium
大多角骨结节
Trapezium
大多角骨
Tubercle of scaphoid
手舟骨结节
Scaphoid
手舟骨

Right hand: posterior view
右手：后面观

Distal phalanges 远节指骨
Head 头
Tuberosity 粗隆
Body 体
Base 底

Middle phalanges 中节指骨
Head 头
Body 体
Base 底

Proximal phalanges 近节指骨
Head 头
Body 体
Base 底

Metacarpal bones 掌骨
Head 头
Body 体
Base 底

腕骨 Carpal bones
大多角骨 Trapezium
小多角骨 Trapezoid
头状骨 Capitate
手舟骨 Scaphoid
月骨 Lunate

Carpal bones 腕骨
Hamate 钩骨
Triquetrum 三角骨

前后位

Ring finger
环指

Distal phalanx
远节指骨

Middle phalanx
中节指骨

Proximal phalanx
近节指骨

Little finger
小指

Head of 5th metacarpal bone
第5掌骨头

Hypothenar mm.
小鱼际肌群

Trapezoid bone
小多角骨

Hook of hamate bone
钩骨钩

Pisiform bone
豌豆骨

Lunate bone
月骨

Ulnar styloid process
尺骨茎突

Ulna
尺骨

Middle finger
中指

Distal interphalangeal joint
远端指间关节

Proximal interphalangeal joint
近端指间关节

Index finger
示指

Metacarpophalangeal joint
掌指关节

Body of 3rd metacarpal bone
第3掌骨体

Thenar mm.
鱼际肌群

Body of 1st metacarpal bone
第1掌骨体

Trapezium bone
大多角骨

Capitate bone
头状骨

Scaphoid bone
手舟骨

Radial styloid process
桡骨茎突

Radius
桡骨

侧位

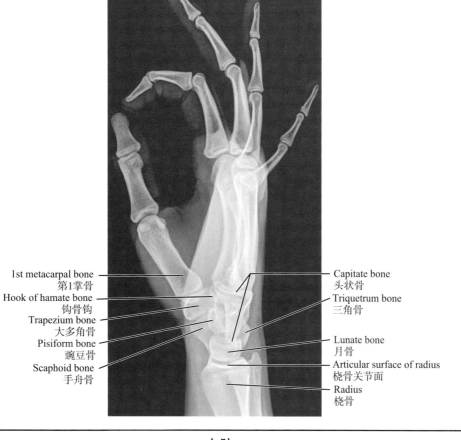

1st metacarpal bone
第1掌骨

Hook of hamate bone
钩骨钩

Trapezium bone
大多角骨

Pisiform bone
豌豆骨

Scaphoid bone
手舟骨

Capitate bone
头状骨

Triquetrum bone
三角骨

Lunate bone
月骨

Articular surface of radius
桡骨关节面

Radius
桡骨

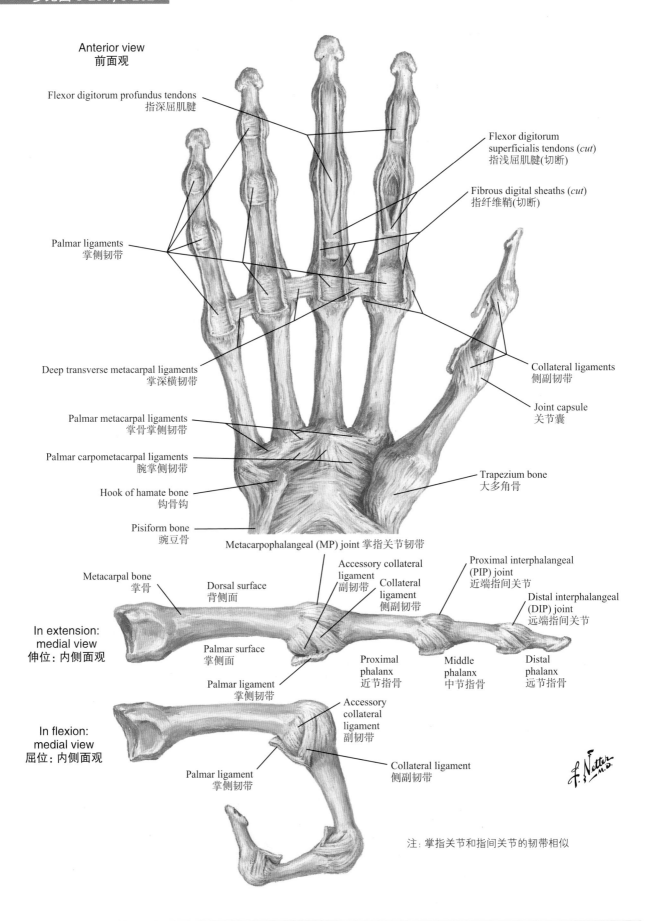

Anterior view
前面观

Flexor digitorum profundus tendons
指深屈肌腱

Flexor digitorum superficialis tendons (cut)
指浅屈肌腱(切断)

Fibrous digital sheaths (cut)
指纤维鞘(切断)

Palmar ligaments
掌侧韧带

Collateral ligaments
侧副韧带

Joint capsule
关节囊

Deep transverse metacarpal ligaments
掌深横韧带

Palmar metacarpal ligaments
掌骨掌侧韧带

Palmar carpometacarpal ligaments
腕掌侧韧带

Hook of hamate bone
钩骨钩

Pisiform bone
豌豆骨

Trapezium bone
大多角骨

Metacarpophalangeal (MP) joint 掌指关节韧带

Metacarpal bone
掌骨

Dorsal surface
背侧面

Accessory collateral ligament
副韧带

Collateral ligament
侧副韧带

Proximal interphalangeal (PIP) joint
近端指间关节

Distal interphalangeal (DIP) joint
远端指间关节

In extension: medial view
伸位：内侧面观

Palmar surface
掌侧面

Palmar ligament
掌侧韧带

Proximal phalanx
近节指骨

Middle phalanx
中节指骨

Distal phalanx
远节指骨

In flexion: medial view
屈位：内侧面观

Accessory collateral ligament
副韧带

Palmar ligament
掌侧韧带

Collateral ligament
侧副韧带

注：掌指关节和指间关节的韧带相似

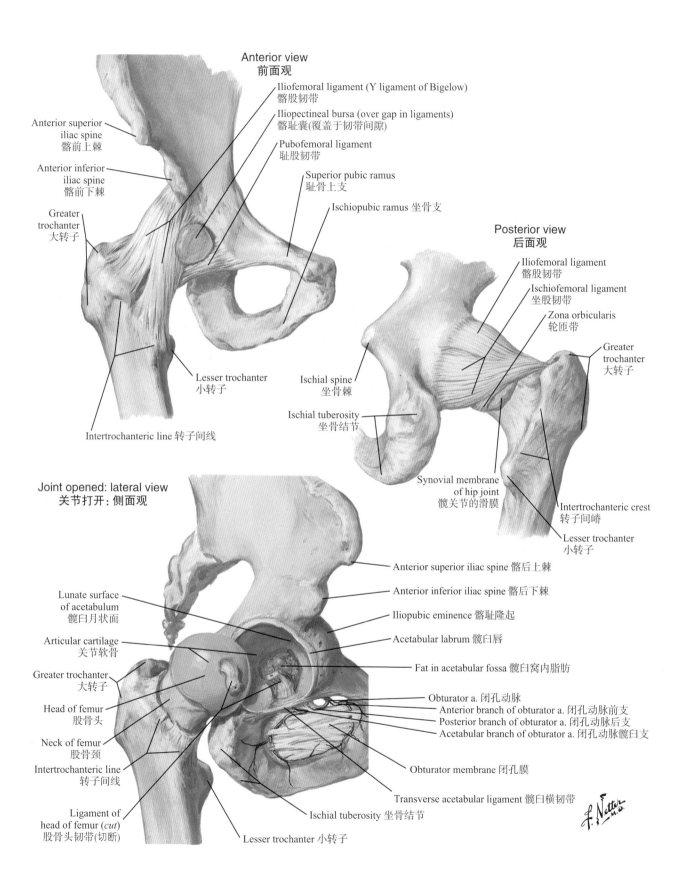

Anterior view
前面观

Iliofemoral ligament (Y ligament of Bigelow)
髂股韧带

Iliopectineal bursa (over gap in ligaments)
髂耻囊(覆盖于韧带间隙)

Pubofemoral ligament
耻股韧带

Superior pubic ramus
耻骨上支

Ischiopubic ramus 坐骨支

Anterior superior iliac spine
髂前上棘

Anterior inferior iliac spine
髂前下棘

Greater trochanter
大转子

Lesser trochanter
小转子

Intertrochanteric line 转子间线

Posterior view
后面观

Iliofemoral ligament
髂股韧带

Ischiofemoral ligament
坐股韧带

Zona orbicularis
轮匝带

Greater trochanter
大转子

Ischial spine
坐骨棘

Ischial tuberosity
坐骨结节

Synovial membrane of hip joint
髋关节的滑膜

Intertrochanteric crest
转子间嵴

Lesser trochanter
小转子

Joint opened: lateral view
关节打开：侧面观

Lunate surface of acetabulum
髋臼月状面

Articular cartilage
关节软骨

Greater trochanter
大转子

Head of femur
股骨头

Neck of femur
股骨颈

Intertrochanteric line
转子间线

Ligament of head of femur (cut)
股骨头韧带(切断)

Anterior superior iliac spine 髂后上棘

Anterior inferior iliac spine 髂后下棘

Iliopubic eminence 髂耻隆起

Acetabular labrum 髋臼唇

Fat in acetabular fossa 髋臼窝内脂肪

Obturator a. 闭孔动脉

Anterior branch of obturator a. 闭孔动脉前支

Posterior branch of obturator a. 闭孔动脉后支

Acetabular branch of obturator a. 闭孔动脉髋臼支

Obturator membrane 闭孔膜

Transverse acetabular ligament 髋臼横韧带

Ischial tuberosity 坐骨结节

Lesser trochanter 小转子

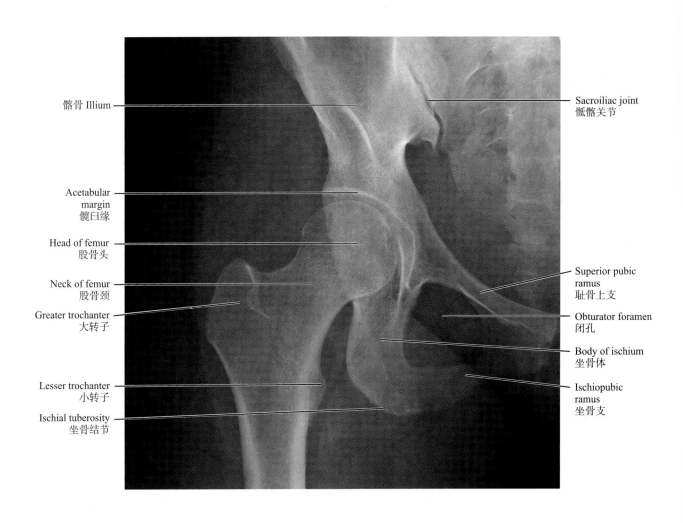

髂骨 Illium

Acetabular margin
髋臼缘

Head of femur
股骨头

Neck of femur
股骨颈

Greater trochanter
大转子

Lesser trochanter
小转子

Ischial tuberosity
坐骨结节

Sacroiliac joint
骶髂关节

Superior pubic ramus
耻骨上支

Obturator foramen
闭孔

Body of ischium
坐骨体

Ischiopubic ramus
坐骨支

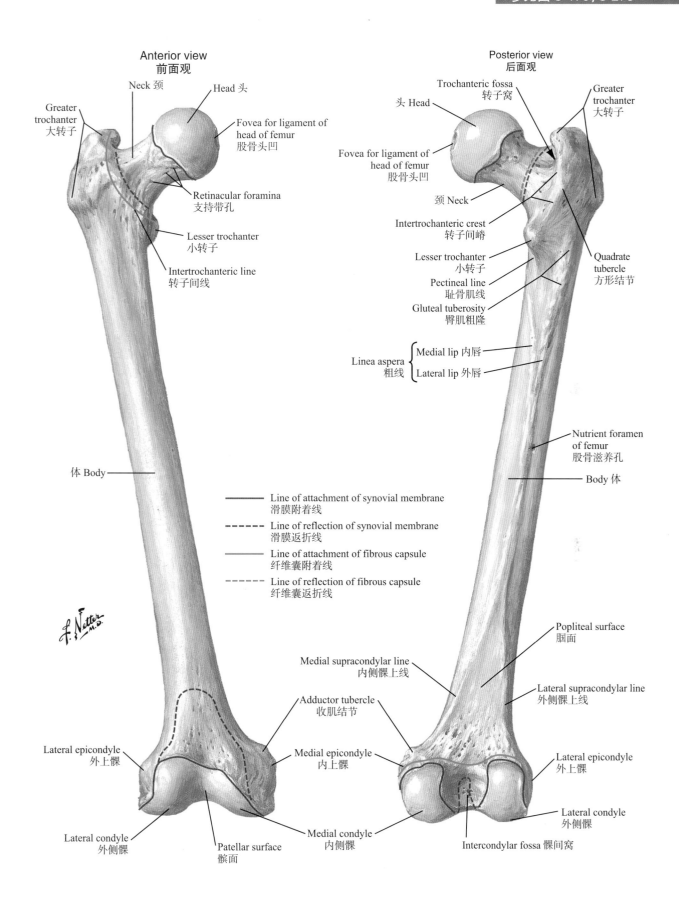

Anterior view
前面观

Neck 颈 Head 头

Greater trochanter
大转子

Head 头

Fovea for ligament of
head of femur
股骨头凹

Retinacular foramina
支持带孔

Lesser trochanter
小转子

Intertrochanteric line
转子间线

体 Body

Posterior view
后面观

Trochanteric fossa
转子窝

头 Head

Greater trochanter
大转子

Fovea for ligament of
head of femur
股骨头凹

颈 Neck

Intertrochanteric crest
转子间嵴

Lesser trochanter
小转子

Quadrate tubercle
方形结节

Pectineal line
耻骨肌线

Gluteal tuberosity
臀肌粗隆

Linea aspera
粗线 { Medial lip 内唇
      Lateral lip 外唇

Nutrient foramen
of femur
股骨滋养孔

Body 体

——— Line of attachment of synovial membrane
滑膜附着线

- - - Line of reflection of synovial membrane
滑膜返折线

——— Line of attachment of fibrous capsule
纤维囊附着线

- - - Line of reflection of fibrous capsule
纤维囊返折线

Adductor tubercle
收肌结节

Medial supracondylar line
内侧髁上线

Popliteal surface
腘面

Lateral supracondylar line
外侧髁上线

Lateral epicondyle
外上髁

Medial epicondyle
内上髁

Lateral epicondyle
外上髁

Lateral condyle
外侧髁

Patellar surface
髌面

Medial condyle
内侧髁

Lateral condyle
外侧髁

Intercondylar fossa 髁间窝

Right knee in flexion: anterior view
右膝关节屈位：前面观

Anterior cruciate ligament
前交叉韧带

Articular surface of lateral
condyle of femur
股骨外侧髁关节面

Popliteus tendon
腘肌腱

Fibular collateral
ligament
腓侧副韧带

Lateral meniscus
外侧半月板

Transverse ligament
of knee
膝横韧带

Head of fibula
腓骨头

Tubercle of iliotibial
tract (Gerdy's)
髂胫束结节(Gerdy结节)

Posterior cruciate ligament
后交叉韧带

Articular surface of medial
condyle of femur
股骨内侧髁关节面

Medial meniscus
内侧半月板

Tibial collateral ligament
胫侧副韧带

Medial condyle of tibia
胫骨内侧髁

Tibial tuberosity
胫骨粗隆

Right knee in extension:posterior view
右膝关节伸位：后面观

Posterior cruciate ligament
后交叉韧带

Anterior cruciate ligament
前交叉韧带

Posterior meniscofemoral
ligament
板股后韧带

Articular surface of
lateral condyle of femur
股骨外侧髁关节面

Popliteus tendon
腘肌腱

Fibular collateral
ligament
腓侧副韧带

Lateral meniscus
外侧半月板

Head of fibula
腓骨头

Adductor tubercle
收肌结节

Articular surface of medial
condyle of femur
股骨内侧髁关节面

Tibial collateral ligament
胫侧副韧带

Medial meniscus
内侧半月板

Medial condyle of tibia
胫骨内侧髁

Bones of right leg
右小腿骨

Anterior view
前面观

Posterior view
后面观

Intercondylar eminence
髁间隆起

Lateral intercondylar tubercle
外侧髁间结节

Medial intercondylar tubercle
内侧髁间结节

Anterior intercondylar area
髁间前区

Lateral condyle
外侧髁

Apex of head of fibula
腓骨头尖

Head of fibula
腓骨头

Neck of fibula
腓骨颈

Posterior intercondylar area
髁间后区

Medial condyle
内侧髁

Tubercle of iliotibial tract (Gerdy's)
髂胫束结节(Gerdy结节)

Oblique line
斜线

Tibial tuberosity
胫骨粗隆

Lateral surface
外侧面

Anterior border
前缘

Interosseous crest
骨间嵴

Medial surface
内侧面

Fibula
腓骨

Lateral surface
外侧面

Anterior border
前缘

Interosseous border
骨间缘

Medial surface
内侧面

Posterior surface
后面

Medial border
内侧缘

Tibia
胫骨

Lateral malleolus
外踝

Articular facet of lateral malleolus
外踝关节面

Inferior articular surface
下关节面

Malleolar groove of tibia
胫骨踝沟

Medial malleolus
内踝

Articular facet of medial malleolus
内踝关节面

Intercondylar eminence
髁间隆起

Medial intercondylar tubercle
内侧髁间结节

Lateral intercondylar tubercle
外侧髁间结节

Superior articular surfaces
上关节面

Lateral condyle
外侧髁

Apex of head of fibula
腓骨头尖

Head of fibula
腓骨头

Neck of fibula
腓骨颈

Groove for insertion of semimembranosus tendon
半膜肌腱附着沟

Nutrient foramen
滋养孔

Soleal line
比目鱼肌线

Posterior surface
后面

Medial border
内缘

Lateral surface
外侧面

Fibula
腓骨

Posterior border
后缘

Fibular notch
腓骨切迹

Lateral malleolus
外踝

Malleolar fossa of fibula
腓骨踝窝

Inferior articular surface
下关节面

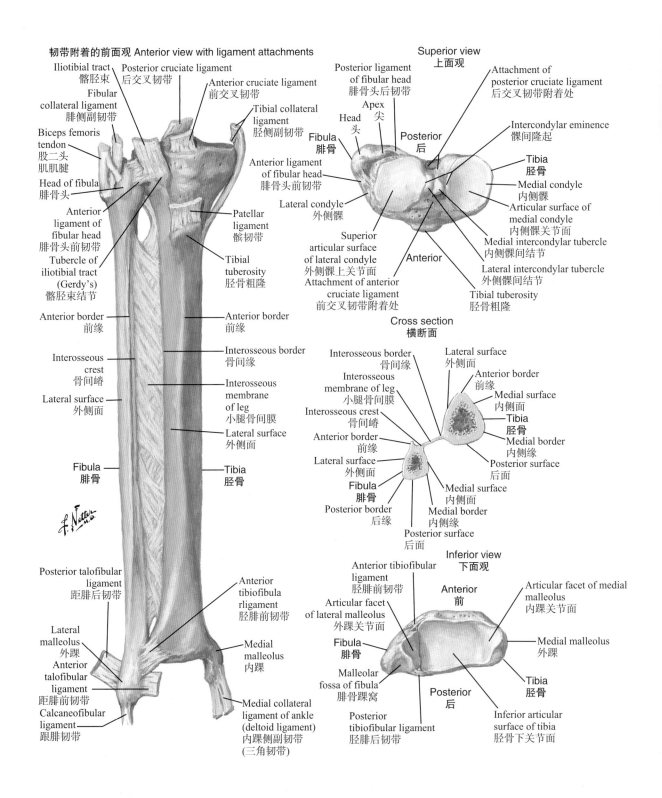

韧带附着的前面观 Anterior view with ligament attachments

Iliotibial tract 髂胫束
Posterior cruciate ligament 后交叉韧带
Anterior cruciate ligament 前交叉韧带
Fibular collateral ligament 腓侧副韧带
Tibial collateral ligament 胫侧副韧带
Biceps femoris tendon 股二头肌肌腱
Head of fibula 腓骨头
Anterior ligament of fibular head 腓骨头前韧带
Tubercle of iliotibial tract (Gerdy's) 髂胫束结节
Patellar ligament 髌韧带
Tibial tuberosity 胫骨粗隆
Anterior border 前缘
Anterior border 前缘
Interosseous crest 骨间嵴
Interosseous border 骨间缘
Lateral surface 外侧面
Interosseous membrane of leg 小腿骨间膜
Lateral surface 外侧面
Fibula 腓骨
Tibia 胫骨
Posterior talofibular ligament 距腓后韧带
Anterior tibiofibula rligament 胫腓前韧带
Lateral malleolus 外踝
Anterior talofibular ligament 距腓前韧带
Medial malleolus 内踝
Calcaneofibular ligament 跟腓韧带
Medial collateral ligament of ankle (deltoid ligament) 内踝侧副韧带（三角韧带）

Superior view 上面观
Attachment of posterior cruciate ligament 后交叉韧带附着处
Posterior ligament of fibular head 腓骨头后韧带
Apex 尖
Head 头
Fibula 腓骨
Posterior 后
Intercondylar eminence 髁间隆起
Tibia 胫骨
Medial condyle 内侧髁
Anterior ligament of fibular head 腓骨头前韧带
Lateral condyle 外侧髁
Articular surface of medial condyle 内侧髁关节面
Superior articular surface of lateral condyle 外侧髁上关节面
Medial intercondylar tubercle 内侧髁间结节
Attachment of anterior cruciate ligament 前交叉韧带附着处
Anterior 前
Lateral intercondylar tubercle 外侧髁间结节
Tibial tuberosity 胫骨粗隆

Cross section 横断面
Interosseous border 骨间缘
Lateral surface 外侧面
Anterior border 前缘
Interosseous membrane of leg 小腿骨间膜
Medial surface 内侧面
Tibia 胫骨
Interosseous crest 骨间嵴
Anterior border 前缘
Medial border 内侧缘
Lateral surface 外侧面
Posterior surface 后面
Fibula 腓骨
Medial surface 内侧面
Posterior border 后缘
Medial border 内侧缘
Posterior surface 后面

Inferior view 下面观
Anterior tibiofibular ligament 胫腓前韧带
Anterior 前
Articular facet of medial malleolus 内踝关节面
Articular facet of lateral malleolus 外踝关节面
Fibula 腓骨
Medial malleolus 外踝
Malleolar fossa of fibula 腓骨踝窝
Tibia 胫骨
Posterior 后
Inferior articular surface of tibia 胫骨下关节面
Posterior tibiofibular ligament 胫腓后韧带

Dorsal view
足背观

Base
趾骨底
Head
趾骨头
Body
趾骨体
Base
趾骨底
Head
跖骨头

Body
跖骨体
跖骨底 Base

Tarsometatarsal joints
跗跖关节
内侧楔骨 Medial cuneiform bone
Intermediate cuneiform bone
中间楔骨
外侧楔骨 Lateral cuneiform bone
Tuberosity of navicular bone
舟骨粗隆
足舟骨 Navicular bone

距骨头 Head
距骨颈 Neck
距骨滑车 Trochlea

Talus
距骨

Posterior process
距骨后突

Groove for
tendon of flexor
hallucis longus
蹈长屈肌腱沟
Medial tubercle
内侧结节
Lateral tubercle
外侧结节

Phalanges of foot
足趾骨

Distal phalanges 远节

Middle phalanges 中节

Proximal phalanges 近节

Metatarsal bones
跖骨

Tuberosity of 5th metatarsal bone
第5跖骨粗隆

Cuboid bone
骰骨
Transverse tarsal joint
跗横关节
Tarsal sinus 跗骨窦
Calcaneus 跟骨

Fibular trochlea
腓骨肌滑车

Body
跟骨体

Plantar view
足底观

Distal
phalanges
趾骨远节
Middle
phalanges
趾骨中节
Proximal
phalanges
趾骨近节

Phalanges
of foot
足趾骨

趾骨底 Base
趾骨头 Head
趾骨底 Base
趾骨头 Head
趾骨体 Body
趾骨底 Base
跖骨头 Head

跖骨体 Body

跖骨底 Base

Sesamoid bones
籽骨

Metatarsal bones
跖骨

Tarsometatarsal joints
跗跖关节
Medial cuneiform bone
内侧楔骨
Intermediate cuneiform bone
中间楔骨
Lateral cuneiform bone
外侧楔骨
Tuberosity of navicular bone
舟骨粗隆
Navicular bone 舟骨
Transverse tarsal joint
跗横关节

第5跖骨粗隆 Tuberosity of 5th metatarsal bone
骰骨 Cuboid bones
腓骨长肌腱沟 Groove for tendon of fibularis longus m.
骰骨粗隆 Tuberosity of cuboid bone

跟骨 Calcaneus
腓骨肌滑车 Fibular trochlea
蹈长屈肌腱沟 Groove for tendon of flexor hallucis longus
载距突 Sustentaculum tali
外侧突 Lateral process
内侧突 Medial process
跟骨结节 Calcaneal tuberosity

Head
距骨头
Posterior process
距骨后突
Medial tubercle
内侧结节
Lateral tubercle
外侧结节

Talus
距骨

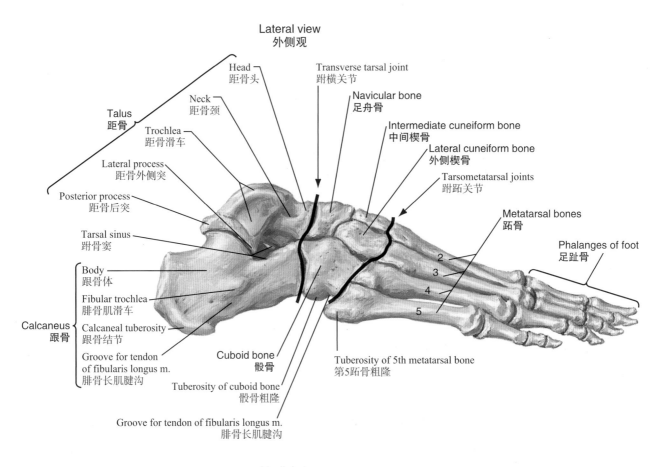

Lateral view
外侧观

Head
距骨头

Transverse tarsal joint
跗横关节

Navicular bone
足舟骨

Intermediate cuneiform bone
中间楔骨

Lateral cuneiform bone
外侧楔骨

Tarsometatarsal joints
跗跖关节

Metatarsal bones
跖骨

Phalanges of foot
足趾骨

Neck
距骨颈

Talus
距骨

Trochlea
距骨滑车

Lateral process
距骨外侧突

Posterior process
距骨后突

Tarsal sinus
跗骨窦

Body
跟骨体

Fibular trochlea
腓骨肌滑车

Calcaneal tuberosity
跟骨结节

Calcaneus
跟骨

Groove for tendon
of fibularis longus m.
腓骨长肌腱沟

Cuboid bone
骰骨

Tuberosity of cuboid bone
骰骨粗隆

Groove for tendon of fibularis longus m.
腓骨长肌腱沟

Tuberosity of 5th metatarsal bone
第5跖骨粗隆

2
3
4
5

Medial view
内侧观

Transverse tarsal joint
跗横关节

Navicular bone
足舟骨

Tuberosity
舟骨粗隆

Intermediate cuneiform bone
中间楔骨

Medial cuneiform bone
内侧楔骨

Tarsometatarsal joints
跗跖关节

Metatarsal bones
跖骨

Phalanges of foot
足趾骨

Neck
距骨颈

Head
距骨头

Trochlea
距骨滑车

Posterior process
距骨后突

Talus
距骨

Calcaneal tuberosity
跟骨结节

Groove for tendon of
flexor hallucis longus
姆长屈肌腱沟

Sustentaculum tali
载距突

Calcaneus
跟骨

Tuberosity of 1st metatarsal bone
第1跖骨粗隆

Sesamoid bone
籽骨

2
1

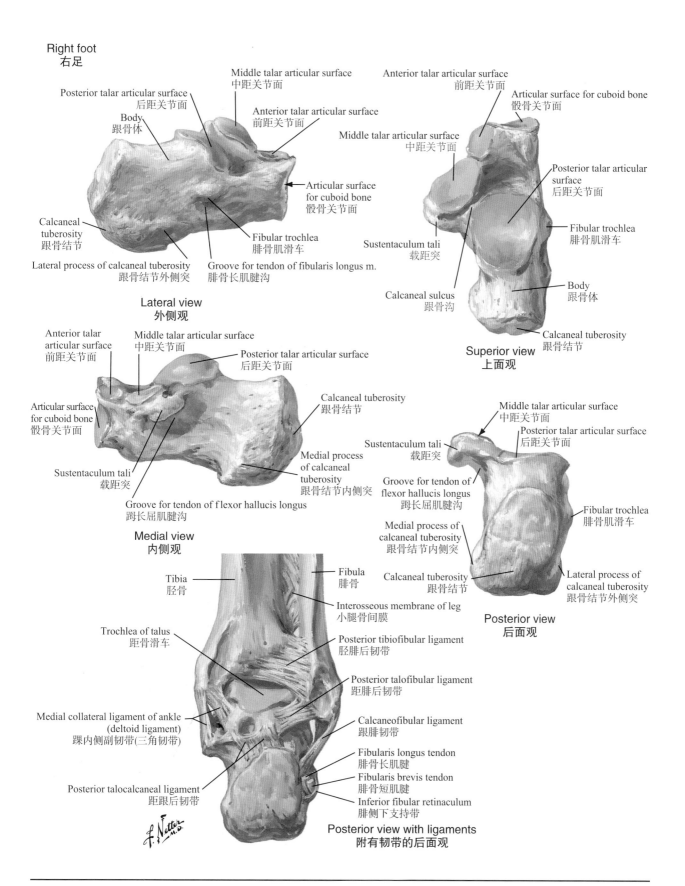

Right foot
右足

Posterior talar articular surface
后距关节面

Body
跟骨体

Middle talar articular surface
中距关节面

Anterior talar articular surface
前距关节面

Articular surface
for cuboid bone
骰骨关节面

Calcaneal
tuberosity
跟骨结节

Fibular trochlea
腓骨肌滑车

Lateral process of calcaneal tuberosity
跟骨结节外侧突

Groove for tendon of fibularis longus m.
腓骨长肌腱沟

Lateral view
外侧观

Anterior talar articular surface
前距关节面

Middle talar articular surface
中距关节面

Articular surface for cuboid bone
骰骨关节面

Posterior talar articular
surface
后距关节面

Middle talar articular surface
中距关节面

Sustentaculum tali
载距突

Fibular trochlea
腓骨肌滑车

Body
跟骨体

Calcaneal sulcus
跟骨沟

Calcaneal tuberosity
跟骨结节

Superior view
上面观

Anterior talar
articular surface
前距关节面

Middle talar articular surface
中距关节面

Posterior talar articular surface
后距关节面

Calcaneal tuberosity
跟骨结节

Articular surface
for cuboid bone
骰骨关节面

Sustentaculum tali
载距突

Medial process
of calcaneal
tuberosity
跟骨结节内侧突

Groove for tendon of flexor hallucis longus
𧿹长屈肌腱沟

Medial view
内侧观

Middle talar articular surface
中距关节面

Posterior talar articular surface
后距关节面

Sustentaculum tali
载距突

Groove for tendon of
flexor hallucis longus
𧿹长屈肌腱沟

Medial process of
calcaneal tuberosity
跟骨结节内侧突

Calcaneal tuberosity
跟骨结节

Fibular trochlea
腓骨肌滑车

Lateral process of
calcaneal tuberosity
跟骨结节外侧突

Posterior view
后面观

Tibia
胫骨

Fibula
腓骨

Interosseous membrane of leg
小腿骨间膜

Trochlea of talus
距骨滑车

Posterior tibiofibular ligament
胫腓后韧带

Posterior talofibular ligament
距腓后韧带

Medial collateral ligament of ankle
(deltoid ligament)
踝内侧副韧带(三角韧带)

Calcaneofibular ligament
跟腓韧带

Fibularis longus tendon
腓骨长肌腱

Fibularis brevis tendon
腓骨短肌腱

Inferior fibular retinaculum
腓侧下支持带

Posterior talocalcaneal ligament
距跟后韧带

Posterior view with ligaments
附有韧带的后面观

外侧面观

Fibula
腓骨

Tibia
胫骨

Calcaneal tendon
跟腱

Talus
距骨

Navicular bone
足舟骨

Cuboid bone
骰骨

Calcaneus
跟骨

Base of 5th metatarsal bone
第5跖骨基底部

Plantar aponeurosis
足底筋膜

前面观

Tibia
胫骨

Fibula
腓骨

Talus
距骨

Calcaneus
跟骨

1st metatarsal bone
第1跖骨

Right foot: lateral view
右足：外侧观

Tibia
胫骨

Fibula
腓骨

Anterior tibiofibular ligament
胫腓前韧带

Posterior tibiofibular ligament
胫腓后韧带

Superior fibular retinaculum
腓侧上支持带

Calcaneal tendon (Achilles') (cut)
跟腱(Achilles腱)(切断)

Inferior fibular
retinaculum
腓侧下支持带

Lateral talocalcaneal ligament
距跟外侧韧带

Long plantar ligament
足底长韧带

Fibularis longus tendon
腓骨长肌腱

Fibularis brevis tendon
腓骨短肌腱

Posterior talofibular ligament 距腓后韧带 ⎱
Calcaneofibular ligament 跟腓韧带 ⎰ Lateral collateral
Anterior talofibular ligament 距腓前韧带 ⎰ ligament of ankle
踝外侧韧带

Interosseous talocalcaneal ligament 距跟骨间韧带

Talonavicular ligament 距舟韧带

Calcaneonavicular ligament 跟舟韧带 ⎱ Bifurcate ligament
Calcaneocuboid ligament 跟骰韧带 ⎰ 分歧韧带

Dorsal cuboideonavicular ligament
骰舟背侧韧带

Dorsal cuneonavicular ligaments
楔舟背侧韧带

Dorsal intercuneiform ligaments
楔间背侧韧带

Dorsal tarsometatarsal ligaments
跗跖背侧韧带

Dorsal metatarsal ligaments
跖骨背侧韧带

Dorsal cuneocuboid ligament
楔骰背侧韧带

Cuboid bone
骰骨

Dorsal calcaneocuboid ligament
跟骰背侧韧带

Right foot: medial view
右足：内侧观

Tibia
胫骨

Medial talocalcaneal ligament
距跟内侧韧带

Posterior process of talus
距骨后突

Posterior talocalcaneal ligament
距跟后韧带

Calcaneal tendon
(Achilles') (cut)
跟腱(切断)

Medial collateral ligament of ankle
(deltoid ligament)
踝内侧韧带(三角韧带)

距跟后韧带 Posterior tibiotalar ligament ⎱
胫跟韧带 Tibiocalcaneal ligament ⎱
胫舟韧带 Tibionavicular ligament ⎰
胫距前韧带 Anterior tibiotalar ligament ⎰

Talonavicular ligament
距舟韧带

Navicular bone
足舟骨

Dorsal cuneonavicular ligaments
楔舟背侧韧带

Medial cuneiform bone
内侧楔骨

Dorsal intercuneiform ligament
楔间背侧韧带

Dorsal tarsometatarsal ligaments
跗跖背侧韧带

1st metatarsal bone
第1跖骨

Tuberosity of 1st
metatarsal bone
第1跖骨粗隆

Tibialis anterior tendon
胫骨前肌腱

Plantar calcaneonavicular
ligament (spring ligament)
跟舟足底韧带(跳跃韧带)

Tibialis posterior
tendon
胫骨后肌腱

Plantar calcaneocuboid
ligament (short plantar
ligament)
跟骰足底韧带(足底短韧带)

Long plantar ligament
足底长韧带

Sustentaculum
tali
载距突

Flexor hallucis longus tendon (cut)
蹈长屈肌腱(切断)

Flexor digitorum longus tendon (cut)
趾长屈肌腱(切断)

Flexor digitorum brevis tendon (cut)
趾短屈肌腱(切断)

Distal phalanx of 4th toe
第4趾远节趾骨

Middle phalanx of 4th toe
第4趾中节趾骨

Deep transverse metatarsal ligaments
跖骨深横韧带

Proximal phalanx of 5th toe
第5趾近节趾骨

4th lumbrical tendon (cut)
第4蚓状肌腱(切断)

Abductor digiti minimi tendon (cut)
小趾展肌腱(切断)

Flexor digiti minimi tendon (cut)
小趾短屈肌腱(切断)

Plantar ligaments
足底韧带

Interosseous mm. (cut)
骨间肌(切断)

5th metatarsal bone
第5跖骨

Plantar metatarsal ligaments
趾骨足底韧带

Tuberosity of 5th metatarsal bone
第5趾骨粗隆

Fibularis brevis tendon
腓骨短肌腱

Cuboid bone
骰骨

Fibularis longus tendon
腓骨长肌腱

Tuberosity of cuboid bone
骰骨粗隆

Long plantar ligament
足底长韧带

Plantar calcaneocuboid
ligament (short plantar ligament)
跟骰足底韧带(足底短韧带)

Calcaneus
跟骨

Medial process of calcaneal tuberosity
跟骨结节内侧突

Lateral process of calcaneal tuberosity
跟骨结节外侧突

Calcaneal tuberosity
跟骨结节

Distal phalanx of great toe
蹈趾的远节趾骨

Interphalangeal (IP) joint
趾间关节(IP关节)

Proximal phalanx of great toe
蹈趾的近节趾骨

Tendon of lateral head
of flexor hallucis brevis
蹈短屈肌腱外侧头

Tendon of medial head
of flexor hallucis brevis
蹈短屈肌腱内侧头

Metatarsophalangeal (MTP) joint
跖趾关节(MTP关节)

Sesamoid bones
籽骨

Abductor hallucis tendon
蹈展肌腱

Adductor hallucis tendon
蹈收肌腱

1st metatarsal bone
第1跖骨

Plantar tarsometatarsal ligaments
跗跖足底韧带

Medial cuneiform bone
内侧楔骨

Tibialis anterior tendon (cut)
胫骨前肌腱(切断)

Plantar cuneonavicular ligament
楔舟足底韧带

Plantar cuboideonavicular ligament
骰舟足底韧带

Tuberosity of navicular bone
舟骨粗隆

Plantar calcaneonavicular
ligament (spring ligament)
跟舟足底韧带(跳跃韧带)

Tibialis posterior tendon
胫骨后肌腱

Flexor digitorum longus tendon (cut)
趾长屈肌腱(切断)

Sustentaculum tali
载距突

Flexor hallucis longus tendon (cut)
蹈长屈肌腱(切断)

Medial tubercle 内侧结节
Lateral tubercle 外侧结节
} Posterior process of talus
距骨后突

Phalanges
趾骨

Distal phalanx Middle phalanx Proximal phalanx
远节   中节   近节

Metatarsophalangeal joint capsule
跖趾关节囊

Metatarsal bone
跖骨

Capsules and ligaments of metatarsophalangeal
and interphalangeal joints:lateral view
跖趾关节、关节囊与韧带：外侧观

Collateral ligaments
侧副韧带

Plantar ligament
足底韧带

轴位T2加权MRI

Head of femur
股骨头

Greater trochanter
大转子

Gluteus maximus m.
臀大肌

Obturator internus
闭孔内肌

冠状位T2加权MRI

Ala of ilium
髂骨翼

Acetabular labrum
髋臼唇

Head of femur
股骨头

Greater trochanter
大转子

Neck of femur
股骨颈

Femur
股骨

髋关节三维CT

Superior pubic ramus
耻骨上支

Pubic tubercle
耻骨结节

Obturator foramen
闭孔

Ischiopubic ramus
耻骨下支

Greater trochanter
大转子

Neck of femur
股骨颈

Lesser trochanter
小转子

颅骨的 CT 三维重建

参见图 S-127

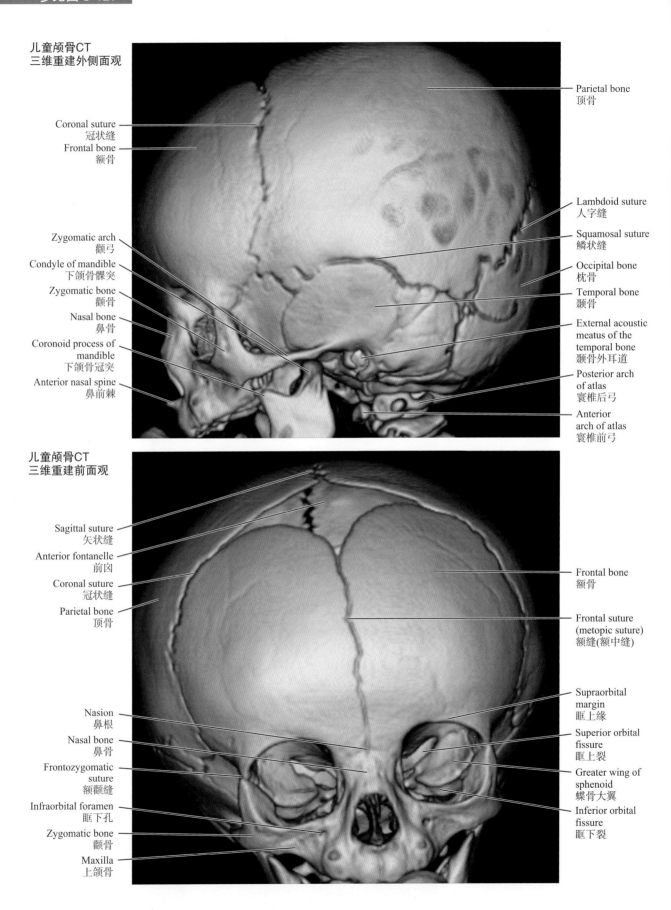

儿童颅骨CT
三维重建外侧面观

Coronal suture
冠状缝

Frontal bone
额骨

Zygomatic arch
颧弓

Condyle of mandible
下颌骨髁突

Zygomatic bone
颧骨

Nasal bone
鼻骨

Coronoid process of
mandible
下颌骨冠突

Anterior nasal spine
鼻前棘

Parietal bone
顶骨

Lambdoid suture
人字缝

Squamosal suture
鳞状缝

Occipital bone
枕骨

Temporal bone
颞骨

External acoustic
meatus of the
temporal bone
颞骨外耳道

Posterior arch
of atlas
寰椎后弓

Anterior
arch of atlas
寰椎前弓

儿童颅骨CT
三维重建前面观

Sagittal suture
矢状缝

Anterior fontanelle
前囟

Coronal suture
冠状缝

Parietal bone
顶骨

Nasion
鼻根

Nasal bone
鼻骨

Frontozygomatic
suture
额颧缝

Infraorbital foramen
眶下孔

Zygomatic bone
颧骨

Maxilla
上颌骨

Frontal bone
额骨

Frontal suture
(metopic suture)
额缝(额中缝)

Supraorbital
margin
眶上缘

Superior orbital
fissure
眶上裂

Greater wing of
sphenoid
蝶骨大翼

Inferior orbital
fissure
眶下裂

222

附图

附图 S-BP 19

Atlas (C1 vertebra)
寰椎(第1颈椎)

Axis (C2 vertebra)
枢椎(第2颈椎)

Complete transverse cleft
in intervertebral disc
完全性椎间盘横裂

Spread of cleft formation into
central portion of intervertebral
disc with age, leading to progressive
degenerative changes in the
intervertebral disc
随着年龄的增长,椎间盘中
央部分的裂隙扩展,导致椎
间盘进行性退变

Deformed vertebral bodies
and lipping of vertebral margins
变形的椎体和椎体唇缘

C7 vertebra
第7颈椎

Degenerative changes
in the cervical spine
(ankylosing spondylitis)
颈椎退行性改变
(强直性脊柱炎)

C3 vertebral body
(*sectioned in coronal plane*)
C3椎体
(冠状切面)

Uncovertebral joint
with cleft formation
有裂隙的钩椎关节

Spondylophytes (osteophytes)
on uncinate processes
钩突上的骨赘

C. Machado
—M.D.

Narrowing of intervertebral foramen
椎间孔狭窄

Advanced ankylosing spondylitis with
uncovertebral arthrosis in C4 and C5
晚期强直性脊柱炎伴钩椎关节病变的
第4、5颈椎

Advanced spondylophyte (osteophyte)
formation on uncinate processes
晚期强直性脊柱炎钩突骨赘形成

Vertebral body
椎体

Uncovertebral joint fused owing to extensive
spondylophyte formation and ossification
广泛的强直性脊柱炎和骨化导致的钩椎关节融合

Potential for compression of vertebral a. within transverse foramen
横突孔内椎动脉可能受压

C4

C5

Superior articular
process of vertebra
椎骨上关节突

Facet joint ossified
owing to advanced
osteoarthritic change
晚期骨关节炎改变导
致的小关节骨化

Markedly narrowed
intervertebral foramen
may lead to compression
of spinal n.
明显狭窄的椎间孔可导
致脊神经压迫

Inferior articular
process of vertebra
(with inferior
articular facet)
椎骨下关节突
(关节面)

Groove for spinal n.
脊神经沟

Transverse process
横突

Spinous process
棘突

Hypoglossal canal
舌下神经管

Tectorial membrane of cervical vertebral column
颈椎的覆膜

Apical ligament of dens
齿突尖韧带

Anterior atlantooccipital membrane
寰枕前膜

Vertebral a.
椎动脉

Opisthion
颅后点

Posterior atlanto-occipital membrane
寰枕后膜

Posterior arch of atlas
寰椎后弓

Nuchal ligament
项韧带

Posterior atlantoaxial membrane
寰枢后膜

Spinous process of axis
枢椎棘突

Ligamentum flavum
黄韧带

Superior longitudinal band of cruciform ligament
十字韧带上纵束

Anterior arch of atlas
寰椎前弓

Articular cavity of median atlantoaxial joint
寰枢关节正中关节腔

Transverse ligament of atlas
寰椎横韧带

Dens axis
齿突

Inferior longitudinal band of cruciform ligament
十字韧带下纵束

Anterior longitudinal ligament
前纵韧带

Posterior longitudinal ligament
后纵韧带

Posterior nasal spine
鼻后棘

Lowest level of occipital bone
枕骨最低点

McGregor's line
Average normal position of tip of dens axis is 1.32 mm above this line, with standard deviation of 2.6 mm as measured on standard lateral radiograph. Tip >4.5 mm above line is considered to indicate basilar impression.
McGregor线
在标准侧位片上测量, 齿突尖的平均正常位置在该线上方1.32mm, 标准差为2.6mm。尖端>线上4.5mm被认为是颅底凹陷。

Abnormalities of dens axis, most often associated with skeletal dysplasias such as Klippel-Feil, Down, or Morquio syndromes
齿突异常, 通常与骨骼发育不良有关, 如Klippel-Feil综合征(先天性短颈)、Down综合征(21三体)或Morquio综合征(黏多糖贮积症Ⅳ型)

Hypoplastic dens
发育不全的齿突

Os odontoideum with fibrous union and narrowing of vertebral canal with head in extension
齿突纤维结合, 头部后伸时椎管狭窄

侧面观

Sella turcica
蝶鞍

Sphenoid sinus
蝶窦

Pharyngeal tonsil
咽扁桃体

Anterior arch of atlas
寰椎前弓

Prevertebral soft tissue
椎前软组织

Hyoid bone
舌骨

Larynx
喉

C6-C7 intervertebral disc
C6~C7 椎间盘

Trachea
气管

Clavicle
锁骨

Manubrium of sternum
胸骨柄

Mastoid cells
乳突小房

Posterior arch of atlas
寰椎后弓

Dens axis
枢椎齿突

Spinous process of axis
枢椎棘突

Zygapophysial joint
关节突关节

Pedicle of C5 vertebra
第5颈椎椎弓根

Intervertebral foramina
椎间孔

Lamina of C6 vertebra
第6颈椎椎弓板

Spinous process of C7 vertebra
第7颈椎棘突

前后位观

Lateral atlantoaxial joint
寰枢外侧关节

Intervertebral foramen
椎间孔

Uncovertebral joint
钩椎关节

Transverse process of C6 vertebra
第6颈椎横突

Spinous process of C7 vertebra
第7颈椎棘突

Body of axis
枢椎椎体

Trachea
气管

1st rib
第1肋

颈椎矢状位T2加权MRI,
平扫

Pons
脑桥

Clivus
斜坡

Pharyngeal tonsil
咽扁桃体

Anterior arch of atlas
寰椎前弓

Tongue
舌

C6-C7 intervertebral disc
C6~C7 椎间盘

Anterior longitudinal
ligament
前纵韧带

Manubrium of sternum
胸骨柄

Cerebellum
小脑

Medulla oblongata
延髓

Dens axis
枢椎齿突

Posterior arch of axis
寰椎后弓

Cervical spinal cord
脊髓颈部

Cerebrospinal fluid
within subarachnoid
space
蛛网膜下腔的
脑脊液

Spinous process of C7
vertebra
第7颈椎棘突

Dura
硬膜

Posterior longitudinal
ligament
后纵韧带

颈椎X线片,张口位

Superior articular surface of atlas
寰椎上关节面

Inferior articular surface of atlas
寰椎下关节面

Superior articular facet of axis
枢椎上关节面

Dens axis
枢椎齿突

Lateral atlantoaxial
joint
寰枢外侧关节

Body of axis
枢椎椎体

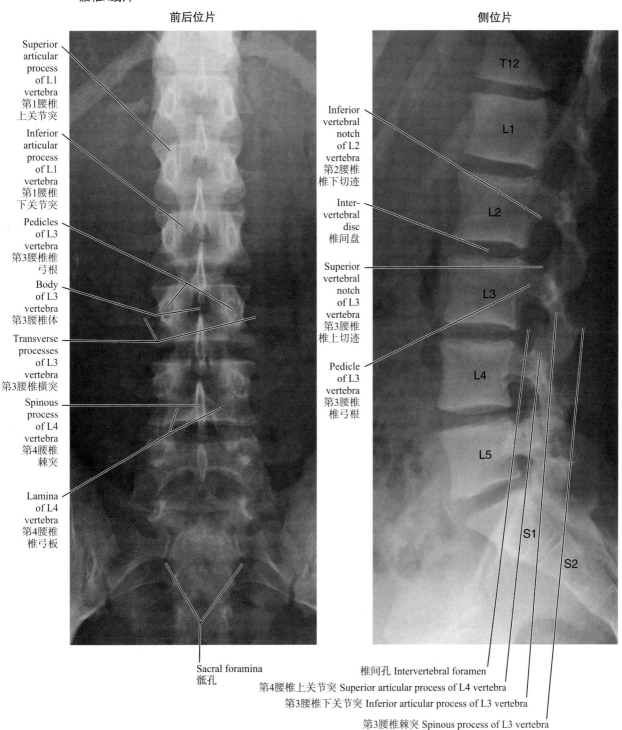

腰椎X线片

前后位片

侧位片

Superior articular process of L1 vertebra 第1腰椎上关节突

Inferior articular process of L1 vertebra 第1腰椎下关节突

Pedicles of L3 vertebra 第3腰椎椎弓根

Body of L3 vertebra 第3腰椎体

Transverse processes of L3 vertebra 第3腰椎横突

Spinous process of L4 vertebra 第4腰椎棘突

Lamina of L4 vertebra 第4腰椎椎弓板

Sacral foramina 骶孔

T12

Inferior vertebral notch of L2 vertebra 第2腰椎椎下切迹

Inter-vertebral disc 椎间盘

Superior vertebral notch of L3 vertebra 第3腰椎椎上切迹

Pedicle of L3 vertebra 第3腰椎椎弓根

L1

L2

L3

L4

L5

S1

S2

椎间孔 Intervertebral foramen

第4腰椎上关节突 Superior articular process of L4 vertebra

第3腰椎下关节突 Inferior articular process of L3 vertebra

第3腰椎棘突 Spinous process of L3 vertebra

注: 椎体已按序标注

上位腰椎横断面T2加权MRI, 平扫

Liver
肝

Inferior vena cava
下腔静脉

Right crus
of diaphragm
右膈脚

Vertebral body
椎体

Spinal cord
脊髓

Lamina
椎弓板

Deep back mm.
背深肌群

Pancreas
胰

Aorta
主动脉

Suprarenal gland
肾上腺

Kidney
肾

Spleen
脾

Anterior root
前根

Posterior root
后根

Spinous process
棘突

下位腰椎横断面T2加权MRI, 平扫

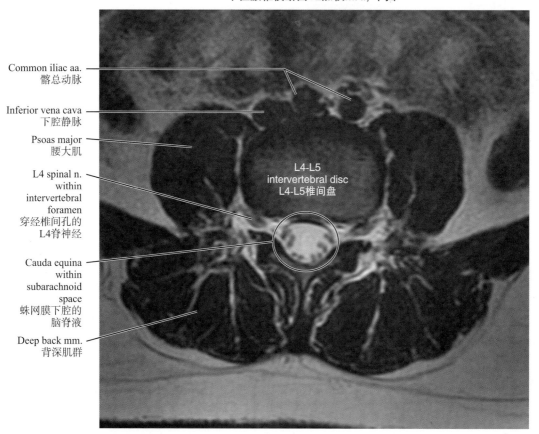

Common iliac aa.
髂总动脉

Inferior vena cava
下腔静脉

Psoas major
腰大肌

L4 spinal n.
within
intervertebral
foramen
穿经椎间孔的
L4脊神经

Cauda equina
within
subarachnoid
space
蛛网膜下腔的
脑脊液

Deep back mm.
背深肌群

L4-L5
intervertebral disc
L4-L5椎间盘

Thoracic vertebra: superior view of transverse section
胸椎：横断面上面观

Superior articular facet of head of rib
肋头的上关节面

Intraarticular ligament
关节内韧带

Radiate ligament of head of rib
肋头辐状韧带

Synovial cavities
滑膜腔

Superior costotransverse ligament (*cut*)
肋横突上韧带(切断)

Lateral costotransverse ligament
肋横突外侧韧带

Costotransverse ligament
肋横突韧带

Lumbar vertebral bodies: posterior view (*pedicles sectioned*)
腰椎椎体：后面观(椎弓根切断)

Pedicle (*cut surface*)
椎弓根(切面)

Vertebral bodies
椎体

Posterior longitudinal ligament
后纵韧带

Intervertebral disc
椎间盘

Right vertebral a.
右侧椎动脉

Dura
硬膜

Dens axis (cut)
枢椎齿突(切开)

Anterior arch
of atlas (cut)
寰椎前弓(切断)

Anterior internal
vertebral venous
plexus
椎内前静脉丛

Venous plexus on
vertebral a.
椎动脉周围静脉丛

Epidural fat
硬膜外脂肪

Anterior external
vertebral venous
plexus
椎外前静脉丛

Anterior internal
vertebral venous
plexus
椎内前静脉丛

Communicating v.
交通静脉

Basivertebral v.
椎体静脉

Intervertebral v.
椎间静脉

Vertebral a.
椎动脉

Venous plexus
静脉丛

Deep cervical v.
颈深静脉

Body of vertebra
C3 (cut away to
show venous
communications)
第3颈椎椎体
(切开以示静脉
间吻合)

Anterior
vertebral vv.
椎前静脉

C.Machado
_ M.D.

胸腰椎侧位X线片

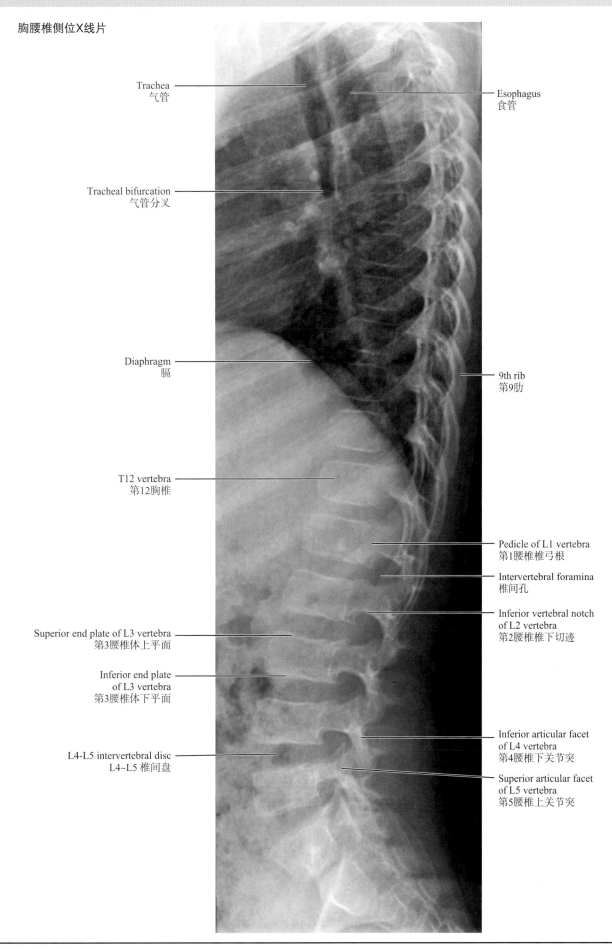

Trachea
气管

Esophagus
食管

Tracheal bifurcation
气管分叉

Diaphragm
膈

9th rib
第9肋

T12 vertebra
第12胸椎

Pedicle of L1 vertebra
第1腰椎椎弓根

Intervertebral foramina
椎间孔

Inferior vertebral notch
of L2 vertebra
第2腰椎椎下切迹

Superior end plate of L3 vertebra
第3腰椎体上平面

Inferior end plate
of L3 vertebra
第3腰椎体下平面

Inferior articular facet
of L4 vertebra
第4腰椎下关节突

L4-L5 intervertebral disc
L4~L5 椎间盘

Superior articular facet
of L5 vertebra
第5腰椎上关节突

Posterior view
后面观

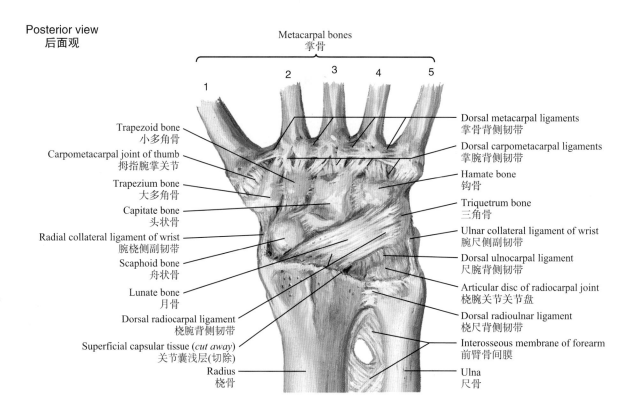

Metacarpal bones
掌骨

1 2 3 4 5

Trapezoid bone
小多角骨

Carpometacarpal joint of thumb
拇指腕掌关节

Trapezium bone
大多角骨

Capitate bone
头状骨

Radial collateral ligament of wrist
腕桡侧副韧带

Scaphoid bone
舟状骨

Lunate bone
月骨

Dorsal radiocarpal ligament
桡腕背侧韧带

Superficial capsular tissue (cut away)
关节囊浅层(切除)

Radius
桡骨

Dorsal metacarpal ligaments
掌骨背侧韧带

Dorsal carpometacarpal ligaments
掌腕背侧韧带

Hamate bone
钩骨

Triquetrum bone
三角骨

Ulnar collateral ligament of wrist
腕尺侧副韧带

Dorsal ulnocarpal ligament
尺腕背侧韧带

Articular disc of radiocarpal joint
桡腕关节关节盘

Dorsal radioulnar ligament
桡尺背侧韧带

Interosseous membrane of forearm
前臂骨间膜

Ulna
尺骨

Flexor retinaculum of wrist removed:anterior view
移除腕部屈肌支持带: 前面观

Metacarpal bones
掌骨

5 4 3 2 1

Palmar metacarpal ligaments
掌骨掌侧韧带

Hook of hamate bone
钩骨钩

Pisohamate ligament
豆钩韧带

Pisometacarpal ligament
豆掌韧带

Lunate bone
月骨

Pisiform bone
豌豆骨

Flexor carpi ulnaris tendon (cut)
尺侧腕屈肌腱(切断)

Ulnar collateral ligament of wrist
腕尺侧副韧带

Palmar ulnocarpal ligament
尺腕掌侧韧带

Ulnotriquetral ligament
尺三角韧带

Ulnolunate ligament
尺月韧带

Palmar radioulnar ligament
桡尺掌侧韧带

Ulna
尺骨

Palmar carpometacarpal ligaments
腕掌掌侧韧带

Radiate carpal ligament
腕辐状韧带

Capitate bone
头状骨

Carpometacarpal joint of thumb
拇指腕掌关节

Tubercle of trapezium bone
大多角骨结节

Tubercle of scaphoid bone
手舟骨结节

Radial collateral ligament of wrist
腕桡侧副韧带

Radiocapitate ligament
桡头韧带

Radioscapholunate ligament
桡舟月韧带

Palmar radiocarpal ligament
桡腕掌侧韧带

Interosseous membrane of forearm
前臂骨间膜

Radius
桡骨

附图

Section of loose connective tissue
疏松结缔组织断面

Fibroblast
成纤维细胞

Macrophage
巨噬细胞

Lymphocyte
淋巴细胞

Monocyte
单核细胞

Mast cell
肥大细胞

Adipocytes
脂肪细胞

Macrophage
巨噬细胞

Ground substance
基质

Collagen fibers
胶原纤维

Elastic fibers
弹性纤维

Reticular fibers
网状纤维

Capillary
毛细血管

Red blood cell
红细胞

Endothelial cell
内皮细胞

Pericyte
周细胞

Plasma cell
浆细胞

Eosinophil
嗜酸性粒细胞

Articular cartilage
关节软骨

Subchondral bone tissue
软骨下骨组织

Longitudinal bundles of collagen and/or elastic fibers
胶原和/或弹性纤维的纵行束

Tendon sectioned longitudinally and transversely
肌腱的横行和纵行断面

Dense regular connective tissue
致密结缔组织

Fibroblast nuclei
成纤维细胞核

Transverse fibers of loose connective tissue
疏松结缔组织的横行纤维

Synovial membrane of joint capsule
关节囊滑膜层

Fibrous layer of joint capsule
关节囊纤维层

Articular cartilage
关节软骨

Architecture of articular cartilage and subchondral bone
关节软骨和软骨下骨的结构

Joint with cartilage-covered articular surfaces
表面覆盖软骨的关节

Osteoblasts (producing osteoid)
成骨细胞(产生类骨质)

Osteoid
类骨质

Osteocytes
骨细胞

Osteoclasts
破骨细胞

Spongy bone
松质骨

Spongy bone
松质骨

Medullary cavity(contains bone marrow: hema-topoietic cells and adipose tissue)
骨髓腔(含骨髓:造血细胞和脂肪组织)

Compact bone
密质骨

External circumferential lamellae
外环骨板

Internal circumferential lamellae
内环骨板

Endosteum
骨内膜

Periosteum
骨膜

Concentric lamellae of osteon
骨单位同心骨板

Osteonic canals (Haversian)
骨管(哈弗斯管)

Periosteal vessels
骨膜血管

Compact bone
密质骨

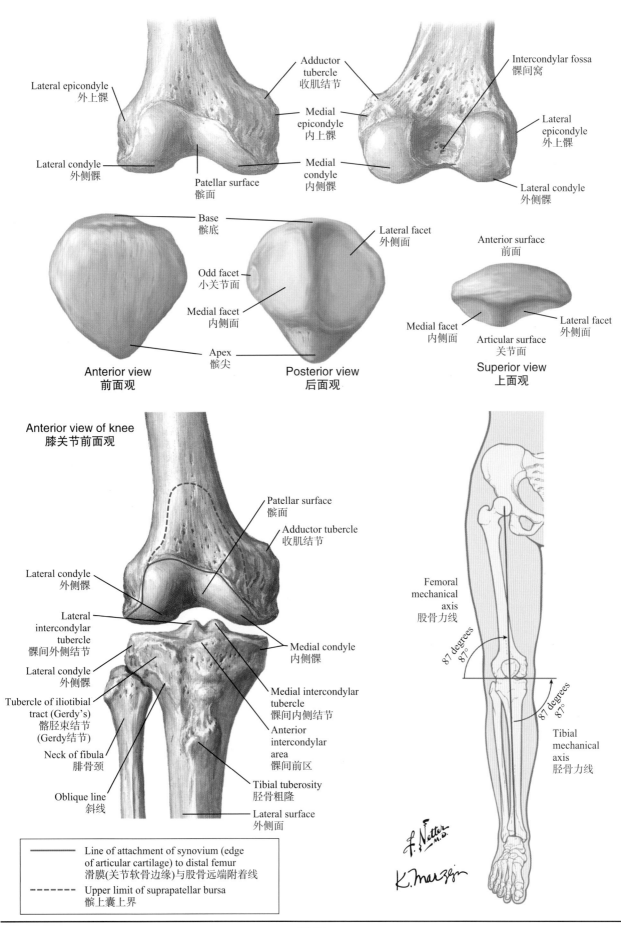

Lateral epicondyle
外上髁

Lateral condyle
外侧髁

Adductor tubercle
收肌结节

Medial epicondyle
内上髁

Medial condyle
内侧髁

Patellar surface
髌面

Intercondylar fossa
髁间窝

Lateral epicondyle
外上髁

Lateral condyle
外侧髁

Base
髌底

Odd facet
小关节面

Medial facet
内侧面

Apex
髌尖

Lateral facet
外侧面

Anterior view
前面观

Posterior view
后面观

Anterior surface
前面

Medial facet
内侧面

Lateral facet
外侧面

Articular surface
关节面

Superior view
上面观

Anterior view of knee
膝关节前面观

Lateral condyle
外侧髁

Lateral intercondylar tubercle
髁间外侧结节

Lateral condyle
外侧髁

Tubercle of iliotibial tract (Gerdy's)
髂胫束结节 (Gerdy结节)

Neck of fibula
腓骨颈

Oblique line
斜线

Patellar surface
髌面

Adductor tubercle
收肌结节

Medial condyle
内侧髁

Medial intercondylar tubercle
髁间内侧结节

Anterior intercondylar area
髁间前区

Tibial tuberosity
胫骨粗隆

Lateral surface
外侧面

Femoral mechanical axis
股骨力线

87 degrees
87°

87 degrees
87°

Tibial mechanical axis
胫骨力线

———— Line of attachment of synovium (edge of articular cartilage) to distal femur
滑膜(关节软骨边缘)与股骨远端附着线

- - - - Upper limit of suprapatellar bursa
髌上囊上界

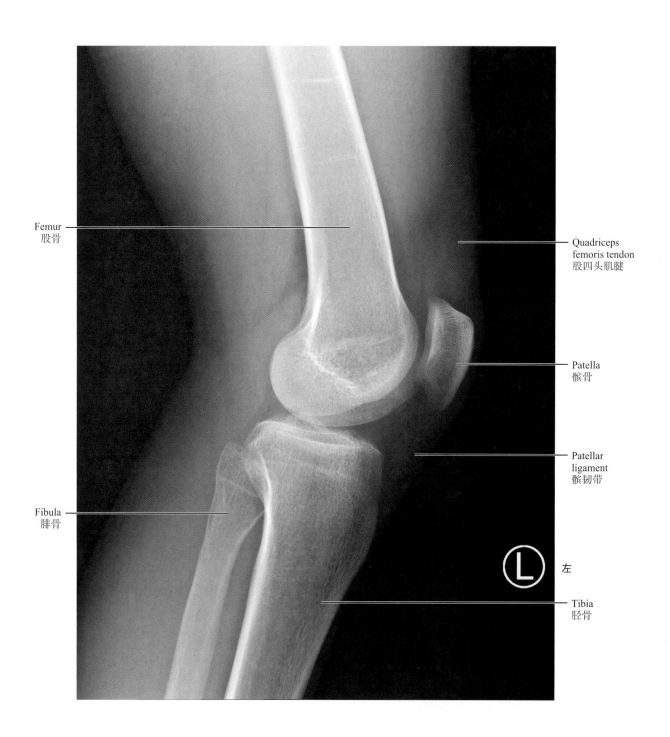

Femur
股骨

Quadriceps
femoris tendon
股四头肌腱

Patella
髌骨

Patellar
ligament
髌韧带

Fibula
腓骨

Ⓛ 左

Tibia
胫骨

解剖结构	临床意义	图号
头部和颈部		
眶	大多数面部创伤涉及眼眶;创伤性骨折可能发生在边缘或壁上;"爆裂性"骨折累及下壁,可能损伤下直肌和/或眶下神经;颧颌骨折造成的眶缘骨折可影响眶缘轮廓	S-123,S-368
翼点	额骨、顶骨、颞骨和蝶骨的交叉点;颅骨薄而脆弱的区域,容易骨折;脑膜中动脉的额支位于该区域的深面,易受损	S-125
星点	顶颞缝后端的解剖标志,用于后颅窝的神经外科侧面手术入路	S-125
颞下颌关节	颞下颌关节紊乱是疼痛和关节功能障碍的常见原因;目前为止置换效果不佳;脱位/半脱位可通过磨牙后窝复位	S-136
颅缝	过早融合可能导致颅骨畸形,称为颅缝闭合;矢状缝最常受影响	S-124,S-127
颈椎	退行性改变引起椎间孔变窄可能导致神经根型颈椎病;儿童常见病变位置为C1~C4,成人好发部位为C5~C7;突然减速导致的颈部过伸可能导致枢椎(C2)的双侧椎弓根骨折,称为 hangman 骨折;过屈可能导致前楔形椎体骨折;轴向负荷过度可能导致爆裂断裂;过伸或过屈均可能导致齿状突骨折;根据颈椎的结构破坏程度是否导致脊髓受压,将骨折分为"稳定"或"不稳定"两种类型	S-139,S-140,S-143
喉软骨	甲状软骨和环状软骨是颈前部可触及的体表结构,用于环甲膜切开术、气管切开术和气管插管时环状软骨加压的解剖标志	S-375,S-525
舌骨	C3 椎体水平可触及的颈前标志物,在运动期间可能断裂,影响吞咽和发音;骨折也提示可能为窒息死亡	S-192
听小骨	影响听小骨的疾病(如耳硬化症)可导致传导性耳聋	S-93,S-94
背部		
棘突	用于评估脊柱曲度和进行腰椎穿刺或脊椎麻醉等操作的定位体表标志	S-6,S-199
C7 棘突	颈部最突出的棘突;常用于椎体计数	S-6,S-144
椎间盘	年龄相关的退变可导致椎间盘髓核突出而引起背痛;最常发生于脊柱下腰段	S-17,S-145
椎板	在椎板切除术中手术切除,以暴露椎管和脊髓	S-145
椎间孔	可能因年龄相关的退变(如骨赘形成)或椎间盘高度变化而缩窄,造成对其内容物的压迫	S-145,S-147,S-148
骶管裂孔	通硬膜外隙,可实施骶管硬膜外麻醉	S-146
第5腰椎	椎体与承接下关节突的椎弓部分发生分离(损伤发生在上下关节突之间)称为椎弓峡部裂;若在双侧发生,L5 椎体和横突可能向前滑脱超过骶骨,造成腰椎滑脱症	S-147

表 3.1   具有重要临床意义的解剖结构   **237**

解剖结构	临床意义	图号
背部（续）		
L5~S1 椎间盘	椎间盘突出最常发生的部位，可导致神经压迫症状和腰背痛伴同侧下肢的疼痛与无力（坐骨神经痛）	S-18，S-147
椎孔	可在颈部发生先天性狭窄，或因腰椎关节炎改变而变窄，可导致背痛、坐骨神经痛、麻木或刺痛以及下肢无力	S-144，S-145
胸部		
肋骨	肋骨骨折可能引起呼吸功能障碍、肺炎和肝、脾等深部器官的损伤；严重的肋骨骨折可能刺破胸膜引起气胸；相邻的多根肋骨骨折导致形成吸气时胸廓的不稳定，出现胸壁反向运动，可出现连枷胸	S-149
胸骨软骨和肋软骨的关节（胸肋关节）	胸壁损伤或过度举重导致的肋软骨炎的常见疼痛部位，通常可通过关节触诊重现	S-150
锁骨	骨折的常见部位，跌倒时伸展的上肢或肩部着地易引起锁骨骨折；骨折常发生在锁骨中 1/3；锁骨上神经阻滞可缓解与锁骨骨折相关的疼痛	S-149
胸骨角（Louis 角）	计数肋骨及肋间隙的体表标志（胸骨角平对第 2 肋）；上下纵隔的分界，主动脉弓和降主动脉的分界	S-149
胸廓上口	穿经胸廓上口的神经血管结构（臂丛的下主干和大血管）受压，会产生胸廓出口综合征	S-338
肋间隙	放置胸腔引流管以缓解气胸或血胸；注射麻醉神经时，要熟悉肋间神经血管束与肋骨的解剖关系；引流管应从肋骨的上缘穿入以免损伤上述结构；肋间神经可能有分支在下一肋的上缘走行，这可能导致疼痛	S-204，S-534
环甲正中韧带	又称环甲膜；环甲软骨切开术紧急开放气道的手术位点	S-191，S-525
腹部		
剑突和耻骨联合	用于定位幽门平面的可触摸标志（Addison；L1 平面），位于这些结构的中间；平面可包括胃幽门、十二指肠水平段、胰腺头颈部、肠系膜上动脉和脾门	S-8
髂前上棘	常用来辅助确定麦氏点位置的表面标志；麦氏点压痛常提示阑尾炎	S-151，S-427
盆部		
耻骨联合	骨盆测量的标志点（如对角径），用于评估骨盆是否适合分娩，在产前检查中用于评估胎儿生长（宫高测量）；损伤可导致其在 X 线片上增宽	S-477
坐骨棘	评估坐骨棘间径是否适合分娩，并用于阴部神经阻滞时定位阴部神经	S-477
坐骨结节	评估分娩时骨盆出口宽度的标志；腘绳肌近端附着部位	S-477

解剖结构	临床意义	图号
盆部（续）		
耻骨上支	有骨质疏松的老年人常因挤压伤或跌倒造成骨盆前后平面的侧方压缩损伤，而导致此处骨折	S-154
骶髂关节	强直性脊柱炎时发生硬化、融合；难以做出诊断，且已知疼痛涉及邻近关节	S-477
上肢		
锁骨	大多数锁骨骨折是由于跌落时臂外展或直接暴力传导至肩的侧方导致的。锁骨的中1/3最易骨折。锁骨上神经阻滞可缓解骨折引起的急性疼痛	S-155，S-156
肱骨	肱骨近端，特别是外科颈骨折，在老年人中常因摔倒的低能量暴力所致，青年中常因高能量创伤所致。腋神经和旋肱动脉可能会被损伤。由于脱位导致的旋肱前/后动脉损伤引发的血肿可能会使复位复杂化。中段骨折也相对常见，可能累及桡神经和/或肱深动脉；肱骨远端骨折可能内侧累及尺神经，外侧累及桡神经	S-155，S-158，S-264
尺骨	尺骨鹰嘴的皮下位置使其容易因为直接暴力而骨折，特别是当肘部弯曲时。尺骨茎突也可能随桡骨远端同时骨折	S-159，S-162
桡骨	桡骨远端骨折是上肢骨折中最常见的（Colles骨折），常因手外展时摔倒导致（fall on outstretched hand，FOOSH）	S-162
手舟骨	手舟骨是最容易骨折的腕骨，常因手向外伸展时摔倒导致	S-163，S-262，S-263
下肢		
股骨颈	老年人经常因跌倒发生骨折的部位，会引起股骨头缺血性坏死	S-171，S-172，S-278
股骨体	在高能创伤（机动车事故）中股骨干中段是常见的骨折部位	S-172
髋关节	髋关节脱位或骨折时可能发生股骨头缺血性坏死	S-170，S-278
前交叉韧带	最常发生膝关节韧带损伤的部位，通常是由在膝关节转动过度、胫骨向内旋转产生的外翻应力引起	S-173，S-280，S-281
胫侧（内侧）副韧带、前交叉韧带、内侧半月板	为膝关节处于伸时，从外侧遭到暴力打击所致；会损伤内侧副韧带、前交叉韧带和内侧半月板造成"三联征"	S-173，S-280，S-281
胫骨与腓骨	高速向前俯冲时高冲击暴力引起骨干骨折（滑雪时发生于滑雪靴上缘的骨折——靴顶骨折）	S-174
第1跖趾关节	关节脱位导致趾外翻（趾囊炎），常见原因是穿挤脚的鞋；或者是遗传因素	S-176
跟骨	最常见跗骨骨折，常见原因是从高处坠落脚跟落地撞击	S-178
踝关节	大部分扭伤是足部跖屈位时的反向损伤所致；着力点在踝外侧韧带；骨折多发生于腓骨外踝和胫骨下关节面	S-180

*各解剖结构的选择主要基于临床数据以及大体解剖课程中经常涉及的临床诊治内容。

表3.3　　　　　　　　　具有重要临床意义的解剖结构　　　　　　　　　**239**

骨骼肌 4

附图

附图S-BP 34 肌肉结构   **附图S-BP 35** 面肌: 前面观   **附图S-BP 36**
面部肌组织   **附图S-BP 37**
下颌骨: 张口位

附图S-BP 38 颈肋及相
关变异   **附图S-BP 39** 肋骨
的肌肉附着   **附图S-BP 40** 腹股
沟区和股区   **附图S-BP 41** 腹股沟
斜疝

附图（续）

附图S-BP 42　手的屈伸范围　　**附图S-BP 43**　足的神经和动脉

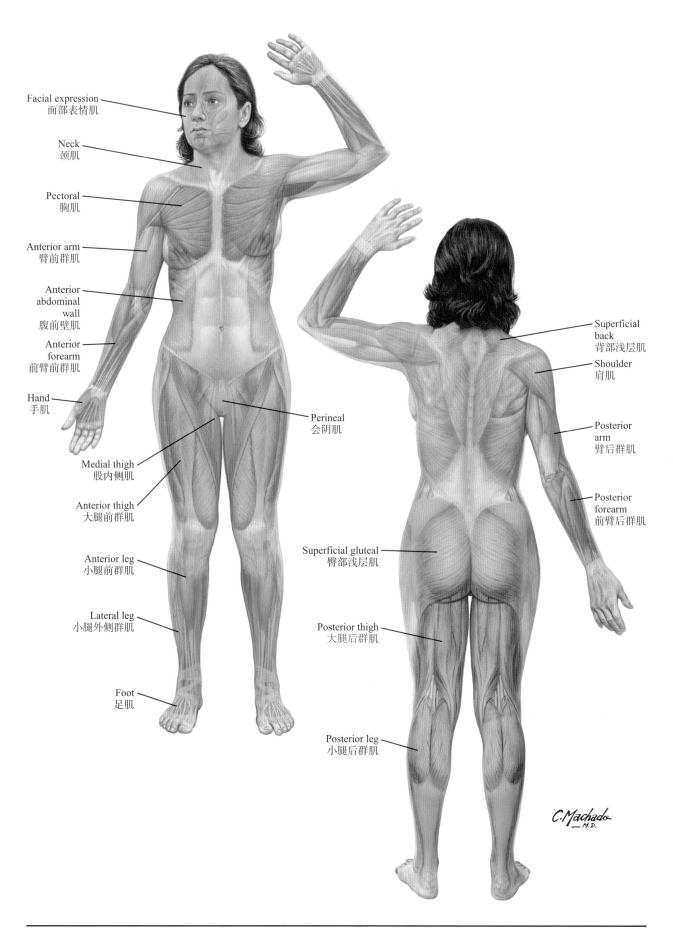

Facial expression
面部表情肌

Neck
颈肌

Pectoral
胸肌

Anterior arm
臂前群肌

Anterior
abdominal
wall
腹前壁肌

Anterior
forearm
前臂前群肌

Hand
手肌

Medial thigh
股内侧肌

Anterior thigh
大腿前群肌

Anterior leg
小腿前群肌

Lateral leg
小腿外侧群肌

Foot
足肌

Perineal
会阴肌

Superficial
back
背部浅层肌

Shoulder
肩肌

Posterior
arm
臂后群肌

Posterior
forearm
前臂后群肌

Superficial gluteal
臀部浅层肌

Posterior thigh
大腿后群肌

Posterior leg
小腿后群肌

C. Machado
M.D.

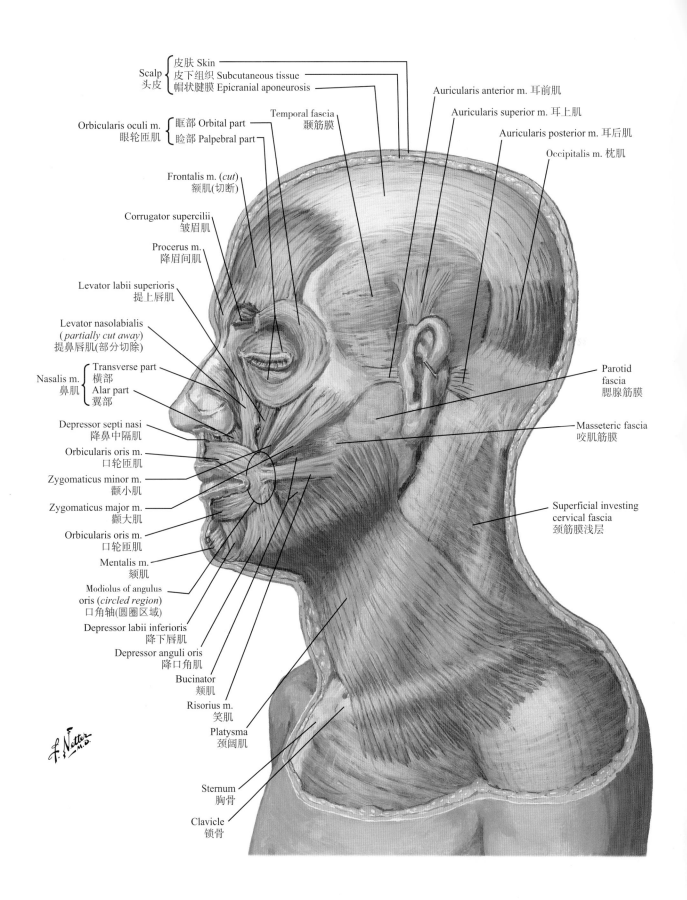

Scalp 头皮 { 皮肤 Skin
皮下组织 Subcutaneous tissue
帽状腱膜 Epicranial aponeurosis

Temporal fascia 颞筋膜

Auricularis anterior m. 耳前肌

Auricularis superior m. 耳上肌

Auricularis posterior m. 耳后肌

Occipitalis m. 枕肌

Orbicularis oculi m. 眼轮匝肌 { 眶部 Orbital part
睑部 Palpebral part

Frontalis m. (cut) 额肌(切断)

Corrugator supercilii 皱眉肌

Procerus m. 降眉间肌

Levator labii superioris 提上唇肌

Levator nasolabialis (partially cut away) 提鼻唇肌(部分切除)

Nasalis m. 鼻肌 { Transverse part 横部
Alar part 翼部

Depressor septi nasi 降鼻中隔肌

Orbicularis oris m. 口轮匝肌

Zygomaticus minor m. 颧小肌

Zygomaticus major m. 颧大肌

Orbicularis oris m. 口轮匝肌

Mentalis m. 颏肌

Modiolus of angulus oris (circled region) 口角轴(圆圈区域)

Depressor labii inferioris 降下唇肌

Depressor anguli oris 降口角肌

Bucinator 颊肌

Risorius m. 笑肌

Platysma 颈阔肌

Sternum 胸骨

Clavicle 锁骨

Parotid fascia 腮腺筋膜

Masseteric fascia 咬肌筋膜

Superficial investing cervical fascia 颈筋膜浅层

Ophthalmic division of trigeminal n. (CN V₁)
三叉神经眼神经

Supraorbital n.
眶上神经

Supratrochlear n.
滑车上神经

Palpebral branch of lacrimal n.
泪腺神经睑支

Infratrochlear n.
滑车下神经

External nasal branch of anterior ethmoidal n.
筛前神经鼻外支

Maxillary division of trigeminal n. (CN V₂)
三叉神经上颌神经

Infraorbital n.
眶下神经

Zygomaticofacial n.
颧面神经

Zygomaticotemporal n.
颧颞神经

Mandibular division of trigeminal n. (CN V₃)
三叉神经下颌神经

Mental n.
颏神经

Buccal n.
颊神经

Auriculotemporal n.
耳颞神经

Auricular branch of vagus n.
迷走神经耳支

Medial branches of posterior rami of cervical spinal nn.
颈神经后支的内侧支

Greater occipital n. (C2)
枕大神经(C2)

Third occipital n. (C3)
第三枕神经(C3)

From spinal nn. C4-7
来自4~7颈神经

Superficial branches from cervical plexus
颈丛浅支

Lesser occipital n. (C2)
枕小神经(C2)

Great auricular n. (C2, 3)
耳大神经(C2, 3)

Transverse cervical n. (C2, 3)
颈横神经(C2, 3)

Supraclavicular nn. (C3, 4)
锁骨上神经(C3, 4)

Ophthalmic n. (CN V₁)
眼神经

Maxillary n. (CN V₂)
上颌神经

Trigeminal n. (CN V)
三叉神经

Mandibular n. (CN V₃)
下颌神经

Posterior rami of cervical spinal nn.
颈神经后支

Note: Auricular branch of vagus n. to external acoustic meatus and small area on posteromedial surface of auricle and concha via facial n.
注：迷走神经耳支经面神经至外耳道及耳廓和耳甲后内侧小部分区域

Superficial branches from cervical plexus
颈丛浅支

Temporalis m.
颞肌

Temporal fascia
颞筋膜

Superficial layer 浅层

Deep layer
深层

Zygomatic arch
颧弓

Articular disc of temporomandibular joint
颞下颌关节关节盘

Deep part 深部
Superficial part 浅部 } Masseter 咬肌

Parotid duct (of Stensen)
腮腺管(Stensen管)

Bucinator 颊肌

Levator nasolabialis
提鼻唇肌

Levator labii superioris
提上唇肌

Zygomaticus minor m.
颧小肌

Zygomaticus major m.
颧大肌

Levator anguli oris
提口角肌

Orbicularis oris m.
口轮匝肌

Mentalis m.
颏肌

Depressor labii inferioris
降下唇肌

Depressor anguli oris
降口角肌

Temporalis m.
颞肌

Temporalis tendon
颞肌腱

Parotid duct
腮腺管

Bucinator
颊肌

Orbicularis oris m.
口轮匝肌

Lateral pterygoid m.
翼外肌

Masseteric n. and a.
咬肌神经和动脉

Maxillary a. 上颌动脉

Attachment of masseter
咬肌附着

Lateral view
侧面观

Articular disc of temporomandibular joint
颞下颌关节盘

Articular tubercle
关节结节

Superior head of lateral pterygoid m.
翼外肌上头

Inferior head of lateral pterygoid m.
翼外肌下头

Sphenomandibular ligament
蝶下颌韧带

Deep head of medial pterygoid m.
翼内肌深头

Superficial head of medial pterygoid m.
翼内肌浅头

Parotid duct (of Stensen)
腮腺管

Bucinator
颊肌

Pterygomandibular raphe
翼突下颌缝

Superior pharyngeal constrictor
咽上缩肌

Posterior view
后面观

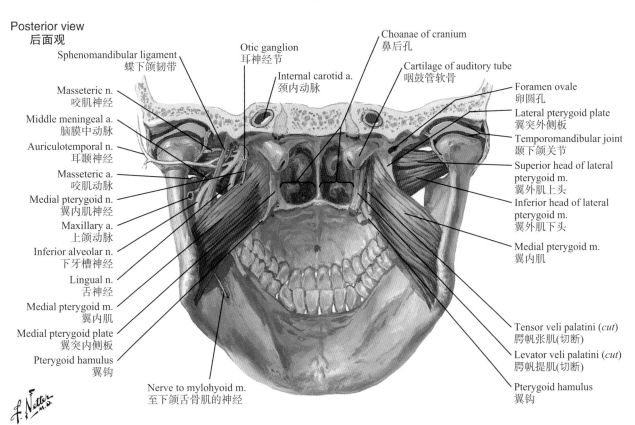

Sphenomandibular ligament
蝶下颌韧带

Otic ganglion
耳神经节

Choanae of cranium
鼻后孔

Internal carotid a.
颈内动脉

Cartilage of auditory tube
咽鼓管软骨

Masseteric n.
咬肌神经

Middle meningeal a.
脑膜中动脉

Auriculotemporal n.
耳颞神经

Masseteric a.
咬肌动脉

Medial pterygoid n.
翼内肌神经

Maxillary a.
上颌动脉

Inferior alveolar n.
下牙槽神经

Lingual n.
舌神经

Medial pterygoid m.
翼内肌

Medial pterygoid plate
翼突内侧板

Pterygoid hamulus
翼钩

Nerve to mylohyoid m.
至下颌舌骨肌的神经

Foramen ovale
卵圆孔

Lateral pterygoid plate
翼突外侧板

Temporomandibular joint
颞下颌关节

Superior head of lateral pterygoid m.
翼外肌上头

Inferior head of lateral pterygoid m.
翼外肌下头

Medial pterygoid m.
翼内肌

Tensor veli palatini (cut)
腭帆张肌(切断)

Levator veli palatini (cut)
腭帆提肌(切断)

Pterygoid hamulus
翼钩

颞深后动脉 Posterior deep temporal a.

Masseteric n. 咬肌神经

Mandibular n. (CN V₃) (exiting foramen ovale)
下颌神经(出卵圆孔)

颞深后神经 Posterior deep temporal n.

翼外肌上头(切断) Superior head of lateral pterygoid m. (cut)

颊动脉 Buccal a.

颞深前神经 Anterior deep temporal n.

颞肌(切断并翻开) Temporalis m. (cut and reflected superiorly)

颊神经 Buccal n.

颞深前动脉 Anterior deep temporal a.

Maxillary n. (CN V₂)
上颌神经

Superficial temporal a.
颞浅动脉

Auriculotemporal n.
耳颞神经

Condylar process
of mandible (cut)
下颌骨髁突(切断)

Middle meningeal a.
脑膜中动脉

Anterior tympanic a.
鼓室前动脉

Deep auricular a.
耳深动脉

Maxillary a.
上颌动脉

Posterior auricular n.
耳后神经

Facial n. (CN VII) (cut)
面神经(切断)

Chorda tympani 鼓索

Infraorbital a.
眶下动脉

Posterior superior alveolar nn.
上牙槽后神经

Posterior superior alveolar aa.
上牙槽后动脉

Inferior head of lateral pterygoid m. (cut)
翼外肌下头(切断)

Inferior alveolar a.
下牙槽动脉

Inferior alveolar n.
下牙槽神经

Lingual n.
舌神经

Mylohyoid branch of inferior alveolar n.
下牙槽动脉下颌舌骨肌支

Nerve to mylohyoid m.
至下颌舌骨肌的神经

Body of mandible (cut)
下颌骨体(切断)

Medial pterygoid m.
翼内肌

Submandibular ganglion
下颌下神经节

Window cut through right medial
pterygoid m.
从右翼内肌开窗

Internal jugular v. (cut)
颈内静脉(切断)

Spinal accessory n.
(CN XI) (cut)
副神经(切断)

Occipital a. 枕动脉

Facial a. 面动脉

Lingual a. 舌动脉

Hypoglossal n.
(CN XII) (cut)
舌下神经(切断)

Superior root of ansa
cervicalis
颈袢上根

Inferior root of ansa
cervicalis (cut)
颈袢下根(切断)

External carotid a. 颈外动脉

Internal carotid a. 颈内动脉

Ansa cervicalis 颈袢

Vagus n. (CN X) 迷走神经

Common carotid a.
颈总动脉

Right lingual n.
右舌神经

Right submandibular ganglion
右下颌下神经节

Right facial a.
右面动脉

Right nerve to mylohyoid m.
右侧至下颌舌骨肌的神经

Right inferior alveolar n.
右下牙槽神经

C. Machado
M.D.

Lateral pterygoid m. 翼外肌
Lateral pterygoid branch of maxillary a. 上颌动脉翼外肌支
眶上动脉 Supraorbital a.
滑车上动脉 Supratrochlear a.
眼动脉 Ophthalmic a.
鼻背动脉 Dorsal nasal a.
内眦动脉 Angular a.
眶下动脉 Infraorbital a.
Posterior superior alveolar a. 上牙槽后动脉
Middle superior alveolar a. 上牙槽中动脉
Anterior superior alveolar a. 上牙槽前动脉
颊动脉 Buccal a.
Medial pterygoid branch of maxillary a. 上颌动脉翼内肌支
Medial pterygoid m. 翼内肌
Pterygomandibular raphe 翼突下颌缝
舌神经 Lingual n.
面动脉 Facial a.
Mental branch of inferior alveolar a. 下牙槽动脉颏支
颏下动脉 Submental a.

Anterior deep temporal a. and n. 颞深动脉和神经前支
Posterior deep temporal a. and n. 颞深动脉和神经后支
Masseteric a. and n. 咬肌动脉和神经
Middle meningeal a. 脑膜中动脉
Auriculotemporal n. 耳颞神经
Maxillary a. 上颌动脉
Superficial temporal a. 颞浅动脉
Posterior auricular a. 耳后动脉
Facial n. (CN Ⅶ) 面神经
Inferior alveolar a. and n. 下牙槽动脉和神经
Sphenomandibular ligament 蝶下颌韧带
Nerve to mylohyoid m. 至下颌舌骨肌的神经
Mylohyoid branch of inferior alveolar a. 下牙槽动脉下颌舌骨肌支
Posterior belly of digastric m. 二腹肌后腹
Stylohyoid m. 茎突舌骨肌
External carotid a. 颈外动脉
Facial a. 面动脉
Lingual a. 舌动脉
Mylohyoid branch of inferior alveolar a. 下牙槽动脉下颌舌骨肌支
Nerve to mylohyoid m. 至下颌舌骨肌的神经

Sphenopalatine a. 蝶腭动脉
Posterior lateral nasal branch of sphenopalatine a. 蝶腭动脉鼻后外侧支
Infraorbital a. 眶下动脉
Posterior superior alveolar a. 上牙槽后动脉
Sphenopalatine a. 蝶腭动脉
Posterior septal branches of sphenopalatine a. 蝶腭动脉鼻中隔后支
Descending palatine a. 腭降动脉
Buccal a. 颊动脉
Incisive canal 切牙管
Left greater palatine a. 左腭大动脉
Right greater palatine a. 右腭大动脉
Left lesser palatine a. 左腭小动脉
Right lesser palatine a. 右腭小动脉

Artery of pterygoid canal 翼管动脉
Pharyngeal branch of sphenopalatine a. 蝶腭动脉咽支
Sphenopalatine foramen 蝶腭孔

Pterygoid branches of maxillary a. 上颌动脉翼状肌支
Masseteric a. 咬肌动脉
Inferior alveolar a. 下牙槽动脉

Anterior deep temporal a. 颞深动脉前支
Posterior deep temporal a. 颞深动脉后支
Accessory branch of middle meningeal a. 脑膜副动脉
Middle meningeal a. 脑膜中动脉
Anterior tympanic a. 鼓室前动脉
Deep auricular a. 耳深动脉
Auriculotemporal n. 耳颞神经
Superficial temporal a. 颞浅动脉
Ascending pharyngeal a. 咽升动脉
Ascending palatine a. 腭升动脉
Tonsillar branches 扁桃体支
External carotid a. 颈外动脉
Tonsillar branch of facial a. 面动脉扁桃体支
Facial a. 面动脉
Superior pharyngeal constrictor 咽上缩肌
Styloglossus m. 茎突舌肌

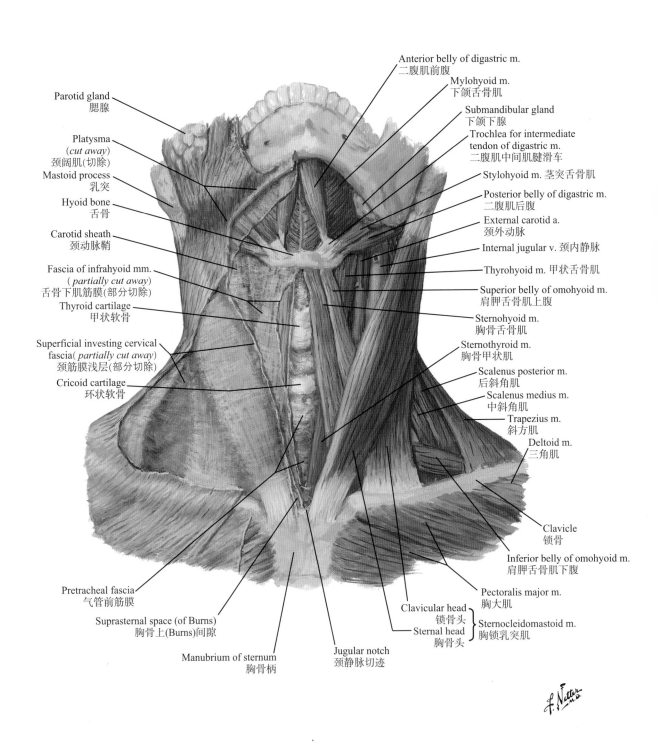

Parotid gland
腮腺

Platysma
(cut away)
颈阔肌(切除)

Mastoid process
乳突

Hyoid bone
舌骨

Carotid sheath
颈动脉鞘

Fascia of infrahyoid mm.
(partially cut away)
舌骨下肌筋膜(部分切除)

Thyroid cartilage
甲状软骨

Superficial investing cervical
fascia(partially cut away)
颈筋膜浅层(部分切除)

Cricoid cartilage
环状软骨

Pretracheal fascia
气管前筋膜

Suprasternal space (of Burns)
胸骨上(Burns)间隙

Manubrium of sternum
胸骨柄

Anterior belly of digastric m.
二腹肌前腹

Mylohyoid m.
下颌舌骨肌

Submandibular gland
下颌下腺

Trochlea for intermediate
tendon of digastric m.
二腹肌中间肌腱滑车

Stylohyoid m. 茎突舌骨肌

Posterior belly of digastric m.
二腹肌后腹

External carotid a.
颈外动脉

Internal jugular v. 颈内静脉

Thyrohyoid m. 甲状舌骨肌

Superior belly of omohyoid m.
肩胛舌骨肌上腹

Sternohyoid m.
胸骨舌骨肌

Sternothyroid m.
胸骨甲状肌

Scalenus posterior m.
后斜角肌

Scalenus medius m.
中斜角肌

Trapezius m.
斜方肌

Deltoid m.
三角肌

Clavicle
锁骨

Inferior belly of omohyoid m.
肩胛舌骨肌下腹

Pectoralis major m.
胸大肌

Clavicular head
锁骨头

Sternal head
胸骨头

Sternocleidomastoid m.
胸锁乳突肌

Jugular notch
颈静脉切迹

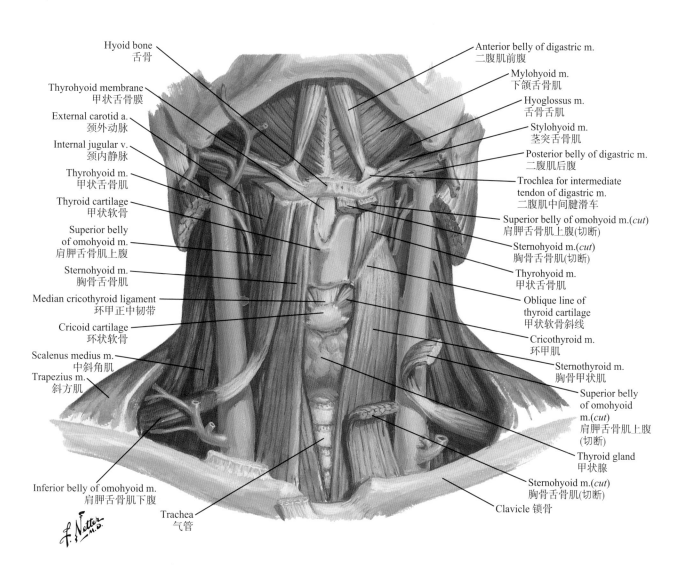

Hyoid bone
舌骨

Thyrohyoid membrane
甲状舌骨膜

External carotid a.
颈外动脉

Internal jugular v.
颈内静脉

Thyrohyoid m.
甲状舌骨肌

Thyroid cartilage
甲状软骨

Superior belly
of omohyoid m.
肩胛舌骨肌上腹

Sternohyoid m.
胸骨舌骨肌

Median cricothyroid ligament
环甲正中韧带

Cricoid cartilage
环状软骨

Scalenus medius m.
中斜角肌

Trapezius m.
斜方肌

Inferior belly of omohyoid m.
肩胛舌骨肌下腹

Trachea
气管

Anterior belly of digastric m.
二腹肌前腹

Mylohyoid m.
下颌舌骨肌

Hyoglossus m.
舌骨舌肌

Stylohyoid m.
茎突舌骨肌

Posterior belly of digastric m.
二腹肌后腹

Trochlea for intermediate
tendon of digastric m.
二腹肌中间腱滑车

Superior belly of omohyoid m.(cut)
肩胛舌骨肌上腹(切断)

Sternohyoid m.(cut)
胸骨舌骨肌(切断)

Thyrohyoid m.
甲状舌骨肌

Oblique line of
thyroid cartilage
甲状软骨斜线

Cricothyroid m.
环甲肌

Sternothyroid m.
胸骨甲状肌

Superior belly
of omohyoid
m.(cut)
肩胛舌骨肌上腹
(切断)

Thyroid gland
甲状腺

Sternohyoid m.(cut)
胸骨舌骨肌(切断)

Clavicle 锁骨

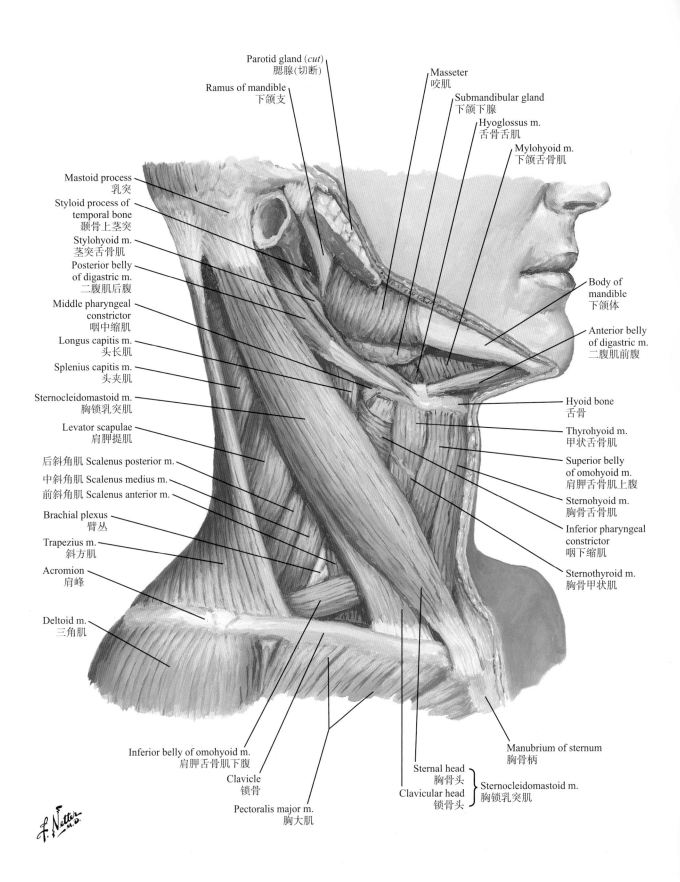

Parotid gland (*cut*)
腮腺(切断)

Ramus of mandible
下颌支

Masseter
咬肌

Submandibular gland
下颌下腺

Hyoglossus m.
舌骨舌肌

Mylohyoid m.
下颌舌骨肌

Mastoid process
乳突

Styloid process of
temporal bone
颞骨上茎突

Stylohyoid m.
茎突舌骨肌

Posterior belly
of digastric m.
二腹肌后腹

Middle pharyngeal
constrictor
咽中缩肌

Longus capitis m.
头长肌

Splenius capitis m.
头夹肌

Sternocleidomastoid m.
胸锁乳突肌

Levator scapulae
肩胛提肌

后斜角肌 Scalenus posterior m.

中斜角肌 Scalenus medius m.

前斜角肌 Scalenus anterior m.

Brachial plexus
臂丛

Trapezius m.
斜方肌

Acromion
肩峰

Deltoid m.
三角肌

Body of
mandible
下颌体

Anterior belly
of digastric m.
二腹肌前腹

Hyoid bone
舌骨

Thyrohyoid m.
甲状舌骨肌

Superior belly
of omohyoid m.
肩胛舌骨肌上腹

Sternohyoid m.
胸骨舌骨肌

Inferior pharyngeal
constrictor
咽下缩肌

Sternothyroid m.
胸骨甲状肌

Inferior belly of omohyoid m.
肩胛舌骨肌下腹

Clavicle
锁骨

Pectoralis major m.
胸大肌

Sternal head
胸骨头

Clavicular head
锁骨头

Sternocleidomastoid m.
胸锁乳突肌

Manubrium of sternum
胸骨柄

Basilar part of occipital bone
枕骨基底部

Longus capitis m.(cut)
头长肌(切断)

Occipital condyle
枕髁

Jugular process of
occipital bone
枕骨颈静脉突

Rectus anterior
capitis m.
头前直肌

Mastoid process
乳突

Rectus lateralis
capitis m.
头外侧直肌

Styloid process
of temporal bone
颞骨茎突

Transverse process of atlas
寰椎横突

Longus capitis m.
头长肌

Anterior tubercle
前结节

Transverse process
of C3 vertebra
第3颈椎横突

Posterior tubercle of
transverse process of axis
枢椎横突后结节

Posterior tubercle
后结节

Superior attachments of
scalenus anterior m.(cut)
前斜角肌上附着点(切断)

Longus colli m.
颈长肌

Superior attachments
of scalenus posterior m.
后斜角肌上附着点

Scalenus anterior m.
前斜角肌

Scalenus medius m.
中斜角肌

Scalenus medius m.
中斜角肌

Scalenus posterior m.
后斜角肌

Scalenus posterior m.
后斜角肌

Scalenus anterior m.
(cut)
前斜角肌(切断)

Phrenic n.
膈神经

Trunks of
brachial plexus
臂丛干

1st rib
第1肋

Subclavian a.
锁骨下动脉

Posterior tubercle of transverse
process of C7 vertebra
第7颈椎横突后结节

Subclavian v.
锁骨下静脉

Common carotid a.
颈总动脉

Internal jugular v.
颈内静脉

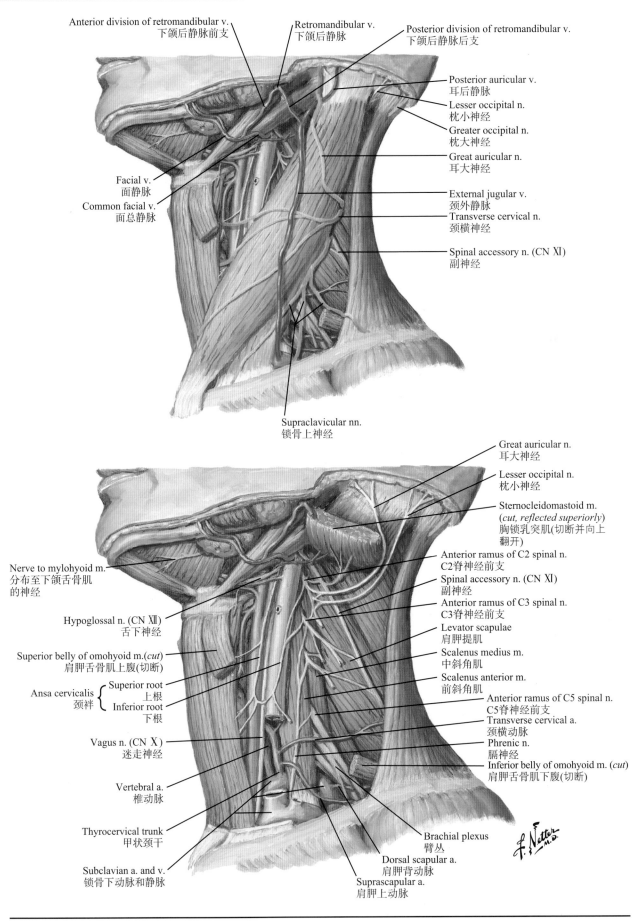

Anterior division of retromandibular v.
下颌后静脉前支

Retromandibular v.
下颌后静脉

Posterior division of retromandibular v.
下颌后静脉后支

Posterior auricular v.
耳后静脉

Lesser occipital n.
枕小神经

Greater occipital n.
枕大神经

Great auricular n.
耳大神经

Facial v.
面静脉

Common facial v.
面总静脉

External jugular v.
颈外静脉

Transverse cervical n.
颈横神经

Spinal accessory n. (CN XI)
副神经

Supraclavicular nn.
锁骨上神经

Great auricular n.
耳大神经

Lesser occipital n.
枕小神经

Sternocleidomastoid m.
(cut, reflected superiorly)
胸锁乳突肌(切断并向上
翻开)

Nerve to mylohyoid m.
分布至下颌舌骨肌
的神经

Anterior ramus of C2 spinal n.
C2脊神经前支

Spinal accessory n. (CN XI)
副神经

Anterior ramus of C3 spinal n.
C3脊神经前支

Levator scapulae
肩胛提肌

Hypoglossal n. (CN XII)
舌下神经

Superior belly of omohyoid m.(cut)
肩胛舌骨肌上腹(切断)

Scalenus medius m.
中斜角肌

Scalenus anterior m.
前斜角肌

Ansa cervicalis
颈袢 { Superior root
上根
Inferior root
下根 }

Anterior ramus of C5 spinal n.
C5脊神经前支

Transverse cervical a.
颈横动脉

Vagus n. (CN X)
迷走神经

Phrenic n.
膈神经

Inferior belly of omohyoid m. (cut)
肩胛舌骨肌下腹(切断)

Vertebral a.
椎动脉

Thyrocervical trunk
甲状颈干

Brachial plexus
臂丛

Dorsal scapular a.
肩胛背动脉

Subclavian a. and v.
锁骨下动脉和静脉

Suprascapular a.
肩胛上动脉

头颈部

Cervical plexus: schema
颈丛：示意图
(S = gray ramus communicans
from superior cervical ganglion)
(S = 来自颈上神经节灰交通支)

Geniohyoid branch of hypoglossal n.
舌下神经的颏舌骨肌支

Thyrohyoid branch of hypoglossal n.
舌下神经的甲状舌骨肌支

Transverse cervical n.
颈横神经

Nerve to superior belly of omohyoid m.
至肩胛舌骨肌上腹的神经

Ansa cervicalis { Superior root 上根
颈袢 { Inferior root 下根

Nerve to sternothyroid m.
至胸骨甲状肌的神经

Nerve to sternohyoid m.
至胸骨舌骨肌的神经

Nerve to inferior belly of omohyoid m.
至肩胛舌骨肌下腹的神经

Supraclavicular nn.
锁骨上神经

Hypoglossal n. (CN XII)
舌下神经

Spinal accessory n. (CN XI)
副神经

Great auricular n.
耳大神经

Lesser occipital n.
枕小神经

Nerves to rectus lateralis
capitis, longus capitis, and
rectus anterior capitis mm.
至头外侧直肌、头长肌和
头前直肌的神经

Nerves to longus capitis
and longus colli mm.
至头长肌和颈长肌的神经

Nerves to scalenus mm.
and levator scapulae
至斜角肌和肩胛提肌的神经

Phrenic n.
膈神经

Right anterior view
右前面观

Internal jugular v.
颈内静脉

Common carotid a.
颈总动脉

Ascending cervical a.
颈升动脉

Phrenic n.
膈神经

Scalenus anterior m.
前斜角肌

Inferior thyroid a.
甲状腺下动脉

Transverse cervical a.
颈横动脉

Brachial plexus
臂丛

Suprascapular a.
肩胛上动脉

Dorsal scapular a.
肩胛背动脉

Costocervical trunk
肋颈干

Thyrocervical trunk
甲状颈干

Subclavian a. and v.
锁骨下动脉和静脉

Thyroid gland(retracted)
甲状腺(翻开)

Middle cervical ganglion
颈中神经节

Vagus n. (CN X)
迷走神经

Vertebral a.
椎动脉

Common carotid a.
颈总动脉

Recurrent laryngeal n.
喉返神经

Brachiocephalic trunk
头臂干

Internal jugular v.(cut)
颈内静脉(切断)

Cross section
横断面

Superficial investing cervical fascia
颈筋膜浅层

Fascia of infrahyoid mm.
舌骨下肌筋膜

Pretracheal fascia
气管前筋膜

Buccopharyngeal fascia
颊咽筋膜

Carotid sheath
颈动脉鞘

Subcutaneous tissue
皮下组织

Superficial investing
cervical fascia
颈筋膜浅层

Deep investing
cervical fascia
颈筋膜深层

Alar fascia
翼状筋膜

Retropharyngeal space
咽后间隙

Skin 皮肤

Platysma 颈阔肌

Sternohyoid m. 胸骨舌骨肌

Trachea 气管

Sternothyroid m. 胸骨甲状肌

Thyroid gland 甲状腺

Esophagus 食管

Omohyoid m. 肩胛舌骨肌

Sternocleidomastoid m. 胸锁乳突肌

Recurrent laryngeal n. 喉返神经

Common carotid a. 颈总动脉

Internal jugular v. 颈内静脉

Vagus n. (CN X) 迷走神经

Phrenic n. 膈神经

Scalenus anterior m. 前斜角肌

Sympathetic trunk 交感干

Spinal n. 脊神经

Scalenus posterior m. 后斜角肌

Scalenus medius m. 中斜角肌

Longus colli m. 颈长肌

Levator scapulae 肩胛提肌

Trapezius m. 斜方肌

Posterior deep cervical mm. 颈后深肌

C7 vertebra
第7颈椎

Median section
正中矢断面

咽 Oropharynx

Buccopharyngeal
fascia
颊咽筋膜

Retropharyngeal
space
咽后间隙

Alar fascia
翼状筋膜

Deep investing
cervical fascia
颈筋膜深层

Trachea
气管

Esophagus
食管

Skin
皮肤

Mandible
下颌骨

Geniohyoid m.
颏舌骨肌

Superficial investing
cervical fascia
颈筋膜浅层

Fascia of infrahyoid mm. 舌骨下肌筋膜

Pretracheal fascia 气管前筋膜

Thyroid gland 甲状腺

Suprasternal space (of Burns)
胸骨上(Burns)间隙

Manubrium of sternum 胸骨柄

Aortic arch 主动脉弓

Pericardium 心包

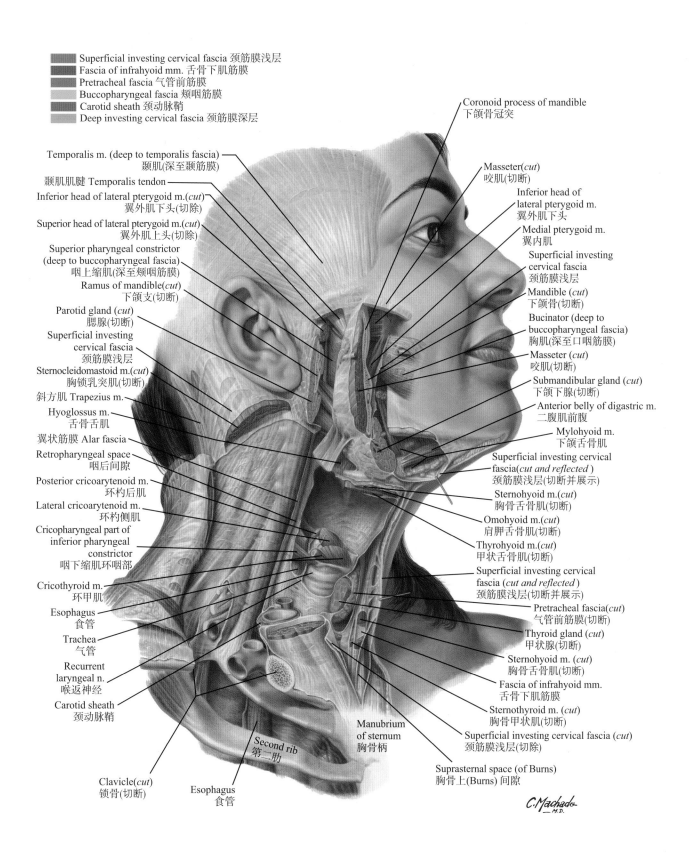

Superficial investing cervical fascia 颈筋膜浅层
Fascia of infrahyoid mm. 舌骨下肌筋膜
Pretracheal fascia 气管前筋膜
Buccopharyngeal fascia 颊咽筋膜
Carotid sheath 颈动脉鞘
Deep investing cervical fascia 颈筋膜深层

Coronoid process of mandible
下颌骨冠突

Temporalis m. (deep to temporalis fascia)
颞肌(深至颞筋膜)

颞肌肌腱 Temporalis tendon

Inferior head of lateral pterygoid m.(cut)
翼外肌下头(切除)

Superior head of lateral pterygoid m.(cut)
翼外肌上头(切除)

Superior pharyngeal constrictor
(deep to buccopharyngeal fascia)
咽上缩肌(深至颊咽筋膜)

Ramus of mandible(cut)
下颌支(切断)

Parotid gland (cut)
腮腺(切断)

Superficial investing
cervical fascia
颈筋膜浅层

Sternocleidomastoid m.(cut)
胸锁乳突肌(切断)

斜方肌 Trapezius m.

Hyoglossus m.
舌骨舌肌

翼状筋膜 Alar fascia

Retropharyngeal space
咽后间隙

Posterior cricoarytenoid m.
环杓后肌

Lateral cricoarytenoid m.
环杓侧肌

Cricopharyngeal part of
inferior pharyngeal
constrictor
咽下缩肌环咽部

Cricothyroid m.
环甲肌

Esophagus
食管

Trachea
气管

Recurrent
laryngeal n.
喉返神经

Carotid sheath
颈动脉鞘

Clavicle(cut)
锁骨(切断)

Second rib
第二肋

Esophagus
食管

Manubrium
of sternum
胸骨柄

Masseter(cut)
咬肌(切断)

Inferior head of
lateral pterygoid m.
翼外肌下头

Medial pterygoid m.
翼内肌

Superficial investing
cervical fascia
颈筋膜浅层

Mandible (cut)
下颌骨(切断)

Bucinator (deep to
buccopharyngeal fascia)
胸肌(深至口咽筋膜)

Masseter (cut)
咬肌(切断)

Submandibular gland (cut)
下颌下腺(切断)

Anterior belly of digastric m.
二腹肌前腹

Mylohyoid m.
下颌舌骨肌

Superficial investing cervical
fascia(cut and reflected)
颈筋膜浅层(切断并展示)

Sternohyoid m.(cut)
胸骨舌骨肌(切断)

Omohyoid m.(cut)
肩胛舌骨肌(切断)

Thyrohyoid m.(cut)
甲状舌骨肌(切断)

Superficial investing cervical
fascia (cut and reflected)
颈筋膜浅层(切断并展示)

Pretracheal fascia(cut)
气管前筋膜(切断)

Thyroid gland (cut)
甲状腺(切断)

Sternohyoid m. (cut)
胸骨舌骨肌(切断)

Fascia of infrahyoid mm.
舌骨下肌筋膜

Sternothyroid m. (cut)
胸骨甲状肌(切断)

Superficial investing cervical fascia (cut)
颈筋膜浅层(切除)

Suprasternal space (of Burns)
胸骨上(Burns)间隙

C.Machado
M.D.

Spinal accessory n. (CN XI)
副神经

Trapezius m.(*reflected*)
斜方肌(翻起)

Levator scapulae
肩胛提肌

Superficial branch of
transverse cervical a.
颈横动脉浅支

Supraspinatus m.
冈上肌

Spine of
scapula
肩胛冈

Infraspinatus
fascia
冈下筋膜

Rhomboid
minor m.
小菱形肌

Rhomboid
major m.
大菱形肌

Latissimus dorsi m.
背阔肌

Spinous process of
T12 vertebra
第12胸椎棘突

Thoracolumbar fascia
胸腰筋膜

Gluteus maximus m.
臀大肌

Greater occipital n.
枕大神经

Third occipital n.
第3枕神经

Lesser occipital n.
枕小神经

Great auricular n.
耳大神经

Trapezius m.
斜方肌

Posterior cutaneous branches
of C4-T6 spinal nn.
颈4~胸6脊神经后皮支

Deltoid m.
三角肌

Infraspinatus fascia
冈下筋膜

Teres minor m.
小圆肌

Teres major m.
大圆肌

Superior lateral brachial
cutaneous n.
臂上外侧皮神经

Posterior cutaneous
branches of T7-12
spinal nn.
胸7~12脊神经的后皮支

Lateral cutaneous branches
of anterior rami of thoracic
spinal nn.
胸脊神经前支的外侧皮支

External abdominal oblique m.
腹外斜肌

Iliac crest
髂嵴

Iliohypogastric n.
髂腹下神经

Superior gluteal cutaneous nn.
臀上皮神经

Middle gluteal cutaneous nn.
臀中皮神经(臀内侧皮神经)

Inferior gluteal cutaneous nn.
臀下皮神经

背部

Superior nuchal line
上项线

Spinous process of axis
枢椎棘突

Sternocleidomastoid m.
胸锁乳突肌

Posterior triangle of neck
颈后三角

Trapezius m.
斜方肌

Spine of scapula
肩胛冈

Deltoid m.
三角肌

Infraspinatus fascia
冈下筋膜

Teres minor m.
小圆肌

Teres major m.
大圆肌

Latissimus dorsi m.
背阔肌

Spinous process
of T12 vertebra
第12胸椎棘突

Thoracolumbar fascia
(posterior layer)
胸腰筋膜(后层)

External abdominal
oblique m.
腹外斜肌

Internal abdominal oblique
m. in lumbar triangle
(of Petit)
腰三角内的腹内斜肌
(Petit三角)

Iliac crest
髂嵴

Gluteus maximus m.
臀大肌

Semispinalis capitis m.
头半棘肌

Splenius capitis m.
头夹肌

Spinous process of C7 vertebra
第7颈椎棘突

Splenius colli m.
颈夹肌

Levator scapulae
肩胛提肌

Rhomboid minor m. (*cut*)
小菱形肌(切断)

Supraspinatus m.
冈上肌

Serratus posterior
superior m.
上后锯肌

Rhomboid major m.
(*cut*)
大菱形肌(切断)

Infraspinatus fascia
(over infraspinatus m.)
冈下筋膜
(覆盖冈下肌)

Teres minor m.
小圆肌

Teres major m.
大圆肌

Latissimus dorsi m. (*cut*)
背阔肌(切断)

Serratus anterior m.
前锯肌

Serratus posterior inferior m.
下后锯肌

12th rib
第12肋

Erector spinae
竖脊肌

External abdominal
oblique m.
腹外斜肌

Internal abdominal
oblique m.
腹内斜肌

Superior nuchal line
上项线

Posterior tubercle of atlas
寰椎后结节

Longissimus capitis m.
头长肌

Semispinalis capitis m.
头半棘肌

Splenius capitis m.
头夹肌

Splenius colli m.
颈夹肌

Serratus posterior superior m.
上后锯肌

Iliocostalis mm.
髂肋肌

Erector
spinae
竖脊肌

Longissimus mm.
最长肌

Spinalis mm.
棘肌

Serratus posterior inferior m.
下后锯肌

Tendon of origin of
transversus abdominis m.
腹横肌腱膜起点

Internal abdominal oblique m.
腹内斜肌

External abdominal
oblique m.(cut)
腹外斜肌(切断)

Iliac crest
髂嵴

Rectus posterior minor capitis m.
头后小直肌

Obliquus superior capitis m.
头上斜肌

Rectus posterior major capitis m.
头后大直肌

Obliquus inferior capitis m.
头下斜肌

Longissimus capitis m.
头最长肌

Semispinalis capitis m.(cut)
头半棘肌(切断)

Spinalis colli m.
颈棘肌

Spinous process of C7 vertebra
第7颈椎棘突

Longissimus colli m.
颈最长肌

Iliocostalis colli m.
颈髂肋肌

Iliocostalis thoracis m.
胸髂肋肌

Hook
拉钩

Spinalis thoracis m.
胸棘肌

Longissimus thoracis m.
胸最长肌

Iliocostalis lumborum m.
腰髂肋肌

Spinous process of T12 vertebra
第12胸椎棘突

Transversus abdominis m.
腹横肌

Thoracolumbar fascia
(posterior layer) (cut)
胸腰筋膜(后层) (切断)

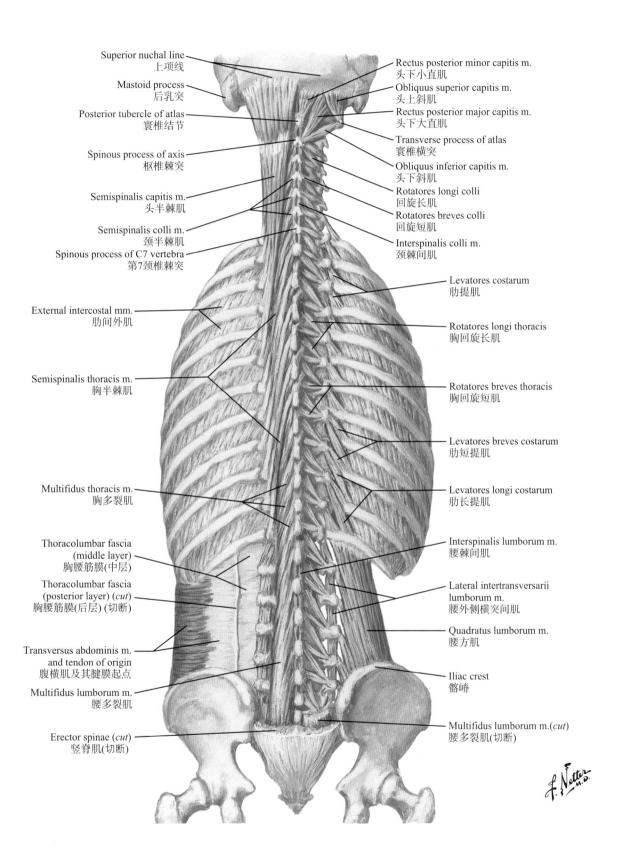

Superior nuchal line
上项线

Mastoid process
后乳突

Posterior tubercle of atlas
寰椎结节

Spinous process of axis
枢椎棘突

Semispinalis capitis m.
头半棘肌

Semispinalis colli m.
颈半棘肌

Spinous process of C7 vertebra
第7颈椎棘突

External intercostal mm.
肋间外肌

Semispinalis thoracis m.
胸半棘肌

Multifidus thoracis m.
胸多裂肌

Thoracolumbar fascia
(middle layer)
胸腰筋膜(中层)

Thoracolumbar fascia
(posterior layer) (cut)
胸腰筋膜(后层) (切断)

Transversus abdominis m.
and tendon of origin
腹横肌及其腱膜起点

Multifidus lumborum m.
腰多裂肌

Erector spinae (cut)
竖脊肌(切断)

Rectus posterior minor capitis m.
头下小直肌

Obliquus superior capitis m.
头上斜肌

Rectus posterior major capitis m.
头下大直肌

Transverse process of atlas
寰椎横突

Obliquus inferior capitis m.
头下斜肌

Rotatores longi colli
回旋长肌

Rotatores breves colli
回旋短肌

Interspinalis colli m.
颈棘间肌

Levatores costarum
肋提肌

Rotatores longi thoracis
胸回旋长肌

Rotatores breves thoracis
胸回旋短肌

Levatores breves costarum
肋短提肌

Levatores longi costarum
肋长提肌

Interspinalis lumborum m.
腰棘间肌

Lateral intertransversarii
lumborum m.
腰外侧横突间肌

Quadratus lumborum m.
腰方肌

Iliac crest
髂嵴

Multifidus lumborum m.(cut)
腰多裂肌(切断)

Rectus posterior minor capitis m.
头后小直肌

Rectus posterior major capitis m.
头后大直肌

Semispinalis capitis m.
(*cut and reflected*)
头半棘肌(切断并翻起)

Vertebral a. (horizontal segment)
椎动脉(水平段)

Obliquus superior capitis m.
头上斜肌

Suboccipital n.
枕下神经

Posterior arch of atlas
寰椎后弓

Descending branch of occipital a.
枕动脉降支

Obliquus inferior capitis m.
头下斜肌

Greater occipital n.
枕大神经

Splenius capitis m.
(*cut and reflected*)
头夹肌(切断并翻起)

Axis
枢椎

Third occipital n.
第三枕神经

Longissimus capitis m.
头最长肌

Splenius colli m.
颈夹肌

Semispinalis colli m.
颈半棘肌

Semispinalis capitis m.(*cut*)
头半棘肌(切断)

Splenius capitis m.(*cut*)
头夹肌(切断)

Epicranial aponeurosis
帽状腱膜

Occipital m. of occipitofrontalis m.
枕额肌枕腹

Greater occipital n.
枕大神经

Occipital a.
枕动脉

Third occipital n.
第3枕神经

Semispinalis capitis m.
头半棘肌

Splenius capitis m.
头夹肌

Posterior auricular a.
耳后动脉

Great auricular n.
耳大神经

Lesser occipital n.
枕小神经

Sternocleidomastoid m.
胸锁乳突肌

Trapezius m.
斜方肌

Posterior cutaneous branches of C4-C6 spinal nn.
颈4~6脊神经后皮支

胸锁乳突肌 Sternocleidomastoid m.

Lateral cervical region (posterior triangle of neck)
颈外侧区(颈后三角)

斜方肌 Trapezius m.

Perforating branches of internal thoracic a.
胸廓内动脉穿支

Anterior pectoral cutaneous
branches of intercostal nn.
肋间神经的前胸皮支

胸大肌 Pectoralis major m.

头静脉 Cephalic v.

肩峰 Acromion

Long thoracic n.
胸长神经

Lateral thoracic a.
胸外侧动脉

Latissimus dorsi m.
背阔肌

Serratus anterior m.
前锯肌

Lateral cutaneous
branch of intercostal n.
肋间神经外侧皮支

Lateral cutaneous branch
of posterior intercostal a.
肋间后动脉的外侧皮支

External abdominal
oblique m.
腹外斜肌

Anterior layer of rectus sheath
腹直肌鞘前层

Sternalis m. (inconstant)
胸骨肌(有变异)

胸骨体 Body of sternum

白线 Linea alba

Sternothyroid m. 胸骨甲状肌
Sternohyoid m. 胸骨舌骨肌
Omohyoid m. 肩胛舌骨肌
｝ Invested by fascia of
infrahyoid mm.
被舌骨下肌筋膜覆盖

Clavicle 锁骨

Subclavius m. (invested by
clavipectoral fascia)
锁骨下肌(被锁胸筋膜覆盖)

Lateral pectoral n. 胸外侧神经

Pectoral branch of thoracoacromial a.
胸肩峰动脉胸肌支

Coracoid process
喙突

Medial pectoral n.
胸内侧神经

Pectoralis minor m. 胸小肌

Clavipectoral fascia 锁胸筋膜

Serratus anterior m. 前锯肌

External intercostal
membranes (anterior to
internal intercostal mm.)
肋间外膜(肋间内肌浅层)

External intercostal mm.
肋间外肌

Xiphoid process of sternum
胸骨剑突

Internal abdominal oblique m.
腹内斜肌

Rectus abdominis m.
腹直肌

Anterior abdominal cutaneous branches of intercostal nn.
肋间神经的腹前皮支

Perforating branches of superior epigastric a.
腹壁上动脉穿支

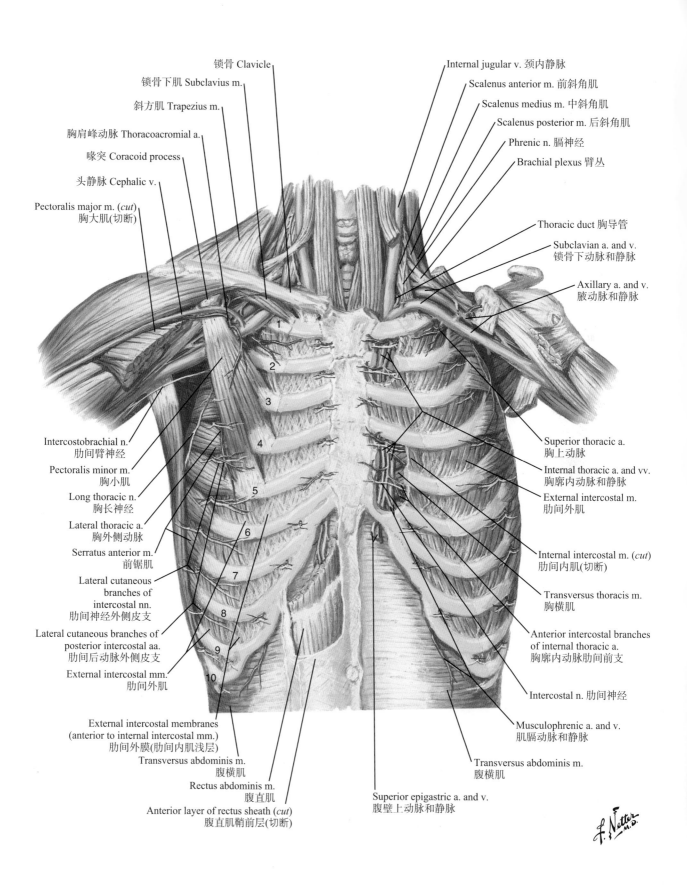

锁骨 Clavicle

锁骨下肌 Subclavius m.

斜方肌 Trapezius m.

胸肩峰动脉 Thoracoacromial a.

喙突 Coracoid process

头静脉 Cephalic v.

Pectoralis major m. (cut) 胸大肌(切断)

Internal jugular v. 颈内静脉

Scalenus anterior m. 前斜角肌

Scalenus medius m. 中斜角肌

Scalenus posterior m. 后斜角肌

Phrenic n. 膈神经

Brachial plexus 臂丛

Thoracic duct 胸导管

Subclavian a. and v. 锁骨下动脉和静脉

Axillary a. and v. 腋动脉和静脉

Intercostobrachial n. 肋间臂神经

Pectoralis minor m. 胸小肌

Long thoracic n. 胸长神经

Lateral thoracic a. 胸外侧动脉

Serratus anterior m. 前锯肌

Lateral cutaneous branches of intercostal nn. 肋间神经外侧皮支

Lateral cutaneous branches of posterior intercostal aa. 肋间后动脉外侧皮支

External intercostal mm. 肋间外肌

Superior thoracic a. 胸上动脉

Internal thoracic a. and vv. 胸廓内动脉和静脉

External intercostal m. 肋间外肌

Internal intercostal m. (cut) 肋间内肌(切断)

Transversus thoracis m. 胸横肌

Anterior intercostal branches of internal thoracic a. 胸廓内动脉肋间前支

Intercostal n. 肋间神经

Musculophrenic a. and v. 肌膈动脉和静脉

Transversus abdominis m. 腹横肌

External intercostal membranes (anterior to internal intercostal mm.) 肋间外膜(肋间内肌浅层)

Transversus abdominis m. 腹横肌

Rectus abdominis m. 腹直肌

Anterior layer of rectus sheath (cut) 腹直肌鞘前层(切断)

Superior epigastric a. and v. 腹壁上动脉和静脉

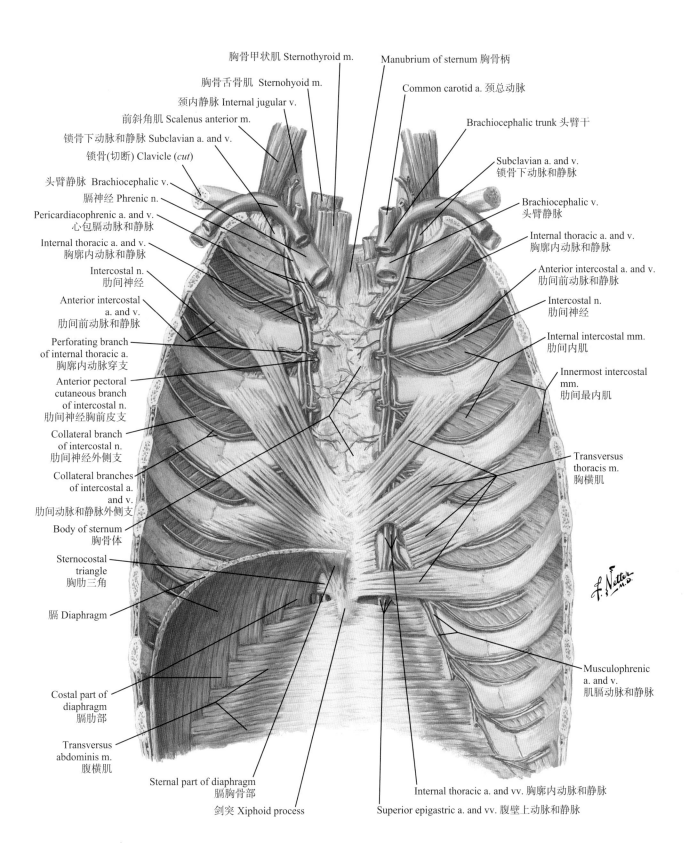

胸骨甲状肌 Sternothyroid m.

胸骨舌骨肌 Sternohyoid m.

颈内静脉 Internal jugular v.

前斜角肌 Scalenus anterior m.

锁骨下动脉和静脉 Subclavian a. and v.

锁骨(切断) Clavicle (*cut*)

头臂静脉 Brachiocephalic v.

膈神经 Phrenic n.

Pericardiacophrenic a. and v.
心包膈动脉和静脉

Internal thoracic a. and v.
胸廓内动脉和静脉

Intercostal n.
肋间神经

Anterior intercostal
a. and v.
肋间前动脉和静脉

Perforating branch
of internal thoracic a.
胸廓内动脉穿支

Anterior pectoral
cutaneous branch
of intercostal n.
肋间神经胸前皮支

Collateral branch
of intercostal n.
肋间神经外侧支

Collateral branches
of intercostal a.
and v.
肋间动脉和静脉外侧支

Body of sternum
胸骨体

Sternocostal
triangle
胸肋三角

膈 Diaphragm

Costal part of
diaphragm
膈肋部

Transversus
abdominis m.
腹横肌

Manubrium of sternum 胸骨柄

Common carotid a. 颈总动脉

Brachiocephalic trunk 头臂干

Subclavian a. and v.
锁骨下动脉和静脉

Brachiocephalic v.
头臂静脉

Internal thoracic a. and v.
胸廓内动脉和静脉

Anterior intercostal a. and v.
肋间前动脉和静脉

Intercostal n.
肋间神经

Internal intercostal mm.
肋间内肌

Innermost intercostal
mm.
肋间最内肌

Transversus
thoracis m.
胸横肌

Musculophrenic
a. and v.
肌膈动脉和静脉

Sternal part of diaphragm
膈胸骨部

剑突 Xiphoid process

Internal thoracic a. and vv. 胸廓内动脉和静脉

Superior epigastric a. and vv. 腹壁上动脉和静脉

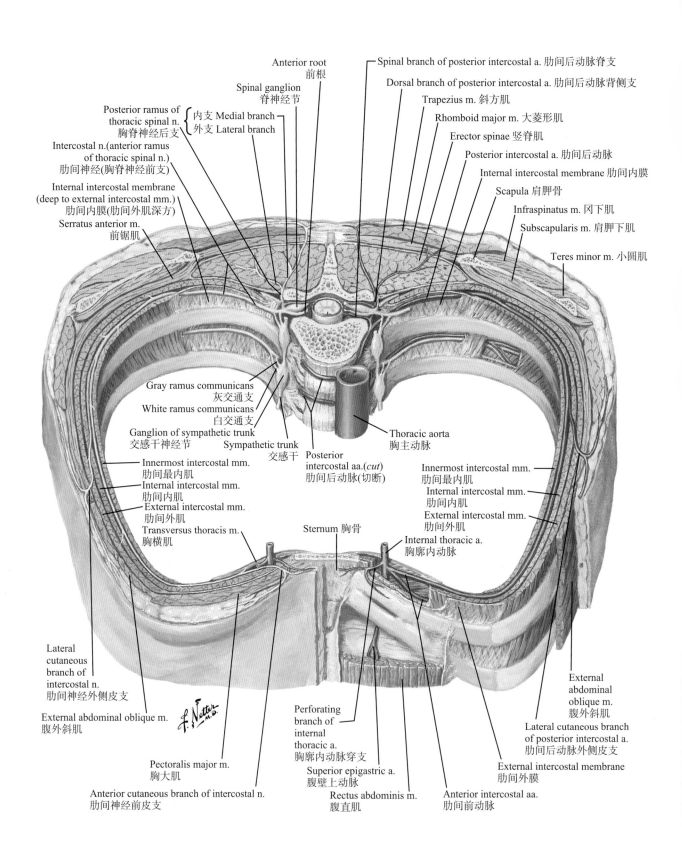

Anterior root 前根

Spinal ganglion 脊神经节

Posterior ramus of thoracic spinal n. 胸脊神经后支

内支 Medial branch
外支 Lateral branch

Intercostal n.(anterior ramus of thoracic spinal n.) 肋间神经(胸脊神经前支)

Internal intercostal membrane (deep to external intercostal mm.) 肋间内膜(肋间外肌深方)

Serratus anterior m. 前锯肌

Spinal branch of posterior intercostal a. 肋间后动脉脊支

Dorsal branch of posterior intercostal a. 肋间后动脉背侧支

Trapezius m. 斜方肌

Rhomboid major m. 大菱形肌

Erector spinae 竖脊肌

Posterior intercostal a. 肋间后动脉

Internal intercostal membrane 肋间内膜

Scapula 肩胛骨

Infraspinatus m. 冈下肌

Subscapularis m. 肩胛下肌

Teres minor m. 小圆肌

Gray ramus communicans 灰交通支

White ramus communicans 白交通支

Ganglion of sympathetic trunk 交感干神经节

Sympathetic trunk 交感干

Posterior intercostal aa.(cut) 肋间后动脉(切断)

Thoracic aorta 胸主动脉

Innermost intercostal mm. 肋间最内肌

Internal intercostal mm. 肋间内肌

External intercostal mm. 肋间外肌

Transversus thoracis m. 胸横肌

Sternum 胸骨

Innermost intercostal mm. 肋间最内肌

Internal intercostal mm. 肋间内肌

External intercostal mm. 肋间外肌

Internal thoracic a. 胸廓内动脉

Lateral cutaneous branch of intercostal n. 肋间神经外侧皮支

External abdominal oblique m. 腹外斜肌

Pectoralis major m. 胸大肌

Anterior cutaneous branch of intercostal n. 肋间神经前皮支

Perforating branch of internal thoracic a. 胸廓内动脉穿支

Superior epigastric a. 腹壁上动脉

Rectus abdominis m. 腹直肌

Anterior intercostal aa. 肋间前动脉

External abdominal oblique m. 腹外斜肌

Lateral cutaneous branch of posterior intercostal a. 肋间后动脉外侧皮支

External intercostal membrane 肋间外膜

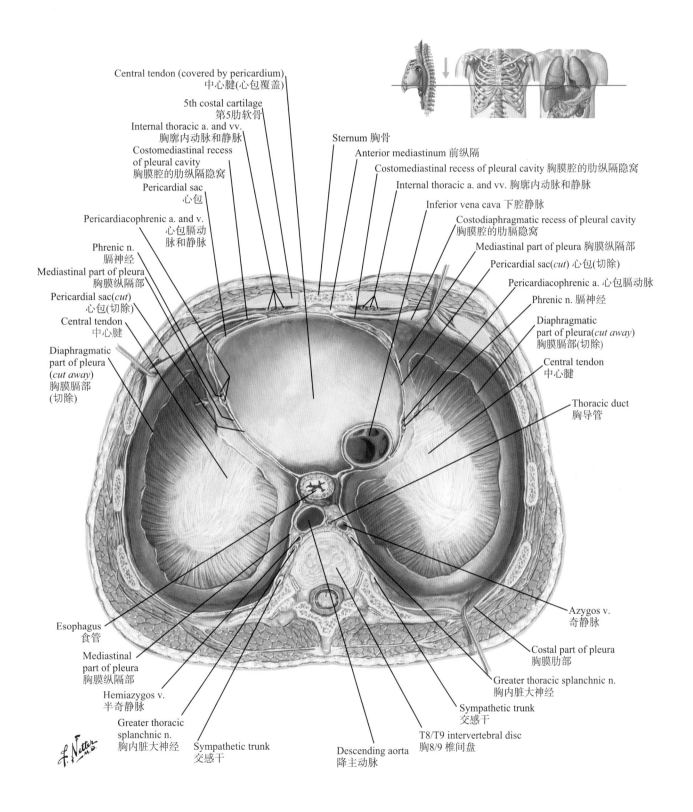

Central tendon (covered by pericardium)
中心腱(心包覆盖)

5th costal cartilage
第5肋软骨

Internal thoracic a. and vv.
胸廓内动脉和静脉

Costomediastinal recess
of pleural cavity
胸膜腔的肋纵隔隐窝

Pericardial sac
心包

Pericardiacophrenic a. and v.
心包膈动脉和静脉

Phrenic n.
膈神经

Mediastinal part of pleura
胸膜纵隔部

Pericardial sac(cut)
心包(切除)

Central tendon
中心腱

Diaphragmatic
part of pleura
(cut away)
胸膜膈部
(切除)

Esophagus
食管

Mediastinal
part of pleura
胸膜纵隔部

Hemiazygos v.
半奇静脉

Greater thoracic
splanchnic n.
胸内脏大神经

Sympathetic trunk
交感干

Sternum 胸骨

Anterior mediastinum 前纵隔

Costomediastinal recess of pleural cavity 胸膜腔的肋纵隔隐窝

Internal thoracic a. and vv. 胸廓内动脉和静脉

Inferior vena cava 下腔静脉

Costodiaphragmatic recess of pleural cavity
胸膜腔的肋膈隐窝

Mediastinal part of pleura 胸膜纵隔部

Pericardial sac(cut) 心包(切除)

Pericardiacophrenic a. 心包膈动脉

Phrenic n. 膈神经

Diaphragmatic
part of pleura(cut away)
胸膜膈部(切除)

Central tendon
中心腱

Thoracic duct
胸导管

Azygos v.
奇静脉

Costal part of pleura
胸膜肋部

Greater thoracic splanchnic n.
胸内脏大神经

Sympathetic trunk
交感干

T8/T9 intervertebral disc
胸8/9 椎间盘

Descending aorta
降主动脉

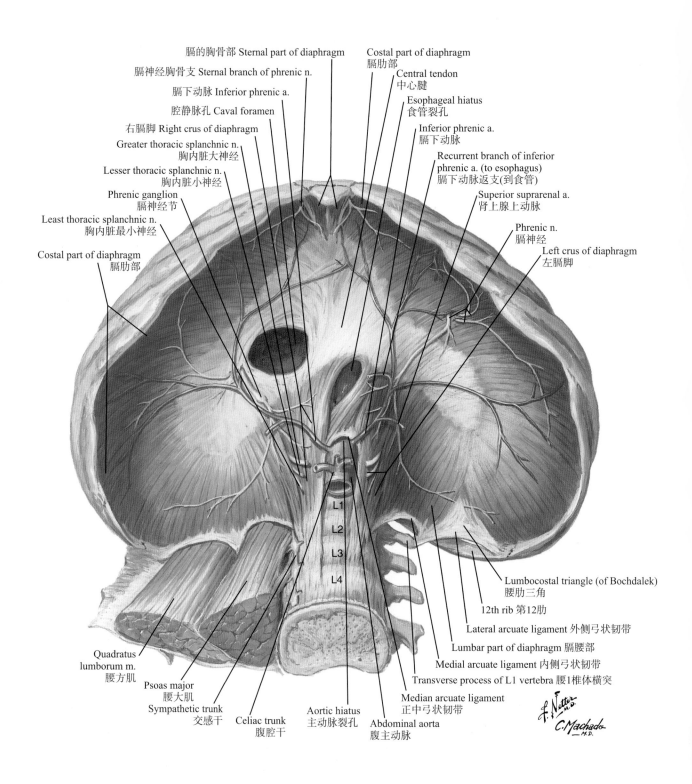

膈的胸骨部 Sternal part of diaphragm

膈神经胸骨支 Sternal branch of phrenic n.

膈下动脉 Inferior phrenic a.

腔静脉孔 Caval foramen

右膈脚 Right crus of diaphragm

Greater thoracic splanchnic n.
胸内脏大神经

Lesser thoracic splanchnic n.
胸内脏小神经

Phrenic ganglion
膈神经节

Least thoracic splanchnic n.
胸内脏最小神经

Costal part of diaphragm
膈肋部

Costal part of diaphragm
膈肋部

Central tendon
中心腱

Esophageal hiatus
食管裂孔

Inferior phrenic a.
膈下动脉

Recurrent branch of inferior
phrenic a. (to esophagus)
膈下动脉返支(到食管)

Superior suprarenal a.
肾上腺上动脉

Phrenic n.
膈神经

Left crus of diaphragm
左膈脚

L1
L2
L3
L4

Lumbocostal triangle (of Bochdalek)
腰肋三角

12th rib 第12肋

Lateral arcuate ligament 外侧弓状韧带

Lumbar part of diaphragm 膈腰部

Medial arcuate ligament 内侧弓状韧带

Transverse process of L1 vertebra 腰1椎体横突

Quadratus
lumborum m.
腰方肌

Psoas major
腰大肌

Sympathetic trunk
交感干

Celiac trunk
腹腔干

Aortic hiatus
主动脉裂孔

Median arcuate ligament
正中弓状韧带

Abdominal aorta
腹主动脉

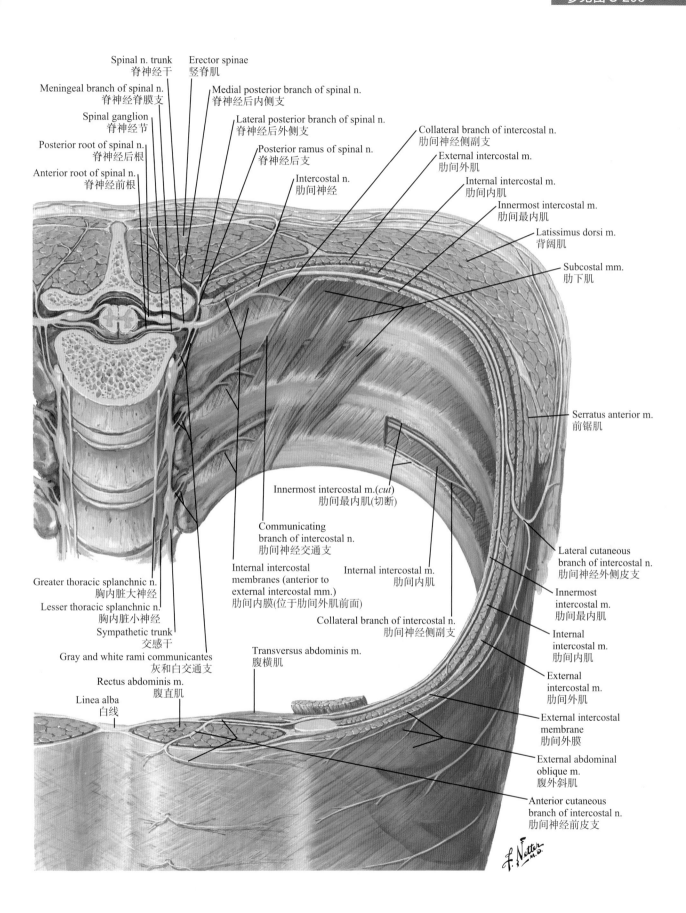

Spinal n. trunk
脊神经干

Erector spinae
竖脊肌

Meningeal branch of spinal n.
脊神经脊膜支

Medial posterior branch of spinal n.
脊神经后内侧支

Spinal ganglion
脊神经节

Lateral posterior branch of spinal n.
脊神经后外侧支

Posterior root of spinal n.
脊神经后根

Posterior ramus of spinal n.
脊神经后支

Anterior root of spinal n.
脊神经前根

Intercostal n.
肋间神经

Collateral branch of intercostal n.
肋间神经侧副支

External intercostal m.
肋间外肌

Internal intercostal m.
肋间内肌

Innermost intercostal m.
肋间最内肌

Latissimus dorsi m.
背阔肌

Subcostal mm.
肋下肌

Serratus anterior m.
前锯肌

Innermost intercostal m.(*cut*)
肋间最内肌(切断)

Communicating
branch of intercostal n.
肋间神经交通支

Internal intercostal m.
肋间内肌

Lateral cutaneous
branch of intercostal n.
肋间神经外侧皮支

Internal intercostal
membranes (anterior to
external intercostal mm.)
肋间内膜(位于肋间外肌前面)

Collateral branch of intercostal n.
肋间神经侧副支

Innermost
intercostal m.
肋间最内肌

Greater thoracic splanchnic n.
胸内脏大神经

Internal
intercostal m.
肋间内肌

Lesser thoracic splanchnic n.
胸内脏小神经

Sympathetic trunk
交感干

External
intercostal m.
肋间外肌

Gray and white rami communicantes
灰和白交通支

Transversus abdominis m.
腹横肌

External intercostal
membrane
肋间外膜

Rectus abdominis m.
腹直肌

Linea alba
白线

External abdominal
oblique m.
腹外斜肌

Anterior cutaneous
branch of intercostal n.
肋间神经前皮支

Serratus anterior m.
前锯肌

Infraspinatus fascia
冈下筋膜

Rhomboid major m.
大菱形肌

Triangle of auscultation
听诊三角

Lateral posterior cutaneous branch of T7 spinal n.
第7胸神经的后外侧皮支

Medial posterior cutaneous branch of T7 spinal n.
第7胸神经的后内侧皮支

斜方肌 Trapezius m.

背阔肌 Latissimus dorsi m.

腹外斜肌 External abdominal oblique m.

Posterior layer of thoracolumbar fascia
胸腰筋膜(后层)

Lateral cutaneous branch of subcostal n.
肋下神经的外侧皮支

Lumbar triangle (of Petit)
腰三角(Petit三角)

髂嵴 Iliac crest

Lateral cutaneous branch of iliohypogastric n.
髂腹下神经外侧皮支

Superior gluteal cutaneous nn. (superior clunial nn.)
臀上皮神经

Gluteal aponeurosis (over gluteus medius m.)
臀肌腱膜(臀中肌表面)

Gluteus maximus m.
臀大肌

Latissimus dorsi m.
背阔肌

Latissimus dorsi m. (*cut and turned back*)
背阔肌(切开翻向后)

Serratus posterior inferior m.
下后锯肌

Costal attachments of latissimus dorsi m.
背阔肌的肋骨附着处

Costal attachments of external abdominal oblique m.
腹外斜肌的肋骨附着处

External abdominal oblique m. (*cut and turned back*)
腹外斜肌(切开翻向后)

Aponeurosis of transversus abdominis m.
腹横肌腱膜

Internal abdominal oblique m.
腹内斜肌

Lateral cutaneous branch of subcostal n.
肋下神经外侧皮支

Lateral cutaneous branch of iliohypogastric n.
髂腹下神经外侧皮支

Iliac crest
髂嵴

Superior gluteal cutaneous nn. (superior clunial nn.)
臀上皮神经

Gluteus maximus m.
臀大肌

腹部和盆部

Serratus anterior m.
前锯肌

Latissimus dorsi m.
背阔肌

External abdominal oblique m.
腹外斜肌

Muscular part
肌部

Aponeurotic part
腱膜部

Anterior superior iliac spine
髂前上棘

Inguinal ligament (Poupart's)
腹股沟韧带 (Poupart韧带)

Intercrural fibers
脚间纤维

Superficial inguinal ring
腹股沟浅环

External spermatic fascia (on spermatic cord)
精索外筋膜

Fascia lata
阔筋膜

Great saphenous v.
大隐静脉

Deep dorsal v. of penis
阴茎背深静脉

Superficial dorsal v. of penis
阴茎背浅静脉

Pectoralis major m.
胸大肌

Xiphoid process
剑突

Rectus sheath
腹直肌鞘

Linea alba
白线

Subcutaneous tissue of abdomen
腹部皮下组织

Thoracoepigastric v.
胸腹壁浅静脉

Fatty layer of abdominal subcutaneous tissue (Camper's fascia)
腹部皮下组织脂肪层 (Camper筋膜)

Membranous layer of abdominal subcutaneous tissue (Scarpa's fascia) (turned back)
腹部皮下组织膜性层 (Scarpa筋膜)

Attachment of Scarpa's fascia to fascia lata
Scarpa筋膜与阔筋膜附着处

Superficial circumflex iliac a. and v.
旋髂浅动脉和静脉

Superficial epigastric a. and v.
腹壁浅动脉和静脉

Superficial external pudendal a. and v.
阴部外浅动脉和静脉

Fundiform ligament of penis
阴茎祥状韧带

Dartos fascia of scrotum (cut)
阴囊肉膜 (切开)

Subcutaneous tissue of penis (cut)
阴茎皮下组织 (切开)

Fascia of penis (Buck's)
阴茎筋膜 (Buck筋膜)

Pectoralis major m.
胸大肌

Anterior layer of rectus sheath
(cut edges)
腹直肌鞘前层(切缘)

Linea alba
白线

Rectus abdominis m.
腹直肌

External abdominal oblique m.
(cut away)
腹外斜肌(切断)

Tendinous intersection
腱划

Internal abdominal oblique m.
腹内斜肌

Pyramidalis m.
锥状肌

Inguinal falx
腹股沟镰

Aponeurosis of external
abdominal oblique m.
(cut and turned down)
腹外斜肌腱膜(切开并翻向下)

Pectineal ligament(Cooper's)
耻骨梳韧带(Cooper韧带)

Reflected inguinal ligament
反转韧带

Lacunar ligament(Gimbernat's)
腔隙韧带(Gimbernat韧带)

Pubic tubercle
耻骨结节

Suspensory ligament of penis
阴茎悬韧带

Cremaster (in cremasteric fascia)
提睾肌(提睾肌筋膜内)

Fascia of penis(Buck's)
阴茎深筋膜(Buck筋膜)

External spermatic fasciae(cut)
精索外筋膜(切开)

Dartos fascia of scrotum
阴囊肉膜

Latissimus
dorsi m.
背阔肌

Serratus
anterior m.
前锯肌

External abdominal
oblique m.(cut away)
腹外斜肌(切断)

External intercostal mm.
肋间外肌

Aponeurosis of
external abdominal
oblique m.(cut edge)
腹外斜肌腱膜(切缘)

Rectus sheath
腹直肌鞘

Internal abdominal
oblique m.
腹内斜肌

Anterior superior iliac spine
髂前上棘

Inguinal ligament
(Poupart's)
腹股沟韧带
(Poupart韧带)

Lateral head
of cremaster
提睾肌外侧头

Inguinal falx
腹股沟镰

Reflected inguinal
ligament
反转韧带

Femoral v.(in
femoral sheath)
股静脉(在股鞘内)

Saphenous hiatus
隐静脉裂孔

Medial head
of cremaster
提睾肌内侧头

Fascia lata
阔筋膜

Great saphenous v.
大隐静脉

Subcutaneous tissue of
penis(cut)
阴茎皮下组织(切开)

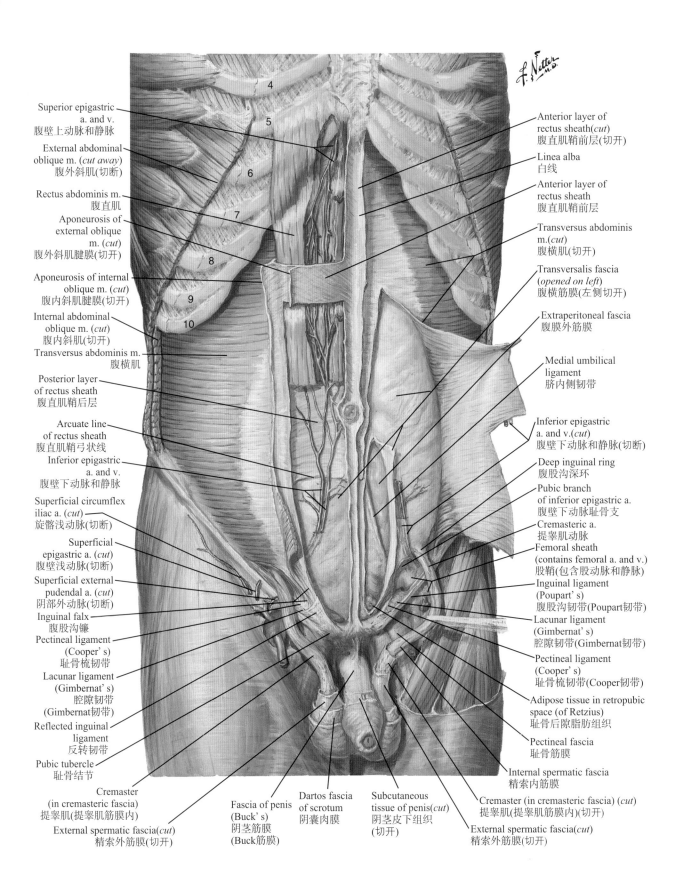

Superior epigastric
a. and v.
腹壁上动脉和静脉

External abdominal
oblique m. (*cut away*)
腹外斜肌(切断)

Rectus abdominis m.
腹直肌

Aponeurosis of
external oblique
m. (*cut*)
腹外斜肌腱膜(切开)

Aponeurosis of internal
oblique m. (*cut*)
腹内斜肌腱膜(切开)

Internal abdominal
oblique m. (*cut*)
腹内斜肌(切开)

Transversus abdominis m.
腹横肌

Posterior layer
of rectus sheath
腹直肌鞘后层

Arcuate line
of rectus sheath
腹直肌鞘弓状线

Inferior epigastric
a. and v.
腹壁下动脉和静脉

Superficial circumflex
iliac a. (*cut*)
旋髂浅动脉(切断)

Superficial
epigastric a. (*cut*)
腹壁浅动脉(切断)

Superficial external
pudendal a. (*cut*)
阴部外动脉(切断)

Inguinal falx
腹股沟镰

Pectineal ligament
(Cooper's)
耻骨梳韧带

Lacunar ligament
(Gimbernat's)
腔隙韧带
(Gimbernat韧带)

Reflected inguinal
ligament
反转韧带

Pubic tubercle
耻骨结节

Cremaster
(in cremasteric fascia)
提睾肌(提睾肌筋膜内)

External spermatic fascia(*cut*)
精索外筋膜(切开)

Fascia of penis
(Buck's)
阴茎筋膜
(Buck筋膜)

Dartos fascia
of scrotum
阴囊肉膜

Subcutaneous
tissue of penis(*cut*)
阴茎皮下组织
(切开)

Anterior layer of
rectus sheath(*cut*)
腹直肌鞘前层(切开)

Linea alba
白线

Anterior layer of
rectus sheath
腹直肌鞘前层

Transversus abdominis
m.(*cut*)
腹横肌(切开)

Transversalis fascia
(*opened on left*)
腹横筋膜(左侧切开)

Extraperitoneal fascia
腹膜外筋膜

Medial umbilical
ligament
脐内侧韧带

Inferior epigastric
a. and v.(*cut*)
腹壁下动脉和静脉(切断)

Deep inguinal ring
腹股沟深环

Pubic branch
of inferior epigastric a.
腹壁下动脉耻骨支

Cremasteric a.
提睾肌动脉

Femoral sheath
(contains femoral a. and v.)
股鞘(包含股动脉和静脉)

Inguinal ligament
(Poupart's)
腹股沟韧带(Poupart韧带)

Lacunar ligament
(Gimbernat's)
腔隙韧带(Gimbernat韧带)

Pectineal ligament
(Cooper's)
耻骨梳韧带(Cooper韧带)

Adipose tissue in retropubic
space (of Retzius)
耻骨后隙脂肪组织

Pectineal fascia
耻骨筋膜

Internal spermatic fascia
精索内筋膜

Cremaster (in cremasteric fascia) (*cut*)
提睾肌(提睾肌筋膜内)(切开)

External spermatic fascia(*cut*)
精索外筋膜(切开)

Section superior to arcuate line of rectus sheath
腹直肌鞘弓状线以上切面

Aponeurosis of external abdominal oblique m.
腹外斜肌腱膜

Aponeurosis of internal abdominal oblique m.
腹内斜肌腱膜

Aponeurosis of transversus abdominis m.
腹横肌腱膜

Anterior layer of rectus sheath
腹直肌鞘前层

Rectus abdominis m.
腹直肌

Skin
皮肤

Linea alba
白线

External abdominal oblique m.
腹外斜肌

Internal abdominal oblique m.
腹内斜肌

Transversus abdominis m.
腹横肌

Parietal peritoneum
壁腹膜

Extraperitoneal fascia
腹膜外筋膜

Transversalis fascia
腹横筋膜

Posterior layer of rectus sheath
腹直肌鞘后层

Falciform ligament
镰状韧带

Fatty layer of subcutaneous tissue
皮下组织脂肪层

Membranous layer of subcutaneous tissue
皮下组织膜性层

腹内斜肌腱膜分为前后两层，参与构成腹直肌鞘的前、后两层。腹外斜肌腱膜参与构成腹直肌鞘前层，腹横肌腱膜参与构成腹直肌鞘后层。前后两层腹直肌鞘纤维在内侧彼此交织形成白线。

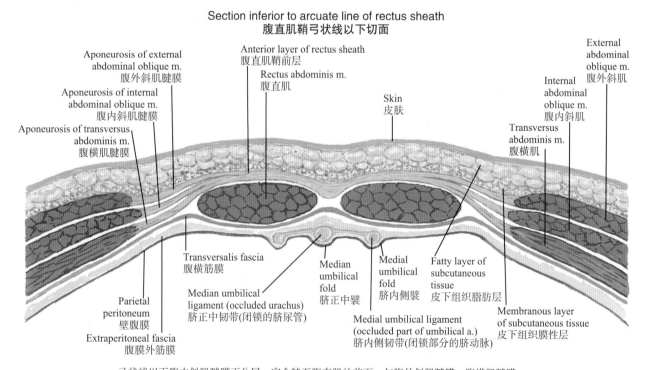

Section inferior to arcuate line of rectus sheath
腹直肌鞘弓状线以下切面

Aponeurosis of external abdominal oblique m.
腹外斜肌腱膜

Aponeurosis of internal abdominal oblique m.
腹内斜肌腱膜

Aponeurosis of transversus abdominis m.
腹横肌腱膜

Anterior layer of rectus sheath
腹直肌鞘前层

Rectus abdominis m.
腹直肌

Skin
皮肤

External abdominal oblique m.
腹外斜肌

Internal abdominal oblique m.
腹内斜肌

Transversus abdominis m.
腹横肌

Transversalis fascia
腹横筋膜

Median umbilical fold
脐正中襞

Medial umbilical fold
脐内侧襞

Fatty layer of subcutaneous tissue
皮下组织脂肪层

Parietal peritoneum
壁腹膜

Median umbilical ligament (occluded urachus)
脐正中韧带(闭锁的脐尿管)

Medial umbilical ligament (occluded part of umbilical a.)
脐内侧韧带(闭锁部分的脐动脉)

Membranous layer of subcutaneous tissue
皮下组织膜性层

Extraperitoneal fascia
腹膜外筋膜

弓状线以下腹内斜肌腱膜不分层，完全转至腹直肌的前面，与腹外斜肌腱膜、腹横肌腱膜构成腹直肌前层。因此，在弓状线以下，腹直肌鞘后层缺如，只有腹横筋膜。

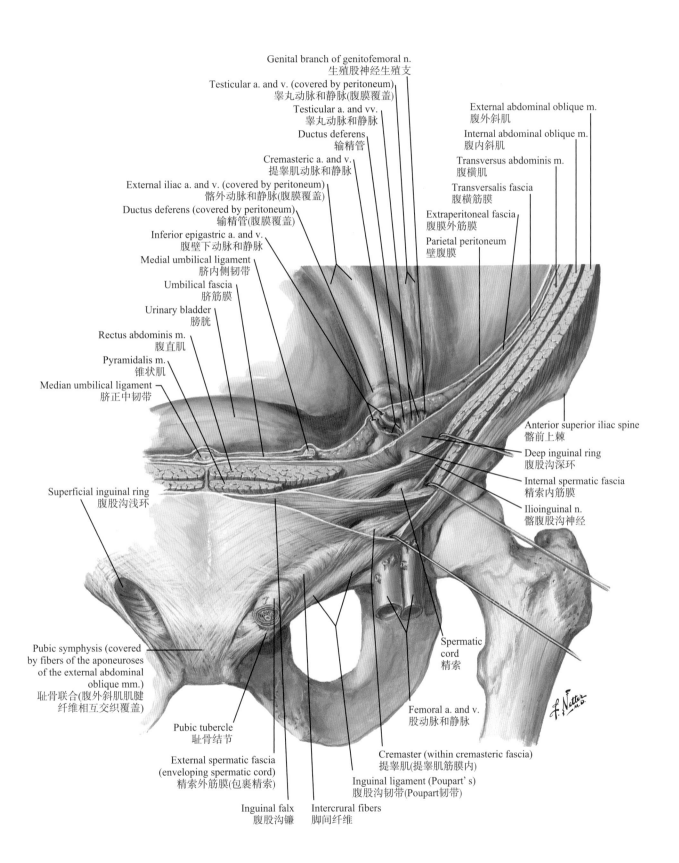

Genital branch of genitofemoral n.
生殖股神经生殖支

Testicular a. and v. (covered by peritoneum)
睾丸动脉和静脉(腹膜覆盖)

Testicular a. and vv.
睾丸动脉和静脉

Ductus deferens
输精管

Cremasteric a. and v.
提睾肌动脉和静脉

External iliac a. and v. (covered by peritoneum)
髂外动脉和静脉(腹膜覆盖)

Ductus deferens (covered by peritoneum)
输精管(腹膜覆盖)

Inferior epigastric a. and v.
腹壁下动脉和静脉

Medial umbilical ligament
脐内侧韧带

Umbilical fascia
脐筋膜

Urinary bladder
膀胱

Rectus abdominis m.
腹直肌

Pyramidalis m.
锥状肌

Median umbilical ligament
脐正中韧带

Superficial inguinal ring
腹股沟浅环

Pubic symphysis (covered
by fibers of the aponeuroses
of the external abdominal
oblique mm.)
耻骨联合(腹外斜肌肌腱
纤维相互交织覆盖)

External abdominal oblique m.
腹外斜肌

Internal abdominal oblique m.
腹内斜肌

Transversus abdominis m.
腹横肌

Transversalis fascia
腹横筋膜

Extraperitoneal fascia
腹膜外筋膜

Parietal peritoneum
壁腹膜

Anterior superior iliac spine
髂前上棘

Deep inguinal ring
腹股沟深环

Internal spermatic fascia
精索内筋膜

Ilioinguinal n.
髂腹股沟神经

Spermatic
cord
精索

Femoral a. and v.
股动脉和静脉

Pubic tubercle
耻骨结节

External spermatic fascia
(enveloping spermatic cord)
精索外筋膜(包裹精索)

Inguinal falx
腹股沟镰

Intercrural fibers
脚间纤维

Cremaster (within cremasteric fascia)
提睾肌(提睾肌筋膜内)

Inguinal ligament (Poupart's)
腹股沟韧带(Poupart韧带)

Anterior view
前面观

腹外斜肌 External abdominal oblique m.
Aponeurosis of external abdominal oblique m.
腹外斜肌腱膜
髂前上棘 Anterior superior iliac spine
Internal abdominal oblique m.
(cut and reflected)
腹内斜肌(切断并翻开)
腹横肌 Transversus abdominis m.
腹股沟深环 Deep inguinal ring
提睾肌外侧头 Lateral head of cremaster
Inferior epigastric a. and v.
(deep to transversalis fascia)
腹壁下动脉和静脉(腹横筋膜深面)
Inguinal ligament (Poupart's)
腹股沟韧带(Poupart韧带)
Lacunar ligament (Gimbernat's)
腔隙韧带(Gimbernat韧带)
Medial head of cremaster
提睾肌内侧头
腹股沟浅环 Superficial inguinal ring
Lateral crus of superficial inguinal ring
腹股沟浅环外侧脚
Medial crus of superficial inguinal ring
腹股沟浅环内侧脚
耻骨嵴 Pubic crest

Linea alba
白线
Anterior layer of
rectus sheath
腹直肌鞘前层
Transversalis
fascia (within
inguinal triangle)
腹横筋膜(腹股沟
三角内)
Inguinal falx
(conjoint tendon)
腹股沟镰(联合腱)
Reflected inguinal
ligament
反转韧带
Intercrural fibers
脚间纤维
External spermatic fascia
(on spermatic cord)
精索外筋膜(精索上)
Superficial inguinal ring
腹股沟浅环
Fundiform ligament of penis
阴茎袢状韧带

Posterior (internal) view
后(内侧)面观

Posterior layer of rectus sheath 腹直肌鞘后层
Arcuate line of rectus sheath 腹直肌鞘的弓状线
Medial umbilical ligament 脐内侧韧带
Anterior superior iliac spine 髂前上棘
Transversalis fascia(cut away) 腹横筋膜(切开)
Rectus abdominis m. 腹直肌
Iliopubic tract 髂耻束
Inferior epigastric a. and v. 腹壁下动脉和静脉
Inguinal triangle (Hesselbach's)(dashed line)
腹股沟三角(Heseelbach三角)(虚线内)
Femoral n. 股神经
Genital branch of genitofemoral n.
生殖股神经生殖支
Testicular a. and v. 睾丸动脉和静脉
Deep inguinal ring 腹股沟深环
Iliacus m. 髂肌
External iliac a. and v. 髂外动脉和静脉
Femoral ring(broken line) 股环(虚线内)
Psoas major 腰大肌
Lacunar ligament (Gimbernat's)
腔隙韧带(Gimbernat韧带)
Pectineal ligament (Cooper's)
耻骨梳韧带(Cooper韧带)
Ductus deferens 输精管
Accessory obturator a. and v. 副闭孔动脉和静脉
Obturator a. and v. 闭孔动脉和静脉
Pubic branch of inferior epigastric a.
腹壁下动脉耻骨支
Pubic tributary of inferior epigastric v.
腹壁下静脉耻骨支
Pubic symphysis 耻骨联合

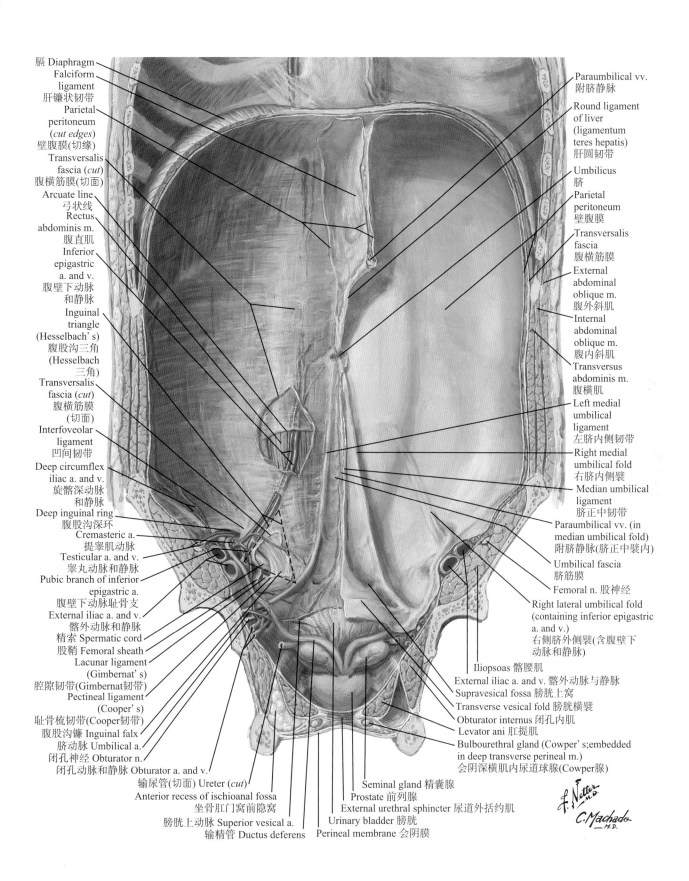

膈 Diaphragm
Falciform ligament 肝镰状韧带
Parietal peritoneum (cut edges) 壁腹膜(切缘)
Transversalis fascia (cut) 腹横筋膜(切面)
Arcuate line 弓状线
Rectus abdominis m. 腹直肌
Inferior epigastric a. and v. 腹壁下动脉和静脉
Inguinal triangle (Hesselbach's) 腹股沟三角 (Hesselbach 三角)
Transversalis fascia (cut) 腹横筋膜 (切面)
Interfoveolar ligament 凹间韧带
Deep circumflex iliac a. and v. 旋髂深动脉和静脉
Deep inguinal ring 腹股沟深环
Cremasteric a. 提睾肌动脉
Testicular a. and v. 睾丸动脉和静脉
Pubic branch of inferior epigastric a. 腹壁下动脉耻骨支
External iliac a. and v. 髂外动脉和静脉
精索 Spermatic cord
股鞘 Femoral sheath
Lacunar ligament (Gimbernat's) 腔隙韧带(Gimbernat韧带)
Pectineal ligament (Cooper's) 耻骨梳韧带(Cooper韧带)
腹股沟镰 Inguinal falx
脐动脉 Umbilical a.
闭孔神经 Obturator n.
闭孔动脉和静脉 Obturator a. and v.
输尿管(切面) Ureter (cut)
Anterior recess of ischioanal fossa 坐骨肛门窝前隐窝
膀胱上动脉 Superior vesical a.
输精管 Ductus deferens

Paraumbilical vv. 附脐静脉
Round ligament of liver (ligamentum teres hepatis) 肝圆韧带
Umbilicus 脐
Parietal peritoneum 壁腹膜
Transversalis fascia 腹横筋膜
External abdominal oblique m. 腹外斜肌
Internal abdominal oblique m. 腹内斜肌
Transversus abdominis m. 腹横肌
Left medial umbilical ligament 左脐内侧韧带
Right medial umbilical fold 右脐内侧襞
Median umbilical ligament 脐正中韧带
Paraumbilical vv. (in median umbilical fold) 附脐静脉(脐正中襞内)
Umbilical fascia 脐筋膜
Femoral n. 股神经
Right lateral umbilical fold (containing inferior epigastric a. and v.) 右侧脐外侧襞(含腹壁下动脉和静脉)
Iliopsoas 髂腰肌
External iliac a. and v. 髂外动脉与静脉
Supravesical fossa 膀胱上窝
Transverse vesical fold 膀胱横襞
Obturator internus 闭孔内肌
Levator ani 肛提肌
Bulbourethral gland (Cowper's;embedded in deep transverse perineal m.) 会阴深横肌内尿道球腺(Cowper腺)
Seminal gland 精囊腺
Prostate 前列腺
External urethral sphincter 尿道外括约肌
Urinary bladder 膀胱
Perineal membrane 会阴膜

Transversalis fascia(*cut edge*) 腹横筋膜(切缘)

Extraperitoneal fascia 腹膜外筋膜

Parietal peritoneum 壁腹膜

Median umbilical ligament 脐正中韧带

Medial umbilical ligament 脐内侧韧带

Inferior epigastric a. and v. 腹壁下动脉和静脉

Deep circumflex iliac a. and v. 旋髂深动脉和静脉

Testicular a. and v. 睾丸动脉和静脉

Cremasteric a. 提睾肌动脉

Ductus deferens 输精管

External iliac a. and v. 髂外动脉和静脉

Accessory obturator a. and v. 副闭孔动脉和静脉

Aponeurosis of external abdominal oblique m.(*cut*) 腹外斜肌腱膜(切开)

Internal spermatic fascia (on spermatic cord) 精索内筋膜(精索表面)

Femoral n. (deep to iliopsoas fascia) 股神经(髂腰筋膜深面)

Femoral a. and v. (in femoral sheath) 股动脉和静脉(股鞘内)

Falciform margin of saphenous hiatus(*cut and reflected*) 隐静脉裂孔镰状缘(切开并翻转)

Ureter 输尿管

Genitofemoral n. 生殖股神经

Urinary bladder 膀胱

Transversalis fascia (forming anterior wall of femoral sheath) 腹横筋膜(构成股鞘前壁)

Pectineal ligament (Cooper's) 耻骨梳韧带(Cooper韧带)

Lacunar ligament(Gimbernat's) 腔隙韧带(Gimbernat韧带)

Inguinal ligament (Poupart's) 腹股沟韧带(Poupart韧带)

股外侧皮神经 Lateral femoral cutaneous n.

髂筋膜 Iliac fascia

生殖股神经的生殖支 Genital branch of genitofemoral n.

生殖股神经的股支 Femoral branch of genitofemoral n.

睾丸动脉和静脉 Testicular a. and vv.

髂外动脉和静脉 External iliac a. and v.

腹壁下动脉和静脉 Inferior epigastric a. and v.

提睾肌动脉 Cremasteric a.

输精管 Ductus deferens

耻骨梳韧带(Cooper韧带) Pectineal ligament (Cooper's)

股环 Femoral ring

腹横筋膜 Transversalis fascia

腔隙韧带(Gimbernat韧带) Lacunar ligament (Gimbernat's)

腹股沟韧带(Poupart韧带) Inguinal ligament (Poupart's)

Proximal deep inguinal node (Cloquet's; in femoral canal) 腹股沟近深淋巴结(Cloquet淋巴结，在股管内)

股鞘(切开) Femoral sheath(*cut open*)

Caval foramen 腔静脉孔
Diaphragm 膈
Central tendon of diaphragm
横膈中心腱
Anterior vagal trunk
迷走神经前干
Esophagus 食管
Posterior vagal trunk
迷走神经后干
Right crus of diaphragm
右膈脚
Left crus of diaphragm
左膈脚
Median arcuate ligament
正中弓状韧带
Aorta 主动脉
Lumbocostal trigone
腰肋三角
Thoracic duct 胸导管
Medial arcuate ligament
内侧弓状韧带
Lateral arcuate ligament
外侧弓状韧带
Sympathetic trunk(cut)
交感干(切断)
Quadratus lumborum m.
腰方肌
Psoas minor 腰小肌
Psoas major 腰大肌
Transversus abdominis m.
腹横肌
Internal abdominal oblique m.
腹内斜肌
External abdominal oblique m.
腹外斜肌
Iliacus m. 髂肌
Psoas minor tendon 腰小肌腱
Piriformis m. 梨状肌
Anterior superior iliac spine 髂前上棘
Coccygeus m. 尾骨肌
Ischial spine 坐骨棘
Inguinal ligament (Poupart's)
腹股沟韧带(Poupart韧带)
Obturator internus
闭孔内肌
Rectococcygeus m. 直肠尾骨肌
Tendinous arch of levator ani
肛提肌腱弓
Lacuna vasorum (vascular space)
血管腔隙
Pectineal ligament (Cooper's)
耻骨梳韧带(Cooper韧带)
Lacunar ligament (Gimbernat's)
腔隙韧带(Gimbernat韧带)
Levator ani 肛提肌
Lesser trochanter 股骨小转子

Anterior inferior
iliac spine
髂前下棘

L1
L2
L3
L4
L5

Pubic symphysis
耻骨联合
Perineal membrane
会阴膜
Urethra
尿道
Pubic tubercle
耻骨结节
Rectum
直肠

f. Netter
m.b.

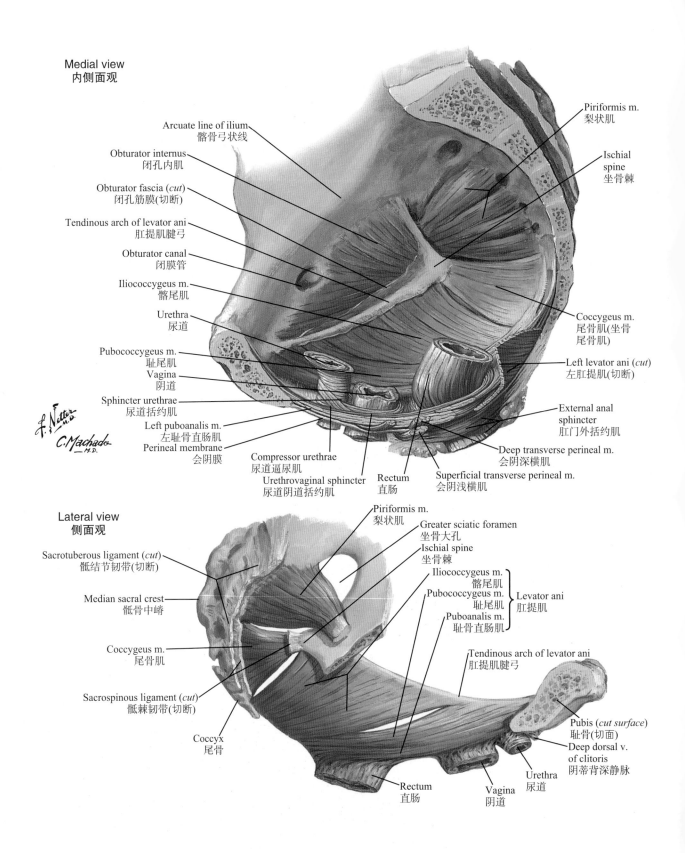

Medial view
内侧面观

Arcuate line of ilium
髂骨弓状线

Obturator internus
闭孔内肌

Obturator fascia (cut)
闭孔筋膜(切断)

Tendinous arch of levator ani
肛提肌腱弓

Obturator canal
闭膜管

Iliococcygeus m.
髂尾肌

Urethra
尿道

Pubococcygeus m.
耻尾肌

Vagina
阴道

Sphincter urethrae
尿道括约肌

Left puboanalis m.
左耻骨直肠肌

Perineal membrane
会阴膜

Compressor urethrae
尿道逼尿肌

Urethrovaginal sphincter
尿道阴道括约肌

Rectum
直肠

Piriformis m.
梨状肌

Ischial spine
坐骨棘

Coccygeus m.
尾骨肌(坐骨尾骨肌)

Left levator ani (cut)
左肛提肌(切断)

External anal sphincter
肛门外括约肌

Deep transverse perineal m.
会阴深横肌

Superficial transverse perineal m.
会阴浅横肌

Lateral view
侧面观

Sacrotuberous ligament (cut)
骶结节韧带(切断)

Median sacral crest
骶骨中嵴

Coccygeus m.
尾骨肌

Sacrospinous ligament (cut)
骶棘韧带(切断)

Coccyx
尾骨

Piriformis m.
梨状肌

Greater sciatic foramen
坐骨大孔

Ischial spine
坐骨棘

Iliococcygeus m.
髂尾肌

Pubococcygeus m.
耻尾肌

Levator ani
肛提肌

Puboanalis m.
耻骨直肠肌

Tendinous arch of levator ani
肛提肌腱弓

Pubis (cut surface)
耻骨(切面)

Deep dorsal v. of clitoris
阴蒂背深静脉

Urethra
尿道

Rectum
直肠

Vagina
阴道

Male
男性

Sigmoid colon
乙状结肠

Sigmoid mesocolon
乙状结肠系膜

Rectosigmoid junction
直肠乙状结肠结合部

Peritoneal reflection
腹膜返折

Rectovesical pouch
直肠膀胱陷凹

Rectum
直肠

Rectal fascia
直肠筋膜

Levator ani
肛提肌

Coccyx
尾骨

Puboanalis m.
(part of levator ani)
耻骨直肠肌部
(肛提肌的一部分)

External anal
sphincter*
肛门外括约肌*

深层 Deep part
浅层 Superficial part
皮下层 Subcutaneous part

Free taenia
独立结肠带

Ductus
deferens (cut)
输精管(切开)

Ureter (cut)
输尿管(切开)

Urinary
bladder
膀胱

Seminal
gland
精囊

Rectoprostatic
fascia
直肠前列腺筋膜

Prostate
前列腺

Ischiocavernosus m.
坐骨海绵体肌

Perineal fascia (Gallaudet's)
(partially cut away)
会阴筋膜(Gallaudet筋膜)
(部分切除)

Deep transverse
perineal m.
会阴深横肌

Superficial transverse
perineal m.
会阴浅横肌

Perineal
body
会阴体

Membranous layer of perineal
cutaneous tissue (Colles' fascia)
会阴皮下组织膜性层(Colles筋膜)

Female
女性

Sigmoid
mesocolon
乙状结肠系膜

Rectosigmoid
junction
直肠乙状结肠
结合部

Peritoneal
reflection
腹膜返折

Rectal fascia
直肠与直肠筋膜

Rectum
直肠

Rectouterine
pouch
(of Douglas)
直肠子宫陷凹
(Douglas陷凹)

Coccyx
尾骨

Levator ani
肛提肌

Puboanalis
m. (part of
levator ani)
肛提肌的耻
骨直肠部

External anal
sphincter*
肛门外括约肌*

深层 Deep part
浅层 Superficial part
皮下层 Subcutaneous part

Sigmoid colon
乙状结肠

Free taenia
独立结肠带

Uterus
子宫

Vesicouterine pouch
膀胱子宫陷凹

Ureter (cut)
输尿管(切开)

Vagina in vaginal fascia
阴道筋膜下的阴道

Urinary bladder
膀胱

Vesicaal fascia
膀胱筋膜

Ischiocavernosus m.
坐骨海绵体肌

Perineal fascia (Gallaudet's)
会阴筋膜(Gallaudet筋膜)

Deep transverse perineal m.
会阴深横肌

Membranous layer of perineal
subcutaneous tissue (Colles' fascia)
会阴皮下组织膜性层(Colles筋膜)

Superficial transverse perineal m.
会阴浅横肌

Perineal body
会阴体

*部分可有变异

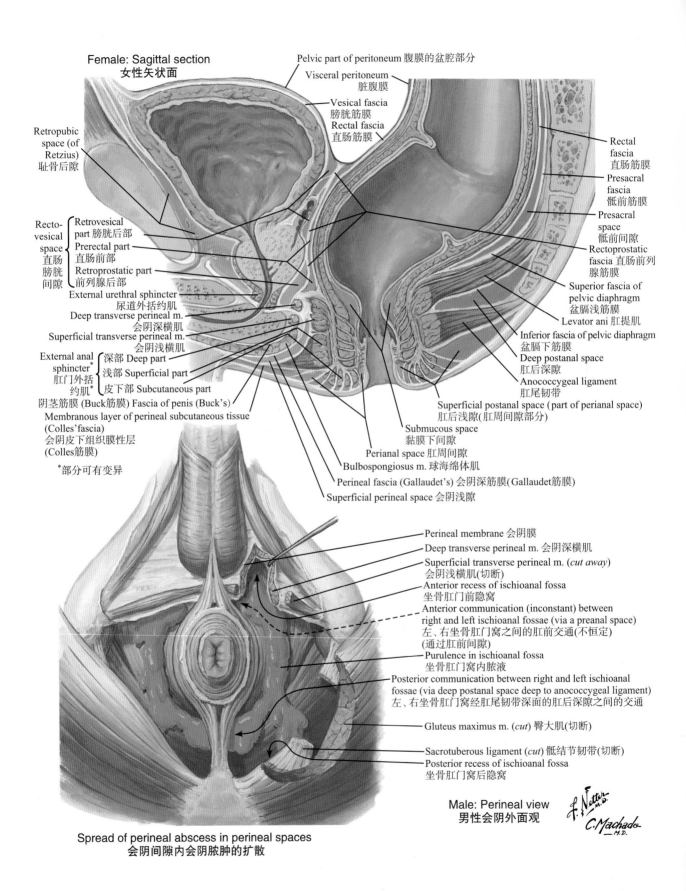

Female: Sagittal section
女性矢状面

Pelvic part of peritoneum 腹膜的盆腔部分
Visceral peritoneum 脏腹膜
Vesical fascia 膀胱筋膜
Rectal fascia 直肠筋膜

Rectal fascia 直肠筋膜
Presacral fascia 骶前筋膜
Presacral space 骶前间隙
Rectoprostatic fascia 直肠前列腺筋膜
Superior fascia of pelvic diaphragm 盆膈浅筋膜
Levator ani 肛提肌
Inferior fascia of pelvic diaphragm 盆膈下筋膜
Deep postanal space 肛后深隙
Anococcygeal ligament 肛尾韧带
Superficial postanal space (part of perianal space) 肛后浅隙(肛周间隙部分)

Retropubic space (of Retzius) 耻骨后隙

Recto-vesical space 直肠膀胱间隙
Retrovesical part 膀胱后部
Prerectal part 直肠前部
Retroprostatic part 前列腺后部

External urethral sphincter 尿道外括约肌
Deep transverse perineal m. 会阴深横肌
Superficial transverse perineal m. 会阴浅横肌

External anal sphincter* 肛门外括约肌*
Deep part 深部
Superficial part 浅部
Subcutaneous part 皮下部

阴茎筋膜 (Buck筋膜) Fascia of penis (Buck's)
Membranous layer of perineal subcutaneous tissue (Colles'fascia) 会阴皮下组织膜性层 (Colles筋膜)

*部分可有变异

Submucous space 黏膜下间隙
Perianal space 肛周间隙
Bulbospongiosus m. 球海绵体肌
Perineal fascia (Gallaudet's) 会阴深筋膜(Gallaudet筋膜)
Superficial perineal space 会阴浅隙

Perineal membrane 会阴膜
Deep transverse perineal m. 会阴深横肌
Superficial transverse perineal m. (cut away) 会阴浅横肌(切断)
Anterior recess of ischioanal fossa 坐骨肛门前隐窝
Anterior communication (inconstant) between right and left ischioanal fossae (via a preanal space) 左、右坐骨肛门窝之间的肛前交通(不恒定)(通过肛前间隙)
Purulence in ischioanal fossa 坐骨肛门窝内脓液
Posterior communication between right and left ischioanal fossae (via deep postanal space deep to anococcygeal ligament) 左、右坐骨肛门窝经肛尾韧带深面的肛后深隙之间的交通
Gluteus maximus m. (cut) 臀大肌(切断)
Sacrotuberous ligament (cut) 骶结节韧带(切断)
Posterior recess of ischioanal fossa 坐骨肛门窝后隐窝

Male: Perineal view
男性会阴外面观

Spread of perineal abscess in perineal spaces
会阴间隙内会阴脓肿的扩散

Rectosigmoid junction
直肠乙状结肠结合部

Anterior view
前面观

Sigmoid colon
乙状结肠

Free taenia
独立结肠带

Longitudinal muscular layer of rectum
直肠纵行肌层

Longitudinal muscular layer of rectum (cut)
直肠纵行肌层(切开)

Circular muscular layer of rectum
直肠环形肌层

Levator ani
肛提肌

Deep part 深部
Superficial part 浅部
Subcutaneous part 皮下部
} External anal sphincter*
肛门外括约肌*

Coronal section
冠状面

Corrugator cutis ani
肛门皱皮肌

Perianal skin
肛周皮肤

盆膈上筋膜 Superior fascia of pelvic diaphragm
盆膈下筋膜 Inferior fascia of pelvic diaphragm
肛提肌 Levator ani
直肠筋膜 Rectal fascia
直肠纵行肌层 Longitudinal muscular layer of rectum
直肠环形肌层 Circular muscular layer of rectum
直肠黏膜肌层 Muscularis mucosae of rectum
肛门外括约肌深部* Deep part* of external anal sphincter
直肠内静脉丛 Internal anorectal venous plexus
联合纵肌 Conjoined longitudinal m.
肛门外括约肌浅部* Superficial part* of external anal sphincter
肛门内括约肌 Internal anal sphincter
肛管黏膜肌 Muscularis mucosae of anal canal
Subcutaneous part* of external anal sphincter
肛门外括约肌皮下部*

Corrugator cutis ani
肛门皱皮肌

External anorectal venous plexus
直肠外静脉丛

Anocutaneous line
白线

*部分可有变异

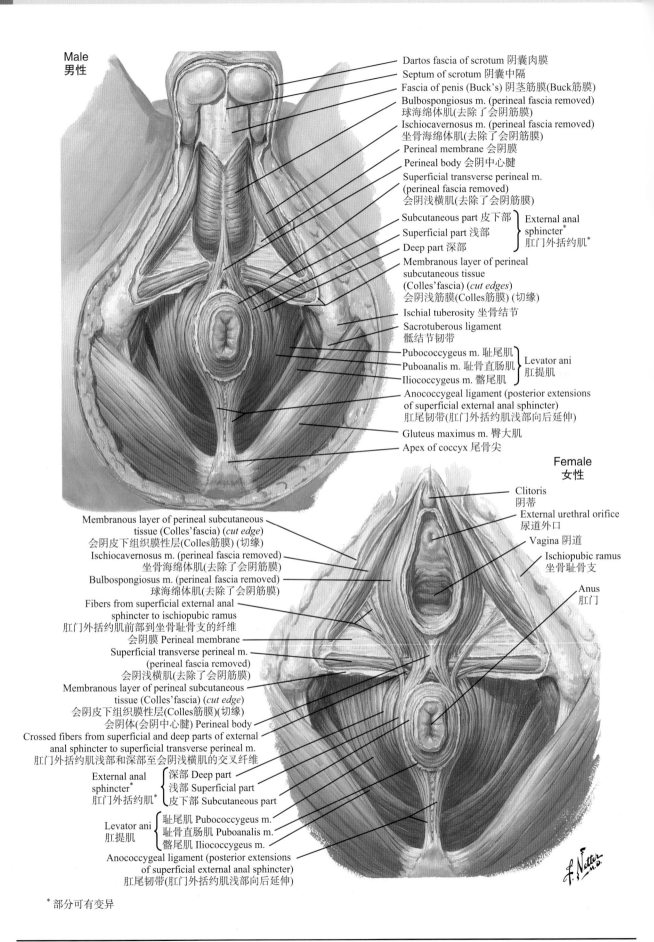

Male
男性

Dartos fascia of scrotum 阴囊肉膜
Septum of scrotum 阴囊中隔
Fascia of penis (Buck's) 阴茎筋膜(Buck筋膜)
Bulbospongiosus m. (perineal fascia removed)
球海绵体肌(去除了会阴筋膜)
Ischiocavernosus m. (perineal fascia removed)
坐骨海绵体肌(去除了会阴筋膜)
Perineal membrane 会阴膜
Perineal body 会阴中心腱
Superficial transverse perineal m.
(perineal fascia removed)
会阴浅横肌(去除了会阴筋膜)
Subcutaneous part 皮下部 ⎫ External anal
Superficial part 浅部 ⎬ sphincter*
Deep part 深部 ⎭ 肛门外括约肌*
Membranous layer of perineal
subcutaneous tissue
(Colles'fascia) (cut edges)
会阴浅筋膜(Colles筋膜) (切缘)
Ischial tuberosity 坐骨结节
Sacrotuberous ligament
骶结节韧带
Pubococcygeus m. 耻尾肌 ⎫
Puboanalis m. 耻骨直肠肌 ⎬ Levator ani
Iliococcygeus m. 髂尾肌 ⎭ 肛提肌
Anococcygeal ligament (posterior extensions
of superficial external anal sphincter)
肛尾韧带(肛门外括约肌浅部向后延伸)
Gluteus maximus m. 臀大肌
Apex of coccyx 尾骨尖

Female
女性

Clitoris
阴蒂
External urethral orifice
尿道外口
Vagina 阴道
Ischiopubic ramus
坐骨耻骨支
Anus
肛门

Membranous layer of perineal subcutaneous
tissue (Colles'fascia) (cut edge)
会阴皮下组织膜性层(Colles筋膜) (切缘)
Ischiocavernosus m. (perineal fascia removed)
坐骨海绵体肌(去除了会阴筋膜)
Bulbospongiosus m. (perineal fascia removed)
球海绵体肌(去除了会阴筋膜)
Fibers from superficial external anal
sphincter to ischiopubic ramus
肛门外括约肌前部到坐骨耻骨支的纤维
会阴膜 Perineal membrane
Superficial transverse perineal m.
(perineal fascia removed)
会阴浅横肌(去除了会阴筋膜)
Membranous layer of perineal subcutaneous
tissue (Colles'fascia) (cut edge)
会阴皮下组织膜性层(Colles筋膜)(切缘)
会阴体(会阴中心腱) Perineal body
Crossed fibers from superficial and deep parts of external
anal sphincter to superficial transverse perineal m.
肛门外括约肌浅部和深部至会阴浅横肌的交叉纤维
External anal ⎧ 深部 Deep part
sphincter* ⎨ 浅部 Superficial part
肛门外括约肌* ⎩ 皮下部 Subcutaneous part
Levator ani ⎧ 耻尾肌 Pubococcygeus m.
肛提肌 ⎨ 耻骨直肠肌 Puboanalis m.
⎩ 髂尾肌 Iliococcygeus m.
Anococcygeal ligament (posterior extensions
of superficial external anal sphincter)
肛尾韧带(肛门外括约肌浅部向后延伸)

* 部分可有变异

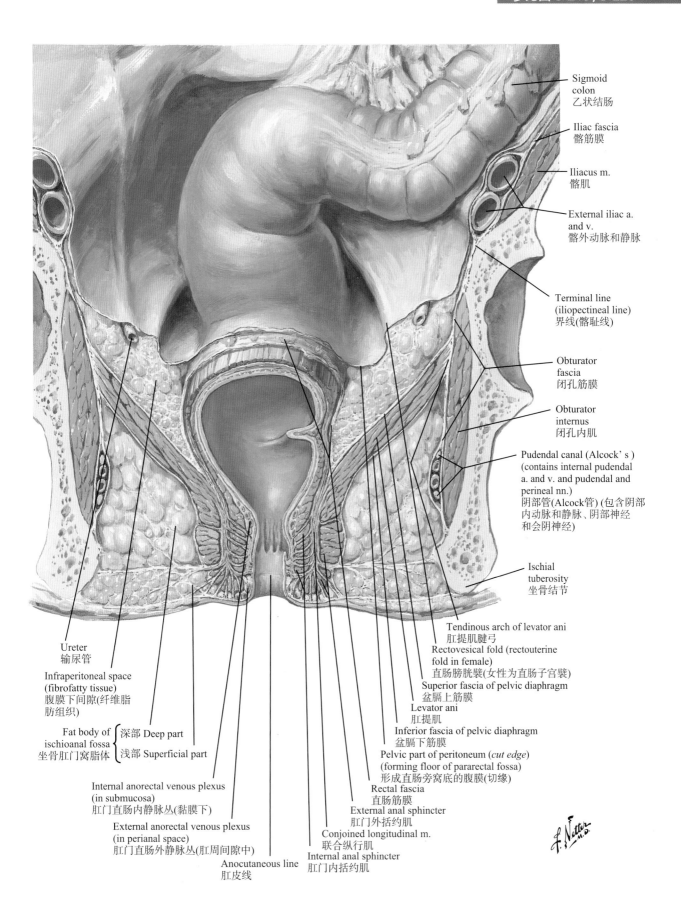

Sigmoid colon
乙状结肠

Iliac fascia
髂筋膜

Iliacus m.
髂肌

External iliac a. and v.
髂外动脉和静脉

Terminal line (iliopectineal line)
界线(髂耻线)

Obturator fascia
闭孔筋膜

Obturator internus
闭孔内肌

Pudendal canal (Alcock's) (contains internal pudendal a. and v. and pudendal and perineal nn.)
阴部管(Alcock管) (包含阴部内动脉和静脉、阴部神经和会阴神经)

Ischial tuberosity
坐骨结节

Tendinous arch of levator ani
肛提肌腱弓

Rectovesical fold (rectouterine fold in female)
直肠膀胱襞(女性为直肠子宫襞)

Superior fascia of pelvic diaphragm
盆膈上筋膜

Levator ani
肛提肌

Inferior fascia of pelvic diaphragm
盆膈下筋膜

Pelvic part of peritoneum (*cut edge*) (forming floor of pararectal fossa)
形成直肠旁窝底的腹膜(切缘)

Rectal fascia
直肠筋膜

External anal sphincter
肛门外括约肌

Conjoined longitudinal m.
联合纵行肌

Internal anal sphincter
肛门内括约肌

Ureter
输尿管

Infraperitoneal space (fibrofatty tissue)
腹膜下间隙(纤维脂肪组织)

Fat body of ischioanal fossa
坐骨肛门窝脂体
{ 深部 Deep part
浅部 Superficial part

Internal anorectal venous plexus (in submucosa)
肛门直肠内静脉丛(黏膜下)

External anorectal venous plexus (in perianal space)
肛门直肠外静脉丛(肛周间隙中)

Anocutaneous line
肛皮线

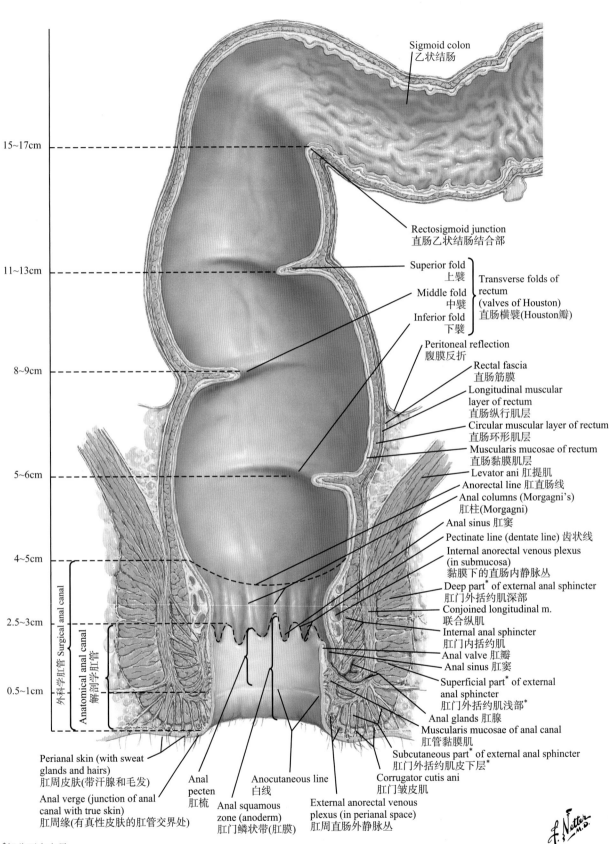

Sigmoid colon
乙状结肠

Rectosigmoid junction
直肠乙状结肠结合部

15~17cm

11~13cm

Superior fold
上襞

Middle fold
中襞

Inferior fold
下襞

Transverse folds of
rectum
(valves of Houston)
直肠横襞(Houston瓣)

Peritoneal reflection
腹膜反折

Rectal fascia
直肠筋膜

Longitudinal muscular
layer of rectum
直肠纵行肌层

Circular muscular layer of rectum
直肠环形肌层

8~9cm

Muscularis mucosae of rectum
直肠黏膜肌层

Levator ani 肛提肌

Anorectal line 肛直肠线

Anal columns (Morgagni's)
肛柱(Morgagni)

5~6cm

Anal sinus 肛窦

Pectinate line (dentate line) 齿状线

Internal anorectal venous plexus
(in submucosa)
黏膜下的直肠内静脉丛

4~5cm

Deep part* of external anal sphincter
肛门外括约肌深部

Conjoined longitudinal m.
联合纵肌

Internal anal sphincter
肛门内括约肌

2.5~3cm

外科学肛管 Surgical anal canal

解剖学肛管 Anatomical anal canal

Anal valve 肛瓣

Anal sinus 肛窦

Superficial part* of external
anal sphincter
肛门外括约肌浅部*

0.5~1cm

Anal glands 肛腺

Muscularis mucosae of anal canal
肛管黏膜肌

Subcutaneous part* of external anal sphincter
肛门外括约肌皮下层*

Corrugator cutis ani
肛门皱皮肌

Perianal skin (with sweat
glands and hairs)
肛周皮肤(带汗腺和毛发)

Anal verge (junction of anal
canal with true skin)
肛周缘(有真性皮肤的肛管交界处)

Anal
pecten
肛梳

Anocutaneous line
白线

Anal squamous
zone (anoderm)
肛门鳞状带(肛膜)

External anorectal venous
plexus (in perianal space)
肛周直肠外静脉丛

*部分可有变异

Deltoid m.
三角肌

Coracobrachialis m.
喙肱肌

Biceps brachii m.
肱二头肌
- Short head (*cut*)
  短头(切断)
- Long head (*cut*)
  长头(切断)

Musculocutaneous n.
肌皮神经

Brachialis m.
肱肌

Biceps brachii m. (*cut*) and tendon
肱二头肌(切断)及其肌腱

Lateral antebrachial cutaneous n.
前臂外侧皮神经

Radial n.
桡神经
- Deep branch
  深支
- Superficial branch
  浅支

Supinator
旋后肌

Brachioradialis m.
肱桡肌

Radial a.
桡动脉

Pronator teres (*partially cut*)
旋前圆肌(部分切断)

Median n.
正中神经

Flexor pollicis longus
拇长屈肌

Flexor carpi radialis tendon (*cut*)
桡侧腕屈肌腱(切断)

Flexor retinaculum of wrist
腕屈肌支持带

Superficial branch of radial n.
桡神经浅支

Recurrent branch of median n.
正中神经返支

Common palmar digital branches of median n.
正中神经指掌侧总神经

Proper palmar digital branches of median n.
正中神经指掌侧固有神经

Intercostobrachial n.
肋间臂神经

Medial brachial cutaneous n.
臂内侧皮神经

Radial n.
桡神经

Ulnar n.
尺神经

Medial antebrachial cutaneous n.
前臂内侧皮神经

Median n.
正中神经

Brachial a.
肱动脉

Bicipital aponeurosis
肱二头肌腱膜

Pronator teres
旋前圆肌
- Superficial head (*cut*)
  浅头(切断)
- Deep head
  深头

Flexor carpi radialis (*cut*)
桡侧腕屈肌(切断)

Flexor digitorum superficialis (*cut*)
指浅屈肌(切断)
- Humeroulnar head
  肱尺头
- Radial head
  桡头

Flexor digitorum profundus
指深屈肌

Flexor carpi ulnaris
尺侧腕屈肌

Ulnar a. and n.
尺动脉和尺神经

Dorsal branch of ulnar n.
尺神经手背支

Flexor digitorum superficialis tendons (*cut*)
指浅屈肌腱(切断)

Deep branch of ulnar n.
尺神经深支

Deep palmar branch of ulnar a.
尺动脉掌深支

Superficial branch of ulnar n.
尺神经浅支

Superficial palmar arch (*cut*)
掌浅弓(切断)

Common palmar digital branch of ulnar n.
尺神经指掌侧总神经

Communicating branch of ulnar n.
尺神经与正中神经的交通支

Proper palmar digital branches of ulnar n.
尺神经指掌侧固有神经

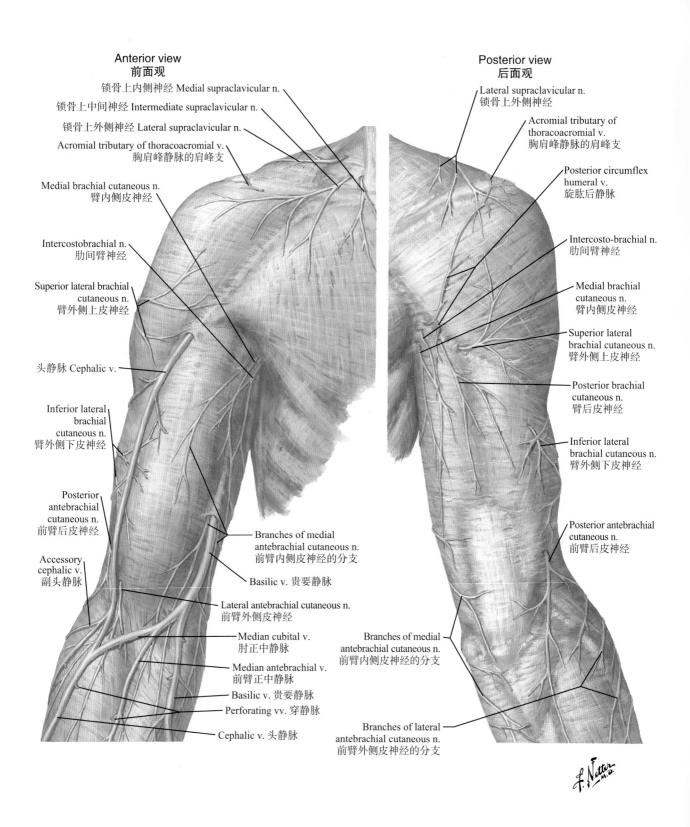

Anterior view
前面观

锁骨上内侧神经 Medial supraclavicular n.

锁骨上中间神经 Intermediate supraclavicular n.

锁骨上外侧神经 Lateral supraclavicular n.

Acromial tributary of thoracoacromial v.
胸肩峰静脉的肩峰支

Medial brachial cutaneous n.
臂内侧皮神经

Intercostobrachial n.
肋间臂神经

Superior lateral brachial cutaneous n.
臂外侧上皮神经

头静脉 Cephalic v.

Inferior lateral brachial cutaneous n.
臂外侧下皮神经

Posterior antebrachial cutaneous n.
前臂后皮神经

Accessory cephalic v.
副头静脉

Branches of medial antebrachial cutaneous n.
前臂内侧皮神经的分支

Basilic v. 贵要静脉

Lateral antebrachial cutaneous n.
前臂外侧皮神经

Median cubital v.
肘正中静脉

Median antebrachial v.
前臂正中静脉

Basilic v. 贵要静脉

Perforating vv. 穿静脉

Cephalic v. 头静脉

Posterior view
后面观

Lateral supraclavicular n.
锁骨上外侧神经

Acromial tributary of thoracoacromial v.
胸肩峰静脉的肩峰支

Posterior circumflex humeral v.
旋肱后静脉

Intercosto-brachial n.
肋间臂神经

Medial brachial cutaneous n.
臂内侧皮神经

Superior lateral brachial cutaneous n.
臂外侧上皮神经

Posterior brachial cutaneous n.
臂后皮神经

Inferior lateral brachial cutaneous n.
臂外侧下皮神经

Posterior antebrachial cutaneous n.
前臂后皮神经

Branches of medial antebrachial cutaneous n.
前臂内侧皮神经的分支

Branches of lateral antebrachial cutaneous n.
前臂外侧皮神经的分支

Anterior view
前面观

Posterior view
后面观

Cephalic v.
头静脉

Posterior antebrachial
cutaneous n.
前臂后皮神经

Lateral antebrachial
cutaneous n.
前臂外侧皮神经

Accessory
cephalic v.
副头静脉

Median
cephalic v.
头正中静脉

Cephalic v.
头静脉

Median
antebrachial v.
前臂正中静脉

Superficial branch
of radial n.
桡神经浅支

Palmar branch
of median n.
正中神经手掌支

Intercapitular vv.
小头间静脉

Basilic v. 贵要静脉

Medial antebrachial cutaneous nerve
前臂内侧皮神经

Anterior branch
前支

Posterior branch
后支

Median basilic v.
贵要正中静脉

Posterior branch of medial
antebrachial cutaneous n.
前臂内侧皮神经的后支

Bicipital aponeurosis
肱二头肌腱膜

Basilic v.
贵要静脉

Perforating vv.
穿静脉

Palmar branch of ulnar n.
尺神经手掌支

Dorsal branch
of ulnar n.
尺神经手背支

Palmar carpal ligament
腕掌韧带

Palmar aponeurosis
掌腱膜

Superficial transverse
metacarpal ligament
掌浅横韧带

Posterior
antebrachial
cutaneous n.
前臂后皮神经

Accessory
cephalic v.
副头静脉

Posterior branch of
lateral antebrachial
cutaneous n.
前臂外侧皮神经后支

Cephalic v.
头静脉

Extensor retinaculum
of wrist
伸肌支持带

Superficial branch
of radial n.
桡神经浅支

Dorsal venous
network of hand
手背静脉网

贵要静脉 Basilic v.

Dorsal branch of ulnar n.
尺神经手背支

Dorsal metacarpal vv.
掌背静脉

Intercapitular vv.
小头间静脉

Proper palmar digital branches of median and ulnar nn.,
and palmar digital vv.
正中神经和尺神经指掌侧固有支和指掌侧固有静脉

Dorsal digital branches of median and ulnar nn.,
and dorsal digital vv.
正中神经和尺神经的指背支和指背静脉

Note: In 70% of cases, a median cubital vein (a tributary to the basilic vein) replaces the median cephalic and median basilic veins (see Plate S-228).
注意: 在70%的人中, 肘正中静脉(头静脉向贵要静脉的分流)替代了头正中静脉和贵要正中静脉(见图S-228)

Posterior view: superficial layer
后面观：浅层

Posterior view: deeper layer
后面观：深层

Spinous process of C7 vertebra
第7颈椎棘突

Levator scapulae
肩胛提肌

Rhomboid minor m.
小菱形肌

Rhomboid major m.
大菱形肌

Acromion
肩峰

Trapezius m.
斜方肌

Deltoid m.
三角肌

Supraspinatus m.
冈上肌

Spine of scapula
肩胛冈

Infraspinatus
fascia
冈下筋膜

Infraspinatus m.
冈下肌

Teres minor m.
小圆肌

Teres major m.
大圆肌

Latissimus dorsi m.
背阔肌

Long head
长头

Lateral head
外侧头

Triceps
brachii m.
肱三头肌

Spinous process of
T12 vertebra
第12胸椎棘突

Triangle of auscultation
听诊三角

Trapezius m.
斜方肌

Inferior belly of omohyoid m.
肩胛舌骨肌下腹

Anterior view
前面观

Acromion
肩峰

Sternocleidomastoid m.
胸锁乳突肌

Deltopectoral triangle
三角胸大肌三角

Clavicle
锁骨

Deltoid m.
三角肌

Clavicular
head
锁骨部

Deltoid branch of
thoracoacromial a.
胸肩峰动脉三角肌支

Sternocostal
head
胸肋部

Pectoralis
major m.
胸大肌

Cephalic v.
头静脉

Long head
长头

Abdominal
part
腹部

Biceps
brachii m.
肱二头肌

Short head
短头

Sternum
胸骨

Triceps brachii m.
(lateral head)
肱三头肌(外侧头)

6th costal cartilage
第6肋软骨

Latissimus dorsi m.
背阔肌

Serratus anterior m.
前锯肌

External abdominal oblique m.
腹外斜肌

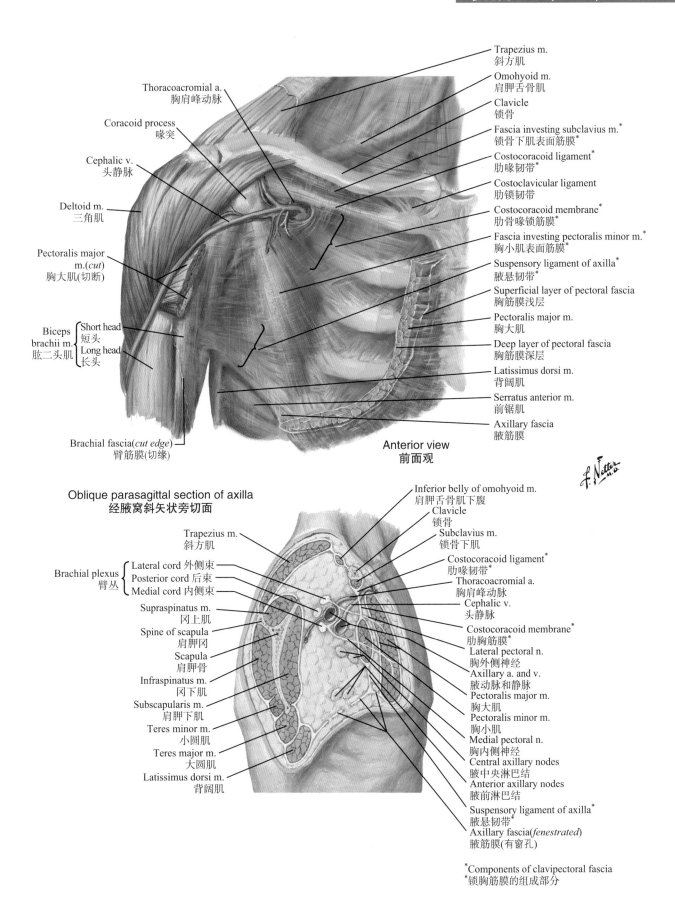

Thoracoacromial a.
胸肩峰动脉

Coracoid process
喙突

Cephalic v.
头静脉

Deltoid m.
三角肌

Pectoralis major m.(cut)
胸大肌(切断)

Biceps brachii m.
肱二头肌 { Short head 短头 / Long head 长头 }

Brachial fascia(cut edge)
臂筋膜(切缘)

Trapezius m.
斜方肌

Omohyoid m.
肩胛舌骨肌

Clavicle
锁骨

Fascia investing subclavius m.*
锁骨下肌表面筋膜*

Costocoracoid ligament*
肋喙韧带*

Costoclavicular ligament
肋锁韧带

Costocoracoid membrane*
肋骨喙锁筋膜*

Fascia investing pectoralis minor m.*
胸小肌表面筋膜*

Suspensory ligament of axilla*
腋悬韧带*

Superficial layer of pectoral fascia
胸筋膜浅层

Pectoralis major m.
胸大肌

Deep layer of pectoral fascia
胸筋膜深层

Latissimus dorsi m.
背阔肌

Serratus anterior m.
前锯肌

Axillary fascia
腋筋膜

**Anterior view
前面观**

**Oblique parasagittal section of axilla
经腋窝斜矢状旁切面**

Trapezius m.
斜方肌

Brachial plexus
臂丛 { Lateral cord 外侧束 / Posterior cord 后束 / Medial cord 内侧束 }

Supraspinatus m.
冈上肌

Spine of scapula
肩胛冈

Scapula
肩胛骨

Infraspinatus m.
冈下肌

Subscapularis m.
肩胛下肌

Teres minor m.
小圆肌

Teres major m.
大圆肌

Latissimus dorsi m.
背阔肌

Inferior belly of omohyoid m.
肩胛舌骨肌下腹

Clavicle
锁骨

Subclavius m.
锁骨下肌

Costocoracoid ligament*
肋喙韧带*

Thoracoacromial a.
胸肩峰动脉

Cephalic v.
头静脉

Costocoracoid membrane*
肋胸筋膜*

Lateral pectoral n.
胸外侧神经

Axillary a. and v.
腋动脉和静脉

Pectoralis major m.
胸大肌

Pectoralis minor m.
胸小肌

Medial pectoral n.
胸内侧神经

Central axillary nodes
腋中央淋巴结

Anterior axillary nodes
腋前淋巴结

Suspensory ligament of axilla*
腋悬韧带*

Axillary fascia(fenestrated)
腋筋膜(有窗孔)

*Components of clavipectoral fascia
*锁胸筋膜的组成部分

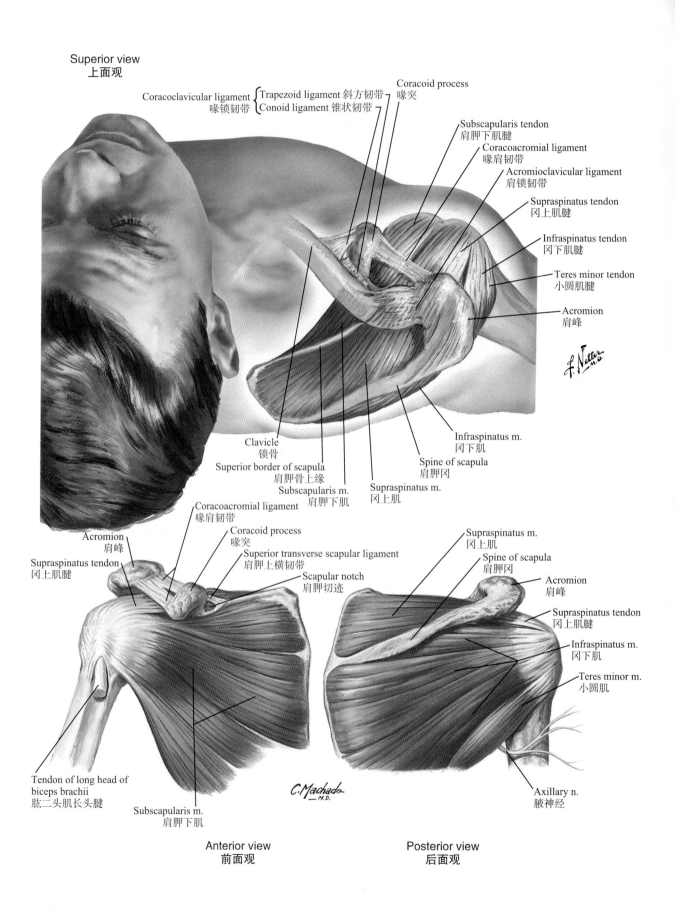

Superior view
上面观

Coracoclavicular ligament
喙锁韧带
{ Trapezoid ligament 斜方韧带
Conoid ligament 锥状韧带

Coracoid process
喙突

Subscapularis tendon
肩胛下肌腱

Coracoacromial ligament
喙肩韧带

Acromioclavicular ligament
肩锁韧带

Supraspinatus tendon
冈上肌腱

Infraspinatus tendon
冈下肌腱

Teres minor tendon
小圆肌腱

Acromion
肩峰

Clavicle
锁骨

Superior border of scapula
肩胛骨上缘

Subscapularis m.
肩胛下肌

Supraspinatus m.
冈上肌

Infraspinatus m.
冈下肌

Spine of scapula
肩胛冈

Acromion
肩峰

Supraspinatus tendon
冈上肌腱

Coracoacromial ligament
喙肩韧带

Coracoid process
喙突

Superior transverse scapular ligament
肩胛上横韧带

Scapular notch
肩胛切迹

Supraspinatus m.
冈上肌

Spine of scapula
肩胛冈

Acromion
肩峰

Supraspinatus tendon
冈上肌腱

Infraspinatus m.
冈下肌

Teres minor m.
小圆肌

Tendon of long head of biceps brachii
肱二头肌长头腱

Subscapularis m.
肩胛下肌

Axillary n.
腋神经

Anterior view
前面观

Posterior view
后面观

右盂肱关节MRI质子
密度加权冠状位成像

Clavicle
锁骨

Acromion
肩峰

Supraspinatus m.
冈上肌

Supraspinatus
tendon
冈上肌腱

Glenoid labrum
盂唇

Head of humerus
肱骨头

Surgical neck
of humerus
肱骨外科颈

Body of humerus
肱骨体

右盂肱关节CT
轴位成像

Coracoid process
喙突

Deltoid m.
三角肌

Head of humerus
肱骨头

Glenoid fossa
关节盂

Supraspinatus m.
冈上肌

Spine of scapula
肩胛冈

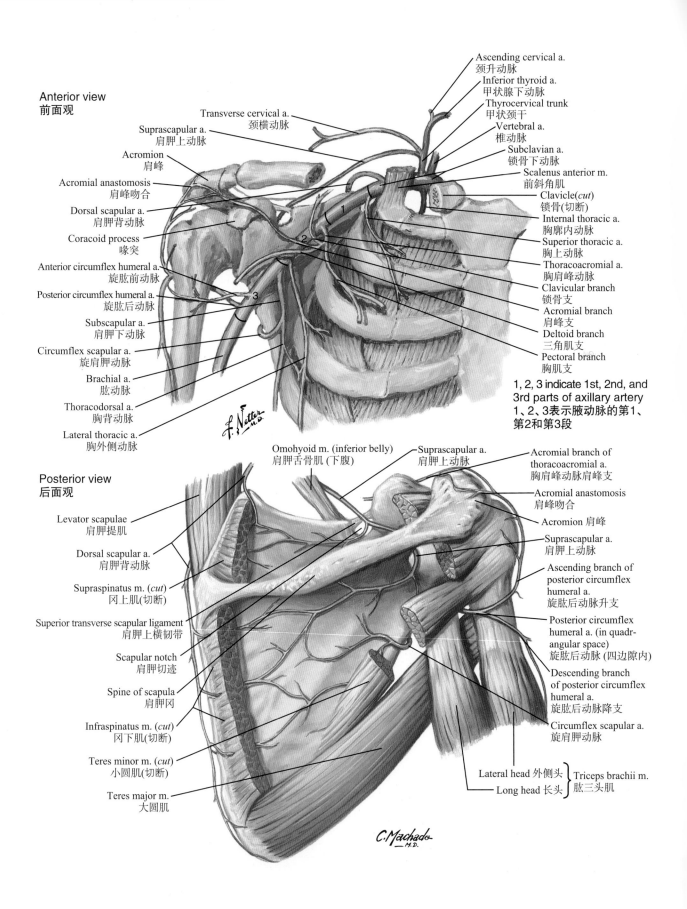

Anterior view 前面观

Transverse cervical a. 颈横动脉
Suprascapular a. 肩胛上动脉
Acromion 肩峰
Acromial anastomosis 肩峰吻合
Dorsal scapular a. 肩胛背动脉
Coracoid process 喙突
Anterior circumflex humeral a. 旋肱前动脉
Posterior circumflex humeral a. 旋肱后动脉
Subscapular a. 肩胛下动脉
Circumflex scapular a. 旋肩胛动脉
Brachial a. 肱动脉
Thoracodorsal a. 胸背动脉
Lateral thoracic a. 胸外侧动脉

Ascending cervical a. 颈升动脉
Inferior thyroid a. 甲状腺下动脉
Thyrocervical trunk 甲状颈干
Vertebral a. 椎动脉
Subclavian a. 锁骨下动脉
Scalenus anterior m. 前斜角肌
Clavicle(cut) 锁骨(切断)
Internal thoracic a. 胸廓内动脉
Superior thoracic a. 胸上动脉
Thoracoacromial a. 胸肩峰动脉
Clavicular branch 锁骨支
Acromial branch 肩峰支
Deltoid branch 三角肌支
Pectoral branch 胸肌支

1, 2, 3 indicate 1st, 2nd, and 3rd parts of axillary artery
1、2、3表示腋动脉的第1、第2和第3段

Posterior view 后面观

Omohyoid m. (inferior belly) 肩胛舌骨肌 (下腹)
Suprascapular a. 肩胛上动脉

Levator scapulae 肩胛提肌
Dorsal scapular a. 肩胛背动脉
Supraspinatus m. (cut) 冈上肌(切断)
Superior transverse scapular ligament 肩胛上横韧带
Scapular notch 肩胛切迹
Spine of scapula 肩胛冈
Infraspinatus m. (cut) 冈下肌(切断)
Teres minor m. (cut) 小圆肌(切断)
Teres major m. 大圆肌

Acromial branch of thoracoacromial a. 胸肩峰动脉肩峰支
Acromial anastomosis 肩峰吻合
Acromion 肩峰
Suprascapular a. 肩胛上动脉
Ascending branch of posterior circumflex humeral a. 旋肱后动脉升支
Posterior circumflex humeral a. (in quadrangular space) 旋肱后动脉 (四边隙内)
Descending branch of posterior circumflex humeral a. 旋肱后动脉降支
Circumflex scapular a. 旋肩胛动脉
Lateral head 外侧头 } Triceps brachii m. 肱三头肌
Long head 长头 }

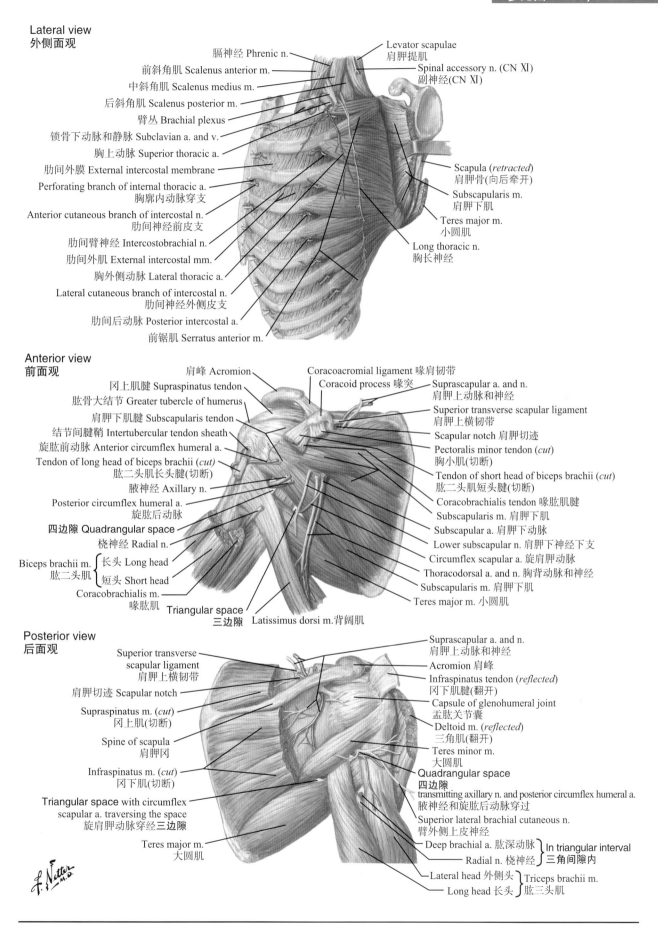

Lateral view
外侧面观

膈神经 Phrenic n.
前斜角肌 Scalenus anterior m.
中斜角肌 Scalenus medius m.
后斜角肌 Scalenus posterior m.
臂丛 Brachial plexus
锁骨下动脉和静脉 Subclavian a. and v.
胸上动脉 Superior thoracic a.
肋间外膜 External intercostal membrane
Perforating branch of internal thoracic a.
胸廓内动脉穿支
Anterior cutaneous branch of intercostal n.
肋间神经前皮支
肋间臂神经 Intercostobrachial n.
肋间外肌 External intercostal mm.
胸外侧动脉 Lateral thoracic a.
Lateral cutaneous branch of intercostal n.
肋间神经外侧皮支
肋间后动脉 Posterior intercostal a.
前锯肌 Serratus anterior m.

Levator scapulae
肩胛提肌
Spinal accessory n. (CN XI)
副神经(CN XI)
Scapula (retracted)
肩胛骨(向后牵开)
Subscapularis m.
肩胛下肌
Teres major m.
小圆肌
Long thoracic n.
胸长神经

Anterior view
前面观

肩峰 Acromion
冈上肌腱 Supraspinatus tendon
肱骨大结节 Greater tubercle of humerus
肩胛下肌腱 Subscapularis tendon
结节间腱鞘 Intertubercular tendon sheath
旋肱前动脉 Anterior circumflex humeral a.
Tendon of long head of biceps brachii (cut)
肱二头肌长头腱(切断)
腋神经 Axillary n.
Posterior circumflex humeral a.
旋肱后动脉
四边隙 Quadrangular space
桡神经 Radial n.
Biceps brachii m. { 长头 Long head
肱二头肌 { 短头 Short head
Coracobrachialis m.
喙肱肌
Triangular space
三边隙

Coracoacromial ligament 喙肩韧带
Coracoid process 喙突
Suprascapular a. and n.
肩胛上动脉和神经
Superior transverse scapular ligament
肩胛上横韧带
Scapular notch 肩胛切迹
Pectoralis minor tendon (cut)
胸小肌(切断)
Tendon of short head of biceps brachii (cut)
肱二头肌短头腱(切断)
Coracobrachialis tendon 喙肱肌腱
Subscapularis m. 肩胛下肌
Subscapular a. 肩胛下动脉
Lower subscapular n. 肩胛下神经下支
Circumflex scapular a. 旋肩胛动脉
Thoracodorsal a. and n. 胸背动脉和神经
Subscapularis m. 肩胛下肌
Teres major m. 小圆肌

Latissimus dorsi m.背阔肌

Posterior view
后面观

Superior transverse
scapular ligament
肩胛上横韧带
肩胛切迹 Scapular notch
Supraspinatus m. (cut)
冈上肌(切断)
Spine of scapula
肩胛冈
Infraspinatus m. (cut)
冈下肌(切断)
Triangular space with circumflex
scapular a. traversing the space
旋肩胛动脉穿经三边隙
Teres major m.
大圆肌

Suprascapular a. and n.
肩胛上动脉和神经
Acromion 肩峰
Infraspinatus tendon (reflected)
冈下肌腱(翻开)
Capsule of glenohumeral joint
盂肱关节囊
Deltoid m. (reflected)
三角肌(翻开)
Teres minor m.
大圆肌
Quadrangular space
四边隙
transmitting axillary n. and posterior circumflex humeral a.
腋神经和旋肱后动脉穿过
Superior lateral brachial cutaneous n.
臂外侧上皮神经
Deep brachial a. 肱深动脉 } In triangular interval
Radial n. 桡神经 } 三角间隙内
Lateral head 外侧头 } Triceps brachii m.
Long head 长头 } 肱三头肌

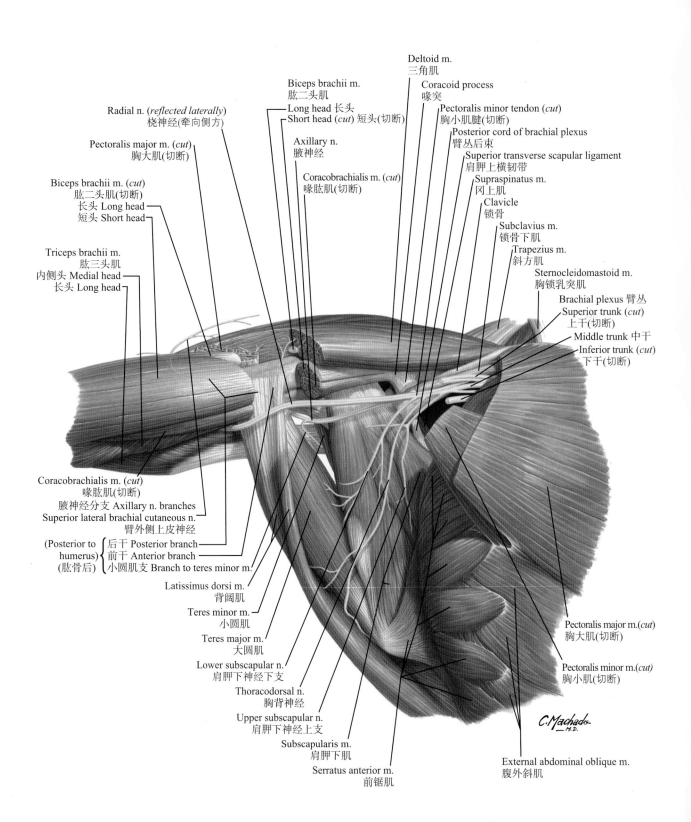

Deltoid m.
三角肌

Biceps brachii m.
肱二头肌

Coracoid process
喙突

Long head 长头

Pectoralis minor tendon (cut)
胸小肌腱(切断)

Short head (cut) 短头(切断)

Radial n. (reflected laterally)
桡神经(牵向侧方)

Posterior cord of brachial plexus
臂丛后束

Axillary n.
腋神经

Superior transverse scapular ligament
肩胛上横韧带

Pectoralis major m. (cut)
胸大肌(切断)

Supraspinatus m.
冈上肌

Coracobrachialis m. (cut)
喙肱肌(切断)

Biceps brachii m. (cut)
肱二头肌(切断)

Clavicle
锁骨

长头 Long head

Subclavius m.
锁骨下肌

短头 Short head

Trapezius m.
斜方肌

Triceps brachii m.
肱三头肌

Sternocleidomastoid m.
胸锁乳突肌

内侧头 Medial head

Brachial plexus 臂丛

长头 Long head

Superior trunk (cut)
上干(切断)

Middle trunk 中干

Inferior trunk (cut)
下干(切断)

Coracobrachialis m. (cut)
喙肱肌(切断)

腋神经分支 Axillary n. branches

Superior lateral brachial cutaneous n.
臂外侧上皮神经

(Posterior to humerus)
(肱骨后)

后干 Posterior branch

前干 Anterior branch

小圆肌支 Branch to teres minor m.

Latissimus dorsi m.
背阔肌

Teres minor m.
小圆肌

Pectoralis major m.(cut)
胸大肌(切断)

Teres major m.
大圆肌

Lower subscapular n.
肩胛下神经下支

Pectoralis minor m.(cut)
胸小肌(切断)

Thoracodorsal n.
胸背神经

Upper subscapular n.
肩胛下神经上支

C.Machado
M.D.

Subscapularis m.
肩胛下肌

Serratus anterior m.
前锯肌

External abdominal oblique m.
腹外斜肌

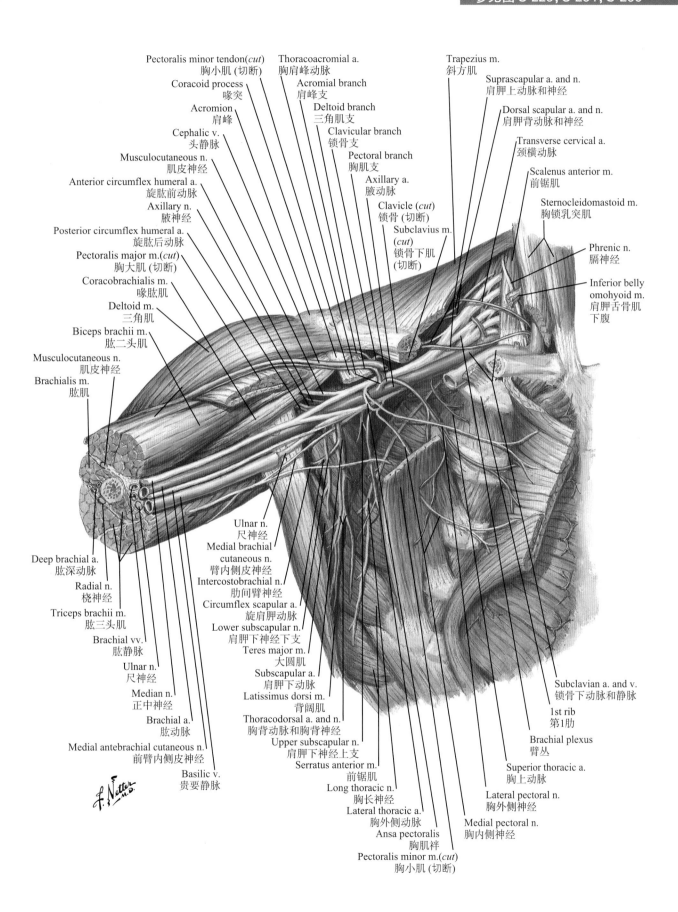

Pectoralis minor tendon(*cut*)
胸小肌 (切断)

Coracoid process
喙突

Acromion
肩峰

Cephalic v.
头静脉

Musculocutaneous n.
肌皮神经

Anterior circumflex humeral a.
旋肱前动脉

Axillary n.
腋神经

Posterior circumflex humeral a.
旋肱后动脉

Pectoralis major m.(*cut*)
胸大肌 (切断)

Coracobrachialis m.
喙肱肌

Deltoid m.
三角肌

Biceps brachii m.
肱二头肌

Musculocutaneous n.
肌皮神经

Brachialis m.
肱肌

Deep brachial a.
肱深动脉

Radial n.
桡神经

Triceps brachii m.
肱三头肌

Brachial vv.
肱静脉

Ulnar n.
尺神经

Median n.
正中神经

Brachial a.
肱动脉

Medial antebrachial cutaneous n.
前臂内侧皮神经

Basilic v.
贵要静脉

Ulnar n.
尺神经

Medial brachial cutaneous n.
臂内侧皮神经

Intercostobrachial n.
肋间臂神经

Circumflex scapular a.
旋肩胛动脉

Lower subscapular n.
肩胛下神经下支

Teres major m.
大圆肌

Subscapular a.
肩胛下动脉

Latissimus dorsi m.
背阔肌

Thoracodorsal a. and n.
胸背动脉和胸背神经

Upper subscapular n.
肩胛下神经上支

Serratus anterior m.
前锯肌

Long thoracic n.
胸长神经

Lateral thoracic a.
胸外侧动脉

Ansa pectoralis
胸肌袢

Pectoralis minor m.(*cut*)
胸小肌 (切断)

Thoracoacromial a.
胸肩峰动脉

Acromial branch
肩峰支

Deltoid branch
三角肌支

Clavicular branch
锁骨支

Pectoral branch
胸肌支

Axillary a.
腋动脉

Clavicle (*cut*)
锁骨 (切断)

Subclavius m.
(*cut*)
锁骨下肌
(切断)

Trapezius m.
斜方肌

Suprascapular a. and n.
肩胛上动脉和神经

Dorsal scapular a. and n.
肩胛背动脉和神经

Transverse cervical a.
颈横动脉

Scalenus anterior m.
前锯肌

Sternocleidomastoid m.
胸锁乳突肌

Phrenic n.
膈神经

Inferior belly omohyoid m.
肩胛舌骨肌下腹

Subclavian a. and v.
锁骨下动脉和静脉

1st rib
第1肋

Brachial plexus
臂丛

Superior thoracic a.
胸上动脉

Lateral pectoral n.
胸外侧神经

Medial pectoral n.
胸内侧神经

Coracoid process
喙突

Deltoid m.
三角肌

Anterior circumflex humeral a.
旋肱前动脉

Humerus
肱骨

Pectoralis major m.and tendon(cut)
胸大肌及其肌腱(切断)

Biceps brachii m. { 长头Long head
肱二头肌 { 短头Short head

Coracobrachialis m.
喙肱肌

Brachial a.
肱动脉

Muscular branch
肌支

Median n.
正中神经

Muscular branch
肌支

Biceps brachii m.
肱二头肌

Brachialis m.
肱肌

Radial recurrent a.
桡动脉返支

Biceps brachii tendon
肱二头肌腱

Radial a.
桡动脉

Brachioradialis m.
肱桡肌

Axillary a.
腋动脉

Pectoralis minor m.(cut)
胸小肌(切断)

Lateral cord of brachial plexus
臂丛外侧束

Medial cord of brachial plexus
臂丛内侧束

Musculocutaneous n.
肌皮神经

Subscapularis m.
肩胛下肌

Posterior circumflex humeral a.
旋肱后动脉

Anterior circumflex humeral a.
旋肱前动脉

Teres major m.
大圆肌

Latissimus dorsi tendon and m.
背阔肌及其肌腱

Deep brachial a.
肱深动脉

Medial brachial cutaneous n.
臂内侧皮神经

Ulnar n.
尺神经

Medial antebrachial cutaneous n.
前臂内侧皮神经

Long head 长头 } Triceps brachii m.
Medial head 内侧头 } 肱三头肌

Superior ulnar collateral a.
尺侧上副动脉

Medial intermuscular septum
内侧肌间隔

Inferior ulnar collateral a.
尺侧下副动脉

Medial epicondyle of humerus
肱骨内上髁

Bicipital aponeurosis
肱二头肌腱膜

Pronator teres
旋前圆肌

Ulnar a.
尺动脉

Flexor carpi radialis
桡侧腕屈肌

Coracoacromial ligament
喙肩韧带

Subacromial bursa
肩峰下囊

Greater tubercle
肱骨大结节

Lesser tubercle of humerus
肱骨小结节

Intertubercular tendon sheath
结节间腱鞘

Deltoid m.(*reflected*)
三角肌(翻开)

Pectoralis major m.(*reflected*)
胸大肌(翻开)

Anterior circumflex humeral a.
旋肱前动脉

Biceps brachii m.
肱二头肌
{ Long head
长头
Short head
短头 }

Brachial a.(*cut*)
肱动脉(切断)

Median n.(*cut*)
正中神经(切断)

Brachialis m.
肱肌

Lateral antebrachial cutaneous n.
前臂外侧皮神经

Bicipital aponeurosis
肱二头肌腱膜

Biceps brachii tendon
肱二头肌腱

Brachioradialis m.
肱桡肌

Pronator teres
旋前圆肌

Flexor carpi radialis
桡侧腕屈肌

Acromion
肩峰

Coracoid process
喙突

Pectoralis minor tendon(*cut*)
胸小肌腱(切断)

Subscapularis m.
肩胛下肌

Musculocutaneous n.(*cut*)
肌皮神经(切断)

Coracobrachialis m.
喙肱肌

Circumflex scapular a.(*cut*)
旋肩胛动脉(切断)

Teres major m.
大圆肌

Latissimus dorsi m.
背阔肌

Tendon of long head of biceps brachii
肱二头肌长头腱

Tendon of short head of biceps brachii
肱二头肌短头腱

Coracobrachialis m.
喙肱肌

Musculocutaneous n.
肌皮神经

Deltoid m.(*cut*)
三角肌(切断)

Brachialis m.
肱肌

Medial intermuscular septum
内侧肌间隔

Superficial layer
浅层

Lateral intermuscular septum
外侧肌间隔

Lateral epicondyle of humerus
肱骨外上髁

Lateral antebrachial cutaneous n.
前臂外侧皮神经

Head of radius
桡骨头

Biceps brachii tendon
肱二头肌腱

Radial tuberosity
桡骨粗隆

Medial epicondyle of humerus
肱骨内上髁

Ulnar tuberosity
尺骨粗隆

Deep layer
深层

Superficial layer
浅层

Supraspinatus m.
冈上肌

Infraspinatus m.
冈下肌

Teres minor m.
小圆肌

Axillary n.
腋神经

Deltoid m.(*cut and reflected*)
三角肌(切断并翻开)

Posterior circumflex humeral a.
旋肱后动脉

Superior lateral brachial cutaneous n.
臂外侧上皮神经

Long head 长头
Lateral head 外侧头   } Triceps brachii m.
Tendon 肌腱   肱三头肌

Brachioradialis m.
肱桡肌

Capsule of glenohumeral joint
盂肱关节囊

Supraspinatus tendon
冈上肌腱

Infraspinatus tendon(*cut*)
冈下肌腱(切断)

Teres minor tendon(*cut*)
小圆肌腱(切断)

Axillary n.
腋神经

Posterior circumflex humeral a.
旋肱后动脉

Superior lateral brachial
cutaneous n.
臂外侧上皮神经

Deep brachial a.
肱深动脉

Radial n.
桡神经

Middle collateral a.
中副动脉

Radial collateral a.
桡侧副动脉

Inferior lateral brachial
cutaneous n.
臂外侧下皮神经

Lateral intermuscular septum
外侧肌间隔

Teres major m.
大圆肌

Posterior brachial cutaneous n.
臂后皮神经

Medial intermuscular septum
内侧肌间隔

Ulnar n.
尺神经

Medial epicondyle of humerus
肱骨内上髁

Olecranon
鹰嘴

Flexor carpi ulnaris
尺侧腕屈肌

Anconeus m.
肘肌

Extensor carpi radialis longus
桡侧腕长伸肌

Extensor carpi ulnaris
尺侧腕伸肌

Posterior antebrachial cutaneous n.
前臂后皮神经

Extensor digitorum
指伸肌

Extensor carpi radialis brevis
桡侧腕短伸肌

Teres major m.
and tendon
大圆肌及其
肌腱

Long head of triceps brachii m.
肱三头肌长头

Lateral head of triceps brachii m.(*cut*)
肱三头肌外侧头(切断)

Medial head of triceps brachii m.
肱三头肌内侧头

Medial epicondyle of humerus
肱骨内上髁

Ulnar n.
尺神经

Olecranon
鹰嘴

Anconeus m.
肘肌

Posterior antebrachial
cutaneous n.
前臂后皮神经

Lateral epicondyle
of humerus
肱骨外上髁

Deep layer
深层

Superior ulnar collateral a.
尺侧上副动脉

Inferior ulnar collateral a.
尺侧下副动脉

Medial intermuscular septum
内侧肌间隔

Ulnar n.
尺神经

Posterior ulnar recurrent a.
尺侧返动脉后支

Medial epicondyle of humerus
肱骨内上髁

Triceps brachii tendon (*cut*)
肱三头肌腱(切断)

Olecranon
鹰嘴

Anconeus m.
肘肌

Flexor carpi ulnaris
尺侧腕屈肌

Recurrent interosseous a.
骨间返动脉

Posterior interosseous a.
骨间后动脉

Ulna
尺骨

Extensor pollicis longus
拇长伸肌

Extensor indicis
示指伸肌

Anterior interosseous a.
骨间前动脉

Extensor carpi ulnaris tendon (*cut*)
尺侧腕伸肌腱(切断)

Extensor digiti minimi tendon (*cut*)
小指伸肌腱(切断)

Extensor digitorum tendons (*cut*)
指伸肌腱(切断)

Extensor retinaculum of wrist (dorsal carpal tendon sheaths numbered)
伸肌支持带(腕背肌腱鞘编号)

5th metacarpal bone
第5掌骨

Middle collateral a.
中副动脉

Lateral intermuscular septum
外侧肌间隔

Brachioradialis m.
肱桡肌

Extensor carpi radialis longus
桡侧腕长伸肌

Lateral epicondyle of humerus
肱骨外上髁

Common extensor tendon (*partially cut*)
伸肌总腱 (部分切断)

Extensor carpi radialis brevis
桡侧腕短伸肌

Supinator
旋后肌

Posterior interosseous n.
骨间后神经

Pronator teres
旋前圆肌

Radius
桡骨

Posterior interosseous n.
骨间后神经

Abductor pollicis longus
拇长展肌

Extensor pollicis brevis
拇短伸肌

Extensor carpi radialis brevis tendon
桡侧腕短伸肌腱

Extensor carpi radialis longus tendon
桡侧腕长伸肌腱

Radial a.
桡动脉

1st metacarpal bone
第1掌骨

2nd metacarpal bone
第2掌骨

1st dorsal interosseous m.
第1骨间背侧肌

F. Netter M.D.

Superior ulnar collateral a.
尺侧上副动脉

Ulnar n.
尺神经

Medial epicondyle of humerus
内上髁

Olecranon
鹰嘴

Anconeus m.
肘肌

Flexor carpi ulnaris
尺侧腕屈肌

Extensor carpi ulnaris
尺侧腕伸肌

Extensor retinaculum of wrist (dorsal
carpal tendon sheaths numbered)
伸肌支持带(腕背肌腱鞘编号)

Dorsal branch of ulnar n.
尺神经腕背支

Extensor carpi ulnaris tendon
尺侧腕伸肌腱
Extensor digiti minimi tendon
小指伸肌腱
Extensor digitorum tendons
指伸肌腱
Extensor indicis tendon
示指伸肌腱

5th metacarpal bone
第5掌骨

Triceps brachii tendon
肱三头肌腱

Brachioradialis m.
肱桡肌

Extensor carpi radialis longus
桡侧腕长伸肌

Common extensor tendon
伸肌总腱

Extensor carpi radialis brevis
桡侧腕短伸肌

Extensor digitorum
指伸肌

Extensor digiti minimi
小指伸肌

Abductor pollicis longus
拇长展肌

Extensor pollicis brevis
拇短伸肌

Extensor pollicis longus tendon
拇长伸肌腱
Extensor carpi radialis brevis tendon
桡侧腕短伸肌腱
Extensor carpi radialis longus tendon
桡侧腕长伸肌腱

Superficial branch of radial n.
桡神经浅支

Abductor pollicis longus tendon
拇长展肌腱
Extensor pollicis brevis tendon
拇短伸肌腱
Extensor pollicis longus tendon
拇长伸肌腱

Anatomical snuffbox
鼻烟窝

Medial epicondyle
内上髁

Olecranon
鹰嘴

Lateral epicondyle
外上髁

Common extensor
tendon
伸肌总腱

Ulna
尺骨

Extensor carpi
radialis longus
桡侧腕长伸肌

Extensor carpi
radialis brevis
桡侧腕短伸肌

Extensor carpi
ulnaris
尺侧腕伸肌

Extensor digitorum
伸指肌

Extensor digiti minimi
小指伸肌

Extensor indicis
示指伸肌

Abductor pollicis longus
拇长展肌

Extensor pollicis brevis
拇短伸肌

Extensor pollicis longus
拇长伸肌

Extensor indicis
tendon
示指伸肌腱

Medial epicondyle
内上髁

Olecranon
鹰嘴

Lateral epicondyle
外上髁

Common extensor
tendon
伸肌总腱

Extensor digitorum and
extensor digiti minimi
(*cut away*)
指伸肌和小指伸肌
(切除)

Interosseous membrane
of forearm
前臂骨间膜

Radius
桡骨

Ulna
尺骨

Extensor digitorum
tendons(*cut*)
指伸肌腱(切断)

Extensor digiti
minimi tendon
小指伸肌腱

Right forearm:
posterior views
右前臂：后面观

Median n.
正中神经

Brachial a.
肱动脉

Lateral antebrachial cutaneous n.
前臂外侧皮神经

Brachialis m.
肱肌

Biceps brachii tendon
肱二头肌腱

Radial a.
桡动脉

Bicipital aponeurosis
肱二头肌腱膜

Brachioradialis m.
肱桡肌

Radial a.
桡动脉

Median n.
正中神经

Palmar carpal ligament
腕掌韧带

Palmar aponeurosis
掌腱膜

Ulnar n.
尺神经

Ulnar a.
尺动脉

Medial epicondyle of humerus
肱骨内上髁

Common flexor tendon
屈肌总腱

Pronator teres
旋前圆肌

Flexor carpi radialis
桡侧腕屈肌

Palmaris longus m.
掌长肌

Flexor carpi ulnaris
尺侧腕屈肌

Flexor digitorum superficialis
指浅屈肌

Palmaris longus tendon
掌长肌腱

Ulnar a.
尺动脉

Ulnar n.
尺神经

Flexor digitorum superficialis tendons
指浅屈肌腱

Pisiform bone
豌豆骨

Palmar branch of median n.
正中神经手掌支

Lateral epicondyle
外上髁

Medial epicondyle
内上髁

Common flexor tendon
屈肌总腱

Flexor carpi radialis
桡侧腕屈肌

Palmaris longus m.
掌长肌

Flexor carpi ulnaris
尺侧腕屈肌

Radius
桡骨

Ulna
尺骨

Pisiform bone
豌豆骨

Hook of hamate bone
钩骨钩

Palmar aponeurosis(*cut*)
掌腱膜(切断)

Right forearm:anterior view
右前臂：前面观

Lateral epicondyle
外上髁

Coronoid process of ulna
冠突

Body of radius
桡骨体

Radial styloid
process
桡骨茎突

Medial epicondyle
内上髁

Lateral epicondyle
外上髁

Common flexor tendon
屈肌总腱

Coronoid process of ulna
冠突

Interosseous membrane of forearm
前臂骨间膜

Body of radius
桡骨体

Flexor digitorum superficialis
指浅屈肌

Tendons of heads of flexor
digitorum superficialis
指浅屈肌起点肌腱

Flexor digitorum profundus
指深屈肌

Flexor pollicis longus
拇长屈肌

Head of ulna
尺骨头

Head of ulna
尺骨头

Radial styloid
process
桡骨茎突

Flexor digitorum superficialis
tendons(cut away)
指浅屈肌腱(切除)

Flexor digitorum
profundus tendons
指深屈肌腱

Right forearm:anterior views
右前臂: 前面观

Biceps brachii m.
肱二头肌

Brachialis m.
肱肌

Lateral antebrachial cutaneous n. (cut)
前臂外侧皮神经(切断)

Radial n.
桡神经

Deep branch
深支

Superficial branch
浅支

Biceps brachii tendon
肱二头肌腱

Radial recurrent a.
桡侧返动脉

Radial a.
桡动脉

Supinator
旋后肌

Brachioradialis m.
肱桡肌

Pronator teres (cut)
旋前圆肌(切断)

Radial head of flexor digitorum superficialis
指浅屈肌桡头

Flexor pollicis longus
拇长屈肌

Palmaris longus tendon (cut and reflected)
掌长肌腱(切断并翻开)

Palmar carpal ligament
腕掌韧带

Flexor carpi radialis tendon (cut)
桡侧腕屈肌腱(切断)

Superficial palmar branch of radial a.
桡动脉掌浅支

Ulnar n.
尺神经

Median n.
正中神经

Brachial a.
肱动脉

Medial intermuscular septum
内侧肌间隔

Superficial head of pronator teres (cut and reflected)
旋前圆支浅头(切断并翻开)

Medial epicondyle
内上髁

Flexor carpi radialis tendon (cut)
桡侧腕屈肌(切断)

Palmaris longus tendon (cut)
掌长肌(切断)

Anterior ulnar recurrent a.
尺侧返动脉前支

Humeroulnar head of flexor digitorum superficialis
指浅屈肌肱尺头

Ulnar a.
尺动脉

Common interosseous a.
骨间总动脉

Deep head of pronator teres (cut)
旋前圆肌深头(切断)

Anterior interosseous a.
骨间前动脉

Flexor carpi ulnaris
尺侧腕屈肌

Flexor digitorum superficialis
指浅屈肌

Ulnar a.
尺动脉

Ulnar n.
尺神经

Dorsal branch of ulnar n.
尺神经腕背支

Median n.
正中神经

Palmar branch of ulnar n. (cut)
尺神经手掌支(切断)

Palmar branch of median n. (cut)
正中神经手掌支(切断)

Pisiform bone
豌豆骨

Deep branch of ulnar n.
尺神经深支

Deep palmar branch of ulnar a.
尺动脉掌深支

Superficial branch of ulnar n.
尺神经浅支

Flexor retinaculum of wrist
屈肌支持带

Supination
旋后位

Pronation
旋前位

Lateral epicondyle
外上髁

Medial epicondyle
内上髁

Medial epicondyle
内上髁

Lateral epicondyle
外上髁

Supinator
旋后肌

Pronator teres(deep head)
旋前圆肌(深头)

Pronator teres(superficial head)
旋前圆肌(浅头)

Ulna
尺骨

Radius
桡骨

Ulna
尺骨

Radius
桡骨

Pronator quadratus
旋前方肌

Right forearm:anterior view
右前臂: 前面观

Brachialis m.
肱肌

Musculocutaneous n.
肌皮神经

Lateral antebrachial cutaneous n.
前臂外侧皮神经

Lateral intermuscular septum
外侧肌间隔

Radial n.
桡神经

Lateral epicondyle
外上髁

Biceps brachii tendon (*cut*)
肱二头肌腱(切断)

Radial recurrent a.
桡侧返动脉

Radial a.
桡动脉

Posterior interosseous a.
骨间后动脉

Supinator
旋后肌

Anterior interosseous a.
骨间前动脉

Radial head of flexor digitorum
superficialis (*cut*)
指浅屈肌桡头(切断)

Pronator teres (*cut and reflected*)
旋前圆肌(切断并翻开)

Radial a.
桡动脉

Flexor pollicis longus (*cut*)
拇长屈肌(切断)

Flexor pollicis longus tendon (*cut*)
拇长屈肌腱(切断)

Radius
桡骨

Pronator quadratus
旋前方肌

Brachioradialis tendon (*cut*)
肱桡肌腱(切断)

Radial a.
桡动脉

Superficial palmar branch of radial a.
桡动脉掌浅支

Flexor pollicis longus tendon (*cut*)
拇长屈肌腱(切断)

Flexor carpi radialis tendon (*cut*)
桡侧腕屈肌腱(切断)

Abductor pollicis tendon
拇长展肌腱

Extensor pollicis brevis tendon
拇短伸肌腱

1st metacarpal bone
第1掌骨

Ulnar n.
尺神经

Median n.
正中神经

Brachial a.
肱动脉

Medial intermuscular septum
内侧肌间隔

Superficial head of pronator teres
(*cut and reflected*)
旋前圆肌浅头(切断并翻开)

Anterior ulnar recurrent a.
尺侧返动脉前支

Medial epicondyle of humerus
肱骨内上髁

Flexor carpi radialis tendon (*cut*)
桡侧腕屈肌腱(切断)

Palmaris longus tendon (*cut*)
掌长肌腱(切断)

Flexor carpi ulnaris tendon (*cut*)
桡侧腕屈肌腱(切断)

Humeroulnar head of flexor digitorum
superficialis (*cut*)
指浅屈肌肱尺头(切断)

Posterior ulnar recurrent a.
尺侧返动脉后支

Ulnar a.
尺动脉

Common interosseous a.
骨间总动脉

Deep head of pronator teres (*cut*)
旋前圆肌深头(切断)

Median n. (*cut*)
正中神经(切断)

Flexor digitorum profundus
指深屈肌

Anterior interosseous a. and n.
骨间总动脉和神经

Ulnar n.
尺神经

Dorsal branch of ulnar n.
尺神经腕背支

Palmar carpal branch of radial a.
桡动脉腕掌支

Palmar carpal branch of ulnar a.
尺动脉腕掌支

Flexor carpi ulnaris tendon (*cut*)
尺侧腕屈肌腱(切断)

Pisiform bone
豌豆骨

Deep branch of ulnar n.
尺神经深支

Deep palmar branch of ulnar a.
尺动脉掌深支

Hook of hamate bone
钩骨钩

5th metacarpal bone
第5掌骨

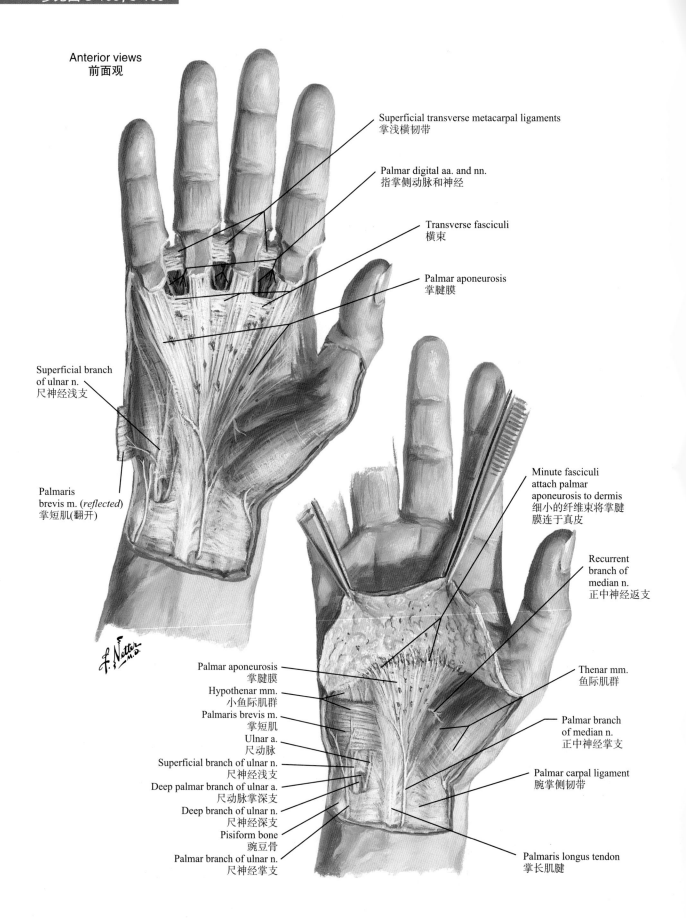

Anterior views
前面观

Superficial transverse metacarpal ligaments
掌浅横韧带

Palmar digital aa. and nn.
指掌侧动脉和神经

Transverse fasciculi
横束

Palmar aponeurosis
掌腱膜

Superficial branch
of ulnar n.
尺神经浅支

Palmaris
brevis m. (reflected)
掌短肌(翻开)

Minute fasciculi
attach palmar
aponeurosis to dermis
细小的纤维束将掌腱
膜连于真皮

Recurrent
branch of
median n.
正中神经返支

Palmar aponeurosis
掌腱膜
Hypothenar mm.
小鱼际肌群
Palmaris brevis m.
掌短肌
Ulnar a.
尺动脉
Superficial branch of ulnar n.
尺神经浅支
Deep palmar branch of ulnar a.
尺动脉掌深支
Deep branch of ulnar n.
尺神经深支
Pisiform bone
豌豆骨
Palmar branch of ulnar n.
尺神经掌支

Thenar mm.
鱼际肌群

Palmar branch
of median n.
正中神经掌支

Palmar carpal ligament
腕掌侧韧带

Palmaris longus tendon
掌长肌腱

Insertion of flexor digitorum profundus tendon
指深屈肌腱止点

Insertion of flexor digitorum superficialis tendon
指浅屈肌腱止点

Midpalmar space (deep to flexor tendons and lumbrical mm.)
掌中间隙(位于屈肌腱和蚓状肌深面)

Probe in midpalmar space
探针示掌中间隙

Synovial sheath of little finger
小指滑膜鞘

Common flexor sheath
屈肌总腱鞘

Hypothenar mm.
小鱼际肌群

Common palmar digital branches of median n. (cut)
正中神经的指掌侧总神经(切断)

Recurrent branch of median n.
正中神经返支

Ulnar a. and n.
尺动脉和神经

Superficial palmar branch of radial a.
桡动脉掌浅支

Annular part of fibrous sheath over synovial sheath
滑膜鞘表面纤维鞘环状部

Cruciform part of fibrous sheath over synovial sheath
滑膜鞘表面纤维鞘交叉部

Proper palmar digital branch of median n.
正中神经指掌侧固有神经

Proper palmar digital a.
指掌侧固有动脉

Common palmar digital a.
指掌侧总动脉

Septum between thenar and midpalmar spaces
鱼际间隙和掌中间隙间的隔膜

Thenar space (deep to flexor tendons and 1st lumbrical m.)
鱼际间隙(位于屈肌腱和第1蚓状肌深面)

Probe in dorsal extension of thenar space deep to adductor pollicis
探针示拇收肌深面的鱼际间隙向背侧延伸

1st dorsal interosseous m.
第1骨间背侧肌

Fascia of adductor pollicis
拇收肌筋膜

Proper palmar digital branches of median n.
正中神经指掌侧固有神经

Anterior views
前面观

Palmar aponeurosis (*reflected*)
掌腱膜(翻开)

Septa from palmar aponeurosis forming canals
掌腱膜发出纤维隔形成管道

Proper palmar digital aa
指掌侧固有动脉

Common palmar digital a.
指掌侧总动脉

Probe in 1st lumbrical fascial sheath
探针示第1蚓状肌筋膜鞘

Tendon sheath of flexor pollicis longus
拇长屈肌腱鞘

Proper palmar digital branches of median n.
正中神经指掌侧固有神经

Thenar mm.
鱼际肌群

Flexor retinaculum of wrist
腕屈肌支持带

Palmar carpal ligament
腕掌侧韧带

Palmaris longus tendon
掌长肌腱

Median n.
正中神经

Tendon sheath of flexor pollicis longus
拇长屈肌腱鞘

Flexor carpi radialis tendon
桡侧腕屈肌腱

Radial a. and venae comitantes
桡动脉及其伴行静脉

Synovial sheaths of digits of hand
指滑膜鞘

2nd, 3rd, and 4th lumbrical mm.
第2、3、4蚓状肌

Superficial palmar arterial arch
掌浅弓

Common flexor sheath
屈肌总腱鞘

正中神经 Median n.

Common palmar digital branch of ulnar n.
尺神经指掌侧总神经

Superficial branch of ulnar n.
尺神经浅支

Deep palmar branch of ulnar a.
尺动脉掌深支

Deep branch of ulnar n.
尺神经深支

豌豆骨 Pisiform bone

屈肌总腱鞘 Common flexor sheath

Flexor carpi ulnaris tendon
尺侧腕屈肌腱

尺神经 Ulnar n.

Ulnar a. and venae comitantes
尺动脉及其伴行静脉

Common variation
常见变异

Usual arrangement
正常排列

Synovial sheaths
of fingers
指滑膜鞘

Lumbrical mm.
蚓状肌

Midpalmar space
掌中间隙

Thenar space
鱼际间隙

Common flexor sheath
屈肌总腱鞘

Tendon sheath of
flexor pollicis
longus
拇长屈肌腱鞘

Intermediate bursa(communicat-
ion between common flexor sheath
and tendon sheath of flexor pollicis
longus)
中间囊(屈肌总腱鞘和拇长屈肌腱
鞘相交通)

Lumbrical muscles: schema
蚓状肌：示意图

Flexor digitorum
superficialis tendons (cut)
指浅屈肌腱(切断)

Lumbrical tendons
(insert into extensor
expansion system)
蚓状肌腱(插入伸
指肌腱扩张部)

3rd and 4th lumbrical mm. (bipennate)
第3和第4蚓状肌(双羽肌)

1st and 2nd lumbrical mm.
(unipennate)
第1和第2蚓状肌
(单羽肌)

Lumbrical muscles arise from flexor
digitorum profundus tendons
蚓状肌起源于指深屈肌腱

Flexor digitorum
profundus tendons
指深屈肌腱

注：被滑膜鞘包裹的指浅、深肌腱由指纤维鞘
固定于指骨上，指纤维鞘由环状部(A)和交叉部
(C)组成

Tendon of
flexor digitorum
superficialis
指浅屈肌腱

A1 A2 C1 A3 C2 A4 C3 A5

Tendon of flexor
digitorum profundus
指深屈肌腱

Synovial sheath
滑膜鞘

掌侧韧带 Palmar ligaments

Anterior view
前面观

Lumbrical mm.
蚓状肌

Superficial palmar arch
掌浅弓

Opponens digiti minimi m.
小指对掌肌

Flexor digiti minimi
小指屈肌

Abductor digiti minimi
小指展肌

Pisiform bone
豌豆骨

Flexor carpi ulnaris tendon
尺侧腕屈肌腱

Ulnar n.
尺神经

Ulnar a.
尺动脉

Common flexor sheath
屈肌总腱鞘

Flexor digitorum superficialis tendons
指浅屈肌腱

Adductor pollicis
拇收肌

Flexor pollicis brevis (reflected)
拇短屈肌(翻开)

Abductor pollicis brevis (reflected)
拇短展肌(翻开)

Opponens pollicis m. (cut)
拇对掌肌(切断)

1st metacarpal bone
第1掌骨

Trapezium bone
大多角骨

Flexor retinaculum of wrist
腕屈肌支持带

Tendon sheath of flexor carpi radialis
桡侧腕屈肌腱鞘

Palmar carpal ligament (reflected)
腕掌侧韧带(翻开)

Flexor pollicis longus tendon in tendon sheath
拇长屈肌及其腱鞘

Flexor carpi radialis tendon
桡侧腕屈肌腱

Radial a.
桡动脉

Median n.
正中神经

Palmaris longus tendon
掌长肌腱

Cross section of wrist demonstrating carpal tunnel
腕部横断面示腕管

Flexor retinaculum of wrist
腕屈肌支持带

Ulnar a. and n.
尺动脉和尺神经

Flexor carpi ulnaris tendon
尺侧腕屈肌腱

Flexor digitorum superficialis tendons*
(3, 4 superficial; 2, 5 deep)
指浅屈肌腱*(3、4在浅层；2、5在深层)

Flexor digitorum profundus tendons*
(2, 3, 4, 5)
指深屈肌腱*
(2,3,4,5)

Hamate bone
钩骨

Capitate bone
头状骨

Palmaris longus tendon
掌长肌腱

Median n.*
正中神经*

Flexor carpi radialis tendon
桡侧腕屈肌腱

Flexor pollicis longus tendon*
拇长屈肌腱*

Radial a.
桡动脉

Trapezium bone
大多角骨

Trapezoid bone
小多角骨

*腕管内容物

Simple method of demonstrating arrangement of flexor digitorum superficialis tendons within carpal tunnel
简单的方法示腕管内指浅屈肌腱的排列

参见图 S-246，S-252，S-253，附图 S-BP 105

Flexor digitorum profundus tendon
指深屈肌腱

Flexor digitorum superficialis tendon
指浅屈肌腱

Fibrous sheath of finger (*opened*)
指纤维鞘(打开)

Synovial sheath of finger (*opened*)
指滑膜鞘(打开)

Midpalmar space (deep to flexor tendons and lumbrical mm.)
掌中间隙(位于屈肌腱和蚓状肌深面)

Lumbrical mm.
蚓状肌

Common flexor sheath (*opened*)
屈肌总腱鞘(打开)

Flexor digitorum superficialis tendons (proximally 3,4 superficial; 2, 5 deep; distally 2, 3, 4, 5 same plane)
指浅屈肌腱（近侧端，3、4在浅层，2、5在深层；远侧端，2、3、4、5在同一平面）

Common flexor sheath
屈肌总腱鞘

Annular part of fibrous sheath
纤维鞘环状部

Cruciform part of fibrous sheath
纤维鞘交叉部

Lumbrical mm. (*cut and reflected*)
蚓状肌(切断并翻开)

Synovial sheath of finger
手指滑膜鞘

Thenar space 鱼际间隙
(deep to flexor tendon and 1st lumbrical m.)
(位于屈肌腱和第1蚓状肌深面)

Adductor pollicis
拇收肌

Tendon sheath of flexor pollicis longus
拇长屈肌腱鞘

Flexor digitorum profundus tendons (2, 3, 4, 5)
指深屈肌腱(2,3,4,5)

Flexor retinaculum of wrist (*reflected*)
腕屈肌支持带(翻开)

Tendon sheath of flexor pollicis longus 拇长屈肌腱鞘

Flexor carpi radialis tendon 桡侧腕屈肌腱

Pronator quadratus 旋前方肌

掌中间隙 Midpalmar space

Septa forming canals 纤维间隔形成的肌腱管

Flexor digitorum profundus tendon (to 3rd digit) 指深屈肌腱(到第3指)

Flexor digitorum superficialis tendon (to 3rd digit) 指浅屈肌腱(到第3指)

Septum between midpalmar and thenar spaces
掌中间隙和鱼际间隙之间的纤维隔

Thenar space 鱼际间隙

掌腱膜 Palmar aponeurosis

Common palmar digital a. and n.
指掌侧总动脉和神经

蚓状肌 Lumbrical m.

Flexor digitorum superficialis and profundus tendons (to 5th digit in synovial sheath)
指浅、深屈肌腱鞘(到滑膜鞘中的第5指)

Hypothenar mm.
小鱼际肌群

Dorsal fascia of hand
手背筋膜

Flexor pollicis longus tendon
拇长屈肌腱

Extensor pollicis longus tendon
拇长伸肌腱

Adductor pollicis
拇收肌

Palmar interosseous mm.
骨间掌侧肌

Dorsal interosseous mm.
骨间背侧肌

Extensor tendons
指伸肌腱

Posterior view
后面观

Attachment of central band of extensor expansion (base of middle phalanx)
指伸肌腱扩展部中间束附着点（中节指骨底）

Slips of long extensor tendon to collateral bands
指长伸肌腱分出的侧束

Extensor hood
指伸肌腱帽

Extensor tendon
指伸肌腱

Interosseous mm.
骨间肌

Metacarpal bone
掌骨

Attachment of collateral bands of extensor expansion (base of distal phalanx)
指伸肌腱扩张部侧束附着点(远节指骨底)

Collateral bands of extensor expansion
指伸肌腱扩展部侧束

Lumbrical m.
蚓状肌

Collateral band of extensor expansion
指伸肌腱扩展部侧束

Central band of extensor expansion
指伸肌腱扩展部中间束

Extensor hood
指伸肌腱帽

Extensor tendon
指伸肌腱

Attachment of central band of extensor expansion
指伸肌腱扩展部中间束附着点

Attachment of collateral bands of extensor expansion
指伸肌腱扩展部侧束附着点

Finger in extension: lateral view
指伸位：侧面观

Collateral ligaments
侧副韧带

Vinculum breve
短腱纽

Vincula longa
长腱纽

Flexor digitorum superficialis tendon
指浅屈肌腱

Flexor digitorum profundus tendon
指深屈肌腱

Lumbrical m.
蚓状肌

Metacarpal bone
掌骨

Dorsal interosseous m.
骨间背侧肌

Palmar interosseous m.
骨间掌侧肌

Attachment of small deep slip of extensor tendon to proximal phalanx and joint capsule
指伸肌腱的一小束深层纤维止于近节指骨和关节囊

Collateral ligament 侧副韧带

Extensor tendon
伸肌腱

Distal attachment of interosseous m. (to base of proximal phalanx and joint capsule)
骨间肌的远端附着点(至近节指骨底和关节囊)

Dorsal interosseous m.
骨间背侧肌

Palmar interosseous m.
骨间掌侧肌

Distal attachment of lumbrical m. (to extensor expansion)
蚓状肌的远端附着点(至指伸肌腱扩展部)

Palmar ligament
掌侧韧带

Flexor digitorum superficialis tendon(cut)
指浅屈肌腱(切断)

Lumbrical m.
蚓状肌

Collateral ligaments
侧副韧带

Finger in flexion: lateral view
指屈位：侧面观

Flexor digitorum profundus tendon(cut)
指深屈肌腱(切断)

Palmar ligament
掌侧韧带

Note: Black arrows indicate pull of extensor tendon; red arrows indicate pull of interosseous and lumbrical muscles; dots indicate axis of rotation of joints.
注：黑色箭头表示牵拉指伸肌腱；红色箭头表示牵拉骨间肌和蚓状肌；黑点表示关节旋转的轴

C. Machado —M.D.

Lumbrical mm.(reflected)
蚓状肌(翻开)

Muscular branches of ulnar n. (to 3rd and 4th lumbrical mm. and to all interosseous mm.)
尺神经肌支(至第3和第4蚓状肌和所有骨间肌)

1st dorsal interosseous m.
第一骨间背侧肌

Adductor pollicis 拇收肌

Flexor pollicis brevis 拇短屈肌

Abductor pollicis brevis (cut)
拇短展肌(切断)

Muscular branches of median n. (to thenar mm. and to 1st and 2nd lumbrical mm.)
正中神经肌支(至鱼际肌群和第1和第2蚓状肌)

Opponens pollicis m. 拇对掌肌

Flexor retinaculum of wrist(reflected)
腕屈肌支持带(翻开)

Superficial palmar branch of radial a.
桡动脉掌浅支

Radius 桡骨

Palmar carpal branch of radial a.
桡动脉腕掌支

Radial a.
桡动脉

Deep transverse metacarpal ligaments
掌骨深横韧带

指掌侧总动脉 Common palmar digital aa.

指掌侧动脉 Palmar metacarpal aa.

掌深弓 Deep palmar arch

小指对掌肌 Opponens digiti minimi m.

小指短屈肌(切断) Flexor digiti minimi(cut)

尺神经深支 Deep branch of ulnar n.

尺动脉掌深支 Deep palmar branch of ulnar a.

小指展肌(切断) Abductor digiti minimi(cut)

正中神经 Median n.

豌豆骨 Pisiform bone

腕掌弓 Palmar carpal arch

尺侧腕屈肌腱 Flexor carpi ulnaris tendon

尺动脉腕掌支 Palmar carpal branch of ulnar a.

尺动脉 Ulnar a.

尺神经 Ulnar n.

旋前方肌 Pronator quadratus

Anterior view
前面观

Tendinous slips to extensor expansions
至指伸肌腱扩展部的肌腱纤维

Dorsal interosseous mm.
骨间背侧肌

Abductor pollicis brevis
拇短展肌

Radial a.
桡动脉

Radius
桡骨

Ulna
尺骨

Abductor digiti minimi
小指展肌

Posterior view
后面观

Palmar interosseous mm.
骨间掌侧肌

Radius 桡骨

Ulna
尺骨

Anterior view
前面观

C.Machado
—M.D.

注: 箭头表示肌肉牵拉方向。第三指上的虚线是指内收和外展的参考平面。

Branches of proper palmar digital nn.and aa. to dorsum of middle and distal phalanges
至中远节指骨的指掌侧固有神经和动脉的分支

Proper palmar digital nn. and aa.
指掌侧固有神经和动脉

Communicating branch of ulnar n.
尺神经交通支

Common palmar digital nn. and aa.
指掌侧总神经和动脉

Superficial palmar arch
掌浅弓

Common flexor sheath
屈肌总腱鞘

Superficial branch of ulnar n.
尺神经浅支

Deep palmar branch of ulnar a.
尺动脉掌深支

Deep branch of ulnar n.
尺神经深支

Flexor retinaculum of wrist
腕屈肌支持带

腕掌侧韧带 Palmar carpal ligament

尺动脉和尺神经 Ulnar a. and n.

Flexor tendons, synovial and fibrous sheaths
屈肌腱、滑膜鞘和纤维鞘
Muscular branches of median n. (to 1st and 2nd lumbrical mm.)
正中神经肌支(至第1和第2蚓状肌)

Adductor pollicis 拇收肌

Proper palmar digital nn. and aa. (to thumb)
指掌侧固有神经和动脉(至拇指)

Flexor pollicis brevis 拇短屈肌

Recurrent branch of median n.
正中神经返支

Opponens pollicis m.
拇对掌肌

Abductor pollicis brevis(cut)
拇短展肌(切断)

Superficial palmar branch of radial a.
桡动脉掌浅支

Palmar branch of median n. 正中神经掌支

Median n. 正中神经

Radial a. 桡动脉

Proper palmar digital branches of ulnar n.
尺神经的指掌侧固有神经

Communicating branch of ulnar n.
尺神经交通支

Deep branch of ulnar n.
尺神经深支

Hook of hamate bone
钩骨钩

Superficial branch of ulnar n.
尺神经浅支

Muscular branches of ulnar n. (to hypothenar mm.)
尺神经肌支(至小鱼际肌群)

Deep branch of ulnar n.
尺神经深支

Deep palmar branch of ulnar a.
尺动脉掌深支

豌豆骨 Pisiform bone

Palmar carpal branch of ulnar a.
尺动脉腕掌支

尺动脉和尺神经 Ulnar a. and n.

Proper palmar digital branches of median n.
正中神经的指掌侧固有神经

Proper palmar digital aa. 指掌侧固有动脉

Common palmar digital aa. 指掌侧总动脉

Palmar metacarpal aa. 掌心动脉

Radialis indicis a. 示指桡侧动脉

Proper palmar digital aa. and nn. of thumb
拇指掌侧固有动脉和神经

Princeps pollicis a. 拇主要动脉

Deep branch of ulnar n. 尺神经深支

Deep palmar arch 掌深弓

Superficial palmar branch of radial a. 桡动脉掌浅支
Palmar carpal branch of radial a.
桡动脉腕掌支

Median n. 正中神经
Radial a. 桡动脉

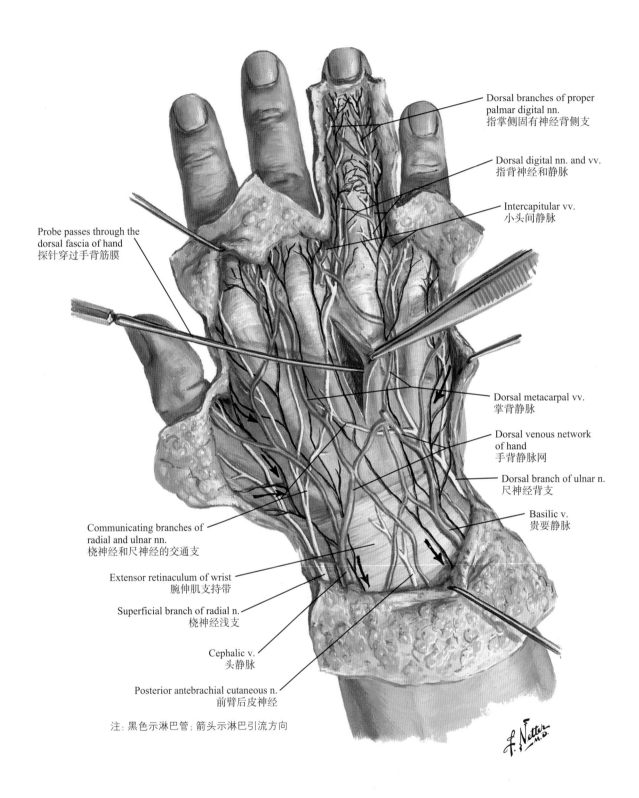

Dorsal branches of proper palmar digital nn.
指掌侧固有神经背侧支

Dorsal digital nn. and vv.
指背神经和静脉

Intercapitular vv.
小头间静脉

Probe passes through the dorsal fascia of hand
探针穿过手背筋膜

Dorsal metacarpal vv.
掌背静脉

Dorsal venous network of hand
手背静脉网

Dorsal branch of ulnar n.
尺神经背支

Basilic v.
贵要静脉

Communicating branches of radial and ulnar nn.
桡神经和尺神经的交通支

Extensor retinaculum of wrist
腕伸肌支持带

Superficial branch of radial n.
桡神经浅支

Cephalic v.
头静脉

Posterior antebrachial cutaneous n.
前臂后皮神经

注：黑色示淋巴管；箭头示淋巴引流方向

- - - - - Snuffbox boundaries
鼻咽窝边界

Roof: skin 顶：皮肤
Floor: scaphoid and trapezium bones
底：手舟骨和大多角骨
Anterior border: extensor pollicis brevis
and abductor pollicis longus tendons
前边：拇短伸肌腱和拇长展肌腱
Posterior border: extensor pollicis longus tendon
后边：拇长伸肌腱
Proximal border: radial styloid process
近端：桡骨茎突
Distal border: base of 1st metacarpal bone
远端：第1掌骨底

*Snuffbox contents (superficial to deep)
*鼻烟窝内容物(由浅至深)

Dorsal digital branch of radial nerve
桡神经指背支
Tributaries of cephalic vein (cut away)
头静脉属支(切除)
Radial artery and branches
桡动脉及其分支

Fascia over 1st dorsal
interosseous m.
覆盖第1骨间背侧肌的筋膜

1st dorsal interosseous m.
第1骨间背侧肌

Radial a. 桡动脉

Extensor carpi
radialis longus
tendon
桡侧腕长伸肌腱

Extensor carpi
radialis brevis
tendon
桡侧腕短伸肌腱

Dorsal carpal
branch of radial a.
桡动脉腕背支

Extensor retinaculum
of wrist
腕伸肌支持带

Extensor pollicis
longus tendon
拇长伸肌腱

Extensor pollicis
brevis tendon
拇短伸肌腱

1st metacarpal bone
第1掌骨

Abductor pollicis longus tendon
拇长展肌腱

Trapezium bone
大多角骨

桡动脉* Radial a.*

手舟骨*Scaphoid bone*

桡骨茎突 Radial styloid process

Dorsal digital branches of radial n.*
桡神经指背支*

Superficial branch of radial n.
桡神经浅支

Posterior view (dorsal carpal tendon sheaths are numbered)
后面观(腕背肌腱鞘已编号)

Extensor hoods (transverse fibers of extensor expansions)
伸肌腱帽(伸肌腱延伸的横行纤维)

Intertendinous connections
腱间结合

Abductor digiti minimi
小指展肌

Dorsal interosseous mm.
骨间背侧肌

Radial a. (in anatomical snuffbox)
桡动脉(鼻烟窝内)

Extensor retinaculum of wrist
腕伸肌支持带

Plane of cross section shown below
下图所示经此处的横断面

1 { Extensor pollicis brevis tendon
拇短伸肌腱
Abductor pollicis longus tendon
拇长展肌腱

2 { Extensor carpi radialis longus tendon
桡侧腕长伸肌腱
Extensor carpi radialis brevis tendon
桡侧腕短伸肌腱

3 — Extensor pollicis longus tendon
拇长伸肌腱

4 { Extensor indicis tendon
示指伸肌腱
Extensor digitorum tendons
指伸肌腱

5 — Extensor digiti minimi tendon
小指伸肌腱

6 — Extensor carpi ulnaris tendon
尺侧腕伸肌腱

Cross section of distal forearm
前臂远端横断面

Extensor retinaculum of wrist
腕伸肌支持带

Extensor pollicis longus tendon — 3
拇长伸肌腱

4 { Extensor indicis tendon
示指伸肌腱
Extensor digitorum tendon
指伸肌腱

2 { Extensor carpi radialis brevis tendon
桡侧腕短伸肌腱
Extensor carpi radialis longus tendon
桡侧腕长伸肌腱

5 { Extensor digiti minimi tendon
小指伸肌腱

6 { Extensor carpi ulnaris tendon
尺侧腕伸肌腱

1 { Extensor pollicis brevis tendon
拇短伸肌腱
Abductor pollicis longus tendon
拇长展肌腱

Ulna
尺骨

Radius
桡骨

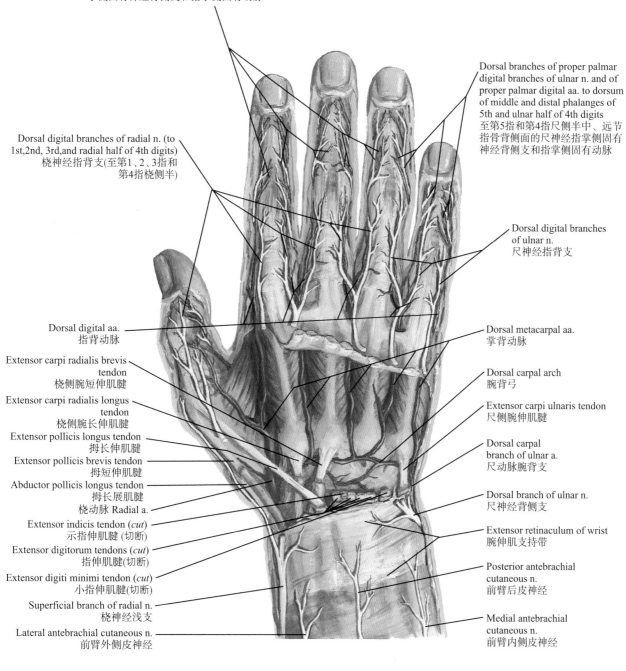

Dorsal branches of proper palmar digital branches of median n. and of proper palmar digital aa. to dorsum of middle and distal phalanges of 2nd, 3rd,and radial half of 4th digits
至中指背侧和第2、3指远节指骨及第4指桡侧半的正中神经指掌侧固有神经背侧支和指掌侧固有动脉

Dorsal branches of proper palmar digital branches of ulnar n. and of proper palmar digital aa. to dorsum of middle and distal phalanges of 5th and ulnar half of 4th digits
至第5指和第4指尺侧半中、远节指骨背侧面的尺神经指掌侧固有神经背侧支和指掌侧固有动脉

Dorsal digital branches of radial n. (to 1st,2nd, 3rd,and radial half of 4th digits)
桡神经指背支(至第1、2、3指和第4指桡侧半)

Dorsal digital branches of ulnar n.
尺神经指背支

Dorsal digital aa.
指背动脉

Dorsal metacarpal aa.
掌背动脉

Extensor carpi radialis brevis tendon
桡侧腕短伸肌腱

Dorsal carpal arch
腕背弓

Extensor carpi radialis longus tendon
桡侧腕长伸肌腱

Extensor carpi ulnaris tendon
尺侧腕伸肌腱

Extensor pollicis longus tendon
拇长伸肌腱

Dorsal carpal branch of ulnar a.
尺动脉腕背支

Extensor pollicis brevis tendon
拇短伸肌腱

Abductor pollicis longus tendon
拇长展肌腱

Dorsal branch of ulnar n.
尺神经背侧支

桡动脉 Radial a.

Extensor retinaculum of wrist
腕伸肌支持带

Extensor indicis tendon (cut)
示指伸肌腱 (切断)

Extensor digitorum tendons (cut)
指伸肌腱(切断)

Posterior antebrachial cutaneous n.
前臂后皮神经

Extensor digiti minimi tendon (cut)
小指伸肌腱(切断)

Superficial branch of radial n.
桡神经浅支

Medial antebrachial cutaneous n.
前臂内侧皮神经

Lateral antebrachial cutaneous n.
前臂外侧皮神经

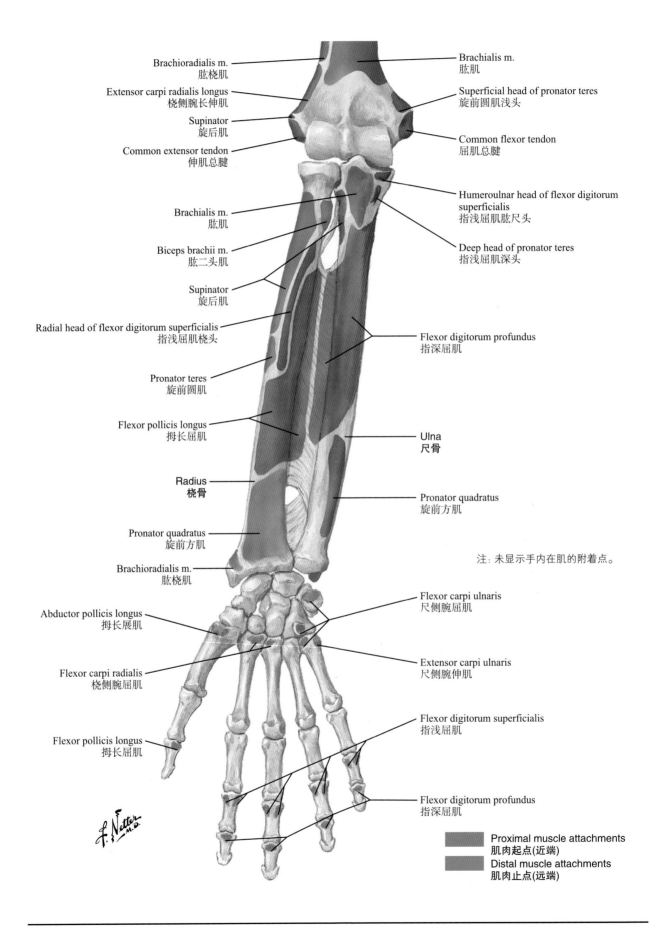

Brachioradialis m.
肱桡肌

Extensor carpi radialis longus
桡侧腕长伸肌

Supinator
旋后肌

Common extensor tendon
伸肌总腱

Brachialis m.
肱肌

Biceps brachii m.
肱二头肌

Supinator
旋后肌

Radial head of flexor digitorum superficialis
指浅屈肌桡头

Pronator teres
旋前圆肌

Flexor pollicis longus
拇长屈肌

Radius
桡骨

Pronator quadratus
旋前方肌

Brachioradialis m.
肱桡肌

Abductor pollicis longus
拇长展肌

Flexor carpi radialis
桡侧腕屈肌

Flexor pollicis longus
拇长屈肌

Brachialis m.
肱肌

Superficial head of pronator teres
旋前圆肌浅头

Common flexor tendon
屈肌总腱

Humeroulnar head of flexor digitorum superficialis
指浅屈肌肱尺头

Deep head of pronator teres
指浅屈肌深头

Flexor digitorum profundus
指深屈肌

Ulna
尺骨

Pronator quadratus
旋前方肌

注：未显示手内在肌的附着点。

Flexor carpi ulnaris
尺侧腕屈肌

Extensor carpi ulnaris
尺侧腕伸肌

Flexor digitorum superficialis
指浅屈肌

Flexor digitorum profundus
指深屈肌

Proximal muscle attachments
肌肉起点(近端)

Distal muscle attachments
肌肉止点(远端)

Note: Attachments of intrinsic
muscles of hand not shown.
注：未显示手内在肌附着点

Humeral head of flexor carpi ulnaris
(via common flexor tendon)
尺侧腕屈肌肱头(经屈肌总腱)

Ulnar head of flexor carpi ulnaris
尺侧腕屈肌尺头

Flexor digitorum profundus
指深屈肌

Ulnar head of extensor carpi ulnaris
尺侧腕伸肌尺头

Extensor pollicis longus
拇长伸肌

Extensor indicis
示指伸肌

Ulna
尺骨

Extensor carpi radialis longus
桡侧腕长伸肌

Extensor carpi radialis brevis
桡侧腕短伸肌

Extensor carpi ulnaris
尺侧腕伸肌

Extensor digitorum (central bands)
指伸肌(中间束)

Extensor digiti minimi
小指伸肌

Extensor digitorum (lateral bands)
指伸肌(外侧束)

Medial head of triceps brachii m.
肱三头肌内侧头

Triceps brachii m.
肱三头肌

Supinator
旋后肌

Anconeus m.
肘肌

Biceps brachii m.
肱二头肌

Supinator
旋后肌

Abductor pollicis longus
拇长展肌

Pronator teres
旋前圆肌

Extensor pollicis brevis
拇短伸肌

Radius
桡骨

Brachioradialis m.
肱桡肌

Abductor pollicis longus
拇长展肌

Extensor pollicis brevis
拇短伸肌

Extensor pollicis longus
拇长伸肌

Extensor indicis
示指伸肌

Proximal muscle attachments
肌肉起点(近端)

Distal muscle attachments
肌肉止点(远端)

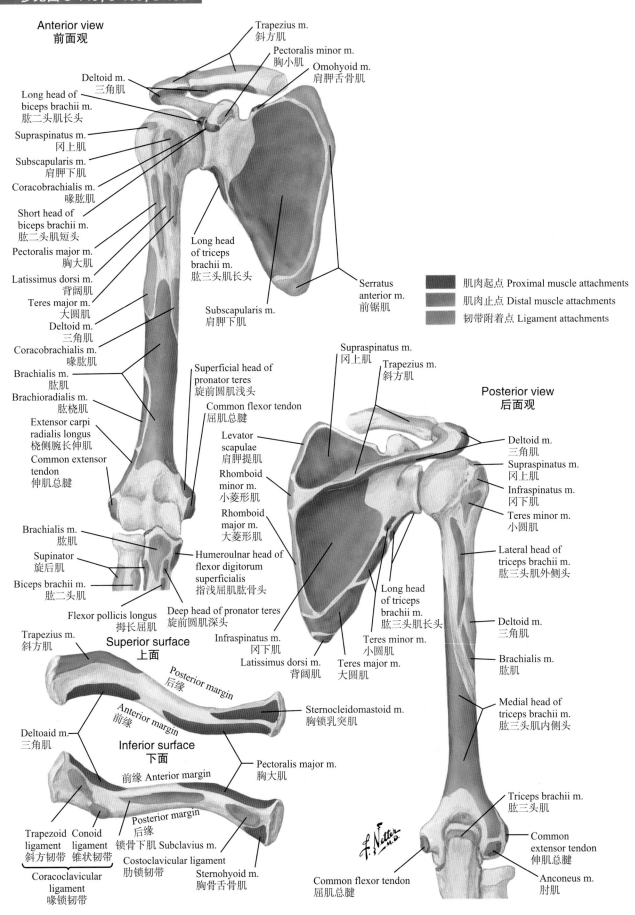

Anterior view
前面观

Trapezius m.
斜方肌

Pectoralis minor m.
胸小肌

Omohyoid m.
肩胛舌骨肌

Deltoid m.
三角肌

Long head of
biceps brachii m.
肱二头肌长头

Supraspinatus m.
冈上肌

Subscapularis m.
肩胛下肌

Coracobrachialis m.
喙肱肌

Short head of
biceps brachii m.
肱二头肌短头

Pectoralis major m.
胸大肌

Latissimus dorsi m.
背阔肌

Teres major m.
大圆肌

Deltoid m.
三角肌

Coracobrachialis m.
喙肱肌

Brachialis m.
肱肌

Brachioradialis m.
肱桡肌

Extensor carpi
radialis longus
桡侧腕长伸肌

Common extensor
tendon
伸肌总腱

Brachialis m.
肱肌

Supinator
旋后肌

Biceps brachii m.
肱二头肌

Long head
of triceps
brachii m.
肱三头肌长头

Subscapularis m.
肩胛下肌

Serratus
anterior m.
前锯肌

肌肉起点 Proximal muscle attachments
肌肉止点 Distal muscle attachments
韧带附着点 Ligament attachments

Supraspinatus m.
冈上肌

Trapezius m.
斜方肌

Posterior view
后面观

Deltoid m.
三角肌

Supraspinatus m.
冈上肌

Infraspinatus m.
冈下肌

Teres minor m.
小圆肌

Lateral head of
triceps brachii m.
肱三头肌外侧头

Deltoid m.
三角肌

Brachialis m.
肱肌

Medial head of
triceps brachii m.
肱三头肌内侧头

Superficial head of
pronator teres
旋前圆肌浅头

Common flexor tendon
屈肌总腱

Levator
scapulae
肩胛提肌

Rhomboid
minor m.
小菱形肌

Rhomboid
major m.
大菱形肌

Humeroulnar head of
flexor digitorum
superficialis
指浅屈肌肱骨头

Deep head of pronator teres
旋前圆肌深头

Infraspinatus m.
冈下肌

Latissimus dorsi m.
背阔肌

Long head
of triceps
brachii m.
肱三头肌长头

Teres minor m.
小圆肌

Teres major m.
大圆肌

Flexor pollicis longus
拇长屈肌

Trapezius m.
斜方肌

Superior surface
上面

Posterior margin
后缘

Anterior margin
前缘

Inferior surface
下面

Deltoaid m.
三角肌

前缘 Anterior margin

Posterior margin
后缘

Trapezoid   Conoid
ligament   ligament
斜方韧带   锥状韧带

Coracoclavicular
ligament
喙锁韧带

锁骨下肌 Subclavius m.

Costoclavicular ligament
肋锁韧带

Sternohyoid m.
胸骨舌骨肌

Sternocleidomastoid m.
胸锁乳突肌

Pectoralis major m.
胸大肌

Triceps brachii m.
肱三头肌

Common
extensor tendon
伸肌总腱

Anconeus m.
肘肌

Common flexor tendon
屈肌总腱

Segmental innervation of upper limb movements
上肢运动的节段性神经支配

Segmental innervation of lower limb movements
下肢运动的节段性神经支配

Lateral cutaneous branch of subcostal n.
肋下神经的外侧皮支

Inguinal ligament (Poupart's)
腹股沟韧带(Poupart韧带)

Lateral femoral cutaneous n.
股外侧皮神经

Superficial circumflex iliac v.
旋髂浅静脉

Femoral branches of genitofemoral n.
生殖股神经股支

Saphenous opening
隐静脉裂口

Fascia lata
阔筋膜

Anterior cutaneous branches of femoral n.
股神经前皮支

Lateral sural cutaneous n.
腓肠外侧皮神经

Crural fascia
小腿筋膜

Superficial fibular n.
腓浅神经

Medial dorsal cutaneous n. of foot
足背内侧皮神经

Intermediate dorsal cutaneous n. of foot
足背中间皮神经

Small saphenous v.
小隐静脉

Lateral dorsal cutaneous n. of foot
足背外侧皮神经

Lateral marginal v. of foot
足外缘静脉

Dorsal metatarsal vv.
跖背静脉

Dorsal digital nn. and vv.
趾背神经和静脉

Superficial epigastric v.
腹壁浅静脉

Scrotal branch of ilioinguinal n. (usually passes through superficial inguinal ring)
髂腹股沟神经阴囊支(通常穿经腹股沟浅环)

Genital branch of genitofemoral n.
生殖股神经生殖支

Femoral v.
股静脉

Superficial external pudendal v.
阴部外浅静脉

Accessory saphenous v.
副大隐静脉

Great saphenous v.
大隐静脉

Cutaneous branches of obturator n.
闭孔神经皮支

Infrapatellar branch of saphenous n.
隐神经髌下支

Saphenous n.
隐神经

Great saphenous v.
大隐静脉

Dorsal digital branches of superficial fibular n.
腓浅神经足背支

Dorsal venous arch of foot
足背静脉弓

Dorsal digital n. of foot
趾背神经

Medial marginal v. of foot
足内侧缘静脉

Dorsal digital branch of deep fibular n.
腓深神经趾背支

Lateral cutaneous branch
of iliohypogastric n.
髂腹下神经外侧皮支

Iliac crest
髂嵴

Medial gluteal cutaneous nn.
臀内侧皮神经

Superior gluteal cutaneous nn.
臀上皮神经

Inferior gluteal cutaneous nn.
臀下皮神经

Perforating cutaneous n.
穿皮神经

Branches of posterior
femoral cutaneous n.
股后皮神经分支

Branches of lateral femoral
cutaneous n.
股外侧皮神经分支

Accessory saphenous v.
副隐静脉

Cutaneous branches
of obturator n.
闭孔神经皮支

Terminal branches of
posterior femoral cutaneous n.
股后皮神经终支

Great saphenous v.
大隐静脉

Lateral sural cutaneous n.
腓肠外侧皮神经

Small saphenous v.
小隐静脉

Sural communicating branch
of common fibular n.
腓总神经腓肠神经交通支

Medial crural cutaneous branches
of saphenous n.
隐神经的小腿内侧皮支

Medial sural cutaneous n.
腓肠内侧皮神经

Sural n.
腓肠神经

Lateral calcaneal branches of sural n.
腓肠神经的跟外侧支

Medial calcaneal branches of tibial n.
胫神经的跟内侧支

Lateral dorsal cutaneous n. of foot
足背外侧皮神经

Cutaneous branches
of medial plantar n.
足底内侧皮神经

Cutaneous branches of lateral plantar n.
足底外侧皮神经

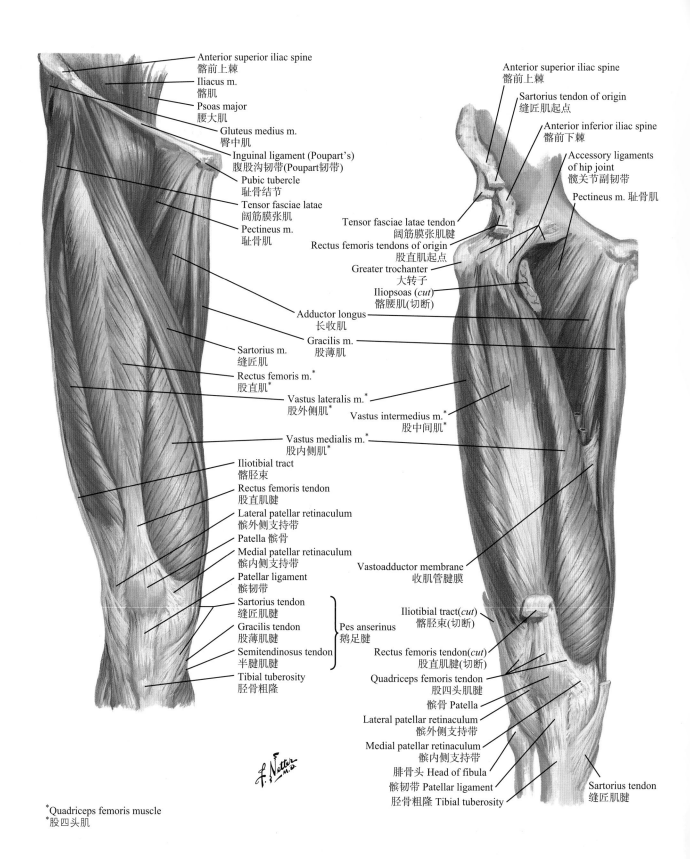

Anterior superior iliac spine
髂前上棘

Iliacus m.
髂肌

Psoas major
腰大肌

Gluteus medius m.
臀中肌

Inguinal ligament (Poupart's)
腹股沟韧带(Poupart韧带)

Pubic tubercle
耻骨结节

Tensor fasciae latae
阔筋膜张肌

Pectineus m.
耻骨肌

Adductor longus
长收肌

Gracilis m.
股薄肌

Sartorius m.
缝匠肌

Rectus femoris m.*
股直肌*

Vastus lateralis m.*
股外侧肌*

Vastus medialis m.*
股内侧肌*

Iliotibial tract
髂胫束

Rectus femoris tendon
股直肌腱

Lateral patellar retinaculum
髌外侧支持带

Patella 髌骨

Medial patellar retinaculum
髌内侧支持带

Patellar ligament
髌韧带

Sartorius tendon
缝匠肌腱

Gracilis tendon
股薄肌腱

Semitendinosus tendon
半腱肌腱

Pes anserinus
鹅足腱

Tibial tuberosity
胫骨粗隆

Anterior superior iliac spine
髂前上棘

Sartorius tendon of origin
缝匠肌起点

Anterior inferior iliac spine
髂前下棘

Accessory ligaments
of hip joint
髋关节副韧带

Pectineus m. 耻骨肌

Tensor fasciae latae tendon
阔筋膜张肌腱

Rectus femoris tendons of origin
股直肌起点

Greater trochanter
大转子

Iliopsoas (cut)
髂腰肌(切断)

Vastus intermedius m.*
股中间肌*

Vastoadductor membrane
收肌管腱膜

Iliotibial tract(cut)
髂胫束(切断)

Rectus femoris tendon(cut)
股直肌腱(切断)

Quadriceps femoris tendon
股四头肌腱

髌骨 Patella

Lateral patellar retinaculum
髌外侧支持带

Medial patellar retinaculum
髌内侧支持带

腓骨头 Head of fibula

髌韧带 Patellar ligament

胫骨粗隆 Tibial tuberosity

Sartorius tendon
缝匠肌腱

*Quadriceps femoris muscle
*股四头肌

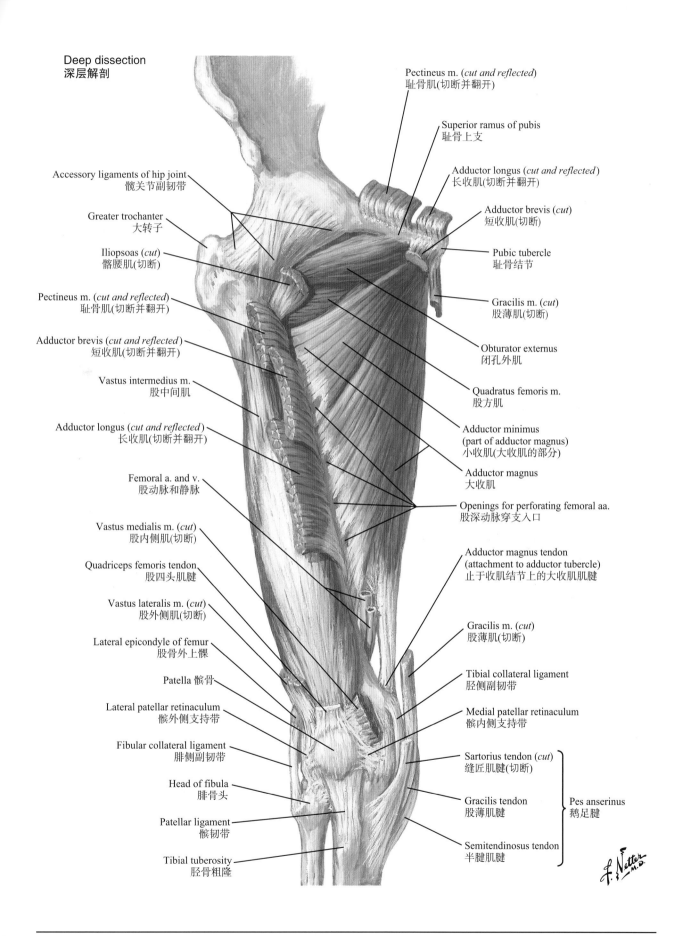

Deep dissection
深层解剖

Pectineus m. (*cut and reflected*)
耻骨肌(切断并翻开)

Superior ramus of pubis
耻骨上支

Adductor longus (*cut and reflected*)
长收肌(切断并翻开)

Adductor brevis (*cut*)
短收肌(切断)

Pubic tubercle
耻骨结节

Gracilis m. (*cut*)
股薄肌(切断)

Obturator externus
闭孔外肌

Quadratus femoris m.
股方肌

Adductor minimus
(part of adductor magnus)
小收肌(大收肌的部分)

Adductor magnus
大收肌

Openings for perforating femoral aa.
股深动脉穿支入口

Adductor magnus tendon
(attachment to adductor tubercle)
止于收肌结节上的大收肌肌腱

Gracilis m. (*cut*)
股薄肌(切断)

Tibial collateral ligament
胫侧副韧带

Medial patellar retinaculum
髌内侧支持带

Sartorius tendon (*cut*)
缝匠肌腱(切断)

Gracilis tendon
股薄肌腱

Semitendinosus tendon
半腱肌腱

Pes anserinus
鹅足腱

Accessory ligaments of hip joint
髋关节副韧带

Greater trochanter
大转子

Iliopsoas (*cut*)
髂腰肌(切断)

Pectineus m. (*cut and reflected*)
耻骨肌(切断并翻开)

Adductor brevis (*cut and reflected*)
短收肌(切断并翻开)

Vastus intermedius m.
股中间肌

Adductor longus (*cut and reflected*)
长收肌(切断并翻开)

Femoral a. and v.
股动脉和静脉

Vastus medialis m. (*cut*)
股内侧肌(切断)

Quadriceps femoris tendon
股四头肌腱

Vastus lateralis m. (*cut*)
股外侧肌(切断)

Lateral epicondyle of femur
股骨外上髁

Patella 髌骨

Lateral patellar retinaculum
髌外侧支持带

Fibular collateral ligament
腓侧副韧带

Head of fibula
腓骨头

Patellar ligament
髌韧带

Tibial tuberosity
胫骨粗隆

Superficial dissections
浅层解剖

Anterior superior iliac spine
髂前上棘

Lateral femoral cutaneous n.
股外侧皮神经

Inguinal ligament
腹股沟韧带

Iliopsoas 髂腰肌

Superficial circumflex iliac a.
旋髂浅动脉

Superficial epigastric a.
腹壁浅动脉

Superficial external pudendal a.
阴部外浅动脉

Deep external pudendal a.
阴部外深动脉

Lateral circumflex femoral a.
旋股外侧动脉

Rectus femoris m.
股直肌

Vastus lateralis m.
股外侧肌

Vastus medialis m.
股内侧肌

Femoral sheath (cut)
股鞘(切开)

Femoral n., a., and v.
股神经,股动脉和静脉

Pectineus m.
耻骨肌

Deep femoral a.
股深动脉

Gracilis m.
股薄肌

Adductor longus
长收肌

Sartorius m.
缝匠肌

Vastus medialis m.
股内侧肌

Fascia lata (cut)
阔筋膜(切开)

Rectus femoris m.
股直肌

Vastus lateralis m.
股外侧肌

Tensor fasciae latae
阔筋膜张肌

Tensor fasciae latae(retracted)
阔筋膜张肌(拉开)

Gluteus minimus m.
臀小肌

Gluteus medius m.
臀中肌

Lateral femoral cutaneous n. (cut)
股外侧皮神经(切开)

Sartorius m. (cut)
缝匠肌(切开)

Iliopsoas
髂腰肌

Femoral n., a., and v.
股神经,股动脉和静脉

Pectineus m.
耻骨肌

Deep femoral a.
股深动脉

Adductor longus
长收肌

Adductor canal (opened by removal of sartorius m.)
收肌管(去除缝匠肌后打开)

Saphenous n.
隐神经

Muscular branch of femoral n.
股神经的肌支

Adductor magnus
大收肌

Vastoadductor membrane (covers adductor hiatus)
收肌管腱膜(覆盖在收肌管裂孔上)

Saphenous branch of descending genicular a.
膝降动脉隐支

Saphenous n.
隐神经

Articular branch of descending genicular a.
膝降动脉关节支

Patellar anastomosis
髌动脉吻合网

Infrapatellar branch of saphenous n.
隐神经髌下支

Sartorius m. (cut)
缝匠肌(切开)

Superior medial genicular a.
膝上内侧动脉

Saphenous n.
隐神经

Inferior medial genicular a.
膝下内侧动脉

Deep dissection
深层解剖

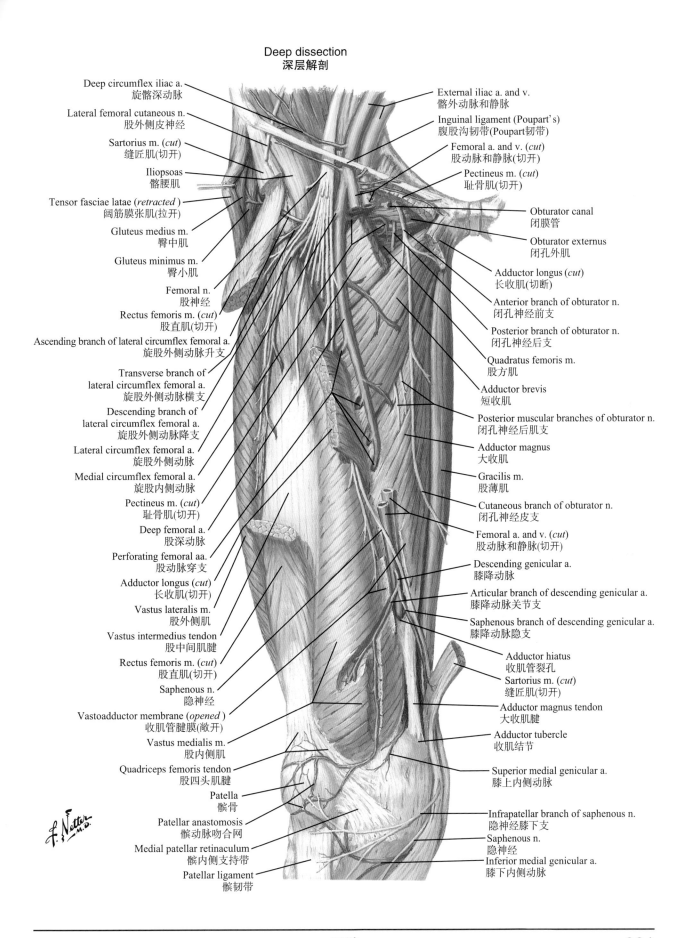

Deep circumflex iliac a.
旋髂深动脉

Lateral femoral cutaneous n.
股外侧皮神经

Sartorius m. (*cut*)
缝匠肌(切开)

Iliopsoas
髂腰肌

Tensor fasciae latae (*retracted*)
阔筋膜张肌(拉开)

Gluteus medius m.
臀中肌

Gluteus minimus m.
臀小肌

Femoral n.
股神经

Rectus femoris m. (*cut*)
股直肌(切开)

Ascending branch of lateral circumflex femoral a.
旋股外侧动脉升支

Transverse branch of
lateral circumflex femoral a.
旋股外侧动脉横支

Descending branch of
lateral circumflex femoral a.
旋股外侧动脉降支

Lateral circumflex femoral a.
旋股外侧动脉

Medial circumflex femoral a.
旋股内侧动脉

Pectineus m. (*cut*)
耻骨肌(切开)

Deep femoral a.
股深动脉

Perforating femoral aa.
股动脉穿支

Adductor longus (*cut*)
长收肌(切开)

Vastus lateralis m.
股外侧肌

Vastus intermedius tendon
股中间肌腱

Rectus femoris m. (*cut*)
股直肌(切开)

Saphenous n.
隐神经

Vastoadductor membrane (*opened*)
收肌管腱膜(敞开)

Vastus medialis m.
股内侧肌

Quadriceps femoris tendon
股四头肌腱

Patella
髌骨

Patellar anastomosis
髌动脉吻合网

Medial patellar retinaculum
髌内侧支持带

Patellar ligament
髌韧带

External iliac a. and v.
髂外动脉和静脉

Inguinal ligament (Poupart's)
腹股沟韧带(Poupart韧带)

Femoral a. and v. (*cut*)
股动脉和静脉(切开)

Pectineus m. (*cut*)
耻骨肌(切开)

Obturator canal
闭膜管

Obturator externus
闭孔外肌

Adductor longus (*cut*)
长收肌(切断)

Anterior branch of obturator n.
闭孔神经前支

Posterior branch of obturator n.
闭孔神经后支

Quadratus femoris m.
股方肌

Adductor brevis
短收肌

Posterior muscular branches of obturator n.
闭孔神经后肌支

Adductor magnus
大收肌

Gracilis m.
股薄肌

Cutaneous branch of obturator n.
闭孔神经皮支

Femoral a. and v. (*cut*)
股动脉和静脉(切开)

Descending genicular a.
膝降动脉

Articular branch of descending genicular a.
膝降动脉关节支

Saphenous branch of descending genicular a.
膝降动脉隐支

Adductor hiatus
收肌管裂孔

Sartorius m. (*cut*)
缝匠肌(切开)

Adductor magnus tendon
大收肌腱

Adductor tubercle
收肌结节

Superior medial genicular a.
膝上内侧动脉

Infrapatellar branch of saphenous n.
隐神经膝下支

Saphenous n.
隐神经

Inferior medial genicular a.
膝下内侧动脉

Iliac crest
髂嵴

Gluteal aponeurosis
臀腱膜

Gluteus maximus m.
臀大肌

Vastus lateralis m.
股外侧肌

Iliotibial tract
髂胫束

Biceps femoris m.
股二头肌 { 长头 Long head
短头 Short head

Semimembranosus m.
半膜肌

Fibular collateral ligament
腓侧副韧带

Plantaris m.
跖肌

Lateral head of gastrocnemius m.
腓肠肌外侧头

Head of fibula
腓骨头

Fibularis longus m.
腓骨长肌

External abdominal oblique m.
腹外斜肌

Anterior superior iliac spine
髂前上棘

Sartorius m.
缝匠肌

Tensor fasciae latae
阔筋膜张肌

Rectus femoris m.
股直肌

Lateral condyle of tibia
胫骨外侧髁

Lateral patellar retinaculum
髌外侧支持带

Patella
髌骨

Extensor digitorum longus
趾长伸肌

Patellar ligament
髌韧带

Tibialis anterior m.
胫骨前肌

Superficial dissection
浅层解剖

Deeper dissection
深层解剖

Iliac crest
髂嵴

Gluteal aponeurosis
臀腱膜

Gluteus maximus m.
臀大肌

Gluteus medius m.
臀中肌

Gluteus minimus m.
臀小肌

Piriformis m.
梨状肌

Sciatic n.
坐骨神经

Sacrospinous ligament
骶棘韧带

Superior gemellus m.
上孖肌

Obturator internus
闭孔内肌

Inferior gemellus m.
下孖肌

Sacrotuberous ligament
骶结节韧带

股方肌 Quadratus femoris m.

坐骨结节 Ischial tuberosity

Semitendinosus m.
半腱肌

Greater trochanter
大转子

Long head of biceps femoris m.
股二头肌长头

Adductor minimus
小收肌

Adductor magnus
大收肌

Semimembranosus m.
半膜肌

Iliotibial tract
髂胫束

Gracilis m.
股薄肌

Biceps femoris m. 股二头肌

Short head
短头

Long head
长头

Semimembranosus m.
半膜肌

Semitendinosus m.
半腱肌

Tibial n. 胫神经

Common fibular n. 腓总神经

Popliteal a. and v. 腘动脉和静脉

Plantaris m.
跖肌

Gastrocnemius m.
腓肠肌

Medial head
内侧头

Lateral head
外侧头

Sartorius m.
缝匠肌

Popliteus m.
腘肌

Tendinous arch of soleus m.
比目鱼肌腱弓

Soleus m.
比目鱼肌

Plantaris tendon (cut)
跖肌腱(切断)

Deep dissection 深层解剖

Superior gluteal cutaneous nn.
臀上皮神经

Gluteus maximus m. (cut)
臀大肌(切断)

Medial gluteal cutaneous nn.
臀内侧皮神经

Inferior gluteal a. and n.
臀下动脉和神经

Pudendal n.
阴部神经

Nerve to obturator internus
至闭孔内肌的神经

Posterior femoral cutaneous n.
股后皮神经

Sacrotuberous ligament
骶结节韧带

Ischial tuberosity
坐骨结节

Inferior gluteal cutaneous nn. (cut)
臀下皮神经(切断)

Adductor magnus
大收肌

股薄肌 Gracilis m.

坐骨神经 Sciatic n.

Muscular branches of sciatic n.
坐骨神经肌支

Semitendinosus m. (retracted)
半腱肌(拉开)

Semimembranosus m.
半膜肌

坐骨神经 Sciatic n.

Articular branch of sciatic n.
坐骨神经关节支

Adductor hiatus
收肌腱裂孔

Popliteal a. and v.
腘动脉和静脉

Superior medial genicular a.
膝上内侧动脉

Medial epicondyle of femur
股骨内上髁

胫神经 Tibial n.

Medial head of
gastrocnemius m.
腓肠肌内侧头

Medial sural cutaneous n.
腓肠内侧皮神经

Small saphenous v.
小隐静脉

Iliac crest 髂嵴

Gluteal aponeurosis (cut)
臀腱膜(切断)

Gluteus medius m. (cut)
臀中肌(切断)

Superior gluteal a. and n.
臀上动脉和神经

Gluteus minimus m. 臀小肌

Tensor fasciae latae
阔筋膜张肌

Piriformis m. 梨状肌

Gluteus medius m. (cut)
臀中肌(切断)

Superior gemellus m.
上孖肌

Greater trochanter
大转子

Obturator internus
闭孔内肌

Inferior gemellus m.
下孖肌

Gluteus maximus m. (cut)
臀大肌

Quadratus femoris m.
股方肌

Medial circumflex femoral a.
旋股内侧动脉

Iliotibial tract 髂胫束

Vastus lateralis m. 股外侧肌

Adductor minimus (part of
adductor magnus)
大收肌的小收肌部分

1st perforating femoral a.
股深动脉第1穿动脉

Adductor magnus
大收肌

2nd perforating femoral a.
股深动脉第2穿动脉

3rd perforating femoral a.
股深动脉第3穿动脉

4th perforating femoral a.
股深动脉第4穿动脉

Long head
(retracted)
长头(拉开)   Biceps femoris m.
Short head   股二头肌
短头

Superior lateral genicular a.
膝上外侧动脉

Common fibular n.
腓总神经

Plantaris m.
跖肌

Lateral head of gastrocnemius m.
腓肠肌外侧头

Lateral sural cutaneous n.
腓肠外侧皮神经

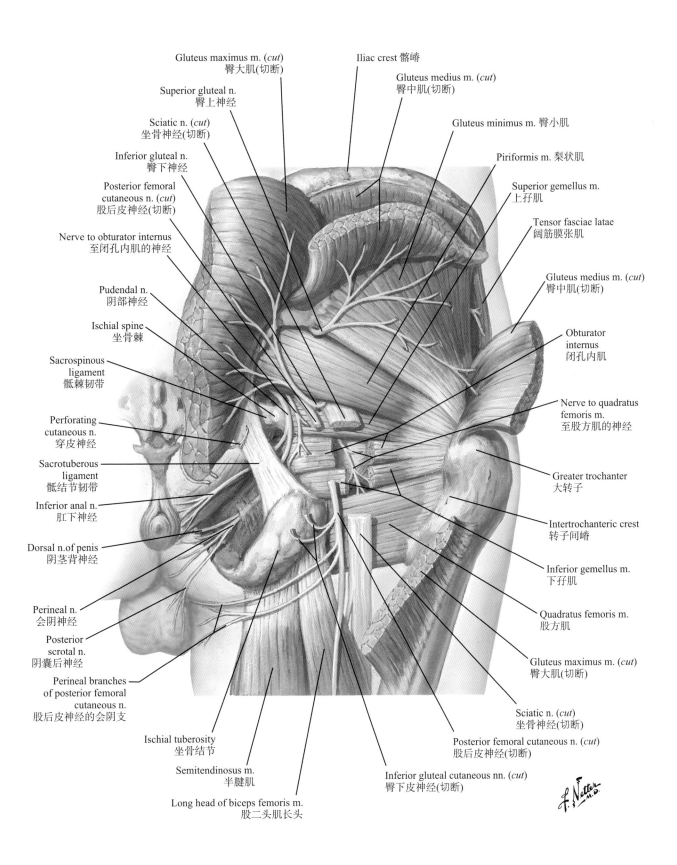

Gluteus maximus m. (*cut*)
臀大肌(切断)

Iliac crest 髂嵴

Gluteus medius m. (*cut*)
臀中肌(切断)

Superior gluteal n.
臀上神经

Gluteus minimus m. 臀小肌

Sciatic n. (*cut*)
坐骨神经(切断)

Piriformis m. 梨状肌

Inferior gluteal n.
臀下神经

Superior gemellus m.
上孖肌

Posterior femoral
cutaneous n. (*cut*)
股后皮神经(切断)

Tensor fasciae latae
阔筋膜张肌

Nerve to obturator internus
至闭孔内肌的神经

Gluteus medius m. (*cut*)
臀中肌(切断)

Pudendal n.
阴部神经

Obturator
internus
闭孔内肌

Ischial spine
坐骨棘

Sacrospinous
ligament
骶棘韧带

Nerve to quadratus
femoris m.
至股方肌的神经

Perforating
cutaneous n.
穿皮神经

Sacrotuberous
ligament
骶结节韧带

Greater trochanter
大转子

Inferior anal n.
肛下神经

Intertrochanteric crest
转子间嵴

Dorsal n.of penis
阴茎背神经

Inferior gemellus m.
下孖肌

Perineal n.
会阴神经

Quadratus femoris m.
股方肌

Posterior
scrotal n.
阴囊后神经

Gluteus maximus m. (*cut*)
臀大肌(切断)

Perineal branches
of posterior femoral
cutaneous n.
股后皮神经的会阴支

Sciatic n. (*cut*)
坐骨神经(切断)

Ischial tuberosity
坐骨结节

Posterior femoral cutaneous n. (*cut*)
股后皮神经(切断)

Semitendinosus m.
半腱肌

Inferior gluteal cutaneous nn. (*cut*)
臀下皮神经(切断)

Long head of biceps femoris m.
股二头肌长头

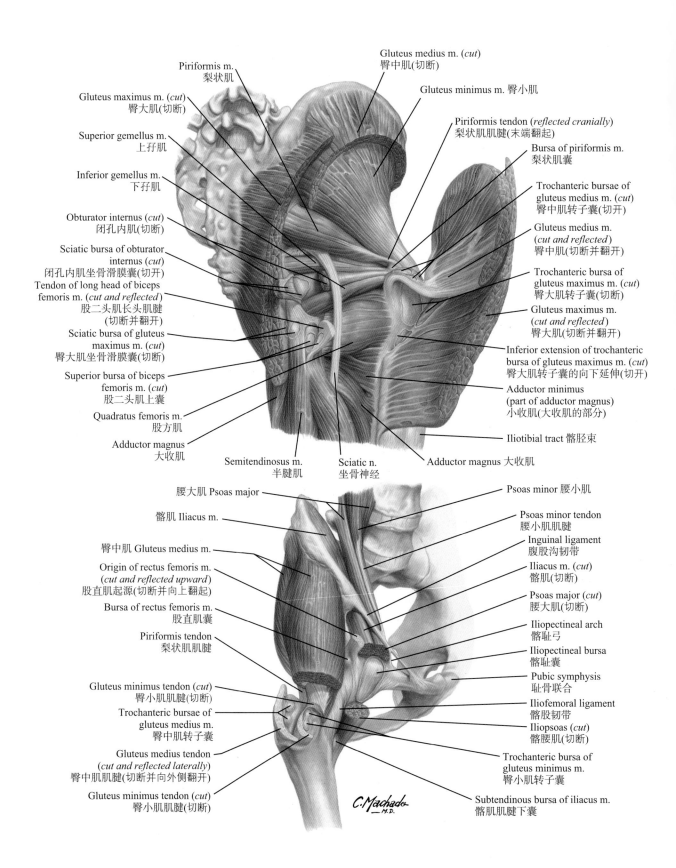

Piriformis m. 梨状肌

Gluteus medius m. (cut) 臀中肌(切断)

Gluteus minimus m. 臀小肌

Gluteus maximus m. (cut) 臀大肌(切断)

Piriformis tendon (reflected cranially) 梨状肌肌腱(末端翻起)

Superior gemellus m. 上孖肌

Bursa of piriformis m. 梨状肌囊

Inferior gemellus m. 下孖肌

Trochanteric bursae of gluteus medius m. (cut) 臀中肌转子囊(切开)

Obturator internus (cut) 闭孔内肌(切断)

Gluteus medius m. (cut and reflected) 臀中肌(切断并翻开)

Sciatic bursa of obturator internus (cut) 闭孔内肌坐骨滑膜囊(切开)

Trochanteric bursa of gluteus maximus m. (cut) 臀大肌转子囊(切断)

Tendon of long head of biceps femoris m. (cut and reflected) 股二头肌长头肌腱(切断并翻开)

Gluteus maximus m. (cut and reflected) 臀大肌(切断并翻开)

Sciatic bursa of gluteus maximus m. (cut) 臀大肌坐骨滑膜囊(切断)

Inferior extension of trochanteric bursa of gluteus maximus m. (cut) 臀大肌转子囊的向下延伸(切开)

Superior bursa of biceps femoris m. (cut) 股二头肌上囊

Adductor minimus (part of adductor magnus) 小收肌(大收肌的部分)

Quadratus femoris m. 股方肌

Adductor magnus 大收肌

Iliotibial tract 髂胫束

Semitendinosus m. 半腱肌

Sciatic n. 坐骨神经

Adductor magnus 大收肌

腰大肌 Psoas major

Psoas minor 腰小肌

髂肌 Iliacus m.

Psoas minor tendon 腰小肌肌腱

臀中肌 Gluteus medius m.

Inguinal ligament 腹股沟韧带

Origin of rectus femoris m. (cut and reflected upward) 股直肌起源(切断并向上翻起)

Iliacus m. (cut) 髂肌(切断)

Psoas major (cut) 腰大肌(切断)

Bursa of rectus femoris m. 股直肌囊

Iliopectineal arch 髂耻弓

Piriformis tendon 梨状肌肌腱

Iliopectineal bursa 髂耻囊

Pubic symphysis 耻骨联合

Gluteus minimus tendon (cut) 臀小肌肌腱(切断)

Iliofemoral ligament 髂股韧带

Trochanteric bursae of gluteus medius m. 臀中肌转子囊

Iliopsoas (cut) 髂腰肌(切断)

Gluteus medius tendon (cut and reflected laterally) 臀中肌肌腱(切断并向外侧翻开)

Trochanteric bursa of gluteus minimus m. 臀小肌转子囊

Gluteus minimus tendon (cut) 臀小肌肌腱(切断)

Subtendinous bursa of iliacus m. 髂肌肌腱下囊

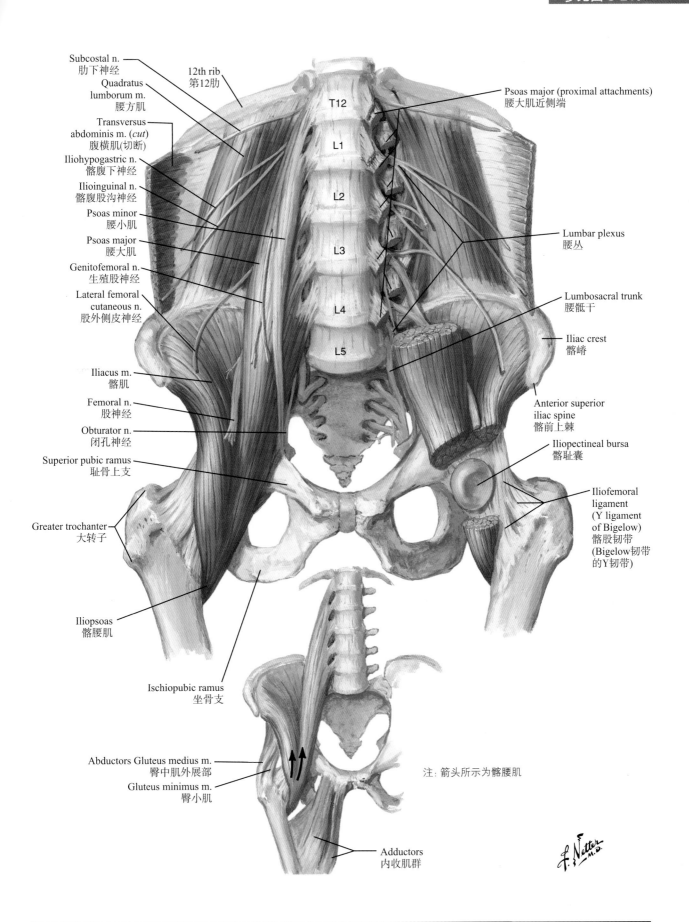

Subcostal n.
肋下神经

12th rib
第12肋

Quadratus
lumborum m.
腰方肌

Transversus
abdominis m. (cut)
腹横肌(切断)

Iliohypogastric n.
髂腹下神经

Ilioinguinal n.
髂腹股沟神经

Psoas minor
腰小肌

Psoas major
腰大肌

Genitofemoral n.
生殖股神经

Lateral femoral
cutaneous n.
股外侧皮神经

Iliacus m.
髂肌

Femoral n.
股神经

Obturator n.
闭孔神经

Superior pubic ramus
耻骨上支

Greater trochanter
大转子

Iliopsoas
髂腰肌

Ischiopubic ramus
坐骨支

Abductors Gluteus medius m.
臀中肌外展部

Gluteus minimus m.
臀小肌

Adductors
内收肌群

T12

L1

L2

L3

L4

L5

Psoas major (proximal attachments)
腰大肌近侧端

Lumbar plexus
腰丛

Lumbosacral trunk
腰骶干

Iliac crest
髂嵴

Anterior superior
iliac spine
髂前上棘

Iliopectineal bursa
髂耻囊

Iliofemoral
ligament
(Y ligament
of Bigelow)
髂股韧带
(Bigelow韧带
的Y韧带)

注:箭头所示为髂腰肌

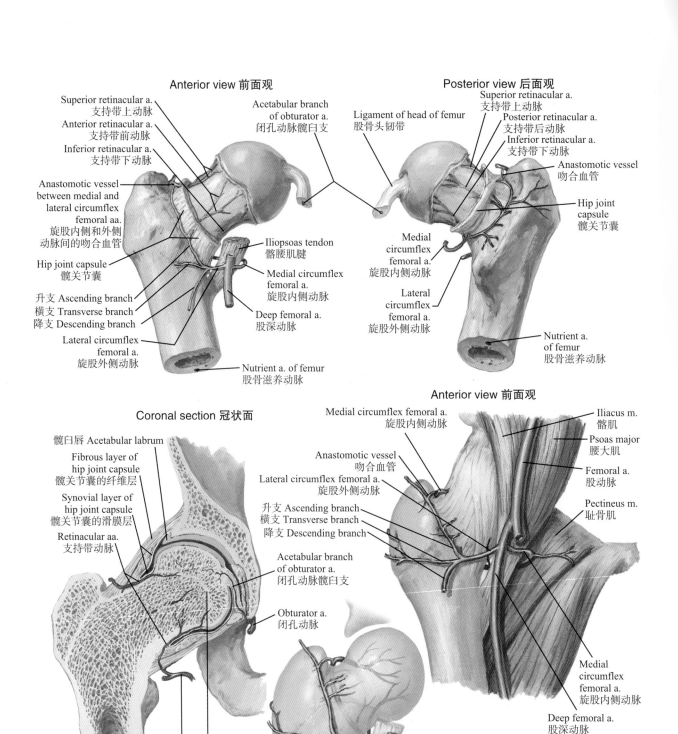

Anterior view 前面观

Superior retinacular a.
支持带上动脉
Anterior retinacular a.
支持带前动脉
Inferior retinacular a.
支持带下动脉
Anastomotic vessel
between medial and
lateral circumflex
femoral aa.
旋股内侧和外侧
动脉间的吻合血管
Hip joint capsule
髋关节囊
升支 Ascending branch
横支 Transverse branch
降支 Descending branch
Lateral circumflex
femoral a.
旋股外侧动脉

Acetabular branch
of obturator a.
闭孔动脉髋臼支
Iliopsoas tendon
髂腰肌腱
Medial circumflex
femoral a.
旋股内侧动脉
Deep femoral a.
股深动脉
Nutrient a. of femur
股骨滋养动脉

Posterior view 后面观

Superior retinacular a.
支持带上动脉
Posterior retinacular a.
支持带后动脉
Inferior retinacular a.
支持带下动脉
Anastomotic vessel
吻合血管
Hip joint
capsule
髋关节囊
Ligament of head of femur
股骨头韧带
Medial
circumflex
femoral a.
旋股内侧动脉
Lateral
circumflex
femoral a.
旋股外侧动脉
Nutrient a.
of femur
股骨滋养动脉

Coronal section 冠状面

髋臼唇 Acetabular labrum
Fibrous layer of
hip joint capsule
髋关节囊的纤维层
Synovial layer of
hip joint capsule
髋关节囊的滑膜层
Retinacular aa.
支持带动脉
Acetabular branch
of obturator a.
闭孔动脉髋臼支
Obturator a.
闭孔动脉
Epiphysial line
骺线
Medial circumflex femoral a.
旋股内侧动脉

Anterior view 前面观

Medial circumflex femoral a.
旋股内侧动脉
Anastomotic vessel
吻合血管
Lateral circumflex femoral a.
旋股外侧动脉
升支 Ascending branch
横支 Transverse branch
降支 Descending branch
Iliacus m.
髂肌
Psoas major
腰大肌
Femoral a.
股动脉
Pectineus m.
耻骨肌
Medial
circumflex
femoral a.
旋股内侧动脉
Deep femoral a.
股深动脉

Medial circumflex femoral a.
旋股内侧动脉
Iliopsoas tendon 髂腰肌肌腱
Lateral circumflex femoral a.
旋股外侧动脉
Femur of child: anterior view
儿童股骨：前面观

Medial view
内侧面观

Sartorius m. (*cut*)
缝匠肌(切断)

Gracilis m. (*cut*)
股薄肌(切断)

Semitendinosus tendon (*cut*)
半腱肌腱(切断)

Semimembranosus m. and tendon
半膜肌及肌腱

Adductor magnus tendon
大收肌腱

Tibial collateral ligament
胫侧副韧带

Semimembranosus bursa
半膜肌囊

Anserine bursa
鹅足囊

Semitendinosus tendon
半腱肌腱

Gracilis tendon
股薄肌腱

Sartorius tendon
缝匠肌腱

Pes anserinus
鹅足腱

Gastrocnemius m.
腓肠肌

Soleus m.
比目鱼肌

Vastus medialis m.
股内侧肌

Quadriceps femoris tendon
股四头肌腱

Medial epicondyle of femur
股骨内上髁

Patella
髌骨

Medial patellar retinaculum
髌骨内侧支持带

Knee joint capsule
膝关节囊

Patellar ligament
髌韧带

Tibial tuberosity
胫骨粗隆

Lateral view
外侧面观

Vastus lateralis m.
股外侧肌

Iliotibial tract (*cut*)
髂胫束(切断)

Biceps femoris m. (*cut*)
股二头肌(切断)

Long head
长头

Short head
短头

Quadriceps femoris tendon
股四头肌腱

Bursa of iliotibial tract
髂胫束下囊

Fibular collateral ligament
腓侧副韧带

Bursa of fibular collateral ligament
腓侧副韧带下囊

Plantaris m.
跖肌

Inferior subtendinous bursa of biceps femoris m.
股二头肌腱下囊

Biceps femoris tendon
股二头肌腱

Common fibular n.
腓总神经

Head of fibula
腓骨头

Gastrocnemius m.
腓肠肌

Soleus m.
比目鱼肌

Fibularis longus m.
腓骨长肌

Patella
髌骨

Lateral patellar retinaculum
髌外侧支持带

Knee joint capsule
膝关节囊

Patellar ligament
髌韧带

Tibial tuberosity
胫骨粗隆

Tibialis anterior m.
胫骨前肌

Right knee in extension
右膝伸位

Vastus intermedius m.
股中间肌

Vastus lateralis m.
股外侧肌

Iliotibial tract
髂胫束

Lateral patellar retinaculum
髌外侧支持带

Lateral epicondyle of femur
股骨外上髁

Fibular collateral ligament
腓侧副韧带

Biceps femoris tendon
股二头肌腱

Bursa of fibular collateral ligament
腓侧副韧带滑囊

Inferior subtendinous bursa of biceps femoris m.
股二头肌腱下囊

Bursa of iliotibial tract
(deep to iliotibial tract; dashed oval)
髂胫束滑囊(在髂胫束深方，椭圆形虚线位置)

Attachment of iliotibial tract
髂胫束附着点

Common fibular n.
腓总神经

Head of fibula
腓骨头

Fibularis longus m.
腓骨长肌

Extensor digitorum longus
趾长伸肌

Tibialis anterior m.
胫骨前肌

Femur
股骨

Articularis genus m.
膝关节肌

Vastus medialis m.
股内侧肌

Rectus femoris tendon
股直肌腱

Quadriceps femoris tendon
股四头肌腱

Patella
髌骨

Medial epicondyle of femur
股骨内上髁

Medial patellar retinaculum
髌内侧支持带

Tibial collateral ligament
胫侧副韧带

Semitendinosus tendon
半腱肌腱

Gracilis tendon
股薄肌腱

Sartorius tendon
缝匠肌腱

Pes anserinus
鹅足腱

Anserine bursa
鹅足囊

Medial condyle of tibia
胫骨内侧髁

Patellar ligament
髌韧带

Tibial tuberosity
胫骨粗隆

Gastrocnemius m.
腓肠肌

Joint opened,knee slightly in flexion
膝关节打开：半屈位

Femur
股骨

Articularis genus m.
膝关节肌

Synovial membrane (cut edge)
滑膜(切缘)

Lateral condyle of femur
股骨外侧髁

Popliteus tendon
腘肌腱

Subpopliteal recess
腘下隐窝

Lateral meniscus
外侧半月板

Fibular collateral ligament
腓侧副韧带

Head of fibula
腓骨头

Patella (articular surface)
髌骨(关节面)

Vastus lateralis m.
(reflected inferiorly)
股外侧肌(翻向下)

Suprapatellar bursa
髌上囊

Cruciate ligaments
交叉韧带

Medial condyle of femur
股骨内侧髁

Infrapatellar synovial fold
髌下滑膜襞

Medial meniscus
内侧半月板

Alar folds (cut)
翼状襞(切开)

Infrapatellar fat pad
髌下脂肪垫

Suprapatellar bursa (roof reflected)
髌上囊(顶部翻开)

Vastus medialis m. (reflected inferiorly)
股内侧肌(翻向下)

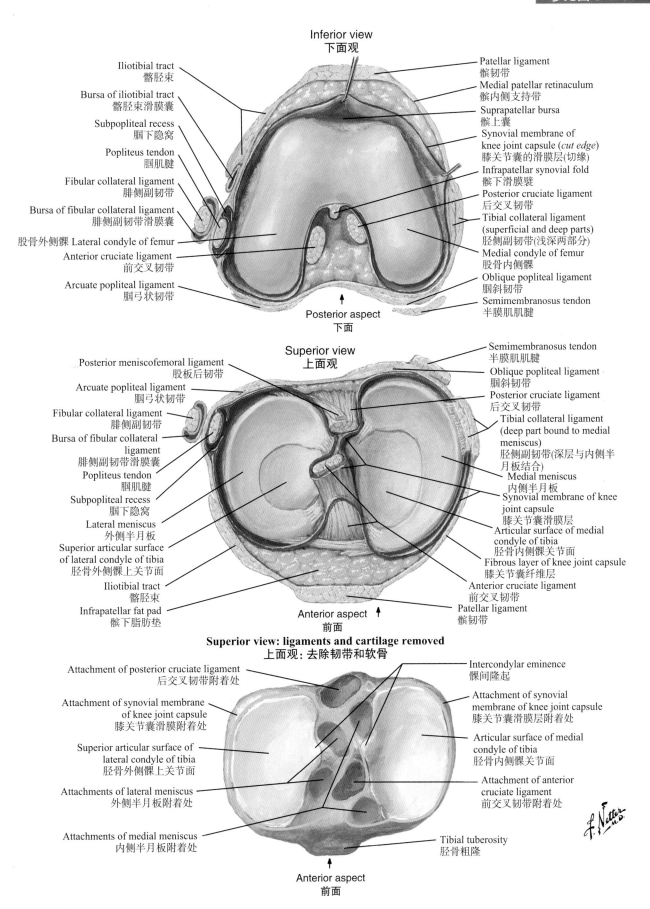

Inferior view
下面观

Iliotibial tract
髂胫束

Bursa of iliotibial tract
髂胫束滑膜囊

Subpopliteal recess
腘下隐窝

Popliteus tendon
腘肌腱

Fibular collateral ligament
腓侧副韧带

Bursa of fibular collateral ligament
腓侧副韧带滑膜囊

股骨外侧髁 Lateral condyle of femur

Anterior cruciate ligament
前交叉韧带

Arcuate popliteal ligament
腘弓状韧带

Patellar ligament
髌韧带

Medial patellar retinaculum
髌内侧支持带

Suprapatellar bursa
髌上囊

Synovial membrane of knee joint capsule (*cut edge*)
膝关节囊的滑膜层(切缘)

Infrapatellar synovial fold
髌下滑膜襞

Posterior cruciate ligament
后交叉韧带

Tibial collateral ligament (superficial and deep parts)
胫侧副韧带(浅深两部分)

Medial condyle of femur
股骨内侧髁

Oblique popliteal ligament
腘斜韧带

Semimembranosus tendon
半膜肌肌腱

Posterior aspect
下面

Superior view
上面观

Posterior meniscofemoral ligament
股板后韧带

Arcuate popliteal ligament
腘弓状韧带

Fibular collateral ligament
腓侧副韧带

Bursa of fibular collateral ligament
腓侧副韧带滑膜囊

Popliteus tendon
腘肌腱

Subpopliteal recess
腘下隐窝

Lateral meniscus
外侧半月板

Superior articular surface of lateral condyle of tibia
胫骨外侧髁上关节面

Iliotibial tract
髂胫束

Infrapatellar fat pad
髌下脂肪垫

Semimembranosus tendon
半膜肌肌腱

Oblique popliteal ligament
腘斜韧带

Posterior cruciate ligament
后交叉韧带

Tibial collateral ligament (deep part bound to medial meniscus)
胫侧副韧带(深层与内侧半月板结合)

Medial meniscus
内侧半月板

Synovial membrane of knee joint capsule
膝关节囊滑膜层

Articular surface of medial condyle of tibia
胫骨内侧髁关节面

Fibrous layer of knee joint capsule
膝关节囊纤维层

Anterior cruciate ligament
前交叉韧带

Patellar ligament
髌韧带

Anterior aspect
前面

Superior view: ligaments and cartilage removed
上面观：去除韧带和软骨

Attachment of posterior cruciate ligament
后交叉韧带附着处

Attachment of synovial membrane of knee joint capsule
膝关节囊滑膜层附着处

Superior articular surface of lateral condyle of tibia
胫骨外侧髁上关节面

Attachments of lateral meniscus
外侧半月板附着处

Attachments of medial meniscus
内侧半月板附着处

Intercondylar eminence
髁间隆起

Attachment of synovial membrane of knee joint capsule
膝关节囊滑膜层附着处

Articular surface of medial condyle of tibia
胫骨内侧髁关节面

Attachment of anterior cruciate ligament
前交叉韧带附着处

Tibial tuberosity
胫骨粗隆

Anterior aspect
前面

Right knee: posterior view
右膝后面观

Adductor magnus tendon
大收肌腱

Medial head of gastrocnemius m.
腓肠肌内侧头

Medial subtendinous bursa of gastrocnemius m.
腓肠肌内侧头腱下囊

Tibial collateral ligament
胫侧副韧带

Semimembranosus tendon
半膜肌腱

Oblique popliteal ligament
腘斜韧带

Semimembranosus bursa(deep to tendon;
broken line)
半膜肌腱下囊(肌腱下，虚线区域)

Popliteus m.
腘肌

Popliteal surface of femur
股骨腘面

Attachment of fibrous layer of knee joint capsule
膝关节囊纤维层附着处

Plantaris m. 跖肌

Lateral head of gastrocnemius m.
腓肠肌外侧头

Lateral subtendinous bursa
of gastrocnemius m.
腓肠肌外侧头腱下囊

Fibular collateral ligament
腓侧副韧带

Bursa of fibular collateral ligament
腓侧副韧带滑膜囊

Biceps femoris tendon
股二头肌腱

Inferior subtendinous
bursa of biceps femoris m.
股二头肌腱下囊

Arcuate popliteal ligament
腘弓状韧带

Head of fibula
腓骨头

Posterior ligament of fibular head
腓骨头后韧带

Attachment of fibrous layer of
knee joint capsule
膝关节囊纤维层附着处

Interosseous membrane of leg
小腿骨间膜

Tibia
胫骨

Femur
股骨

Articularis genus m.
膝关节肌

Quadriceps
femoris tendon
股四头肌腱

Suprapatellar fat pad
髌上脂肪垫

Suprapatellar bursa
髌上囊

Patella
髌骨

Subcutaneous prepatellar bursa
髌前皮下囊

Articular cavity
关节腔

Synovial membrane of knee joint capsule
膝关节囊滑膜层

Patellar ligament
髌韧带

Infrapatellar fat pad
髌下脂肪垫

Subcutaneous infrapatellar bursa
髌下皮下囊

Deep infrapatellar bursa
髌下深囊

Lateral meniscus
外侧半月板

Tibial tuberosity
胫骨粗隆

Lateral subtendinous
bursa of
gastrocnemius m.
腓肠肌外侧
头腱下囊

Synovial
membrane
滑膜

Articular cartilages
关节软骨

Tibia
胫骨

Parasagittal section (lateral to midline of knee)
旁正中断面(膝正中断面外侧)

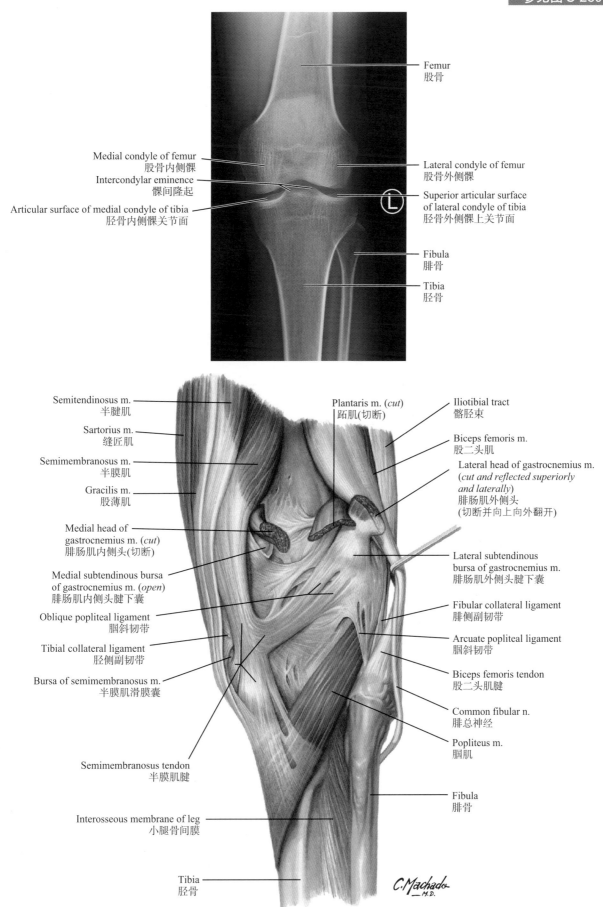

Femur
股骨

Medial condyle of femur
股骨内侧髁

Intercondylar eminence
髁间隆起

Articular surface of medial condyle of tibia
胫骨内侧髁关节面

Lateral condyle of femur
股骨外侧髁

Superior articular surface
of lateral condyle of tibia
胫骨外侧髁上关节面

Fibula
腓骨

Tibia
胫骨

Semitendinosus m.
半腱肌

Sartorius m.
缝匠肌

Semimembranosus m.
半膜肌

Gracilis m.
股薄肌

Medial head of
gastrocnemius m. (*cut*)
腓肠肌内侧头(切断)

Medial subtendinous bursa
of gastrocnemius m. (*open*)
腓肠肌内侧头腱下囊

Oblique popliteal ligament
腘斜韧带

Tibial collateral ligament
胫侧副韧带

Bursa of semimembranosus m.
半膜肌滑膜囊

Semimembranosus tendon
半膜肌腱

Interosseous membrane of leg
小腿骨间膜

Tibia
胫骨

Plantaris m. (*cut*)
跖肌(切断)

Iliotibial tract
髂胫束

Biceps femoris m.
股二头肌

Lateral head of gastrocnemius m.
(*cut and reflected superiorly
and laterally*)
腓肠肌外侧头
(切断并向上向外翻开)

Lateral subtendinous
bursa of gastrocnemius m.
腓肠肌外侧头腱下囊

Fibular collateral ligament
腓侧副韧带

Arcuate popliteal ligament
腘斜韧带

Biceps femoris tendon
股二头肌腱

Common fibular n.
腓总神经

Popliteus m.
腘肌

Fibula
腓骨

C. Machado
M.D.

图 S-283　　　　下肢　　　　**343**

Right leg
右小腿

Semitendinosus m.
半腱肌

Semimembranosus m.
半膜肌

Gracilis m.
股薄肌

Popliteal a. and v.
腘动脉和静脉

Sartorius m.
缝匠肌

Superior medial genicular a.
膝上内侧动脉

Medial head of gastrocnemius m.
腓肠肌内侧头

Muscular branch of tibial n.
胫神经肌支

Small saphenous v.
小隐静脉

Gastrocnemius m.
腓肠肌

Soleus m.
比目鱼肌

Plantaris tendon
跖肌腱

Flexor digitorum longus tendon
趾长屈肌腱

Tibialis posterior tendon
胫骨后肌腱

Posterior tibial a. and v.
胫后动脉和静脉

Tibial n.
胫神经

Medial malleolus
内踝

Flexor hallucis longus tendon
踇长屈肌腱

Flexor retinaculum of ankle
踝关节屈肌支持带

Calcaneal branch of
posterior tibial a.
胫后动脉跟支

Iliotibial tract
髂胫束

Biceps femoris m.
股二头肌

Tibial n.
胫神经

Common fibular n.
腓总神经

Superior lateral genicular a.
膝上外侧动脉

Plantaris m.
跖肌

Lateral head of gastrocnemius m.
腓肠肌外侧头

Lateral sural cutaneous n.(cut)
腓肠外侧皮神经(切断)

Medial sural cutaneous n.(cut)
腓肠内侧皮神经(切断)

Soleus m.
比目鱼肌

Fibularis longus tendon
腓骨长肌腱

Fibularis brevis tendon
腓骨短肌腱

Calcaneal tendon (Achilles')
跟腱(Achilles腱)

Lateral malleolus
外踝

Superior fibular retinaculum
腓侧上支持带

Fibular a.
腓动脉

Calcaneal branches of fibular a.
腓动脉跟支

Calcaneal tuberosity
跟骨结节

Right leg
右小腿

Adductor magnus tendon
大收肌腱

Popliteal a. and v.
腘动脉和静脉

Superior medial genicular a.
膝上内侧动脉

Medial head of gastrocnemius m. (cut)
腓肠肌内侧头(切断)

Tibial collateral ligament
胫侧副韧带

Semimembranosus tendon (cut)
半膜肌腱(切断)

Inferior medial genicular a.
膝下内侧动脉

Popliteus m.
腘肌

Tendinous arch of soleus m.
比目鱼肌腱弓

Soleus m.
比目鱼肌

Plantaris tendon
跖肌腱

Gastrocnemius m. (cut)
腓肠肌(切断)

Soleus m.
比目鱼肌

Flexor digitorum longus tendon
趾长屈肌腱

Tibialis posterior tendon
胫骨后肌腱

Posterior tibial a. and v.
胫后动脉和静脉

Tibial n.
胫神经

Medial malleolus
内踝

Flexor hallucis longus tendon
踇长屈肌腱

Flexor retinaculum of ankle
踝关节屈肌支持带

Calcaneal tendon (Achilles')
跟腱(Achilles腱)

Calcaneal branch of
posterior tibial a.
胫后动脉跟支

Tibial n.
胫神经

Common fibular n. (cut)
腓总神经(切断)

Superior lateral genicular a.
膝上外侧动脉

Lateral sural cutaneous n. (cut)
腓肠外侧皮神经(切断)

Medial sural cutaneous n. (cut)
腓肠内侧皮神经(切断)

Lateral head of gastrocnemius m. (cut)
腓肠肌外侧头(切断)

Fibular collateral ligament
腓侧副韧带

Biceps femoris tendon (cut)
股二头肌腱(切断)

Plantaris m.
跖肌

Inferior lateral genicular a.
膝下外侧动脉

Head of fibula
腓骨头

Common fibular n. (cut)
腓总神经(切断)

Muscular branch of tibial n.
胫神经肌支

Fibularis longus m.
腓骨长肌

Soleus m.
比目鱼肌

Fibularis longus tendon
腓骨长肌腱

Fibularis brevis tendon
腓骨短肌腱

Lateral malleolus
外踝

Superior fibular retinaculum
腓侧上支持带

Fibular a.
腓动脉

Calcaneal branches of fibular a.
腓动脉跟支

Calcaneal tuberosity
跟骨结节

f. Netter
M.D.

Right leg
右小腿

Superior medial genicular a.
膝上内侧动脉

Medial head of gastrocnemius m.(cut)
腓肠肌内侧头(切断)

Popliteal a.
腘动脉

Tibial n.
胫神经

Tibial collateral ligament
胫侧副韧带

Semimembranosus tendon (cut)
半膜肌腱(切断)

Inferior medial genicular a.
膝下内侧动脉

Popliteus m.
腘肌

Posterior tibial recurrent a.
胫后返动脉

Tendinous arch of soleus m.
比目鱼肌腱弓

Posterior tibial a.
胫后动脉

Flexor digitorum longus
趾长屈肌

Tibial n.
胫神经

Tibialis posterior m.
胫骨后肌

Calcaneal tendon (Achilles') (cut)
跟腱(Achilles腱)(切断)

Flexor digitorum longus tendon
趾长屈肌腱

Tibialis posterior tendon
胫骨后肌腱

Medial malleolus
内踝

Medial malleolar branch
of posterior tibial a.
胫骨后动脉内踝支

Flexor retinaculum of ankle
踝关节屈肌支持带

Medial calcaneal branch
of posterior tibial a.
胫骨后动脉跟内侧支

Medial calcaneal branch of tibial n.
胫神经跟内侧支

Tibialis posterior tendon
胫骨后肌腱

Medial plantar a. and n.
足底内侧动脉和神经

Lateral plantar a. and n.
足底外侧动脉和神经

Flexor hallucis longus tendon
踇长屈肌腱

1st metatarsal bone
第1跖骨

Superior lateral genicular a.
膝上外侧动脉

Plantaris m.(cut)
跖肌(切断)

Lateral head of gastrocnemius m.(cut)
腓肠肌外侧头(切断)

Fibular collateral ligament
腓侧副韧带

Biceps femoris tendon(cut)
股二头肌腱(切断)

Inferior lateral genicular a.
膝下外侧动脉

Head of fibula
腓骨头

Common fibular n.
腓总神经

Soleus m.(cut and reflected)
比目鱼肌(切断并翻开)

Anterior tibial a.
胫前动脉

Fibular a.
腓动脉

Flexor hallucis longus(retracted)
踇长屈肌(掀开)

Fibular a.
腓动脉

Interosseous membrane of leg
小腿骨间膜

Perforating branch of fibular a.
腓动脉穿支

Communicating branch of fibular a.
腓动脉交通支

Fibularis longus tendon
腓骨长肌

Fibularis brevis tendon
腓骨短肌

Lateral malleolus
外踝

Lateral malleolar branch of fibular a.
腓动脉外踝支

Superior fibular retinaculum
腓侧上支持带

Lateral calcaneal branch of fibular a.
腓动脉跟外侧支

Lateral calcaneal branch of sural n.
腓肠神经跟外侧支

Inferior fibular retinaculum
腓侧下支持带

Fibularis brevis tendon
腓骨短肌腱

Fibularis longus tendon
腓骨长肌腱

Flexor digitorum longus tendon
趾长屈肌腱

5th metatarsal bone
第5跖骨

Biceps femoris m.
股二头肌
- Long head 长头
- Short head 短头
- Tendon 肌腱

Fibular collateral ligament
腓侧副韧带

Common fibular n.
腓总神经

Inferior lateral
genicular a.
膝下外侧动脉

Head of fibula
腓骨头

Lateral head of
gastrocnemius m.
腓肠肌外侧头

Soleus m.
比目鱼肌

Fibularis longus
m. and tendon
腓骨长肌和肌腱

Fibularis brevis
m.and tendon
腓骨短肌和肌腱

Fibula
腓骨

Lateral malleolus
外踝

Calcaneal tendon (Achilles')
跟腱(Achilles腱)

Subtendinous calcaneal bursa
跟腱腱下囊

Superior fibular retinaculum
腓侧上支持带

Inferior fibular retinaculum
腓侧下支持带

Fibularis longus tendon
腓骨长肌腱

Vastus lateralis m.
股外侧肌

Iliotibial tract
髂胫束

Quadriceps femoris tendon
股四头肌腱

Superior lateral genicular a.
膝上外侧动脉

Patella
髌骨

Lateral patellar retinaculum
髌外侧支持带

Lateral condyle of tibia
胫骨外侧髁

Patellar ligament
髌韧带

Tibial tuberosity
胫骨粗隆

Tibialis anterior m.
胫骨前肌

Extensor digitorum longus
趾长伸肌

Superficial fibular n. (cut)
腓浅神经(切断)

Extensor digitorum longus tendon
趾长伸肌腱

Extensor hallucis longus and tendon
踇长伸肌和肌腱

Superior extensor retinaculum
伸肌上支持带

Inferior extensor retinaculum
伸肌下支持带

Extensor digitorum brevis
趾短伸肌

Extensor hallucis longus tendon
踇长伸肌腱

Extensor digitorum longus tendons
趾长伸肌腱

Fibularis brevis tendon
腓骨短肌腱

Fibularis tertius tendon
第3腓骨肌腱

5th metatarsal bone
第5跖骨

Vastus lateralis m.
股外侧肌

Rectus femoris tendon
股直肌腱

Iliotibial tract
髂胫束

Quadriceps femoris tendon
股四头肌腱

Superior lateral genicular a.
膝上外侧动脉

Lateral patellar retinaculum
髌外侧支持带

Biceps femoris tendon
股二头肌腱

Inferior lateral genicular a.
膝下外侧动脉

Common fibular n.
腓总神经

Head of fibula
腓骨头

Fibularis longus m.
腓骨长肌

Tibialis anterior m.
胫骨前肌

Superficial fibular n. (cut)
腓浅神经(切断)

Fibularis brevis m.
腓骨短肌

Extensor digitorum longus
趾长伸肌

Fibula
腓骨

Superior extensor retinaculum
伸肌上支持带

Lateral malleolus
外踝

Inferior extensor retinaculum
伸肌下支持带

Extensor digitorum longus tendons
趾长伸肌腱

Fibularis tertius tendon
第3腓骨肌腱

Extensor digitorum brevis tendons
趾短伸肌腱

Dorsal digital branches of superficial fibular n.
腓浅神经的趾背支

Vastus medialis m.
股内侧肌

Patella
髌骨

Superior medial genicular a.
膝上内侧动脉

Tibial collateral ligament
胫侧副韧带

Medial patellar retinaculum
髌内侧支持带

Inferior medial genicular a.
膝下内侧动脉

Infrapatellar branch of saphenous n. (cut)
隐神经髌下支(切断)

Saphenous n. (cut)
隐神经

Knee joint capsule
膝关节囊

Patellar ligament
髌韧带

Sartorius tendon
缝匠肌腱

Tibial tuberosity
胫骨粗隆

Tibia
胫骨

Medial head of gastrocnemius m.
腓肠肌内侧头

Soleus m.
比目鱼肌

Extensor hallucis longus
踇长伸肌

Medial malleolus
内踝

Tibialis anterior tendon
胫骨前肌腱

Medial branch of deep fibular n.
腓深神经内侧支

Extensor hallucis longus tendon
踇长伸肌腱

Extensor hallucis brevis tendon
踇短伸肌腱

Dorsal digital branches of deep fibular n.
腓深神经的趾背支

Superior lateral genicular a.
膝上外侧动脉

Fibular collateral ligament
腓侧副韧带

Lateral patellar retinaculum
髌外侧支持带

Iliotibial tract (*cut*)
髂胫束(切断)

Biceps femoris tendon (*cut*)
股二头肌腱(切断)

Inferior lateral genicular a.
膝下外侧动脉

Common fibular n.
腓总神经

Head of fibula
腓骨头

Fibularis longus m. (*cut*)
腓骨长肌(切断)

Anterior tibial a.
胫前动脉

Extensor digitorum longus (*cut*)
趾长伸肌(切断)

Superficial fibular n.
腓浅神经

Deep fibular n.
腓深神经

Fibularis longus m.
腓骨长肌

Extensor digitorum longus
趾长伸肌

Fibularis brevis m.
腓骨短肌

Fibularis longus tendon
腓骨长肌腱

Perforating branch of fibular a.
腓动脉穿支

Anterior lateral malleolar a.
外踝前动脉

Lateral malleolus
外踝

Lateral malleolar arterial network
外踝及动脉网

Extensor hallucis brevis (*cut*)
踇短伸肌(切断)

Lateral tarsal a.
跗外侧动脉

Lateral branch of deep fibular n.
腓深神经外侧支

Extensor digitorum brevis (*cut*)
趾短伸肌(切断)

Fibularis brevis tendon
腓骨短肌腱

Posterior perforating branches of plantar metatarsal aa.
足底深弓的后穿支

Extensor digitorum longus tendons (*cut*)
趾长伸肌腱(切断)

Extensor digitorum brevis tendons (*cut*)
趾短伸肌腱(切断)

Dorsal digital aa. of foot
趾背动脉

Branches of proper plantar digital aa. and nn.
趾足底固有动脉和神经的分支

Superior medial genicular a.
膝上内侧动脉

Quadriceps femoris tendon
股四头肌腱

Tibial collateral ligament
胫侧副韧带

Medial patellar retinaculum
髌内侧支持带

Infrapatellar branch of saphenous n. (*cut*)
隐神经的髌下支(切断)

Inferior medial genicular a.
膝下内侧动脉

Saphenous n. (*cut*)
隐神经(切断)

Patellar ligament
髌韧带

Sartorius tendon
缝匠肌腱

Anterior tibial recurrent a.
胫前返动脉

Recurrent branch of deep fibular n.
腓深神经返支

Interosseous membrane of leg
小腿骨间膜

Tibialis anterior m. (*cut*)
胫骨前肌(切断)

Gastrocnemius m.
腓肠肌

Soleus m.
比目鱼肌

Tibia
胫骨

Superficial fibular n. (*cut*)
腓浅神经(切断)

Extensor hallucis longus (*cut*)
踇长伸肌(切断)

Interosseous membrane of leg
小腿骨间膜

Anterior tibial a.
胫前动脉

Anterior medial malleolar a.
内踝前动脉

Medial malleolar arterial network
内踝动脉网

Medial malleolus
内踝

Tibialis anterior tendon
胫骨前肌腱

Medial tarsal a.
跗内侧动脉

Dorsalis pedis a.
足背动脉

Medial branch of deep fibular n.
腓深神经内侧支

Arcuate a.
弓状动脉

Deep plantar a.
足底深支动脉

Dorsal metatarsal aa.
跖背动脉

Extensor hallucis longus tendon (*cut*)
踇长伸肌腱(切断)

Extensor hallucis brevis tendon (*cut*)
踇短伸肌腱(切断)

Dorsal digital branches of deep fibular n.
腓深神经的趾背支

Lateral view
外侧观

Soleus m.
比目鱼肌

Fibularis longus m.
腓骨长肌

Fibularis brevis m.
腓骨短肌

Calcaneal tendon (Achilles')
跟腱(Achilles腱)

Common tendon sheath of fibularis mm.
腓骨肌总腱鞘

Subcutaneous calcaneal bursa
跟皮下囊

Subtendinous calcaneal bursa
跟腱下囊

Superior fibular retinaculum
腓侧上支持带

Inferior fibular retinaculum
腓侧下支持带

Calcaneus
跟骨

Extensor digitorum brevis
趾短伸肌

Abductor digiti minimi
小趾展肌

Fibularis longus tendon
腓骨长肌腱

Fibularis brevis tendon
腓骨短肌腱

Fibularis tertius tendon
第3腓骨肌腱

Tuberosity of 5th metatarsal bone
第5跖骨粗隆

Extensor digitorum longus
趾长伸肌腱

Superior extensor retinaculum
伸肌上支持带

Tendon sheath of tibialis anterior m.
胫骨前肌腱鞘

Lateral malleolus 外踝

Subcutaneous bursa of lateral malleolus m.
外踝皮下囊

Inferior extensor retinaculum
伸肌下支持带

Tendon sheath of extensor digitorum longus
趾长伸肌腱鞘

Tendon sheath of extensor hallucis longus
姆长伸肌腱鞘

Medial view
内侧观

Tendon sheath of tibialis anterior m.
胫骨前肌腱鞘

Tibia 胫骨

Tendon sheath of tibialis posterior m.
胫骨后肌腱鞘

Superior extensor retinaculum
伸肌上支持带

内踝 Medial malleolus

Subcutaneous bursa of medial malleolus
内踝皮下囊

Inferior extensor retinaculum
伸肌下支持带

Tendon sheath of tibialis posterior m.
胫骨后肌腱鞘

胫骨后肌腱 Tibialis posterior tendon

胫骨前肌腱 Tibialis anterior tendon

Tendon sheath of extensor hallucis longus
姆长伸肌腱鞘

1st metatarsal bone
第1跖骨

Tendon sheath of flexor hallucis longus
姆长屈肌腱鞘

Medial plantar n. and a.
足底内侧神经和动脉

Tendon sheath of flexor digitorum longus
趾长屈肌腱鞘

Calcaneal tendon (Achilles')
跟腱(Achilles腱)

Tendon sheath of flexor digitorum longus
趾长屈肌腱鞘

Posterior tibial a.
胫后动脉

Tibial n.
胫神经

Tendon sheath of flexor hallucis longus
姆长屈肌腱鞘

Subcutaneous calcaneal bursa
跟皮下囊

Subtendinous calcaneal bursa
跟腱下囊

Flexor retinaculum of ankle
踝屈肌支持带

Calcaneus
跟骨

Lateral plantar n. and a.
足底外侧神经和动脉

Abductor hallucis (cut)
姆展肌(切断)

Plantar aponeurosis (cut)
足底腱膜(切断)

Flexor digitorum brevis (cut)
趾短屈肌(切断)

Superficial fibular n. (cut)
腓浅神经(切断)

Fibularis brevis m.
腓骨短肌

Fibularis longus tendon
腓骨长肌

Extensor digitorum longus
趾长伸肌

Superior extensor retinaculum
伸肌上支持带

腓骨 Fibula

Perforating branch of fibular a.
腓动脉穿支

外踝 Lateral malleolus

Anterior lateral malleolar a.
外踝前动脉

Inferior extensor retinaculum
伸肌下支持带

Lateral branch of deep fibular n.
腓深神经外支

Lateral tarsal a.
跗外侧动脉

Fibularis brevis tendon
腓骨短肌腱

Tuberosity of 5th metatarsal bone
第5跖骨粗隆

Fibularis tertius tendon
第3腓骨肌腱

Extensor digitorum brevis
趾短伸肌

Extensor hallucis brevis
拇短伸肌

Extensor digitorum
longus tendons
趾长伸肌腱

Lateral dorsal
cutaneous n. of foot (cut)
足背外侧皮神经(切断)

Dorsal metatarsal aa.
跖背动脉

Dorsal digital aa. of foot
趾背动脉

Proper plantar
digital aa. and nn.
趾足底固有动脉和神经

Tibialis anterior tendon 胫骨前肌腱

Anterior tibial a. 胫前动脉

Deep fibular n. 腓深神经

Tibia 胫骨

Extensor hallucis longus tendon
拇长伸肌腱

Tendon sheath of
extensor digitorum longus
趾长伸肌腱鞘

Medial malleolus
内踝

Tendon sheath of
tibialis anterior m.
胫骨前肌腱鞘

Tendon sheath of
extensor hallucis longus
拇长伸肌腱鞘

Anterior medial malleolar a.
内踝前动脉

Dorsalis pedis a.
足背动脉

Medial tarsal a.
跗内侧动脉

Medial branch of deep fibular n.
腓深神经内侧支

Arcuate a.
弓状动脉

Deep plantar a.
足底动脉深支

Extensor hallucis longus tendon
拇长伸肌腱

Extensor expansions of foot
趾背腱膜

Dorsal digital branches
of deep fibular n.
腓深神经趾背支

Dorsal digital branches
of superficial fibular n.
腓浅神经趾背支

Superficial fibular n. (cut)
腓浅神经(切断)

Fibularis longus tendon
腓骨长肌腱

Fibularis brevis m. and tendon
腓骨短肌和肌腱

Extensor digitorum longus and tendon
趾长伸肌和肌腱

Fibula
腓骨

Perforating branch of fibular a.
腓动脉穿支

Anterior lateral malleolar a.
外踝前动脉

Lateral malleolus
外踝

Lateral branch of deep fibular n.
腓深神经外侧支

Extensor hallucis brevis (cut)
踇短伸肌(切断)

Fibularis longus tendon (cut)
腓骨长肌腱(切断)

Lateral tarsal a.
跗外侧动脉

Extensor digitorum brevis (cut)
趾短伸肌(切断)

Fibularis brevis tendon (cut)
腓骨短肌(切断)

Fibularis tertius tendon (cut)
第3腓骨肌腱(切断)

Abductor digiti minimi
小趾展肌

Dorsal metatarsal aa.
跖背动脉

Metatarsal bones
跖骨

Dorsal interosseous mm.
骨间背侧肌

Lateral dorsal cutaneous n. (cut)
足背外侧皮神经

Anterior perforating branches
of plantar metatarsal aa.
跖底动脉前穿支

Dorsal digital aa. of foot
趾背动脉

Proper plantar digital aa. and nn.
趾足底固有动脉和神经

Tibialis anterior m. and tendon
胫骨前肌和肌腱

Tibia
胫骨

Anterior tibial a.
胫前动脉

Deep fibular n.
腓深神经

Extensor hallucis longus and tendon
踇长伸肌和肌腱

Anterior medial malleolar a.
内踝前动脉

Medial malleolus
内踝

Medial branch of deep fibular n.
腓深神经内侧支

Medial tarsal aa.
跗内侧动脉

Dorsalis pedis a.
足背动脉

Arcuate a.
弓状动脉

Posterior perforating branches
of plantar metatarsal aa.
跖足底动脉后穿支

Deep plantar a.
足底深动脉

Abductor hallucis
踇展肌

Extensor hallucis longus tendon
踇长伸肌腱

Extensor hallucis brevis tendon
(cut)
踇短伸肌腱

Extensor digitorum brevis
tendons (cut)
趾短伸肌腱(切断)

Extensor digitorum longus
tendons (cut)
趾长伸肌腱(切断)

Extensor expansions of foot
趾背腱膜

Dorsal digital branches of
deep fibular n.
腓深神经趾背支

Dorsal digital branches of
superficial fibular n.
腓浅神经趾背支

Superficial transverse
metatarsal ligaments
跖浅横韧带

Proper plantar digital aa. and nn.
趾足底固有动脉和神经

Superficial branches of
medial plantar a. and n.
足底内侧动脉和神经的浅支

Transverse fasciculi of
plantar aponeurosis
足底腱膜横束

Longitudinal fasciculi of
plantar aponeurosis
足底腱膜纵束

Lateral plantar fascia
足底外侧筋膜

Medial plantar fascia
足底内侧筋膜

Cutaneous branches of
lateral plantar a. and n.
足底外侧动脉和神经的皮支

Cutaneous branches of
medial plantar a. and n.
足底内侧动脉和神经的皮支

Calcaneometatarsal ligament
跟跖韧带

Plantar aponeurosis
足底腱膜

Calcaneal branches of posterior tibial a.
胫后动脉的跟骨支

Medial calcaneal branches of tibial n.
胫神经的跟内侧支

Calcaneal tuberosity
跟骨结节

First layer of muscles in bold
第1层足底肌

Proper plantar digital
branches of medial plantar n.
足底内侧神经的趾足底固有支

Proper plantar digital
branches of lateral plantar n.
足底外侧神经的趾足底固有支

Proper plantar digital aa.
趾足底固有动脉

Common plantar digital aa.
趾足底总动脉

Lumbrical mm.
蚓状肌

Fibrous sheaths of toes
趾纤维鞘

Superficial branch
of medial plantar a.
足底内侧动脉浅支

Lateral head of
flexor hallucis brevis
跚短屈肌外侧头

Flexor digitorum brevis tendons
趾短屈肌腱

Medial head of
flexor hallucis brevis
跚短屈肌内侧头

Flexor digitorum longus tendons
趾长屈肌腱

Plantar metatarsal a.
跖足底动脉

Flexor hallucis longus tendon
跚长屈肌腱

Flexor digiti minimi
小趾屈肌

Abductor hallucis and tendon
跚展肌及肌腱

Abductor digiti minimi
小趾展肌

Flexor digitorum brevis
趾短屈肌

Lateral plantar fascia
足底外侧筋膜

Plantar aponeurosis (cut)
足底腱膜(切断)

Medial process of calcaneal tuberosity
跟骨结节内侧突

Calcaneal branches of posterior tibial a.
胫后动脉跟骨支

Lateral process of calcaneal tuberosity
跟骨结节外侧突

Medial calcaneal branches of tibial n.
胫神经跟内侧支

Calcaneal tuberosity
跟骨结节

Second layer of tendons
and muscles in bold
第2层足底肌及肌腱

Proper plantar digital branches of medial plantar n.
足底内侧神经的趾足底固有支

Proper plantar digital
branches of lateral plantar n.
足底外侧神经的趾足底固有支

Flexor digitorum longus tendons
趾长屈肌腱

Flexor digitorum brevis tendons
趾短屈肌腱

Fibrous sheaths of toes
趾纤维鞘

Sesamoid bones of foot
籽骨

Common plantar digital
nn. and aa.
趾足底总神经和动脉

Lumbrical mm.
蚓状肌

Lateral head of flexor hallucis brevis
踇短屈肌外侧头

Medial head of flexor
hallucis brevis
踇短屈肌内侧头

Flexor hallucis longus tendon
踇长屈肌腱

Abductor halluci and tendon (cut)
踇展肌和肌腱(切断)

Flexor digitorum longus tendon
趾长屈肌腱

Superficial branch of medial plantar a.
足底内侧动脉浅支

Deep branch of medial plantar a.
足底内侧动脉深支

Medial plantar a. and n.
足底内侧动脉和神经

Tibialis posterior tendon
胫骨后肌腱

Flexor hallucis longus tendon
踇长屈肌腱

Posterior tibial a.
胫后动脉

Flexor retinaculum of ankle
踝屈肌支持带

Abductor hallucis (cut)
踇展肌(切断)

Calcaneal branches of posterior tibial a.
胫后动脉跟骨支

Medial calcaneal branches of tibial n.
胫神经跟内侧支

Flexor digiti minimi
小趾屈肌

Superficial branch
of lateral plantar n.
足底外侧神经浅支

Deep branch of
lateral plantar n.
足底外侧神经深支

Lateral plantar n. and a.
足底外侧神经和动脉

Quadratus plantae m.
足底方肌

Abductor digiti minimi (cut)
小趾展肌(切断)

Muscular branch of lateral plantar n.
足底外侧神经肌支

Flexor digitorum brevis (cut)
趾短屈肌(切断)

Plantar aponeurosis (cut)
足底腱膜(切断)

Lateral calcaneal branches of sural n.
腓肠神经跟外侧支

Calcaneal branches of fibular a.
腓动脉跟骨支

Calcaneal tuberosity
跟骨结节

Third layer of muscles in bold
第3层足底肌

Proper plantar digital branches of medial plantar n.
足底内侧神经趾足底固有支

Proper plantar digital branches
of lateral plantar n.
足底外侧神经趾足底固有支

Proper plantar digital branch
of medial plantar a.
足底内侧动脉趾足底固有支

Anterior perforating branches
of plantar metatarsal aa.
跖足底动脉前穿支

Lumbrical tendons (cut)
蚓状肌腱(切断)

Sesamoid bones of foot
足籽骨

Transverse head of adductor hallucis
跗收肌横头

Oblique head of adductor hallucis
跗收肌斜头

Medial head of flexor hallucis brevis
跗短屈肌内侧头

Lateral head of flexor hallucis brevis
跗短屈肌外侧头

Flexor digitorum longus
tendons (cut)
趾长屈肌腱(切断)

Flexor digitorum brevis
tendons (cut)
趾短屈肌腱(切断)

Flexor digiti minimi
小趾屈肌

Plantar metatarsal aa.
跖足底动脉

Plantar interosseous mm.
骨间足底肌

Superficial branch of lateral plantar n.
足底外侧神经浅支

Plantar arch
足底弓

Deep branch of lateral plantar n.
足底外侧神经深支

Tuberosity of 5th metatarsal bone
第5跖骨粗隆

Fibularis brevis tendon
腓骨短肌腱

Plantar tendinous sheath of
fibularis longus m.
腓骨长肌足底腱鞘

Fibularis longus tendon
腓骨长肌腱

Quadratus plantae m. (cut and slightly retracted)
足底方肌(切断并略微翻开)

Lateral plantar a. and n.
足底外侧动脉和神经

Abductor digiti minimi (cut)
小趾展肌(切断)

Plantar aponeurosis (cut)
足底腱膜(切断)

Lateral calcaneal branches of sural n.
腓肠神经跟骨外侧支

Calcaneal branches of fibular a.
腓动脉跟骨支

Calcaneal tuberosity
跟骨结节

Superficial branch of medial plantar a.
足底内侧动脉浅支

Flexor hallucis longus tendon (cut)
跗长屈肌腱(切断)

Abductor hallucis (cut)
跗展肌(切断)

Deep branch of medial plantar a.
足底内侧动脉深支

Flexor digitorum longus tendon (cut)
趾长屈肌腱(切断)

Tibialis posterior tendon
胫骨后肌腱

Medial plantar a. and n.
足底内侧动脉和神经

Flexor hallucis longus tendon
跗长屈肌腱

Flexor retinaculum of ankle
踝屈肌支持带

Abductor hallucis (cut)
跗展肌(切断)

Flexor digitorum brevis (cut)
趾短屈肌(切断)

Medial calcaneal branches of tibial n.
胫神经跟骨内侧支

Calcaneal branch of posterior tibial a.
胫后动脉跟骨支

Dorsal view
足背观

Fibularis longus tendon (*cut*)
腓骨长肌腱(切断)
Fibularis brevis tendon (*cut*)
腓骨短肌腱(切断)
Cuboid bone
骰骨
Lateral tarsal a.
跗外侧动脉
Tuberosity of 5th metatarsal bone
第5跖骨粗隆
Fibularis tertius tendon (*cut*)
第3腓骨肌腱(切断)
Posterior perforating branches
of plantar metatarsal aa.
跖足底动脉后穿支
Dorsal metatarsal aa.
跖背动脉
Extensor digitorum longus tendons (*cut*)
趾长伸肌腱(切断)
Extensor expansions of foot
趾背腱膜
Anterior perforating branches
of plantar metatarsal aa.
跖足底动脉前穿支
Dorsal digital aa. of foot
趾背动脉

Navicular bone
足舟骨
Dorsalis pedis a.
足背动脉
Medial tarsal a. 跗内侧动脉
Lateral cuneiform bone 外侧楔骨
Intermediate cuneiform bone
中间楔骨
Medial cuneiform bone 内侧楔骨
Dorsal tarsometatarsal ligaments
跗跖背侧韧带
Dorsal metatarsal ligaments
跖背侧韧带
Arcuate a.
弓状动脉
Deep plantar a.
足底深动脉
Dorsal interosseous mm.
骨间背侧肌
Metatarsal bones
跖骨
Extensor hallucis longus tendon (*cut*)
踇长伸肌腱(切断)
Extensor hallucis brevis tendon (*cut*)
踇短伸肌腱(切断)
Extensor digitorum brevis tendons (*cut*)
趾短伸肌腱(切断)

Plantar view
足底观

Proper plantar digital aa.
趾足底固有动脉
Common plantar digital aa.
趾足底总动脉
蚓状肌(切断) Lumbrical mm. (*cut*)
Deep transverse metatarsal
ligaments and plantar ligaments
跖深横韧带和足底韧带
骨间足底肌 Plantar interosseous mm.
Dorsal interosseous mm.
骨间背侧肌
Abductor digiti minimi (*cut*)
小趾展肌(切断)
跖足底动脉 Plantar metatarsal aa.
小趾屈肌 Flexor digiti minimi
足底弓 Plantar arch
Lateral plantar a. (*cut*)
足底外侧动脉(切断)
Tuberosity of 5th metatarsal bone
第5跖骨粗隆
腓骨长肌腱 Fibularis longus tendon
Fibularis brevis tendon (*cut*)
腓骨短肌腱(切断)
骰骨粗隆 Tuberosity of cuboid bone
Long plantar ligament
足底长韧带
Plantar calcaneocuboid ligament
(short plantar ligament)
跟骰足底韧带(足底短韧带)
Fourth layer of muscles in bold
第4层足底肌

Flexor hallucis longus tendon (*cut*)
踇长屈肌腱(切断)
Anterior perforating branches
of plantar metatarsal aa.
跖足底动脉前穿支
Sesamoid bones 籽骨
Oblique head of adductor hallucis (*cut*)
踇收肌斜头
Lateral head of flexor
hallucis brevis (*cut*)
踇短屈肌外侧头(切断)
Abductor hallucis tendon (*cut*)
踇展肌腱(切断)
Medial head of flexor hallucis brevis (*cut*)
踇短屈肌内侧头(切断)
Transverse head of adductor hallucis (*cut*)
踇收肌横头(切断)
Deep plantar a. 足底深动脉
Posterior perforating branches
of plantar metatarsal aa.
跖足底动脉后穿支
Plantar metatarsal ligaments
跖足底韧带
Medial cuneiform bone 内侧楔骨
Tibialis anterior tendon (*cut*)
胫骨前肌腱(切断)
Proximal attachment of
flexor hallucis brevis (*cut*)
踇短屈肌近端附着点
Tuberosity of navicular bone 舟骨粗隆
Tibialis posterior tendon (*cut*)
胫骨后肌腱(切断)
Plantar calcaneonavicular ligament
(spring ligament)
跟舟足底韧带(跳跃韧带)

Dorsal view
足背观

Distal phalanx of great toe
踇趾远节趾骨

Proximal phalanx of great toe
踇趾近节趾骨

Distal phalanx
远节趾骨
Middle phalanx
中节趾骨
Proximal phalanx
近节趾骨

Little toe
小趾

1st metatarsal bone
第1跖骨

5th metatarsal bone
第5跖骨

Medial cuneiform bone
内侧楔骨

Intermediate cuneiform bone
中间楔骨

Lateral cuneiform bone
外侧楔骨

Dorsal interosseous mm.
骨间背侧肌

Tuberosity of 5th metatarsal bone
第5跖骨粗隆

Navicular bone
足舟骨

Cuboid bone
骰骨

Plantar view
足底观

Distal phalanx of great toe
踇趾远节趾骨

Proximal phalanx of great toe
踇趾近节趾骨

Distal phalanx
远节趾骨
Middle phalanx
中节趾骨
Proximal phalanx
近节趾骨

Little toe
小趾

Sesamoid bones
籽骨

1st metatarsal bone
第1跖骨

Plantar interosseous mm.
骨间足底跖侧肌

5th metatarsal bone
第5跖骨

Lateral cuneiform bone
外侧楔骨

Intermediate cuneiform bone
中间楔骨

Medial cuneiform bone
内侧楔骨

Tuberosity of 5th metatarsal bone
第5跖骨粗隆

Cuboid bone
骰骨

Navicular bone
足舟骨

注：虚线是足趾内收与外展的参考线

Anterior view
前面观

Posterior view
后面观

Iliotibial tract
髂胫束

Biceps femoris m.
股二头肌

Fibularis longus m.
腓骨长肌

Extensor digitorum
longus
趾长伸肌

Extensor hallucis
longus
踇长伸肌

Fibularis brevis m.
腓骨短肌

Fibularis tertius m.
第3腓骨肌

Fibularis brevis m.
腓骨短肌

Fibularis tertius m.
第3腓骨肌

Extensor digitorum
longus
趾长伸肌

Extensor hallucis
longus
踇长伸肌

Medial head of
gastrocnemius m.
腓肠肌内侧头

Semimembranosus m.
半膜肌

Sartorius m.
缝匠肌

Gracilis m.
股薄肌

Pes anserinus
鹅足腱

Semitendinosus m.
半腱肌

Popliteus m.
腘肌

Soleus m.
比目鱼肌

Quadriceps femoris m.
(via patellar ligament)
股四头肌(经髌韧带)

Tibialis anterior m.
胫骨前肌

Flexor digitorum
longus
趾长屈肌

Proximal muscle attachments
近端附着处

Distal muscle attachments
远端附着处

注：足肌附着处未显示

Tibialis posterior m.
胫骨后肌

Tibialis anterior m.
胫骨前肌

Flexor hallucis
longus
踇长屈肌

Plantaris m.
跖肌

Lateral head of gastrocnemius m.
腓肠肌外侧头

Popliteus m.
腘肌

Tibialis posterior m.
胫骨后肌

Flexor hallucis longus
踇长屈肌

Fibularis brevis m.
腓骨短肌

Plantaris m.
跖肌

Soleus and gastrocnemius mm.
(via calcaneal tendon)
比目鱼肌和腓肠肌(经由跟腱)

Fibularis longus m.
胫骨长肌

Flexor digitorum
longus
趾长屈肌

髂肌 Iliacus m.

缝匠肌 Sartorius m.

股直肌 Rectus femoris m.

Obturator internus and superior and inferior gemellus mm. 闭孔内肌和上、下孖肌

梨状肌 Piriformis m.

臀小肌 Gluteus minimus m.

股外侧肌 Vastus lateralis m.

髂腰肌 Iliopsoas

股内侧肌 Vastus medialis m.

股中间肌 Vastus intermedius m.

Piriformis m. 梨状肌

Pectineus m. 耻骨肌

Adductor longus 长收肌

Adductor brevis 短收肌

Gracilis m. 股薄肌

Obturator externus 闭孔外肌

Adductor magnus 大收肌

Quadratus femoris m. 股方肌

Proximal muscle attachments 近端附着点

Distal muscle attachments 远端附着点

膝关节肌 Articularis genus m.

Adductor magnus 大收肌

髂胫束 Iliotibial tract

股二头肌 Biceps femoris m.

Sartorius m. 缝匠肌

Gracilis m. 股薄肌

Pes anserinus 鹅足腱

Quadriceps femoris m. (via patellar ligament) 股四头肌(经由髌韧带)

Semitendinosus m. 半腱肌

Gluteus medius m.
臀中肌

Gluteus minimus m.
臀小肌

Tensor fasciae latae
阔筋膜张肌

Sartorius m.
缝匠肌

Rectus femoris m.
股直肌

Obturator externus
闭孔外肌

Gluteus medius m.
臀中肌

Quadratus femoris m.
股方肌

Iliopsoas
髂腰肌

Gluteus maximus m.
臀大肌

Vastus lateralis m.
股外侧肌

Adductor magnus
大收肌

Adductor brevis
短收肌

Vastus intermedius m.
股中间肌

Short head of biceps femoris m.
股二头肌短头

Adductor magnus
大收肌

Vastus lateralis m.
股外侧肌

Gluteus maximus m.
臀大肌

Superior gemellus m.
上孖肌

Inferior gemellus m.
下孖肌

Quadratus femoris m.
股方肌

Obturator internus
闭孔内肌

Adductor magnus
大收肌

Long head of biceps femoris and semitendinosus mm.
股二头肌长头和半腱肌

Semimembranosus m.
半膜肌

Pectineus m.
耻骨肌

Vastus medialis m.
股内侧肌

Adductor longus
长收肌

Proximal muscle attachments 近端附着点

Distal muscle attachments 远端附着点

Plantaris m.
跖肌

Lateral head of gastrocnemius m.
腓肠肌外侧头

Popliteus m.
腘肌

Adductor magnus
大收肌

Medial head of gastrocnemius m.
腓肠肌内侧头

Semimembranosus m.
半膜肌

Popliteus m.
腘肌

注：股骨后面的附着区(粗线)被放大

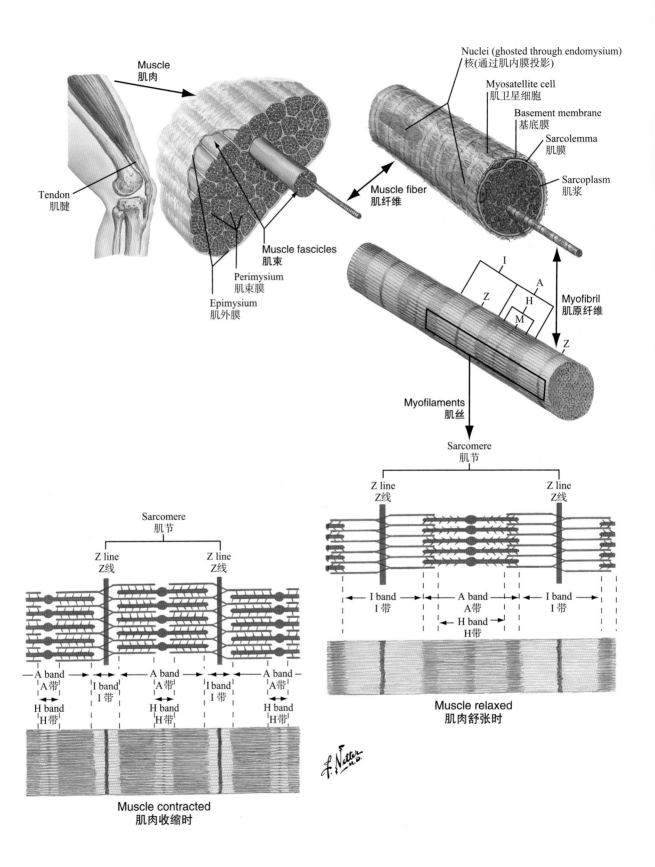

Muscle
肌肉

Tendon
肌腱

Muscle fascicles
肌束

Perimysium
肌束膜

Epimysium
肌外膜

Nuclei (ghosted through endomysium)
核(通过肌内膜投影)

Myosatellite cell
肌卫星细胞

Basement membrane
基底膜

Sarcolemma
肌膜

Sarcoplasm
肌浆

Muscle fiber
肌纤维

Myofibril
肌原纤维

Myofilaments
肌丝

Sarcomere
肌节

Z line
Z线

Z line
Z线

I band
I 带

A band
A带

H band
H带

I band
I 带

Muscle relaxed
肌肉舒张时

Sarcomere
肌节

Z line
Z线

Z line
Z线

A band
A带

I band
I 带

A band
A带

I band
I 带

A band
A带

H band
H带

H band
H带

H band
H带

Muscle contracted
肌肉收缩时

Epicranial aponeurosis
帽状腱膜

Frontalis m.
额肌

Procerus m.
降眉间肌

Corrugator supercilii 皱眉肌

Orbital part 眶部 } Orbicularis oculi m.
Palpebral part 睑部 } 眼轮匝肌

Levator nasolabialis 鼻唇提肌

Transverse part 横部 } Nasalis m.
Alar part 翼部 } 鼻肌

Levator labii superioris 提上唇肌

Auricularis anterior m. 耳前肌

Zygomaticus minor m. 颧小肌

Zygomaticus major m. 颧大肌

Levator anguli oris 提口角肌

Depressor septi nasi 降鼻中隔肌

Bucinator 颊肌

Risorius m. 笑肌

Orbicularis oris m. 口轮匝肌

Depressor anguli oris 降口角肌

Depressor labii inferioris 降下唇肌

Mentalis m. 颏肌

Platysma 颈阔肌

Course of wrinkle lines
(Langer's lines) of skin
is transverse to fiber
direction of facial muscles.
Elliptical incisions for removal
of skin tumors conform to
direction of wrinkle lines.
皮纹的方向(Langer 线)横行
于面部肌肉纤维方向。皮肤
肿瘤切除的椭圆切口应顺应
皱纹线方向。

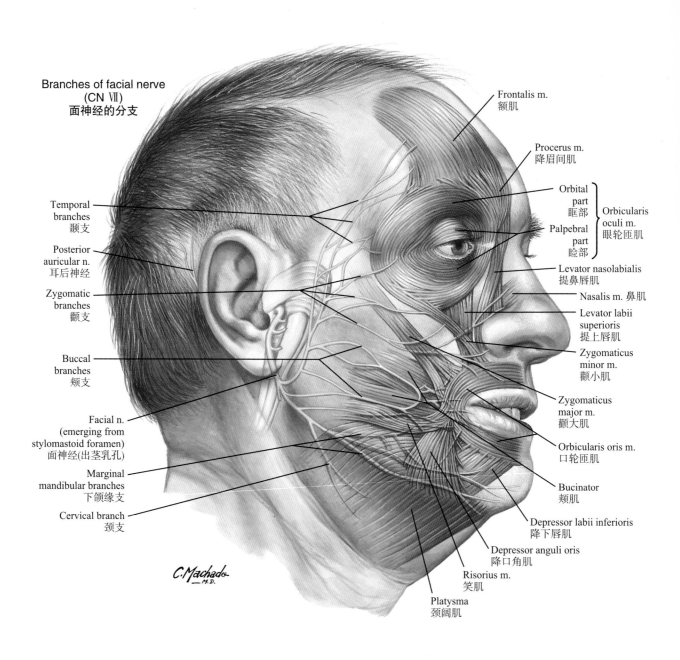

Branches of facial nerve
(CN Ⅶ)
面神经的分支

Temporal
branches
颞支

Posterior
auricular n.
耳后神经

Zygomatic
branches
颧支

Buccal
branches
颊支

Facial n.
(emerging from
stylomastoid foramen)
面神经(出茎乳孔)

Marginal
mandibular branches
下颌缘支

Cervical branch
颈支

Frontalis m.
额肌

Procerus m.
降眉间肌

Orbital
part
眶部

Palpebral
part
睑部

Orbicularis
oculi m.
眼轮匝肌

Levator nasolabialis
提鼻唇肌

Nasalis m. 鼻肌

Levator labii
superioris
提上唇肌

Zygomaticus
minor m.
颧小肌

Zygomaticus
major m.
颧大肌

Orbicularis oris m.
口轮匝肌

Bucinator
颊肌

Depressor labii inferioris
降下唇肌

Depressor anguli oris
降口角肌

Risorius m.
笑肌

Platysma
颈阔肌

C.Machado
M.D.

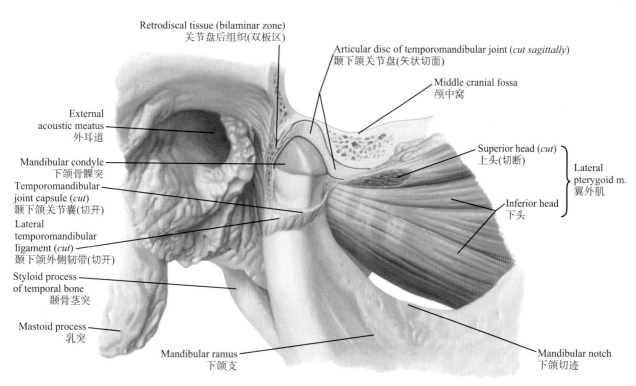

Retrodiscal tissue (bilaminar zone)
关节盘后组织(双板区)

Articular disc of temporomandibular joint (*cut sagittally*)
颞下颌关节盘(矢状切面)

Middle cranial fossa
颅中窝

External acoustic meatus
外耳道

Mandibular condyle
下颌骨髁突

Temporomandibular joint capsule (*cut*)
颞下颌关节囊(切开)

Lateral temporomandibular ligament (*cut*)
颞下颌外侧韧带(切开)

Styloid process of temporal bone
颞骨茎突

Mastoid process
乳突

Mandibular ramus
下颌支

Superior head (*cut*)
上头(切断)

Inferior head
下头

Lateral pterygoid m.
翼外肌

Mandibular notch
下颌切迹

Upper layer of bilaminar zone
双板区上层

Articular disc of temporomandibular joint (*cut sagittally*)
颞下颌关节盘(矢状切面)

Temporomandibular joint capsule
颞下颌关节囊

Retrodiscal tissue (bilaminar zone) expanded
关节盘后组织 (双板区)扩大

Inferior layer of bilaminar zone
双板区下层

Temporomandibular joint capsule (*cut*)
颞下颌关节囊(切断)

Direction of force vector generated by the contraction of lateral pterygoid mm.
翼外肌收缩产生的力矢量方向

Translation of condyle and ramus of mandible during opening of the mouth
下颌髁突和下颌支在张口过程中的移动

C.Machado
M.D.

Scalenus anterior m.
前斜角肌

Scalenus medius m.
中斜角肌

Cervical rib compresses subclavian a. (note poststenotic dilation)
颈肋压迫锁骨下动脉: (示狭窄后扩张)

Cervical rib adheres to 1st thoracic rib by dense fibrous band
颈肋通过致密纤维带附着于第1胸肋

Inferior trunk of brachial plexus elevated by cervical rib
被颈肋抬升的臂丛下干

C1
C2
C3
C4
C5
C6
C7
T1

C5
C6
C7
C8
T1

Rudimentary 1st (thoracic) rib with postfixed brachial plexus
第1(胸)肋发育不全造成臂丛后固定

C4
C5
C6
C6
C7
C7
C8
T1
T2

C5
C6
C7
C8
T1

Normal morphology
正常形态

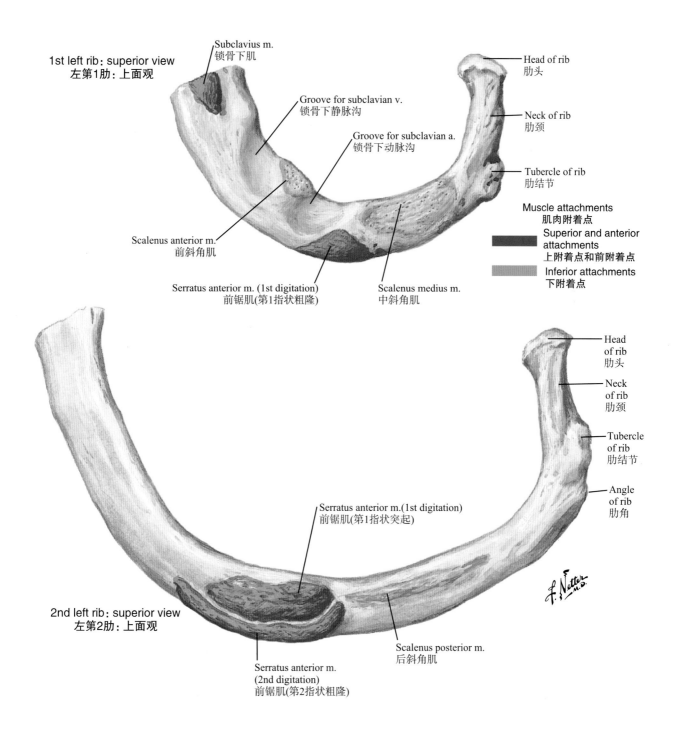

1st left rib: superior view
左第1肋：上面观

Subclavius m.
锁骨下肌

Groove for subclavian v.
锁骨下静脉沟

Groove for subclavian a.
锁骨下动脉沟

Head of rib
肋头

Neck of rib
肋颈

Tubercle of rib
肋结节

Muscle attachments
肌肉附着点

Superior and anterior attachments
上附着点和前附着点

Inferior attachments
下附着点

Scalenus anterior m.
前斜角肌

Serratus anterior m. (1st digitation)
前锯肌(第1指状粗隆)

Scalenus medius m.
中斜角肌

Head of rib
肋头

Neck of rib
肋颈

Tubercle of rib
肋结节

Angle of rib
肋角

Serratus anterior m.(1st digitation)
前锯肌(第1指状突起)

2nd left rib: superior view
左第2肋：上面观

Serratus anterior m. (2nd digitation)
前锯肌(第2指状粗隆)

Scalenus posterior m.
后斜角肌

External abdominal oblique m.
腹外斜肌

Aponeurosis of external abdominal oblique m.
腹外斜肌腱

Anterior layer of rectus sheath
腹直肌鞘前层

Linea alba
白线

Anterior superior iliac spine
髂前上棘

Inguinal ligament (Poupart's)
腹股沟韧带(Poupart韧带)

Superficial epigastric a. and v.
腹壁浅动脉和静脉

Intercrural fibers
脚间纤维

Superficial inguinal ring
腹股沟管浅环

Spermatic cord (cut)
精索(切断)

Pubic tubercle
耻骨结节

Suspensory ligament of penis
阴茎悬韧带

Cribriform fascia (over saphenous hiatus)
筛筋膜(隐静脉裂孔上方)

Great saphenous v.
大隐静脉

Superficial circumflex iliac vessels
旋髂浅血管

Fascia lata
阔筋膜

Skin and subcutaneous tissue removed
移除皮肤和浅筋膜

External abdominal oblique m.
腹外斜肌

Anterior layer of rectus sheath
腹直肌鞘前层

Internal abdominal oblique m.
腹内斜肌

Aponeurosis of external abdominal oblique m.
(cut and reflected)
腹外斜肌腱膜(切断并翻开)

Inguinal ligament (Poupart's)
腹股沟韧带(Poupart韧带)

Deep inguinal ring
腹股沟管深环

Lateral head of cremaster
提睾肌外侧头

Inguinal falx
腹股沟镰

Medial head of cremaster
提睾肌内侧头

Femoral v.
股静脉

Great saphenous v.
大隐静脉

Saphenous hiatus
隐静脉裂孔

Aponeurosis of external abdominal oblique muscle reflected and cribriform fascia removed
腹外斜肌腱膜翻折并移除

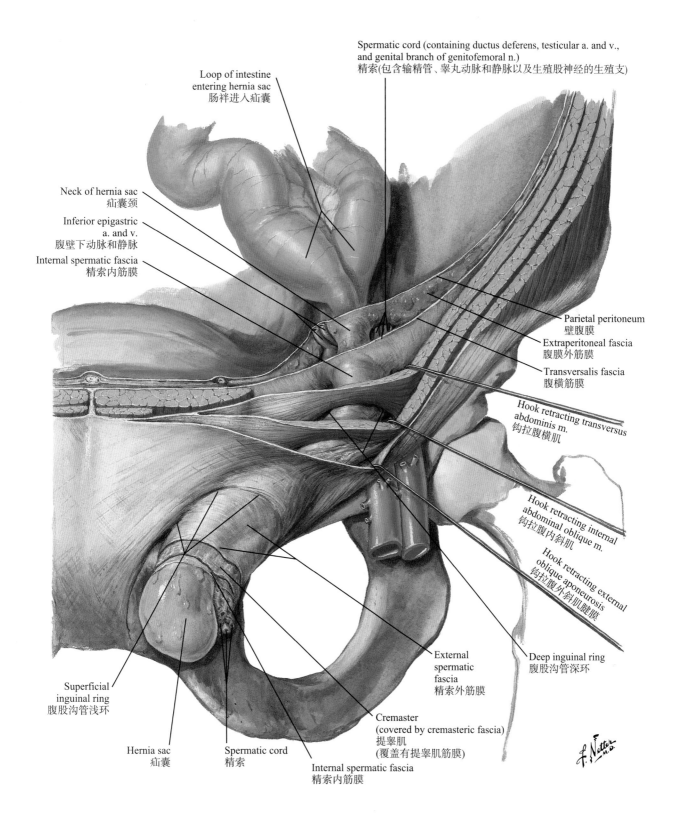

Spermatic cord (containing ductus deferens, testicular a. and v., and genital branch of genitofemoral n.)
精索(包含输精管、睾丸动脉和静脉以及生殖股神经的生殖支)

Loop of intestine entering hernia sac
肠襻进入疝囊

Neck of hernia sac
疝囊颈

Inferior epigastric a. and v.
腹壁下动脉和静脉

Internal spermatic fascia
精索内筋膜

Parietal peritoneum
壁腹膜

Extraperitoneal fascia
腹膜外筋膜

Transversalis fascia
腹横筋膜

Hook retracting transversus abdominis m.
钩拉腹横肌

Hook retracting internal abdominal oblique m.
钩拉腹内斜肌

Hook retracting external oblique aponeurosis
钩拉腹外斜肌腱膜

Deep inguinal ring
腹股沟管深环

Superficial inguinal ring
腹股沟管浅环

External spermatic fascia
精索外筋膜

Cremaster (covered by cremasteric fascia)
提睾肌(覆盖有提睾肌筋膜)

Hernia sac
疝囊

Spermatic cord
精索

Internal spermatic fascia
精索内筋膜

Flexor zones of hand
手的屈肌区

Extensor zones of hand
手的伸肌区

Ⅰ DIP joint
远端指间关节
Ⅱ Middle phalanx
中节指骨
Ⅲ PIP joint
近端指间关节
Ⅳ Proximal phalanx
近节指骨
Ⅴ MP joint
掌指关节
Ⅵ Metacarpal bone
掌骨
Ⅶ Extensor retinaculum of wrist
腕部伸肌支持带
Ⅷ Distal forearm
前臂远端
Ⅸ Mid and proximal forearm
前臂近中端

T-Ⅰ IP joint
指间关节
T-Ⅱ Proximal phalanx
近节指骨
T-Ⅲ MP joint
掌指关节
T-Ⅳ Metacarpal bone
掌骨
T-Ⅴ CMC joint radial styloid process
腕掌关节桡骨茎突

Ⅰ FDS insertion 指浅屈肌止点
Ⅱ Flexor sheath 屈肌腱鞘
Ⅲ Lumbrical origin 蚓状肌起点
Ⅳ Carpal tunnel 腕管
Ⅴ Distal forearm 前臂远端
T-Ⅰ Distal to IP joint 指间关节远端
T-Ⅱ Thumb MP joint to IP joint 拇指掌指关节到指间关节
T-Ⅲ Thenar eminence 鱼际

附图

Dorsal view
足背观

Medial dorsal cutaneous n. of foot
Supplies skin on medial sides and dorsal region of foot and adjacent sides of 2nd and 3rd digits of foot
足背内侧皮神经感受足背内侧及第2、3趾邻侧皮肤

Intermediate dorsal cutaneous n. of foot
Supplies skin on lateral side of dorsal region of foot and ankle and adjacent sides of 3rd, 4th, and 5th digits of foot
足背中间皮神经感受足背外侧区域和踝关节外侧以及足的第3、第4和第5趾相邻侧的皮肤

Deep fibular n.
Supplies tibialis anterior m., extensor hallucis longus, extensor digitorum longus, fibularis tertius m. and ankle joint
腓深神经支配胫骨前肌、踇长伸肌、趾长伸肌、第三腓骨肌和踝关节

Anterior tibial a.
胫前动脉

Superficial fibular n.
腓浅神经

Sural n.
Supplies dorsal and calcaneal areas of skin of foot
腓肠神经感受足背和足跟部的皮肤

Lateral dorsal cutaneous n. of foot (branch of sural n.)
足背外侧的皮神经

Lateral tarsal aa.
跗外侧动脉

Tibial n.
胫神经

Posterior tibial a.
胫后动脉

Dorsalis pedis a.
足背动脉

Saphenous n.
Supplies skin on medial side of foot and often hallucal metatarsophalangeal joint
隐神经感受足内侧皮肤和常见于跖趾关节踇侧

Dorsal digital aa.
趾背动脉

Dorsal metatarsal aa.
跖背动脉

Medial tarsal aa.
跗内侧动脉

Arcuate a.
弓状动脉

Anterior lateral malleolar aa.
外踝前动脉

Anterior medial malleolar a.
内踝前动脉

Posterior medial malleolar a.
内踝后动脉

Plantar view
足底观

Medial plantar n.
Supplies skin of sole of foot, both sides of 1st, 2nd, and 3rd toes, and medial aspect of 4th toe, as well as joints of tarsus and metatarsus of related digits of foot
足底内侧神经感受足底皮肤、第1、2、3趾两侧，第4趾内侧，以及足部相关趾的跗骨和跖骨关节

Anterior tibial a.
胫前动脉

Anterior medial malleolar a.
胫前动脉踝支

Posterior medial malleolar a.
内踝后动脉

Superficial and deep fibular nn.
腓浅神经和腓深神经

Saphenous n.
隐神经

Sural n.
腓肠神经

Tibial n.
胫神经

Posterior tibial a.
胫后动脉

Proper plantar digital aa.
趾足底固有动脉

Common plantar digital aa.
趾足底总动脉

Plantar metatarsal aa.
足心动脉

Plantar arch
足底弓

Lateral dorsal cutaneous n. of foot
足背外侧皮神经

Lateral plantar n.
Supplies skin of 5th toe and lateral aspect of 4th toe; supplies most of the deep muscles of foot
足底外侧神经感受第5趾和第4趾外侧的皮肤；支配足部大部分深层肌肉

C. Machado — M.D.

解剖结构	临床意义	图号
头部和颈部		
面部表情肌	在脑神经检查时用于评估面神经功能；面神经功能异常时（如 Bell 麻痹）可能出现无力或麻痹；美容（去皱纹）、头痛和磨牙的治疗时，常被作为肉毒杆菌毒素注射目标	S-65, S-184
胸锁乳突肌	将颈部分为颈前三角和颈后三角的重要标志；通过触诊寻找"颈部神经点"以实施颈丛麻醉，也可作为中心静脉置管的解剖标志；儿童胸锁乳突肌的异常缩短或纤维化会导致头部倾斜，称为斜颈	S-194
胸锁乳突肌、斜方肌	在脑神经检查时用于评估副神经（CN XI）功能	S-69, S-194
咀嚼肌	在脑神经检查时用于评估三叉神经（CN V）功能；咬肌和磨牙及相关头痛有关，可通过肉毒杆菌毒素注射治疗	S-186, S-187
腭帆提肌、腭垂肌	在脑神经检查时用于评估迷走神经（CN X）功能；上提软腭时如悬雍垂向对侧偏移提示迷走神经功能障碍	S-389
颏舌肌	在脑神经检查时用于评估舌下神经（CN XII）功能；舌下神经损伤时伸舌偏向患侧	S-70, S-401
茎突舌肌	若会厌因恶性肿瘤被手术切除，茎突舌肌就尤为重要，其向后上方运动可覆盖喉口，保护声门和气道	S-372, S-401, S-408
镫骨肌	人体最小的骨骼肌，通过调节镫骨的运动来控制声音的振幅	S-95
上睑提肌和上睑板肌	负责上提眼睑；上睑下垂提示动眼神经病变或交感神经病变（如果仅上睑板肌受影响）	S-82, S-84
眼外肌	在脑神经检查时用于评估动眼神经（CN III）、滑车神经（CN IV）和展神经（CN VI）功能；肌肉张力异常会导致眼球运动失调，称为斜视	S-84, S-86
瞳孔开大肌	对评估头部交感神经功能很重要；瞳孔无法扩大提示交感神经损伤（Horner 综合征）	S-58, S-89
瞳孔括约肌	参与瞳孔对光反射和调节反射	S-58, S-89
翼下颌中缝	用于下牙槽神经阻滞麻醉下颌牙的重要口内标志	S-73, S-323, S-407, S-408
口角轴	面部肌肉的纤维交叉，位于口角外侧约 1cm；重建与口腔相关的面部肌肉损伤时的重要标志	S-184
磨牙后窝	颞下颌关节脱位复位治疗的重要临床标志；颊神经和舌神经通过磨牙后窝，在磨牙种植手术中可能受到伤害	S-135
背部		
斜方肌	使肩胛骨紧贴胸壁并抵抗重力；肩下垂可能提示副神经脊髓根损伤	S-199
背部深层肌（或固有肌群）	肌纤维细微的拉伤或撕裂会导致腰背劳损，腰背痛的常见原因	S-200, S-201

解剖结构	临床意义	图号
胸部		
膈	第8胸椎水平的食管裂孔增宽或先天性缺陷可使胃突入胸腔（食管裂孔疝），食管裂孔疝会增加胃食管反流的发生率	S-208, S-413
腹部		
白线	因为无较大神经血管分支通过该区域，常作为腹壁切口位置。	S-8, S-213
腹股沟韧带	腹壁和大腿的体表分界标志。	S-8, S-212
腹股沟三角（Hesselbach 三角）	前腹壁薄弱部位，腹部内容物易疝出，造成腹股沟斜疝。	S-216, S-217
腹股沟深环	开口于前腹壁，腹部内容物易疝出，造成腹股沟斜疝。	S-215, S-216
腹股沟管浅环	腹外斜肌腱膜上、耻骨结节外侧及腹壁下动脉内侧的三角形开口，腹部内容物可通过该开口疝出而产生腹股沟斜疝。	S-211, S-215, S-216
股环	股管上开口，以腹股沟韧带内侧、股静脉、腔隙韧带为界；腹部内容物可通过股环疝入位于耻骨结节下外侧的股上三角，产生股疝。	S-218
食管裂孔	横膈膜开口变宽使胃向纵隔突出，增加胃食管反流病（GERD）的发病率。	S-103, S-422
腹直肌	分离（腹部分离）通常由多胎妊娠、腹部手术、体重过度增加引起；腹壁下动脉出血，可能导致血在腹直肌内积聚（腹直肌鞘血肿），可能被误认为是急性腹部病变，如阑尾炎。	S-212
盆部		
盆膈（肛提肌和尾骨肌）	为尿道膀胱角提供支撑，帮助控制排尿；分娩过程中损伤或薄弱可引起女性压力性尿失禁	S-466, S-479
盆腔内筋膜	骨盆内筋膜韧带（如耻骨膀胱韧带或主韧带）的无力或撕裂可能导致盆腔器官脱垂	S-464, S-488
会阴体	分娩时可发生会阴体撕裂；在会阴体或其侧部预防性切口，称为会阴切开术，可在某些情况下进行以促进阴道分娩	S-493
上肢		
掌腱膜	进行性纤维化可能导致结节，并最终形成限制手指伸展的可触性条索[掌腱膜（Dupuytren）挛缩]。	S-250
肩袖肌群	肩袖肌群的损伤常因其急性损伤或慢性过度使用导致，是常见的导致肩部疼痛及活动受限的原因。	S-157, S-232, S-240
冈上肌肌腱	肩袖肌群肌腱复合体中最常撕裂的肌腱。	S-231, S-232, S-235, S-240

表 4.2   **具有重要临床意义的解剖结构**

解剖结构	临床意义	图号
上肢(续)		
肱二头肌肌腱	会由于肌肉收缩时的突然负荷而断裂;通过屈肌反射评估脊神经 C5 及 C6 的功能。	S-238, S-239
肱二头肌长头	肱二头肌长头肌腱会发生关节内腱病,引发肩关节疼痛;肱二头肌长头肌腱常于老年人臂外展摔倒时撕裂。肱二头肌长头撕裂时,它通常会从盂上结节撕脱并缩回,肌肉挛缩至肱骨中部发生肿胀隆起(Popeye 畸形)。在淀粉样变性、浸润性疾病中可能发生肱二头肌长头的自发断裂,这些疾病同时也可能导致心肌炎。	S-239
前臂后肌群	反复使用起自总伸肌附着端的肌肉,会损伤肌腱并导致外上髁的疼痛(上髁炎)。如挥动网球拍和不恰当地使用锤子的运动会导致"网球肘"。最可能累及的肌肉是桡侧腕短伸肌。	S-243
前臂前群肌	反复使用起自总屈肌附着端的肌肉,会损伤肌腱并导致内上髁的疼痛("高尔夫球肘")。	S-245, S-246
下肢		
大腿内侧筋膜	在需要反复冲刺、快速变向的运动中,内收肌和股薄肌常见拉伤或撕裂(如足球、曲棍球)	S-268, S-269
髌韧带	使用叩诊锤敲击髌韧带引出膝跳反射来测试 L3、L4 脊髓层面的神经完整性(股神经支配的股四头肌的止点)	S-268, S-280
髂胫束	由于髂胫束会在股骨外上髁上反复摩擦,跑步者很容易发生髂胫束损伤	S-272, S-279
半腱肌、半膜肌、股二头肌长头	在高速奔跑或者含高踢腿的运动中会导致绳肌拉伤或撕裂	S-273
梨状肌	梨状肌损伤(充血、水肿)或结构变异(例如梨状肌分瓣)会压迫坐骨神经	S-274
臀中肌和臀小肌	患侧肌肉的瘫痪会导致患者患侧肢体单足站立时,髋外展能力减弱,造成对侧骨盆下降(Trendelenburg 征或 Trendelenburg 步态)	S-275
跟腱	经常在不平的表面上跑步时,跟腱上反复施加的张力会引起跟腱炎,过度的张力会引起跟腱撕裂。使用叩诊锤叩击跟腱引出踝反射,来测试 S1~S2 脊髓层面的神经完整性(胫神经支配腓肠肌的止点)	S-180, S-284, S-285
小腿前间室	劳累性骨筋膜室综合征(胫中部疼痛,劳累性胫部痛)的常见原因是过度训练(肌间紧绷的筋膜引起的水肿、骨膜炎或疲劳骨折),症状包括疼痛(pain)、感觉异常(paresthesias)、苍白(pallor)、脉搏无力(pulselessness)和瘫痪(paralysis)(5P 征);通常需要筋膜切开术来缓解压力	S-555
足底腱膜	由于增加的张力、体重或者过度疲劳引起炎症,导致足跟和足部疼痛(足底腱膜炎;跟骨骨刺综合征)	S-293

* 各解剖结构的选择主要基于临床数据以及大体解剖课程中经常涉及的临床诊治内容。

附图

附图S-BP 44 心血管
系统: 血液成分

附图S-BP 45 动脉管壁

附图S-BP 46 血管的
神经支配: 示意图

附图S-BP 47 冠状动脉:
右前外侧观及动脉造影

附图S-BP 48 冠状动脉
和心的静脉变异

附图S-BP 49 锁骨下动脉

附图S-BP 50 臂和前臂近
端的动脉

附图S-BP 51 前臂和手的
动脉

附图（续）

附图S-BP 52 股和膝的动脉

附图S-BP 53 膝和足的动脉

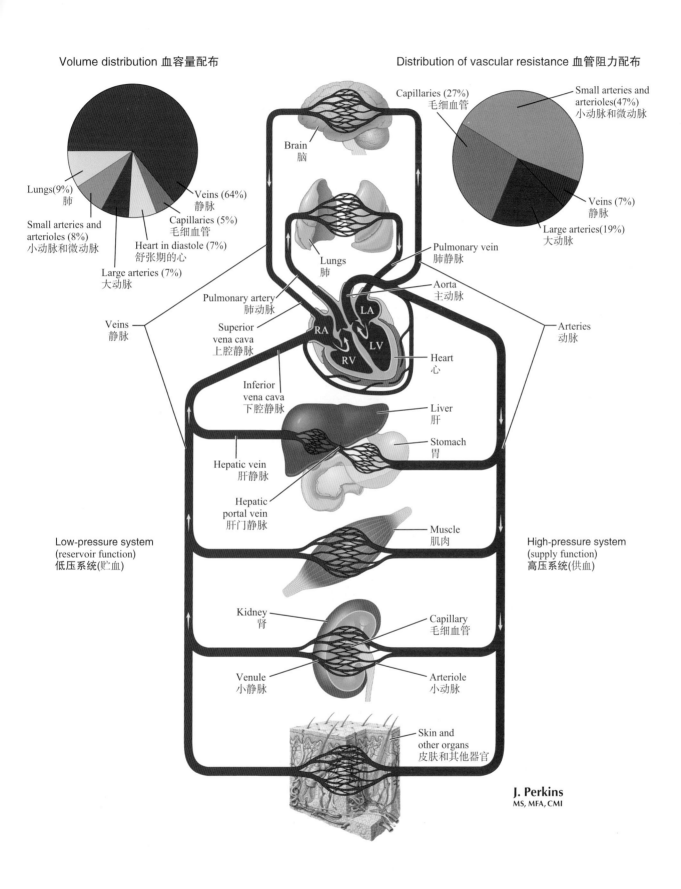

Volume distribution 血容量配布

Distribution of vascular resistance 血管阻力配布

Capillaries (27%)
毛细血管

Small arteries and
arterioles (47%)
小动脉和微动脉

Veins (7%)
静脉

Large arteries(19%)
大动脉

Lungs(9%)
肺

Veins (64%)
静脉

Capillaries (5%)
毛细血管

Heart in diastole (7%)
舒张期的心

Small arteries and
arterioles (8%)
小动脉和微动脉

Large arteries (7%)
大动脉

Brain
脑

Lungs
肺

Pulmonary vein
肺静脉

Pulmonary artery
肺动脉

Aorta
主动脉

Superior
vena cava
上腔静脉

LA

RA

LV

RV

Heart
心

Veins
静脉

Inferior
vena cava
下腔静脉

Arteries
动脉

Liver
肝

Stomach
胃

Hepatic vein
肝静脉

Hepatic
portal vein
肝门静脉

Muscle
肌肉

Low-pressure system
(reservoir function)
低压系统(贮血)

High-pressure system
(supply function)
高压系统(供血)

Kidney
肾

Capillary
毛细血管

Venule
小静脉

Arteriole
小动脉

Skin and
other organs
皮肤和其他器官

J. Perkins
MS, MFA, CMI

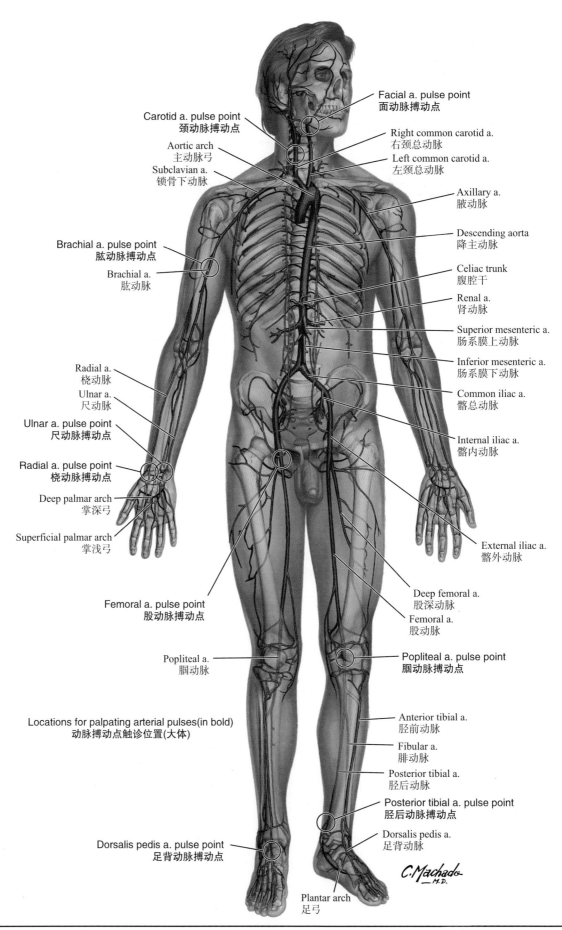

Facial a. pulse point
面动脉搏动点

Carotid a. pulse point
颈动脉搏动点

Right common carotid a.
右颈总动脉

Aortic arch
主动脉弓

Left common carotid a.
左颈总动脉

Subclavian a.
锁骨下动脉

Axillary a.
腋动脉

Descending aorta
降主动脉

Brachial a. pulse point
肱动脉搏动点

Celiac trunk
腹腔干

Brachial a.
肱动脉

Renal a.
肾动脉

Superior mesenteric a.
肠系膜上动脉

Inferior mesenteric a.
肠系膜下动脉

Radial a.
桡动脉

Common iliac a.
髂总动脉

Ulnar a.
尺动脉

Ulnar a. pulse point
尺动脉搏动点

Internal iliac a.
髂内动脉

Radial a. pulse point
桡动脉搏动点

Deep palmar arch
掌深弓

Superficial palmar arch
掌浅弓

External iliac a.
髂外动脉

Deep femoral a.
股深动脉

Femoral a.
股动脉

Femoral a. pulse point
股动脉搏动点

Popliteal a.
腘动脉

Popliteal a. pulse point
腘动脉搏动点

Anterior tibial a.
胫前动脉

Locations for palpating arterial pulses(in bold)
动脉搏动点触诊位置(大体)

Fibular a.
腓动脉

Posterior tibial a.
胫后动脉

Posterior tibial a. pulse point
胫后动脉搏动点

Dorsalis pedis a.
足背动脉

Dorsalis pedis a. pulse point
足背动脉搏动点

Plantar arch
足弓

Major veins 主要静脉
▨ Superficial veins 浅静脉
▮ Deep veins 深静脉

External jugular v.
颈外静脉

Brachiocephalic v.
头臂静脉

Subclavian v.
锁骨下静脉

Axillary v.
腋静脉

Cephalic v.
头静脉

Brachial vv.
肱静脉

Basilic v.
贵要静脉

Radial vv.
桡静脉

Superficial
venous
palmar
arch
掌浅静脉弓

Ulnar vv.
尺静脉

Palmar digital vv.
指掌侧静脉

Popliteal v.
腘静脉

Internal jugular v.
颈内静脉

Superior vena cava
上腔静脉

Azygos v.
奇静脉

Intercostal vv.
肋间静脉

Inferior vena cava
下腔静脉

Renal v.
肾静脉

Common iliac v.
髂总静脉

Internal iliac v.
髂内静脉

External iliac v.
髂外静脉

Deep femoral v.
股深静脉

Femoral v.
股静脉

Great saphenous v.
大隐静脉

Posterior tibial vv.
胫后静脉

Anterior tibial vv.
胫前静脉

Dorsal venous arch
足背静脉弓

C.Machado
— M.D.

Prenatal circulation
胎儿期血液循环

Aorta
主动脉

Ductus arteriosus
动脉导管

Left pulmonary a.
左肺动脉

Left pulmonary v.
左肺静脉

Pulmonary trunk
肺动脉干

Superior vena cava
上腔静脉

Right pulmonary a.
右肺动脉

Right pulmonary v.
右肺静脉

Foramen ovale
卵圆孔

Hepatic v.
肝静脉

Ductus venosus
静脉导管

Liver
肝

Hepatic portal v.
肝门静脉

Umbilical v.
脐静脉

Umbilical aa.
脐动脉

Inferior vena cava
下腔静脉

Aorta
主动脉

Celiac trunk
腹腔干

Superior mesenteric a.
肠系膜上动脉

Kidney
肾

Intestine
小肠

Ligamentum arteriosum (occluded ductus arteriosus)
动脉韧带(闭锁的动脉导管)

Fossa ovalis (closed foramen ovale)
卵圆窝(闭锁的卵圆孔)

Ligamentum venosum (occluded ductus venosus)
静脉韧带(闭锁的静脉导管)

Round ligament of liver (occluded umbilical v.)
肝圆韧带(闭锁的脐静脉)

Medial umbilical ligaments (occluded parts of umbilical aa.)
脐内侧韧带(脐动脉的闭锁部分)

Postnatal circulation
婴儿期血液循环

概述

主动脉弓 Aortic arch
Brachiocephalic trunk
头臂干
Left brachiocephalic v.
左头臂静脉
Right brachiocephalic v.
右头臂静脉
Ligamentum arteriosum
动脉韧带
Superior vena cava
上腔静脉
Transverse pericardial sinus
心包横窦

Left common carotid a.
左颈总动脉
Left vagus n. (CN X)
左迷走神经(第X对脑神经)
Left recurrent laryngeal n.
左喉返神经
Left pulmonary a.
左肺动脉
Pulmonary trunk
肺动脉干
Transverse pericardial sinus
心包横窦
Left auricle of heart
左心耳

Right atrium
右心房

Left ventricle
左心室

Right auricle of heart
右心耳

Apex of heart
心尖

Right coronary a.
(in coronary sulcus)
右冠状动脉(冠状沟内)

Right ventricle
右心室
Conus arteriosus
动脉圆锥

Anterior interventricular a.
(in anterior interventricular sulcus)
前室间动脉(前室间沟)

Precordial areas of auscultation:
One listens to the closing of a heart valve
downstream from the heart valve, that is, in
the right and left ventricles for the tricuspid
and mitral valves, respectively, and over the
pulmonary trunk and ascending aorta for the
pulmonic and aortic valves, respectively.
心前听诊区：
在心脏瓣膜下游听心脏瓣膜关闭的声音，也
就是说，在右心室和左心室分别听诊三尖瓣
和二尖瓣，在肺动脉干和升主动脉区分别听
诊肺动脉瓣和主动脉瓣。

Ribs
肋骨

Midclavicular line
锁骨中线

Intercostal spaces
肋间隙

Aortic area
主动脉瓣听诊区

1st
2nd

1st
2nd

**Valves
瓣膜**

Pulmonic area
肺动脉瓣听诊区

Pulmonary valve
肺动脉瓣
Aortic valve
主动脉瓣
Mitral valve
二尖瓣
Tricuspid valve
三尖瓣

5th rib
第5肋

Mitral area
二尖瓣听诊区

Tricuspid area
三尖瓣听诊区

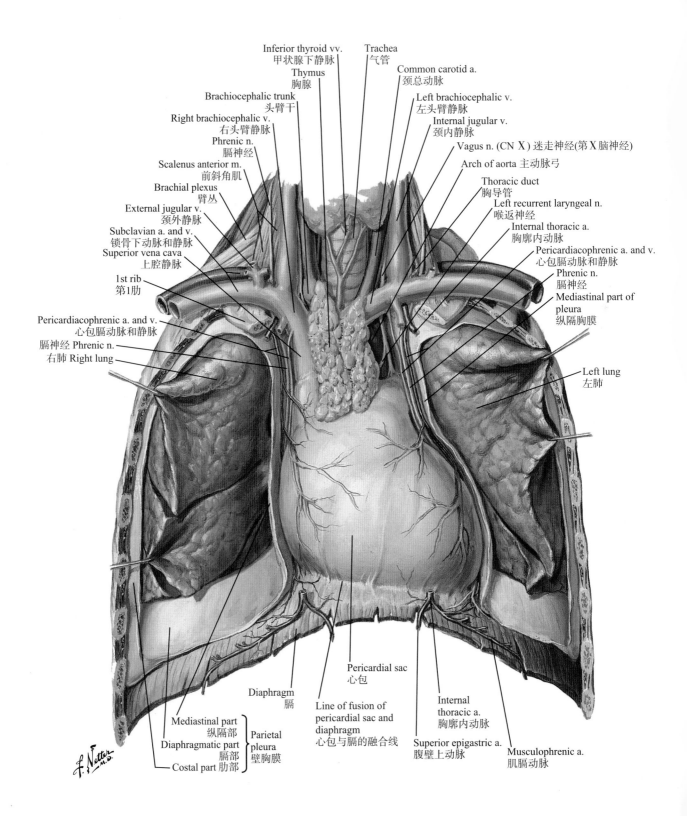

Inferior thyroid vv.
甲状腺下静脉

Trachea
气管

Thymus
胸腺

Common carotid a.
颈总动脉

Brachiocephalic trunk
头臂干

Left brachiocephalic v.
左头臂静脉

Right brachiocephalic v.
右头臂静脉

Internal jugular v.
颈内静脉

Phrenic n.
膈神经

Vagus n. (CN X) 迷走神经(第X脑神经)

Scalenus anterior m.
前斜角肌

Arch of aorta 主动脉弓

Brachial plexus
臂丛

Thoracic duct
胸导管

External jugular v.
颈外静脉

Left recurrent laryngeal n.
喉返神经

Subclavian a. and v.
锁骨下动脉和静脉

Internal thoracic a.
胸廓内动脉

Superior vena cava
上腔静脉

Pericardiacophrenic a. and v.
心包膈动脉和静脉

1st rib
第1肋

Phrenic n.
膈神经

Pericardiacophrenic a. and v.
心包膈动脉和静脉

Mediastinal part of
pleura
纵隔胸膜

膈神经 Phrenic n.

右肺 Right lung

Left lung
左肺

Mediastinal part
纵隔部

Diaphragm
膈

Pericardial sac
心包

Internal
thoracic a.
胸廓内动脉

Diaphragmatic part
膈部

Parietal
pleura
壁胸膜

Line of fusion of
pericardial sac and
diaphragm
心包与膈的融合线

Superior epigastric a.
腹壁上动脉

Costal part 肋部

Musculophrenic a.
肌膈动脉

Coronal view
冠状面观

Superior
vena cava
上腔静脉

Parietal layer
of serous
pericardium
浆液性心
包的壁层

Visceral layer
of serous
pericardium
浆液性心
包的脏层

Pericardial
cavity
心包腔

Right atrium
右心房

Aortic valve
主动脉瓣

Right atrioventricular
valve (tricuspid valve)
右房室瓣(三尖瓣)

Right ventricle
右心室

■ Fibrous pericardium
纤维性心包
■ Serous pericardium
浆液性心包

Pulmonary trunk
肺动脉干

Left auricle of heart
左心耳

Left atrioventricular
valve (mitral valve)
左房室瓣(二尖瓣)

Left ventricle
左心室

Superior vena cava
上腔静脉

Pericardial sac
(cut edge)
心包(切缘)

Ascending aorta
升主动脉

Left auricle
of heart
左心耳

Left ventricle
左心室

Coronary sinus
冠状窦

Inferior inter-
ventricular sulcus
下室间沟

Right ventricle
右心室

Diaphragmatic part
of pericardium
心包膈部

Heart drawn out of opened
percardial sac: left lateral view
将心从切开的心包中拉出：
左侧面观

Aortic arch
主动脉弓

Pulmonary trunk
肺动脉干

Transverse
pericardial sinus
心包横窦

Left pulmonary vv.
左肺静脉

Oblique v. of left
atrium (of Marshall)
左心房斜静脉
(Marshall静脉)

Oblique pericardial
sinus
心包斜窦

Left atrium
左心房

Right pulmonary v.
右肺静脉

Esophagus 食管

Right atrium 右心房

Inferior vena cava
下腔静脉

Percardial sac with
heart removed:anterior view
移除心的心包：前面观

Phrenic n.
膈神经

Pericardiacophrenic
a. and v.
心包膈动脉和静脉

Superior vena cava
上腔静脉

Transverse pericardial sinus
心包横窦

Superior vena cava
上腔静脉

Right pulmonary vv.
右肺静脉

Mediastinal part
of pleura (cut edge)
纵隔胸膜(切缘)

Pericardial sac (cut edge)
心包(切缘)

Inferior vena cava
下腔静脉

Line of fusion of
pericardial sac
and diaphragm
心包与膈的融合线

Aortic arch
主动脉弓

Ascending aorta
升主动脉

Mediastinal part of pleura (cut edge)
纵隔胸膜(切缘)

Phrenic n. 膈神经

Pericardiacophrenic a. and v.
心包膈动脉和静脉

Pulmonary trunk
肺动脉干

Left lung
左肺

Left pulmonary vv.
左肺静脉

Pericardial sac (cut edge)
心包(切缘)

Oblique pericardial sinus
心包斜窦

Impression of esophagus
食管压迹

Diaphragmatic part of pericardium
心包膈部

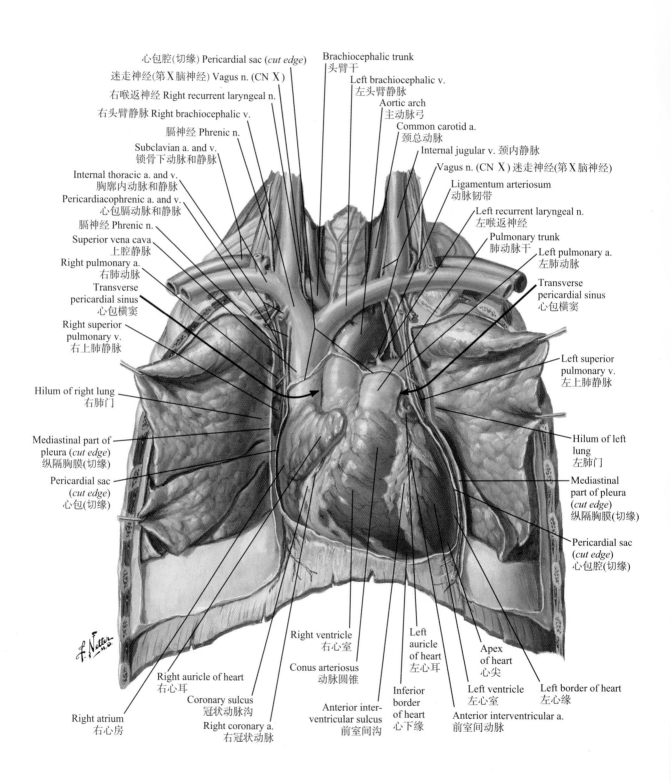

心包腔(切缘) Pericardial sac (*cut edge*)
迷走神经(第X脑神经) Vagus n. (CN X)
右喉返神经 Right recurrent laryngeal n.
右头臂静脉 Right brachiocephalic v.
膈神经 Phrenic n.
Subclavian a. and v.
锁骨下动脉和静脉
Internal thoracic a. and v.
胸廓内动脉和静脉
Pericardiacophrenic a. and v.
心包膈动脉和静脉
膈神经 Phrenic n.
Superior vena cava
上腔静脉
Right pulmonary a.
右肺动脉
Transverse
pericardial sinus
心包横窦
Right superior
pulmonary v.
右上肺静脉

Hilum of right lung
右肺门

Mediastinal part of
pleura (*cut edge*)
纵隔胸膜(切缘)

Pericardial sac
(*cut edge*)
心包(切缘)

Brachiocephalic trunk
头臂干
Left brachiocephalic v.
左头臂静脉
Aortic arch
主动脉弓
Common carotid a.
颈总动脉
Internal jugular v. 颈内静脉
Vagus n. (CN X) 迷走神经(第X脑神经)
Ligamentum arteriosum
动脉韧带
Left recurrent laryngeal n.
左喉返神经
Pulmonary trunk
肺动脉干
Left pulmonary a.
左肺动脉
Transverse
pericardial sinus
心包横窦

Left superior
pulmonary v.
左上肺静脉

Hilum of left
lung
左肺门

Mediastinal
part of pleura
(*cut edge*)
纵隔胸膜(切缘)

Pericardial sac
(*cut edge*)
心包腔(切缘)

Right ventricle
右心室

Left
auricle
of heart
左心耳

Apex
of heart
心尖

Right auricle of heart
右心耳
Conus arteriosus
动脉圆锥

Coronary sulcus
冠状动脉沟
Right coronary a.
右冠状动脉

Anterior inter-
ventricular sulcus
前室间沟

Inferior
border
of heart
心下缘

Left ventricle
左心室
Anterior interventricular a.
前室间动脉

Left border of heart
左心缘

Right atrium
右心房

Right pulmonary a.
右肺动脉

Left pulmonary a.
左肺动脉

Left auricle of heart
左心耳

Left superior pulmonary v.
左上肺静脉

Left atrium
左心房

Left inferior pulmonary v.
左下肺静脉

Attachment of pericardial sac
心包附着

Oblique v. of left atrium
(of Marshall)
左心房斜静脉
(Marshall静脉)

Coronary sinus
冠状窦

Left ventricle
左心室

Aortic arch
主动脉弓

Right auricle of heart
右心耳

Superior vena cava
上腔静脉

Right superior pulmonary v.
右上肺静脉

Right atrium
右心房

Sulcus terminalis
界沟

Right inferior pulmonary v.
右下肺静脉

Inferior vena cava
下腔静脉

Right ventricle
右心室

Base of heart: posterior view
心底：后面观

Left subclavian a.
左锁骨下动脉

Left common carotid a.
左颈总动脉

Left pulmonary a.
左肺动脉

Left superior pulmonary v.
左上肺静脉

Left auricle of heart
左心耳

Left inferior pulmonary v.
左下肺静脉

Oblique v. of left atrium
(of Marshall)
左心房斜静脉
(Marshall静脉)

Left atrium
左心房

Attachment of
pericardial sac
心包附着

Coronary sinus
冠状窦

Left ventricle
左心室

Apex
of heart
心尖

Brachiocephalic trunk
头臂干

Superior vena cava
上腔静脉

Aortic arch
主动脉弓

Right pulmonary a.
右肺动脉

Right superior pulmonary v.
右上肺静脉

Right inferior pulmonary v.
右下肺静脉

Sulcus terminalis
界沟

Right atrium
右心房

Inferior vena cava
下腔静脉

Right coronary a.
右冠状动脉

Coronary sulcus
冠状沟

Inferior interventricular a.
(posterior descending a.)
下室间动脉(后降支)

Middle cardiac v.
心中静脉

Right ventricle
右心室

Inferior interventricular sulcus
下室间沟

Base and diaphragmatic surface:
posteroinferior view
心底和膈面：后下面观

Ascending aorta
升主动脉

Superior vena cava
上腔静脉

Right pulmonary a.
右肺动脉

Attachment of
pericardial sac
心包的连接处

Right superior
pulmonary v.
右上肺静脉

Left atrium
左心房

Right inferior
pulmonary v.
右下肺静脉

Interatrial septum
房间隔

Limbus of fossa ovalis
卵圆窝缘

Fossa ovalis
of right atrium
右心房的卵圆窝

Valve of inferior vena
cava (Eustachian valve)
下腔静脉瓣
(Eustachian瓣)

Inferior vena cava
下腔静脉

Pulmonary trunk
肺动脉干

Right auricle of heart
右心耳

Conus arteriosus
动脉圆锥

Crista terminalis
界嵴

Atrioventricular
septum
房室隔

Septal leaflet of right
atrioventricular valve
右房室瓣的隔侧瓣

Pectinate mm.
of right atrium
右心房的梳状肌

Opening of
coronary sinus
冠状窦口

Valve of coronary
sinus (Thebesian
valve)
冠状窦瓣
(Thebesian瓣)

Opened right atrium: right lateral view
切开的右心房: 右外侧观

Attachment of
pericardial sac
心包的连接处

Aorta
主动脉

Transverse
pericardial sinus
心包横窦

Superior vena cava
上腔静脉

Right auricle of heart
右心耳

Right atrium
右心房

Membranous part of
interventricular septum
室间隔的膜部

Right atriovent-
ricular valve(tri-
cuspid valve)
右房室瓣
(三尖瓣)

Superior leaflet
上瓣

Septal leaflet
隔侧瓣

Inferior leaflet
下瓣

Chordae tendineae
腱索

Inferior papillary
m. of right ventricle
右心室的下乳头肌

Anterior papillary m.
前乳头肌

Trabeculae carneae
肉柱

Pulmonary trunk
肺动脉干

Transverse pericardial sinus
心包横窦

Anterior semilunar
leaflet 前半月瓣

Right semilunar
leaflet 右半月瓣

Left semilunar
leaflet 左半月瓣

Pulmonary
valve
肺动脉瓣

Conus arteriosus
动脉圆锥

Supraventricular
crest
室上嵴

Septal
papillary m.
隔侧乳头肌

Muscular part of
interventricular septum
室间隔的肌部

Septomarginal trabecula
隔缘肉柱

Opened right ventricle: anterior view
切开的右心室: 前面观

Transverse pericardial sinus
心包横窦

Attachment of pericardial sac
心包的连接处

Aortic arch
主动脉弓

Left auricle of heart
左心耳

Ligamentum arteriosum
动脉韧带

Oblique v. of left atrium (of Marshall)
左心房斜静脉 (Marshall静脉)

Left pulmonary a.
左肺动脉

Right pulmonary a.
右肺动脉

Left atrioventricular valve (mitral valve)
左房室瓣 (二尖瓣)

Posterior leaflet
后瓣

Anterior leaflet
前瓣

Left pulmonary vv.
左肺静脉

Left atrium
左心房

Superior papillary m.
上乳头肌

Right pulmonary vv.
右肺静脉

Chordae tendineae
腱索

Coronary sinus
冠状窦

Inferior papillary m.of left ventricle
左心室的下乳头肌

Inferior vena cava
下腔静脉

f. Netter M.D.

Flap opened in inferolateral wall of left ventricle
下外侧壁翻开的左心室

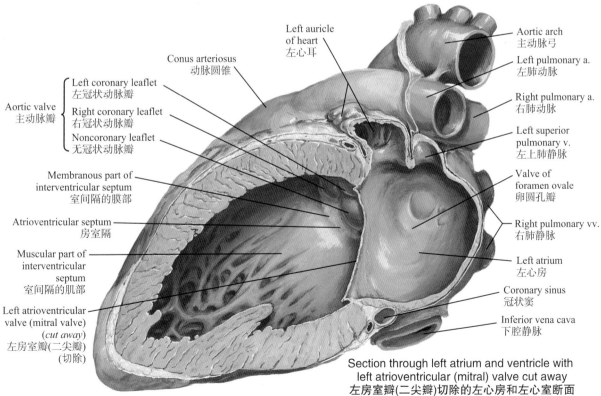

Left auricle of heart
左心耳

Aortic arch
主动脉弓

Conus arteriosus
动脉圆锥

Left pulmonary a.
左肺动脉

Right pulmonary a.
右肺动脉

Aortic valve
主动脉瓣

Left coronary leaflet
左冠状动脉瓣

Right coronary leaflet
右冠状动脉瓣

Noncoronary leaflet
无冠状动脉瓣

Left superior pulmonary v.
左上肺静脉

Membranous part of interventricular septum
室间隔的膜部

Valve of foramen ovale
卵圆孔瓣

Atrioventricular septum
房室隔

Right pulmonary vv.
右肺静脉

Muscular part of interventricular septum
室间隔的肌部

Left atrium
左心房

Coronary sinus
冠状窦

Left atrioventricular valve (mitral valve) (cut away)
左房室瓣(二尖瓣)(切除)

Inferior vena cava
下腔静脉

Section through left atrium and ventricle with left atrioventricular (mitral) valve cut away
左房室瓣(二尖瓣)切除的左心房和左心室断面

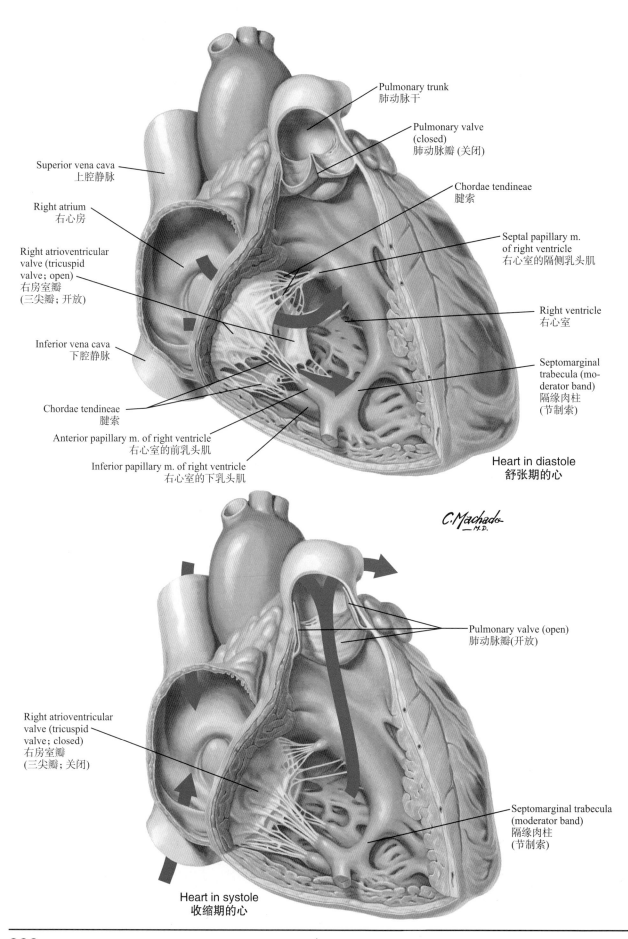

Pulmonary trunk
肺动脉干

Pulmonary valve
(closed)
肺动脉瓣 (关闭)

Chordae tendineae
腱索

Septal papillary m.
of right ventricle
右心室的隔侧乳头肌

Right ventricle
右心室

Septomarginal
trabecula (mo-
derator band)
隔缘肉柱
(节制索)

Superior vena cava
上腔静脉

Right atrium
右心房

Right atrioventricular
valve (tricuspid
valve; open)
右房室瓣
(三尖瓣; 开放)

Inferior vena cava
下腔静脉

Chordae tendineae
腱索

Anterior papillary m. of right ventricle
右心室的前乳头肌

Inferior papillary m. of right ventricle
右心室的下乳头肌

Heart in diastole
舒张期的心

C. Machado
M.D.

Pulmonary valve (open)
肺动脉瓣(开放)

Right atrioventricular
valve (tricuspid
valve; closed)
右房室瓣
(三尖瓣; 关闭)

Septomarginal trabecula
(moderator band)
隔缘肉柱
(节制索)

Heart in systole
收缩期的心

Pulmonary valve
肺动脉瓣
- Anterior semilunar leaflet 前半月瓣
- Right semilunar leaflet 右半月瓣
- Left semilunar leaflet 左半月瓣

Aortic valve
主动脉瓣
- Right coronary leaflet 右冠状动脉瓣
- Left coronary leaflet 左冠状动脉瓣
- Noncoronary leaflet 无冠状动脉瓣

Circumflex a. of heart
心的回旋动脉

Left atrioventricular valve(mitral valve)
左房室瓣
(二尖瓣)
- Anterior leaflet 前瓣
- Commissural leaflets 瓣间联合
- Posterior leaflet 后瓣

Left fibrous ring
左纤维环

Conus arteriosus
动脉圆锥

Left fibrous trigone
左纤维三角

Right coronary a.
右冠状动脉

Atrioventricular septum
房室隔

Right atrioventricular valve (tricuspid valve)
右房室瓣
(三尖瓣)
- Superior leaflet 上瓣
- Septal leaflet 隔侧瓣
- Inferior leaflet 下瓣

Right fibrous ring
右纤维环

Right fibrous trigone
右纤维三角

Atrioventricular nodal branch of right coronary a.
右冠状动脉的房室结支

Inferior interventricular a.
下室间动脉

Heart in diastole: viewed from base with atria removed
舒张期的心：心房切除的心底面观

Pulmonary valve
肺动脉瓣
- Anterior semilunar leaflet 前半月瓣
- Right semilunar leaflet 右半月瓣
- Left semilunar leaflet 左半月瓣

Aortic valve
主动脉瓣
- Right coronary leaflet 右冠状动脉瓣
- Left coronary leaflets 左冠状动脉瓣
- Noncoronary leaflet 无冠状动脉瓣

Circumflex a. of heart
心的回旋动脉

Left atrioventricular valve
左房室瓣
- Anterior leaflet 前瓣
- Posterior leaflet 后瓣

Left fibrous ring
左纤维环

Inferior interventricular a.
下室间动脉

Conus arteriosus
动脉圆锥

Left fibrous trigone
左纤维三角

Right coronary a.
右冠状动脉

Membranous part of interventricular septum
室间隔的膜部

Atrioventricular septum
房室隔

Right atrioventricular valve (tricuspid valve)
右房室瓣
(三尖瓣)
- Superior leaflet 上瓣
- Septal leaflet 隔侧瓣
- Inferior leaflet 下瓣

Right fibrous ring
右纤维环

Right fibrous trigone
右纤维三角

Atrioventricular nodal branch of right coronary a.
右冠状动脉的房室结支

Heart in systole:
viewed from base with atria removed
收缩期的心：心房切除的心底面观

Ascending aorta
升主动脉

Aortic sinuses (of Valsalva)
主动脉窦(Valsalva窦)

Opening of
right coronary a.
右冠状动脉口

Atrioventricular
septum
房室隔

Membranous part of
interventricular septum
室间隔的膜部

Muscular part of
interventricular septum
室间隔的肌部

Commissure of semilunar leaflets of aortic valve
主动脉瓣半月瓣的汇合处

Opening of left coronary a. 左冠状动脉口

Nodule of semilunar leaflet (body of
Arantius) 半月瓣小结(Arantius体)

Lunula of semilunar leaflet
半月瓣弧缘

Left coronary
leaflet
左冠状动脉瓣

Noncoronary
leaflet
无冠状动脉瓣

Right coronary
leaflet
右冠状动脉瓣

Aortic
valve
主动脉瓣

Superior papillary m.
上乳头肌

Anterior leaflet of left
atrioventricular valve
左房室瓣的前叶

Aortic valve
主动脉瓣

Opening of inferior
vena cava
下腔静脉口

Right atrium
右心房

Opening of
coronary sinus
冠状窦口

Chordae tendineae
腱索

Septal
papillary m.
隔侧乳头肌

Inferior papillary
m. of right ventricle
(sectioned)
右心室的下
乳头肌(断面)

Atrioventricular septum
房室隔

Membranous part of interventricular
septum (behind valve)
室间隔的膜部(瓣膜后)

Inferior
leaflet
下瓣

Superior
leaflet
上瓣

Right atrioventr-
icular valve
右房室瓣

Septal
leaflet
隔侧瓣

Inferior papillary m. of
right ventricle (sectioned)
右心室的下乳头肌
(断面)

Anterior papillary m.
前乳头肌

Right atrioventricular valve (tricuspid valve)
右房室瓣(三尖瓣)

Left atrium
左心房

Chordae tendineae
腱索

Superior
papillary m.
(sectioned)
上乳头肌(断面)

Inferior
papillary m.
of left ventricle
左心室的下乳头肌

Anterior
leaflet
前瓣

Posterior
leaflet
后瓣

Commissural
leaflets
瓣间联合

Left atrioventr-
icular valve
左房室瓣

Superior papillary m.
(sectioned)
上乳头肌(断面)

Left atrioventricular valve (mitral valve)
左房室瓣(二尖瓣)

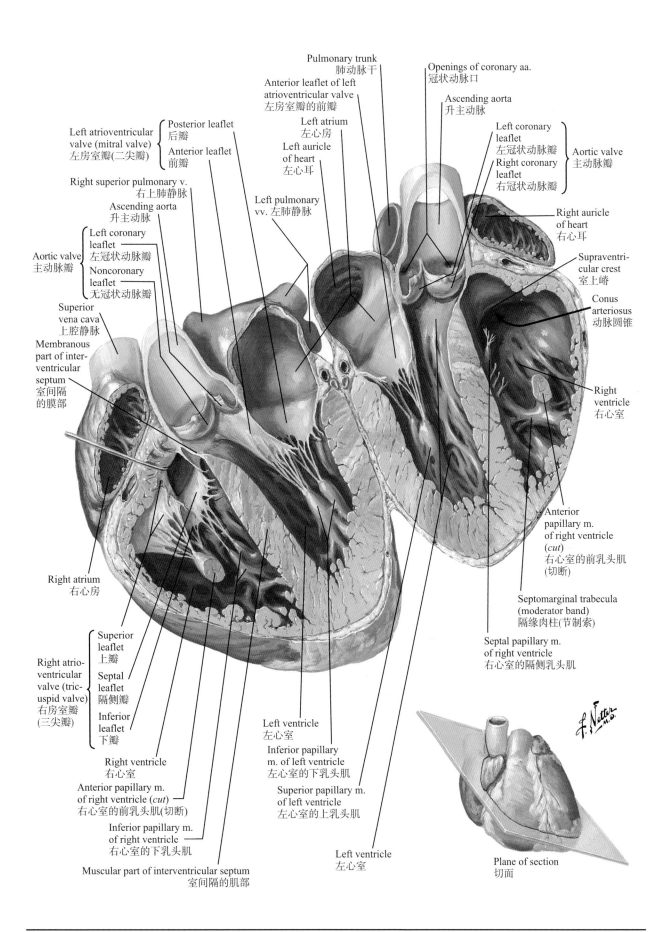

Left atrioventricular valve (mitral valve) 左房室瓣(二尖瓣)

Posterior leaflet 后瓣
Anterior leaflet 前瓣

Right superior pulmonary v. 右上肺静脉

Ascending aorta 升主动脉

Left coronary leaflet 左冠状动脉瓣
Noncoronary leaflet 无冠状动脉瓣
Aortic valve 主动脉瓣

Superior vena cava 上腔静脉

Membranous part of interventricular septum 室间隔的膜部

Pulmonary trunk 肺动脉干

Anterior leaflet of left atrioventricular valve 左房室瓣的前瓣

Left atrium 左心房

Left auricle of heart 左心耳

Left pulmonary vv. 左肺静脉

Openings of coronary aa. 冠状动脉口

Ascending aorta 升主动脉

Left coronary leaflet 左冠状动脉瓣
Right coronary leaflet 右冠状动脉瓣
Aortic valve 主动脉瓣

Right auricle of heart 右心耳

Supraventricular crest 室上嵴

Conus arteriosus 动脉圆锥

Right ventricle 右心室

Anterior papillary m. of right ventricle (cut) 右心室的前乳头肌 (切断)

Septomarginal trabecula (moderator band) 隔缘肉柱(节制索)

Septal papillary m. of right ventricle 右心室的隔侧乳头肌

Right atrium 右心房

Right atrioventricular valve (tricuspid valve) 右房室瓣(三尖瓣)

Superior leaflet 上瓣
Septal leaflet 隔侧瓣
Inferior leaflet 下瓣

Right ventricle 右心室

Anterior papillary m. of right ventricle (cut) 右心室的前乳头肌(切断)

Inferior papillary m. of right ventricle 右心室的下乳头肌

Muscular part of interventricular septum 室间隔的肌部

Left ventricle 左心室

Inferior papillary m. of left ventricle 左心室的下乳头肌

Superior papillary m. of left ventricle 左心室的上乳头肌

Left ventricle 左心室

Plane of section 切面

Sternocostal surface
胸肋面

Sinuatrial nodal branch of right
coronary a.
右冠状动脉的窦房结支

Atrial branch of right
coronary a.
右冠状动脉心房支

Right coronary a.
右冠状动脉

Anterior cardiac vv.
心前静脉

Small cardiac v.
心小静脉

Right marginal branch
of right coronary a.
右冠状动脉的右缘支

Septal branches of anterior
interventricular a.
前室间动脉的室间隔支

Left auricle of heart (cut)
左心耳(切断)

Left coronary a.
左冠状动脉

Circumflex a. of heart
心的回旋动脉

Great cardiac v.
心大静脉

Left marginal branch of
circumflex a.
回旋动脉的左缘支

Anterior interventricular a.
(left anterior descending a.)
前室间动脉(左前降动脉)

Diagonal branch of anterior
interventricular a.
前室间动脉的对角支

Diaphragmatic surface
膈面

Oblique v. of left atrium
(of Marshall)
左心房斜静脉
(Marshall静脉)

Great cardiac v.
心大静脉

Circumflex a. of heart
心的回旋动脉

Left marginal branch
of circumflex a.
回旋动脉的左缘支

Coronary sinus
冠状窦

Inferior left ventricular
branch of circumflex a.
回旋动脉的左心室下支

Inferior v. of
left ventricle
左心室下静脉

Middle cardiac v.
心中静脉

Septal branches of inferior
interventricular a.
下室间动脉的室间隔支

Sinuatrial nodal branch
窦房结支

Sinuatrial node
(SA node)
窦房(SA)结

Small cardiac v.
心小静脉

Right coronary a.
右冠状动脉

Inferior interventricular a.
(posterior descending a.)
下室间动脉(后降动脉)

Right marginal branch
of right coronary a.
右冠状动脉的右缘支

Sinuatrial nodal branch of right coronary a.
右冠状动脉的窦房结支

Right coronary a.
右冠状动脉

Atrioventricular nodal branch of right coronary a.
右冠状动脉的房室结支

Right marginal branch of right coronary a.
右冠状动脉的右缘支

Inferior interventricular a. (posterior descending a.)
下室间动脉(后降动脉)

Right marginal branch of right coronary a.
右冠状动脉的右缘支

Right coronary a.
右冠状动脉

Left coronary a.
左冠状动脉

Circumflex a. of heart
心的回旋动脉

Aorta
主动脉

Inferior interventricular a.
下室间动脉

Anterior interventricular a.
前室间动脉

Left ventricle
左心室

Left coronary a.
左冠状动脉

Circumflex a. of heart
心的回旋动脉

Anterior interventricular a. (left anterior descending a.)
前室间动脉(左前降动脉)

Inferior left ventricular branch of circumflex a.
回旋动脉的左室下支

Left marginal branch of circumflex a.
回旋动脉的左缘支

Inferior left ventricular branches of circumflex a.
回旋动脉的左室下支

Anterior ventricular branches of anterior interventricular a.
前室间动脉的室前支

Septal branches of anterior interventricular a.
前室间动脉的室间隔支

Right coronary a.
右冠状动脉

Left coronary a.
左冠状动脉

Left auricle of heart
左心耳

Aorta
主动脉

Anterior interventricular a.
前室间动脉

Left ventricle
左心室

Circumflex a. of heart
心的回旋动脉

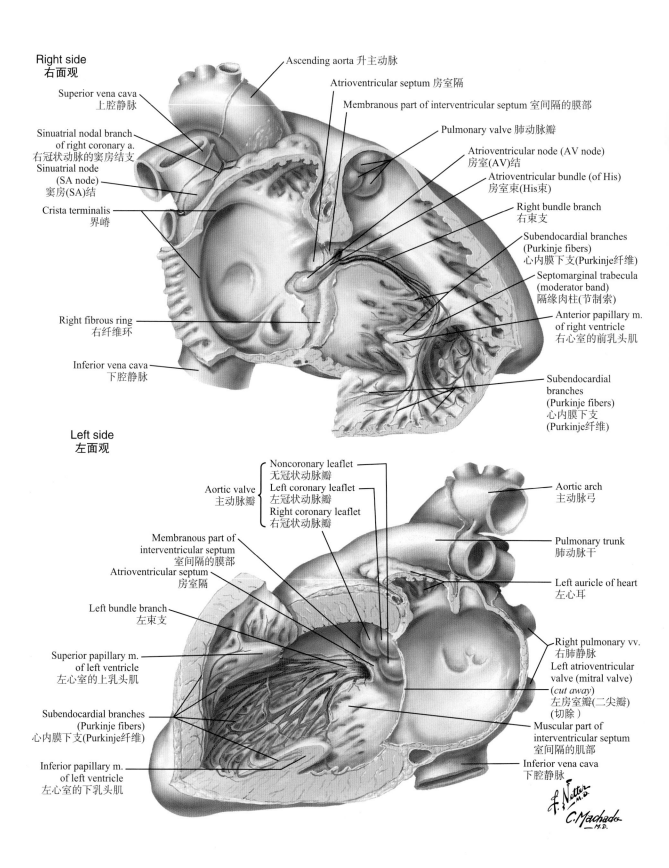

Right side
右面观

Superior vena cava
上腔静脉

Sinuatrial nodal branch
of right coronary a.
右冠状动脉的窦房结支
Sinuatrial node
(SA node)
窦房(SA)结

Crista terminalis
界嵴

Right fibrous ring
右纤维环

Inferior vena cava
下腔静脉

Ascending aorta 升主动脉

Atrioventricular septum 房室隔

Membranous part of interventricular septum 室间隔的膜部

Pulmonary valve 肺动脉瓣

Atrioventricular node (AV node)
房室(AV)结

Atrioventricular bundle (of His)
房室束(His束)

Right bundle branch
右束支

Subendocardial branches
(Purkinje fibers)
心内膜下支(Purkinje纤维)

Septomarginal trabecula
(moderator band)
隔缘肉柱(节制索)

Anterior papillary m.
of right ventricle
右心室的前乳头肌

Subendocardial
branches
(Purkinje fibers)
心内膜下支
(Purkinje纤维)

Left side
左面观

Noncoronary leaflet
无冠状动脉瓣
Left coronary leaflet
左冠状动脉瓣
Right coronary leaflet
右冠状动脉瓣
Aortic valve
主动脉瓣

Membranous part of
interventricular septum
室间隔的膜部
Atrioventricular septum
房室隔

Left bundle branch
左束支

Superior papillary m.
of left ventricle
左心室的上乳头肌

Subendocardial branches
(Purkinje fibers)
心内膜下支(Purkinje纤维)

Inferior papillary m.
of left ventricle
左心室的下乳头肌

Aortic arch
主动脉弓

Pulmonary trunk
肺动脉干

Left auricle of heart
左心耳

Right pulmonary vv.
右肺静脉
Left atrioventricular
valve (mitral valve)
(cut away)
左房室瓣(二尖瓣)
(切除)
Muscular part of
interventricular septum
室间隔的肌部

Inferior vena cava
下腔静脉

Posterior nucleus of vagus n.
迷走神经背核

Nuclei of solitary tract
孤束核

Superior cervical ganglion
颈上神经节

Medulla oblongata
延髓

Inferior ganglion of vagus n.
迷走神经的下神经节

Superior cervical cardiac n.
颈上心神经

Vagus nn. (CN X)
迷走神经

Sympathetic trunk
交感干

Superior cervical cardiac branches of vagus nn.
迷走神经的颈上心支

Middle cervical ganglion
颈中神经节

Inferior cervical cardiac branches of vagus nn.
迷走神经的颈下心支

Middle cervical cardiac n.
颈中心神经

Ascending pathways
上行通路

Vertebral ganglion (inconstant)
椎神经节(常变异)

Ansa subclavia
锁骨下袢

Cervicothoracic ganglion (stellate ganglion)
颈胸神经节(星状神经节)

1st intercostal n.
第1肋间神经

T1

T2

Inferior cervical cardiac n.
颈下心神经

T3

Thoracic cardiac branch of vagus n.
迷走神经的胸心支

T4

Thoracic ganglion of sympathetic trunk
交感干的胸神经节

Spinal cord
脊髓

White ramus communicans
白交通支

Gray ramus communicans
灰交通支

Thoracic cardiac nn.
胸心神经

Cardiac plexus
心丛

Thoracic ganglion of sympathetic trunk
交感干的胸神经节

——— Preganglionic sympathetic fibers
节前交感纤维
- - - Postganglionic sympathetic fibers
节后交感纤维
——— Preganglionic parasympathetic fibers
节前副交感纤维
- - - Postganglionic parasympathetic fibers
节后副交感纤维
——— Visceral afferent fibers accompanying sympathetic fibers
伴交感纤维的内脏传入纤维
——— Visceral afferent fibers accompanying parasympathetic fibers
伴副交感纤维的内脏传入纤维

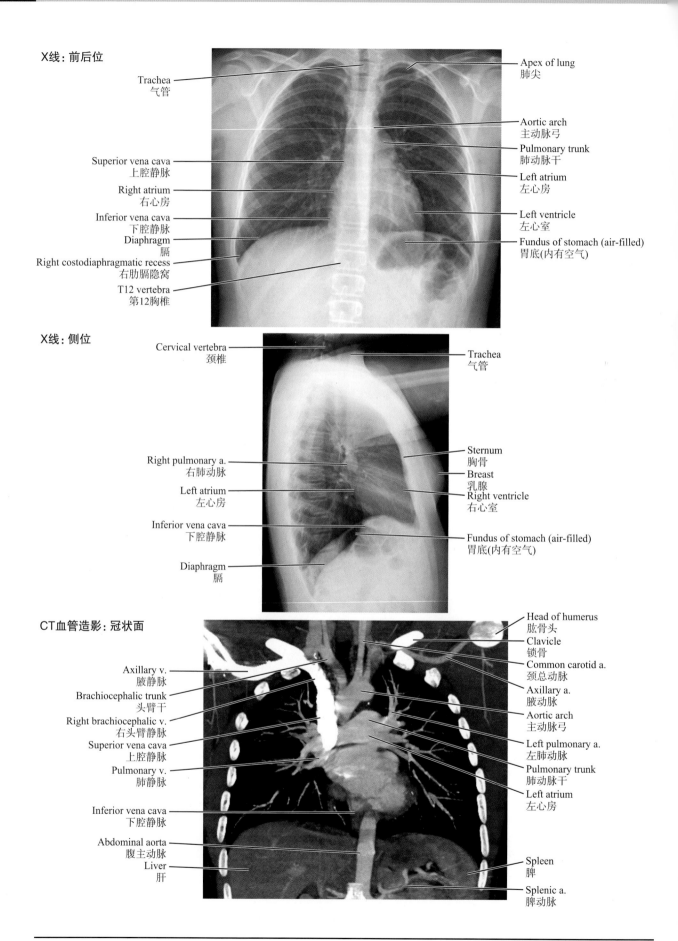

X线：前后位

Trachea
气管

Superior vena cava
上腔静脉

Right atrium
右心房

Inferior vena cava
下腔静脉

Diaphragm
膈

Right costodiaphragmatic recess
右肋膈隐窝

T12 vertebra
第12胸椎

Apex of lung
肺尖

Aortic arch
主动脉弓

Pulmonary trunk
肺动脉干

Left atrium
左心房

Left ventricle
左心室

Fundus of stomach (air-filled)
胃底(内有空气)

X线：侧位

Cervical vertebra
颈椎

Right pulmonary a.
右肺动脉

Left atrium
左心房

Inferior vena cava
下腔静脉

Diaphragm
膈

Trachea
气管

Sternum
胸骨

Breast
乳腺

Right ventricle
右心室

Fundus of stomach (air-filled)
胃底(内有空气)

CT血管造影：冠状面

Axillary v.
腋静脉

Brachiocephalic trunk
头臂干

Right brachiocephalic v.
右头臂静脉

Superior vena cava
上腔静脉

Pulmonary v.
肺静脉

Inferior vena cava
下腔静脉

Abdominal aorta
腹主动脉

Liver
肝

Head of humerus
肱骨头

Clavicle
锁骨

Common carotid a.
颈总动脉

Axillary a.
腋动脉

Aortic arch
主动脉弓

Left pulmonary a.
左肺动脉

Pulmonary trunk
肺动脉干

Left atrium
左心房

Spleen
脾

Splenic a.
脾动脉

Skin
皮肤

Scalp
头皮

Subcutaneous tissue
皮下组织

Epicranial aponeurosis
(*cut to reveal skull*)
帽状腱膜(切除以暴露颅骨)

Parietal emissary v.
顶导静脉

Frontal branch of
superficial temporal a.
颞浅动脉额支

Parietal branch of
superficial temporal a.
颞浅动脉顶支

Middle temporal a. and v.
颞中动脉和静脉

Superficial temporal a. and v.
颞浅动脉和静脉

Zygomaticoorbital a.
颧眶动脉

Anterior auricular
branches of superficial
termporal a.
颞浅动脉耳前支

Transverse facial a. and v.
面横动脉和静脉

Supraorbital a. and v.
眶上动脉和静脉

Supratrochlear a. and v.
滑车上动脉和静脉

Nasofrontal v.
鼻额静脉

Dorsal nasal a. and v.
鼻背动脉和静脉

Zygomaticotemporal
a. and v.
颧颞动脉和静脉

Angular a.
and v.
内眦动脉和静脉

Meningeal branch
of occipital a.
枕动脉脑膜支

Mastoid emissary v.
乳突导静脉

Occipital a. and v. (*cut*)
枕动脉和静脉(切断)

Zygomatico-
facial a. and v.
颧面动脉和静脉

Infraorbital
a. and v.
眶下动脉和静脉

Posterior auricular
a. and v.
耳后动脉和静脉

External jugular v. (*cut*)
颈外静脉(切断)

Deep facial v.
面深静脉

Retromandibular v. 下颌后静脉

Common facial v. 面总静脉

Facial a. and v.
面动脉和静脉

Internal jugular v. 颈内静脉

Internal carotid a. 颈内动脉

External carotid a. 颈外动脉

Common carotid a. 颈总动脉

Lingual a. and v. 舌动脉和静脉

Sources of arterial supply of face 面部的动脉来源和供血
Black: from internal carotid artery (via ophthalmic artery) 黑色：源自颈内动脉(经眼动脉)
Red: from external carotid artery 红色：源自颈外动脉

眶上动脉 Supraorbital a.
滑车上动脉 Supratrochlear a.
脑膜中动脉 Middle meningeal a.
颞深动脉 Deep temporal aa.
鼻背动脉 Dorsal nasal a.
咬肌动脉 Masseteric a.
内眦动脉 Angular a.
眶下动脉 Infraorbital a.
蝶腭动脉 Sphenopalatine a.
腭降动脉 Descending palatine a.
Posterior superior alveolar a. 上牙槽后动脉
Superior labial a. 上唇动脉
颊动脉 Buccal a.
Parotid duct (cut) 腮腺导管(切开)
颊肌 Bucinator
下唇动脉 Inferior labial a.
Superior pharyngeal constrictor 咽上缩肌
Mental branch of inferior alveolar a. 下牙槽动脉颏支
Inferior alveolar a. 下牙槽动脉
面动脉 Facial a.
颏下动脉 Submental a.
Mylohyoid branch of inferior alveolar a. 下牙槽动脉下颌舌骨肌支
下颌下腺 Submandibular gland
舌下神经 Hypoglossal n. (CN XII)
Suprahyoid branch of lingual a. 舌动脉舌骨上支
External carotid a. 颈外动脉
Superior laryngeal a. 喉上动脉
Superior thyroid a. 甲状腺上动脉
Cricothyroid branch of superior thyroid a. 甲状腺上动脉环甲支
Common carotid a. 颈总动脉
Subclavian a. 锁骨下动脉

Occipital a. 枕动脉
Auriculo-temporal n. 耳颞神经
Transverse facial a. (cut) 面横动脉(切断)
Superficial temporal a. 颞浅动脉
Deep auricular a. 耳深动脉
Anterior tympanic a. 鼓室前动脉
Maxillary a. 上颌动脉
Posterior auricular a. 耳后动脉
Ascending pharyngeal a. 咽升动脉
Sternocleidomastoid branch of occipital a. 枕动脉胸锁乳突肌支
Occipital a. 枕动脉
Glossopharyngeal n. (CN IX) 舌咽神经
Ascending palatine a. 腭升动脉
Tonsillar branch of facial a. 面动脉扁桃体支
Facial a. 面动脉
Lingual a. 舌动脉
Ascending pharyngeal a. 咽升动脉
Internal carotid a. 颈内动脉
Vagus n. (CN X) 迷走神经
Superior cervical cardiac branch of vagus n. 迷走神经颈上心支
Sympathetic trunk 交感干
Scalenus anterior m. 前斜角肌
Phrenic n. 膈神经
Scalenus medius m. 中斜角肌
Ascending cervical a. 颈升动脉
Thyrocervical trunk 甲状颈干

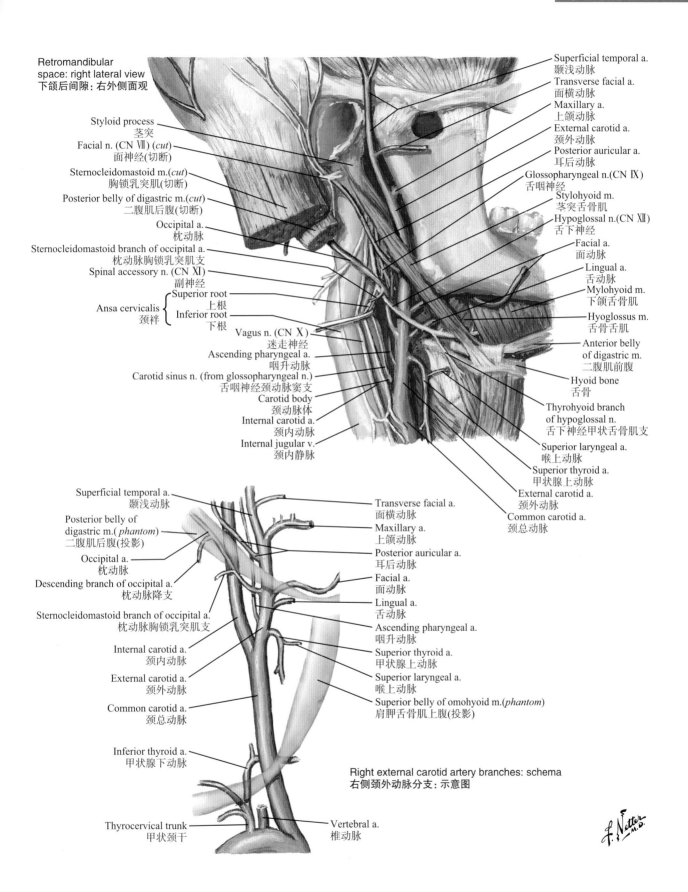

Retromandibular
space: right lateral view
下颌后间隙: 右外侧面观

Styloid process
茎突
Facial n. (CN Ⅶ) (cut)
面神经(切断)
Sternocleidomastoid m.(cut)
胸锁乳突肌(切断)
Posterior belly of digastric m.(cut)
二腹肌后腹(切断)
Occipital a.
枕动脉
Sternocleidomastoid branch of occipital a.
枕动脉胸锁乳突肌支
Spinal accessory n. (CN Ⅺ)
副神经
Ansa cervicalis
颈袢
Superior root
上根
Inferior root
下根
Vagus n. (CN Ⅹ)
迷走神经
Ascending pharyngeal a.
咽升动脉
Carotid sinus n. (from glossopharyngeal n.)
舌咽神经颈动脉窦支
Carotid body
颈动脉体
Internal carotid a.
颈内动脉
Internal jugular v.
颈内静脉

Superficial temporal a.
颞浅动脉
Transverse facial a.
面横动脉
Maxillary a.
上颌动脉
External carotid a.
颈外动脉
Posterior auricular a.
耳后动脉
Glossopharyngeal n.(CN Ⅸ)
舌咽神经
Stylohyoid m.
茎突舌骨肌
Hypoglossal n.(CN Ⅻ)
舌下神经
Facial a.
面动脉
Lingual a.
舌动脉
Mylohyoid m.
下颌舌骨肌
Hyoglossus m.
舌骨舌肌
Anterior belly
of digastric m.
二腹肌前腹
Hyoid bone
舌骨
Thyrohyoid branch
of hypoglossal n.
舌下神经甲状舌骨肌支
Superior laryngeal a.
喉上动脉
Superior thyroid a.
甲状腺上动脉
External carotid a.
颈外动脉
Common carotid a.
颈总动脉

Superficial temporal a.
颞浅动脉
Posterior belly of
digastric m.(phantom)
二腹肌后腹(投影)
Occipital a.
枕动脉
Descending branch of occipital a.
枕动脉降支
Sternocleidomastoid branch of occipital a.
枕动脉胸锁乳突肌支
Internal carotid a.
颈内动脉
External carotid a.
颈外动脉
Common carotid a.
颈总动脉
Inferior thyroid a.
甲状腺下动脉
Thyrocervical trunk
甲状颈干

Transverse facial a.
面横动脉
Maxillary a.
上颌动脉
Posterior auricular a.
耳后动脉
Facial a.
面动脉
Lingual a.
舌动脉
Ascending pharyngeal a.
咽升动脉
Superior thyroid a.
甲状腺上动脉
Superior laryngeal a.
喉上动脉
Superior belly of omohyoid m.(phantom)
肩胛舌骨肌上腹(投影)

Right external carotid artery branches: schema
右侧颈外动脉分支: 示意图

Vertebral a.
椎动脉

图 S-324   头颈部的血管   399

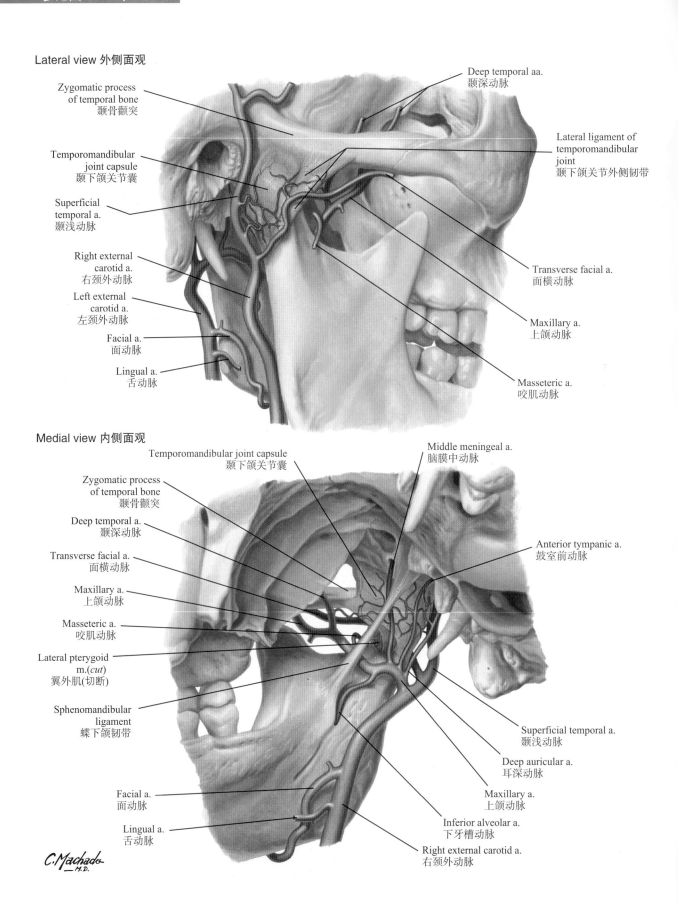

Lateral view 外侧面观

Zygomatic process
of temporal bone
颧骨颞突

Temporomandibular
joint capsule
颞下颌关节囊

Superficial
temporal a.
颞浅动脉

Right external
carotid a.
右颈外动脉

Left external
carotid a.
左颈外动脉

Facial a.
面动脉

Lingual a.
舌动脉

Deep temporal aa.
颞深动脉

Lateral ligament of
temporomandibular
joint
颞下颌关节外侧韧带

Transverse facial a.
面横动脉

Maxillary a.
上颌动脉

Masseteric a.
咬肌动脉

Medial view 内侧面观

Temporomandibular joint capsule
颞下颌关节囊

Zygomatic process
of temporal bone
颧骨颞突

Deep temporal a.
颞深动脉

Transverse facial a.
面横动脉

Maxillary a.
上颌动脉

Masseteric a.
咬肌动脉

Lateral pterygoid
m.(cut)
翼外肌(切断)

Sphenomandibular
ligament
蝶下颌韧带

Facial a.
面动脉

Lingual a.
舌动脉

Middle meningeal a.
脑膜中动脉

Anterior tympanic a.
鼓室前动脉

Superficial temporal a.
颞浅动脉

Deep auricular a.
耳深动脉

Maxillary a.
上颌动脉

Inferior alveolar a.
下牙槽动脉

Right external carotid a.
右颈外动脉

Middle meningeal a.
脑膜中动脉

Middle cerebral a.
大脑中动脉

Posterior cerebral a.
大脑后动脉

Anterior cerebral a.
大脑前动脉

Superior cerebellar a.
小脑上动脉

Anterior communicating a.
前交通动脉

Basilar a.
基底动脉

Ophthalmic a.
眼动脉

Labyrinthine a.
迷路动脉

Posterior
communicating a.
后交通动脉

Mastoid branch
of occipital a.
枕动脉乳突支

Cavernous sinus
海绵窦

Anterior inferior
cerebellar a.
小脑下前动脉

Middle
meningeal a.
脑膜中动脉

Posterior
meningeal a.
脑膜后动脉

Posterior inferior
cerebellar a.
小脑下后动脉

Left and right
vertebral aa.
左和右椎动脉

Maxillary a.
上颌动脉

Posterior meningeal
branch of vertebral a.
椎动脉脑膜后支

Superficial
temporal a.
颞浅动脉

Anterior meningeal
branch of vertebral a.
椎动脉脑膜前支

External
carotid a.
颈外动脉

Posterior auricular a.
耳后动脉

Facial a.
面动脉

Occipital a.
枕动脉

Lingual a.
舌动脉

Internal carotid a.
颈内动脉

Ascending pharyngeal a.
咽升动脉

Carotid sinus
颈动脉窦

Superior laryngeal a.
喉上动脉

Carotid body
颈动脉体

Superior thyroid a.
甲状腺上动脉

Vertebral a.
椎动脉

Common carotid a.
颈总动脉

Transverse process
of C6 vertebra
第6颈椎横突

Inferior thyroid a.
甲状腺下动脉

Deep cervical a.
颈深动脉

Thyrocervical trunk
甲状颈干

Supreme intercostal a.
肋间最上动脉

Brachiocephalic trunk
头臂干

Costocervical trunk
肋颈干

Subclavian a.
锁骨下动脉

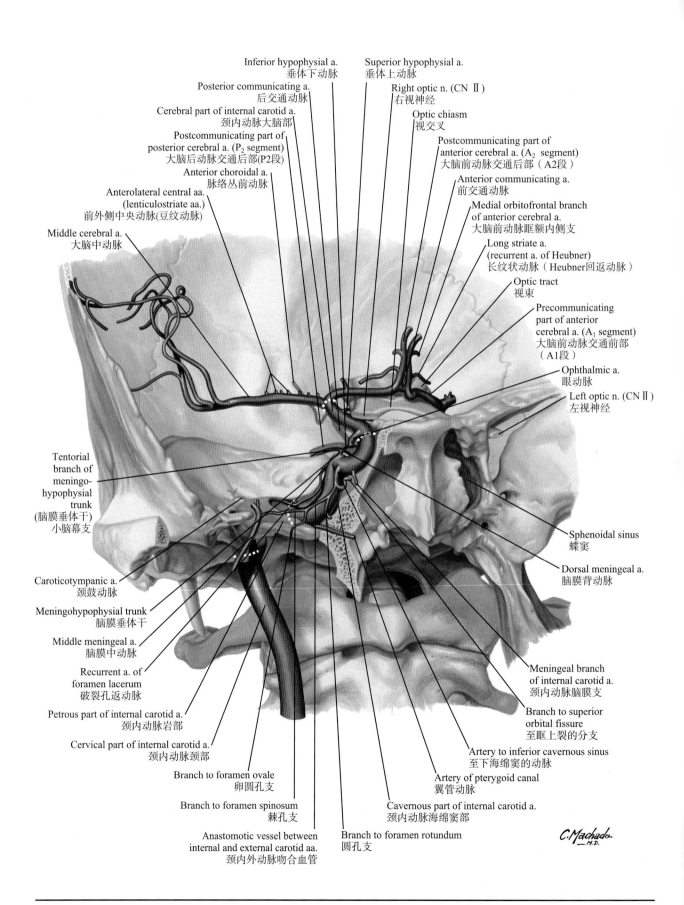

Inferior hypophysial a.
垂体下动脉

Superior hypophysial a.
垂体上动脉

Posterior communicating a.
后交通动脉

Right optic n. (CN Ⅱ)
右视神经

Cerebral part of internal carotid a.
颈内动脉大脑部

Optic chiasm
视交叉

Postcommunicating part of
posterior cerebral a. (P₂ segment)
大脑后动脉交通后部(P2段)

Postcommunicating part of
anterior cerebral a. (A₂ segment)
大脑前动脉交通后部（A2段）

Anterior choroidal a.
脉络丛前动脉

Anterior communicating a.
前交通动脉

Anterolateral central aa.
(lenticulostriate aa.)
前外侧中央动脉(豆纹动脉)

Medial orbitofrontal branch
of anterior cerebral a.
大脑前动脉眶额内侧支

Middle cerebral a.
大脑中动脉

Long striate a.
(recurrent a. of Heubner)
长纹状动脉（Heubner回返动脉）

Optic tract
视束

Precommunicating
part of anterior
cerebral a. (A₁ segment)
大脑前动脉交通前部
（A1段）

Ophthalmic a.
眼动脉

Left optic n. (CN Ⅱ)
左视神经

Tentorial
branch of
meningo-
hypophysial
trunk
(脑膜垂体干)
小脑幕支

Sphenoidal sinus
蝶窦

Dorsal meningeal a.
脑膜背动脉

Caroticotympanic a.
颈鼓动脉

Meningohypophysial trunk
脑膜垂体干

Middle meningeal a.
脑膜中动脉

Meningeal branch
of internal carotid a.
颈内动脉脑膜支

Recurrent a. of
foramen lacerum
破裂孔返动脉

Branch to superior
orbital fissure
至眶上裂的分支

Petrous part of internal carotid a.
颈内动脉岩部

Artery to inferior cavernous sinus
至下海绵窦的动脉

Cervical part of internal carotid a.
颈内动脉颈部

Branch to foramen ovale
卵圆孔支

Artery of pterygoid canal
翼管动脉

Branch to foramen spinosum
棘孔支

Cavernous part of internal carotid a.
颈内动脉海绵窦部

Anastomotic vessel between
internal and external carotid aa.
颈内外动脉吻合血管

Branch to foramen rotundum
圆孔支

C.Machado
M.D.

滑车上静脉 Supratrochlear v.

眶上静脉 Supraorbital v.

鼻额静脉 Nasofrontal v.

眼上静脉 Superior ophthalmic v.

内眦静脉 Angular v.

鼻外侧静脉 External nasal v.

Sphenoidal v. (of Vesalius)
蝶静脉

Infraorbital v.
眶下静脉

Posterior superior alveolar vv.
上牙槽后静脉

Pterygoid venous plexus
翼静脉丛

Superior labial v.
上唇静脉

Deep facial v.
面深静脉

Maxillary vv.
上颌静脉

Inferior labial v.
下唇静脉

Mental v.
颏静脉

Facial v. and a.
面静脉和动脉

External palatine v.
腭外静脉

Submental v.
颏下静脉

Submandibular gland
下颌下腺

Vena comitans of hypoglossal n.
舌下神经伴行静脉

Dorsal lingual v.
舌背静脉

Lingual v.
舌静脉

Anastomotic v. (to anterior jugular v.) (cut)
颈前静脉吻合静脉(切断)

喉上静脉 Superior laryngeal v.

甲状腺上静脉 Superior thyroid v.

甲状腺 Thyroid gland

甲状腺中静脉 Middle thyroid v.

甲状腺下静脉 Inferior thyroid vv.

颈前静脉(切断) Anterior jugular v. (cut)

左头臂静脉 Left brachiocephalic v.

Occipital v. and a.
枕静脉和动脉

Superficial
temporal v. and a.
颞浅静脉和动脉

Transverse facial v. (cut)
面横静脉(切断)

Posterior auricular v. 耳后静脉

Retromandibular v. 下颌后静脉

Posterior division of retromandibular v.
下颌后静脉后支

External jugular v. (cut)
颈外静脉(切断)

Anterior division of
retromandibular v.
下颌后静脉前支

Inferior alveolar v. and a.
下牙槽静脉和动脉

Occipital v. and a. 枕静脉和动脉

Hypoglossal n. (CN XII) 舌下神经

Common facial v. 面总静脉

External carotid a. 颈外动脉

Internal jugular v. 颈内静脉

Common carotid a. 颈总动脉

Sympathetic trunk
交感干

Vagus n. (CN X)
迷走神经

Scalenus medius m.
中斜角肌

Scalenus anterior m.
前斜角肌

External jugular v. (cut)
颈外静脉(切断)

Subclavian a.
锁骨下动脉

Subclavian v.
锁骨下静脉

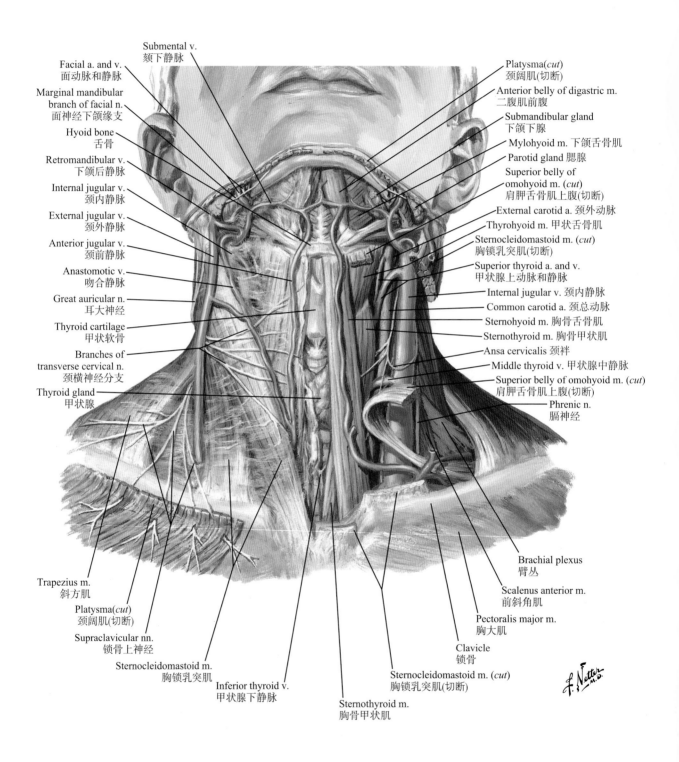

Submental v.
颏下静脉

Facial a. and v.
面动脉和静脉

Marginal mandibular
branch of facial n.
面神经下颌缘支

Hyoid bone
舌骨

Retromandibular v.
下颌后静脉

Internal jugular v.
颈内静脉

External jugular v.
颈外静脉

Anterior jugular v.
颈前静脉

Anastomotic v.
吻合静脉

Great auricular n.
耳大神经

Thyroid cartilage
甲状软骨

Branches of
transverse cervical n.
颈横神经分支

Thyroid gland
甲状腺

Platysma(*cut*)
颈阔肌(切断)

Anterior belly of digastric m.
二腹肌前腹

Submandibular gland
下颌下腺

Mylohyoid m. 下颌舌骨肌

Parotid gland 腮腺

Superior belly of
omohyoid m. (*cut*)
肩胛舌骨肌上腹(切断)

External carotid a. 颈外动脉

Thyrohyoid m. 甲状舌骨肌

Sternocleidomastoid m. (*cut*)
胸锁乳突肌(切断)

Superior thyroid a. and v.
甲状腺上动脉和静脉

Internal jugular v. 颈内静脉

Common carotid a. 颈总动脉

Sternohyoid m. 胸骨舌骨肌

Sternothyroid m. 胸骨甲状肌

Ansa cervicalis 颈袢

Middle thyroid v. 甲状腺中静脉

Superior belly of omohyoid m. (*cut*)
肩胛舌骨肌上腹(切断)

Phrenic n.
膈神经

Brachial plexus
臂丛

Scalenus anterior m.
前斜角肌

Pectoralis major m.
胸大肌

Clavicle
锁骨

Sternocleidomastoid m. (*cut*)
胸锁乳突肌(切断)

Trapezius m.
斜方肌

Platysma(*cut*)
颈阔肌(切断)

Supraclavicular nn.
锁骨上神经

Sternocleidomastoid m.
胸锁乳突肌

Inferior thyroid v.
甲状腺下静脉

Sternothyroid m.
胸骨甲状肌

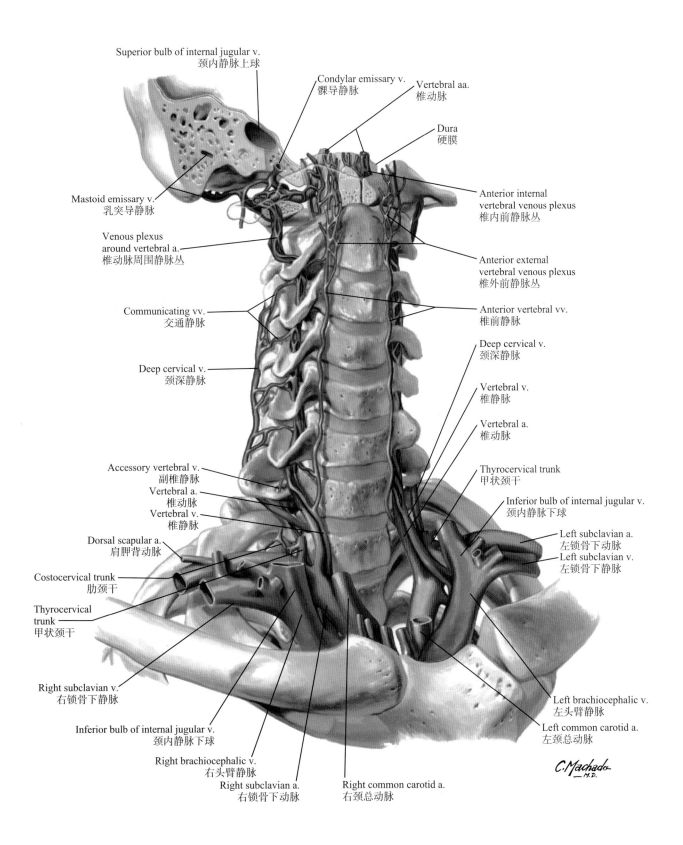

Superior bulb of internal jugular v.
颈内静脉上球

Condylar emissary v.
髁导静脉

Vertebral aa.
椎动脉

Dura
硬膜

Mastoid emissary v.
乳突导静脉

Anterior internal
vertebral venous plexus
椎内前静脉丛

Venous plexus
around vertebral a.
椎动脉周围静脉丛

Anterior external
vertebral venous plexus
椎外前静脉丛

Communicating vv.
交通静脉

Anterior vertebral vv.
椎前静脉

Deep cervical v.
颈深静脉

Deep cervical v.
颈深静脉

Vertebral v.
椎静脉

Vertebral a.
椎动脉

Accessory vertebral v.
副椎静脉

Thyrocervical trunk
甲状颈干

Vertebral a.
椎动脉

Inferior bulb of internal jugular v.
颈内静脉下球

Vertebral v.
椎静脉

Dorsal scapular a.
肩胛背动脉

Left subclavian a.
左锁骨下动脉

Costocervical trunk
肋颈干

Left subclavian v.
左锁骨下静脉

Thyrocervical
trunk
甲状颈干

Right subclavian v.
右锁骨下静脉

Left brachiocephalic v.
左头臂静脉

Inferior bulb of internal jugular v.
颈内静脉下球

Left common carotid a.
左颈总动脉

Right brachiocephalic v.
右头臂静脉

Right subclavian a.
右锁骨下动脉

Right common carotid a.
右颈总动脉

C. Machado
M.D.

Clavicular branch
锁骨支

Pectoral branch
胸肌支

Acromial branch
肩峰支

Deltoid branch
三角肌支

Thoracoacromial a.
胸肩峰动脉

Axillary a.
腋动脉

Anterior circumflex humeral a.
旋肱前动脉

Posterior circumflex humeral a.
旋肱后动脉

Brachial a.
肱动脉

Deep brachial a.
肱深动脉

Superior thoracic a.
胸上动脉

Lateral thoracic a.
胸外侧动脉

Subscapular a.
肩胛下动脉

Circumflex scapular a.
旋肩胛动脉

Thoracodorsal a.
胸背动脉

Lower margin of teres major m.is
landmark for boundary between
axillary and brachial aa.
大圆肌的下缘是腋动脉
和肱动脉的分界

Radial collateral a.
桡侧副动脉

Middle collateral a.
中副动脉

Superior ulnar collateral a.
尺侧上副动脉

Inferior ulnar collateral a.
尺侧下副动脉

Radial recurrent a.
桡侧返动脉

Recurrent interosseous a.
骨间返动脉

Posterior interosseous a.
骨间后动脉

Radial a.
桡动脉

Anterior ulnar recurrent a.
尺侧返动脉前支

Posterior ulnar recurrent a.
尺侧返动脉后支

Common interosseous a.
骨间总动脉

Anterior interosseous a.
骨间前动脉

Ulnar a.
尺动脉

Superficial palmar branch of radial a.
桡动脉掌浅支

Deep palmar arch
掌深弓

Princeps pollicis a.
拇主要动脉

Radialis indicis a.
桡掌侧动脉

Superficial palmar arch
掌浅弓

Dorsal carpal branch of ulnar a.
尺动脉腕背支

Deep palmar branch of ulnar a.
尺动脉掌深支

Palmar metacarpal aa.
掌心动脉

Palmar digital a.
掌指动脉

Common palmar digital aa.
指掌侧总动脉

Proper palmar digital aa.
指掌侧固有动脉

Axillary v.
腋静脉

Cephalic v.
头静脉

Thoracodorsal v.
胸背静脉

Basilic v.
贵要静脉

Brachial vv.
肱静脉

Median cubital v.
肘正中静脉

Median antebrachial v.
前臂正中静脉

Cephalic v.
头静脉

Basilic v.
贵要静脉

Ulnar v.
尺静脉

Anterior interosseous vv.
骨间前静脉

Perforating v.
穿静脉

Median basilic v.
贵要正中静脉

Radial vv.
桡静脉

Ulnar vv.
尺静脉

Superficial venous palmar arch
掌浅静脉弓

Perforating v.
穿静脉

Dorsal venous network
手背静脉网

■ Deep veins 深静脉

■ Superficial veins 浅静脉

Deep venous palmar arch
掌深静脉弓

Palmar metacarpal vv.
掌心静脉

Intercapitular vv.
小头间静脉

Palmar digital vv.
指掌侧静脉

Deep circumflex iliac a.
旋髂深动脉
Superficial circumflex iliac a.
旋髂浅动脉
Femoral a.
股动脉
Ascending branch of lateral
circumflex femoral a.
旋股外侧动脉升支
Transverse branch of lateral
circumflex femoral a.
旋股外侧动脉横支
Descending branch of lateral
circumflex femoral a.
旋股外侧动脉降支
Lateral circumflex femoral a.
旋股外侧动脉

Deep femoral a.
股深动脉

Perforating femoral aa.
股穿动脉

Femoral a. (in adductor hiatus)
(收肌腱裂孔内)股动脉

Superior lateral genicular a.
膝上外侧动脉

Patellar anastomosis
髌动脉吻合

Inferior lateral genicular a.
(partially in phantom)
膝下外侧动脉(部分投影)

Posterior tibial recurrent a.(phantom)
胫后返动脉(投影)

Circumflex fibular a.
旋腓骨动脉

Anterior tibial a.
胫前动脉

Interosseous membrane of leg
小腿骨间膜

Fibular a.(phantom)
腓动脉(投影)

Perforating branch of fibular a.
腓动脉穿支

Anterior lateral malleolar a.
外踝前动脉

Lateral tarsal a.
跗外侧动脉

Perforating branches of plantar metatarsal aa.
跖足底动脉穿支

Plantar arch
足弓

External iliac a.
髂外动脉
Inferior epigastric a.
腹壁下动脉
Superficial epigastric a.
腹壁浅动脉
Superficial external pudendal a.
阴部外浅动脉
Obturator a.
闭孔动脉
Deep external pudendal a.
阴部外深动脉
Medial circumflex femoral a.
旋股内侧动脉
Femoral a.
股动脉
Muscular branches of deep femoral a.
股深动脉肌支
Muscular branches of femoral a.
股动脉肌支

Descending genicular a.
膝降脉
Articular branch of descending
genicular a.
膝降脉关节支
Saphenous branch of
descending genicular a.
膝降动脉隐支
Superior medial genicular a.
膝上内侧动脉
Popliteal a.(phantom)
腘动脉(投影)
Middle genicular a.(phantom)
膝中动脉(投影)
Inferior medial genicular a.
(partially in phantom)
膝下内侧动脉(部分投影)
Anterior tibial recurrent a.
胫前返动脉
Posterior tibial a.(phantom)
胫后动脉(投影)
Fibular a.(phantom)
腓动脉(投影)

Anterior tibial a.
胫前动脉
Anterior medial malleolar a.
内踝前动脉
Medial tarsal a.
跗内侧动脉
Arcuate a.
弓状动脉
Dorsalis pedis a.
足背动脉
Deep plantar a.
足底深动脉
Dorsal digital aa. of foot
趾背动脉

Inguinal ligament
腹股沟韧带
External iliac v.
髂外静脉
Superficial circumflex iliac v.
旋髂浅静脉
Superficial epigastric v.
腹壁浅静脉
External pudendal v. 阴部外静脉
Lateral circumflex femoral v.
旋股外侧静脉
Medial circumflex femoral v.
旋股内侧静脉
Deep v. of thigh
股深静脉
Accessory saphenous v.
副大隐静脉

Femoral v.
股静脉

Great saphenous v.
大隐静脉

Adductor canal
收肌管

Popliteal v.
腘静脉

Genicular vv.
膝静脉

Small saphenous v.
小隐静脉

Fibular vv.
腓静脉

Anterior tibial vv.
胫前静脉

Small saphenous v.
小隐静脉

Posterior tibial vv.
胫后静脉

Great saphenous v.
大隐静脉

Lateral plantar v.
足底外侧静脉

Dorsal venous arch of foot
足背静脉弓
Medial plantar v.
足底内侧静脉
Plantar venous arch
足底静脉弓

Dorsal venous network of the foot
足背静脉网

■ Deep veins 深静脉

■ Superficial veins 浅静脉

图 S-334 四肢的血管 409

Medial head of gastrocnemius m. (cut)
腓肠肌内侧头

Popliteus m.
腘肌

Anterior tibial a.
胫前动脉

Tibialis posterior m.
胫骨后肌

Soleus m. (cut)
比目鱼肌(切断)

Great saphenous v.
大隐静脉

Perforating v. (Sherman's v.)
穿静脉(Sherman静脉)

Flexor digitorum longus (reflected anteriorly)
趾长屈肌(向前掀开)

Posterior tibial a. and v.
胫后动脉和静脉

Crural fascia (cut)
小腿深筋膜(切断)

Perforating vv.(Cockett's vv.)
穿静脉(Cockett静脉)

Medial malleolar branch
of posterior tibial a.
胫后动脉内踝支

Tibialis posterior tendon
胫骨后肌腱

Medial malleolus
内踝

Medial plantar n. and a.
足底内侧神经与动脉

Dorsal venous arch of foot
足背静脉弓

Perforating v.
穿静脉

Lateral head of gastrocnemius m.
腓肠肌外侧头

Popliteal a. and v.
腘动脉和静脉

Medial head of gastrocnemius m.
(cut and reflected)
腓肠肌内侧头(切断并翻开)

Plantaris m.
跖肌

Small saphenous v.
小隐静脉

Soleus m. (cut and reflected)
比目鱼肌(切断并掀开)

Fibular a. and v.
腓动脉和静脉

Crural fascia (cut and reflected)
小腿深筋膜(切断并掀开)

Superficial posterior venous arch
后浅静脉弓

Plantaris tendon
跖肌腱

Flexor hallucis longus
拇长屈肌

Posterior tibial v.
胫后静脉

Small saphenous v.
小隐静脉

Perforating v.
穿静脉

Tibial n. (cut)
胫神经(切断)

Posterior tibial a. and v.
胫后动脉和静脉

Tibial n.
胫神经

Flexor retinaculum of ankle
(cut and reflected)
踝关节屈肌支持带(切断并掀开)

Calcaneal branches of
posterior tibial a.
胫后动脉跟支

Lateral plantar n. and a.
足底外侧神经与动脉

Flexor retinaculum of ankle
(cut and reflected)
踝关节屈肌支持带(切断并掀开)

C.Machado
M.D.

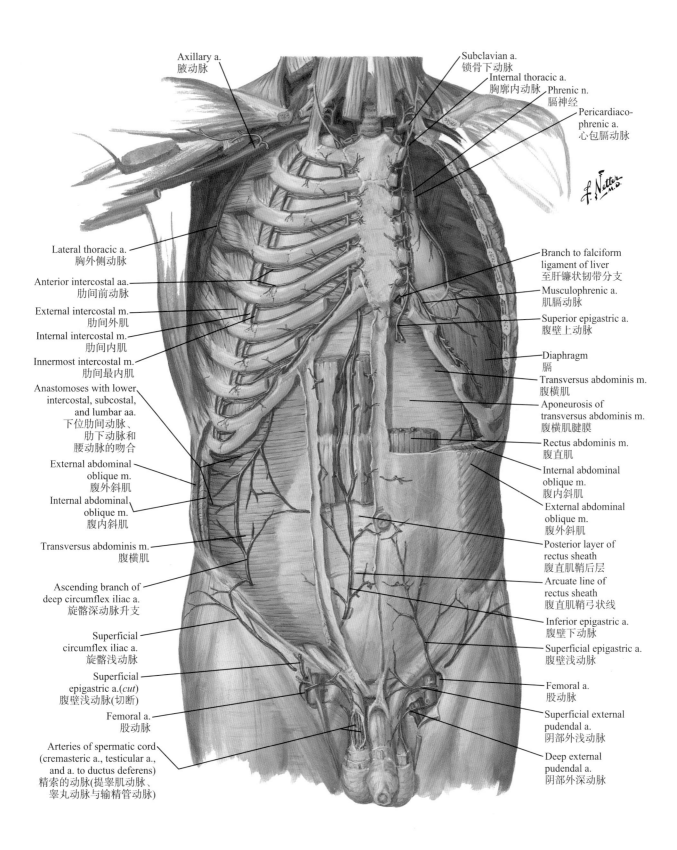

Axillary a.
腋动脉

Subclavian a.
锁骨下动脉

Internal thoracic a.
胸廓内动脉

Phrenic n.
膈神经

Pericardiaco-
phrenic a.
心包膈动脉

Lateral thoracic a.
胸外侧动脉

Anterior intercostal aa.
肋间前动脉

External intercostal m.
肋间外肌

Internal intercostal m.
肋间内肌

Innermost intercostal m.
肋间最内肌

Anastomoses with lower
intercostal, subcostal,
and lumbar aa.
下位肋间动脉、
肋下动脉和
腰动脉的吻合

External abdominal
oblique m.
腹外斜肌

Internal abdominal
oblique m.
腹内斜肌

Transversus abdominis m.
腹横肌

Ascending branch of
deep circumflex iliac a.
旋髂深动脉升支

Superficial
circumflex iliac a.
旋髂浅动脉

Superficial
epigastric a.(cut)
腹壁浅动脉(切断)

Femoral a.
股动脉

Arteries of spermatic cord
(cremasteric a., testicular a.,
and a. to ductus deferens)
精索的动脉(提睾肌动脉、
睾丸动脉与输精管动脉)

Branch to falciform
ligament of liver
至肝镰状韧带分支

Musculophrenic a.
肌膈动脉

Superior epigastric a.
腹壁上动脉

Diaphragm
膈

Transversus abdominis m.
腹横肌

Aponeurosis of
transversus abdominis m.
腹横肌腱膜

Rectus abdominis m.
腹直肌

Internal abdominal
oblique m.
腹内斜肌

External abdominal
oblique m.
腹外斜肌

Posterior layer of
rectus sheath
腹直肌鞘后层

Arcuate line of
rectus sheath
腹直肌鞘弓状线

Inferior epigastric a.
腹壁下动脉

Superficial epigastric a.
腹壁浅动脉

Femoral a.
股动脉

Superficial external
pudendal a.
阴部外浅动脉

Deep external
pudendal a.
阴部外深动脉

Subclavian v.
锁骨下静脉

Axillary v.
腋静脉

Cephalic v.
头静脉

Intercostal tributaries
to axillary v.
腋静脉肋间静脉支

Lateral thoracic v.
胸外侧静脉

Anterior intercostal vv.
肋间前静脉

Internal thoracic v.
胸廓内静脉

Musculophrenic v.
肌膈静脉

Superior epigastric vv.
腹壁上静脉

Thoracoepigastric v.
胸腹壁静脉

Paraumbilical vv. (in
round ligament of liver)
附脐静脉(肝圆韧带内)

Inferior epigastric vv.
腹壁下静脉

Tributaries to deep
circumflex iliac vv.
旋髂深静脉属支

Thoracoepigastric v.(cut)
胸腹壁静脉(切断)

Superficial circumflex iliac v.
旋髂浅静脉

Superficial epigastric v.
腹壁浅静脉

External pudendal v.
阴部外静脉

Saphenous hiatus
隐静脉裂孔

Femoral v.
股静脉

Great saphenous v.
大隐静脉

Pampiniform plexus
蔓状静脉丛

Superficial dorsal v. of penis
阴茎背浅静脉

Cephalic v.
头静脉

Axillary v.
腋静脉

Lateral thoracic v.
胸外侧静脉

Areolar venous plexus
乳晕静脉丛

Perforating tributaries
to internal thoracic v.
胸廓内静脉穿支

Thoracoepigastric v.
胸腹壁静脉

Tributaries of
paraumbilical vv.
附脐静脉属支

Superficial epigastric v.
腹壁浅静脉

Superficial
circumflex iliac v.
旋髂浅静脉

External pudendal v.
阴部外静脉

Cribriform fascia (over
saphenous hiatus)
筛筋膜(隐静脉裂孔表面)

Great saphenous v.
大隐静脉

Anterior scrotal vv.
阴囊前静脉

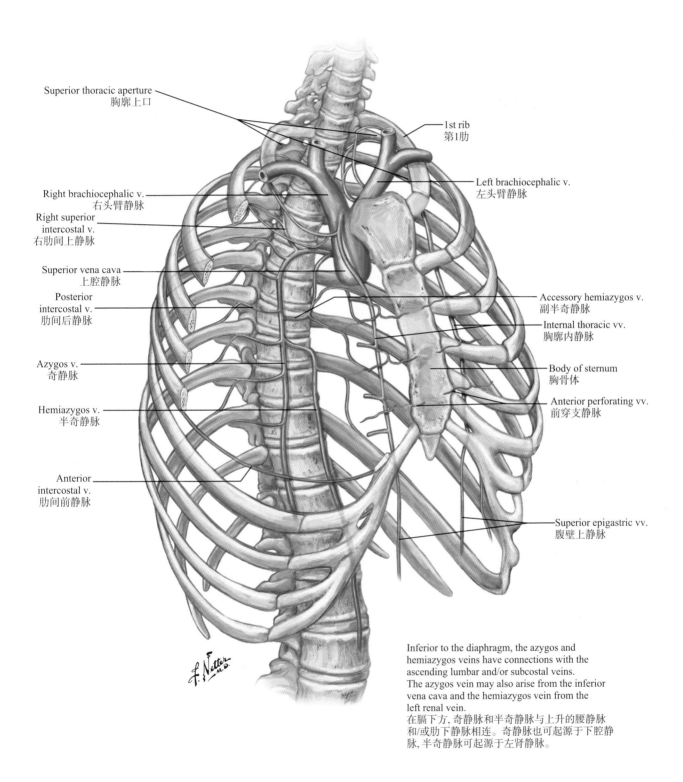

Superior thoracic aperture
胸廓上口

1st rib
第1肋

Right brachiocephalic v.
右头臂静脉

Left brachiocephalic v.
左头臂静脉

Right superior
intercostal v.
右肋间上静脉

Superior vena cava
上腔静脉

Posterior
intercostal v.
肋间后静脉

Accessory hemiazygos v.
副半奇静脉

Internal thoracic vv.
胸廓内静脉

Azygos v.
奇静脉

Body of sternum
胸骨体

Hemiazygos v.
半奇静脉

Anterior perforating vv.
前穿支静脉

Anterior
intercostal v.
肋间前静脉

Superior epigastric vv.
腹壁上静脉

Inferior to the diaphragm, the azygos and
hemiazygos veins have connections with the
ascending lumbar and/or subcostal veins.
The azygos vein may also arise from the inferior
vena cava and the hemiazygos vein from the
left renal vein.
在膈下方，奇静脉和半奇静脉与上升的腰静脉
和/或肋下静脉相连。奇静脉也可起源于下腔静
脉，半奇静脉可起源于左肾静脉。

Esophageal branch of inferior thyroid a.
甲状腺下动脉的食管支

Inferior thyroid a.
甲状腺下动脉

Common carotid a.
颈总动脉

Subclavian a.
锁骨下动脉

Esophageal branch of inferior thyroid a.
甲状腺下动脉的食管支

Inferior thyroid a.
甲状腺下动脉

Cervical part of esophagus
食管颈部

Thyrocervical trunk
甲状颈干

Subclavian a.
锁骨下动脉

Vertebral a.
椎动脉

Common carotid a.
颈总动脉

Brachiocephalic trunk
头臂干

Trachea
气管

Aortic arch
主动脉弓

Posterior intercostal a.
肋间后动脉

Right bronchial branch of aorta
主动脉的右支气管支

Superior left bronchial branch of aorta
主动脉的左上支气管支

Esophageal branch of aorta
主动脉的食管支

Inferior left bronchial branch of aorta
主动脉的左下支气管支

Esophageal branch of aorta
主动脉的食管支

Descending aorta
降主动脉

Esophageal branches of aorta
主动脉的食管支

Thoracic part of esophagus
食管胸部

Abdominal part of esophagus
食管腹部

Stomach
胃

Diaphragm
膈

Esophageal branch of left gastric a.
胃左动脉的食管支

Left gastric a.
胃左动脉

Celiac trunk
腹腔干

Inferior phrenic aa.
膈下动脉

Inferior thyroid v.
甲状腺下静脉

Internal jugular v.
颈内静脉

External jugular v.
颈外静脉

Subclavian v.
锁骨下静脉

Vertebral v.
椎静脉

Right brachiocephalic v.
右头臂静脉

Superior vena cava
上腔静脉

Right superior
intercostal v.
右肋间上静脉

Esophagus
食管

6th right posterior
intercostal v.
右第6肋间后静脉

Azygos v.
奇静脉

Inferior vena cava (cut)
下腔静脉(切断)

Diaphragm
膈

Liver
肝

Hepatic vv.
肝静脉

Inferior
vena cava
下腔静脉

Hepatic
portal v.
肝门静脉

Right renal v.
右肾静脉

Left gastric v.
胃左静脉

Right gastric v.
胃右静脉

Esophageal tributaries of left gastric v.
胃左静脉的食管支

Inferior thyroid v.
甲状腺下静脉

Internal jugular v.
颈内静脉

Subclavian v.
锁骨下静脉

Thoracic duct
胸导管

Left brachiocephalic v.
左头臂静脉

Left superior
intercostal v.
左肋间上静脉

Esophageal vv.
食管静脉

Accessory
hemiazygos v.
副半奇静脉

Hemiazygos v.
半奇静脉

Left inferior phrenic v.
左膈下静脉

Short gastric vv.
胃短静脉

Inferior
phrenic
tributary
of left
renal v.
左肾静脉的
膈下支

Splenic v.
脾静脉

Left suprarenal v.
左肾上腺静脉

Left renal v.
左肾静脉

Left gastroomental v.
胃网膜左静脉

Inferior mesenteric v.
肠系膜下静脉

Superior mesenteric v.
肠系膜上静脉

Right gastroomental v.
胃网膜右静脉

Submucosal venous plexus
黏膜下静脉丛

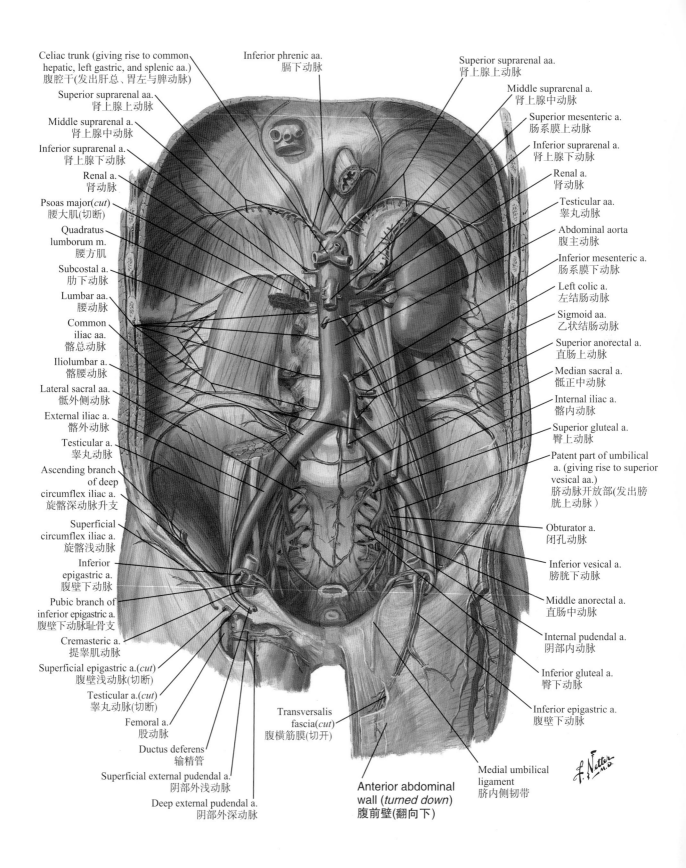

Celiac trunk (giving rise to common hepatic, left gastric, and splenic aa.)
腹腔干(发出肝总、胃左与脾动脉)

Superior suprarenal aa.
肾上腺上动脉

Middle suprarenal a.
肾上腺中动脉

Inferior suprarenal a.
肾上腺下动脉

Renal a.
肾动脉

Psoas major(cut)
腰大肌(切断)

Quadratus lumborum m.
腰方肌

Subcostal a.
肋下动脉

Lumbar aa.
腰动脉

Common iliac aa.
髂总动脉

Iliolumbar a.
髂腰动脉

Lateral sacral aa.
骶外侧动脉

External iliac a.
髂外动脉

Testicular a.
睾丸动脉

Ascending branch of deep circumflex iliac a.
旋髂深动脉升支

Superficial circumflex iliac a.
旋髂浅动脉

Inferior epigastric a.
腹壁下动脉

Pubic branch of inferior epigastric a.
腹壁下动脉耻骨支

Cremasteric a.
提睾肌动脉

Superficial epigastric a.(cut)
腹壁浅动脉(切断)

Testicular a.(cut)
睾丸动脉(切断)

Femoral a.
股动脉

Ductus deferens
输精管

Superficial external pudendal a.
阴部外浅动脉

Deep external pudendal a.
阴部外深动脉

Inferior phrenic aa.
膈下动脉

Transversalis fascia(cut)
腹横筋膜(切开)

Anterior abdominal wall (turned down)
腹前壁(翻向下)

Medial umbilical ligament
脐内侧韧带

Superior suprarenal aa.
肾上腺上动脉

Middle suprarenal a.
肾上腺中动脉

Superior mesenteric a.
肠系膜上动脉

Inferior suprarenal a.
肾上腺下动脉

Renal a.
肾动脉

Testicular aa.
睾丸动脉

Abdominal aorta
腹主动脉

Inferior mesenteric a.
肠系膜下动脉

Left colic a.
左结肠动脉

Sigmoid aa.
乙状结肠动脉

Superior anorectal a.
直肠上动脉

Median sacral a.
骶正中动脉

Internal iliac a.
髂内动脉

Superior gluteal a.
臀上动脉

Patent part of umbilical a. (giving rise to superior vesical aa.)
脐动脉开放部(发出膀胱上动脉)

Obturator a.
闭孔动脉

Inferior vesical a.
膀胱下动脉

Middle anorectal a.
直肠中动脉

Internal pudendal a.
阴部内动脉

Inferior gluteal a.
臀下动脉

Inferior epigastric a.
腹壁下动脉

Inferior phrenic vv.
膈下静脉

Diaphragm
膈

Hepatic vv.
肝静脉

Esophagus
食管

Inferior vena cava
下腔静脉

Anastomotic v. between suprarenal and inferior phrenic vv.
肾上腺静脉与膈下静脉吻合静脉

Right inferior suprarenal v.
右肾上腺下静脉

Left suprarenal v.
左肾上腺静脉

Right renal v.
右肾静脉

Left renal v.
左肾静脉

Psoas major (cut)
腰大肌(切断)

Right and left ovarian vv.
右和左卵巢静脉

Quadratus lumborum m.
腰方肌

Right and left ascending lumbar vv.
右和左腰升静脉

Subcostal v.
肋下静脉

Common iliac v.
髂总静脉

Lumbar vv.
腰静脉

Internal iliac v.
髂内静脉

Iliolumbar v.
髂腰静脉

Superior gluteal v.
臀上静脉

Common iliac v.
髂总静脉

Inferior gluteal v.
臀下静脉

Ureter (cut)
输尿管(切断)

Internal pudendal v.
阴部内静脉

Ovarian v. (cut)
卵巢静脉(切断)

External iliac v.
髂外静脉

Internal iliac v.
髂内静脉

Middle anorectal v.
直肠中静脉

Median sacral v.
骶正中静脉

Uterine v.
子宫静脉

Lateral sacral vv.
骶外侧静脉

Superior vesical v.
膀胱上静脉

Deep circumflex iliac v.
旋髂深静脉

Deep circumflex iliac v.
旋髂深静脉

Obturator v.
闭孔静脉

Superficial circumflex iliac v.
旋髂浅静脉

Round ligament of uterus
子宫圆韧带

Inferior epigastric v. (cut)
腹壁下静脉(切断)

Inferior epigastric v.
腹壁下静脉

Superficial epigastric v. (cut)
腹壁浅静脉(切断)

Anorectal venous plexus
直肠静脉丛

Pubic v.
耻骨静脉

Uterovaginal venous plexus
子宫阴道静脉丛

Femoral v.
股静脉

Great saphenous v.
大隐静脉

Vesical venous plexus
膀胱静脉丛

External pudendal v.
阴部外静脉

Anterior abdominal wall(turned down)
腹前壁(翻向下)

Centrifuged blood sample
离心后血液样本

Plasma
血浆约
55%

Buffy coat
白膜
<1%

Red blood cells
红细胞约
45%

J. Perkins
MS, MFA, CMI

Red blood cells
红细胞

Plasma composition
血浆成分

Water 水	92%
Transports organic and inorganic molecules,cells, and platelets 运输有机和无机分子、细胞、血小板	
Plasma proteins 血浆蛋白	7%
Other solutes 其他溶质	1%

Plasma proteins
血浆蛋白

Albumins 白蛋白	60%
Transport lipids, steroid hormones; major contributors to osmotic concentration of plasma 运输脂质、类固醇激素；形成血浆渗透压的主要成分	
Globulins 球蛋白	35%
Transport ions, hormones, lipids; immune function 运输离子、激素、脂质；免疫功能	
Fibrinogen 纤维蛋白原	4%
Essential component of clotting system 凝血系统的重要组成部分	
Regulatory proteins 调节蛋白	<1%
Enzymes, hormones, clotting proteins 酶，激素，凝血蛋白	

Platelets
血小板

Blood clot formation and tissue repair
血凝块形成和组织修复

Other solutes
其他溶质

Electrolytes
电解质
Normal extracellular fluid ion composition essential for vital cellular activities (e.g., Na^+, K^+, Cl^-)
细胞活动所必需的正常细胞外液离子组成(如Na^+、K^+、Cl^-)

Organic nutrients
有机营养成分
Used for ATP production, growth, and maintenance of cells (e.g., fatty acids, glucose, amino acids)
用于细胞内ATP的产生、生长和细胞的维持(如脂肪酸、葡萄糖、氨基酸)

Organic wastes
有机废物
Carried to sites of breakdown or excretion (e.g., urea, bilirubin)
运输至分解或排泄部位(如尿素、胆红素)

White blood cells
白细胞

Neutrophils
中性粒细胞
(50%~70%)

Monocytes
单核细胞
(2%~8%)

Eosinophils
嗜酸性粒细胞
(2%~4%)

Lymphocytes
淋巴细胞
(20%~30%)

Basophils
嗜碱性粒细胞
(<1%)

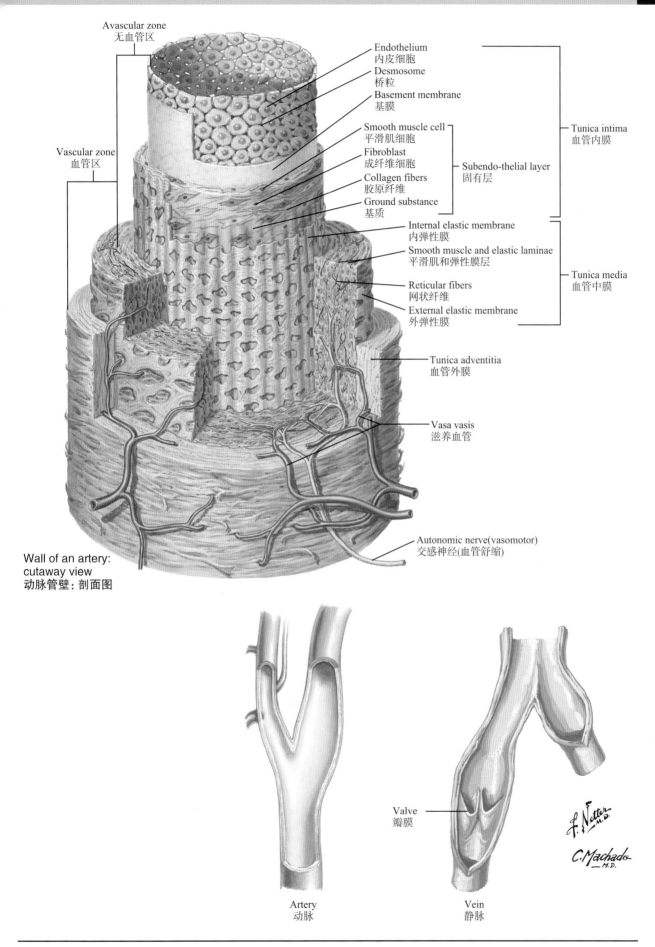

Avascular zone
无血管区

Vascular zone
血管区

Endothelium
内皮细胞
Desmosome
桥粒
Basement membrane
基膜

Smooth muscle cell
平滑肌细胞
Fibroblast
成纤维细胞
Collagen fibers
胶原纤维
Ground substance
基质

Subendo-thelial layer
固有层

Tunica intima
血管内膜

Internal elastic membrane
内弹性膜
Smooth muscle and elastic laminae
平滑肌和弹性膜层
Reticular fibers
网状纤维
External elastic membrane
外弹性膜

Tunica media
血管中膜

Tunica adventitia
血管外膜

Vasa vasis
滋养血管

Autonomic nerve(vasomotor)
交感神经(血管舒缩)

Wall of an artery:
cutaway view
动脉管壁：剖面图

Artery
动脉

Valve
瓣膜

Vein
静脉

Superior cervical ganglion of sympathetic trunk
交感干的颈上神经节

Spinal n.
脊神经

Gray rami communicantes
灰交通支

脊神经 Spinal nn.

Cervicothoracic ganglion
颈胸神经节

Lower thoracic ganglion of sympathetic trunk
交感干的下位胸神经节

Spinal n.
脊神经

Upper lumbar ganglion of sympathetic trunk
交感干的上位腰神经节

Spinal n.
脊神经

Gray ramus communicans
灰交通支

Lower lumbar ganglion of sympathetic trunk
交感干的下位腰神经节

Internal carotid n.
颈内动脉神经

White ramus communicans
白交通支

Cervical cardiac n.
颈心神经

Brachial plexus
臂丛

Thoracic cardiac n.
胸心神经

Intercostal n.
肋间神经

Thoracic splanchnic n.
胸内脏神经

Fibers direct to vessels
直达血管的神经纤维

—————— Preganglionic sympathetic fibers
交感节前纤维

- - - - - - Postganglionic sympathetic fibers
交感节后纤维

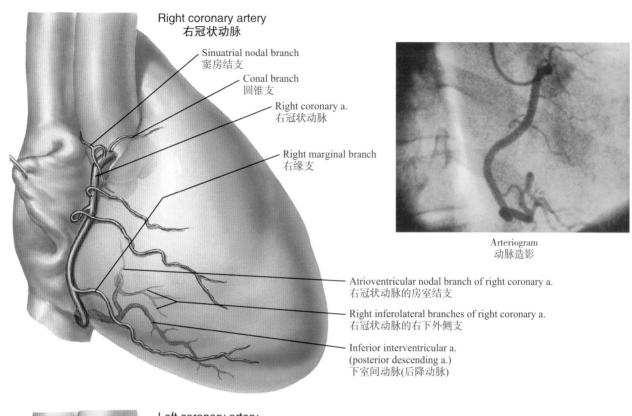

Right coronary artery
右冠状动脉

Sinuatrial nodal branch
窦房结支

Conal branch
圆锥支

Right coronary a.
右冠状动脉

Right marginal branch
右缘支

Atrioventricular nodal branch of right coronary a.
右冠状动脉的房室结支

Right inferolateral branches of right coronary a.
右冠状动脉的右下外侧支

Inferior interventricular a.
(posterior descending a.)
下室间动脉(后降动脉)

Arteriogram
动脉造影

Left coronary artery
左冠状动脉

Left coronary a.
左冠状动脉

Anterior interventricular
a. (left anterior
descending a.)
前室间动脉(左前降动脉)

Circumflex a.
of heart
心的回旋动脉

Septal branches
of anterior
interventricular a.
前室间动脉的
室间隔支

Left marginal branch
of circumflex a.
回旋动脉的左缘支

Inferior left ventricular
branches of circumflex a.
回旋动脉的左室下支

Diagonal branch of
anterior interventricular a.
前室间动脉的对角支

Anterior interventricular a.
前室间动脉

Atrioventricular branch of circumflex a.
回旋动脉的房室支

Arteriogram
动脉造影

Anterior interventricular artery (left anterior descending artery) is very short. Apical part of anterior surface of heart is supplied by branches from inferior interventricular artery (posterior descending artery) curving around apex.
前室间动脉(左前降动脉)非常短小，心前面的心尖部由下室间动脉(后降动脉)绕过心尖供血。

Inferior interventricular artery (posterior descending artery) is derived from circumflex artery of heart instead of from right coronary artery.
下室间动脉(后降动脉)来自心的回旋动脉，而不是来自右冠状动脉。

Inferior interventricular artery (posterior descending artery) is absent. Area is supplied chiefly by small branches from circumflex artery of heart and from right coronary artery.
下室间动脉(后降动脉)缺如。该区域主要由心的回旋动脉和右冠状动脉的小分支供血。

Inferior interventricular artery (posterior descending artery) is absent. Area is supplied chiefly by elongated anterior interventricular artery (left anterior descending artery) curving around apex of heart.
下室间动脉(后降动脉)缺如。该区域主要由延长的前室间动脉(左前降动脉)绕过心尖供血。

Common origin of superficial branch and dorsal scapular artery from transverse cervical artery (~30%)
颈横动脉的浅支和肩胛背动脉存在共同起源(约30%)

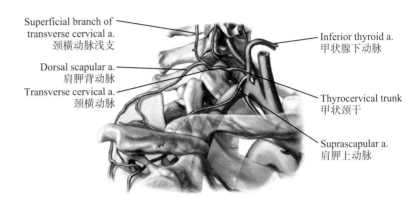

Superficial branch of transverse cervical a.
颈横动脉浅支

Dorsal scapular a.
肩胛背动脉

Transverse cervical a.
颈横动脉

Inferior thyroid a.
甲状腺下动脉

Thyrocervical trunk
甲状颈干

Suprascapular a.
肩胛上动脉

Right anterolateral view
右前外侧观

Vertebral a.
椎动脉

Deep cervical a.
颈深动脉

Superficial branch of transverse cervical a.
颈横动脉浅支

Costocervical trunk
肋颈干

Transverse cervical a.
颈横动脉

Supreme intercostal a.
肋间最上动脉

Dorsal scapular a.
肩胛背动脉

Superior transverse scapular ligament
肩胛上横韧带

Inferior transverse scapular ligament
肩胛下横韧带

Acromion
肩峰

Dorsal scapular a.
肩胛背动脉

Suprascapular a.
肩胛上动脉

Axillary a.
腋动脉

Circumflex scapular a.
旋肩胛动脉

Thoracodorsal a.
胸背动脉

External carotid a.
颈外动脉

Internal carotid a.
颈内动脉

Ascending cervical a.
颈升动脉

Inferior thyroid a.
甲状腺下动脉

Superficial branch of transverse cervical a.
颈横动脉浅支

Right common carotid a.
右颈总动脉

Thyrocervical trunk
甲状颈干

Right subclavian a.
右锁骨下动脉

Brachiocephalic trunk
头臂干

Suprascapular a.
肩胛上动脉

Aortic arch
主动脉弓

Internal thoracic a.
胸廓内动脉

Anterior intercostal branches of internal thoracic a.
胸廓内动脉肋间前支

Subscapular a.
肩胛下动脉

C.Machado
M.D.

Clavicular branch of thoracoacromial a.
胸肩峰动脉锁骨支

Pectoral branch
of thoracoacromial a.
胸肩峰动脉胸肌支

Acromial branch of thoracoacromial a.
胸肩峰动脉肩峰支

Deltoid branch of thoracoacromial a.
胸肩峰动脉三角肌支

Thoracoacromial a.
胸肩峰动脉

Superior thoracic a.
胸上动脉

Axillary a.
腋动脉

Anterior circumflex humeral a.
旋肱前动脉

Lateral thoracic a.
胸外侧动脉

Posterior circumflex humeral a.
旋肱后动脉

Subscapular a.
肩胛下动脉

Circumflex scapular a.
旋肩胛动脉

Brachial a.
肱动脉

Thoracodorsal a.
胸背动脉

Deep brachial a.
肱深动脉

Lower margin of teres
major m. is landmark
for boundary between
axillary and brachial aa.
大圆肌下缘是腋动脉
和肱动脉移行的标志

Radial collateral a.
桡侧副动脉

Middle collateral a.
中副动脉

Superior ulnar collateral a.
尺侧上副动脉

Inferior ulnar collateral a.
尺侧下副动脉

Radial recurrent a.
桡侧返动脉

Recurrent interosseous a.
骨间返动脉

Anterior ulnar recurrent a.
尺侧返动脉前支

Posterior
interosseous a.
骨间后动脉

Posterior ulnar recurrent a.
尺侧返动脉后支

Radial a.
桡动脉

Common interosseous a.
骨间总动脉

Anterior interosseous a.
骨间前动脉

Ulnar a.
尺动脉

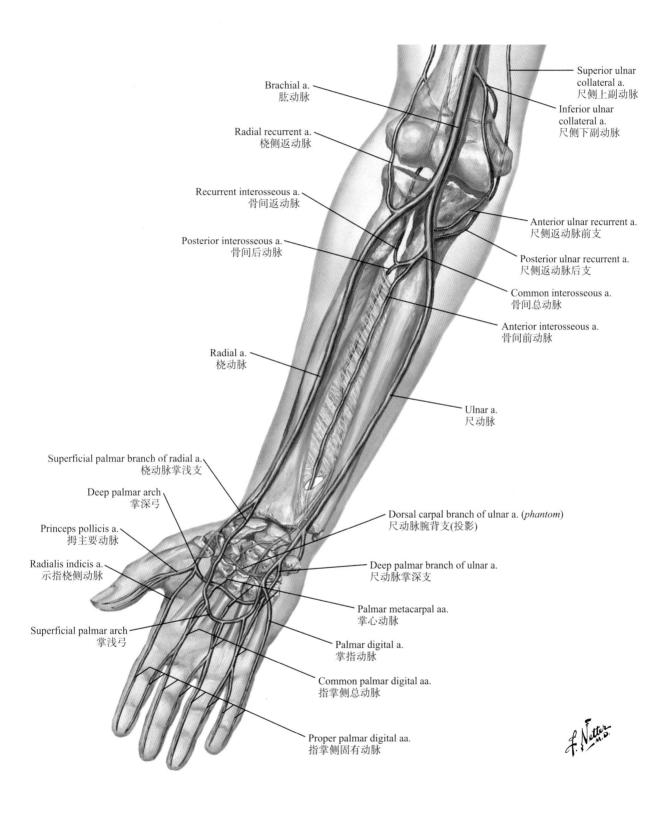

Brachial a.
肱动脉

Radial recurrent a.
桡侧返动脉

Recurrent interosseous a.
骨间返动脉

Posterior interosseous a.
骨间后动脉

Radial a.
桡动脉

Superficial palmar branch of radial a.
桡动脉掌浅支

Deep palmar arch
掌深弓

Princeps pollicis a.
拇主要动脉

Radialis indicis a.
示指桡侧动脉

Superficial palmar arch
掌浅弓

Superior ulnar collateral a.
尺侧上副动脉

Inferior ulnar collateral a.
尺侧下副动脉

Anterior ulnar recurrent a.
尺侧返动脉前支

Posterior ulnar recurrent a.
尺侧返动脉后支

Common interosseous a.
骨间总动脉

Anterior interosseous a.
骨间前动脉

Ulnar a.
尺动脉

Dorsal carpal branch of ulnar a. (phantom)
尺动脉腕背支(投影)

Deep palmar branch of ulnar a.
尺动脉掌深支

Palmar metacarpal aa.
掌心动脉

Palmar digital a.
掌指动脉

Common palmar digital aa.
指掌侧总动脉

Proper palmar digital aa.
指掌侧固有动脉

Deep circumflex iliac a.
旋髂深动脉

Superficial circumflex iliac a.
旋髂浅动脉

Femoral a.
股动脉

Ascending branch of
lateral circumflex femoral a.
旋股外侧动脉升支

Transverse branch of
lateral circumflex femoral a.
旋股外侧动脉横支

Descending branch of
lateral circumflex femoral a.
旋股外侧动脉降支

Lateral
circumflex femoral a.
旋股外侧动脉

Deep femoral a.
股深动脉

Perforating femoral aa.
股深动脉穿支

Femoral a.(in adductor hiatus)
(收肌管内)股动脉

Superior lateral genicular a.
膝上外侧动脉

Patellar anastomosis
髌血管吻合

Inferior lateral genicular a.
(*partially in phantom*)
膝下外侧动脉(部分阴影)

Posterior tibial
recurrent a. (*phantom*)
胫后返动脉(阴影)

Circumflex fibular a.
旋腓骨动脉

Anterior tibial a.
胫前动脉

Interosseous
membrane of leg
小腿骨间膜

External iliac a.
髂外动脉

Inferior epigastric a.
腹壁下动脉

Superficial epigastric a.
腹壁浅动脉

Superficial external pudendal a.
阴部外浅动脉

Obturator a.
闭孔动脉

Deep external pudendal a.
阴部外深动脉

Medial circumflex femoral a.
旋股内侧动脉

Femoral a.
股动脉

Muscular branches
of deep femoral a.
股深动脉肌支

Muscular branches
of femoral a.
股动脉肌支

Descending genicular a.
膝降动脉

Articular branch of
descending genicular a.
膝降动脉关节支

Saphenous branch of
descending genicular a.
膝降动脉隐支

Superior medial genicular a.
膝上内侧动脉

Popliteal a. (*phantom*)
腘动脉(阴影)

Middle genicular a. (*phantom*)
膝中动脉(阴影)

Inferior medial genicular a.
(*partially in phantom*)
膝下内侧动脉(部分阴影)

Anterior tibial recurrent a.
胫前返动脉

Posterior tibial a. (*phantom*)
胫后动脉(阴影)

Fibular a. (*phantom*)
腓动脉(阴影)

Femoral a. (in adductor hiatus)
股动脉(收肌管裂孔内的)

Superior lateral genicular a.
膝上外侧动脉

Patellar anastomosis
髌血管吻合

Inferior lateral genicular a.
(*partially in phantom*)
膝下外侧动脉(部分阴影)

Posterior tibial
recurrent a. (*phantom*)
胫后返动脉(阴影)

Circumflex fibular a.
旋腓骨动脉

Anterior tibial a.
胫前动脉

Interosseous
membrane of leg
小腿骨间膜

Fibular a. (*phantom*)
腓动脉(阴影)

Perforating branch of fibular a.
腓动脉穿支

Anterior lateral malleolar a.
外踝前动脉

Lateral tarsal a.
跗外侧动脉

Posterior perforating branches
of plantar metatarsal aa.
跖足底动脉后穿支

Plantar arch (*phantom*)
足底弓(阴影)

Dorsal metatarsal aa.
跖背动脉

Femoral a.
股动脉

Descending genicular a.
膝降动脉

Articular branch of
descending genicular a.
膝降动脉关节支

Saphenous branch of
descending genicular a.
膝降动脉隐支

Superior medial genicular a.
膝上内侧动脉

Popliteal a. (*phantom*)
腘动脉(阴影)

Middle genicular a. (*phantom*)
膝中动脉(阴影)

Inferior medial genicular a.
(*partially in phantom*)
膝下内侧动脉(部分阴影)

Anterior tibial recurrent a.
胫前返动脉

Posterior tibial a. (*phantom*)
胫后动脉(阴影)

Fibular a. (*phantom*)
腓动脉(阴影)

Anterior tibial a.
胫前动脉

Anterior medial malleolar a.
内踝前动脉

Medial tarsal a.
跗内侧动脉

Arcuate a.
弓状动脉

Dorsalis pedis a.
足背动脉

Deep plantar a.
足底深动脉

Dorsal digital aa. of foot
趾背动脉

解剖结构	临床意义	图号
头部和颈部		
右侧颈内和颈外静脉	用于评估右心房压力,于胸骨角以上 5cm 处评估颈静脉搏动情况;右颈内静脉因与上腔静脉成一条直线而更为常用	S-329
颈内静脉	血栓形成可能继发于严重咽炎的局部炎症扩散,称为 Lemiere 综合征	S-329
颈内静脉、锁骨下静脉	用于行中心静脉置管获得静脉通路	S-328,S-329
甲状腺下动脉	甲状腺切除术中有损伤风险;术中需要保护从而为甲状旁腺保留血供;结构特征为复杂的环绕状,是辨别喉返神经的解剖标志	S-195,S-526
颈总动脉	于颈部触诊评估颈动脉脉搏;通常在 C4 椎体水平处分支	S-43,S-324
颈内动脉	动脉粥样硬化的好发部位,可通过支架或动脉内膜切除术预防脑卒中;颈动脉窦对循环血容量的变化很敏感,可能通过按摩引起迷走神经反应;颈内动脉在颈部无分支;分为七段:C1 颈段、C2 岩段、C3 破裂孔段、C4 海绵窦段、C5 床突部、C6 眼段和 C7 交通段	S-326,S-327
筛前动脉、蝶腭动脉和面动脉	鼻前庭内这些血管的吻合处称为 Kiesselbach 丛或 Little 区,是鼻前部出血的常见部位;蝶腭动脉损伤导致鼻后部出血	S-363
翼静脉丛	因连通面、眶和颅内静脉窦,成为感染扩散的常见途径;无静脉瓣,可能发生静脉逆流	S-87,S-328
眼动脉	视网膜的主要血供;该动脉闭塞可能导致失明	S-87,S-91
头皮的动脉	因血供丰富,头皮裂伤会造成大量出血	S-26,S-322
大脑上静脉	可从其与上矢状窦的连接处撕脱,造成硬膜下血肿	S-28,S-29,S-35
脑膜中动脉	翼点处骨折可撕裂脑膜中动脉(额支),造成硬膜外血肿	S-27
硬脑膜静脉窦	头部感染可扩散至静脉窦,引起硬脑膜静脉窦血栓;海绵窦是最常好发部位	S-29,S-30
海绵窦	颈内动脉和海绵窦之间可能形成血管瘘,尤其是在外伤后	S-30,S-45
颈动脉窦	按摩时压迫颈动脉窦,可能导致心动过缓和/或高血压;颈动脉窦超敏,最常见于老年人,可能引起晕厥	S-76
大脑动脉环(Willis 环)	动脉瘤好发部位,也是大脑侧支循环的重要组成部分;动脉瘤破裂可导致蛛网膜下腔出血	S-44
导静脉	无静脉瓣,可将感染从颅外扩散到颅内,并在硬脑膜静脉窦阻塞时提供引流途径	S-28
背部		
脊髓的动脉	动脉粥样硬化、椎骨骨折或错位引起脊髓动脉的狭窄或损伤可导致脊髓缺血	S-23
椎静脉丛	沿脊柱分布的多数无静脉瓣静脉允许血液逆流,可成为癌细胞向脊柱、肺和脑转移的通道	S-330,S-BP 27

解剖结构	临床意义	图号
胸部		
胸廓内动脉	通常用作冠状动脉搭桥时的桥血管,主要用作前室间动脉(左前降支)	S-205, S-206
肺动脉	来自盆部和股部的血栓栓子可能形成肺栓子阻塞肺动脉,引起低氧血症、血流动力学紊乱和肺梗死	S-389, S-392
心包	心包腔内可含有 15~50mL 生理性液体;心包积液可能使心功能受损(心包填塞);慢性进展性心包积液时心包腔可显著增大	S-307, S-308
冠状动脉	稳定型动脉粥样硬化可能导致心肌缺血,表现为胸痛;动脉粥样硬化斑块破裂和血栓形成是急性心肌梗死的主要原因,其严重程度和预后取决于血管供应的心肌量,大血管近端的病变预后最差	S-317
肺静脉	房颤被认为起源于肺静脉,房颤的电消融是在肺静脉进入左心房处形成纤维环,从而避免电信号传播到心	S-312
卵圆孔	胎儿期心房内从右向左分流的通道;在约 1/4 的成人中未完全关闭,可能导致静脉微血栓进入左心并引起缺血性卒中	S-305, S-312
室间隔	室间隔缺损是常见的先天性心脏缺陷,常累及室间隔膜部;前室间动脉(左前降支)范围内的心肌梗死如不及时治疗可引起室间隔缺血并继发穿孔	S-312, S-316
心瓣膜	瓣膜疾病(如主动脉瓣狭窄、二尖瓣功能不全)在人群中尤其是老年人中常见,可能导致进行性心力衰竭	S-314
主动脉瓣	1% 的人患有主动脉瓣二瓣化畸形(主动脉瓣由两叶瓣而非三叶瓣组成),这可能导致主动脉狭窄和功能不全,也与主动脉瘤有关	S-314, S-315
窦房结	初级心脏起搏器,产生动作电位并通过心脏传导系统传播;衰老、浸润性疾病和既往心脏手术可引起窦房结功能障碍,导致心动过缓	S-319
房室结	将动作电位从心房传导到心室;存在内在不应期阻止快速心房节律引起等效心室过速;纤维化、药物、心脏手术引起的继发功能障碍可导致心脏传导阻滞;房室结完全阻滞时,心房和心室有独立的节律	S-319
动脉韧带	胎儿期连接肺循环和体循环的动脉导管的残余;出生后动脉导管未闭可能导致劳力性呼吸困难、肺血管疾病或心力衰竭;是识别左喉返神经的标志	S-305, S-309

解剖结构	临床意义	图号
胸部（续）		
胸主动脉	位于胸腔内脊柱左侧，在第4胸椎水平由主动脉弓延续而来；先天性主动脉缩窄导致儿童和青少年高血压，表现为上下肢血压显著差异	S-339
胸主动脉	动脉瘤的增大可能继发于高龄、动脉粥样硬化危险因素（烟草滥用和高血压）、结缔组织疾病，也可能与主动脉瓣二瓣化畸形有关，或由感染（如梅毒）引起；大的动脉瘤可能破裂或夹层，夹层时内膜破裂，血液进入内膜和中膜之间的假腔	S-339
奇静脉	引流胸腔后部的静脉血，并为上、下腔静脉提供重要的侧支循环通道	S-340
腹部		
附脐静脉	在门脉高压症和晚期妊娠患者中可能会变粗大。	S-337, S-446
胆囊动脉	胆囊切除术时结扎；可有多个来源；典型见于胆囊三角（Calot 三角）。	S-436
肠系膜上动脉	瘦弱患者或近期体重下降较多的患者可压迫十二指肠水平（第3部）；突然减速可发生动脉的剪切或撕裂损伤。	S-436, S-439
肠动脉	主要血管之间没有明显侧枝循环的区域（分水岭区域）有缺血的风险，缺血可能继发于肠系膜动脉的动脉粥样硬化或血栓栓塞。	S-439, S-440
边缘动脉	边缘动脉连接右、中、左结肠动脉，为侧支循环提供重要的吻合。	S-440
食管静脉	门脉高压症可能扩张，导致食管静脉曲张；静脉曲张出血可能危及生命，往往需要紧急内镜干预。	S-442, S-446
肝门静脉	血液流经肝脏的阻力增加（例如，由于肝硬化）可能产生门脉高压和肝门静脉支流扩张；血液可在门腔系统吻合部位回流心脏。	S-444, S-446
肛肠（直肠）静脉	在门脉高压症中，与肛肠中和下静脉的吻合可能会扩张。	S-444, S-446
腹主动脉	腹部动脉瘤的常见部位，尤其在肾动脉下方；常规超声评估，排除动脉瘤。	S-468
肾动脉	狭窄可能继发于动脉粥样硬化，导致高血压；腹主动脉瘤。	S-303, S-531
盆部		
蔓状静脉丛	舒张可导致精索静脉曲张，影响睾丸温度调节并有潜在不孕风险；因为左右侧性腺静脉回流不同，曲张多发生在左侧	S-497, S-510

解剖结构	临床意义	图号
盆部（续）		
子宫动脉	子宫切除术中需切断和电凝；可通过栓塞子宫动脉分支治疗子宫肌瘤	S-508，S-511
阴茎（深、背）动脉、海绵体组织	血管平滑肌功能损伤或丧失可导致勃起功能障碍，用血管扩张剂治疗	S-512
髂内静脉	连接前列腺血管丛和脊柱静脉，是前列腺癌转移的途径	S-509
直肠静脉	如果直肠上静脉（门静脉引流）与直肠中和 / 或下静脉（体循环引流）之间发生门体吻合，则门静脉高压可能导致直肠静脉曲张	S-445，S-446
直肠内、外静脉丛	肿大可能导致痔	S-223，S-226
上肢		
肘正中静脉	在肘窝行静脉穿刺。	S-228
肩胛上动脉，肩胛背动脉，旋肩胛动脉	提供肩胛骨周围的侧支循环，在腋动脉堵塞或受压时为远端上肢提供血供。	S-234
肱动脉	在测量上肢血压，血压计放气的时候，听诊肱动脉柯氏音来测量收缩压和舒张压；位于肱二头肌腱内侧和肘窝肱二头肌腱膜深部。	S-238，S-331
桡动脉	触诊腕部外侧评估桡动脉搏动。经皮心脏手术（如血管成形术）和动脉血液取样时常用的血管通路部位。	S-303，S-331
尺动脉	在桡动脉置管过程中，通过掌弓为手部提供重要的侧支循环，术前使用 Allen 试验评估桡动脉和尺动脉的通畅程度，桡动脉和尺动脉均被压缩，然后释放尺动脉上的压力，几秒钟内手腕颜色恢复表明尺动脉未闭。	S-257，S-331
下肢		
股静脉	中心静脉导管的常见手术部位，但是感染风险大于颈静脉或锁骨下静脉通路	S-270
小腿深静脉	小腿的深静脉血栓常由于静脉血流缓慢、血管损伤和 / 或凝血功能紊乱造成，会导致血栓形成及血栓栓塞，如肺栓塞	S-335
大隐静脉	常用作冠状动脉搭桥手术的血管移植物	S-266
表浅静脉	浅静脉曲张，通常与浅层 / 深层静脉回流有关；静脉疾病可能发展出水肿、疼痛、溃疡等症状	S-266，S-335
股动脉	经皮心脏和血管手术的常见血管通路部位。目标是下腹动脉和股深动脉起源之间的部分，一般通过透视在股骨头旁边的位置来确定；若插管位置过高（偏头侧）可能导致腹膜后出血	S-333

解剖结构	临床意义	图号
下肢(续)		
股动脉、腘动脉、胫动脉、腓动脉	动脉粥样硬化引起的周围动脉疾病经常累及下肢大血管,造成血流灌注减少,病人会发生跛行(大腿或腓肠肌绞痛),特别是用力的时候	S-333
下肢动脉	脉搏点:股三角区的股动脉,膝关节腘窝深部的腘动脉,踝关节处的踇长伸肌和趾长伸肌之间的胫前动脉,足背上的足背动脉,内侧小腿骨后方踝关节窝的胫后动脉。	S-270, S-284, S-290, S-291, S-303

* 各解剖结构的选择主要基于临床数据以及大体解剖课程中经常涉及的临床诊治内容。

淋巴管和淋巴器官 6

附图

附图 S-BP 54 胃的淋巴管和
淋巴结

附图 S-BP 55 胰的
淋巴管和淋巴结

附图 S-BP 56 小肠的
淋巴管和淋巴结

附图 S-BP 57 大肠的
淋巴管和淋巴结

附图 S-BP 58 肝的淋巴管
和淋巴结

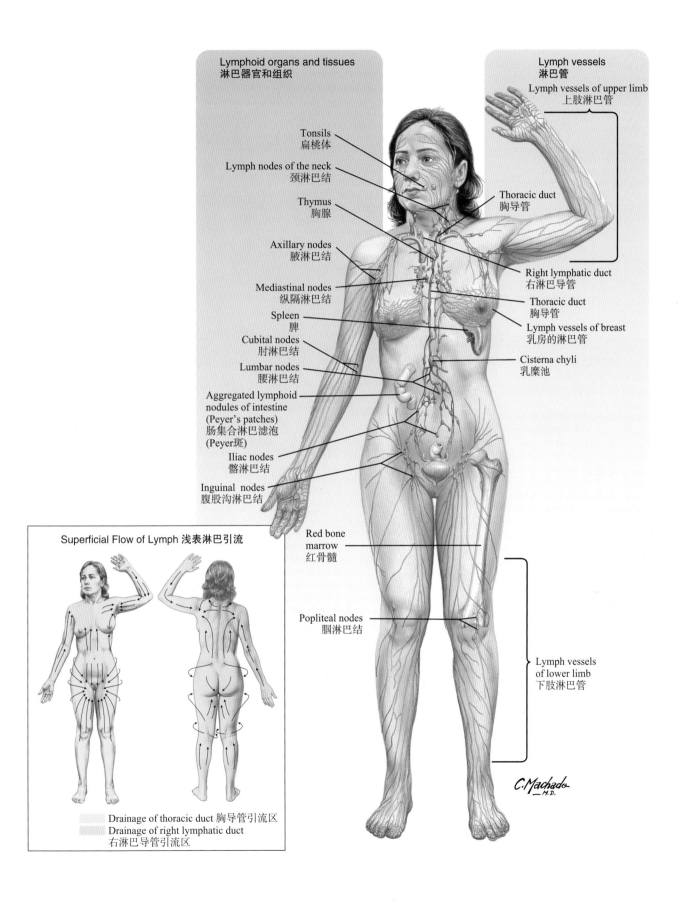

Lymphoid organs and tissues
淋巴器官和组织

Lymph vessels
淋巴管

Lymph vessels of upper limb
上肢淋巴管

Tonsils
扁桃体

Lymph nodes of the neck
颈淋巴结

Thymus
胸腺

Thoracic duct
胸导管

Axillary nodes
腋淋巴结

Right lymphatic duct
右淋巴导管

Mediastinal nodes
纵隔淋巴结

Thoracic duct
胸导管

Spleen
脾

Lymph vessels of breast
乳房的淋巴管

Cubital nodes
肘淋巴结

Lumbar nodes
腰淋巴结

Cisterna chyli
乳糜池

Aggregated lymphoid
nodules of intestine
(Peyer's patches)
肠集合淋巴滤泡
(Peyer斑)

Iliac nodes
髂淋巴结

Inguinal nodes
腹股沟淋巴结

Red bone
marrow
红骨髓

Popliteal nodes
腘淋巴结

Lymph vessels
of lower limb
下肢淋巴管

Superficial Flow of Lymph 浅表淋巴引流

Drainage of thoracic duct 胸导管引流区
Drainage of right lymphatic duct
右淋巴导管引流区

C. Machado
M.D.

Superficial parotid nodes
(deep parotid nodes are
located within and deep
to parotid gland)
腮腺浅淋巴结 (腮腺
深淋巴结位于腮腺实
质内及深面)

Facial nodes
面淋巴结 {
Nasolabial node
鼻唇淋巴结

Bucinator node
颊淋巴结

Mandibular nodes
下颌淋巴结

Submandibular nodes
下颌下淋巴结

Submental nodes
颏下淋巴结

Superior deep lateral cervical nodes
颈外侧上深淋巴结

Deep anterior cervical nodes
(deep to infrahyoid mm.)
颈前深淋巴结
(舌骨下肌深部)

Superficial anterior cervical nodes
颈前浅淋巴结

Jugular trunk
颈干

Supraclavicular nodes*
锁骨上淋巴结

Occipital nodes
枕淋巴结

Mastoid nodes
乳突淋巴结

Superficial lateral
cervical node
颈外侧浅淋巴结

Spinal accessory n.
(CN XI)
副神经

Jugulodigastric node
颈内静脉二腹肌
淋巴结

Spinal accessory
nodes
副神经淋巴结

Juguloomohyoid node
颈内静脉肩胛舌骨肌
淋巴结

Inferior deep lateral
cervical nodes
颈外侧下深淋巴结

Thoracic duct
胸导管

*The supraclavicular group of nodes, especially on the left, are also sometimes
referred to as the signal or sentinel lymph nodes of Virchow or Troisier, especially when
sufficiently enlarged and palpable. These nodes (or a single node) are so termed because
they may be the first recognized presumptive evidence of malignant disease in the viscera.
*锁骨上淋巴结, 尤其是左侧肿大时, 被称为Virchow或Troisier前哨淋巴结。
该征象提示可能存在内脏的恶性疾病。

Spinal accessory n. (CN XI) 副神经
Hypoglossal n. (CN XII) 舌下神经
Rectus anterior capitis m. (cut)
头前直肌(切断)

Pharyngobasilar fascia
咽颅底筋膜
Retropharyngeal nodes
咽后淋巴结
Internal jugular v.
颈内静脉
Posterior belly of digastric m.
二腹肌后腹
Sternocleidomastoid m.
胸锁乳突肌
Jugulodigastric node
颈内静脉二腹肌淋巴结
Superior deep lateral cervical nodes
颈外侧上深淋巴结
Inferior deep lateral cervical nodes
颈外侧下深淋巴结
Juguloomohyoid node
颈内静脉肩胛舌骨肌淋巴结

Lymphatic drainage of pharynx: posterior view
咽的淋巴引流：后面观

Submental node
颏下淋巴结
Submandibular node
下颌下淋巴结
Jugulodigastric node
颈内静脉二腹肌淋巴结
Superior deep lateral cervical nodes
颈外侧上深淋巴结
Juguloomohyoid node
颈内静脉肩胛舌骨肌淋巴结
Inferior deep lateral cervical nodes
颈外侧下深淋巴结

Lymphatic drainage of tongue
舌的淋巴引流

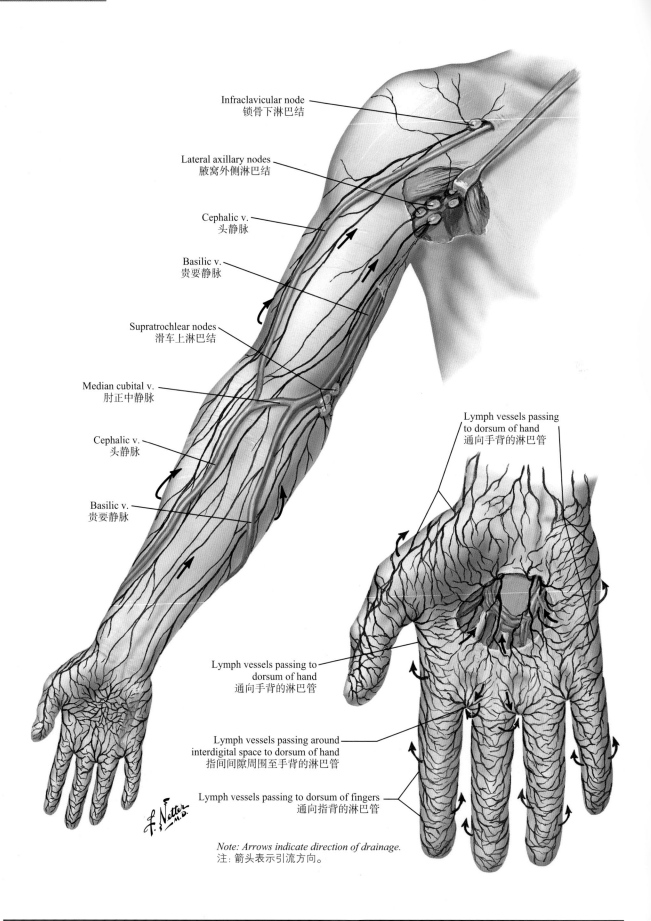

Infraclavicular node
锁骨下淋巴结

Lateral axillary nodes
腋窝外侧淋巴结

Cephalic v.
头静脉

Basilic v.
贵要静脉

Supratrochlear nodes
滑车上淋巴结

Median cubital v.
肘正中静脉

Cephalic v.
头静脉

Basilic v.
贵要静脉

Lymph vessels passing
to dorsum of hand
通向手背的淋巴管

Lymph vessels passing to
dorsum of hand
通向手背的淋巴管

Lymph vessels passing around
interdigital space to dorsum of hand
指间间隙周围至手背的淋巴管

Lymph vessels passing to dorsum of fingers
通向指背的淋巴管

Note: Arrows indicate direction of drainage.
注：箭头表示引流方向。

Popliteal v.
腘静脉

Popliteal nodes
腘淋巴结

Horizontal group: 水平组
Superolateral nodes 上外淋巴结
Superomedial nodes 上内淋巴结
Vertical group: 垂直组
Inferior nodes 下淋巴结

Superficial inguinal nodes
腹股沟浅淋巴结

Cribriform fascia (within saphenous opening)
隐静脉裂孔的筛筋膜

Fascia lata
阔筋膜

Great saphenous v.
大隐静脉

Superficial lymph vessels
浅淋巴管

Small saphenous v.
小隐静脉

Crural fascia
小腿筋膜

Great saphenous v.
大隐静脉

External iliac nodes
髂外淋巴结

Lateral femoral cutaneous n.
股外侧皮神经

Femoral n.
股神经

Inguinal ligament (Poupart's)
腹股沟韧带 (Poupart韧带)

Ductus deferens
输精管

Femoral sheath
股鞘

Femoral canal (opened)
股管(打开)

Femoral a. and v.
股动脉和静脉

Femoral ring
股环

Lacunar ligament (Gimbernat's)
腔隙韧带 (Gimbernat韧带)

Great saphenous v.
大隐静脉

Deep inguinal nodes
腹股沟深淋巴结

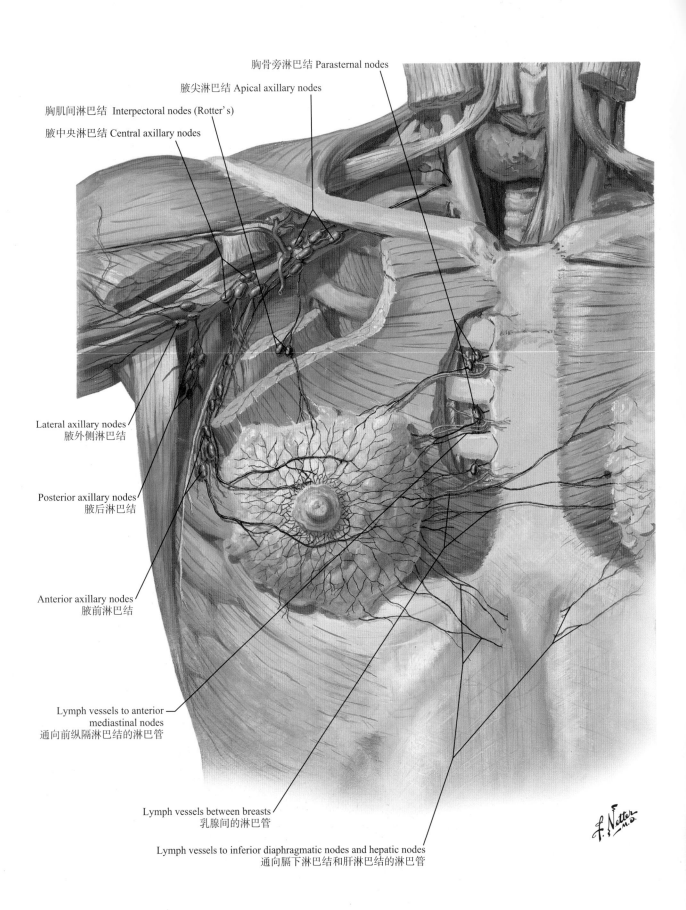

胸骨旁淋巴结 Parasternal nodes

腋尖淋巴结 Apical axillary nodes

胸肌间淋巴结 Interpectoral nodes (Rotter's)

腋中央淋巴结 Central axillary nodes

Lateral axillary nodes
腋外侧淋巴结

Posterior axillary nodes
腋后淋巴结

Anterior axillary nodes
腋前淋巴结

Lymph vessels to anterior
mediastinal nodes
通向前纵隔淋巴结的淋巴管

Lymph vessels between breasts
乳腺间的淋巴管

Lymph vessels to inferior diaphragmatic nodes and hepatic nodes
通向膈下淋巴结和肝淋巴结的淋巴管

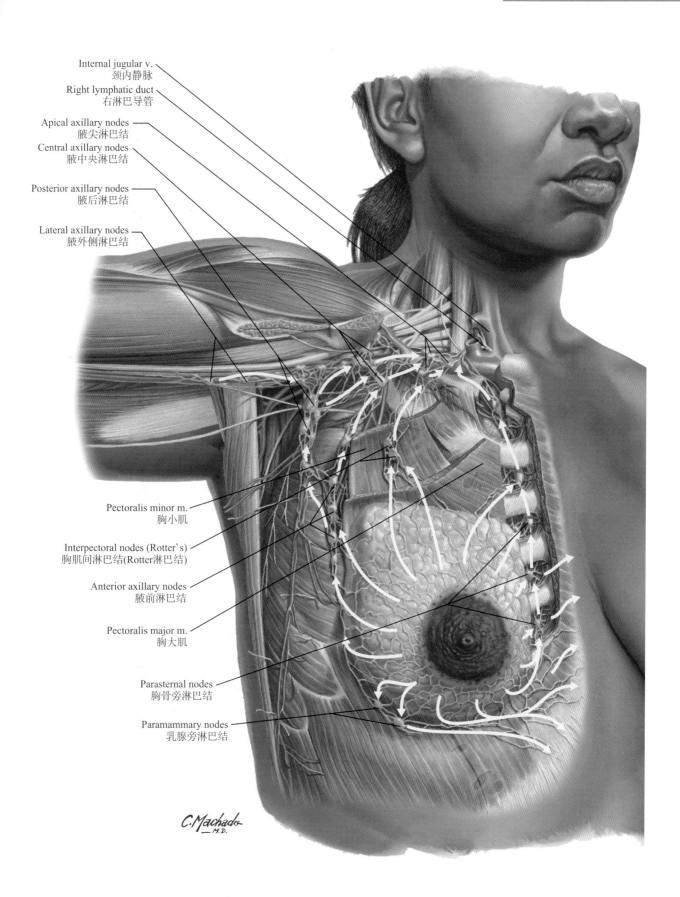

Internal jugular v.
颈内静脉

Right lymphatic duct
右淋巴导管

Apical axillary nodes
腋尖淋巴结

Central axillary nodes
腋中央淋巴结

Posterior axillary nodes
腋后淋巴结

Lateral axillary nodes
腋外侧淋巴结

Pectoralis minor m.
胸小肌

Interpectoral nodes (Rotter's)
胸肌间淋巴结(Rotter淋巴结)

Anterior axillary nodes
腋前淋巴结

Pectoralis major m.
胸大肌

Parasternal nodes
胸骨旁淋巴结

Paramammary nodes
乳腺旁淋巴结

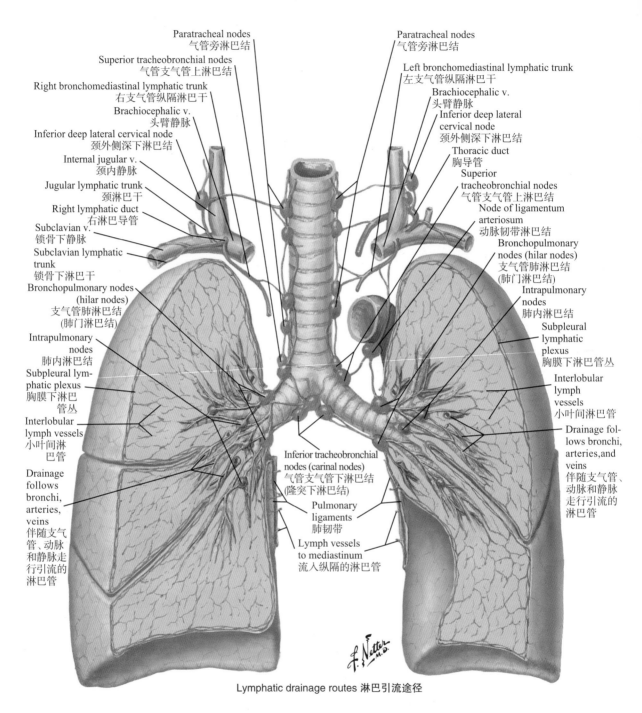

Paratracheal nodes
气管旁淋巴结

Superior tracheobronchial nodes
气管支气管上淋巴结

Right bronchomediastinal lymphatic trunk
右支气管纵隔淋巴干

Brachiocephalic v.
头臂静脉

Inferior deep lateral cervical node
颈外侧深下淋巴结

Internal jugular v.
颈内静脉

Jugular lymphatic trunk
颈淋巴干

Right lymphatic duct
右淋巴导管

Subclavian v.
锁骨下静脉

Subclavian lymphatic trunk
锁骨下淋巴干

Bronchopulmonary nodes
(hilar nodes)
支气管肺淋巴结
(肺门淋巴结)

Intrapulmonary nodes
肺内淋巴结

Subpleural lymphatic plexus
胸膜下淋巴管丛

Interlobular lymph vessels
小叶间淋巴管

Drainage follows bronchi, arteries, veins
伴随支气管、动脉和静脉走行引流的淋巴管

Paratracheal nodes
气管旁淋巴结

Left bronchomediastinal lymphatic trunk
左支气管纵隔淋巴干

Brachiocephalic v.
头臂静脉

Inferior deep lateral cervical node
颈外侧深下淋巴结

Thoracic duct
胸导管

Superior tracheobronchial nodes
气管支气管上淋巴结

Node of ligamentum arteriosum
动脉韧带淋巴结

Bronchopulmonary nodes (hilar nodes)
支气管肺淋巴结
(肺门淋巴结)

Intrapulmonary nodes
肺内淋巴结

Subpleural lymphatic plexus
胸膜下淋巴管丛

Interlobular lymph vessels
小叶间淋巴管

Drainage follows bronchi, arteries, and veins
伴随支气管、动脉和静脉走行引流的淋巴管

Inferior tracheobronchial nodes (carinal nodes)
气管支气管下淋巴结
(隆突下淋巴结)

Pulmonary ligaments
肺韧带

Lymph vessels to mediastinum
流入纵隔的淋巴管

Lymphatic drainage routes 淋巴引流途径

右肺：所有肺叶淋巴回流均汇入肺内淋巴结和支气管肺淋巴结，然后流向气管支气管下淋巴结、右气管支气管上淋巴结和右气管旁淋巴结。最后经右支气管纵隔淋巴干和颈淋巴干最终汇入头臂静脉。

左肺：上叶淋巴回流至肺内淋巴结和支气管肺淋巴结，然后至气管支气管下淋巴结、左气管支气管上淋巴结、左气管旁淋巴结和动脉韧带淋巴结，最后经左支气管纵隔淋巴干和胸导管汇入头臂静脉。左肺的肺内淋巴结和支气管肺淋巴结也汇入右气管支气管上淋巴结，此后沿与右肺相同的淋巴回流途径引流。

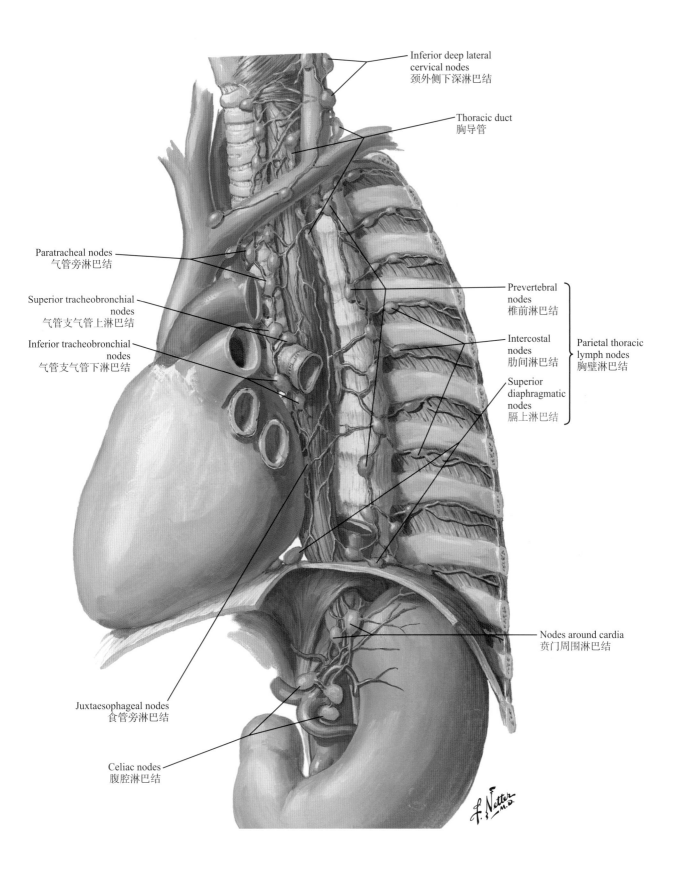

Inferior deep lateral
cervical nodes
颈外侧下深淋巴结

Thoracic duct
胸导管

Paratracheal nodes
气管旁淋巴结

Superior tracheobronchial
nodes
气管支气管上淋巴结

Inferior tracheobronchial
nodes
气管支气管下淋巴结

Prevertebral
nodes
椎前淋巴结

Intercostal
nodes
肋间淋巴结

Superior
diaphragmatic
nodes
膈上淋巴结

Parietal thoracic
lymph nodes
胸壁淋巴结

Nodes around cardia
贲门周围淋巴结

Juxtaesophageal nodes
食管旁淋巴结

Celiac nodes
腹腔淋巴结

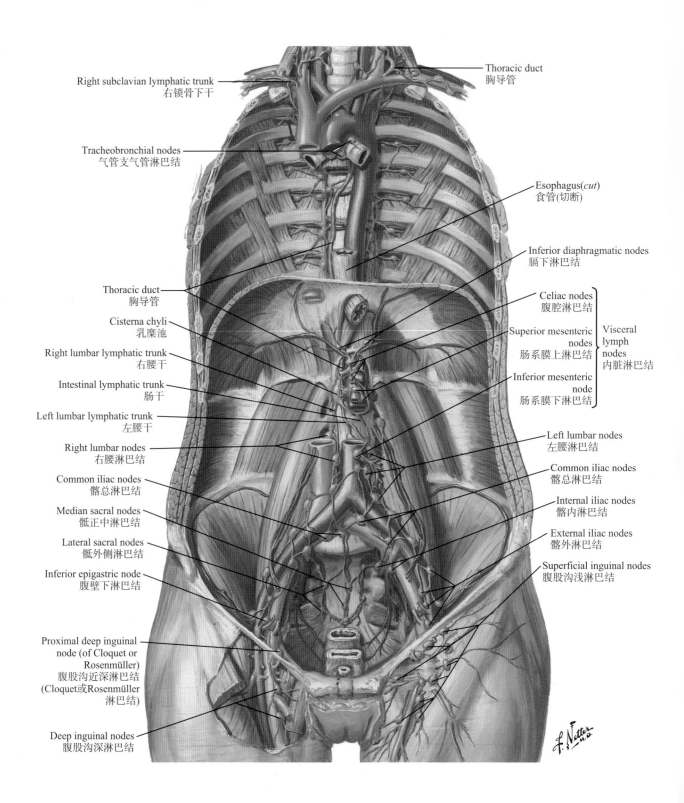

Right subclavian lymphatic trunk
右锁骨下干

Thoracic duct
胸导管

Tracheobronchial nodes
气管支气管淋巴结

Esophagus(cut)
食管(切断)

Inferior diaphragmatic nodes
膈下淋巴结

Thoracic duct
胸导管

Celiac nodes
腹腔淋巴结

Superior mesenteric nodes
肠系膜上淋巴结

Visceral lymph nodes
内脏淋巴结

Cisterna chyli
乳糜池

Right lumbar lymphatic trunk
右腰干

Inferior mesenteric node
肠系膜下淋巴结

Intestinal lymphatic trunk
肠干

Left lumbar lymphatic trunk
左腰干

Left lumbar nodes
左腰淋巴结

Right lumbar nodes
右腰淋巴结

Common iliac nodes
髂总淋巴结

Common iliac nodes
髂总淋巴结

Internal iliac nodes
髂内淋巴结

Median sacral nodes
骶正中淋巴结

Lateral sacral nodes
骶外侧淋巴结

External iliac nodes
髂外淋巴结

Inferior epigastric node
腹壁下淋巴结

Superficial inguinal nodes
腹股沟浅淋巴结

Proximal deep inguinal node (of Cloquet or Rosenmüller)
腹股沟近深淋巴结 (Cloquet或Rosenmüller 淋巴结)

Deep inguinal nodes
腹股沟深淋巴结

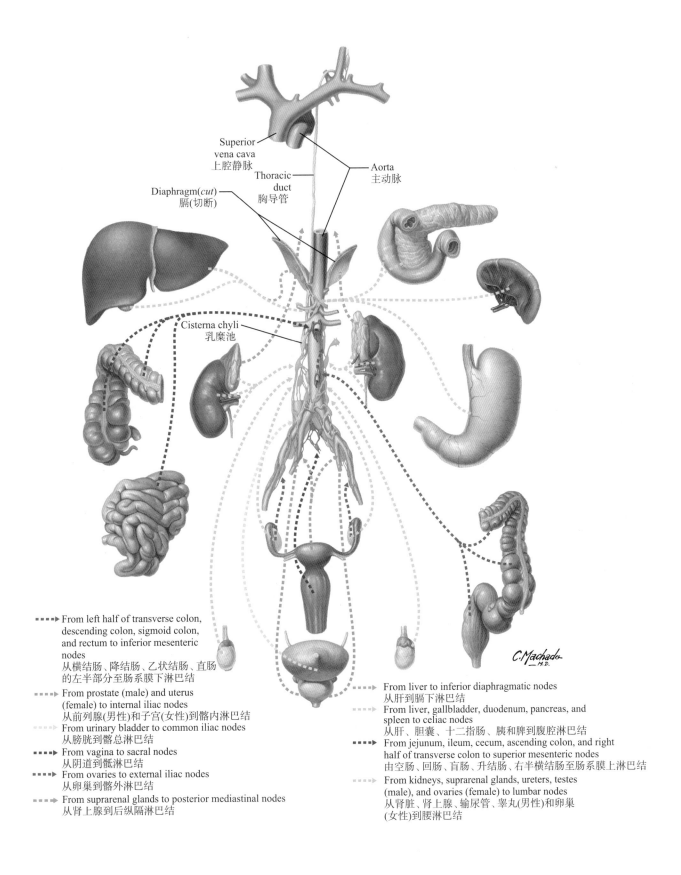

Superior
vena cava
上腔静脉

Aorta
主动脉

Thoracic
duct
胸导管

Diaphragm(*cut*)
膈(切断)

Cisterna chyli
乳糜池

C.Machado
M.D.

- - - - ► From left half of transverse colon,
descending colon, sigmoid colon,
and rectum to inferior mesenteric
nodes
从横结肠、降结肠、乙状结肠、直肠
的左半部分至肠系膜下淋巴结

- - - - ► From prostate (male) and uterus
(female) to internal iliac nodes
从前列腺(男性)和子宫(女性)到髂内淋巴结

- - - - ► From urinary bladder to common iliac nodes
从膀胱到髂总淋巴结

- - - - ► From vagina to sacral nodes
从阴道到骶淋巴结

- - - - ► From ovaries to external iliac nodes
从卵巢到髂外淋巴结

- - - - ► From suprarenal glands to posterior mediastinal nodes
从肾上腺到后纵隔淋巴结

- - - - ► From liver to inferior diaphragmatic nodes
从肝到膈下淋巴结

- - - - ► From liver, gallbladder, duodenum, pancreas, and
spleen to celiac nodes
从肝、胆囊、十二指肠、胰和脾到腹腔淋巴结

- - - - ► From jejunum, ileum, cecum, ascending colon, and right
half of transverse colon to superior mesenteric nodes
由空肠、回肠、盲肠、升结肠、右半横结肠至肠系膜上淋巴结

- - - - ► From kidneys, suprarenal glands, ureters, testes
(male), and ovaries (female) to lumbar nodes
从肾脏、肾上腺、输尿管、睾丸(男性)和卵巢
(女性)到腰淋巴结

Subcapsular lymphatic plexus
被膜下淋巴丛

Cortical lymph vessels (along interlobular a.)
皮质淋巴管(沿小叶间动脉)

Lymph vessels along arcuate a.
沿弓状动脉排列的淋巴管

Lymph vessels along interlobar a.
沿叶间动脉排列的淋巴管

Medullary lymph vessels
髓质淋巴管

注: 箭头示淋巴引流方向

Lumbar lymphatic trunks (to cisterna chyli and thoracic duct)
腰淋巴干(至乳糜池和胸导管)

Lumbar nodes
腰淋巴结

腔静脉后淋巴结 Retrocaval node

主动脉前淋巴结 Preaortic node

腔静脉前淋巴结 Precaval node

主动脉外侧淋巴结 Lateral aortic node

Common iliac nodes
髂总淋巴结

Median sacral (promontorial) node
骶中(骶岬)淋巴结

Internal iliac nodes
髂内淋巴结

External iliac nodes
髂外淋巴结

Lymph vessels from fundus and trigone of bladder
膀胱底和膀胱三角区的淋巴管

Lymph vessels from body of bladder
来自膀胱体的淋巴管

Lateral vesical nodes
膀胱外侧淋巴结

Prevesical nodes
膀胱前淋巴结

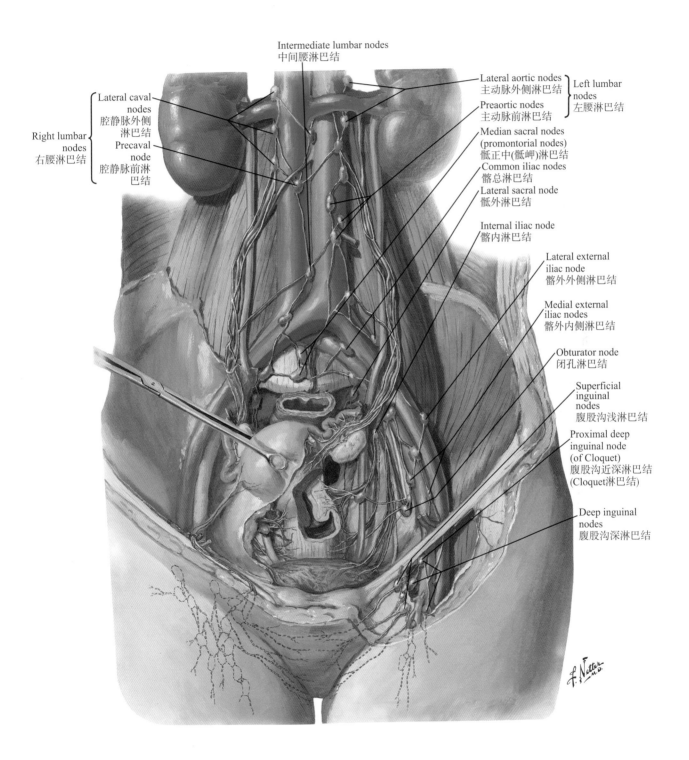

Intermediate lumbar nodes
中间腰淋巴结

Lateral caval
nodes
腔静脉外侧
淋巴结

Precaval
node
腔静脉前淋
巴结

Right lumbar
nodes
右腰淋巴结

Lateral aortic nodes
主动脉外侧淋巴结

Preaortic nodes
主动脉前淋巴结

Left lumbar
nodes
左腰淋巴结

Median sacral nodes
(promontorial nodes)
骶正中(骶岬)淋巴结

Common iliac nodes
髂总淋巴结

Lateral sacral node
骶外淋巴结

Internal iliac node
髂内淋巴结

Lateral external
iliac node
髂外外侧淋巴结

Medial external
iliac nodes
髂外内侧淋巴结

Obturator node
闭孔淋巴结

Superficial
inguinal
nodes
腹股沟浅淋巴结

Proximal deep
inguinal node
(of Cloquet)
腹股沟近深淋巴结
(Cloquet淋巴结)

Deep inguinal
nodes
腹股沟深淋巴结

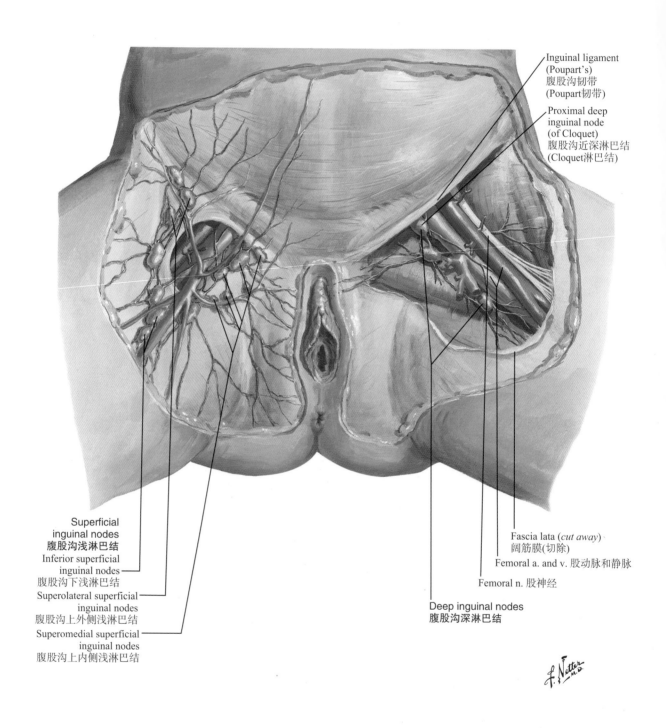

Inguinal ligament
(Poupart's)
腹股沟韧带
(Poupart韧带)

Proximal deep
inguinal node
(of Cloquet)
腹股沟近深淋巴结
(Cloquet淋巴结)

Superficial
inguinal nodes
腹股沟浅淋巴结

Inferior superficial
inguinal nodes
腹股沟下浅淋巴结

Superolateral superficial
inguinal nodes
腹股沟上外侧浅淋巴结

Superomedial superficial
inguinal nodes
腹股沟上内侧浅淋巴结

Deep inguinal nodes
腹股沟深淋巴结

Fascia lata (*cut away*)
阔筋膜(切除)

Femoral a. and v. 股动脉和静脉

Femoral n. 股神经

Right lumbar nodes
右腰淋巴结

Intermediate lumbar nodes
中间腰淋巴结

Lateral aortic node
主动脉外侧淋巴结 ⎫ Left lumbar
 nodes
Preaortic node 左腰淋巴结
主动脉前淋巴结 ⎭

Pathways from testes along testicular vessels
与睾丸血管伴行起自睾丸的淋巴管

Common iliac nodes
髂总淋巴结

Median sacral nodes (promontorial nodes)
骶正中(骶岬)淋巴结

Lateral sacral node
骶外侧淋巴结

Internal iliac nodes
髂内淋巴结

External iliac nodes
髂外淋巴结

Proximal deep inguinal node (of Cloquet)
腹股沟近侧深淋巴结

Deep inguinal nodes
腹股沟深淋巴结

Superficial inguinal nodes
腹股沟浅淋巴结

Preaortic node
主动脉前淋巴结

Median sacral node
骶正中淋巴结

Common iliac node
髂总淋巴结

Internal iliac nodes
髂内淋巴结

Sacral nodes
骶淋巴结

External iliac nodes
髂外淋巴结

Lymphatic drainage along inferior vesical vessels to internal iliac nodes (principal pathway)
与膀胱下血管伴行回流到髂内淋巴结的淋巴引流(主要途径)

Lymphatic drainage over urinary bladder to external iliac nodes
经膀胱上回流至髂外淋巴结的淋巴引流

Lymphatic drainage from retropubic space to external iliac nodes(dashed line)
经耻骨后间隙回流至髂外淋巴结的淋巴引流(虚线)

Lymphatic drainage alongside rectum to sacral nodes
沿直肠旁回流到骶淋巴结

**Lymphatic drainage from prostate
前列腺淋巴引流途径**

Lymphatic drainage (dashed line)from lower prostate and membranous urethra along internal pudendal vessels (beneath pelvic diaphragm) to internal iliac nodes
自前列腺下部和尿道膜部, 与阴部内血管(盆膈下)伴行至髂内淋巴结的淋巴引流(虚线)

Celiac nodes
腹腔淋巴结

Nodes around cardia
(anulus lymphaticus cardiae)
贲门周围淋巴结
(贲门淋巴环)

Left gastric nodes
胃左淋巴结

Hepatic
nodes
肝淋巴结

Right
superior
pancreatic
node
右胰上
淋巴结

Supra-
pyloric
nodes
幽门上
淋巴结

Sub-
pyloric
nodes
幽门下
淋巴结

Splenic nodes
脾淋巴结

Left gastroomental node
胃网膜左淋巴结

Right gastroomental nodes
胃网膜右淋巴结

To cisterna chyli
汇至乳糜池

Zones and
pathways of
gastric lymph
drainage (zones
not actually sharply
demarcated)
胃的淋巴引流途径
和引流区(引流区
无严格界限)

Right gastroomental nodes
胃网膜右淋巴结

Suprapyloric node
幽门上淋巴结

Retropyloric node
幽门后淋巴结

Subpyloric node
幽门下淋巴结

Right superior pancreatic node
右胰上淋巴结

Left gastric nodes
胃左淋巴结

Nodes around cardia
贲门部
周围淋巴结

Left gastroomental
node
胃网膜左淋巴结

Splenic nodes
脾淋巴结

Left superior pancreatic nodes
左胰上淋巴结

Celiac nodes
腹腔淋巴结

Superior mesenteric nodes
肠系膜上淋巴结

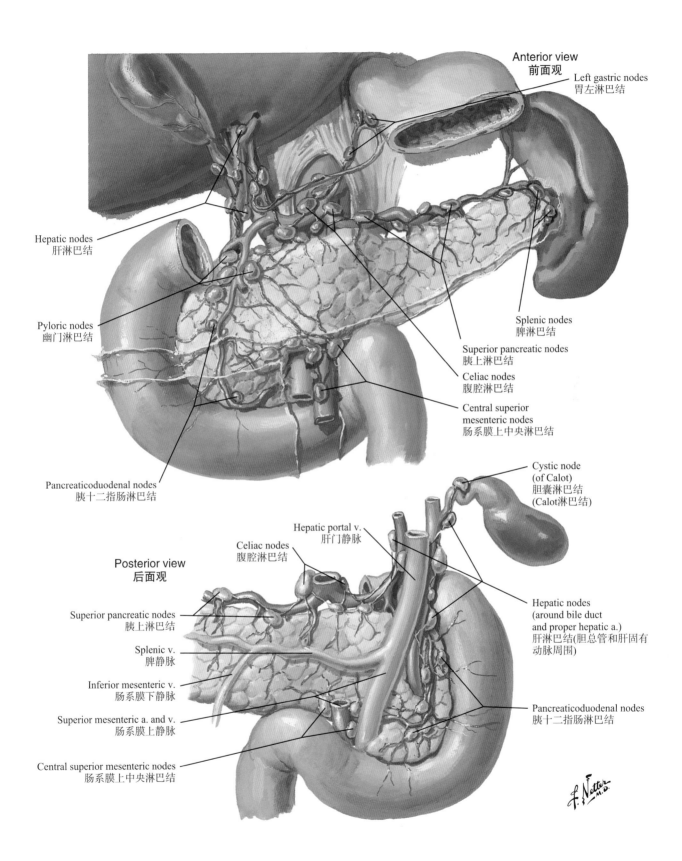

Anterior view
前面观

Left gastric nodes
胃左淋巴结

Hepatic nodes
肝淋巴结

Pyloric nodes
幽门淋巴结

Pancreaticoduodenal nodes
胰十二指肠淋巴结

Splenic nodes
脾淋巴结

Superior pancreatic nodes
胰上淋巴结

Celiac nodes
腹腔淋巴结

Central superior
mesenteric nodes
肠系膜上中央淋巴结

Cystic node
(of Calot)
胆囊淋巴结
(Calot淋巴结)

Hepatic portal v.
肝门静脉

Celiac nodes
腹腔淋巴结

Posterior view
后面观

Superior pancreatic nodes
胰上淋巴结

Splenic v.
脾静脉

Inferior mesenteric v.
肠系膜下静脉

Superior mesenteric a. and v.
肠系膜上静脉

Central superior mesenteric nodes
肠系膜上中央淋巴结

Hepatic nodes
(around bile duct
and proper hepatic a.)
肝淋巴结(胆总管和肝固有
动脉周围)

Pancreaticoduodenal nodes
胰十二指肠淋巴结

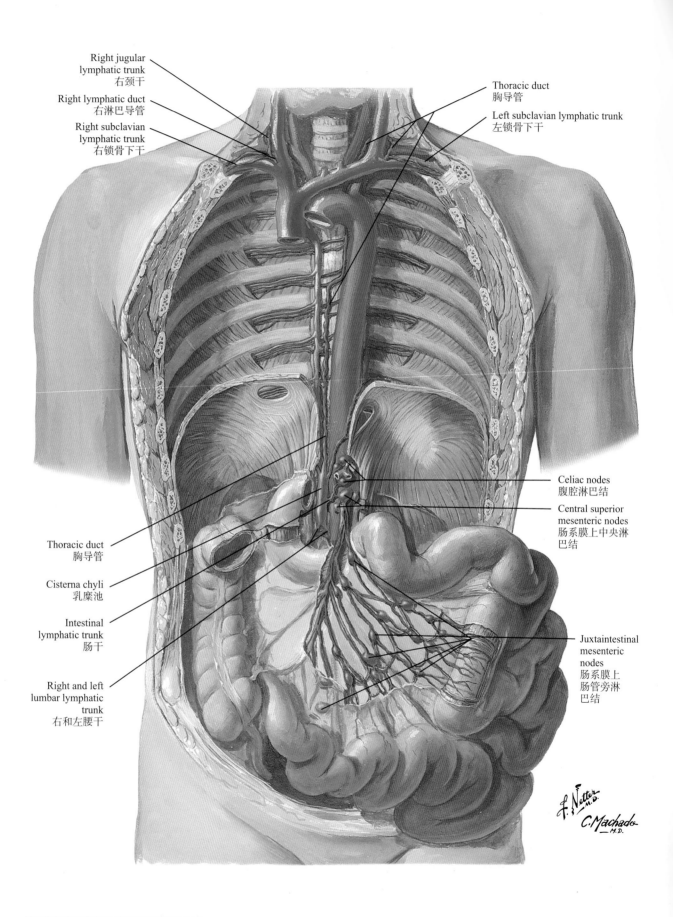

Right jugular
lymphatic trunk
右颈干

Right lymphatic duct
右淋巴导管

Right subclavian
lymphatic trunk
右锁骨下干

Thoracic duct
胸导管

Left subclavian lymphatic trunk
左锁骨下干

Thoracic duct
胸导管

Cisterna chyli
乳糜池

Intestinal
lymphatic trunk
肠干

Right and left
lumbar lymphatic
trunk
右和左腰干

Celiac nodes
腹腔淋巴结

Central superior
mesenteric nodes
肠系膜上中央淋
巴结

Juxtaintestinal
mesenteric nodes
肠系膜上
肠管旁淋
巴结

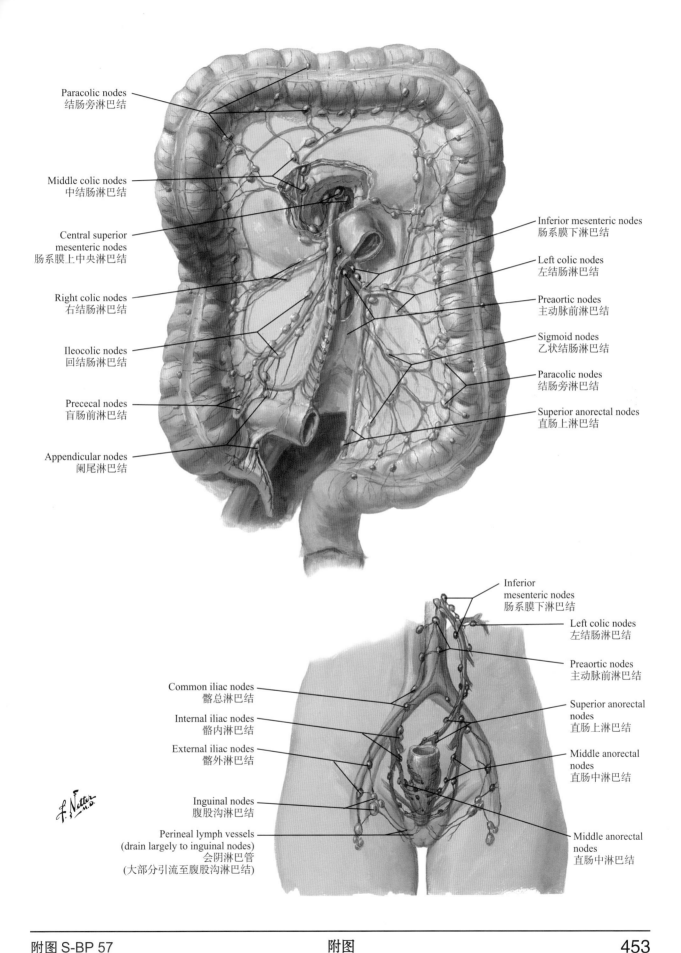

Paracolic nodes
结肠旁淋巴结

Middle colic nodes
中结肠淋巴结

Central superior
mesenteric nodes
肠系膜上中央淋巴结

Right colic nodes
右结肠淋巴结

Ileocolic nodes
回结肠淋巴结

Prececal nodes
盲肠前淋巴结

Appendicular nodes
阑尾淋巴结

Inferior mesenteric nodes
肠系膜下淋巴结

Left colic nodes
左结肠淋巴结

Preaortic nodes
主动脉前淋巴结

Sigmoid nodes
乙状结肠淋巴结

Paracolic nodes
结肠旁淋巴结

Superior anorectal nodes
直肠上淋巴结

Inferior
mesenteric nodes
肠系膜下淋巴结

Left colic nodes
左结肠淋巴结

Preaortic nodes
主动脉前淋巴结

Common iliac nodes
髂总淋巴结

Internal iliac nodes
髂内淋巴结

External iliac nodes
髂外淋巴结

Inguinal nodes
腹股沟淋巴结

Perineal lymph vessels
(drain largely to inguinal nodes)
会阴淋巴管
(大部分引流至腹股沟淋巴结)

Superior anorectal
nodes
直肠上淋巴结

Middle anorectal
nodes
直肠中淋巴结

Middle anorectal
nodes
直肠中淋巴结

Low-power sections
of liver
低倍镜下的肝组织切片

Perisinusoidal
spaces (of Disse)
very narrow
or obliterated
窦周隙
(Disse间隙)非常狭窄
或闭塞

Perisinusoidal
spaces (of Disse)
markedly widened
显著增宽的窦周隙
(Disse间隙)

Connective tissue
of portal tract
门管区结缔组织

Perisinusoidal
space (of Disse)
窦周隙(Disse间隙)

Sinusoid
肝血窦

Periportal space (of Mall)
门静脉周围间隙(Mall间隙)

Peribiliary
lymph
vessel
胆管周围淋巴管

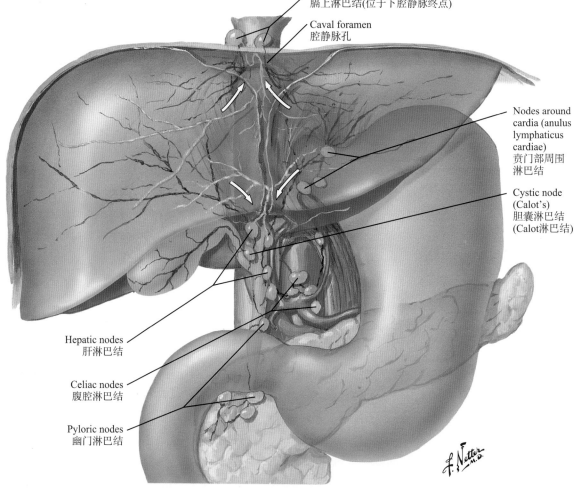

Superior diaphragmatic nodes
膈上淋巴结(位于下腔静脉终点)

Caval foramen
腔静脉孔

Nodes around
cardia (anulus
lymphaticus
cardiae)
贲门部周围
淋巴结

Cystic node
(Calot's)
胆囊淋巴结
(Calot淋巴结)

Hepatic nodes
肝淋巴结

Celiac nodes
腹腔淋巴结

Pyloric nodes
幽门淋巴结

解剖结构	临床意义	图号
头部和颈部		
胸导管	胸导管因其变异较多,可能在颈部和胸部手术中受损;下颈部损伤好发于左颈内静脉和锁骨下静脉的交汇处;食管手术和左中心静脉置管时受损风险增高	S-344, S-351
上下颈深外侧淋巴结	颈部查体时触诊评估其大小和形状;如果淋巴结融合,必须排除恶性肿瘤	S-344, S-345
腭扁桃体和咽扁桃体	病毒和细菌感染常波及腭扁桃体;渗出性病变伴发热、淋巴结病变、无咳嗽,提示链球菌感染(链球菌性咽喉炎);咽扁桃体(腺样体)肥大可引起打鼾,并可能堵塞咽鼓管咽口从而增加中耳感染的风险	S-403
胸部		
乳腺的淋巴管	癌细胞通过乳腺的淋巴引流转移扩散到腋窝及胸部	S-349
腋窝淋巴结	收受上肢、胸壁、乳房淋巴引流的初级淋巴结,在乳腺癌患者中常出现肿大	S-348, S-349
腹部		
脾	第10~12肋骨骨折可发生破裂;肝硬化、病毒感染、恶性血液病可能出现肿大(脾肿大);如可触及,则脾肿大。	S-416, S-434
盆部		
盆腔和腰淋巴结	卵巢恶性肿瘤细胞通过血管引流至下腔静脉和肺,也可通过淋巴转移	S-355
腰部和气管支气管淋巴结	前列腺癌细胞可通过淋巴系统转移至腹膜后隙和纵隔	S-351, S-357
腰(如主动脉外侧、前腔静脉外侧)淋巴结	引流女性卵巢、输卵管和子宫底淋巴和男性睾丸的淋巴;这些器官的恶性肿瘤可转移至腹膜后隙	S-355, S-357
盆腔淋巴结	淋巴结活检或切除来评估妇科恶性肿瘤的转移	S-355
下肢		
腹股沟浅淋巴结	腹股沟浅淋巴结引流下肢、臀区、下腹部、会阴区的淋巴,在淋巴结肿大时可触及	S-347
下肢淋巴管	发生淋巴水肿(常因炎症、纤维化、肿瘤或者异常的淋巴管管径缩窄)而阻碍淋巴流动,导致淋巴管中淋巴液流动缓慢	S-347

*各解剖结构的选择主要基于临床数据以及大体解剖课程中经常涉及的临床诊治内容。

表 6.1　　　　　　　　　　　　具有重要临床意义的解剖结构　　　　　　　　　　　455

呼吸系统 7

附图

附图 S-BP 59　鼻腔的动脉：骨性鼻中隔翻向上

附图 S-BP 60　鼻和上颌窦：横切面

附图 S-BP 61　鼻旁窦

附图 S-BP 62　肺内气道：示意图

附图 S-BP 63　通气和呼吸解剖

附图 S-BP 64　呼吸肌

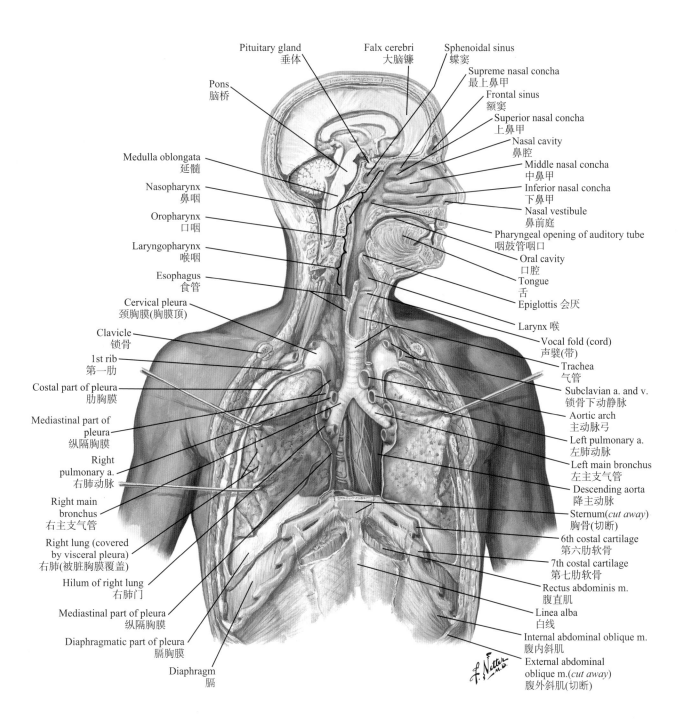

Pituitary gland
垂体

Falx cerebri
大脑镰

Sphenoidal sinus
蝶窦

Supreme nasal concha
最上鼻甲

Frontal sinus
额窦

Superior nasal concha
上鼻甲

Nasal cavity
鼻腔

Middle nasal concha
中鼻甲

Inferior nasal concha
下鼻甲

Nasal vestibule
鼻前庭

Pharyngeal opening of auditory tube
咽鼓管咽口

Oral cavity
口腔

Tongue
舌

Epiglottis 会厌

Larynx 喉

Vocal fold (cord)
声襞(带)

Trachea
气管

Subclavian a. and v.
锁骨下动静脉

Aortic arch
主动脉弓

Left pulmonary a.
左肺动脉

Left main bronchus
左主支气管

Descending aorta
降主动脉

Sternum(*cut away*)
胸骨(切断)

6th costal cartilage
第六肋软骨

7th costal cartilage
第七肋软骨

Rectus abdominis m.
腹直肌

Linea alba
白线

Internal abdominal oblique m.
腹内斜肌

External abdominal
oblique m.(*cut away*)
腹外斜肌(切断)

Pons
脑桥

Medulla oblongata
延髓

Nasopharynx
鼻咽

Oropharynx
口咽

Laryngopharynx
喉咽

Esophagus
食管

Cervical pleura
颈胸膜(胸膜顶)

Clavicle
锁骨

1st rib
第一肋

Costal part of pleura
肋胸膜

Mediastinal part of
pleura
纵隔胸膜

Right
pulmonary a.
右肺动脉

Right main
bronchus
右主支气管

Right lung (covered
by visceral pleura)
右肺(被脏胸膜覆盖)

Hilum of right lung
右肺门

Mediastinal part of pleura
纵隔胸膜

Diaphragmatic part of pleura
膈胸膜

Diaphragm
膈

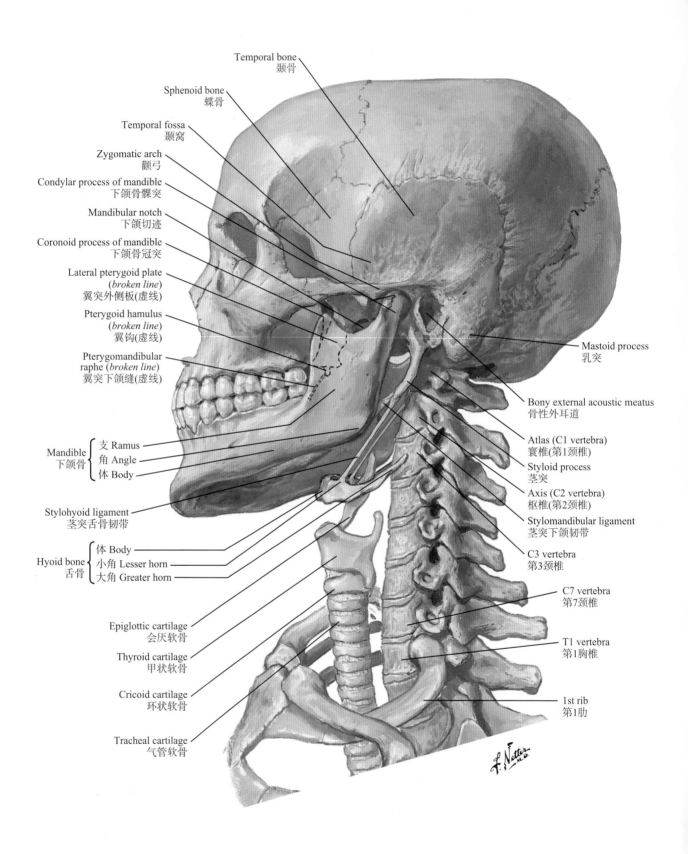

Temporal bone
颞骨

Sphenoid bone
蝶骨

Temporal fossa
颞窝

Zygomatic arch
颧弓

Condylar process of mandible
下颌骨髁突

Mandibular notch
下颌切迹

Coronoid process of mandible
下颌骨冠突

Lateral pterygoid plate
(*broken line*)
翼突外侧板(虚线)

Pterygoid hamulus
(*broken line*)
翼钩(虚线)

Pterygomandibular
raphe (*broken line*)
翼突下颌缝(虚线)

Mandible
下颌骨 { 支 Ramus
角 Angle
体 Body

Stylohyoid ligament
茎突舌骨韧带

Hyoid bone
舌骨 { 体 Body
小角 Lesser horn
大角 Greater horn

Epiglottic cartilage
会厌软骨

Thyroid cartilage
甲状软骨

Cricoid cartilage
环状软骨

Tracheal cartilage
气管软骨

Mastoid process
乳突

Bony external acoustic meatus
骨性外耳道

Atlas (C1 vertebra)
寰椎(第1颈椎)

Styloid process
茎突

Axis (C2 vertebra)
枢椎(第2颈椎)

Stylomandibular ligament
茎突下颌韧带

C3 vertebra
第3颈椎

C7 vertebra
第7颈椎

T1 vertebra
第1胸椎

1st rib
第1肋

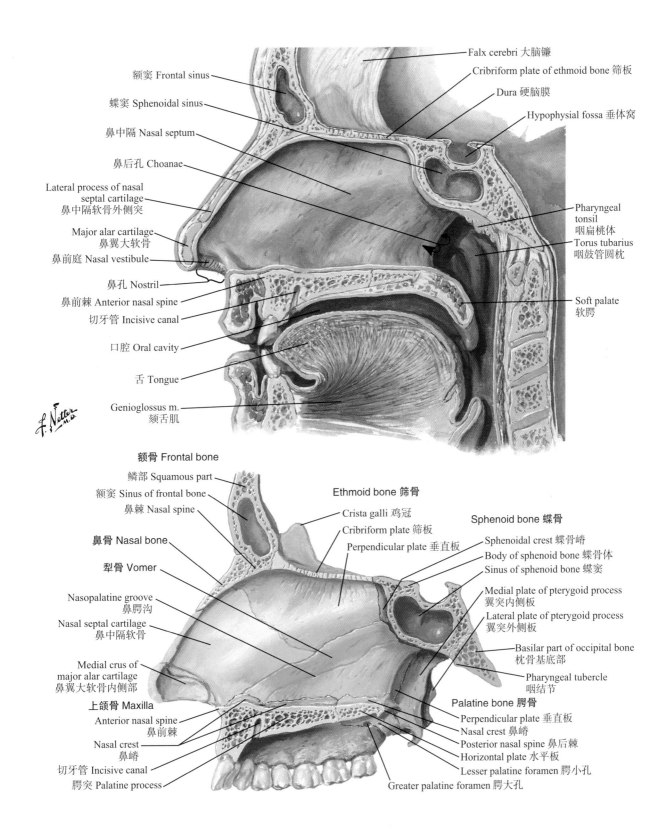

额窦 Frontal sinus

蝶窦 Sphenoidal sinus

鼻中隔 Nasal septum

鼻后孔 Choanae

Lateral process of nasal septal cartilage 鼻中隔软骨外侧突

Major alar cartilage 鼻翼大软骨

鼻前庭 Nasal vestibule

鼻孔 Nostril

鼻前棘 Anterior nasal spine

切牙管 Incisive canal

口腔 Oral cavity

舌 Tongue

Genioglossus m. 颏舌肌

Falx cerebri 大脑镰

Cribriform plate of ethmoid bone 筛板

Dura 硬脑膜

Hypophysial fossa 垂体窝

Pharyngeal tonsil 咽扁桃体

Torus tubarius 咽鼓管圆枕

Soft palate 软腭

额骨 Frontal bone

鳞部 Squamous part

额窦 Sinus of frontal bone

鼻棘 Nasal spine

鼻骨 Nasal bone

犁骨 Vomer

Nasopalatine groove 鼻腭沟

Nasal septal cartilage 鼻中隔软骨

Medial crus of major alar cartilage 鼻翼大软骨内侧部

上颌骨 Maxilla

Anterior nasal spine 鼻前棘

Nasal crest 鼻嵴

切牙管 Incisive canal

腭突 Palatine process

Ethmoid bone 筛骨

Crista galli 鸡冠

Cribriform plate 筛板

Perpendicular plate 垂直板

Sphenoid bone 蝶骨

Sphenoidal crest 蝶骨嵴

Body of sphenoid bone 蝶骨体

Sinus of sphenoid bone 蝶窦

Medial plate of pterygoid process 翼突内侧板

Lateral plate of pterygoid process 翼突外侧板

Basilar part of occipital bone 枕骨基底部

Pharyngeal tubercle 咽结节

Palatine bone 腭骨

Perpendicular plate 垂直板

Nasal crest 鼻嵴

Posterior nasal spine 鼻后棘

Horizontal plate 水平板

Lesser palatine foramen 腭小孔

Greater palatine foramen 腭大孔

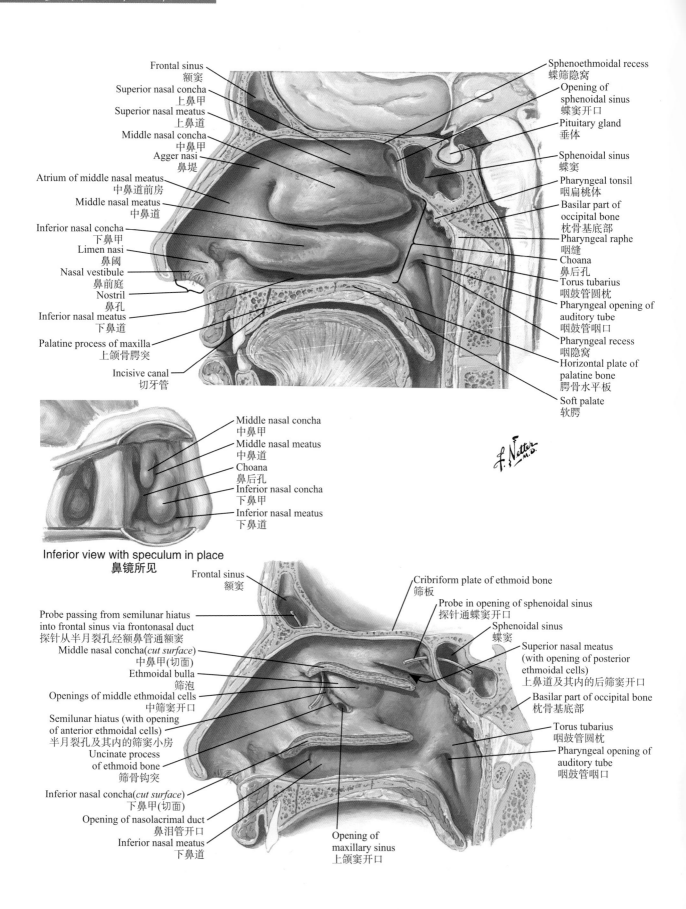

Frontal sinus
额窦

Superior nasal concha
上鼻甲

Superior nasal meatus
上鼻道

Middle nasal concha
中鼻甲

Agger nasi
鼻堤

Atrium of middle nasal meatus
中鼻道前房

Middle nasal meatus
中鼻道

Inferior nasal concha
下鼻甲

Limen nasi
鼻阈

Nasal vestibule
鼻前庭

Nostril
鼻孔

Inferior nasal meatus
下鼻道

Palatine process of maxilla
上颌骨腭突

Incisive canal
切牙管

Sphenoethmoidal recess
蝶筛隐窝

Opening of sphenoidal sinus
蝶窦开口

Pituitary gland
垂体

Sphenoidal sinus
蝶窦

Pharyngeal tonsil
咽扁桃体

Basilar part of occipital bone
枕骨基底部

Pharyngeal raphe
咽缝

Choana
鼻后孔

Torus tubarius
咽鼓管圆枕

Pharyngeal opening of auditory tube
咽鼓管咽口

Pharyngeal recess
咽隐窝

Horizontal plate of palatine bone
腭骨水平板

Soft palate
软腭

Middle nasal concha
中鼻甲

Middle nasal meatus
中鼻道

Choana
鼻后孔

Inferior nasal concha
下鼻甲

Inferior nasal meatus
下鼻道

Inferior view with speculum in place
鼻镜所见

Frontal sinus
额窦

Probe passing from semilunar hiatus into frontal sinus via frontonasal duct
探针从半月裂孔经额鼻管通额窦

Middle nasal concha(cut surface)
中鼻甲(切面)

Ethmoidal bulla
筛泡

Openings of middle ethmoidal cells
中筛窦开口

Semilunar hiatus (with opening of anterior ethmoidal cells)
半月裂孔及其内的筛窦小房

Uncinate process of ethmoid bone
筛骨钩突

Inferior nasal concha(cut surface)
下鼻甲(切面)

Opening of nasolacrimal duct
鼻泪管开口

Inferior nasal meatus
下鼻道

Cribriform plate of ethmoid bone
筛板

Probe in opening of sphenoidal sinus
探针通蝶窦开口

Sphenoidal sinus
蝶窦

Superior nasal meatus (with opening of posterior ethmoidal cells)
上鼻道及其内的后筛窦开口

Basilar part of occipital bone
枕骨基底部

Torus tubarius
咽鼓管圆枕

Pharyngeal opening of auditory tube
咽鼓管咽口

Opening of maxillary sinus
上颌窦开口

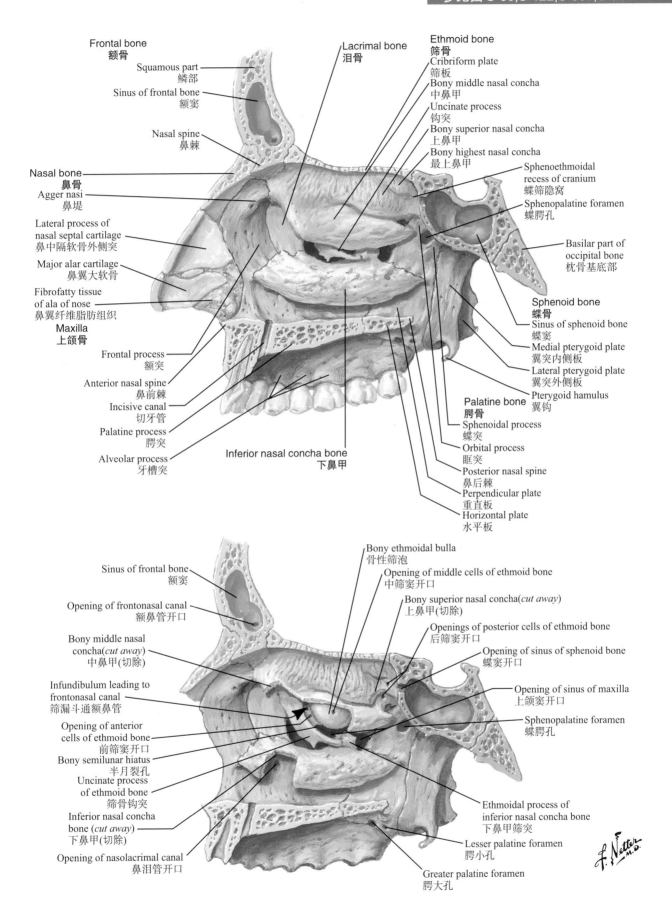

Frontal bone
额骨

Squamous part
鳞部

Sinus of frontal bone
额窦

Nasal spine
鼻棘

Nasal bone
鼻骨

Agger nasi
鼻堤

Lateral process of
nasal septal cartilage
鼻中隔软骨外侧突

Major alar cartilage
鼻翼大软骨

Fibrofatty tissue
of ala of nose
鼻翼纤维脂肪组织

Maxilla
上颌骨

Frontal process
额突

Anterior nasal spine
鼻前棘

Incisive canal
切牙管

Palatine process
腭突

Alveolar process
牙槽突

Lacrimal bone
泪骨

Inferior nasal concha bone
下鼻甲

Ethmoid bone
筛骨

Cribriform plate
筛板

Bony middle nasal concha
中鼻甲

Uncinate process
钩突

Bony superior nasal concha
上鼻甲

Bony highest nasal concha
最上鼻甲

Sphenoethmoidal
recess of cranium
蝶筛隐窝

Sphenopalatine foramen
蝶腭孔

Basilar part of
occipital bone
枕骨基底部

Sphenoid bone
蝶骨

Sinus of sphenoid bone
蝶窦

Medial pterygoid plate
翼突内侧板

Lateral pterygoid plate
翼突外侧板

Pterygoid hamulus
翼钩

Palatine bone
腭骨

Sphenoidal process
蝶突

Orbital process
眶突

Posterior nasal spine
鼻后棘

Perpendicular plate
重直板

Horizontal plate
水平板

Sinus of frontal bone
额窦

Opening of frontonasal canal
额鼻管开口

Bony middle nasal
concha(cut away)
中鼻甲(切除)

Infundibulum leading to
frontonasal canal
筛漏斗通额鼻管

Opening of anterior
cells of ethmoid bone
前筛窦开口

Bony semilunar hiatus
半月裂孔

Uncinate process
of ethmoid bone
筛骨钩突

Inferior nasal concha
bone (cut away)
下鼻甲(切除)

Opening of nasolacrimal canal
鼻泪管开口

Bony ethmoidal bulla
骨性筛泡

Opening of middle cells of ethmoid bone
中筛窦开口

Bony superior nasal concha(cut away)
上鼻甲(切除)

Openings of posterior cells of ethmoid bone
后筛窦开口

Opening of sinus of sphenoid bone
蝶窦开口

Opening of sinus of maxilla
上颌窦开口

Sphenopalatine foramen
蝶腭孔

Ethmoidal process of
inferior nasal concha bone
下鼻甲筛突

Lesser palatine foramen
腭小孔

Greater palatine foramen
腭大孔

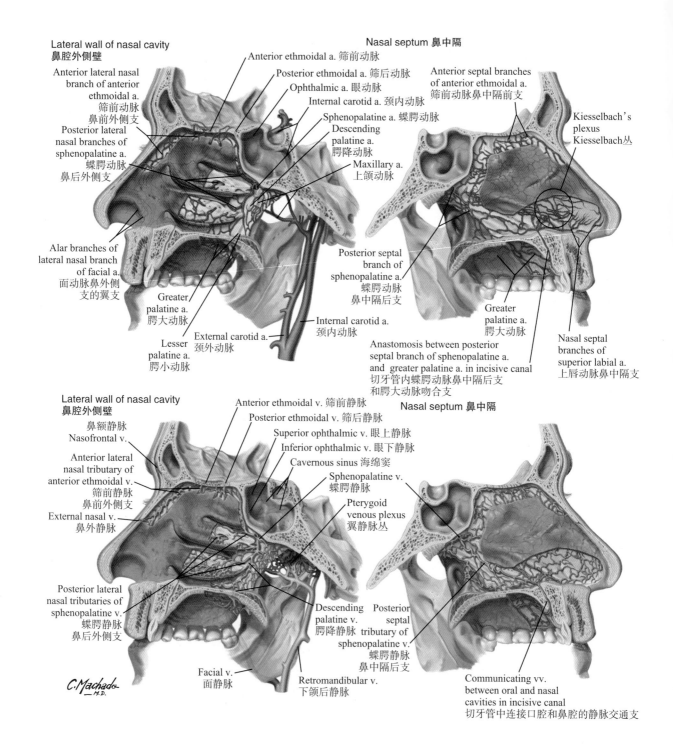

Lateral wall of nasal cavity 鼻腔外侧壁

Anterior lateral nasal branch of anterior ethmoidal a. 筛前动脉鼻前外侧支

Posterior lateral nasal branches of sphenopalatine a. 蝶腭动脉鼻后外侧支

Alar branches of lateral nasal branch of facial a. 面动脉鼻外侧支的翼支

Greater palatine a. 腭大动脉

External carotid a. 颈外动脉

Lesser palatine a. 腭小动脉

Anterior ethmoidal a. 筛前动脉
Posterior ethmoidal a. 筛后动脉
Ophthalmic a. 眼动脉
Internal carotid a. 颈内动脉
Sphenopalatine a. 蝶腭动脉
Descending palatine a. 腭降动脉
Maxillary a. 上颌动脉
Internal carotid a. 颈内动脉

Nasal septum 鼻中隔

Anterior septal branches of anterior ethmoidal a. 筛前动脉鼻中隔前支

Kiesselbach's plexus Kiesselbach丛

Posterior septal branch of sphenopalatine a. 蝶腭动脉鼻中隔后支

Greater palatine a. 腭大动脉

Anastomosis between posterior septal branch of sphenopalatine a. and greater palatine a. in incisive canal 切牙管内蝶腭动脉鼻中隔后支和腭大动脉吻合支

Nasal septal branches of superior labial a. 上唇动脉鼻中隔支

Lateral wall of nasal cavity 鼻腔外侧壁

鼻额静脉 Nasofrontal v.

Anterior lateral nasal tributary of anterior ethmoidal v. 筛前静脉鼻前外侧支

External nasal v. 鼻外静脉

Posterior lateral nasal tributaries of sphenopalatine v. 蝶腭静脉鼻后外侧支

Anterior ethmoidal v. 筛前静脉
Posterior ethmoidal v. 筛后静脉
Superior ophthalmic v. 眼上静脉
Inferior ophthalmic v. 眼下静脉
Cavernous sinus 海绵窦
Sphenopalatine v. 蝶腭静脉
Pterygoid venous plexus 翼静脉丛

Descending palatine v. 腭降静脉
Posterior septal tributary of sphenopalatine v. 蝶腭静脉鼻中隔后支

Facial v. 面静脉
Retromandibular v. 下颌后静脉

Nasal septum 鼻中隔

Communicating vv. between oral and nasal cavities in incisive canal 切牙管中连接口腔和鼻腔的静脉交通支

C. Machado —M.D.

Distribution of olfactory part of nasal mucosa (*shaded blue*) 鼻黏膜嗅区分布(蓝色部分)

Lateral wall of nasal cavity 鼻腔外侧壁

Nasal septum 鼻中隔

External nasal branch of anterior ethmoidal n. 筛前神经的鼻外支

Lateral nasal branches of anterior ethmoidal n. 筛前神经的鼻内支的鼻外侧支

Olfactory bulb 嗅球

Cribriform plate 筛板

Olfactory tract 嗅束

Lateral superior posterior nasal branches of maxillary n. 上颌神经的鼻后上外侧支

Maxillary n. (CN V₂) (sphenopalatine foramen dissected away) 上颌神经(切除蝶腭孔)

Pterygopalatine ganglion 翼腭神经节

Greater petrosal n. 岩大神经

Deep petrosal n. 岩深神经

Nerve of pterygoid canal (Vidian n.) 翼管(Vidian)神经

Pharyngeal n. 咽神经

Nasopalatine n.(*cut*) 鼻腭神经(切断)

Inferior posterior nasal branch of greater palatine n. 腭大神经的鼻后下外侧支

Lateral wall of nasal cavity 鼻腔外侧壁

Olfactory n. (CN Ⅰ) 嗅神经

Greater palatine n. 腭大神经

Lesser palatine nn. 腭小神经

Olfactory bulb 嗅球

Cribriform plate 筛板

Olfactory tract 嗅束

Medial nasal branch of anterior ethmoidal n. 筛前神经鼻内支的鼻内侧支

嗅神经 Olfactory n. (CN Ⅰ)

鼻腭神经 Nasopalatine n.

Incisive canal 切牙管

鼻中隔 Nasal septum

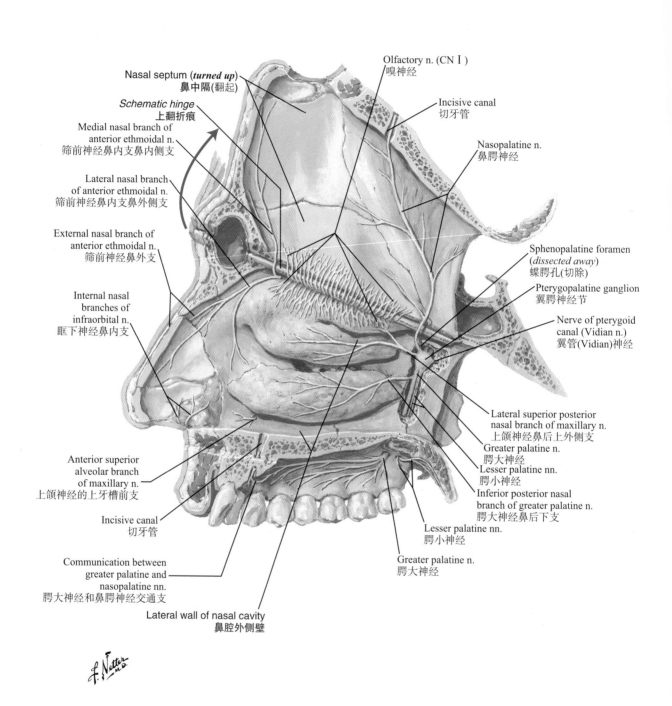

Nasal septum (*turned up*)
鼻中隔(翻起)

Schematic hinge
上翻折痕

Medial nasal branch of
anterior ethmoidal n.
筛前神经鼻内支鼻内侧支

Lateral nasal branch
of anterior ethmoidal n.
筛前神经鼻内支鼻外侧支

External nasal branch of
anterior ethmoidal n.
筛前神经鼻外支

Internal nasal
branches of
infraorbital n.
眶下神经鼻内支

Anterior superior
alveolar branch
of maxillary n.
上颌神经的上牙槽前支

Incisive canal
切牙管

Communication between
greater palatine and
nasopalatine nn.
腭大神经和鼻腭神经交通支

Lateral wall of nasal cavity
鼻腔外侧壁

Olfactory n. (CN I)
嗅神经

Incisive canal
切牙管

Nasopalatine n.
鼻腭神经

Sphenopalatine foramen
(*dissected away*)
蝶腭孔(切除)

Pterygopalatine ganglion
翼腭神经节

Nerve of pterygoid
canal (Vidian n.)
翼管(Vidian)神经

Lateral superior posterior
nasal branch of maxillary n.
上颌神经鼻后上外侧支

Greater palatine n.
腭大神经

Lesser palatine nn.
腭小神经

Inferior posterior nasal
branch of greater palatine n.
腭大神经鼻后下支

Lesser palatine nn.
腭小神经

Greater palatine n.
腭大神经

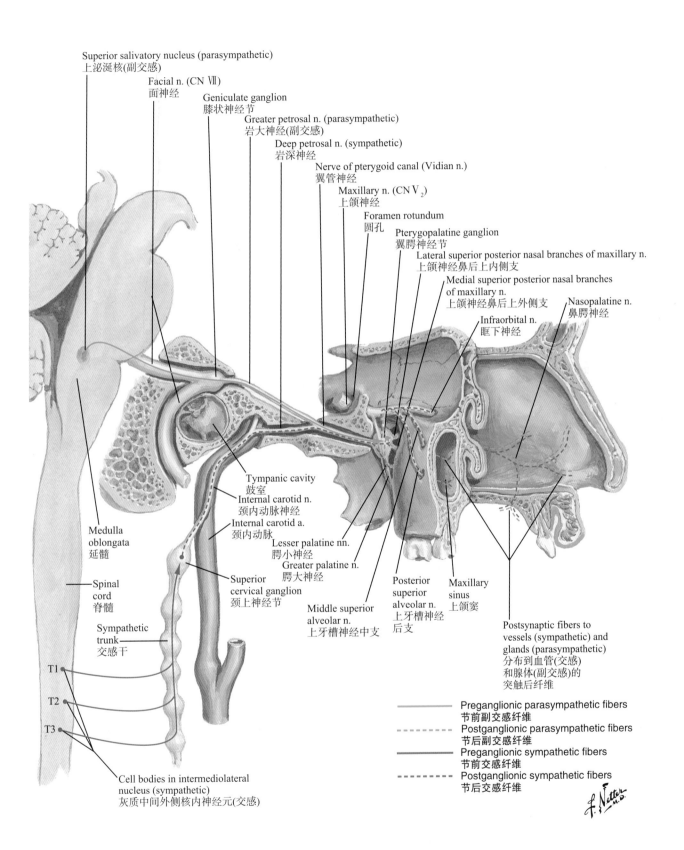

Superior salivatory nucleus (parasympathetic)
上泌涎核(副交感)

Facial n. (CN Ⅶ)
面神经

Geniculate ganglion
膝状神经节

Greater petrosal n. (parasympathetic)
岩大神经(副交感)

Deep petrosal n. (sympathetic)
岩深神经

Nerve of pterygoid canal (Vidian n.)
翼管神经

Maxillary n. (CN V$_2$)
上颌神经

Foramen rotundum
圆孔

Pterygopalatine ganglion
翼腭神经节

Lateral superior posterior nasal branches of maxillary n.
上颌神经鼻后上内侧支

Medial superior posterior nasal branches of maxillary n.
上颌神经鼻后上外侧支

Nasopalatine n.
鼻腭神经

Infraorbital n.
眶下神经

Tympanic cavity
鼓室

Internal carotid n.
颈内动脉神经

Internal carotid a.
颈内动脉

Lesser palatine nn.
腭小神经

Greater palatine n.
腭大神经

Posterior superior alveolar n.
上牙槽神经后支

Maxillary sinus
上颌窦

Medulla oblongata
延髓

Spinal cord
脊髓

Sympathetic trunk
交感干

Superior cervical ganglion
颈上神经节

Middle superior alveolar n.
上牙槽神经中支

Postsynaptic fibers to vessels (sympathetic) and glands (parasympathetic)
分布到血管(交感)和腺体(副交感)的突触后纤维

T1

T2

T3

Cell bodies in intermediolateral nucleus (sympathetic)
灰质中间外侧核内神经元(交感)

Preganglionic parasympathetic fibers
节前副交感纤维

Postganglionic parasympathetic fibers
节后副交感纤维

Preganglionic sympathetic fibers
节前交感纤维

Postganglionic sympathetic fibers
节后交感纤维

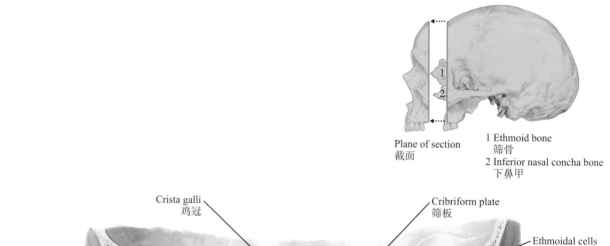

Plane of section
截面

1 Ethmoid bone
筛骨
2 Inferior nasal concha bone
下鼻甲

Crista galli
鸡冠

Cribriform plate
筛板

Ethmoidal cells
筛小房

Anterior cranial fossa
颅前窝

Orbit
眶

Bony superior
nasal concha
骨性上鼻甲

Superior orbital
fissure
眶上裂

SM

Inferior orbital
fissure
眶下裂

Bony middle nasal
concha (cut)
骨性中鼻甲(切断)

Zygomatic
bone
颧骨

MM   MM

IM   IM

Sinus of maxilla
上颌窦

Maxilla
上颌骨

Inferior nasal concha bone (cut)
下鼻甲(切断)

Nasal cavity
鼻腔

Bony part of nasal septum
鼻中隔骨部

First molar tooth
第1磨牙

Bony palate
骨腭

Bony superior nasal concha
骨性上鼻甲

SM Superior nasal meatus
上鼻道

Bony middle nasal concha
骨性中鼻甲

MM Middle nasal meatus
中鼻道

Inferior nasal concha bone
下鼻甲

IM Inferior nasal meatus
下鼻道

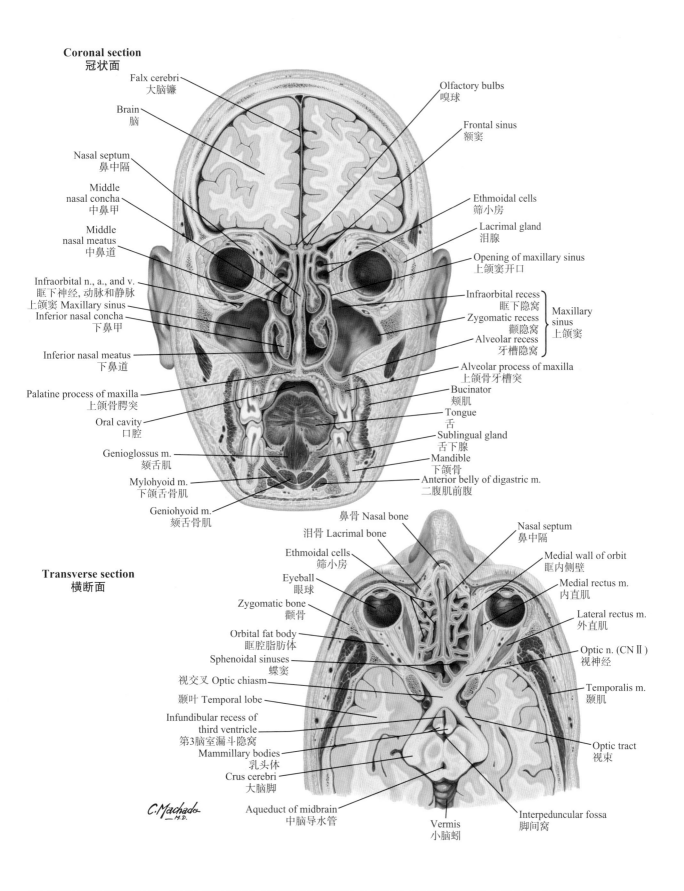

Coronal section
冠状面

Falx cerebri
大脑镰

Brain
脑

Nasal septum
鼻中隔

Middle
nasal concha
中鼻甲

Middle
nasal meatus
中鼻道

Infraorbital n., a., and v.
眶下神经, 动脉和静脉
上颌窦 Maxillary sinus
Inferior nasal concha
下鼻甲

Inferior nasal meatus
下鼻道

Palatine process of maxilla
上颌骨腭突

Oral cavity
口腔

Genioglossus m.
颏舌肌

Mylohyoid m.
下颌舌骨肌

Geniohyoid m.
颏舌骨肌

Olfactory bulbs
嗅球

Frontal sinus
额窦

Ethmoidal cells
筛小房

Lacrimal gland
泪腺

Opening of maxillary sinus
上颌窦开口

Infraorbital recess
眶下隐窝 ⎫
Zygomatic recess   ⎬ Maxillary
颧隐窝   sinus
Alveolar recess   上颌窦
牙槽隐窝 ⎭

Alveolar process of maxilla
上颌骨牙槽突

Bucinator
颊肌

Tongue
舌

Sublingual gland
舌下腺

Mandible
下颌骨

Anterior belly of digastric m.
二腹肌前腹

Transverse section
横断面

鼻骨 Nasal bone

泪骨 Lacrimal bone

Ethmoidal cells
筛小房

Eyeball
眼球

Zygomatic bone
颧骨

Orbital fat body
眶腔脂肪体

Sphenoidal sinuses
蝶窦

视交叉 Optic chiasm

颞叶 Temporal lobe

Infundibular recess of
third ventricle
第3脑室漏斗隐窝

Mammillary bodies
乳头体

Crus cerebri
大脑脚

Aqueduct of midbrain
中脑导水管

Nasal septum
鼻中隔

Medial wall of orbit
眶内侧壁

Medial rectus m.
内直肌

Lateral rectus m.
外直肌

Optic n. (CN Ⅱ)
视神经

Temporalis m.
颞肌

Optic tract
视束

Interpeduncular fossa
脚间窝

Vermis
小脑蚓

C.Machado
M.D.

鼻旁窦

Frontal sinus
额窦

Opening of frontonasal duct
额鼻管开口

Semilunar hiatus
半月裂孔

Uncinate process
of ethmoid bone
筛骨钩突

Opening of
maxillary sinus
上颌窦开口

Inferior
nasal concha
下鼻甲

Ethmoidal cells
筛小房

Opening of
sphenoidal sinus
蝶窦开口

Sphenoidal sinus
蝶窦

Middle nasal
concha(*cut away*)
中鼻甲(切除)

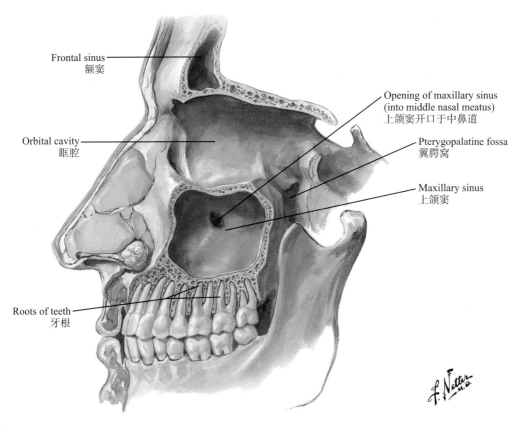

Frontal sinus
额窦

Orbital cavity
眶腔

Roots of teeth
牙根

Opening of maxillary sinus
(into middle nasal meatus)
上颌窦开口于中鼻道

Pterygopalatine fossa
翼腭窝

Maxillary sinus
上颌窦

Bones of nasal cavity
and paranasal sinuses
at birth
新生儿鼻腔和鼻旁窦

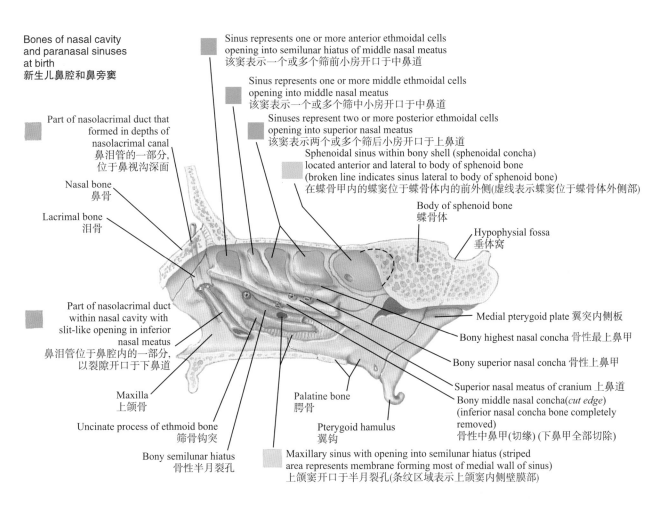

Sinus represents one or more anterior ethmoidal cells
opening into semilunar hiatus of middle nasal meatus
该窦表示一个或多个筛前小房开口于中鼻道

Sinus represents one or more middle ethmoidal cells
opening into middle nasal meatus
该窦表示一个或多个筛中小房开口于中鼻道

Sinuses represent two or more posterior ethmoidal cells
opening into superior nasal meatus
该窦表示两个或多个筛后小房开口于上鼻道

Sphenoidal sinus within bony shell (sphenoidal concha)
located anterior and lateral to body of sphenoid bone
(broken line indicates sinus lateral to body of sphenoid bone)
在蝶骨甲内的蝶窦位于蝶骨体内的前外侧(虚线表示蝶窦位于蝶骨体外侧部)

Body of sphenoid bone
蝶骨体

Hypophysial fossa
垂体窝

Part of nasolacrimal duct that
formed in depths of
nasolacrimal canal
鼻泪管的一部分,
位于鼻视沟深面

Nasal bone
鼻骨

Lacrimal bone
泪骨

Medial pterygoid plate 翼突内侧板

Bony highest nasal concha 骨性最上鼻甲

Part of nasolacrimal duct
within nasal cavity with
slit-like opening in inferior
nasal meatus
鼻泪管位于鼻腔内的一部分,
以裂隙开口于下鼻道

Bony superior nasal concha 骨性上鼻甲

Superior nasal meatus of cranium 上鼻道

Bony middle nasal concha(*cut edge*)
(inferior nasal concha bone completely
removed)
骨性中鼻甲(切缘) (下鼻甲全部切除)

Maxilla
上颌骨

Uncinate process of ethmoid bone
筛骨钩突

Palatine bone
腭骨

Pterygoid hamulus
翼钩

Bony semilunar hiatus
骨性半月裂孔

Maxillary sinus with opening into semilunar hiatus (striped
area represents membrane forming most of medial wall of sinus)
上颌窦开口于半月裂孔(条纹区域表示上颌窦内侧壁膜部)

Growth of sinuses in frontal bone
and maxilla throughout life
额窦和上颌窦出生后变化

出生时

1岁

4岁

7岁

12岁

成人

老年

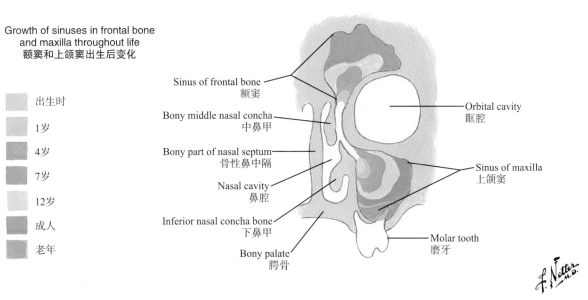

Sinus of frontal bone
额窦

Bony middle nasal concha
中鼻甲

Bony part of nasal septum
骨性鼻中隔

Nasal cavity
鼻腔

Inferior nasal concha bone
下鼻甲

Bony palate
腭骨

Orbital cavity
眶腔

Sinus of maxilla
上颌窦

Molar tooth
磨牙

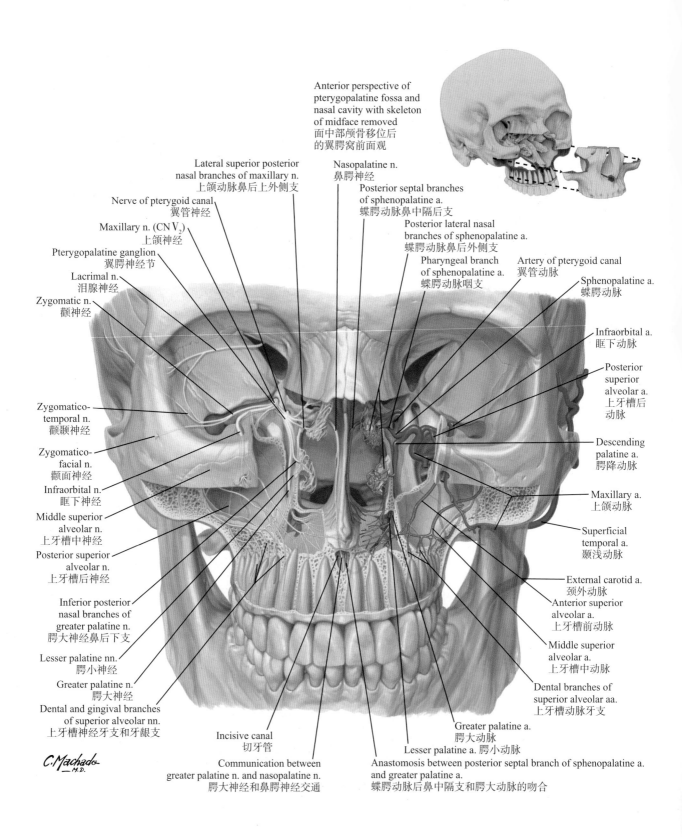

Anterior perspective of pterygopalatine fossa and nasal cavity with skeleton of midface removed
面中部颅骨移位后的翼腭窝前面观

Lateral superior posterior nasal branches of maxillary n.
上颌动脉鼻后上外侧支

Nerve of pterygoid canal
翼管神经

Maxillary n. (CN V$_2$)
上颌神经

Pterygopalatine ganglion
翼腭神经节

Lacrimal n.
泪腺神经

Zygomatic n.
颧神经

Nasopalatine n.
鼻腭神经

Posterior septal branches of sphenopalatine a.
蝶腭动脉鼻中隔后支

Posterior lateral nasal branches of sphenopalatine a.
蝶腭动脉鼻后外侧支

Pharyngeal branch of sphenopalatine a.
蝶腭动脉咽支

Artery of pterygoid canal
翼管动脉

Sphenopalatine a.
蝶腭动脉

Infraorbital a.
眶下动脉

Posterior superior alveolar a.
上牙槽后动脉

Descending palatine a.
腭降动脉

Maxillary a.
上颌动脉

Superficial temporal a.
颞浅动脉

External carotid a.
颈外动脉

Anterior superior alveolar a.
上牙槽前动脉

Middle superior alveolar a.
上牙槽中动脉

Dental branches of superior alveolar aa.
上牙槽动脉牙支

Zygomatico-temporal n.
颧颞神经

Zygomatico-facial n.
颧面神经

Infraorbital n.
眶下神经

Middle superior alveolar n.
上牙槽中神经

Posterior superior alveolar n.
上牙槽后神经

Inferior posterior nasal branches of greater palatine n.
腭大神经鼻后下支

Lesser palatine nn.
腭小神经

Greater palatine n.
腭大神经

Dental and gingival branches of superior alveolar nn.
上牙槽神经牙支和牙龈支

C. Machado
—M.D.

Incisive canal
切牙管

Communication between greater palatine n. and nasopalatine n.
腭大神经和鼻腭神经交通

Greater palatine a.
腭大动脉

Lesser palatine a. 腭小动脉

Anastomosis between posterior septal branch of sphenopalatine a. and greater palatine a.
蝶腭动脉后鼻中隔支和腭大动脉的吻合

Frontal sinus
额窦

Sphenoidal sinus
蝶窦

Nasal septum
鼻中隔

Nasopharynx
鼻咽

Soft palate
软腭

Palatine glands
腭腺

Hard palate
硬腭

Oral cavity
口腔

Incisive canal
切牙管

Palatine tonsil
腭扁桃体

Body of tongue
舌体

Oropharynx
口咽

Foramen cecum
舌盲孔

Lingual tonsil
舌扁桃体

Genioglossus m.
颏舌肌

Epiglottis
会厌

Geniohyoid m.
颏舌骨肌

Mandible
下颌骨

Mylohyoid m.
下颌舌骨肌

Hyoid bone
舌骨

Hyoepiglottic ligament
舌骨会厌韧带

Thyrohyoid membrane
甲状舌骨膜

Laryngopharynx
喉咽

Thyroid cartilage
甲状软骨

Vocal fold
声襞

Transverse arytenoid m.
杓横肌

Cricoid cartilage
环状软骨

Trachea
气管

Esophagus
食管

Muscular layer of esophagus
食管肌层

Thyroid gland
甲状腺

Superficial investing cervical fascia
颈深筋膜浅层(封套筋膜)

Pretracheal fascia
气管前筋膜

Suprasternal space (of Burns)
胸骨上间隙

Manubrium of sternum
胸骨柄

Hypophysial fossa
垂体窝

Pharyngeal opening of auditory tube
咽鼓管咽口

Sphenooccipital synchondrosis
蝶枕结合

Pharyngeal tonsil
咽扁桃体

Pharyngeal tubercle of occipital bone
枕骨咽结节

Anterior longitudinal ligament
前纵韧带

Anterior atlantooccipital membrane
寰枕前膜

Apical ligament of dens
齿突尖韧带

Anterior arch of atlas
寰椎前弓

Dens axis
枢椎齿突

C1

C2

C3

C4

C5

C6

C7

T1

C1

C1

Superior pharyngeal constrictor
咽上缩肌

Bucco-pharyngeal fascia
颊咽筋膜

Retro-pharyngeal space
咽后间隙

Deep investing cervical fascia (prevertebral fascia)
颈深筋膜深层(椎前筋膜)

Anterior longitudinal ligament
前纵韧带

Middle pharyngeal constrictor
咽中缩肌

Inferior pharyngeal constrictor
咽下缩肌

f. Netter m.d.

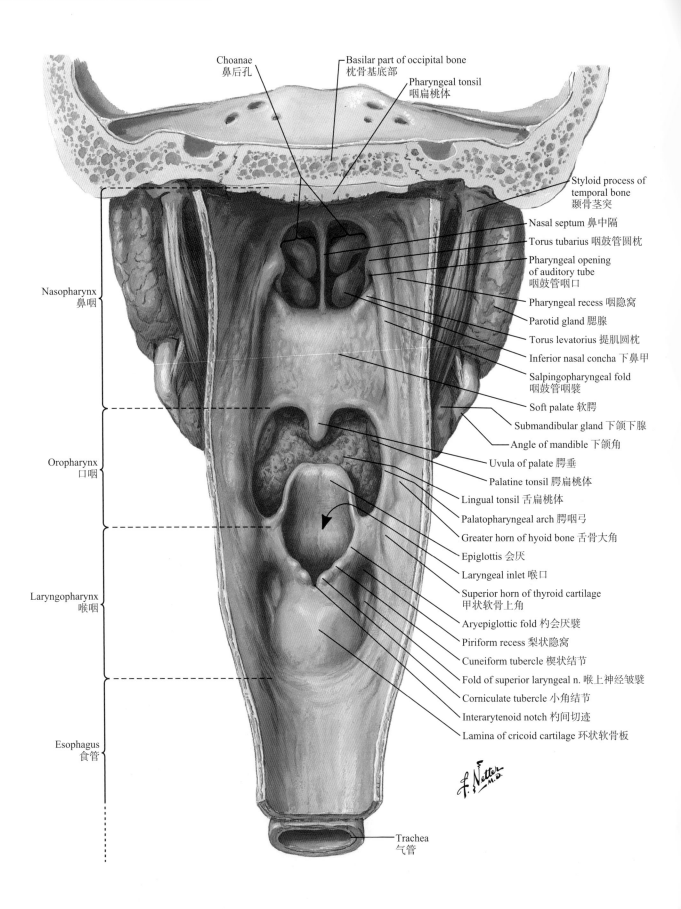

Choanae 鼻后孔

Basilar part of occipital bone 枕骨基底部

Pharyngeal tonsil 咽扁桃体

Styloid process of temporal bone 颞骨茎突

Nasal septum 鼻中隔

Torus tubarius 咽鼓管圆枕

Pharyngeal opening of auditory tube 咽鼓管咽口

Pharyngeal recess 咽隐窝

Parotid gland 腮腺

Torus levatorius 提肌圆枕

Inferior nasal concha 下鼻甲

Salpingopharyngeal fold 咽鼓管咽襞

Soft palate 软腭

Submandibular gland 下颌下腺

Angle of mandible 下颌角

Uvula of palate 腭垂

Palatine tonsil 腭扁桃体

Lingual tonsil 舌扁桃体

Palatopharyngeal arch 腭咽弓

Greater horn of hyoid bone 舌骨大角

Epiglottis 会厌

Laryngeal inlet 喉口

Superior horn of thyroid cartilage 甲状软骨上角

Aryepiglottic fold 杓会厌襞

Piriform recess 梨状隐窝

Cuneiform tubercle 楔状结节

Fold of superior laryngeal n. 喉上神经皱襞

Corniculate tubercle 小角结节

Interarytenoid notch 杓间切迹

Lamina of cricoid cartilage 环状软骨板

Nasopharynx 鼻咽

Oropharynx 口咽

Laryngopharynx 喉咽

Esophagus 食管

Trachea 气管

Superior pharyngeal constrictor 咽上缩肌

Lingual tonsil 舌扁桃体

Epiglottis 会厌

Middle pharyngeal constrictor 咽中缩肌

Palatopharyngeus m. 腭咽肌 } Longitudinal pharyngeal mm. 咽纵行肌
Stylopharyngeus m. 茎突咽肌

Pharyngoepiglottic fold 咽会厌襞

Laryngeal inlet 喉口

Superior horn of thyroid cartilage 甲状软骨上角

Thyrohyoid membrane 甲状舌骨膜

Internal branch of superior laryngeal n. 喉上神经内支

Superior laryngeal a. and v. 喉上动脉和静脉

Oblique arytenoid m. 杓斜肌

Transverse arytenoid m. 杓横肌

Thyroid cartilage 甲状软骨

Posterior cricoarytenoid m. 环杓后肌

Thyropharyngeal part of inferior pharyngeal constrictor 咽下缩肌甲咽部

Pharyngeal aponeurosis (*cut away*) 咽腱膜(切除)

Cricopharyngeal part of inferior pharyngeal constrictor 咽下缩肌环咽部

Lamina of cricoid cartilage 环状软骨板

Cricoesophageal tendon 环状软骨食管腱

Esophageal mucosa 食管黏膜

Esophageal submucosa 食管黏膜下层

Circular muscular layer of esophagus 食管环形肌层

Recurrent laryngeal n. 喉返神经

Longitudinal muscular layer of esophagus 食管纵行肌层

Circular muscular layer of esophagus 食管环形肌层

Posterior view with pharynx opened and mucosa removed
切开咽部并切除黏膜的后面观

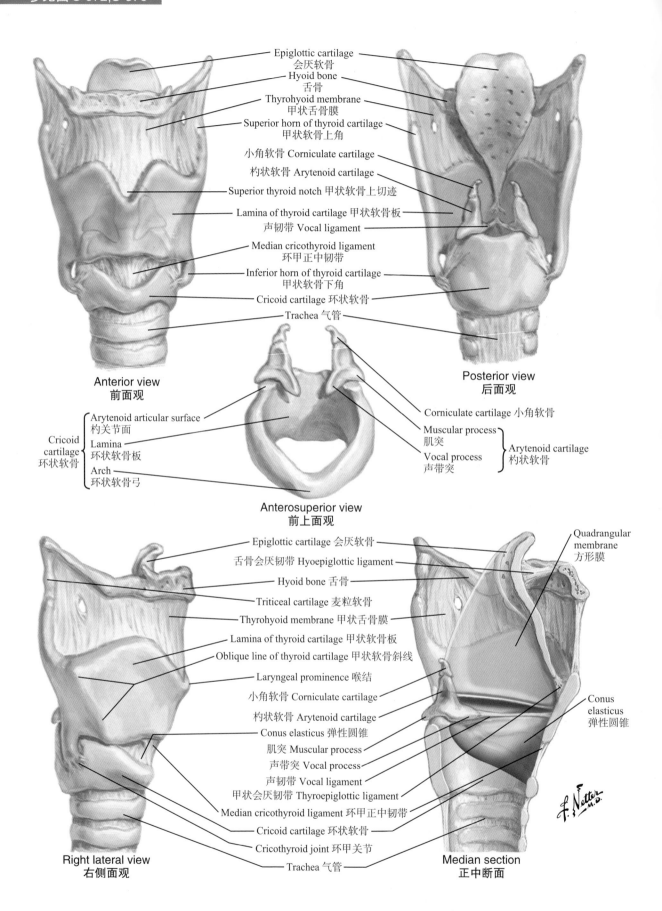

Epiglottic cartilage
会厌软骨

Hyoid bone
舌骨

Thyrohyoid membrane
甲状舌骨膜

Superior horn of thyroid cartilage
甲状软骨上角

小角软骨 Corniculate cartilage

杓状软骨 Arytenoid cartilage

Superior thyroid notch 甲状软骨上切迹

Lamina of thyroid cartilage 甲状软骨板

声韧带 Vocal ligament

Median cricothyroid ligament
环甲正中韧带

Inferior horn of thyroid cartilage
甲状软骨下角

Cricoid cartilage 环状软骨

Trachea 气管

Anterior view
前面观

Posterior view
后面观

Cricoid cartilage
环状软骨

Arytenoid articular surface
杓关节面

Lamina
环状软骨板

Arch
环状软骨弓

Anterosuperior view
前上面观

Corniculate cartilage 小角软骨

Muscular process
肌突

Vocal process
声带突

Arytenoid cartilage
杓状软骨

Epiglottic cartilage 会厌软骨

舌骨会厌韧带 Hyoepiglottic ligament

Hyoid bone 舌骨

Triticeal cartilage 麦粒软骨

Thyrohyoid membrane 甲状舌骨膜

Lamina of thyroid cartilage 甲状软骨板

Oblique line of thyroid cartilage 甲状软骨斜线

Laryngeal prominence 喉结

小角软骨 Corniculate cartilage

杓状软骨 Arytenoid cartilage

Conus elasticus 弹性圆锥

肌突 Muscular process

声带突 Vocal process

声韧带 Vocal ligament

甲状会厌韧带 Thyroepiglottic ligament

Median cricothyroid ligament 环甲正中韧带

Cricoid cartilage 环状软骨

Cricothyroid joint 环甲关节

Trachea 气管

Quadrangular
membrane
方形膜

Conus
elasticus
弹性圆锥

Right lateral view
右侧面观

Median section
正中断面

参见图 S-375,S-377,S-378

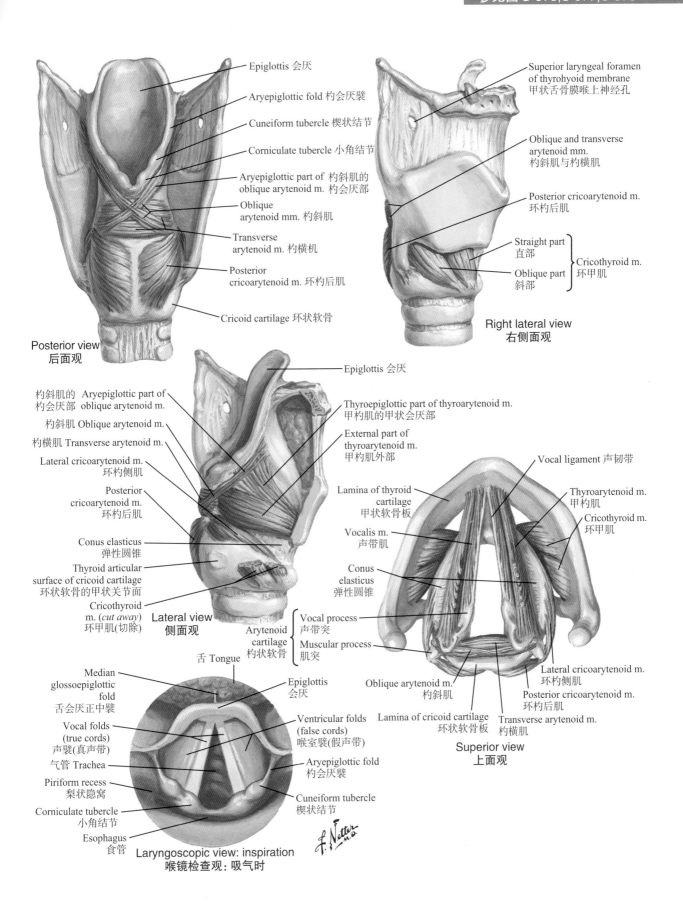

Epiglottis 会厌

Aryepiglottic fold 杓会厌襞

Cuneiform tubercle 楔状结节

Corniculate tubercle 小角结节

Aryepiglottic part of 杓斜肌的
oblique arytenoid m. 杓会厌部

Oblique
arytenoid mm. 杓斜肌

Transverse
arytenoid m. 杓横机

Posterior
cricoarytenoid m. 环杓后肌

Cricoid cartilage 环状软骨

Posterior view
后面观

Superior laryngeal foramen
of thyrohyoid membrane
甲状舌骨膜喉上神经孔

Oblique and transverse
arytenoid mm.
杓斜肌与杓横肌

Posterior cricoarytenoid m.
环杓后肌

Straight part
直部
Oblique part
斜部
} Cricothyroid m.
环甲肌

Right lateral view
右侧面观

杓斜肌的 Aryepiglottic part of
杓会厌部 oblique arytenoid m.

杓斜肌 Oblique arytenoid m.

杓横肌 Transverse arytenoid m.

Lateral cricoarytenoid m.
环杓侧肌

Posterior
cricoarytenoid m.
环杓后肌

Conus elasticus
弹性圆锥

Thyroid articular
surface of cricoid cartilage
环状软骨的甲状关节面

Cricothyroid
m. (cut away)
环甲肌(切除)

Lateral view
侧面观

Arytenoid
cartilage
杓状软骨

Epiglottis 会厌

Thyroepiglottic part of thyroarytenoid m.
甲杓肌的甲状会厌部

External part of
thyroarytenoid m.
甲杓肌外部

Lamina of thyroid
cartilage
甲状软骨板

Vocalis m.
声带肌

Conus
elasticus
弹性圆锥

Vocal process
声带突

Muscular process
肌突

Vocal ligament 声韧带

Thyroarytenoid m.
甲杓肌

Cricothyroid m.
环甲肌

Lateral cricoarytenoid m.
环杓侧肌

Posterior cricoarytenoid m.
环杓后肌

Transverse arytenoid m.
杓横肌

Oblique arytenoid m.
杓斜肌

Lamina of cricoid cartilage
环状软骨板

Superior view
上面观

舌 Tongue

Median
glossoepiglottic
fold
舌会厌正中襞

Vocal folds
(true cords)
声襞(真声带)

气管 Trachea

Piriform recess
梨状隐窝

Corniculate tubercle
小角结节

Esophagus
食管

Epiglottis
会厌

Ventricular folds
(false cords)
喉室襞(假声带)

Aryepiglottic fold
杓会厌襞

Cuneiform tubercle
楔状结节

Laryngoscopic view: inspiration
喉镜检查观：吸气时

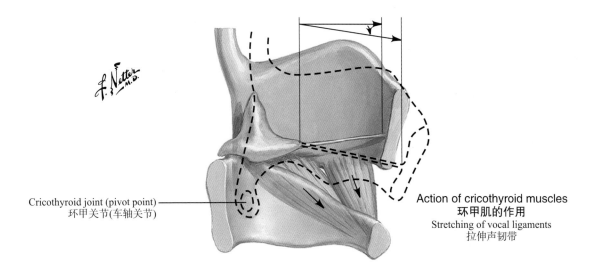

Cricothyroid joint (pivot point)
环甲关节(车轴关节)

Action of cricothyroid muscles
环甲肌的作用
Stretching of vocal ligaments
拉伸声韧带

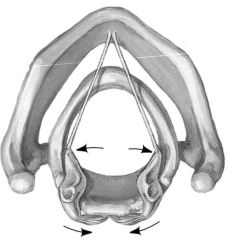

Action of posterior cricoarytenoid muscles
环杓后肌的作用
Abduction of vocal ligaments
外展声韧带

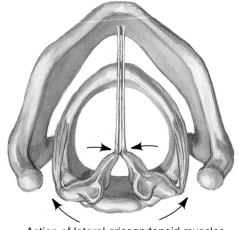

Action of lateral cricoarytenoid muscles
环杓侧肌的作用
Adduction of vocal ligaments
内收声韧带

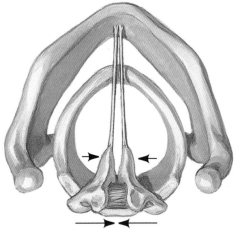

Action of transverse and oblique arytenoid muscles
杓横肌和杓斜肌的作用
Adduction of vocal ligaments
内收声韧带

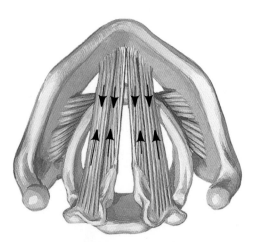

Action of vocalis and thyroarytenoid muscles
声带肌和甲杓肌的作用
Shortening (relaxation) of vocal ligaments
缩短(松弛)声韧带

Middle pharyngeal constrictor 咽中缩肌
Superior laryngeal n. 喉上神经
Internal branch 内支
External branch 外支
Thyrohyoid membrane 甲状舌骨膜
Thyropharyngeal part of inferior pharyngeal constrictor 咽下缩肌的甲咽部
Cricothyroid m. 环甲肌
Cricopharyngeal part of inferior pharyngeal constrictor 咽下缩肌的环咽部
Recurrent laryngeal n. 喉返神经

Internal branch of superior laryngeal n. 喉上神经内支
Aryepiglottic part of oblique arytenoid m. 杓斜肌的杓会厌部肌
Thyroepiglottic part of thyroarytenoid m. 甲杓肌的甲状会厌部肌
Transverse and oblique arytenoid mm. 杓斜肌和杓横肌
External part of thyroarytenoid m. 甲杓肌外部
Vocalis m. 声带肌
Lateral cricoarytenoid m. 环杓侧肌
Posterior cricoarytenoid m. 环杓后肌
Thyroid articular surface of cricoid cartilage 环状软骨的甲状关节面
Recurrent laryngeal n. 喉返神经

Right lateral view:
thyroid cartilage partially removed
右侧面观：甲状软骨部分切除

Coronal section through larynx
喉的冠状断面观

会厌 Epiglottis
甲状腺上静脉 Superior thyroid v.
Internal branch of superior laryngeal n. 喉上神经内支
Superior laryngeal a. 喉上动脉
甲状舌骨肌 Thyrohyoid m.
Aryepiglottic part of oblique arytenoid m. 杓斜肌的杓会厌部
甲状软骨 Thyroid cartilage
环杓侧肌 Lateral cricoarytenoid m.
环甲肌 Cricothyroid m.
咽下缩肌 Inferior pharyngeal constrictor
胸骨甲状肌 Sternothyroid m.
环状软骨 Cricoid cartilage
甲状腺 Thyroid gland
喉返神经 Recurrent laryngeal n.
喉下动脉 Inferior laryngeal a.

Hyoid bone 舌骨
Vestibule of larynx 喉前庭
Vestibular fold 前庭襞
Vocal fold 声襞
Vocalis m. 声带肌
Superior thyroid v. 甲状腺上静脉
Conus elasticus 弹性圆锥
Infraglottic cavity 声门下腔

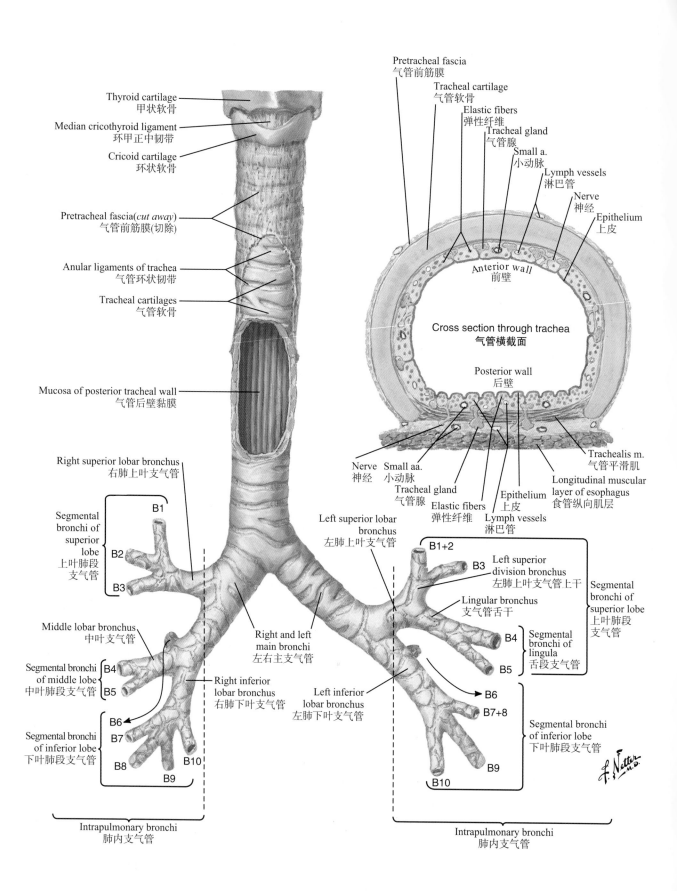

Thyroid cartilage
甲状软骨

Median cricothyroid ligament
环甲正中韧带

Cricoid cartilage
环状软骨

Pretracheal fascia(*cut away*)
气管前筋膜(切除)

Anular ligaments of trachea
气管环状韧带

Tracheal cartilages
气管软骨

Mucosa of posterior tracheal wall
气管后壁黏膜

Right superior lobar bronchus
右肺上叶支气管

Segmental bronchi of superior lobe
上叶肺段支气管

B1
B2
B3

Middle lobar bronchus
中叶支气管

Segmental bronchi of middle lobe
中叶肺段支气管

B4
B5

Segmental bronchi of inferior lobe
下叶肺段支气管

B6
B7
B8
B9
B10

Right inferior lobar bronchus
右肺下叶支气管

Right and left main bronchi
左右主支气管

Intrapulmonary bronchi
肺内支气管

Pretracheal fascia
气管前筋膜

Tracheal cartilage
气管软骨

Elastic fibers
弹性纤维

Tracheal gland
气管腺

Small a.
小动脉

Lymph vessels
淋巴管

Nerve
神经

Epithelium
上皮

Anterior wall
前壁

Cross section through trachea
气管横截面

Posterior wall
后壁

Nerve
神经

Small aa.
小动脉

Tracheal gland
气管腺

Elastic fibers
弹性纤维

Epithelium
上皮

Lymph vessels
淋巴管

Trachealis m.
气管平滑肌

Longitudinal muscular layer of esophagus
食管纵向肌层

Left superior lobar bronchus
左肺上叶支气管

B1+2

Left superior division bronchus
左肺上叶支气管上干

B3

Lingular bronchus
支气管舌干

B4

Segmental bronchi of lingula
舌段支气管

B5

Segmental bronchi of superior lobe
上叶肺段支气管

B6

B7+8

B9

B10

Left inferior lobar bronchus
左肺下叶支气管

Segmental bronchi of inferior lobe
下叶肺段支气管

Intrapulmonary bronchi
肺内支气管

Approximate average diameter of lumen in main bronchi
主支气管管腔平均直径估计

Green pea 绿豌豆 7.5~8.5mm	American penny 1美分硬币 19.05mm	Adult 成人 12~18mm	Child 4~10 yrs 4~10 岁儿童 6~8mm	Infant 婴儿 3~4mm

To scale 等比例

Bronchi 支气管

Segmental bronchus 肺段支气管

Large intrasegmental bronchi (about 5 generations) 大肺段内支气管(约5级)

Small intrasegmental bronchi (about 15 generations) 小肺段内支气管(约15级)

Cartilages 软骨

Cartilages are sparser 软骨分布逐渐稀疏

No further cartilages 不再有软骨

Bronchioles 细支气管

Pulmonary lobule 肺小叶

Terminal bronchiole 终末细支气管

Respiratory bronchioles (3~8 orders) 呼吸性细支气管(3~8级)

Alveolar sacs and pulmonary alveoli 肺泡囊和肺泡

Pulmonary acinus 肺腺泡

Subdivisions of intrapulmonary airways
肺内气道的细分

B¹(apical) 尖段
B²(posterior) 后段
B³(anterior) 前段
B³(anterior) 前段
B⁴(lateral) 外侧段
B⁶(superior) 上段
B⁵(medial) 内侧段
B⁸(anterior basal) 前基底段
B⁷(medial basal) 内侧底段
B⁹(lateral basal) 外侧段
B¹⁰(posterior basal) 后基底段

B¹⁺²(apicoposterior) 尖后段
B³(anterior) 前段
B⁶(superior) 上段
B⁵(inferior lingular) 下舌段
B⁴(superior lingular) 上舌段
B⁹(lateral basal) 外侧底段
B¹⁰(posterior basal) 后基底段
B⁷⁺⁸(anteromedial basal) 前内底段

支气管肺段(图S-381和S-382)常用的命名法是根据Jackson和Huber方法命名的，肺段支气管也据此命名。图中支气管细分至第5~6级，但没有标记命名。肺段支气管(B)在每侧肺中编号为1~10，对应于相应肺段。在左肺，B1和B2合并，B7和B8也合并。图示为标准的支气管形态，但常发生变异，尤其是在外周气道。

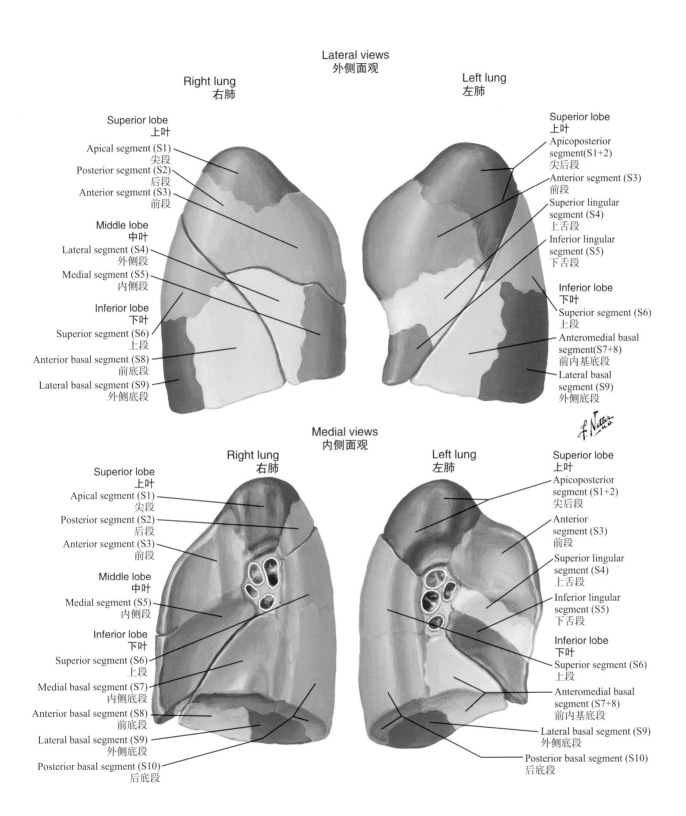

Lateral views
外侧面观

Right lung
右肺

Left lung
左肺

Superior lobe
上叶
Apical segment (S1)
尖段
Posterior segment (S2)
后段
Anterior segment (S3)
前段

Middle lobe
中叶
Lateral segment (S4)
外侧段
Medial segment (S5)
内侧段

Inferior lobe
下叶
Superior segment (S6)
上段
Anterior basal segment (S8)
前底段
Lateral basal segment (S9)
外侧底段

Superior lobe
上叶
Apicoposterior
segment(S1+2)
尖后段
Anterior segment (S3)
前段
Superior lingular
segment (S4)
上舌段
Inferior lingular
segment (S5)
下舌段

Inferior lobe
下叶
Superior segment (S6)
上段
Anteromedial basal
segment(S7+8)
前内基底段
Lateral basal
segment (S9)
外侧底段

Medial views
内侧面观

Right lung
右肺

Left lung
左肺

Superior lobe
上叶
Apical segment (S1)
尖段
Posterior segment (S2)
后段
Anterior segment (S3)
前段

Middle lobe
中叶
Medial segment (S5)
内侧段

Inferior lobe
下叶
Superior segment (S6)
上段
Medial basal segment (S7)
内侧底段
Anterior basal segment (S8)
前底段
Lateral basal segment (S9)
外侧底段
Posterior basal segment (S10)
后底段

Superior lobe
上叶
Apicoposterior
segment (S1+2)
尖后段
Anterior
segment (S3)
前段
Superior lingular
segment (S4)
上舌段
Inferior lingular
segment (S5)
下舌段

Inferior lobe
下叶
Superior segment (S6)
上段
Anteromedial basal
segment (S7+8)
前内基底段
Lateral basal
segment (S9)
外侧底段
Posterior basal segment (S10)
后底段

Esophagus
食管

Trachea (*pulled to left by hook*)
气管(被拉钩拉向左)

3rd right posterior intercostal a.
右第3肋间后动脉

Right bronchial branch of aorta
主动脉的右支气管支

Right main bronchus
右主支气管

Left main bronchus
(*pulled to right by hook*)
左主支气管
(被拉钩拉向右)

Esophageal branch of aorta
主动脉的食管支

Superior left bronchial
branch of aorta
主动脉的左上支气管支

Aorta(*pulled aside by hook*)
主动脉(被拉钩拉向一侧)

Inferior left bronchial branch
of aorta
主动脉的左下支气管支

Esophageal branch of aorta
主动脉的食管支

Azygos v.
奇静脉

Right bronchial v.
右支气管静脉

Left main bronchus(*turned up by hook*)
左主支气管(被拉钩拉向上)

Left bronchial v.
左支气管静脉

Accessory hemiazygos v.
副半奇静脉

Right main bronchus(*pulled to left and rotated by hook*)
右主支气管(被拉钩拉向左并旋转)

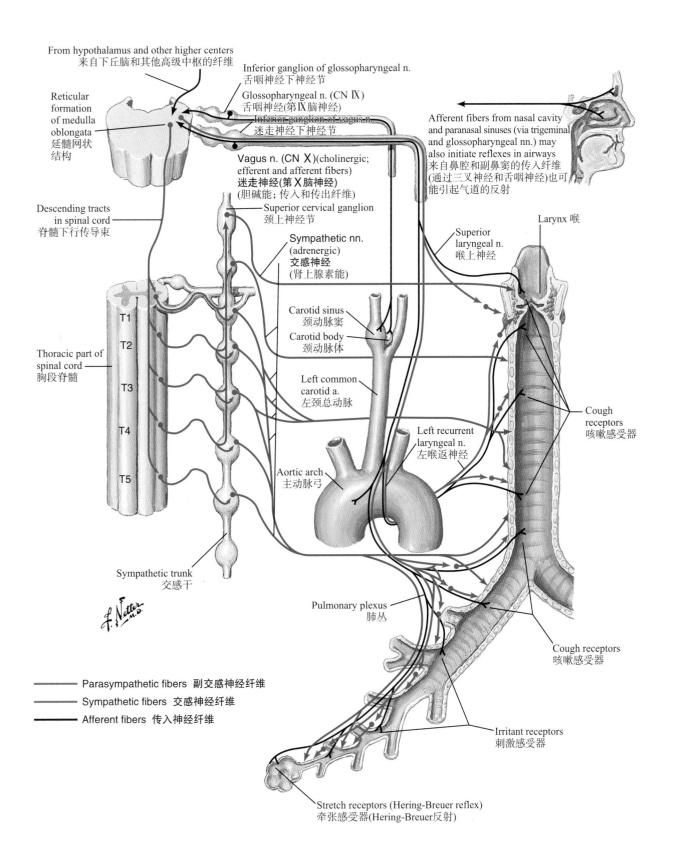

From hypothalamus and other higher centers
来自下丘脑和其他高级中枢的纤维

Reticular formation of medulla oblongata
延髓网状结构

Inferior ganglion of glossopharyngeal n.
舌咽神经下神经节

Glossopharyngeal n. (CN IX)
舌咽神经(第IX脑神经)

Inferior ganglion of vagus n.
迷走神经下神经节

Afferent fibers from nasal cavity and paranasal sinuses (via trigeminal and glossopharyngeal nn.) may also initiate reflexes in airways
来自鼻腔和副鼻窦的传入纤维(通过三叉神经和舌咽神经)也可能引起气道的反射

Vagus n. (CN X)(cholinergic; efferent and afferent fibers)
迷走神经(第X脑神经)
(胆碱能；传入和传出纤维)

Descending tracts in spinal cord
脊髓下行传导束

Superior cervical ganglion
颈上神经节

Sympathetic nn. (adrenergic)
交感神经
(肾上腺素能)

Superior laryngeal n.
喉上神经

Larynx 喉

Carotid sinus
颈动脉窦

Carotid body
颈动脉体

Thoracic part of spinal cord
胸段脊髓

T1
T2
T3
T4
T5

Left common carotid a.
左颈总动脉

Cough receptors
咳嗽感受器

Left recurrent laryngeal n.
左喉返神经

Aortic arch
主动脉弓

Sympathetic trunk
交感干

Pulmonary plexus
肺丛

Cough receptors
咳嗽感受器

Parasympathetic fibers 副交感神经纤维

Sympathetic fibers 交感神经纤维

Afferent fibers 传入神经纤维

Irritant receptors
刺激感受器

Stretch receptors (Hering-Breuer reflex)
牵张感受器(Hering-Breuer反射)

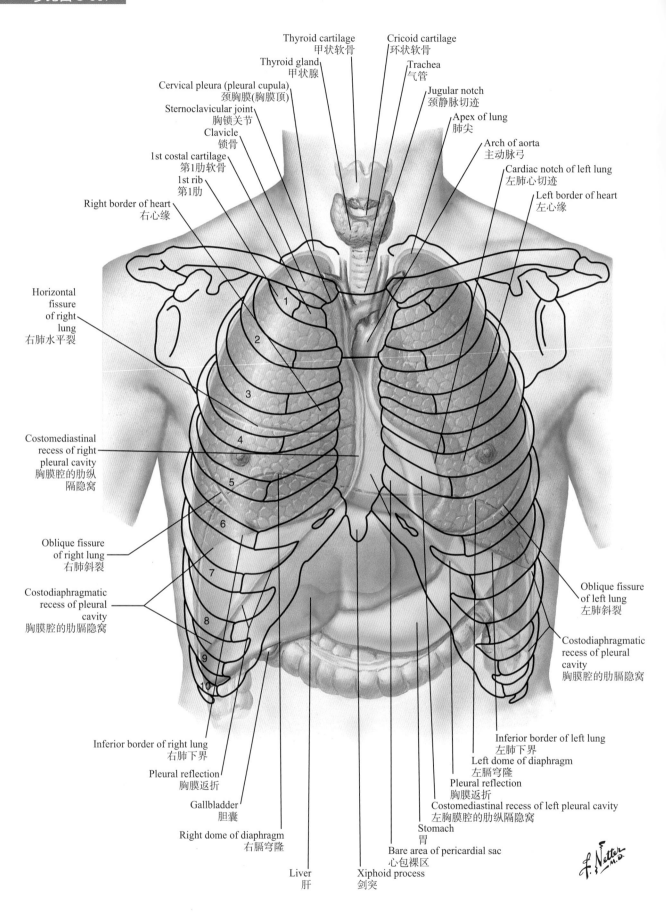

Thyroid cartilage
甲状软骨

Cricoid cartilage
环状软骨

Thyroid gland
甲状腺

Trachea
气管

Cervical pleura (pleural cupula)
颈胸膜(胸膜顶)

Jugular notch
颈静脉切迹

Sternoclavicular joint
胸锁关节

Apex of lung
肺尖

Clavicle
锁骨

Arch of aorta
主动脉弓

1st costal cartilage
第1肋软骨

Cardiac notch of left lung
左肺心切迹

1st rib
第1肋

Left border of heart
左心缘

Right border of heart
右心缘

Horizontal
fissure
of right
lung
右肺水平裂

Costomediastinal
recess of right
pleural cavity
胸膜腔的肋纵
隔隐窝

Oblique fissure
of right lung
右肺斜裂

Oblique fissure
of left lung
左肺斜裂

Costodiaphragmatic
recess of pleural
cavity
胸膜腔的肋膈隐窝

Costodiaphragmatic
recess of pleural
cavity
胸膜腔的肋膈隐窝

Inferior border of right lung
右肺下界

Inferior border of left lung
左肺下界

Pleural reflection
胸膜返折

Left dome of diaphragm
左膈穹隆

Gallbladder
胆囊

Pleural reflection
胸膜返折

Right dome of diaphragm
右膈穹隆

Costomediastinal recess of left pleural cavity
左胸膜腔的肋纵隔隐窝

Stomach
胃

Liver
肝

Bare area of pericardial sac
心包裸区

Xiphoid process
剑突

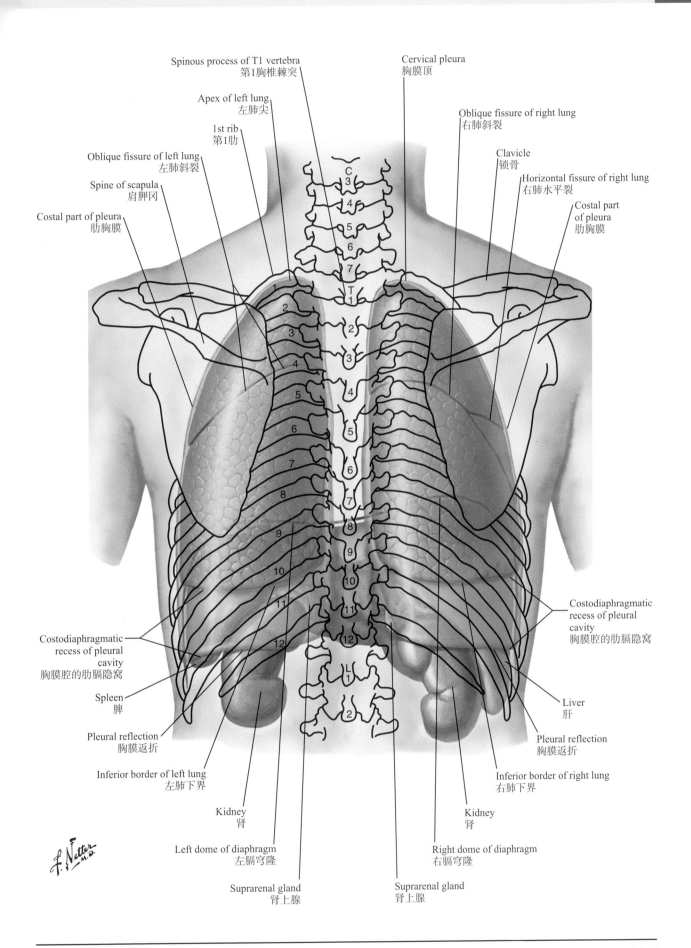

Spinous process of T1 vertebra
第1胸椎棘突

Apex of left lung
左肺尖

1st rib
第1肋

Oblique fissure of left lung
左肺斜裂

Spine of scapula
肩胛冈

Costal part of pleura
肋胸膜

Cervical pleura
胸膜顶

Oblique fissure of right lung
右肺斜裂

Clavicle
锁骨

Horizontal fissure of right lung
右肺水平裂

Costal part
of pleura
肋胸膜

Costodiaphragmatic
recess of pleural
cavity
胸膜腔的肋膈隐窝

Costodiaphragmatic
recess of pleural
cavity
胸膜腔的肋膈隐窝

Spleen
脾

Pleural reflection
胸膜返折

Inferior border of left lung
左肺下界

Kidney
肾

Left dome of diaphragm
左膈穹隆

Suprarenal gland
肾上腺

Liver
肝

Pleural reflection
胸膜返折

Inferior border of right lung
右肺下界

Kidney
肾

Right dome of diaphragm
右膈穹隆

Suprarenal gland
肾上腺

参见图 S-75,S-203,S-204

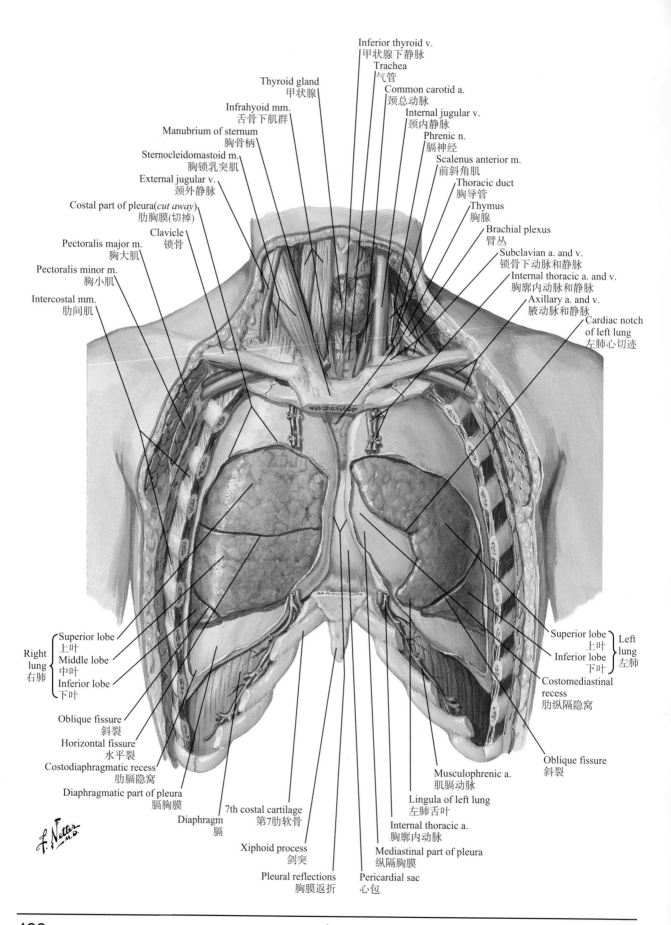

Inferior thyroid v.
甲状腺下静脉
Trachea
气管
Thyroid gland
甲状腺
Common carotid a.
颈总动脉
Infrahyoid mm.
舌骨下肌群
Internal jugular v.
颈内静脉
Manubrium of sternum
胸骨柄
Phrenic n.
膈神经
Sternocleidomastoid m.
胸锁乳突肌
Scalenus anterior m.
前斜角肌
External jugular v.
颈外静脉
Thoracic duct
胸导管
Costal part of pleura(cut away)
肋胸膜(切掉)
Thymus
胸腺
Clavicle
锁骨
Brachial plexus
臂丛
Pectoralis major m.
胸大肌
Subclavian a. and v.
锁骨下动脉和静脉
Pectoralis minor m.
胸小肌
Internal thoracic a. and v.
胸廓内动脉和静脉
Intercostal mm.
肋间肌
Axillary a. and v.
腋动脉和静脉
Cardiac notch
of left lung
左肺心切迹

Right
lung
右肺
Superior lobe
上叶
Middle lobe
中叶
Inferior lobe
下叶

Superior lobe
上叶
Inferior lobe
下叶
Left
lung
左肺
Costomediastinal
recess
肋纵隔隐窝

Oblique fissure
斜裂
Horizontal fissure
水平裂
Costodiaphragmatic recess
肋膈隐窝
Diaphragmatic part of pleura
膈胸膜
Diaphragm
膈
7th costal cartilage
第7肋软骨
Xiphoid process
剑突
Pleural reflections
胸膜返折
Oblique fissure
斜裂
Musculophrenic a.
肌膈动脉
Lingula of left lung
左肺舌叶
Internal thoracic a.
胸廓内动脉
Mediastinal part of pleura
纵隔胸膜
Pericardial sac
心包

肺

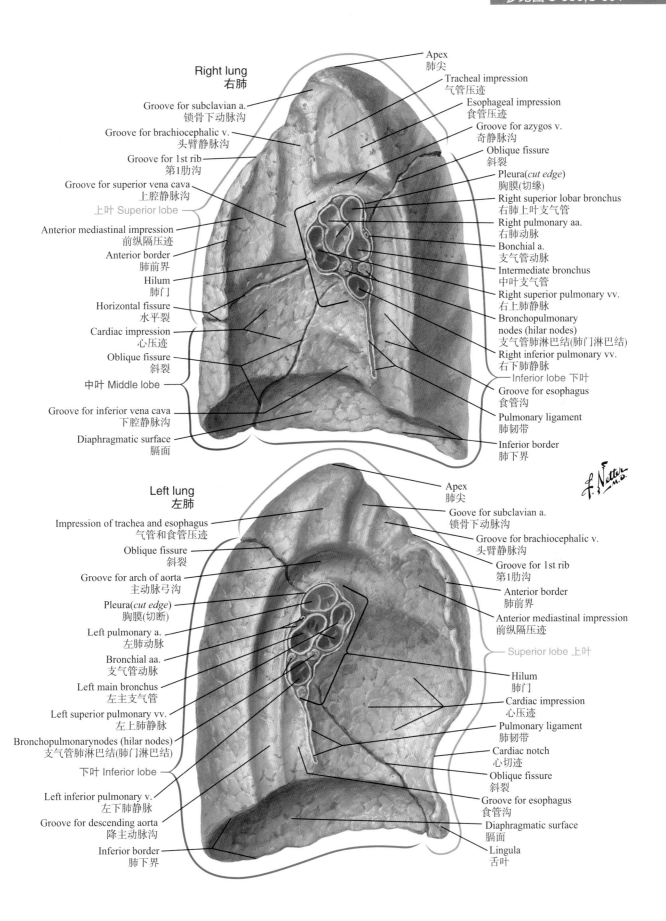

Right lung
右肺

Apex
肺尖

Tracheal impression
气管压迹

Esophageal impression
食管压迹

Groove for subclavian a.
锁骨下动脉沟

Groove for brachiocephalic v.
头臂静脉沟

Groove for 1st rib
第1肋沟

Groove for superior vena cava
上腔静脉沟

Groove for azygos v.
奇静脉沟

Oblique fissure
斜裂

Pleura(*cut edge*)
胸膜(切缘)

Right superior lobar bronchus
右肺上叶支气管

Right pulmonary aa.
右肺动脉

Bonchial a.
支气管动脉

Intermediate bronchus
中叶支气管

Right superior pulmonary vv.
右上肺静脉

Bronchopulmonary
nodes (hilar nodes)
支气管肺淋巴结(肺门淋巴结)

Right inferior pulmonary vv.
右下肺静脉

Inferior lobe 下叶

Groove for esophagus
食管沟

Pulmonary ligament
肺韧带

Inferior border
肺下界

上叶 Superior lobe

Anterior mediastinal impression
前纵隔压迹

Anterior border
肺前界

Hilum
肺门

Horizontal fissure
水平裂

Cardiac impression
心压迹

Oblique fissure
斜裂

中叶 Middle lobe

Groove for inferior vena cava
下腔静脉沟

Diaphragmatic surface
膈面

Left lung
左肺

Apex
肺尖

Goove for subclavian a.
锁骨下动脉沟

Groove for brachiocephalic v.
头臂静脉沟

Groove for 1st rib
第1肋沟

Anterior border
肺前界

Anterior mediastinal impression
前纵隔压迹

Superior lobe 上叶

Hilum
肺门

Cardiac impression
心压迹

Pulmonary ligament
肺韧带

Cardiac notch
心切迹

Oblique fissure
斜裂

Groove for esophagus
食管沟

Diaphragmatic surface
膈面

Lingula
舌叶

Impression of trachea and esophagus
气管和食管压迹

Oblique fissure
斜裂

Groove for arch of aorta
主动脉弓沟

Pleura(*cut edge*)
胸膜(切断)

Left pulmonary a.
左肺动脉

Bronchial aa.
支气管动脉

Left main bronchus
左主支气管

Left superior pulmonary vv.
左上肺静脉

Bronchopulmonarynodes (hilar nodes)
支气管肺淋巴结(肺门淋巴结)

下叶 Inferior lobe

Left inferior pulmonary v.
左下肺静脉

Groove for descending aorta
降主动脉沟

Inferior border
肺下界

Cricoid cartilage
环状软骨

Thyroid cartilage
甲状软骨

Thyroid gland
甲状腺

Trachea
气管

Common carotid a.
颈总动脉

Common carotid a.
颈总动脉

Vagus n. (CN X)
迷走神经

Vagus n. (CN X)
迷走神经

Scalenus anterior m.
前斜角肌

Scalenus anterior m.
前斜角肌

Phrenic n.
膈神经

Phrenic n. (cut)
膈神经(切断)

Internal jugular v.
颈内静脉

Arch of thoracic duct
胸导管弓

External jugular v.
颈外静脉

Brachial plexus
臂丛

Brachial plexus
臂丛

Subclavian a. and v.
锁骨下动脉和静脉

Subclavian a. and v.
锁骨下动脉和静脉

Brachiocephalic trunk
头臂干

Left brachiocephalic v.
左头臂静脉

Right brachiocephalic v.
右头臂静脉

Internal thoracic a.
胸廓内动脉

Phrenic n. (cut)
膈神经(切断)

Arch of aorta
主动脉弓

Pericardiacophrenic a. and v. (cut)
心包膈动脉和静脉(切断)

Vagus n. (CN X)
迷走神经

Superior vena cava
上腔静脉

Left recurrent
laryngeal n.
左喉返神经

Right superior
lobar bronchus
右肺上叶支气管

Ligamentum
arteriosum
动脉韧带

Right pulmonary a.
右肺动脉

Left
pulmonary a.
左肺动脉

Pulmonary trunk
肺动脉干

Left
pulmonary vv.
左肺静脉

Right pulmonary vv.
右肺静脉

Mediastinal
part of pleura
(cut edge)
纵隔胸膜(切缘)

Mediastinal part of
pleura (cut edge)
纵隔胸膜(切缘)

Costal part
of pleura
(cut edge)
肋胸膜(切缘)

Costal part of
pleura (cut edge)
肋胸膜(切缘)

Phrenic n. (cut)
膈神经(切断)

Diaphragmatic
part of pleura
膈胸膜

Diaphragmatic
part of pleura
(cut edge)
膈胸膜(切缘)

Left main bronchus
左主支气管

Phrenic n. (cut)
膈神经(切断)

Pericardium (cut edge)
心包(切缘)

Azygos v.
奇静脉

Diaphragm
膈

Thoracic duct
胸导管

Esophagus
食管

Inferior vena cava
下腔静脉

Esophageal plexus
食管丛

纵隔的血管和神经

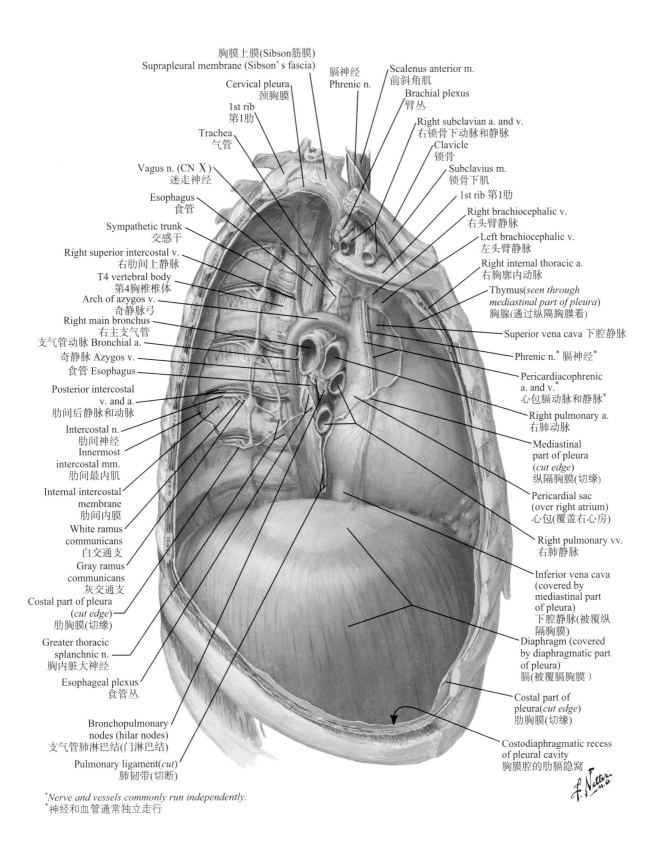

胸膜上膜(Sibson筋膜)
Suprapleural membrane (Sibson's fascia)

膈神经
Phrenic n.

Scalenus anterior m.
前斜角肌

Cervical pleura
颈胸膜

Brachial plexus
臂丛

1st rib
第1肋

Right subclavian a. and v.
右锁骨下动脉和静脉

Trachea
气管

Clavicle
锁骨

Vagus n. (CN Ⅹ)
迷走神经

Subclavius m.
锁骨下肌

1st rib 第1肋

Esophagus
食管

Right brachiocephalic v.
右头臂静脉

Sympathetic trunk
交感干

Left brachiocephalic v.
左头臂静脉

Right superior intercostal v.
右肋间上静脉

Right internal thoracic a.
右胸廓内动脉

T4 vertebral body
第4胸椎椎体

Thymus(seen through
mediastinal part of pleura)
胸腺(通过纵隔胸膜看)

Arch of azygos v.
奇静脉弓

Right main bronchus
右主支气管

Superior vena cava 下腔静脉

支气管动脉 Bronchial a.

Phrenic n.* 膈神经*

奇静脉 Azygos v.

Pericardiacophrenic
a. and v.*
心包膈动脉和静脉*

食管 Esophagus

Posterior intercostal
v. and a.
肋间后静脉和动脉

Right pulmonary a.
右肺动脉

Intercostal n.
肋间神经

Mediastinal
part of pleura
(cut edge)
纵隔胸膜(切缘)

Innermost
intercostal mm.
肋间最内肌

Internal intercostal
membrane
肋间内膜

Pericardial sac
(over right atrium)
心包(覆盖右心房)

White ramus
communicans
白交通支

Right pulmonary vv.
右肺静脉

Gray ramus
communicans
灰交通支

Inferior vena cava
(covered by
mediastinal part
of pleura)
下腔静脉(被覆纵
隔胸膜)

Costal part of pleura
(cut edge)
肋胸膜(切缘)

Greater thoracic
splanchnic n.
胸内脏大神经

Diaphragm (covered
by diaphragmatic part
of pleura)
膈(被覆膈胸膜）

Costal part of
pleura(cut edge)
肋胸膜(切缘)

Esophageal plexus
食管丛

Bronchopulmonary
nodes (hilar nodes)
支气管肺淋巴结(门淋巴结)

Costodiaphragmatic recess
of pleural cavity
胸膜腔的肋膈隐窝

Pulmonary ligament(cut)
肺韧带(切断)

*Nerve and vessels commonly run independently.
*神经和血管通常独立走行

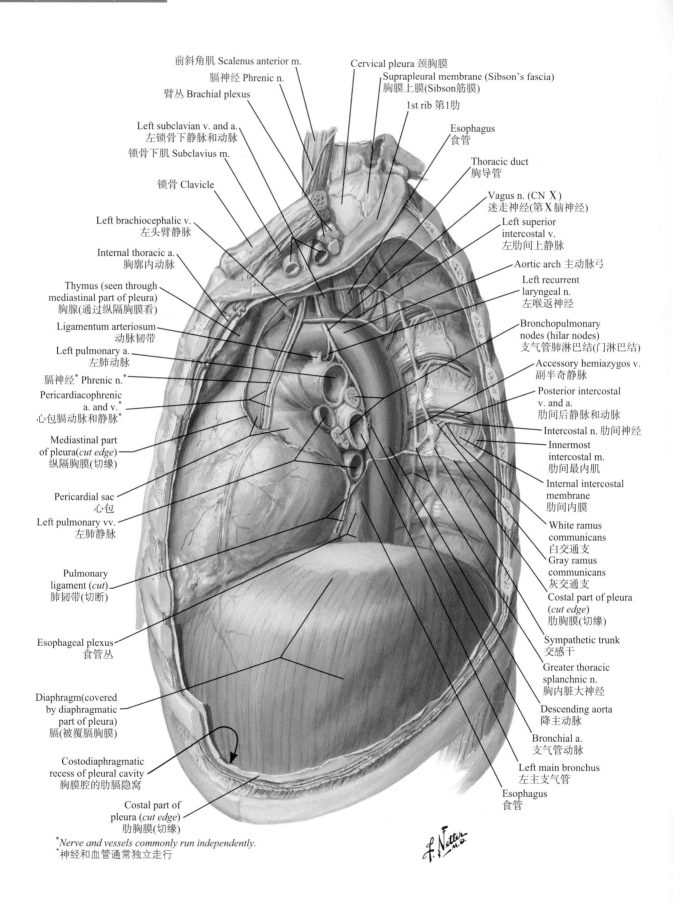

前斜角肌 Scalenus anterior m.
膈神经 Phrenic n.
臂丛 Brachial plexus
Left subclavian v. and a.
左锁骨下静脉和动脉
锁骨下肌 Subclavius m.
锁骨 Clavicle
Left brachiocephalic v.
左头臂静脉
Internal thoracic a.
胸廓内动脉
Thymus (seen through
mediastinal part of pleura)
胸腺(通过纵隔胸膜看)
Ligamentum arteriosum
动脉韧带
Left pulmonary a.
左肺动脉
膈神经 Phrenic n.*
Pericardiacophrenic
a. and v.*
心包膈动脉和静脉*
Mediastinal part
of pleura(cut edge)
纵隔胸膜(切缘)
Pericardial sac
心包
Left pulmonary vv.
左肺静脉
Pulmonary
ligament (cut)
肺韧带(切断)
Esophageal plexus
食管丛
Diaphragm(covered
by diaphragmatic
part of pleura)
膈(被覆膈胸膜)
Costodiaphragmatic
recess of pleural cavity
胸膜腔的肋膈隐窝
Costal part of
pleura (cut edge)
肋胸膜(切缘)

Cervical pleura 颈胸膜
Suprapleural membrane (Sibson's fascia)
胸膜上膜(Sibson筋膜)
1st rib 第1肋
Esophagus
食管
Thoracic duct
胸导管
Vagus n. (CN X)
迷走神经(第X脑神经)
Left superior
intercostal v.
左肋间上静脉
Aortic arch 主动脉弓
Left recurrent
laryngeal n.
左喉返神经
Bronchopulmonary
nodes (hilar nodes)
支气管肺淋巴结(门淋巴结)
Accessory hemiazygos v.
副半奇静脉
Posterior intercostal
v. and a.
肋间后静脉和动脉
Intercostal n. 肋间神经
Innermost
intercostal m.
肋间最内肌
Internal intercostal
membrane
肋间内膜
White ramus
communicans
白交通支
Gray ramus
communicans
灰交通支
Costal part of pleura
(cut edge)
肋胸膜(切缘)
Sympathetic trunk
交感干
Greater thoracic
splanchnic n.
胸内脏大神经
Descending aorta
降主动脉
Bronchial a.
支气管动脉
Left main bronchus
左主支气管
Esophagus
食管

*Nerve and vessels commonly run independently.
*神经和血管通常独立走行

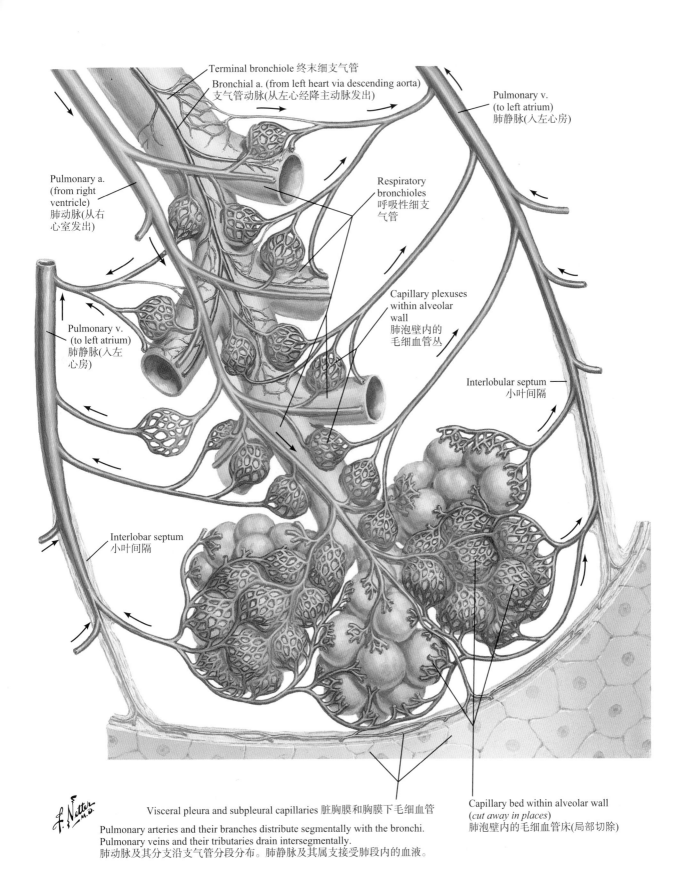

Terminal bronchiole 终末细支气管

Bronchial a. (from left heart via descending aorta)
支气管动脉(从左心经降主动脉发出)

Pulmonary v.
(to left atrium)
肺静脉(入左心房)

Pulmonary a.
(from right
ventricle)
肺动脉(从右
心室发出)

Respiratory
bronchioles
呼吸性细支
气管

Capillary plexuses
within alveolar
wall
肺泡壁内的
毛细血管丛

Pulmonary v.
(to left atrium)
肺静脉(入左
心房)

Interlobular septum
小叶间隔

Interlobar septum
小叶间隔

Visceral pleura and subpleural capillaries 脏胸膜和胸膜下毛细血管

Capillary bed within alveolar wall
(*cut away in places*)
肺泡壁内的毛细血管床(局部切除)

Pulmonary arteries and their branches distribute segmentally with the bronchi.
Pulmonary veins and their tributaries drain intersegmentally.
肺动脉及其分支沿支气管分段分布。肺静脉及其属支接受肺段内的血液。

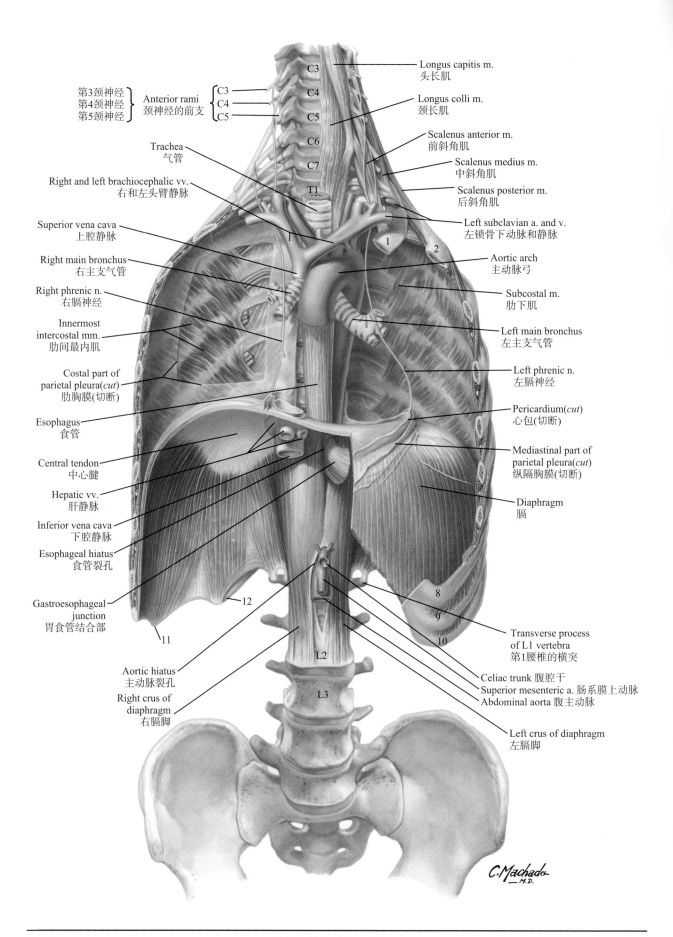

第3颈神经
第4颈神经
第5颈神经 } Anterior rami 颈神经的前支 {C3
C4
C5

C3
C4
C5
C6
C7
T1

Longus capitis m.
头长肌

Longus colli m.
颈长肌

Scalenus anterior m.
前斜角肌

Scalenus medius m.
中斜角肌

Scalenus posterior m.
后斜角肌

Trachea
气管

Right and left brachiocephalic vv.
右和左头臂静脉

Superior vena cava
上腔静脉

Right main bronchus
右主支气管

Right phrenic n.
右膈神经

Innermost
intercostal mm.
肋间最内肌

Costal part of
parietal pleura(cut)
肋胸膜(切断)

Esophagus
食管

Central tendon
中心腱

Hepatic vv.
肝静脉

Inferior vena cava
下腔静脉

Esophageal hiatus
食管裂孔

Gastroesophageal
junction
胃食管结合部

Aortic hiatus
主动脉裂孔

Right crus of
diaphragm
右膈脚

Left subclavian a. and v.
左锁骨下动脉和静脉

Aortic arch
主动脉弓

Subcostal m.
肋下肌

Left main bronchus
左主支气管

Left phrenic n.
左膈神经

Pericardium(cut)
心包(切断)

Mediastinal part of
parietal pleura(cut)
纵隔胸膜(切断)

Diaphragm
膈

Transverse process
of L1 vertebra
第1腰椎的横突

Celiac trunk 腹腔干
Superior mesenteric a. 肠系膜上动脉
Abdominal aorta 腹主动脉

Left crus of diaphragm
左膈脚

L2

L3

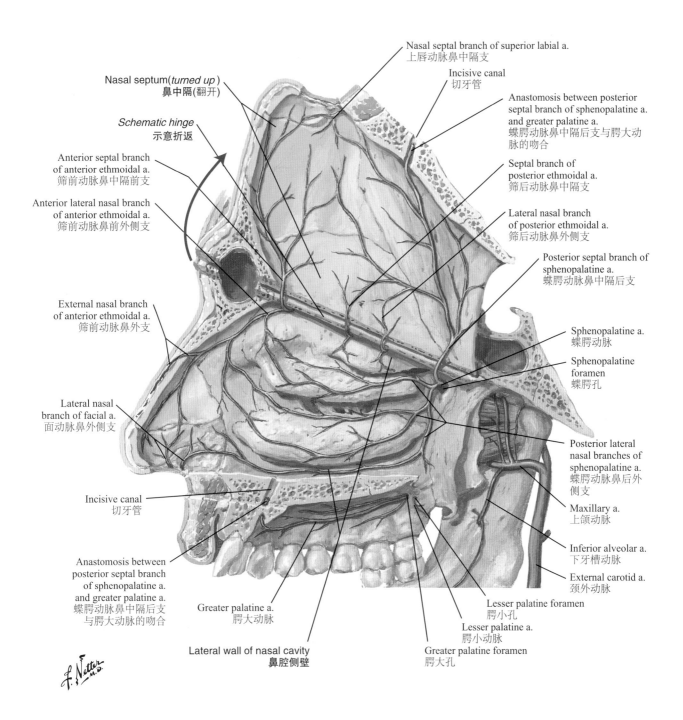

Nasal septal branch of superior labial a.
上唇动脉鼻中隔支

Incisive canal
切牙管

Anastomosis between posterior septal branch of sphenopalatine a. and greater palatine a.
蝶腭动脉鼻中隔后支与腭大动脉的吻合

Septal branch of posterior ethmoidal a.
筛后动脉鼻中隔支

Lateral nasal branch of posterior ethmoidal a.
筛后动脉鼻外侧支

Posterior septal branch of sphenopalatine a.
蝶腭动脉鼻中隔后支

Sphenopalatine a.
蝶腭动脉

Sphenopalatine foramen
蝶腭孔

Posterior lateral nasal branches of sphenopalatine a.
蝶腭动脉鼻后外侧支

Maxillary a.
上颌动脉

Inferior alveolar a.
下牙槽动脉

External carotid a.
颈外动脉

Lesser palatine foramen
腭小孔

Lesser palatine a.
腭小动脉

Greater palatine foramen
腭大孔

Nasal septum(*turned up*)
鼻中隔(翻开)

Schematic hinge
示意折返

Anterior septal branch of anterior ethmoidal a.
筛前动脉鼻中隔前支

Anterior lateral nasal branch of anterior ethmoidal a.
筛前动脉鼻前外侧支

External nasal branch of anterior ethmoidal a.
筛前动脉鼻外支

Lateral nasal branch of facial a.
面动脉鼻外侧支

Incisive canal
切牙管

Anastomosis between posterior septal branch of sphenopalatine a. and greater palatine a.
蝶腭动脉鼻中隔后支与腭大动脉的吻合

Greater palatine a.
腭大动脉

Lateral wall of nasal cavity
鼻腔侧壁

f. Netter

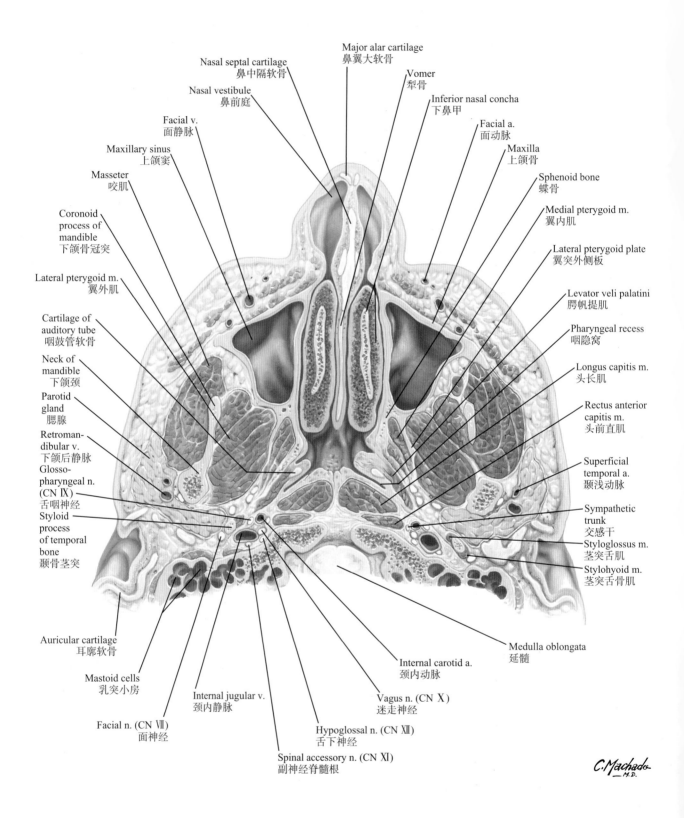

Nasal septal cartilage
鼻中隔软骨

Major alar cartilage
鼻翼大软骨

Nasal vestibule
鼻前庭

Vomer
犁骨

Facial v.
面静脉

Inferior nasal concha
下鼻甲

Maxillary sinus
上颌窦

Facial a.
面动脉

Masseter
咬肌

Maxilla
上颌骨

Coronoid
process of
mandible
下颌骨冠突

Sphenoid bone
蝶骨

Medial pterygoid m.
翼内肌

Lateral pterygoid m.
翼外肌

Lateral pterygoid plate
翼突外侧板

Cartilage of
auditory tube
咽鼓管软骨

Levator veli palatini
腭帆提肌

Pharyngeal recess
咽隐窝

Neck of
mandible
下颌颈

Longus capitis m.
头长肌

Parotid
gland
腮腺

Rectus anterior
capitis m.
头前直肌

Retroman-
dibular v.
下颌后静脉

Glosso-
pharyngeal n.
(CN IX)
舌咽神经

Superficial
temporal a.
颞浅动脉

Styloid
process
of temporal
bone
颞骨茎突

Sympathetic
trunk
交感干

Styloglossus m.
茎突舌肌

Stylohyoid m.
茎突舌骨肌

Auricular cartilage
耳廓软骨

Medulla oblongata
延髓

Mastoid cells
乳突小房

Internal jugular v.
颈内静脉

Internal carotid a.
颈内动脉

Vagus n. (CN X)
迷走神经

Facial n. (CN VII)
面神经

Hypoglossal n. (CN XII)
舌下神经

Spinal accessory n. (CN XI)
副神经脊髓根

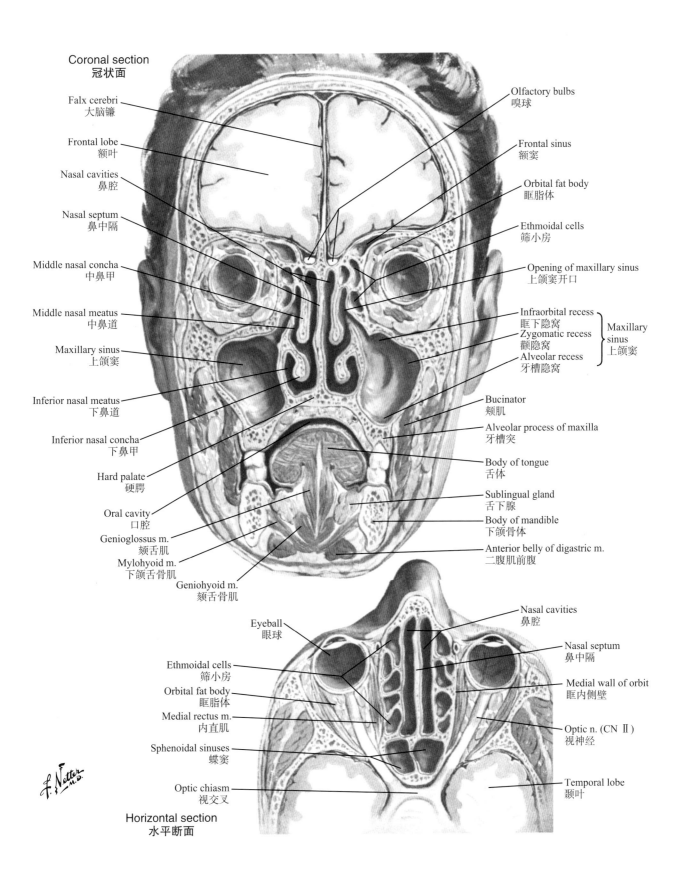

Coronal section
冠状面

Falx cerebri
大脑镰

Frontal lobe
额叶

Nasal cavities
鼻腔

Nasal septum
鼻中隔

Middle nasal concha
中鼻甲

Middle nasal meatus
中鼻道

Maxillary sinus
上颌窦

Inferior nasal meatus
下鼻道

Inferior nasal concha
下鼻甲

Hard palate
硬腭

Oral cavity
口腔

Genioglossus m.
颏舌肌

Mylohyoid m.
下颌舌骨肌

Geniohyoid m.
颏舌骨肌

Olfactory bulbs
嗅球

Frontal sinus
额窦

Orbital fat body
眶脂体

Ethmoidal cells
筛小房

Opening of maxillary sinus
上颌窦开口

Infraorbital recess
眶下隐窝
Zygomatic recess
颧隐窝
Alveolar recess
牙槽隐窝

Maxillary sinus
上颌窦

Bucinator
颊肌

Alveolar process of maxilla
牙槽突

Body of tongue
舌体

Sublingual gland
舌下腺

Body of mandible
下颌骨体

Anterior belly of digastric m.
二腹肌前腹

Eyeball
眼球

Ethmoidal cells
筛小房

Orbital fat body
眶脂体

Medial rectus m.
内直肌

Sphenoidal sinuses
蝶窦

Optic chiasm
视交叉

Nasal cavities
鼻腔

Nasal septum
鼻中隔

Medial wall of orbit
眶内侧壁

Optic n. (CN Ⅱ)
视神经

Temporal lobe
颞叶

Horizontal section
水平断面

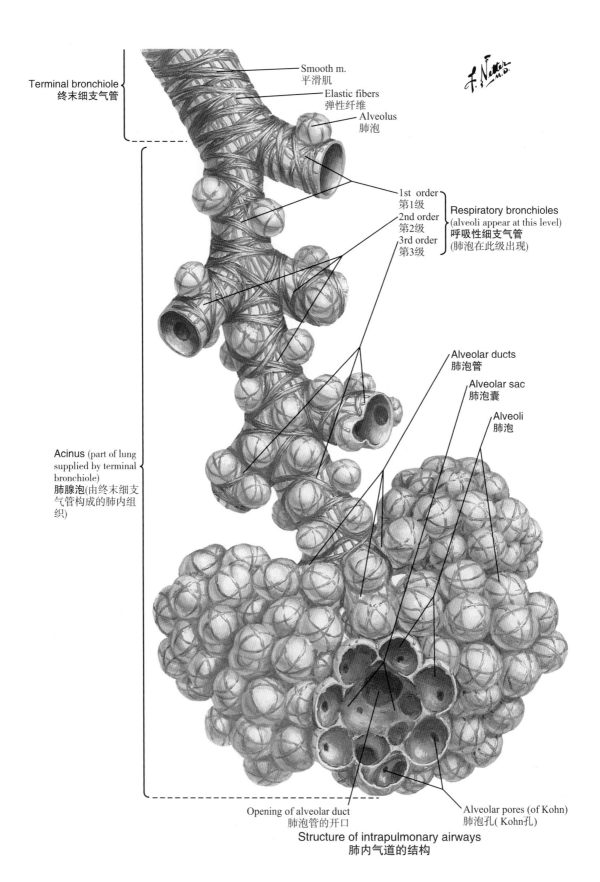

Terminal bronchiole
终末细支气管

Smooth m.
平滑肌

Elastic fibers
弹性纤维

Alveolus
肺泡

1st order
第1级
2nd order
第2级
3rd order
第3级

Respiratory bronchioles
(alveoli appear at this level)
呼吸性细支气管
(肺泡在此级出现)

Alveolar ducts
肺泡管

Alveolar sac
肺泡囊

Alveoli
肺泡

Acinus (part of lung supplied by terminal bronchiole)
肺腺泡(由终末细支气管构成的肺内组织)

Opening of alveolar duct
肺泡管的开口

Alveolar pores (of Kohn)
肺泡孔(Kohn孔)

Structure of intrapulmonary airways
肺内气道的结构

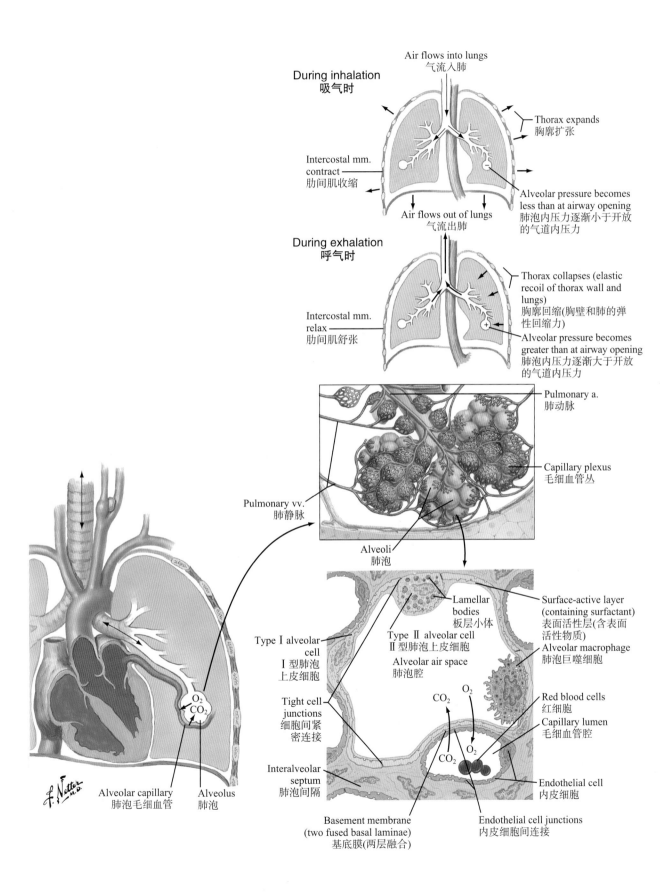

During inhalation
吸气时

Air flows into lungs
气流入肺

Thorax expands
胸廓扩张

Intercostal mm. contract
肋间肌收缩

Alveolar pressure becomes less than at airway opening
肺泡内压力逐渐小于开放的气道内压力

Air flows out of lungs
气流出肺

During exhalation
呼气时

Thorax collapses (elastic recoil of thorax wall and lungs)
胸廓回缩(胸壁和肺的弹性回缩力)

Intercostal mm. relax
肋间肌舒张

Alveolar pressure becomes greater than at airway opening
肺泡内压力逐渐大于开放的气道内压力

Pulmonary a.
肺动脉

Capillary plexus
毛细血管丛

Pulmonary vv.
肺静脉

Alveoli
肺泡

Lamellar bodies
板层小体

Surface-active layer (containing surfactant)
表面活性层(含表面活性物质)

Type I alveolar cell
I 型肺泡上皮细胞

Type II alveolar cell
II 型肺泡上皮细胞

Alveolar macrophage
肺泡巨噬细胞

Alveolar air space
肺泡腔

Tight cell junctions
细胞间紧密连接

Red blood cells
红细胞

Capillary lumen
毛细血管腔

Interalveolar septum
肺泡间隔

Endothelial cell
内皮细胞

Basement membrane (two fused basal laminae)
基底膜(两层融合)

Endothelial cell junctions
内皮细胞间连接

Alveolar capillary
肺泡毛细血管

Alveolus
肺泡

Muscles of inspiration
吸气肌

Accessory muscles
辅助肌

Sternocleidomastoid m.
(elevates sternum
and clavicle)
胸锁乳突肌
(提升胸骨和锁骨)

Scalenus mm. (elevate
and fix upper ribs)
斜角肌(提升并固定上位肋)

Scalenus anterior m.
前斜角肌
Scalenus medius m.
中斜角肌
Scalenus posterior m.
后斜角肌

Principal muscles
主要肌

External intercostal mm.
(elevate ribs, thus in-
creasing width of
thoracic cavity and
aiding deep inspiration)
肋间外肌(提升肋骨, 从
而增加胸腔的宽度并辅
助深吸气)

Interchondral parts of
internal intercostal mm.
(also elevate ribs and
aid with deep inspiration)
肋间内肌的软骨间部(同样
提升肋骨并辅助深吸气)

Diaphragm (domes
descend, thus increasing
vertical dimension of
thoracic cavity; also
elevates lower ribs)
膈(膈穹窿下降, 从而
增加胸腔的上下径;
同时提升下位肋)

Muscles of expiration
呼气肌

Quiet breathing
平静呼吸
Expiration results from
passive recoil of lungs
and rib cage
肺和胸廓被动回缩导
致呼气

Active breathing
用力呼吸

Internal intercostal mm.,
except interchondral
part (aid forced expiration)
肋间内肌, 除肋软骨部
(辅助用力呼气)

Abdominal mm. (depress
lower ribs, compress
abdominal contents, thus
pushing up diaphragm,
aiding forced expiration)
腹肌(降下位肋, 压迫腹腔
内容物从而上推膈, 辅助
用力呼气)

Rectus abdominis m.
腹直肌

External abdominal
oblique m.
腹外斜肌

Internal abdominal
oblique m.
腹内斜肌

Transversus abdominis m.
腹横肌

解剖结构	临床意义	图号
头部和颈部		
会厌	气管插管的重要标志；细菌或病毒感染（如流感嗜血杆菌）可能导致会厌炎，表现为呼吸窘迫、咽痛和声音嘶哑	S-372 to S-374
鼻旁窦（上颌窦、筛窦、额窦和蝶窦）	颅骨内的空腔，容易因细菌或病毒感染引起黏膜炎症	S-368, S-369
鼻中隔	先天或后天性的偏曲可能导致鼻塞，可通过鼻中隔成形术进行治疗；使用可卡因或肉芽肿病伴多血管炎时可能发生穿孔	S-367, S-368
胸部		
胸膜	空气或气体（自发性或外伤性）可进入脏层胸膜和壁层胸膜之间的胸膜腔，并压迫肺组织，称为气胸；若影响肺静脉回流，导致低血压和呼吸困难，则称为张力性气胸	S-385 to S-387, S-389
颈胸膜	向上延伸至第1肋上方的颈部，因此有可能在进行颈部操作时被刺破产生气胸	S-368, S-385
气管杈	气管插管时确定位置的重要标志，导管应停止于气管分叉以上4~5cm的位置；气管分叉通常在第4~5胸椎水平，右主支气管更加短、直、宽，因此误吸物更易进入右肺；右主支气管位于食管上方、左心房后方	S-379
肺尖	肺尖肿瘤综合征（肺尖部的支气管肺癌）可侵及交感干，引起Horner综合征（单侧瞳孔缩小、上睑下垂、无汗、面部潮红）；肺尖部受下颈部针刺的影响易发生气胸	S-385, S-390

* 各解剖结构的选择主要基于临床数据以及大体解剖课程中经常涉及的临床诊治内容。

表 7.1 　　　　　　　　　　具有重要临床意义的解剖结构 　　　　　　　501

消化系统 8

附图

附图S-BP 65 食管壁内神经和神经变异

附图S-BP 66 食管的动脉变异

附图S-BP 67 胃的位置和形态随体型的变化

附图S-BP 68 十二指肠壁的层次

附图S-BP 69 CT和MRCP示阑尾、胆囊与胆管；肝动脉的神经

附图S-BP 70 肝的投影

附图S-BP 71 肝形态的变异

附图S-BP 72 乙状结肠:位置变异

附图（续）

附图S-BP 73 胰管的变异

附图S-BP 74 胆囊管、肝管和胰管的变异

附图S-BP 75 胆囊动脉的变异

附图S-BP 76 肝动脉的变异

附图S-BP 77 肝与胆囊的动脉变异及侧支供应

附图S-BP 78 肝门静脉的变异与异常

附图S-BP 79 腹腔干的变异

附图S-BP 80 盲肠的动脉血供及其腹膜后附着点的变异

附图S-BP 81 结肠的动脉变异

附图S-BP 82 结肠的动脉变异 (续)

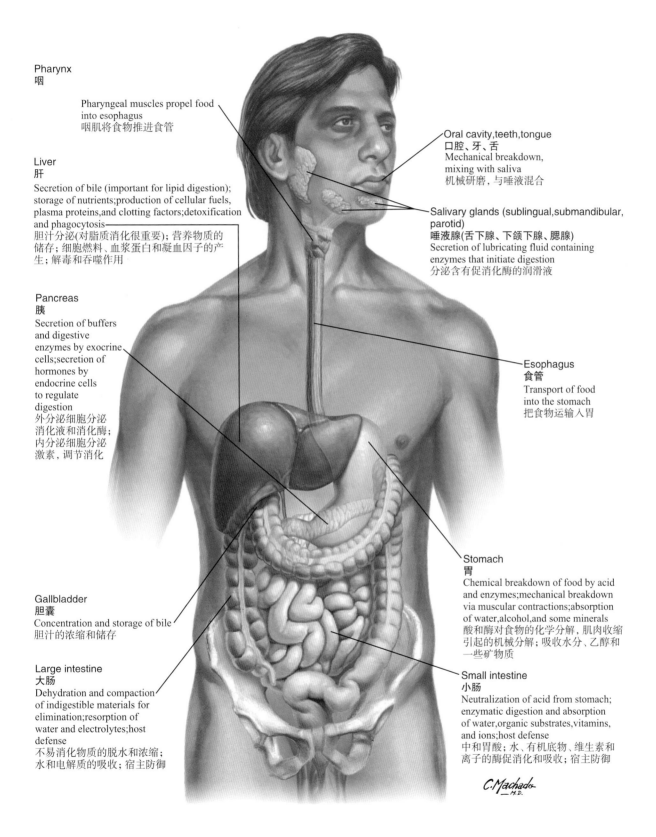

Pharynx
咽
Pharyngeal muscles propel food into esophagus
咽肌将食物推进食管

Oral cavity,teeth,tongue
口腔、牙、舌
Mechanical breakdown, mixing with saliva
机械研磨，与唾液混合

Liver
肝
Secretion of bile (important for lipid digestion); storage of nutrients;production of cellular fuels, plasma proteins,and clotting factors;detoxification and phagocytosis
胆汁分泌(对脂质消化很重要)；营养物质的储存；细胞燃料、血浆蛋白和凝血因子的产生；解毒和吞噬作用

Salivary glands (sublingual,submandibular, parotid)
唾液腺(舌下腺、下颌下腺、腮腺)
Secretion of lubricating fluid containing enzymes that initiate digestion
分泌含有促消化酶的润滑液

Pancreas
胰
Secretion of buffers and digestive enzymes by exocrine cells;secretion of hormones by endocrine cells to regulate digestion
外分泌细胞分泌消化液和消化酶；内分泌细胞分泌激素，调节消化

Esophagus
食管
Transport of food into the stomach
把食物运输入胃

Stomach
胃
Chemical breakdown of food by acid and enzymes;mechanical breakdown via muscular contractions;absorption of water,alcohol,and some minerals
酸和酶对食物的化学分解，肌肉收缩引起的机械分解；吸收水分、乙醇和一些矿物质

Gallbladder
胆囊
Concentration and storage of bile
胆汁的浓缩和储存

Large intestine
大肠
Dehydration and compaction of indigestible materials for elimination;resorption of water and electrolytes;host defense
不易消化物质的脱水和浓缩；水和电解质的吸收；宿主防御

Small intestine
小肠
Neutralization of acid from stomach; enzymatic digestion and absorption of water,organic substrates,vitamins, and ions;host defense
中和胃酸；水、有机底物、维生素和离子的酶促消化和吸收；宿主防御

C.Machado
—M.D.

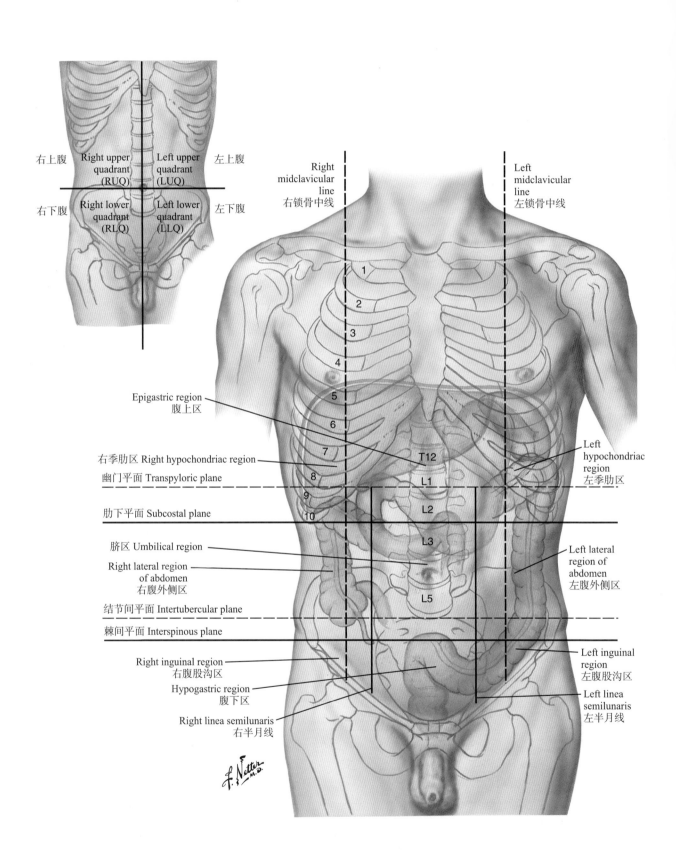

右上腹 Right upper quadrant (RUQ)

左上腹 Left upper quadrant (LUQ)

右下腹 Right lower quadrant (RLQ)

左下腹 Left lower quadrant (LLQ)

Right midclavicular line 右锁骨中线

Left midclavicular line 左锁骨中线

Epigastric region 腹上区

右季肋区 Right hypochondriac region

幽门平面 Transpyloric plane

肋下平面 Subcostal plane

脐区 Umbilical region

Right lateral region of abdomen 右腹外侧区

结节间平面 Intertubercular plane

棘间平面 Interspinous plane

Right inguinal region 右腹股沟区

Hypogastric region 腹下区

Right linea semilunaris 右半月线

Left hypochondriac region 左季肋区

Left lateral region of abdomen 左腹外侧区

Left inguinal region 左腹股沟区

Left linea semilunaris 左半月线

颞浅动脉和静脉 Superficial temporal a. and v.
耳颞神经 Auriculotemporal n.
颞肌腱 Temporalis tendon
面神经分支 Branches of facial n.
面横动脉 Transverse facial a.
副腮腺 Accessory parotid gland
腮腺管 Parotid duct
Bucinator(cut) 颊肌(切断)
咬肌 Masseter
舌神经 Lingual n.
Submandibular ganglion 下颌下神经节
Tongue 舌
舌系带 Frenulum of tongue
Sublingual fold (with openings of sublingual ducts) 舌下襞及舌下腺管开口
Sublingual caruncle (with opening of submandibular duct) 舌下阜及下颌下腺管开口
Sublingual gland 舌下腺
Submandibular duct 下颌下腺管
舌下动脉和静脉 Sublingual a. and v.
下颌舌骨肌(切断) Mylohyoid m.(cut)
二腹肌前腹 Anterior belly of digastric m.
Deep part of submandibular gland 下颌下腺深部
Superficial part of submandibular gland 下颌下腺浅部
Hyoid bone 舌骨
Facial a. and v. 面动脉和静脉

Parotid gland 腮腺
Posterior division of retromandibular v. 下颌后静脉后支
Anterior division of retromandibular v. 下颌后静脉前支
Posterior belly of digastric m. 二腹肌后腹
External jugular v. 颈外静脉
Sternocleidomastoid m. 胸锁乳突肌
Stylohyoid m. 茎突舌骨肌
Common facial v. 面总静脉
Internal jugular v. 颈内静脉
External carotid a. 颈外动脉

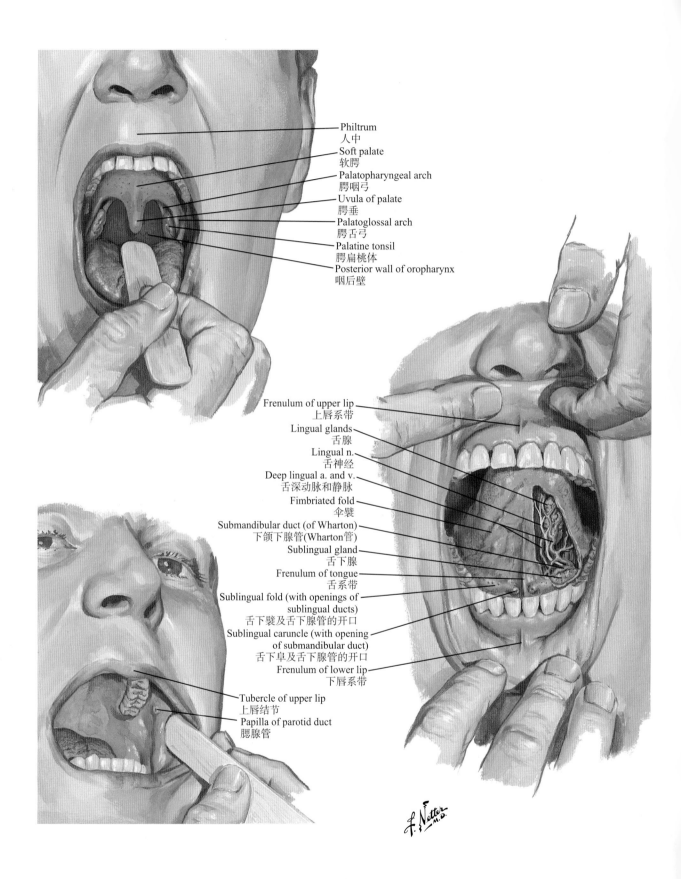

Philtrum
人中

Soft palate
软腭

Palatopharyngeal arch
腭咽弓

Uvula of palate
腭垂

Palatoglossal arch
腭舌弓

Palatine tonsil
腭扁桃体

Posterior wall of oropharynx
咽后壁

Frenulum of upper lip
上唇系带

Lingual glands
舌腺

Lingual n.
舌神经

Deep lingual a. and v.
舌深动脉和静脉

Fimbriated fold
伞襞

Submandibular duct (of Wharton)
下颌下腺管(Wharton管)

Sublingual gland
舌下腺

Frenulum of tongue
舌系带

Sublingual fold (with openings of
sublingual ducts)
舌下襞及舌下腺管的开口

Sublingual caruncle (with opening
of submandibular duct)
舌下阜及舌下腺管的开口

Frenulum of lower lip
下唇系带

Tubercle of upper lip
上唇结节

Papilla of parotid duct
腮腺管

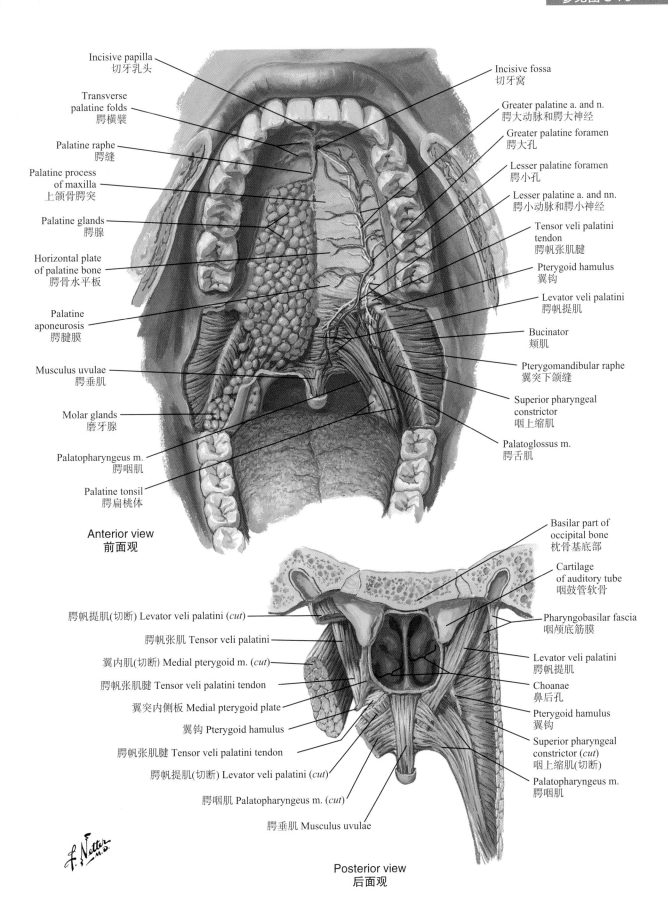

Incisive papilla
切牙乳头

Transverse
palatine folds
腭横襞

Palatine raphe
腭缝

Palatine process
of maxilla
上颌骨腭突

Palatine glands
腭腺

Horizontal plate
of palatine bone
腭骨水平板

Palatine
aponeurosis
腭腱膜

Musculus uvulae
腭垂肌

Molar glands
磨牙腺

Palatopharyngeus m.
腭咽肌

Palatine tonsil
腭扁桃体

**Anterior view
前面观**

Incisive fossa
切牙窝

Greater palatine a. and n.
腭大动脉和腭大神经

Greater palatine foramen
腭大孔

Lesser palatine foramen
腭小孔

Lesser palatine a. and nn.
腭小动脉和腭小神经

Tensor veli palatini
tendon
腭帆张肌腱

Pterygoid hamulus
翼钩

Levator veli palatini
腭帆提肌

Bucinator
颊肌

Pterygomandibular raphe
翼突下颌缝

Superior pharyngeal
constrictor
咽上缩肌

Palatoglossus m.
腭舌肌

Basilar part of
occipital bone
枕骨基底部

Cartilage
of auditory tube
咽鼓管软骨

Pharyngobasilar fascia
咽颅底筋膜

Levator veli palatini
腭帆提肌

Choanae
鼻后孔

Pterygoid hamulus
翼钩

Superior pharyngeal
constrictor (cut)
咽上缩肌(切断)

Palatopharyngeus m.
腭咽肌

腭帆提肌(切断) Levator veli palatini (cut)

腭帆张肌 Tensor veli palatini

翼内肌(切断) Medial pterygoid m. (cut)

腭帆张肌腱 Tensor veli palatini tendon

翼突内侧板 Medial pterygoid plate

翼钩 Pterygoid hamulus

腭帆张肌腱 Tensor veli palatini tendon

腭帆提肌(切断) Levator veli palatini (cut)

腭咽肌 Palatopharyngeus m. (cut)

腭垂肌 Musculus uvulae

**Posterior view
后面观**

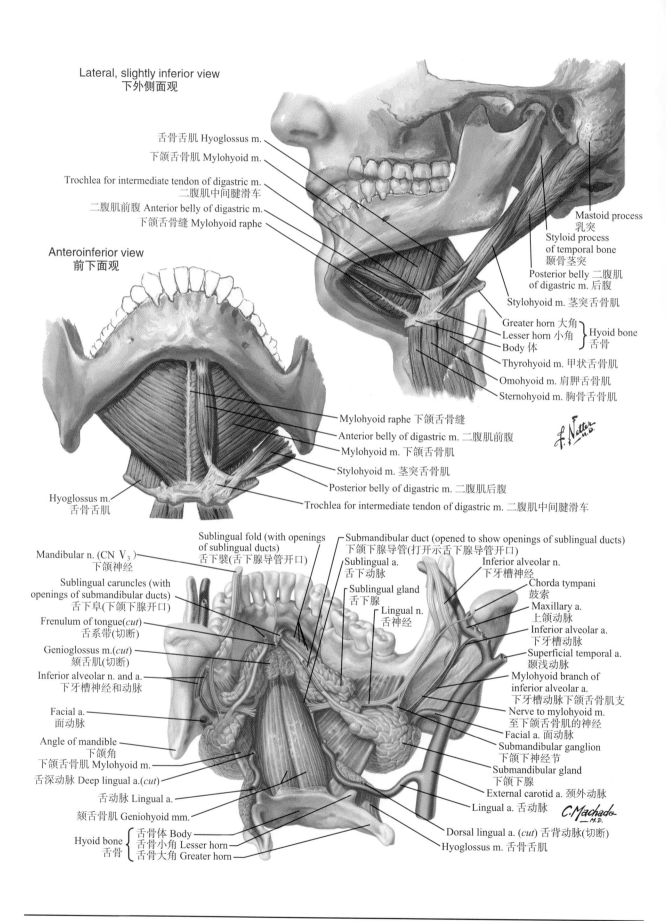

Lateral, slightly inferior view
下外侧面观

舌骨舌肌 Hyoglossus m.

下颌舌骨肌 Mylohyoid m.

Trochlea for intermediate tendon of digastric m.
二腹肌中间腱滑车

二腹肌前腹 Anterior belly of digastric m.

下颌舌骨缝 Mylohyoid raphe

Mastoid process 乳突

Styloid process of temporal bone 颞骨茎突

Posterior belly 二腹肌后腹 of digastric m.

Stylohyoid m. 茎突舌骨肌

Greater horn 大角
Lesser horn 小角 } Hyoid bone 舌骨
Body 体

Thyrohyoid m. 甲状舌骨肌

Omohyoid m. 肩胛舌骨肌

Sternohyoid m. 胸骨舌骨肌

Anteroinferior view
前下面观

Mylohyoid raphe 下颌舌骨缝

Anterior belly of digastric m. 二腹肌前腹

Mylohyoid m. 下颌舌骨肌

Stylohyoid m. 茎突舌骨肌

Posterior belly of digastric m. 二腹肌后腹

Trochlea for intermediate tendon of digastric m. 二腹肌中间腱滑车

Hyoglossus m.
舌骨舌肌

Sublingual fold (with openings of sublingual ducts)
舌下襞(舌下腺导管开口)

Mandibular n. (CN V₃)
下颌神经

Sublingual caruncles (with openings of submandibular ducts)
舌下阜(下颌下腺开口)

Frenulum of tongue(cut)
舌系带(切断)

Genioglossus m.(cut)
颏舌肌(切断)

Inferior alveolar n. and a.
下牙槽神经和动脉

Facial a.
面动脉

Angle of mandible
下颌角

下颌舌骨肌 Mylohyoid m.

舌深动脉 Deep lingual a.(cut)

舌动脉 Lingual a.

颏舌骨肌 Geniohyoid mm.

Hyoid bone { 舌骨体 Body
舌骨 { 舌骨小角 Lesser horn
舌骨大角 Greater horn

Submandibular duct (opened to show openings of sublingual ducts)
下颌下腺导管(打开示舌下腺导管开口)

Sublingual a.
舌下动脉

Sublingual gland
舌下腺

Lingual n.
舌神经

Inferior alveolar n.
下牙槽神经

Chorda tympani
鼓索

Maxillary a.
上颌动脉

Inferior alveolar a.
下牙槽动脉

Superficial temporal a.
颞浅动脉

Mylohyoid branch of inferior alveolar a.
下牙槽动脉下颌舌骨肌支

Nerve to mylohyoid m.
至下颌舌骨肌的神经

Facial a. 面动脉

Submandibular ganglion
下颌下神经节

Submandibular gland
下颌下腺

External carotid a. 颈外动脉

Lingual a. 舌动脉

Dorsal lingual a. (cut) 舌背动脉(切断)

Hyoglossus m. 舌骨舌肌

Horizontal section
below lingula of
mandible (superior view)
下颌小舌下水平切面(上面观)

口轮匝肌 Orbicularis oris m.
颊肌 Bucinator
颊咽筋膜 Buccopharyngeal fascia
面动脉和静脉 Facial a. and v.
腭舌肌 Palatoglossus m.
腭扁桃体 Palatine tonsil
翼突下颌缝 Pterygomandibular raphe
咽上缩肌 Superior pharyngeal constrictor
颊神经和颊支 Buccal n. and branches
舌神经 Lingual n.
咬肌 Masseter
腭咽肌 Palatopharyngeus m.
下颌支 Ramus of mandible
下牙槽动、静脉和神经 Inferior alveolar a., v., and n.
翼内肌 Medial pterygoid m.
茎突舌肌 Styloglossus m.
面神经 Facial n. (CN Ⅶ)
下颌后静脉 Retromandibular v.
颈外动脉 External carotid a.
腮腺 Parotid gland
茎突咽肌 Stylopharyngeus m.
茎突舌骨肌 Stylohyoid m.
胸锁乳突肌 Sternocleidomastoid m.
二腹肌后腹 Posterior belly of digastric m.

Internal jugular v., internal carotid a.,
and CN Ⅸ, CN Ⅹ, and CN Ⅻ
颈内静脉、颈内动脉和舌咽、迷走及舌下神经

Carotid sheath
颈动脉鞘
Superior cervical ganglion
颈上神经节

Longus capitis m. 头长肌
Deep investing cervical fascia 颈深筋膜
Buccopharyngeal fascia 颊咽筋膜
Retropharyngeal space
咽后间隙

枢椎

Superior longitudinal lingual m. 上纵肌
Verticalis and transversus linguae mm. 舌垂直肌和舌横肌
Inferior longitudinal lingual m. 下纵肌
Styloglossus m. 茎突舌肌
Bucinator 颊肌
Hyoglossus m. 舌骨舌肌
Genioglossus m. 颏舌肌
Sublingual gland 舌下腺
Submandibular duct (of Wharton) 下颌下腺管 (Wharton管)
Submandibular gland 下颌下腺
Inferior alveolar a., v., and n. 下牙槽动脉、静脉和神经
Lingual n. 舌神经
Nerve to mylohyoid m. 至下颌舌骨肌的神经
Vena comitans of hypoglossal n. 舌下神经的伴行静脉
Lingual a. 舌动脉
Facial a. 面动脉
Hypoglossal n. (CN Ⅻ) 舌下神经
Submandibular gland 下颌下腺
Submandibular node 下颌下淋巴结
Mylohyoid m. 下颌舌骨肌
Facial v. 面静脉
Intermediate tendon of digastic m. 二腹肌中间腱
Hyoid bone 舌骨

Coronal section
posterior to 1st
molar tooth
(anterior view)
经第一磨牙后的
冠状切面
(前面观)

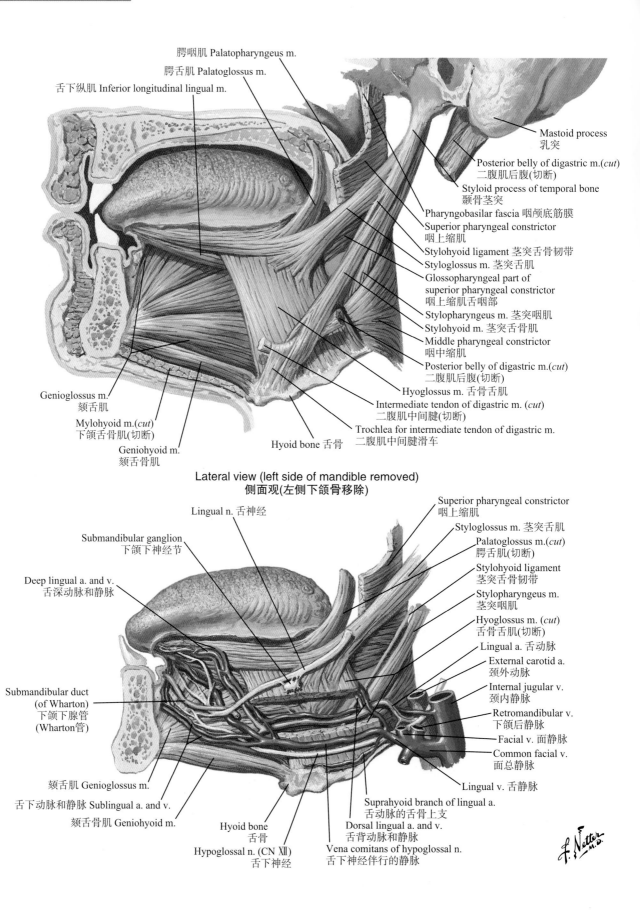

腭咽肌 Palatopharyngeus m.

腭舌肌 Palatoglossus m.

舌下纵肌 Inferior longitudinal lingual m.

Mastoid process
乳突

Posterior belly of digastric m.(cut)
二腹肌后腹(切断)

Styloid process of temporal bone
颞骨茎突

Pharyngobasilar fascia 咽颅底筋膜

Superior pharyngeal constrictor
咽上缩肌

Stylohyoid ligament 茎突舌骨韧带

Styloglossus m. 茎突舌肌

Glossopharyngeal part of
superior pharyngeal constrictor
咽上缩肌舌咽部

Stylopharyngeus m. 茎突咽肌

Stylohyoid m. 茎突舌骨肌

Middle pharyngeal constrictor
咽中缩肌

Posterior belly of digastric m.(cut)
二腹肌后腹(切断)

Hyoglossus m. 舌骨舌肌

Intermediate tendon of digastric m. (cut)
二腹肌中间腱(切断)

Trochlea for intermediate tendon of digastric m.
二腹肌中间腱滑车

Genioglossus m.
颏舌肌

Mylohyoid m.(cut)
下颌舌骨肌(切断)

Geniohyoid m.
颏舌骨肌

Hyoid bone 舌骨

Lateral view (left side of mandible removed)
侧面观(左侧下颌骨移除)

Lingual n. 舌神经

Superior pharyngeal constrictor
咽上缩肌

Styloglossus m. 茎突舌肌

Palatoglossus m.(cut)
腭舌肌(切断)

Stylohyoid ligament
茎突舌骨韧带

Stylopharyngeus m.
茎突咽肌

Hyoglossus m. (cut)
舌骨舌肌(切断)

Lingual a. 舌动脉

External carotid a.
颈外动脉

Internal jugular v.
颈内静脉

Retromandibular v.
下颌后静脉

Facial v. 面静脉

Common facial v.
面总静脉

Lingual v. 舌静脉

Submandibular ganglion
下颌下神经节

Deep lingual a. and v.
舌深动脉和静脉

Submandibular duct
(of Wharton)
下颌下腺管
(Wharton管)

颏舌肌 Genioglossus m.

舌下动脉和静脉 Sublingual a. and v.

颏舌骨肌 Geniohyoid m.

Hyoid bone
舌骨

Hypoglossal n. (CN XII)
舌下神经

Suprahyoid branch of lingual a.
舌动脉的舌骨上支

Dorsal lingual a. and v.
舌背动脉和静脉

Vena comitans of hypoglossal n.
舌下神经伴行的静脉

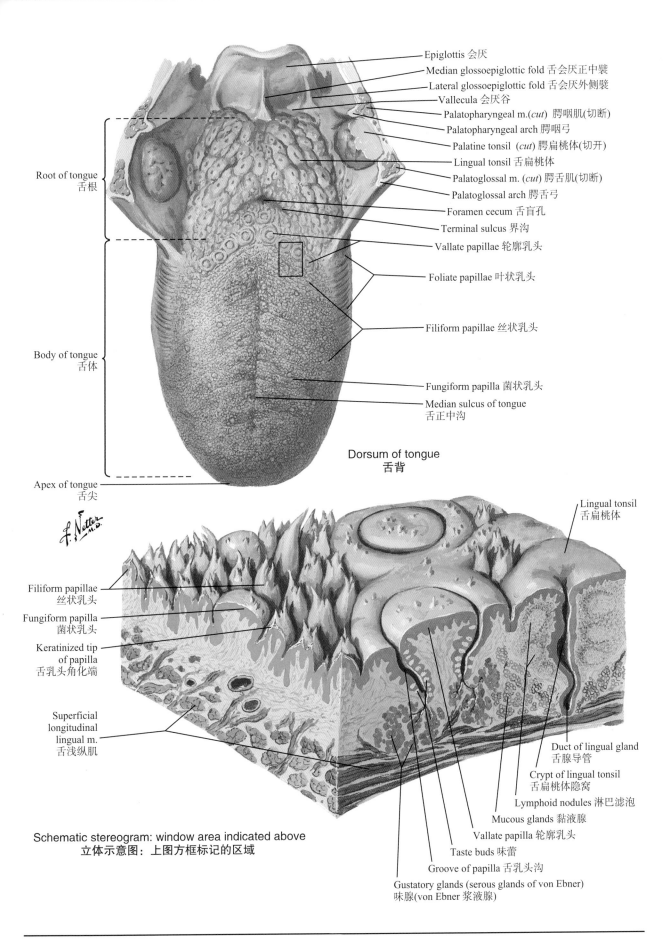

Epiglottis 会厌
Median glossoepiglottic fold 舌会厌正中襞
Lateral glossoepiglottic fold 舌会厌外侧襞
Vallecula 会厌谷
Palatopharyngeal m.(cut) 腭咽肌(切断)
Palatopharyngeal arch 腭咽弓
Palatine tonsil (cut) 腭扁桃体(切开)
Lingual tonsil 舌扁桃体
Palatoglossal m. (cut) 腭舌肌(切断)
Palatoglossal arch 腭舌弓
Foramen cecum 舌盲孔
Terminal sulcus 界沟
Vallate papillae 轮廓乳头
Foliate papillae 叶状乳头
Filiform papillae 丝状乳头
Fungiform papilla 菌状乳头
Median sulcus of tongue 舌正中沟

Root of tongue 舌根
Body of tongue 舌体
Apex of tongue 舌尖

Dorsum of tongue 舌背

Lingual tonsil 舌扁桃体

Filiform papillae 丝状乳头
Fungiform papilla 菌状乳头
Keratinized tip of papilla 舌乳头角化端
Superficial longitudinal lingual m. 舌浅纵肌

Duct of lingual gland 舌腺导管
Crypt of lingual tonsil 舌扁桃体隐窝
Lymphoid nodules 淋巴滤泡
Mucous glands 黏液腺
Vallate papilla 轮廓乳头
Taste buds 味蕾
Groove of papilla 舌乳头沟
Gustatory glands (serous glands of von Ebner) 味腺(von Ebner 浆液腺)

Schematic stereogram: window area indicated above
立体示意图：上图方框标记的区域

Medial view sagittal section
正中矢状断面

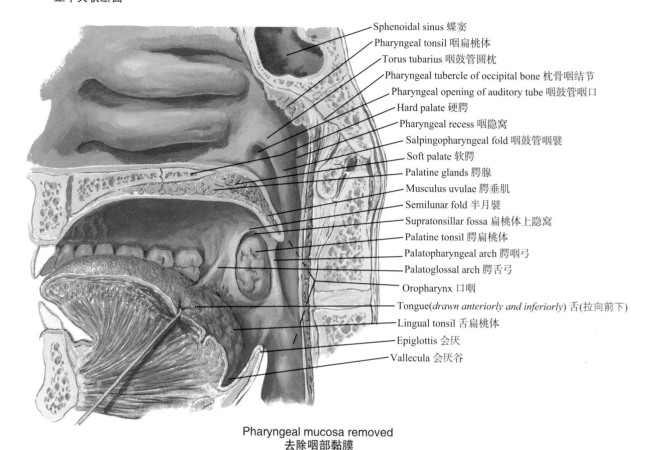

Sphenoidal sinus 蝶窦
Pharyngeal tonsil 咽扁桃体
Torus tubarius 咽鼓管圆枕
Pharyngeal tubercle of occipital bone 枕骨咽结节
Pharyngeal opening of auditory tube 咽鼓管咽口
Hard palate 硬腭
Pharyngeal recess 咽隐窝
Salpingopharyngeal fold 咽鼓管咽襞
Soft palate 软腭
Palatine glands 腭腺
Musculus uvulae 腭垂肌
Semilunar fold 半月襞
Supratonsillar fossa 扁桃体上隐窝
Palatine tonsil 腭扁桃体
Palatopharyngeal arch 腭咽弓
Palatoglossal arch 腭舌弓
Oropharynx 口咽
Tongue(*drawn anteriorly and inferiorly*) 舌(拉向前下)
Lingual tonsil 舌扁桃体
Epiglottis 会厌
Vallecula 会厌谷

Pharyngeal mucosa removed
去除咽部黏膜

咽扁桃体(腺样体) Pharyngeal tonsil
咽鼓管软骨 Cartilage of auditory tube
翼突内侧板 Medial pterygoid plate
腭帆张肌 Tensor veli palatini
腭帆提肌 Levator veli palatini
腭升动脉 Ascending palatine a.
咽升动脉咽支 Pharyngeal branch of ascending pharyngeal a.
腭帆张肌腱 Tensor veli palatini tendon
腭小动脉 Lesser palatine a.
咽鼓管咽肌 Salpingopharyngeus m.
翼钩 Pterygoid hamulus
翼突下颌缝 Pterygomandibular raphe
腭小动脉的扁桃体支 Tonsillar branch of lesser palatine a.
咽上缩肌 Superior pharyngeal constrictor
咽升动脉的扁桃体支 Tonsillar branch of ascending pharyngeal a.
腭舌肌 Palatoglossus m.
腭咽肌 Palatopharyngeus m.
腭升动脉的扁桃体支 Tonsillar branch of ascending palatine a.
面动脉的扁桃体支 Tonsillar branch of facial a.
舌动脉舌背支 Dorsal lingual branch of lingual a.
舌咽神经的扁桃体支 Tonsillar branch of glossopharyngeal n.
舌咽神经 Glossopharyngeal n. (CN IX)
茎突舌骨韧带 Stylohyoid ligament
舌骨舌肌 Hyoglossus m.
咽中缩肌 Middle pharyngeal constrictor
茎突咽肌 Stylopharyngeus m.

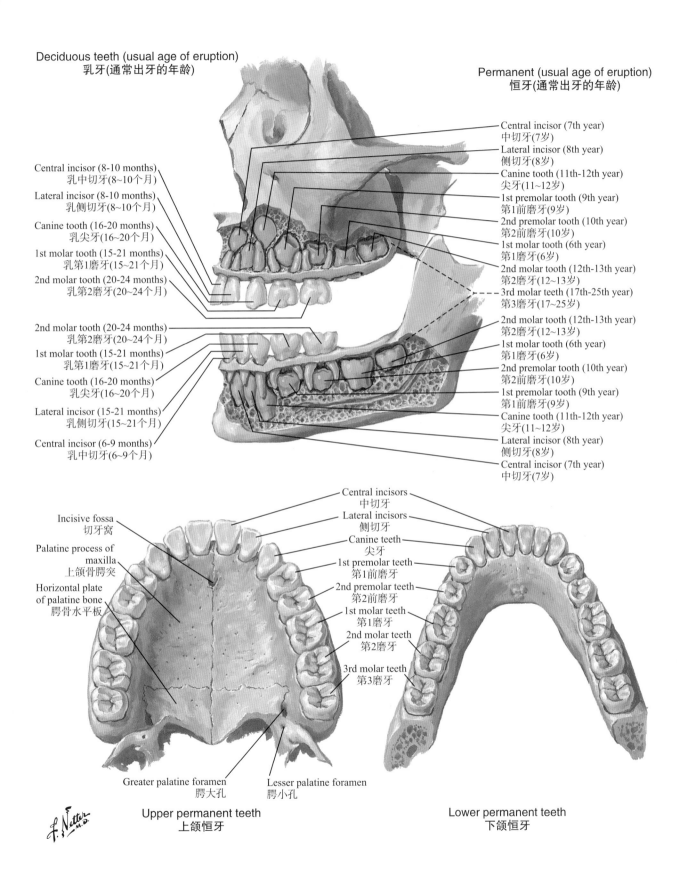

Deciduous teeth (usual age of eruption)
乳牙(通常出牙的年龄)

Permanent (usual age of eruption)
恒牙(通常出牙的年龄)

Central incisor (7th year)
中切牙(7岁)

Lateral incisor (8th year)
侧切牙(8岁)

Canine tooth (11th-12th year)
尖牙(11~12岁)

1st premolar tooth (9th year)
第1前磨牙(9岁)

2nd premolar tooth (10th year)
第2前磨牙(10岁)

1st molar tooth (6th year)
第1磨牙(6岁)

2nd molar tooth (12th-13th year)
第2磨牙(12~13岁)

3rd molar teeth (17th-25th year)
第3磨牙(17~25岁)

2nd molar tooth (12th-13th year)
第2磨牙(12~13岁)

1st molar tooth (6th year)
第1磨牙(6岁)

2nd premolar tooth (10th year)
第2前磨牙(10岁)

1st premolar tooth (9th year)
第1前磨牙(9岁)

Canine tooth (11th-12th year)
尖牙(11~12岁)

Lateral incisor (8th year)
侧切牙(8岁)

Central incisor (7th year)
中切牙(7岁)

Central incisor (8-10 months)
乳中切牙(8~10个月)

Lateral incisor (8-10 months)
乳侧切牙(8~10个月)

Canine tooth (16-20 months)
乳尖牙(16~20个月)

1st molar tooth (15-21 months)
乳第1磨牙(15~21个月)

2nd molar tooth (20-24 months)
乳第2磨牙(20~24个月)

2nd molar tooth (20-24 months)
乳第2磨牙(20~24个月)

1st molar tooth (15-21 months)
乳第1磨牙(15~21个月)

Canine tooth (16-20 months)
乳尖牙(16~20个月)

Lateral incisor (15-21 months)
乳侧切牙(15~21个月)

Central incisor (6-9 months)
乳中切牙(6~9个月)

Central incisors
中切牙

Lateral incisors
侧切牙

Canine teeth
尖牙

1st premolar teeth
第1前磨牙

2nd premolar teeth
第2前磨牙

1st molar teeth
第1磨牙

2nd molar teeth
第2磨牙

3rd molar teeth
第3磨牙

Incisive fossa
切牙窝

Palatine process of maxilla
上颌骨腭突

Horizontal plate of palatine bone
腭骨水平板

Greater palatine foramen
腭大孔

Lesser palatine foramen
腭小孔

Upper permanent teeth
上颌恒牙

Lower permanent teeth
下颌恒牙

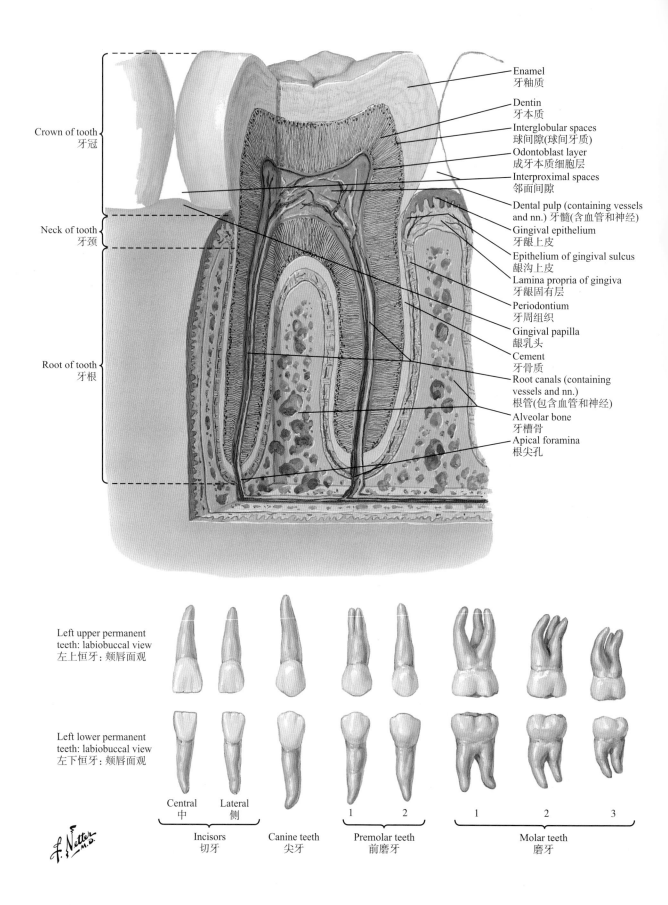

Crown of tooth
牙冠

Neck of tooth
牙颈

Root of tooth
牙根

Enamel
牙釉质

Dentin
牙本质

Interglobular spaces
球间隙(球间牙质)

Odontoblast layer
成牙本质细胞层

Interproximal spaces
邻面间隙

Dental pulp (containing vessels and nn.) 牙髓(含血管和神经)

Gingival epithelium
牙龈上皮

Epithelium of gingival sulcus
龈沟上皮

Lamina propria of gingiva
牙龈固有层

Periodontium
牙周组织

Gingival papilla
龈乳头

Cement
牙骨质

Root canals (containing vessels and nn.)
根管(包含血管和神经)

Alveolar bone
牙槽骨

Apical foramina
根尖孔

Left upper permanent teeth: labiobuccal view
左上恒牙：颊唇面观

Left lower permanent teeth: labiobuccal view
左下恒牙：颊唇面观

Central
中

Lateral
侧

1

2

1

2

3

Incisors
切牙

Canine teeth
尖牙

Premolar teeth
前磨牙

Molar teeth
磨牙

Middle superior
alveolar n.
上牙槽中神经

Anterior superior
alveolar n.
上牙槽前神经

Infraorbital n.
眶下神经

眼神经 Ophthalmic n. (CN V₁)

三叉神经 Trigeminal n. (CN V)

三叉神经节 Trigeminal ganglion

上颌神经 Maxillary n. (CN V₂)

下颌神经 Mandibular n. (CN V₃)

颊神经 Buccal n.

上牙槽后神经 Posterior superior alveolar n.

舌神经 Lingual n.

下牙槽神经 Inferior alveolar n.

Mental n.
颏神经

Anterior superior alveolar n.
上牙槽前神经

Nasopalatine n.
鼻腭神经

Infraorbital n.
眶下神经

Middle superior alveolar n.
上牙槽中神经

Posterior superior
alveolar n. and Buccal n.
上牙槽后神经和颊神经

Greater palatine n.
腭大神经

Lesser palatine nn.
腭小神经

Middle superior
alveolar n.
上牙槽中神经

Posterior superior
alveolar n.
上牙槽后神经
Buccal n.
颊神经

Inferior alveolar n.
下牙槽神经

Anterior dental branches
of inferior alveolar n.
下牙槽神经前牙支

Lingual n.
舌神经

Mental n.
颏神经

Inferior
alveolar n.
下牙槽神经

Anterior dental
branches of
inferior
alveolar n.
下牙槽神经前牙支

Glossopharyngeal n. (CN IX)
舌咽神经

Lingual n.
舌神经

Glossopharyngeal n. (CN IX)
Taste plus general sensation
via lingual branches
舌咽神经
舌支感觉味觉和一般感觉

Vagus n. (CN X)
Taste and general sensation
via internal branch of superior laryngeal n.
迷走神经
喉上神经内支感知味觉和一般感觉

Facial n. (CN VII)
Taste via chorda tympani
面神经
鼓索神经感知味觉

Mandibular n. (CN V₃)
General sensation via
lingual n.
下颌神经
舌神经感知一般感觉

C. Machado
M.D.

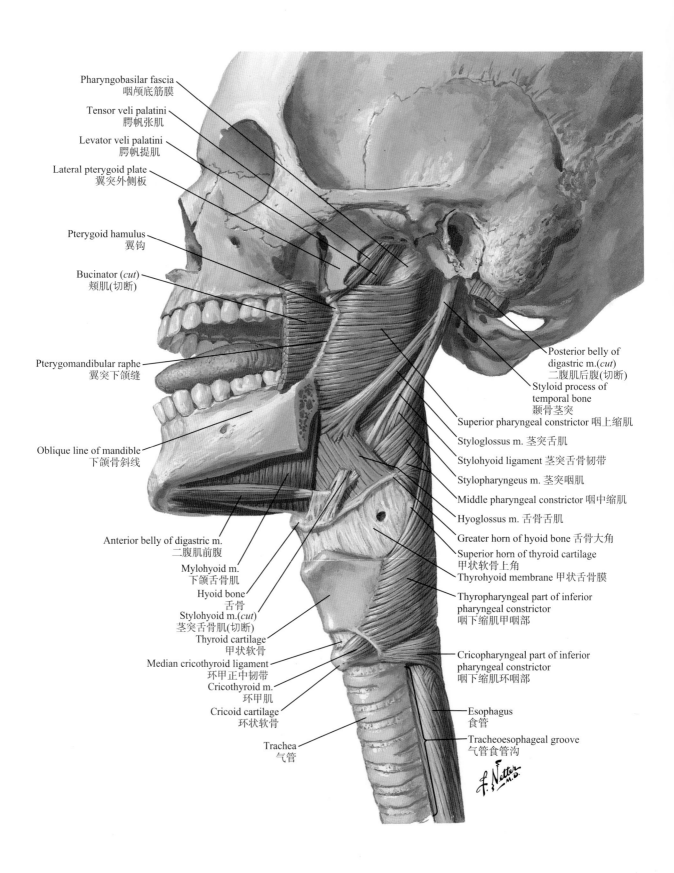

Pharyngobasilar fascia
咽颅底筋膜

Tensor veli palatini
腭帆张肌

Levator veli palatini
腭帆提肌

Lateral pterygoid plate
翼突外侧板

Pterygoid hamulus
翼钩

Bucinator (cut)
颊肌(切断)

Pterygomandibular raphe
翼突下颌缝

Oblique line of mandible
下颌骨斜线

Anterior belly of digastric m.
二腹肌前腹

Mylohyoid m.
下颌舌骨肌

Hyoid bone
舌骨

Stylohyoid m.(cut)
茎突舌骨肌(切断)

Thyroid cartilage
甲状软骨

Median cricothyroid ligament
环甲正中韧带

Cricothyroid m.
环甲肌

Cricoid cartilage
环状软骨

Trachea
气管

Posterior belly of
digastric m.(cut)
二腹肌后腹(切断)

Styloid process of
temporal bone
颞骨茎突

Superior pharyngeal constrictor 咽上缩肌

Styloglossus m. 茎突舌肌

Stylohyoid ligament 茎突舌骨韧带

Stylopharyngeus m. 茎突咽肌

Middle pharyngeal constrictor 咽中缩肌

Hyoglossus m. 舌骨舌肌

Greater horn of hyoid bone 舌骨大角

Superior horn of thyroid cartilage
甲状软骨上角

Thyrohyoid membrane 甲状舌骨膜

Thyropharyngeal part of inferior
pharyngeal constrictor
咽下缩肌甲咽部

Cricopharyngeal part of inferior
pharyngeal constrictor
咽下缩肌环咽部

Esophagus
食管

Tracheoesophageal groove
气管食管沟

Medial pterygoid plate 翼突内侧板
Cartilage of auditory tube 咽鼓管软骨
Tensor veli palatini 腭帆张肌
Palatine aponeurosis 腭腱膜
Pharyngobasilar fascia 咽颅底筋膜
Levator veli palatini 腭帆提肌
Pharyngeal tubercle of occipital bone 枕骨咽结节
Pharyngeal raphe 咽中缝
Anterior longitudinal ligament 前纵韧带
Anterior atlantooccipital membrane 寰枕前膜
Apical ligament of dens 齿骨尖韧带
Salpingopharyngeus m. 咽鼓管咽肌
Muscles of soft palate 软腭的肌肉
Palatopharyngeal ridge (Passavant's) 腭咽嵴 (Passavant 嵴)
Tensor veli palatini tendon 腭帆张肌腱
Pterygoid hamulus 翼钩
Superior pharyngeal constrictor 咽上缩肌
Pterygomandibular raphe 翼突下颌缝
Palatopharyngeus m. 腭咽肌
Bucinator 颊肌
Glossopharyngeal part of superior pharyngeal constrictor 咽上缩肌舌咽部
Stylopharyngeus m. 茎突咽肌
Stylohyoid ligament 茎突舌骨韧带
Styloglossus m. 茎突舌肌
Middle pharyngeal constrictor 咽中缩肌
Buccopharyngeal fascia 颊咽筋膜
Retropharyngeal space 咽后间隙
Anterior longitudinal ligament 前纵韧带
Internal branch of superior laryngeal n. 喉上神经内支
Thyropharyngeal part of inferior pharyngeal constrictor 咽下缩肌甲咽部
Deep investing cervical fascia (prevertebral fascia) 颈深筋膜(椎前筋膜)
Cricopharyngeal part of inferior pharyngeal constrictor 咽下缩肌咽环部
Circular muscular layer of esophagus 食管环形肌层
Longitudinal muscular layer of esophagus 食管纵行肌层

Hyoglossus m. 舌骨舌肌
Geniohyoid m. 颏舌骨肌
Mylohyoid m. 下颌舌骨肌
Hyoid bone 舌骨
Thyrohyoid membrane 甲状舌骨膜
Thyroid cartilage 甲状软骨
Median cricothyroid ligament 环甲正中韧带
Corniculate cartilage 小角软骨
Arytenoid cartilage 杓状软骨
Cricoid cartilage 环状软骨
Trachea 气管

C1 C2 C3 C4 C5 C6 C7

Basilar part of occipital bone
枕骨基底部

Pharyngeal tubercle
咽结节

Pharyngeal tonsil
咽扁桃体(腺样体)

Cartilage of auditory tube
咽鼓管软骨

Styloid process of temporal bone
颞骨茎突

Pharyngobasilar fascia
咽颅底筋膜

Posterior belly of digastric m.
二腹肌后腹

Choana 鼻后孔

Stylohyoid m.
茎突舌骨肌

Levator veli palatini
腭帆提肌

Stylopharyngeus m.
茎突咽肌

Superior pharyngeal constrictor
咽上缩肌

Petropharyngeus m.
岩咽肌

Salpingopharyngeus m.
咽鼓管咽肌

Medial pterygoid m.
翼内肌

Musculus uvulae 腭垂肌

Pharyngobasilar fascia
咽颅底筋膜

Palatopharyngeus m.
腭咽肌

咽中缝 Pharyngeal raphe

Middle pharyngeal constrictor
咽中缩肌

Superior pharyngeal constrictor
咽上缩肌

Lingual tonsil 舌扁桃体

Greater horn of hyoid bone
舌骨大角

Stylopharyngeus m.
茎突咽肌

Middle pharyngeal constrictor
咽中缩肌

Pharyngoepiglottic fold
咽会厌襞

会厌 Epiglottis

Aryepiglottic fold 杓会厌襞

Thyropharyngeal part of inferior pharyngeal constrictor
咽下缩肌甲咽部

Thyropharyngeal part of inferior pharyngeal constrictor(cut edge)
咽下缩肌甲咽部

楔状结节 Cuneiform tubercle

Superior horn of thyroid cartilage
甲状软骨上角

小角结节 Corniculate tubercle

Thyrohyoid membrane 甲状舌骨膜

杓斜肌 Oblique arytenoid m.

Internal branch of superior laryngeal n.
喉上神经内支

杓横肌 Transverse arytenoid m.

环杓后肌 Posterior cricoarytenoid m.

Cricopharyngeal part of inferior pharyngeal constrictor
咽下缩肌环咽部

Cricopharyngeal part of inferior pharyngeal constrictor
咽下缩肌环咽部

Lamina of thyroid cartilage
甲状软骨板

Longitudinal muscular layer of esophagus
食管纵行肌层

Cricoesophageal tendon
环状软骨食管腱

Circular muscular layer of esophagus
食管环形肌层

颈总动脉 Common carotid a.
前斜角肌 Scalenus anterior m.
膈神经 Phrenic n.
后斜角肌 Scalenus posterior m.
臂丛 Brachial plexus
锁骨下动脉 Subclavian a.
Thyrocervical trunk 甲状颈干
Vagus n. (CN X) 迷走神经
第1肋(切断) 1st rib (cut)
Brachiocephalic trunk 头臂干
Trachea 气管
Aortic arch 主动脉弓
Arch of azygos v. 奇静脉弓
Right main bronchus 右主支气管
Thoracic part of esophagus 食管的胸部
Esophageal plexus 食管丛
Mediastinal part of pleura (cut edge) 纵隔胸膜(切缘)
Inferior vena cava (cut) 下腔静脉(切断)
Hepatic vv. (cut) 肝静脉(切断)
Inferior vena cava 下腔静脉
Right crus of diaphragm 右膈脚
左膈脚 Left crus of diaphragm
膈下动脉 Inferior phrenic aa.
腹腔干 Celiac trunk
Abdominal aorta 腹主动脉

Longus colli m. 颈长肌
Cervical part of esophagus 食管的颈部
Recurrent laryngeal nn. 喉返神经
Thoracic duct 胸导管
Internal jugular v. (cut) 颈内静脉(切断)
Subclavian v. (cut) 锁骨下静脉(切断)
Left brachiocephalic v. (cut) 左头臂静脉(切断)
Internal thoracic a. (cut) 胸廓内动脉(切断)
Phrenic n. (cut) 膈神经(切断)
Common carotid a. 颈总动脉
Subclavian a. 锁骨下动脉
Vagus n. (CN X) 迷走神经
Left recurrent laryngeal n. 左喉返神经
Costal part of pleura (cut edge) 肋胸膜(切缘)
Left main bronchus 左主支气管
Descending aorta 降主动脉
Mediastinal part of pleura (cut edge) 纵隔胸膜(切缘)
Pericardium (cut edge) 心包(切缘)
Diaphragm 膈
Diaphragmatic part of pleura 膈胸膜
Anterior vagal trunk 迷走神经前干
Stomach 胃
Abdominal part of esophagus 食管的腹部

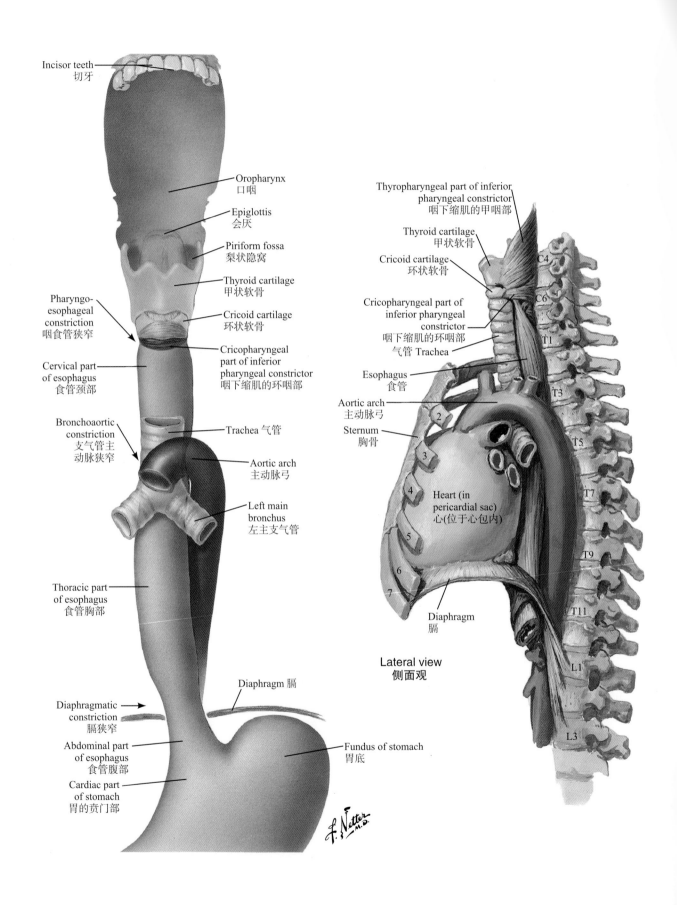

Incisor teeth
切牙

Oropharynx
口咽

Epiglottis
会厌

Piriform fossa
梨状隐窝

Thyroid cartilage
甲状软骨

Pharyngo-esophageal constriction
咽食管狭窄

Cricoid cartilage
环状软骨

Cervical part of esophagus
食管颈部

Cricopharyngeal part of inferior pharyngeal constrictor
咽下缩肌的环咽部

Bronchoaortic constriction
支气管主动脉狭窄

Trachea 气管

Aortic arch
主动脉弓

Left main bronchus
左主支气管

Thoracic part of esophagus
食管胸部

Diaphragm 膈

Diaphragmatic constriction
膈狭窄

Abdominal part of esophagus
食管腹部

Cardiac part of stomach
胃的贲门部

Fundus of stomach
胃底

Thyropharyngeal part of inferior pharyngeal constrictor
咽下缩肌的甲咽部

Thyroid cartilage
甲状软骨

Cricoid cartilage
环状软骨

Cricopharyngeal part of inferior pharyngeal constrictor
咽下缩肌的环咽部

气管 Trachea

Esophagus
食管

Aortic arch
主动脉弓

Sternum
胸骨

Heart (in pericardial sac)
心(位于心包内)

Diaphragm
膈

C4

C6

T1

T3

T5

T7

T9

T11

L1

L3

Lateral view
侧面观

脏器（食管、胃、肠、肝、胰）

Thyropharyngeal part of inferior pharyngeal constrictor
咽下缩肌的甲咽部

Pharyngeal raphe
咽缝

Zone of sparse muscle fibers
肌纤维的薄弱区

Cricopharyngeal part of inferior pharyngeal constrictor
咽下缩肌的环咽部

Main longitudinal muscle bundle passing upward and ventrally to attach to middle of posterior surface of cricoid cartilage
向上和腹侧与环状软骨后面中部连结的主要纵行肌束

Accessory muscle bundle from postero-lateral surface of cricoid cartilage
来自环状软骨后外侧面的副肌束

Additional fibers from contralateral side of cricopharyngeal part of inferior pharyngeal constrictor
来自对侧咽下缩肌的环咽部的附属纤维

Circular muscular layer of esophagus with sparse longitudinal fibers in V-shaped area (of Laimer)
食管环状肌层，V形区域有稀疏的纵向纤维（Laimer纤维）

Bare area on ventral surface of esophagus
食管的腹侧面的裸区

Lateral mass of longitudinal m.
纵行肌的外侧束

Fibroelastic membranes with sparse muscle fibers
有薄弱肌纤维的纤维弹性膜

Longitudinal muscular layer of esophagus
食管的纵行肌层

Circular muscular layer of esophagus
食管的环状肌层

Thyroid cartilage
甲状软骨

Cricoid cartilage
环状软骨

Trachea
气管

Left main bronchus
左主支气管

Hook
拉钩

Posterolateral view
后外侧观

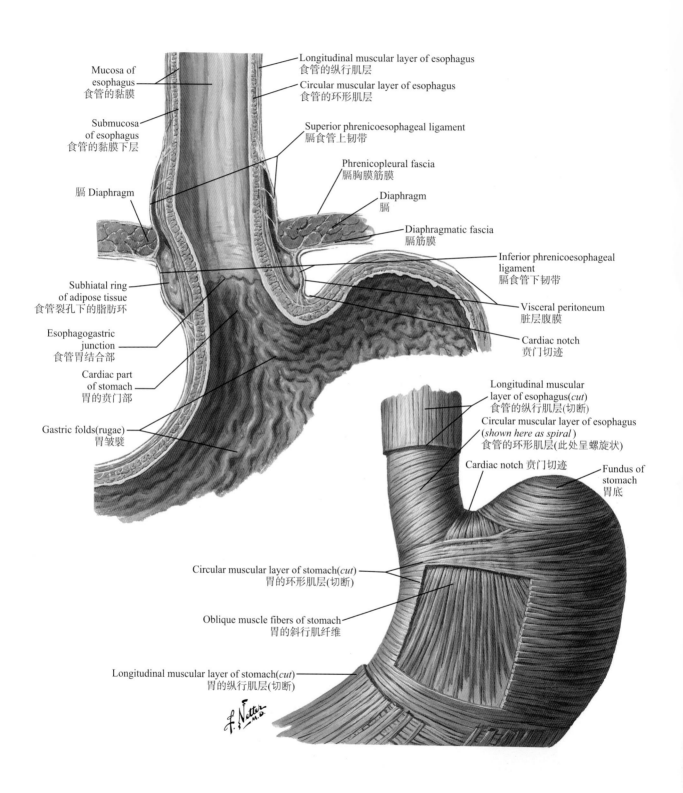

Mucosa of esophagus
食管的黏膜

Longitudinal muscular layer of esophagus
食管的纵行肌层

Circular muscular layer of esophagus
食管的环形肌层

Submucosa of esophagus
食管的黏膜下层

Superior phrenicoesophageal ligament
膈食管上韧带

Phrenicopleural fascia
膈胸膜筋膜

膈 Diaphragm

Diaphragm
膈

Diaphragmatic fascia
膈筋膜

Inferior phrenicoesophageal ligament
膈食管下韧带

Subhiatal ring of adipose tissue
食管裂孔下的脂肪环

Visceral peritoneum
脏层腹膜

Esophagogastric junction
食管胃结合部

Cardiac notch
贲门切迹

Cardiac part of stomach
胃的贲门部

Longitudinal muscular layer of esophagus(cut)
食管的纵行肌层(切断)

Circular muscular layer of esophagus (shown here as spiral)
食管的环形肌层(此处呈螺旋状)

Gastric folds(rugae)
胃皱襞

Cardiac notch 贲门切迹

Fundus of stomach
胃底

Circular muscular layer of stomach(cut)
胃的环形肌层(切断)

Oblique muscle fibers of stomach
胃的斜行肌纤维

Longitudinal muscular layer of stomach(cut)
胃的纵行肌层(切断)

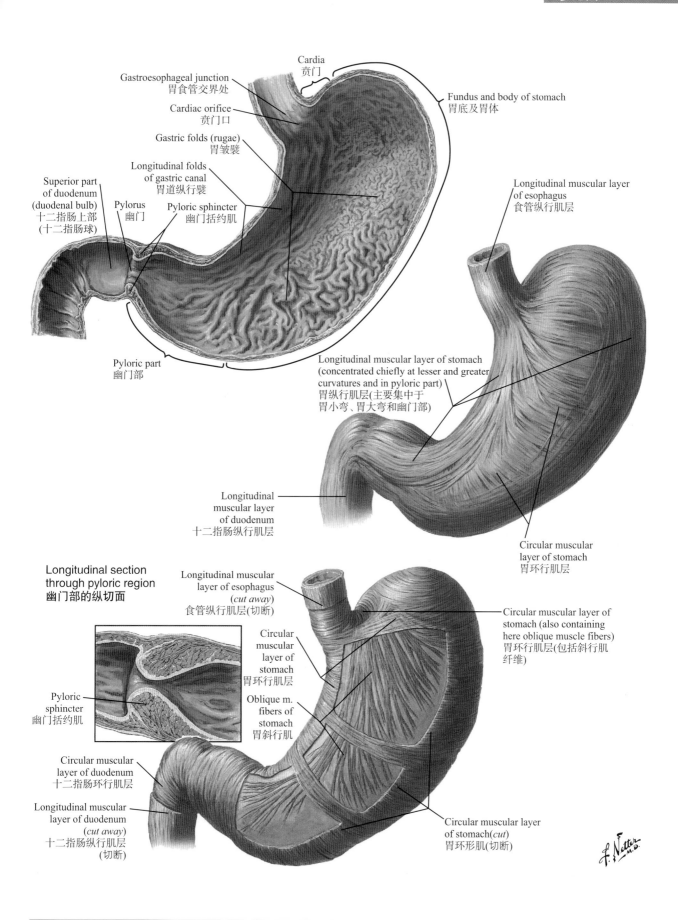

Cardia
贲门

Gastroesophageal junction
胃食管交界处

Cardiac orifice
贲门口

Gastric folds (rugae)
胃皱襞

Longitudinal folds
of gastric canal
胃道纵行襞

Fundus and body of stomach
胃底及胃体

Longitudinal muscular layer
of esophagus
食管纵行肌层

Superior part
of duodenum
(duodenal bulb)
十二指肠上部
(十二指肠球)

Pylorus
幽门

Pyloric sphincter
幽门括约肌

Longitudinal muscular layer of stomach
(concentrated chiefly at lesser and greater
curvatures and in pyloric part)
胃纵行肌层(主要集中于
胃小弯、胃大弯和幽门部)

Pyloric part
幽门部

Longitudinal
muscular layer
of duodenum
十二指肠纵行肌层

Circular muscular
layer of stomach
胃环行肌层

**Longitudinal section
through pyloric region
幽门部的纵切面**

Longitudinal muscular
layer of esophagus
(*cut away*)
食管纵行肌层(切断)

Circular
muscular
layer of
stomach
胃环行肌层

Circular muscular layer of
stomach (also containing
here oblique muscle fibers)
胃环行肌层(包括斜行肌
纤维)

Pyloric
sphincter
幽门括约肌

Oblique m.
fibers of
stomach
胃斜行肌

Circular muscular
layer of duodenum
十二指肠环行肌层

Longitudinal muscular
layer of duodenum
(*cut away*)
十二指肠纵行肌层
(切断)

Circular muscular layer
of stomach(*cut*)
胃环形肌(切断)

胃（原位）

参见图 S-416, S-430

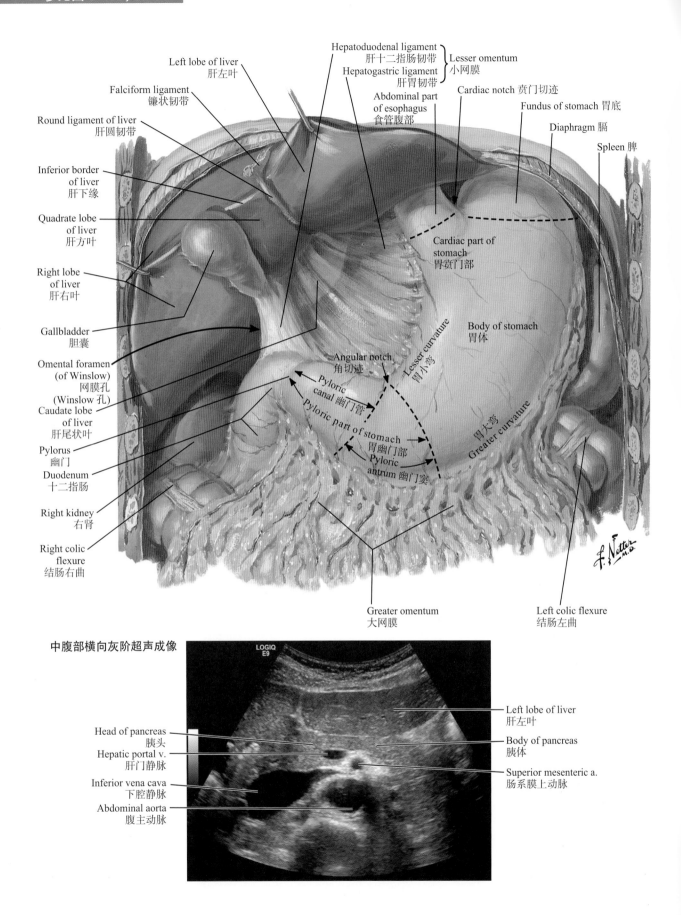

Left lobe of liver
肝左叶

Falciform ligament
镰状韧带

Round ligament of liver
肝圆韧带

Inferior border
of liver
肝下缘

Quadrate lobe
of liver
肝方叶

Right lobe
of liver
肝右叶

Gallbladder
胆囊

Omental foramen
(of Winslow)
网膜孔
(Winslow 孔)

Caudate lobe
of liver
肝尾状叶

Pylorus
幽门

Duodenum
十二指肠

Right kidney
右肾

Right colic
flexure
结肠右曲

Hepatoduodenal ligament
肝十二指肠韧带 } Lesser omentum
Hepatogastric ligament 小网膜
肝胃韧带

Abdominal part
of esophagus
食管腹部

Cardiac notch 贲门切迹

Fundus of stomach 胃底

Diaphragm 膈

Spleen 脾

Cardiac part of
stomach
胃贲门部

Body of stomach
胃体

Angular notch
角切迹

Lesser curvature
胃小弯

Pyloric
canal 幽门管

Pyloric part of stomach
胃幽门部

Pyloric
antrum 幽门窦

胃大弯
Greater curvature

Greater omentum
大网膜

Left colic flexure
结肠左曲

中腹部横向灰阶超声成像

Head of pancreas
胰头

Hepatic portal v.
肝门静脉

Inferior vena cava
下腔静脉

Abdominal aorta
腹主动脉

Left lobe of liver
肝左叶

Body of pancreas
胰体

Superior mesenteric a.
肠系膜上动脉

脏器（食管、胃、肠、肝、胰）

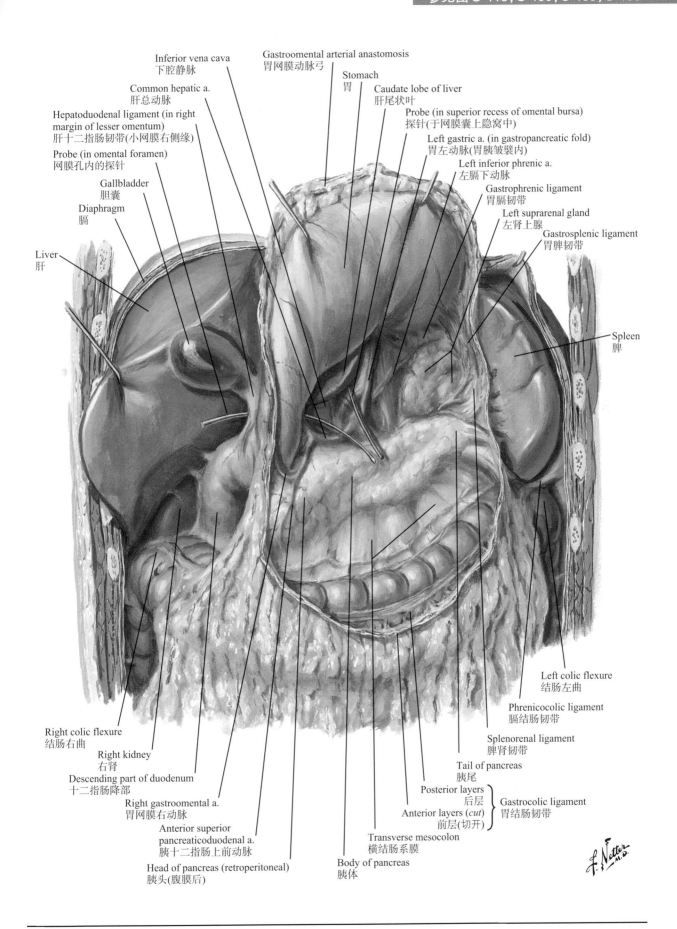

Inferior vena cava
下腔静脉

Gastroomental arterial anastomosis
胃网膜动脉弓

Stomach
胃

Common hepatic a.
肝总动脉

Caudate lobe of liver
肝尾状叶

Probe (in superior recess of omental bursa)
探针(于网膜囊上隐窝中)

Hepatoduodenal ligament (in right margin of lesser omentum)
肝十二指肠韧带(小网膜右侧缘)

Left gastric a. (in gastropancreatic fold)
胃左动脉(胃胰皱襞内)

Probe (in omental foramen)
网膜孔内的探针

Left inferior phrenic a.
左膈下动脉

Gallbladder
胆囊

Gastrophrenic ligament
胃膈韧带

Diaphragm
膈

Left suprarenal gland
左肾上腺

Gastrosplenic ligament
胃脾韧带

Liver
肝

Spleen
脾

Right colic flexure
结肠右曲

Left colic flexure
结肠左曲

Right kidney
右肾

Phrenicocolic ligament
膈结肠韧带

Descending part of duodenum
十二指肠降部

Splenorenal ligament
脾肾韧带

Right gastroomental a.
胃网膜右动脉

Tail of pancreas
胰尾

Anterior superior pancreaticoduodenal a.
胰十二指肠上前动脉

Posterior layers
后层

Gastrocolic ligament
胃结肠韧带

Anterior layers (cut)
前层(切开)

Head of pancreas (retroperitoneal)
胰头(腹膜后)

Transverse mesocolon
横结肠系膜

Body of pancreas
胰体

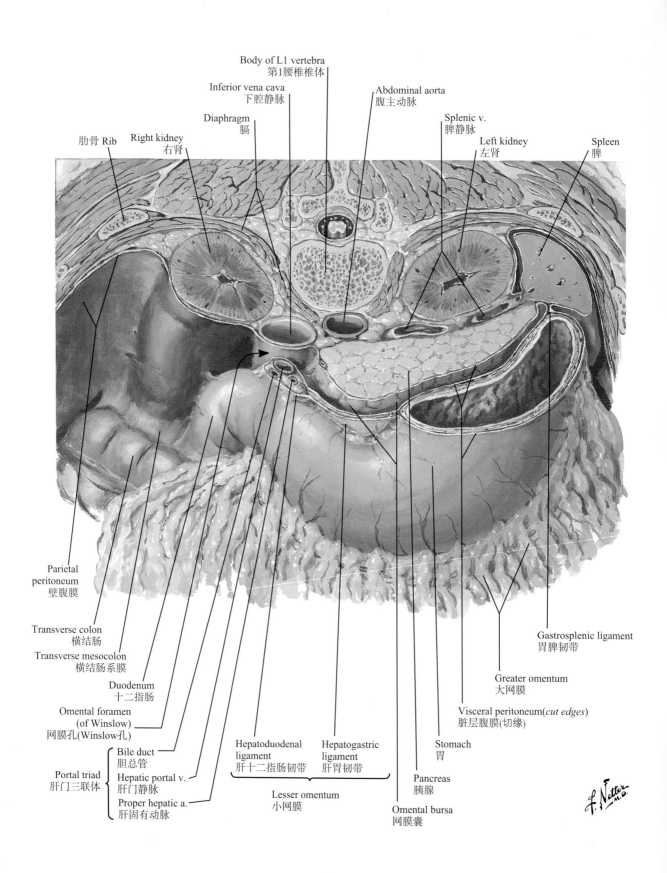

Body of L1 vertebra
第1腰椎椎体

Inferior vena cava
下腔静脉

Abdominal aorta
腹主动脉

Diaphragm
膈

Splenic v.
脾静脉

Left kidney
左肾

Spleen
脾

肋骨 Rib

Right kidney
右肾

Parietal
peritoneum
壁腹膜

Transverse colon
横结肠

Transverse mesocolon
横结肠系膜

Duodenum
十二指肠

Omental foramen
(of Winslow)
网膜孔(Winslow孔)

Bile duct
胆总管

Portal triad
肝门三联体

Hepatic portal v.
肝门静脉

Proper hepatic a.
肝固有动脉

Hepatoduodenal
ligament
肝十二指肠韧带

Hepatogastric
ligament
肝胃韧带

Lesser omentum
小网膜

Stomach
胃

Pancreas
胰腺

Omental bursa
网膜囊

Visceral peritoneum(cut edges)
脏层腹膜(切缘)

Greater omentum
大网膜

Gastrosplenic ligament
胃脾韧带

脏器（食管、胃、肠、肝、胰）

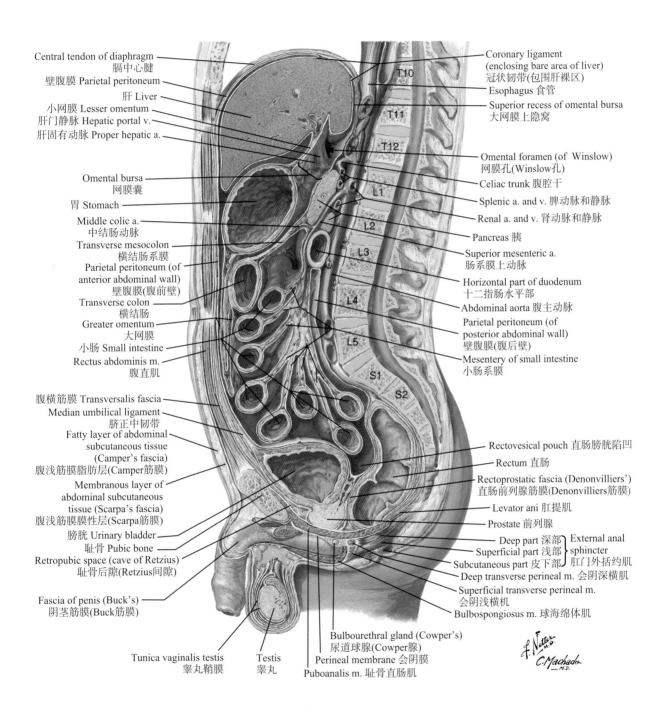

Central tendon of diaphragm 膈中心腱
壁腹膜 Parietal peritoneum
肝 Liver
小网膜 Lesser omentum
肝门静脉 Hepatic portal v.
肝固有动脉 Proper hepatic a.
Omental bursa 网膜囊
胃 Stomach
Middle colic a. 中结肠动脉
Transverse mesocolon 横结肠系膜
Parietal peritoneum (of anterior abdominal wall) 壁腹膜(腹前壁)
Transverse colon 横结肠
Greater omentum 大网膜
小肠 Small intestine
Rectus abdominis m. 腹直肌
腹横筋膜 Transversalis fascia
Median umbilical ligament 脐正中韧带
Fatty layer of abdominal subcutaneous tissue (Camper's fascia) 腹浅筋膜脂肪层(Camper筋膜)
Membranous layer of abdominal subcutaneous tissue (Scarpa's fascia) 腹浅筋膜膜性层(Scarpa筋膜)
膀胱 Urinary bladder
耻骨 Pubic bone
Retropubic space (cave of Retzius) 耻骨后隙(Retzius间隙)
Fascia of penis (Buck's) 阴茎筋膜(Buck筋膜)

Tunica vaginalis testis 睾丸鞘膜
Testis 睾丸
Bulbourethral gland (Cowper's) 尿道球腺(Cowper腺)
Perineal membrane 会阴膜
Puboanalis m. 耻骨直肠肌

T10
T11
T12
L1
L2
L3
L4
L5
S1
S2

Coronary ligament (enclosing bare area of liver) 冠状韧带(包围肝裸区)
Esophagus 食管
Superior recess of omental bursa 大网膜上隐窝
Omental foramen (of Winslow) 网膜孔(Winslow孔)
Celiac trunk 腹腔干
Splenic a. and v. 脾动脉和静脉
Renal a. and v. 肾动脉和静脉
Pancreas 胰
Superior mesenteric a. 肠系膜上动脉
Horizontal part of duodenum 十二指肠水平部
Abdominal aorta 腹主动脉
Parietal peritoneum (of posterior abdominal wall) 壁腹膜(腹后壁)
Mesentery of small intestine 小肠系膜

Rectovesical pouch 直肠膀胱陷凹
Rectum 直肠
Rectoprostatic fascia (Denonvilliers') 直肠前列腺筋膜(Denonvilliers筋膜)
Levator ani 肛提肌
Prostate 前列腺
Deep part 深部
Superficial part 浅部
Subcutaneous part 皮下部
External anal sphincter 肛门外括约肌
Deep transverse perineal m. 会阴深横肌
Superficial transverse perineal m. 会阴浅横机
Bulbospongiosus m. 球海绵体肌

下腔静脉 Inferior vena cava
肝固有动脉 Proper hepatic a.
胆总管 Bile duct
Hepatic vv.
肝静脉
冠状韧带 Coronary ligament
Right suprarenal gland
右肾上腺
Right triangular
ligament
右三角韧带
Attachment of
transverse mesocolon
(containing right ga-
stroomental a. and v.)
横结肠系膜附着处
(内含胃网膜右动
脉和静脉)
Duodenum
十二指肠
Right kidney
右肾
Parietal peritoneum
壁腹膜
Root of mesentery
肠系膜根
Bed of ascending colon
升结肠床
Common iliac a.
髂总动脉
External iliac a.
髂外动脉
Testicular a. and v.
睾丸动脉和静脉
Ureter
输尿管
Median umbilical
fold (containing
median umbilical
ligament)
脐正中襞
(含脐正中韧带)

Celiac trunk 腹腔干
Abdominal aorta 腹主动脉
Falciform ligament 镰状韧带
Superior recess of omental bursa 网膜囊上隐窝
Attachment of lesser omentum (containing left gastric a.)
小网膜囊附着处(内含胃左动脉)
Esophagus
食管

Left triangular ligament
左三角韧带
Left inferior phrenic a.
左膈下动脉
Gastrophrenic ligament
胃膈韧带
Short gastric aa. and vv.
胃短动脉和静脉
Splenorenal ligament
脾肾韧带
Splenic a. and v. 脾动脉和静脉
Phrenicocolic ligament
膈结肠韧带
Splenic a. 脾动脉
Pancreas 胰
Attachment of transverse
mesocolon
横结肠附着处
Superior mesenteric a. and v.
肠系膜上动脉和静脉
Bed of descending colon
降结肠床
Attachment of sigmoid
mesocolon
乙状结肠系膜附着处
Superior anorectal a. and v.
直肠上动脉和静脉
Rectovesical fold
直肠膀胱皱襞
Lateral umbilical fold (containing
inferior epigastric a. and v.)
脐外侧壁(含腹壁下动脉和静脉)
Medial umbilical fold(containing
medial umbilical ligament)
脐内侧襞(含脐内侧韧带)

Rectum
直肠
Urinary bladder
膀胱

肝门静脉 Hepatic portal v.
Portal triad { 肝固有动脉 Proper hepatic a.
肝门三联体 { 胆总管 Bile duct
Hepatoduodenal ligament
(in right margin of lesser omentum)
肝十二指肠韧带(小网膜右侧)
肝(切除) Liver(cut)
Right suprarenal
gland
右肾上腺
Pylorus
幽门
Right kidney
右肾
Transverse
mesocolon
(cut)
横结肠系膜
(切断)
Right colic
flexure
结肠右曲
Transverse
colon(cut)
横结肠(切断)
Ascending
colon
升结肠
Psoas major
腰大肌

Head of
pancreas
胰头

Superior mesenteric a. and v. 肠系膜上动脉和静脉
Celiac trunk 腹腔干
Splenic a. 脾动脉
Left suprarenal gland
左肾上腺

Left kidney 左肾
Transverse mesocolon(cut)
横结肠系膜(切断)
Transverse colon(cut)
横结肠(切断)
Left colic flexure
结肠左曲

Descending colon 降结肠

Duodenum { 上部 Superior part
十二指肠 { 降部 Descending part
{ 水平部 Horizontal part
{ 升部 Ascending part

Root of mesentery(cut edges)
肠系膜根(切缘)

Inferior
vena cava
下腔静脉

Abdominal
aorta
腹主动脉

Inferior mesenteric a.
肠系膜下动脉

Jejunum(cut) 空肠(切断)

Inferior duodenal fossa 十二指肠下隐窝

Duodenomesocolic fold
十二指肠系膜襞

Duodenojejunal flexure(cut)
十二指肠空肠曲(切断)

右肾灰阶超声成像矢状位

Liver
肝
Hepatorenal space
(of Morison)
肝肾隐窝(Morison隐窝)
Superior pole of kidney
肾上极

LOGIQ
E9

Renal cortex
肾皮质
Inferior pole of kidney
肾下极

SAG RIGHT KIDNEY

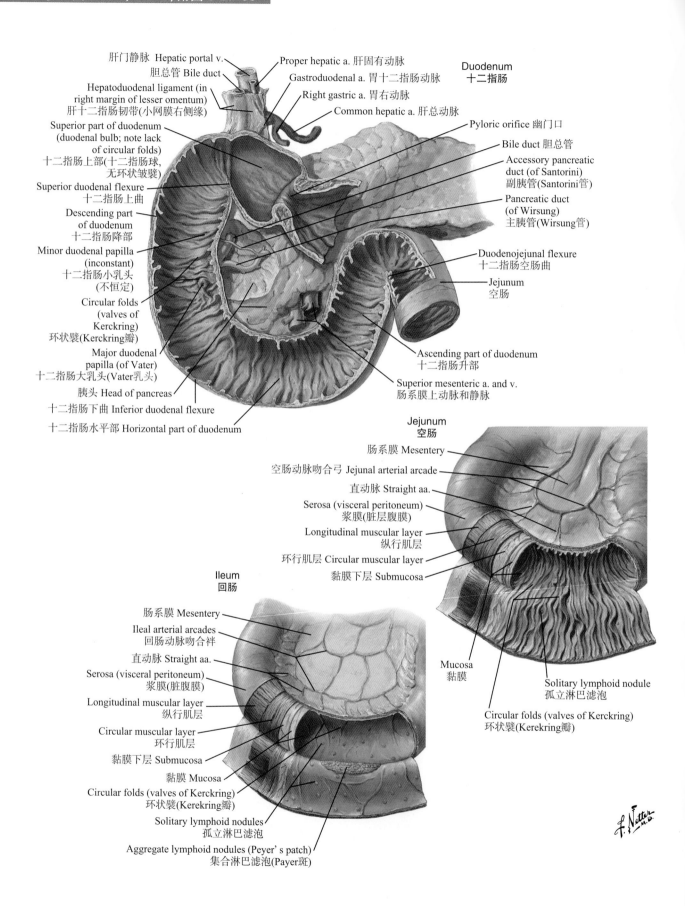

肝门静脉 Hepatic portal v.
胆总管 Bile duct
Proper hepatic a. 肝固有动脉
Gastroduodenal a. 胃十二指肠动脉
Right gastric a. 胃右动脉
Common hepatic a. 肝总动脉

Hepatoduodenal ligament (in right margin of lesser omentum) 肝十二指肠韧带(小网膜右侧缘)

Duodenum 十二指肠

Superior part of duodenum (duodenal bulb; note lack of circular folds) 十二指肠上部(十二指肠球, 无环状皱襞)

Pyloric orifice 幽门口
Bile duct 胆总管
Accessory pancreatic duct (of Santorini) 副胰管(Santorini管)
Pancreatic duct (of Wirsung) 主胰管(Wirsung管)

Superior duodenal flexure 十二指肠上曲

Descending part of duodenum 十二指肠降部

Duodenojejunal flexure 十二指肠空肠曲
Jejunum 空肠

Minor duodenal papilla (inconstant) 十二指肠小乳头(不恒定)

Circular folds (valves of Kerckring) 环状皱襞(Kerckring瓣)

Major duodenal papilla (of Vater) 十二指肠大乳头(Vater乳头)

Ascending part of duodenum 十二指肠升部

Superior mesenteric a. and v. 肠系膜上动脉和静脉

胰头 Head of pancreas

十二指肠下曲 Inferior duodenal flexure

十二指肠水平部 Horizontal part of duodenum

Jejunum 空肠
肠系膜 Mesentery
空肠动脉吻合弓 Jejunal arterial arcade
直动脉 Straight aa.
Serosa (visceral peritoneum) 浆膜(脏层腹膜)
Longitudinal muscular layer 纵行肌层
环行肌层 Circular muscular layer
黏膜下层 Submucosa

Mucosa 黏膜

Solitary lymphoid nodule 孤立淋巴滤泡

Circular folds (valves of Kerckring) 环状皱襞(Kerekring瓣)

Ileum 回肠
肠系膜 Mesentery
Ileal arterial arcades 回肠动脉吻合祥
直动脉 Straight aa.
Serosa (visceral peritoneum) 浆膜(脏层腹膜)
Longitudinal muscular layer 纵行肌层
Circular muscular layer 环行肌层
黏膜下层 Submucosa
黏膜 Mucosa
Circular folds (valves of Kerckring) 环状皱襞(Kerekring瓣)
Solitary lymphoid nodules 孤立淋巴滤泡
Aggregate lymphoid nodules (Peyer's patch) 集合淋巴滤泡(Payer斑)

Transverse colon
(*elevated*)
横结肠(提起)

Transverse mesocolon
横结肠系膜

Duodenojejunal fold
十二指肠空肠襞

Superior duodenal fossa
十二指肠上隐窝

Left colic flexure
结肠左曲

Paraduodenal fossa
十二指肠旁隐窝

Inferior duodenal fossa
十二指肠下隐窝

Duodenomesocolic fold
十二指肠系膜皱襞

Superior mesenteric a.
(in root of mesentery)
肠系膜上动脉(肠系膜
根部)

Inferior mesenteric a. and v.
肠系膜下动脉和静脉

Abdominal aorta
腹主动脉

Esophagus
食管

Right crus of
diaphragm
右膈脚

Left crus of
diaphragm
左膈脚

Celiac trunk
腹腔干

Suspensory m.of
duodenum (ligament
of Treitz)
十二指肠悬肌
(Treiz韧带)

Superior
mesenteric a.
肠系膜上动脉

Duodenojejunal flexure
十二指肠空肠曲

Ascending part of
duodenum
十二指肠升部

Jejunum 空肠

Horizontal part of
duodenum
十二指肠水平部

Descending part of
duodenum
十二指肠降部

Exposure of suspensory
muscle of duodenum
暴露的十二指肠悬肌

Falciform ligament
镰状韧带
Round ligament of liver (ligamentum teres hepatis)
肝圆韧带
Left lobe of liver
肝左叶
Right costal arch
右肋弓
Notch for ligamentum teres
肝圆韧带切迹
Stomach
胃
Right lobe of liver
肝右叶
Inferior border of liver
肝下缘
Gallbladder
胆囊
Greater omentum (overlying transverse colon and small intestine)
大网膜(覆盖横结肠和小肠)

Greater omentum (*turned up*)
大网膜(翻向上)

Transverse colon (*turned up*)
横结肠(翻向上)

Transverse mesocolon
横结肠系膜

Left colic flexure (splenic flexure)
结肠左曲(脾曲)

Right colic flexure (hepatic flexure)
结肠右曲(肝曲)

Small intestine (jejunum and ileum)
小肠(空肠和回肠)

Ascending colon
升结肠

Cecum
盲肠

Sigmoid colon
乙状结肠

Urinary bladder
膀胱

脏器（食管、胃、肠、肝、胰）

Transverse colon
(*elevated*)
横结肠(提起)

Greater omentum
(*elevated*)
大网膜(提起)

Transverse mesocolon
(*elevated over pancreas*)
横结肠系膜(提起并覆
盖胰腺)

Jejunum (*cut*)
空肠(切断)

Free taenia
游离结肠带

Mesentery (*cut and small
intestine removed*)
肠系膜(切开并去除小肠)

Omental
appendices
肠脂垂

Left colic flexure
结肠左曲

Right colic flexure
结肠右曲

Left paracolic gutter
左结肠旁沟

Right paracolic
gutter
右结肠旁沟

Descending colon
降结肠

Ascending colon
升结肠

Sigmoid mesocolon
乙状结肠系膜

Terminal part of
ileum (*cut*)
回肠末端(切断)

Sigmoid colon
乙状结肠

Cecum
盲肠

Rectum
直肠

Retrocecal
recess
盲肠后隐窝

Vermiform
appendix
阑尾

Sigmoid colon (*reflected*)
乙状结肠(翻向上)

Sigmoid mesocolon
乙状结肠系膜

Intersigmoid recess
乙状结肠间隐窝

Ureter
输尿管

Parietal
peritoneum
壁腹膜

Common iliac a. and v.
髂总动脉和静脉

Ileocolic a. 回结肠动脉
Colic branch of ileocolic a. 回结肠动脉的结肠支
Ileal branch of ileocolic a. 回结肠动脉的回肠支
Superior mesenteric a. 肠系膜上动脉
Posterior cecal a. 盲肠后动脉
Appendicular a. 阑尾动脉
Anterior cecal a. 盲肠前动脉
Vascular fold of cecum 盲肠血管襞
Superior ileocecal recess 回盲上隐窝
Ileocecal fold (bloodless fold of Treves) 回盲襞(非血管襞)
Terminal part of ileum 回肠末端
Inferior ileocecal recess 回盲下隐窝
Mesoappendix 阑尾系膜
Appendicular a. 阑尾动脉
Vermiform appendix 阑尾

Cecum 盲肠
Haustra of colon 结肠袋
External iliac a. and v. 髂外动脉和静脉
Retrocecal recess 盲肠后隐窝
Cecal folds 盲肠襞
Right paracolic gutter 右结肠旁沟

Free taenia 独立结肠带
Haustra of colon 结肠袋
Appendicular a. 阑尾动脉
Omental taenia 网膜结肠带
Mesocolic taenia 系膜结肠带
Posterior cecal a. 盲肠后动脉
Cecal folds 盲肠襞
Retrocecal recess 盲肠后隐窝

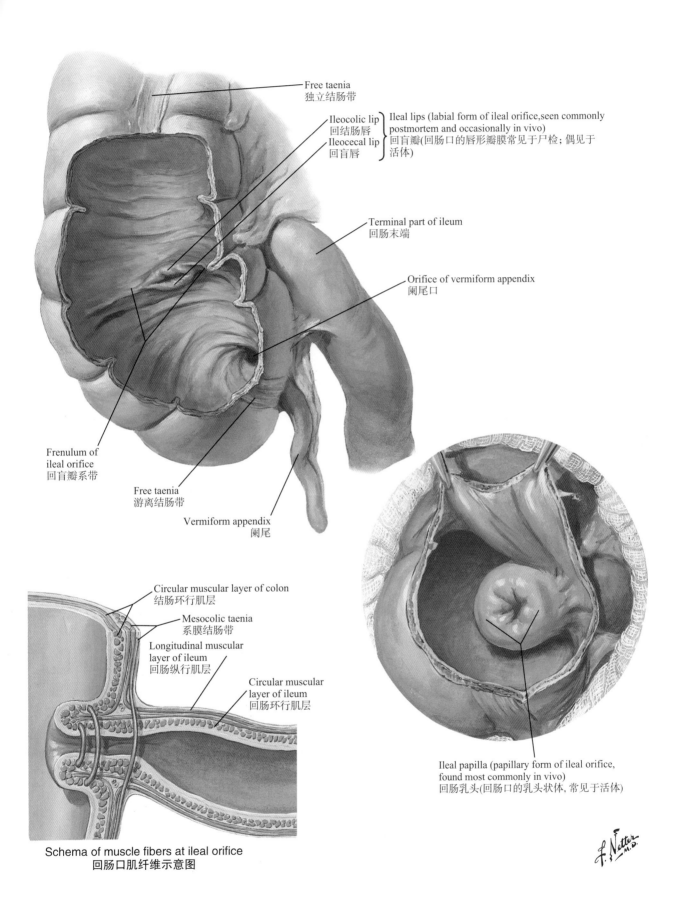

Free taenia
独立结肠带

Ileocolic lip
回结肠唇
Ileocecal lip
回盲唇

Ileal lips (labial form of ileal orifice,seen commonly postmortem and occasionally in vivo)
回盲瓣(回肠口的唇形瓣膜常见于尸检；偶见于活体)

Terminal part of ileum
回肠末端

Orifice of vermiform appendix
阑尾口

Frenulum of ileal orifice
回盲瓣系带

Free taenia
游离结肠带

Vermiform appendix
阑尾

Circular muscular layer of colon
结肠环行肌层

Mesocolic taenia
系膜结肠带

Longitudinal muscular layer of ileum
回肠纵行肌层

Circular muscular layer of ileum
回肠环行肌层

Ileal papilla (papillary form of ileal orifice, found most commonly in vivo)
回肠乳头(回肠口的乳头状体,常见于活体)

Schema of muscle fibers at ileal orifice
回肠口肌纤维示意图

McBurney's point (a third of the way along the ASIS-umbilical line) Mcburney点(麦氏点)在髂前上棘至脐连线的中外1/3

Anterior superior iliac spine
髂前上棘

Variations in position of vermiform appendix
阑尾位置变异

Fixed retrocecal appendix
固定于盲肠后位的阑尾

冠状位CT成像(口服及静脉给予增强剂)

Liver 肝　Gallbladder 胆囊　Stomach 胃　Left colic flexure 结肠左曲

Cecum 盲肠　Urinary bladder 膀胱　Small intestine 小肠

280 mm

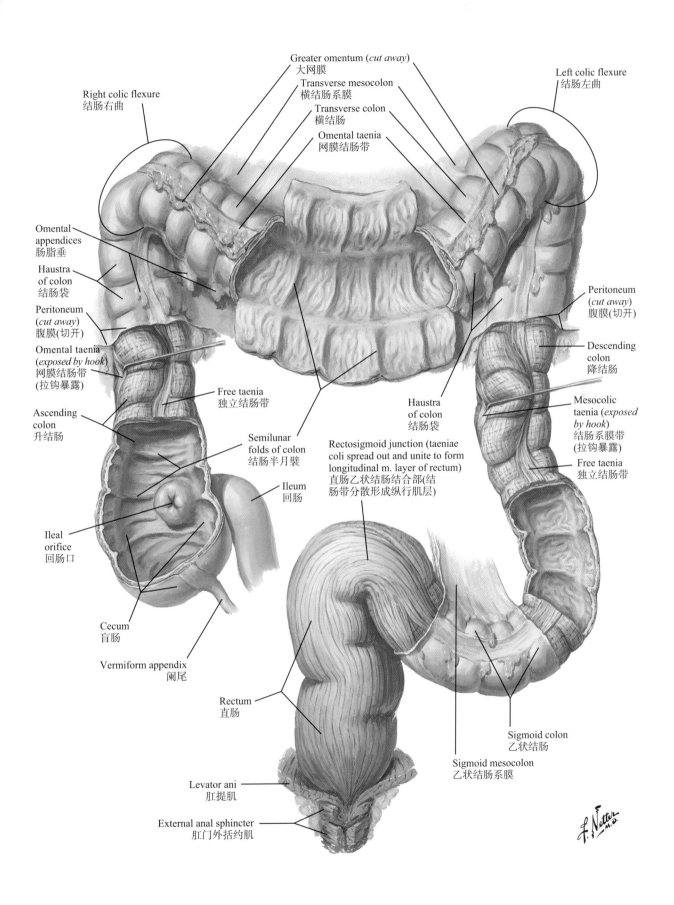

Greater omentum (*cut away*)
大网膜

Transverse mesocolon
横结肠系膜

Transverse colon
横结肠

Omental taenia
网膜结肠带

Right colic flexure
结肠右曲

Left colic flexure
结肠左曲

Omental appendices
肠脂垂

Haustra of colon
结肠袋

Peritoneum (*cut away*)
腹膜(切开)

Omental taenia (*exposed by hook*)
网膜结肠带(拉钩暴露)

Ascending colon
升结肠

Free taenia
独立结肠带

Semilunar folds of colon
结肠半月襞

Haustra of colon
结肠袋

Rectosigmoid junction (taeniae coli spread out and unite to form longitudinal m. layer of rectum)
直肠乙状结肠结合部(结肠带分散形成纵行肌层)

Ileum
回肠

Ileal orifice
回肠口

Peritoneum (*cut away*)
腹膜(切开)

Descending colon
降结肠

Mesocolic taenia (*exposed by hook*)
结肠系膜带(拉钩暴露)

Free taenia
独立结肠带

Cecum
盲肠

Vermiform appendix
阑尾

Rectum
直肠

Sigmoid colon
乙状结肠

Sigmoid mesocolon
乙状结肠系膜

Levator ani
肛提肌

External anal sphincter
肛门外括约肌

Diaphragm (*pulled up*) 膈(拉起)

Right triangular ligament 右三角韧带

Right lobe of liver 肝右叶

Costal impressions 肋压迹

Gallbladder 胆囊

Coronary ligament 冠状韧带

Left triangular ligament 左三角韧带

Fibrous appendix of liver 肝纤维附件

Left lobe of liver 肝左叶

Falciform ligament 镰状韧带

Round ligament of liver (forming free border of falciform ligament) 肝圆韧带(构成镰状韧带的游离缘)

Anterior view 前面观

结肠压迹 Colic impression

Round ligament of liver (ligamentum teres hepatis) 肝圆韧带

胆囊 Gallbladder

方叶 Quadrate lobe

Duodenal impression 十二指肠压迹

肾压迹 Renal impression

胆囊管 Cystic duct

肝总管 Common hepatic duct

胆总管 Bile duct

Right triangular ligament 右三角韧带

肝肾韧带 Hepatorenal ligament

肾上腺压迹 Suprarenal impression

肝裸区 Bare area of liver

下腔静脉 Inferior vena cava

肝静脉 Hepatic vv.

Porta hepatis 肝门

Fissure for ligamentum teres 肝圆韧带裂

Hepatic portal v. 肝门静脉

Proper hepatic a. 肝固有动脉

Caudate process 尾状突

Caudate lobe 尾状叶

Fissure for ligamentum venosum 静脉韧带裂

Esophageal impression 食管压迹

Gastric impression 胃压迹

Left triangular ligament 左三角韧带

Coronary ligament 冠状韧带

Visceral surface 脏面

镰状韧带 Falciform ligament

Coronary ligament 冠状韧带

Bare area of liver 肝裸区

Inferior vena cava 下腔静脉

Suprarenal gland 右肾上腺

右肾 Right kidney

Right triangular ligament 右三角韧带

Superior recess of omental bursa 网膜上隐窝

网膜囊 Omental bursa

十二指肠 Duodenum

Left triangular ligament 左三角韧带

Left triangular ligament 左三角韧带

Fissure for ligamentum venosum 静脉韧带裂

Groove for inferior vena cava 下腔静脉沟

Stomach 胃

Posterior view 后面观

Bed of liver 肝床

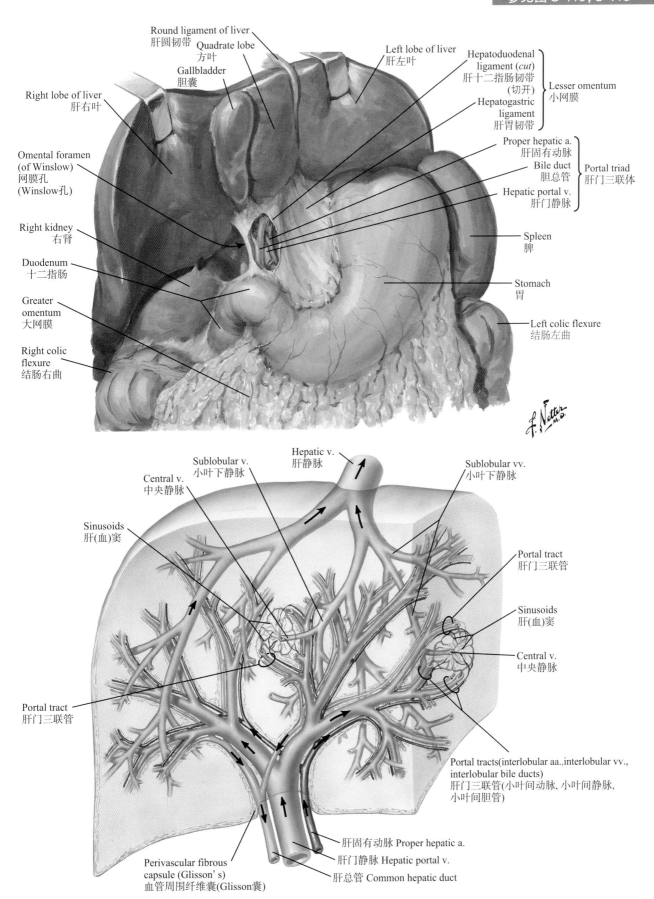

Round ligament of liver
肝圆韧带

Quadrate lobe
方叶

Gallbladder
胆囊

Right lobe of liver
肝右叶

Left lobe of liver
肝左叶

Hepatoduodenal ligament (cut)
肝十二指肠韧带（切开）

Hepatogastric ligament
肝胃韧带

Lesser omentum 小网膜

Omental foramen (of Winslow)
网膜孔 (Winslow孔)

Proper hepatic a.
肝固有动脉

Bile duct
胆总管

Hepatic portal v.
肝门静脉

Portal triad 肝门三联体

Right kidney
右肾

Spleen
脾

Duodenum
十二指肠

Stomach
胃

Greater omentum
大网膜

Left colic flexure
结肠左曲

Right colic flexure
结肠右曲

f. Netter m.s.

Central v.
中央静脉

Sublobular v.
小叶下静脉

Hepatic v.
肝静脉

Sublobular vv.
小叶下静脉

Sinusoids
肝(血)窦

Portal tract
肝门三联管

Sinusoids
肝(血)窦

Central v.
中央静脉

Portal tract
肝门三联管

Portal tracts(interlobular aa.,interlobular vv., interlobular bile ducts)
肝门三联管(小叶间动脉,小叶间静脉,小叶间胆管)

Perivascular fibrous capsule (Glisson's)
血管周围纤维囊(Glisson囊)

肝固有动脉 Proper hepatic a.

肝门静脉 Hepatic portal v.

肝总管 Common hepatic duct

Perivascular fibrous capsule (Glisson's)
血管周围纤维囊(Glisson囊)

Limiting hepatic plate
门静脉界板

Periportal space (of Mall)
门管周围间隙 (Mall间隙)

Central v.
中央静脉

Lymph vessel
淋巴管

Central v.
中央静脉

Sublobular v. (tributary of hepatic v.)
小叶下静脉(流入肝静脉)

Perisinusoidal spaces (of Disse)
窦周隙(Disse间隙)

Sinusoids
肝(血)窦

Central v.
中央静脉

Periportal bile ductule
门管周小胆管

Interlobular v. (branch of hepatic portal v.)
小叶间静脉(肝门静脉分支)

Interlobular bile duct
小叶间胆管

Interlobular a. (branch of hepatic a.)
小叶间动脉 (肝动脉分支)

Portal arteriole
门管小动脉

Periportal arteriole
门管周小动脉

Intralobular arteriole
小叶内动脉

Periportal bile ductule
门管周小胆管

Intralobular bile ductules
小叶内胆管

Central v.
中央静脉

Interlobular v. (branch of portal hepatic v.)
小叶间静脉 (肝门静脉分支)

Interlobular bile ducts
小叶间胆管

Periportal bile ductules
门管周小胆管

Limiting hepatic plate
门管区界板

Bile canaliculi
胆小管

Sinusoid
肝(血)窦

小叶内胆管 Intralobular bile ductules

脏器（食管、胃、肠、肝、胰）

Right hepatic duct 肝右管
Right hepatic a. 肝右动脉
Common hepatic duct 肝总管
胆囊动脉 Cystic a.
胆囊管 Cystic duct
Hepatic portal v. 肝门静脉
肝 Liver
胆总管 Bile duct
胆囊 Gallbladder
Superior part of duodenum 十二指肠上部
Transverse colon (cut) 横结肠(切断)
胰头 Head of pancreas

Left hepatic duct 肝左管
Left hepatic a. 肝左动脉
Cystohepatic triangle (Calot's) 胆囊三角(Calot三角)
Proper hepatic a. 肝固有动脉
Anterior layer of lesser omentum (cut edge) 小网膜前层(切缘)
Right gastric a. 胃右动脉
Common hepatic a. 肝总动脉
Gastroduodenal a. 胃十二指肠动脉
Stomach 胃

Cystic duct 胆囊管
Spiral fold 螺旋襞
Smooth part 平滑部
Right hepatic duct 肝右管
Left hepatic duct 肝左管
Common hepatic duct 肝总管
Gland orifices 腺管开口
Bile duct 胆总管
胆囊颈 Neck
Infundibulum 胆囊漏斗部
胆囊体 Body
Gallbladder 胆囊
Fundus 胆囊底
Descending part of duodenum 十二指肠降部
Hepatopancreatic ampulla (of Vater) 肝胰壶腹(Vater壶腹)
Major duodenal papilla (of Vater) 十二指肠大乳头(Vater乳头)
Pancreatic duct 胰管

Minor duodenal papilla 十二指肠小乳头
Circular folds (valves of Kerckring) 环状襞(Kerckring瓣)
Major duodenal papilla 十二指肠大乳头
Longitudinal fold 十二指肠纵襞

Interior of descending part of duodenum
十二指肠降部内面

Bile duct 胆总管
Longitudinal muscular layer of duodenum 十二指肠纵行肌
Circular muscular layer of duodenum 十二指肠环行肌
Pancreatic duct 胰管
Sphincter of bile duct 胆总管括约肌
Sphincter of pancreatic duct (inconstant) 胰管括约肌(不恒定)
Sphincter of hepatopancreatic ampulla 肝胰壶腹括约肌

Dissection
解剖结构

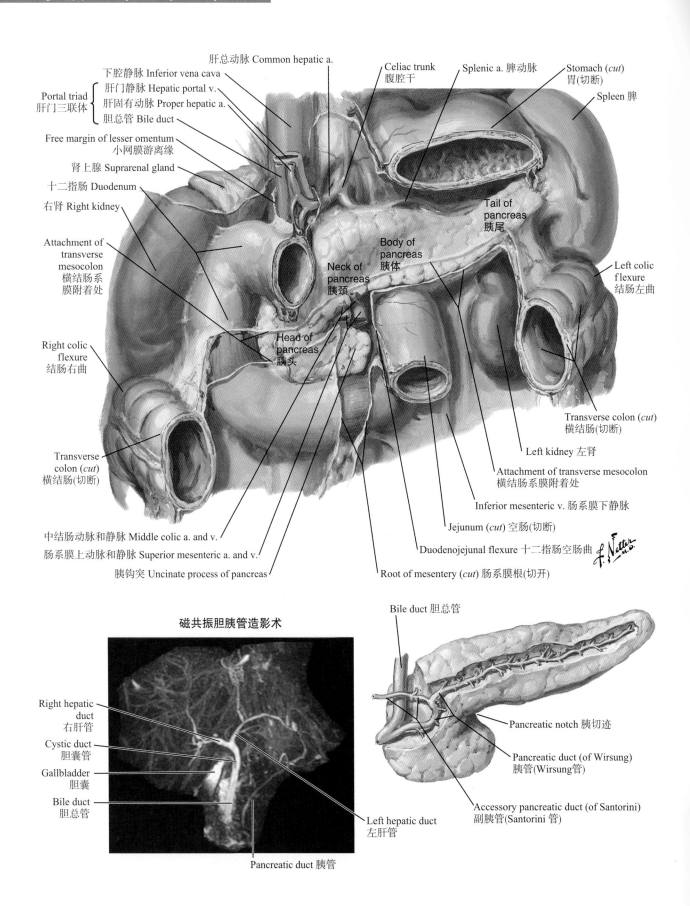

肝总动脉 Common hepatic a.

下腔静脉 Inferior vena cava

Portal triad
肝门三联体 { 肝门静脉 Hepatic portal v.
肝固有动脉 Proper hepatic a.
胆总管 Bile duct

Free margin of lesser omentum
小网膜游离缘

肾上腺 Suprarenal gland

十二指肠 Duodenum

右肾 Right kidney

Attachment of
transverse
mesocolon
横结肠系
膜附着处

Right colic
flexure
结肠右曲

Transverse
colon (cut)
横结肠(切断)

中结肠动脉和静脉 Middle colic a. and v.

肠系膜上动脉和静脉 Superior mesenteric a. and v.

胰钩突 Uncinate process of pancreas

Celiac trunk
腹腔干

Splenic a. 脾动脉

Stomach (cut)
胃(切断)

Spleen 脾

Tail of
pancreas
胰尾

Body of
pancreas
胰体

Neck of
pancreas
胰颈

Head of
pancreas
胰头

Left colic
flexure
结肠左曲

Transverse colon (cut)
横结肠(切断)

Left kidney 左肾

Attachment of transverse mesocolon
横结肠系膜附着处

Inferior mesenteric v. 肠系膜下静脉

Jejunum (cut) 空肠(切断)

Duodenojejunal flexure 十二指肠空肠曲

Root of mesentery (cut) 肠系膜根(切开)

磁共振胆胰管造影术

Bile duct 胆总管

Right hepatic
duct
右肝管

Cystic duct
胆囊管

Gallbladder
胆囊

Bile duct
胆总管

Left hepatic duct
左肝管

Pancreatic duct 胰管

Pancreatic notch 胰切迹

Pancreatic duct (of Wirsung)
胰管(Wirsung管)

Accessory pancreatic duct (of Santorini)
副胰管(Santorini 管)

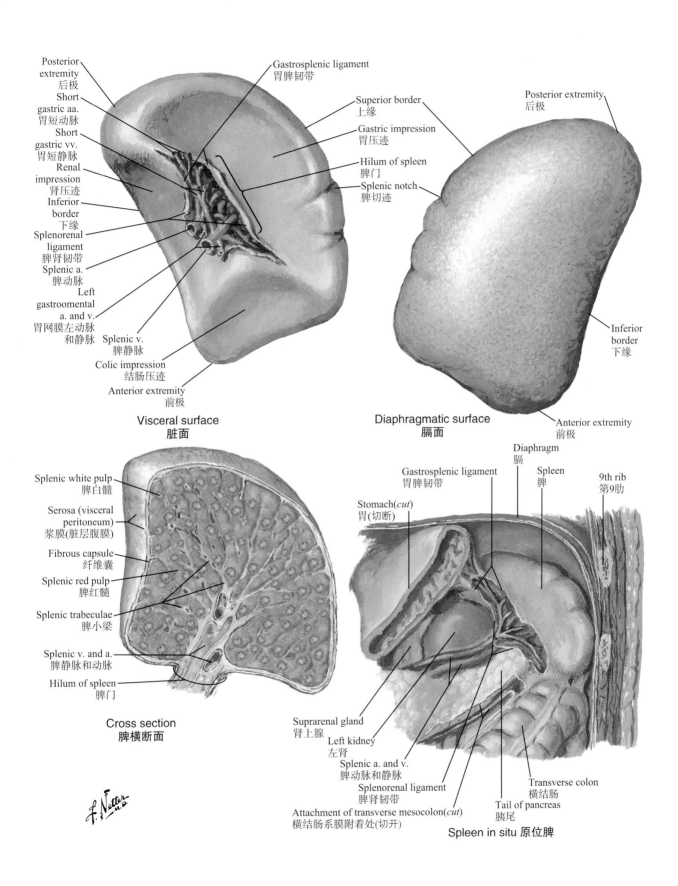

Posterior extremity
后极

Short gastric aa.
胃短动脉

Short gastric vv.
胃短静脉

Renal impression
肾压迹

Inferior border
下缘

Splenorenal ligament
脾肾韧带

Splenic a.
脾动脉

Left gastroomental a. and v.
胃网膜左动脉和静脉

Gastrosplenic ligament
胃脾韧带

Superior border
上缘

Gastric impression
胃压迹

Hilum of spleen
脾门

Splenic notch
脾切迹

Splenic v.
脾静脉

Colic impression
结肠压迹

Anterior extremity
前极

Visceral surface 脏面

Posterior extremity
后极

Inferior border
下缘

Anterior extremity
前极

Diaphragmatic surface 膈面

Splenic white pulp
脾白髓

Serosa (visceral peritoneum)
浆膜(脏层腹膜)

Fibrous capsule
纤维囊

Splenic red pulp
脾红髓

Splenic trabeculae
脾小梁

Splenic v. and a.
脾静脉和动脉

Hilum of spleen
脾门

Cross section 脾横断面

Diaphragm
膈

Gastrosplenic ligament
胃脾韧带

Spleen
脾

9th rib
第9肋

Stomach(*cut*)
胃(切断)

Suprarenal gland
肾上腺

Left kidney
左肾

Splenic a. and v.
脾动脉和静脉

Splenorenal ligament
脾肾韧带

Attachment of transverse mesocolon(*cut*)
横结肠系膜附着处(切开)

Transverse colon
横结肠

Tail of pancreas
胰尾

Spleen in situ 原位脾

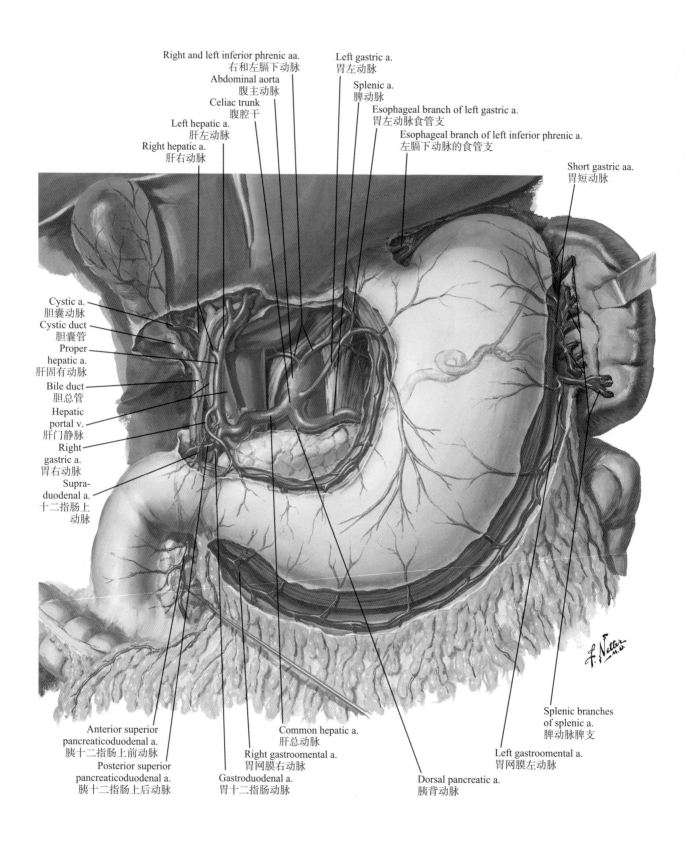

Right and left inferior phrenic aa.
右和左膈下动脉

Abdominal aorta
腹主动脉

Celiac trunk
腹腔干

Left hepatic a.
肝左动脉

Right hepatic a.
肝右动脉

Left gastric a.
胃左动脉

Splenic a.
脾动脉

Esophageal branch of left gastric a.
胃左动脉食管支

Esophageal branch of left inferior phrenic a.
左膈下动脉的食管支

Short gastric aa.
胃短动脉

Cystic a.
胆囊动脉

Cystic duct
胆囊管

Proper hepatic a.
肝固有动脉

Bile duct
胆总管

Hepatic portal v.
肝门静脉

Right gastric a.
胃右动脉

Supra-duodenal a.
十二指肠上动脉

Anterior superior pancreaticoduodenal a.
胰十二指肠上前动脉

Posterior superior pancreaticoduodenal a.
胰十二指肠上后动脉

Gastroduodenal a.
胃十二指肠动脉

Common hepatic a.
肝总动脉

Right gastroomental a.
胃网膜右动脉

Dorsal pancreatic a.
胰背动脉

Splenic branches of splenic a.
脾动脉脾支

Left gastroomental a.
胃网膜左动脉

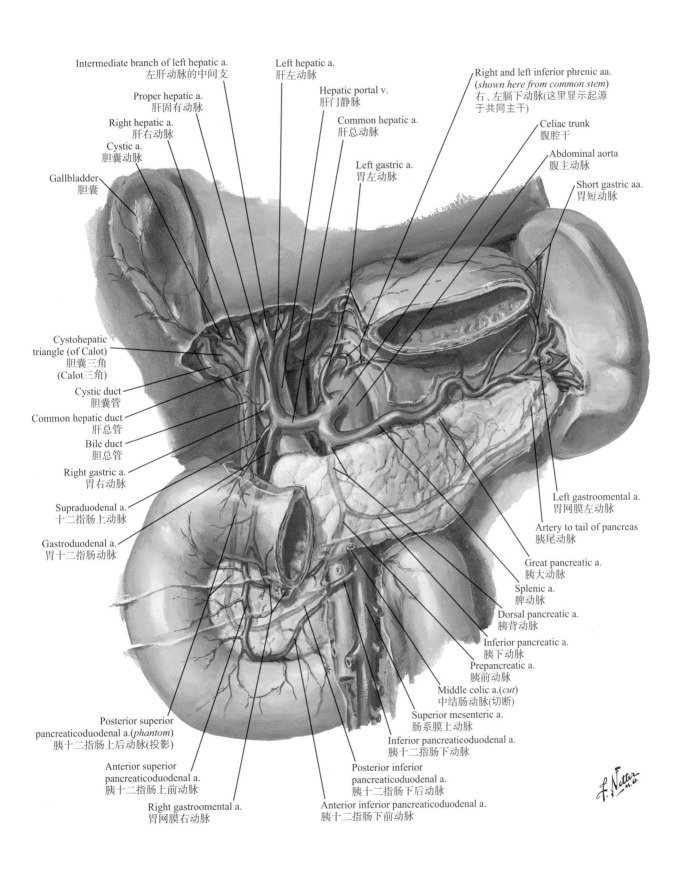

Intermediate branch of left hepatic a.
左肝动脉的中间支

Proper hepatic a.
肝固有动脉

Right hepatic a.
肝右动脉

Cystic a.
胆囊动脉

Gallbladder
胆囊

Cystohepatic
triangle (of Calot)
胆囊三角
(Calot三角)

Cystic duct
胆囊管

Common hepatic duct
肝总管

Bile duct
胆总管

Right gastric a.
胃右动脉

Supraduodenal a.
十二指肠上动脉

Gastroduodenal a.
胃十二指肠动脉

Posterior superior
pancreaticoduodenal a.(phantom)
胰十二指肠上后动脉(投影)

Anterior superior
pancreaticoduodenal a.
胰十二指肠上前动脉

Right gastroomental a.
胃网膜右动脉

Left hepatic a.
肝左动脉

Hepatic portal v.
肝门静脉

Common hepatic a.
肝总动脉

Left gastric a.
胃左动脉

Posterior inferior
pancreaticoduodenal a.
胰十二指肠下后动脉

Anterior inferior pancreaticoduodenal a.
胰十二指肠下前动脉

Inferior pancreaticoduodenal a.
胰十二指肠下动脉

Superior mesenteric a.
肠系膜上动脉

Middle colic a.(cut)
中结肠动脉(切断)

Prepancreatic a.
胰前动脉

Inferior pancreatic a.
胰下动脉

Dorsal pancreatic a.
胰背动脉

Splenic a.
脾动脉

Great pancreatic a.
胰大动脉

Artery to tail of pancreas
胰尾动脉

Left gastroomental a.
胃网膜左动脉

Right and left inferior phrenic aa.
(shown here from common stem)
右、左膈下动脉(这里显示起源
于共同主干)

Celiac trunk
腹腔干

Abdominal aorta
腹主动脉

Short gastric aa.
胃短动脉

经静脉增强CT扫描3D成像

Common hepatic a.
肝总动脉

Celiac trunk
腹腔干

Left gastric a.
胃左动脉

Splenic a.
脾动脉

Proper hepatic a.
肝固有动脉

Gastroduodenal a.
胃十二指肠动脉

Superior
mesenteric a.
肠系膜上动脉

Right renal a.
右肾动脉

Left renal a.
左肾动脉

选择性数字减影血管造影，腹腔干

Left gastric a.
胃左动脉

Splenic a.
脾动脉

Common hepatic a.
肝总动脉

Celiac trunk
腹腔干

脏器的血管

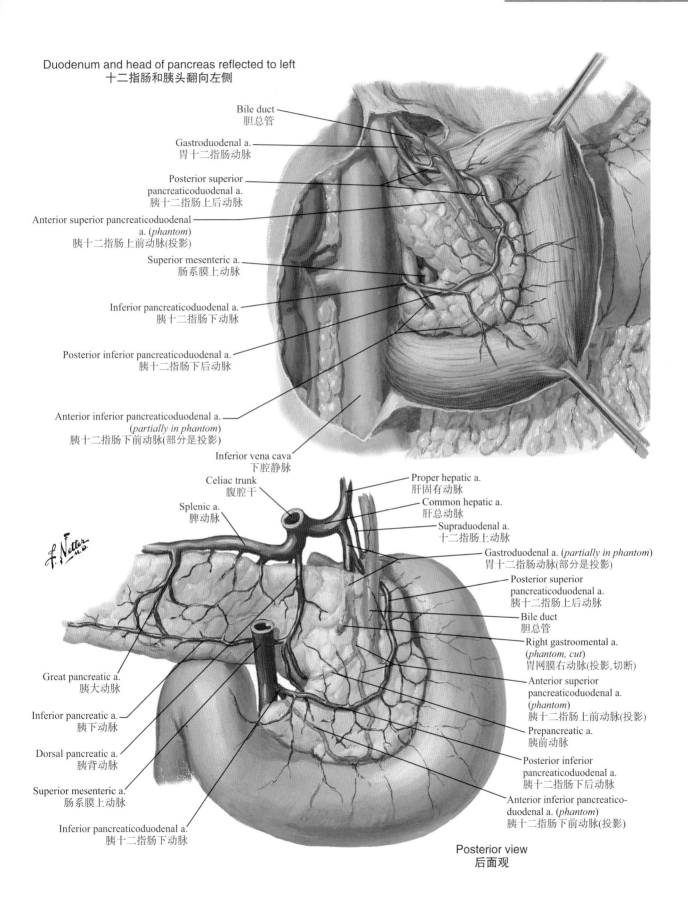

Duodenum and head of pancreas reflected to left
十二指肠和胰头翻向左侧

Bile duct
胆总管

Gastroduodenal a.
胃十二指肠动脉

Posterior superior
pancreaticoduodenal a.
胰十二指肠上后动脉

Anterior superior pancreaticoduodenal
a. (*phantom*)
胰十二指肠上前动脉(投影)

Superior mesenteric a.
肠系膜上动脉

Inferior pancreaticoduodenal a.
胰十二指肠下动脉

Posterior inferior pancreaticoduodenal a.
胰十二指肠下后动脉

Anterior inferior pancreaticoduodenal a.
(*partially in phantom*)
胰十二指肠下前动脉(部分是投影)

Inferior vena cava
下腔静脉

Celiac trunk
腹腔干

Splenic a.
脾动脉

Proper hepatic a.
肝固有动脉

Common hepatic a.
肝总动脉

Supraduodenal a.
十二指肠上动脉

Gastroduodenal a. (*partially in phantom*)
胃十二指肠动脉(部分是投影)

Posterior superior
pancreaticoduodenal a.
胰十二指肠上后动脉

Bile duct
胆总管

Right gastroomental a.
(*phantom, cut*)
胃网膜右动脉(投影,切断)

Anterior superior
pancreaticoduodenal a.
(*phantom*)
胰十二指肠上前动脉(投影)

Prepancreatic a.
胰前动脉

Posterior inferior
pancreaticoduodenal a.
胰十二指肠下后动脉

Anterior inferior pancreatico-
duodenal a. (*phantom*)
胰十二指肠下前动脉(投影)

Great pancreatic a.
胰大动脉

Inferior pancreatic a.
胰下动脉

Dorsal pancreatic a.
胰背动脉

Superior mesenteric a.
肠系膜上动脉

Inferior pancreaticoduodenal a.
胰十二指肠下动脉

Posterior view
后面观

Common hepatic a.
肝总动脉

Supraduodenal a.
十二指肠上动脉

Gastroduodenal a.
胃十二指肠动脉

Posterior superior pancreaticoduodenal a.
胰十二指肠上后动脉

Right gastroomental a.
胃网膜右动脉

Anterior superior pancreaticoduodenal a.
胰十二指肠上前动脉

Inferior pancreaticoduodenal a.
胰十二指肠下动脉

Posterior inferior pancreaticoduodenal a.
胰十二指肠下后动脉

Anterior inferior pancreaticoduodenal a.
十二指肠下前动脉

Celiac trunk
腹腔干

Splenic a. and v.
脾动脉和静脉

Dorsal pancreatic a.
胰背动脉

Inferior pancreatic a.
胰下动脉

Superior mesenteric a. and v.
肠系膜上动脉和静脉

Middle colic a. (cut)
结肠中动脉(切断)

Jejunal arterial arcades
空肠动脉弓

Right colic a.
结肠右动脉

Ileocolic a.
回盲肠动脉

Superior mesenteric a.
肠系膜上动脉

Anterior cecal a.
盲肠前动脉

Posterior cecal a.
盲肠后动脉

Appendicular a.
阑尾动脉

Ileal aa.
回肠动脉

Jejunal aa.
空肠动脉

Ileal arterial arcades
回肠动脉弓

Straight aa. (arteriae rectae)
直动脉

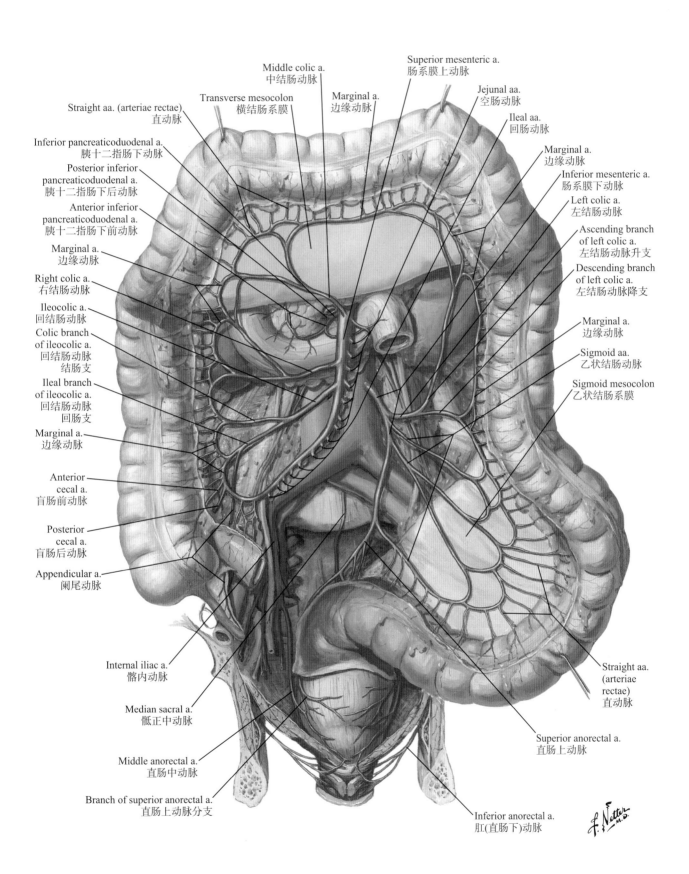

Middle colic a.
中结肠动脉

Superior mesenteric a.
肠系膜上动脉

Transverse mesocolon
横结肠系膜

Marginal a.
边缘动脉

Jejunal aa.
空肠动脉

Straight aa. (arteriae rectae)
直动脉

Ileal aa.
回肠动脉

Inferior pancreaticoduodenal a.
胰十二指肠下动脉

Marginal a.
边缘动脉

Posterior inferior
pancreaticoduodenal a.
胰十二指肠下后动脉

Inferior mesenteric a.
肠系膜下动脉

Anterior inferior
pancreaticoduodenal a.
胰十二指肠下前动脉

Left colic a.
左结肠动脉

Marginal a.
边缘动脉

Ascending branch
of left colic a.
左结肠动脉升支

Right colic a.
右结肠动脉

Descending branch
of left colic a.
左结肠动脉降支

Ileocolic a.
回结肠动脉

Colic branch
of ileocolic a.
回结肠动脉
结肠支

Marginal a.
边缘动脉

Sigmoid aa.
乙状结肠动脉

Ileal branch
of ileocolic a.
回结肠动脉
回肠支

Sigmoid mesocolon
乙状结肠系膜

Marginal a.
边缘动脉

Anterior
cecal a.
盲肠前动脉

Posterior
cecal a.
盲肠后动脉

Appendicular a.
阑尾动脉

Internal iliac a.
髂内动脉

Straight aa.
(arteriae
rectae)
直动脉

Median sacral a.
骶正中动脉

Superior anorectal a.
直肠上动脉

Middle anorectal a.
直肠中动脉

Branch of superior anorectal a.
直肠上动脉分支

Inferior anorectal a.
肛(直肠下)动脉

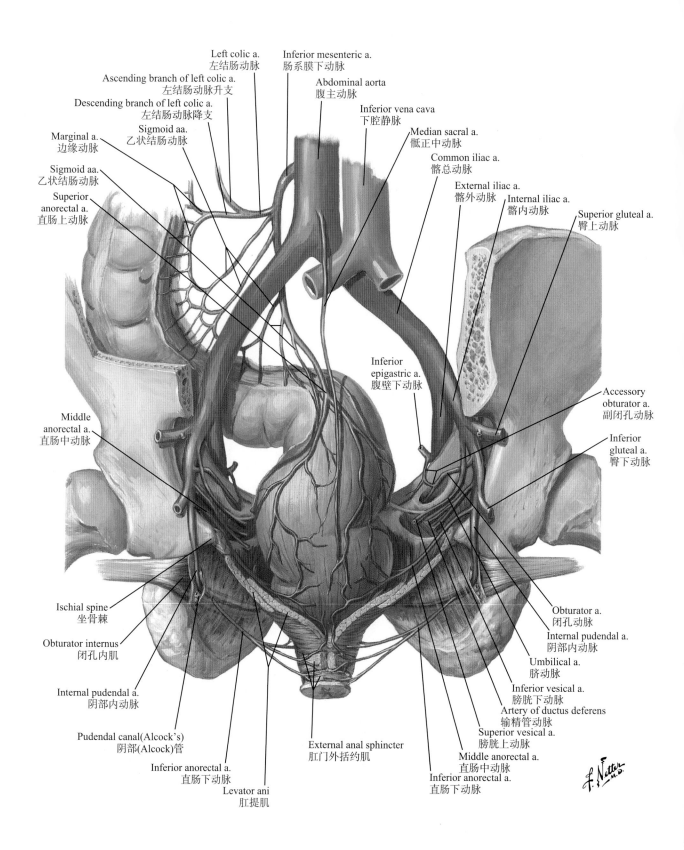

Left colic a.
左结肠动脉

Inferior mesenteric a.
肠系膜下动脉

Ascending branch of left colic a.
左结肠动脉升支

Abdominal aorta
腹主动脉

Descending branch of left colic a.
左结肠动脉降支

Inferior vena cava
下腔静脉

Sigmoid aa.
乙状结肠动脉

Median sacral a.
骶正中动脉

Marginal a.
边缘动脉

Common iliac a.
髂总动脉

Sigmoid aa.
乙状结肠动脉

External iliac a.
髂外动脉

Internal iliac a.
髂内动脉

Superior
anorectal a.
直肠上动脉

Superior gluteal a.
臀上动脉

Inferior
epigastric a.
腹壁下动脉

Accessory
obturator a.
副闭孔动脉

Middle
anorectal a.
直肠中动脉

Inferior
gluteal a.
臀下动脉

Ischial spine
坐骨棘

Obturator a.
闭孔动脉

Obturator internus
闭孔内肌

Internal pudendal a.
阴部内动脉

Internal pudendal a.
阴部内动脉

Umbilical a.
脐动脉

Inferior vesical a.
膀胱下动脉

Pudendal canal(Alcock's)
阴部(Alcock)管

Artery of ductus deferens
输精管动脉

Inferior anorectal a.
直肠下动脉

Superior vesical a.
膀胱上动脉

Levator ani
肛提肌

External anal sphincter
肛门外括约肌

Middle anorectal a.
直肠中动脉

Inferior anorectal a.
直肠下动脉

脏器的血管

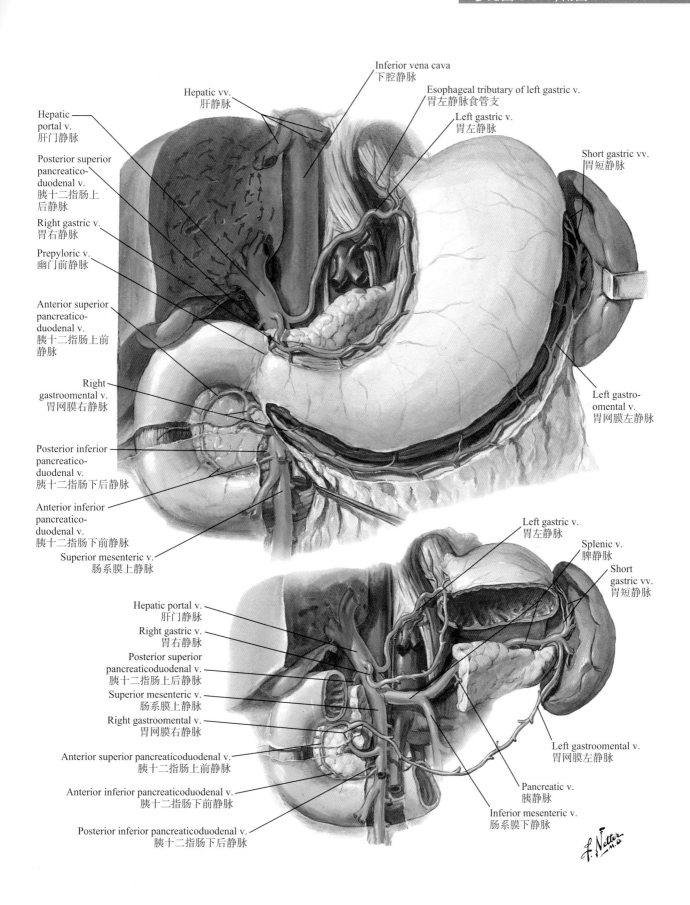

Inferior vena cava
下腔静脉

Hepatic vv.
肝静脉

Esophageal tributary of left gastric v.
胃左静脉食管支

Hepatic portal v.
肝门静脉

Left gastric v.
胃左静脉

Posterior superior pancreaticoduodenal v.
胰十二指肠上后静脉

Short gastric vv.
胃短静脉

Right gastric v.
胃右静脉

Prepyloric v.
幽门前静脉

Anterior superior pancreaticoduodenal v.
胰十二指肠上前静脉

Right gastroomental v.
胃网膜右静脉

Left gastroomental v.
胃网膜左静脉

Posterior inferior pancreaticoduodenal v.
胰十二指肠下后静脉

Anterior inferior pancreaticoduodenal v.
胰十二指肠下前静脉

Superior mesenteric v.
肠系膜上静脉

Left gastric v.
胃左静脉

Splenic v.
脾静脉

Short gastric vv.
胃短静脉

Hepatic portal v.
肝门静脉

Right gastric v.
胃右静脉

Posterior superior pancreaticoduodenal v.
胰十二指肠上后静脉

Superior mesenteric v.
肠系膜上静脉

Right gastroomental v.
胃网膜右静脉

Left gastroomental v.
胃网膜左静脉

Anterior superior pancreaticoduodenal v.
胰十二指肠上前静脉

Anterior inferior pancreaticoduodenal v.
胰十二指肠下前静脉

Pancreatic v.
胰静脉

Posterior inferior pancreaticoduodenal v.
胰十二指肠下后静脉

Inferior mesenteric v.
肠系膜下静脉

Right gastric v.
胃右静脉

Middle colic v. (*cut*)
中结肠静脉(切断)

Right colic v.
右结肠静脉

Ileocolic v.
回结肠静脉

Hepatic portal v.
肝门静脉

Left gastric v.
胃左静脉

Splenic v.
脾静脉

Superior mesenteric v.
肠系膜上静脉

Jejunal vv.
空肠静脉

Ileal vv.
回肠静脉

Jejunal venous arcades
空肠静脉弓

Ileal venous arcades 回肠静脉弓

Straight vv. (venae rectae)
直静脉

Jejunum
空肠

Transverse colon (*elevated*)
横结肠(拉起)

Transverse mesocolon
横结肠系膜

Ileum
回肠

Superior mesenteric a. and v.
肠系膜上动脉和静脉

Jejunal aa. and vv.
空肠动脉和静脉

Ileal aa. and vv.
回肠动脉和静脉

Relations of superior mesenteric vein and artery in root of mesentery
肠系膜上静脉和动脉在肠系膜根的位置关系

Hepatic portal v.
肝门静脉

Left gastric v.
胃左静脉

Splenic v.
脾静脉

Prepyloric v.
幽门前静脉

Superior
mesenteric v.
肠系膜上静脉

Right gastro-
omental v.
胃网膜右静脉

Anterior superior
pancreaticoduodenal v.
胰十二指肠上前静脉

Posterior inferior
pancreaticoduodenal v.
胰十二指肠下后静脉

Anterior inferior
pancreaticoduodenal v.
胰十二指肠下前静脉

Middle colic v. (*cut*)
中结肠静脉(切断)

Right colic v.
右结肠静脉

Ileocolic v.
回结肠静脉

Anterior cecal v.
盲肠前静脉

Posterior cecal v.
盲肠后静脉

Appendicular v.
阑尾静脉

Right testicular
(or ovarian) vv.
右睾丸(或卵巢)静脉

External iliac a. and v.
髂外动脉和静脉

Internal iliac v.
髂内静脉

Superior gluteal v.
臀上静脉

Obturator v.
闭孔静脉

Middle anorectal v.
直肠中静脉

Inferior anorectal v.
肛(直肠下)静脉

Pancreatic vv.
胰静脉

Inferior mesenteric v.
肠系膜下静脉

Jejunal vv.
空肠静脉

Ileal vv.
回肠静脉

Left colic v.
左结肠静脉

Left testicular
(or ovarian) a. and v.
左睾丸(或卵巢)动
脉和静脉

Inferior mesenteric v.
肠系膜下静脉

Sigmoid vv.
乙状结肠静脉

Median
sacral v.
骶正中静脉

Superior
anorectal v.
直肠上静脉

Tributaries of
superior anorectal v.
直肠上静脉属支

Perimuscular anorectal venous plexus
肛直肠肌周静脉丛

Middle anorectal v.
直肠中静脉

Internal pudendal v.
(in pudendal canal)
阴部内静脉(位于阴部管内)

External anorectal venous plexus
肛直肠外静脉丛

脏器的血管

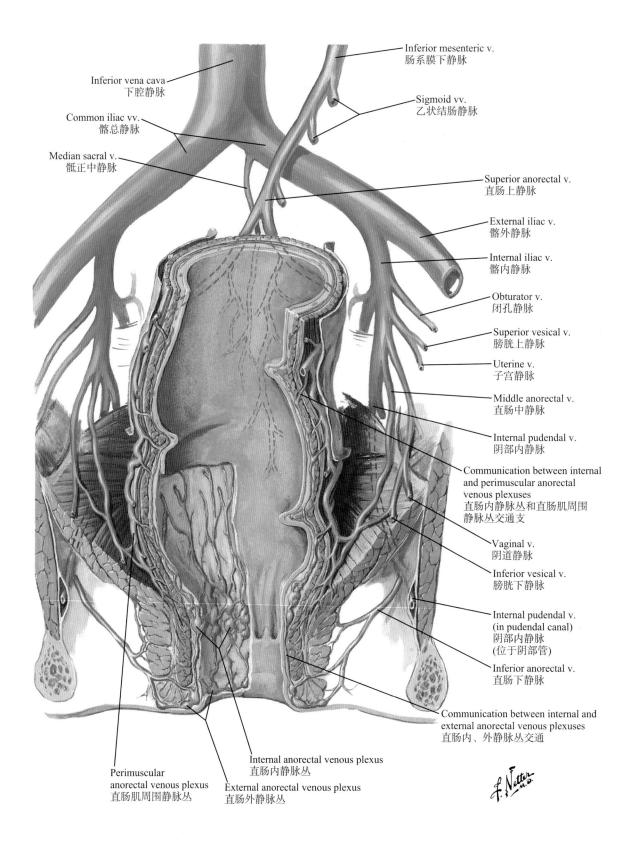

Inferior mesenteric v.
肠系膜下静脉

Inferior vena cava
下腔静脉

Sigmoid vv.
乙状结肠静脉

Common iliac vv.
髂总静脉

Median sacral v.
骶正中静脉

Superior anorectal v.
直肠上静脉

External iliac v.
髂外静脉

Internal iliac v.
髂内静脉

Obturator v.
闭孔静脉

Superior vesical v.
膀胱上静脉

Uterine v.
子宫静脉

Middle anorectal v.
直肠中静脉

Internal pudendal v.
阴部内静脉

Communication between internal
and perimuscular anorectal
venous plexuses
直肠内静脉丛和直肠肌周围
静脉丛交通支

Vaginal v.
阴道静脉

Inferior vesical v.
膀胱下静脉

Internal pudendal v.
(in pudendal canal)
阴部内静脉
(位于阴部管)

Inferior anorectal v.
直肠下静脉

Communication between internal and
external anorectal venous plexuses
直肠内、外静脉丛交通

Perimuscular
anorectal venous plexus
直肠肌周围静脉丛

Internal anorectal venous plexus
直肠内静脉丛

External anorectal venous plexus
直肠外静脉丛

脏器的血管

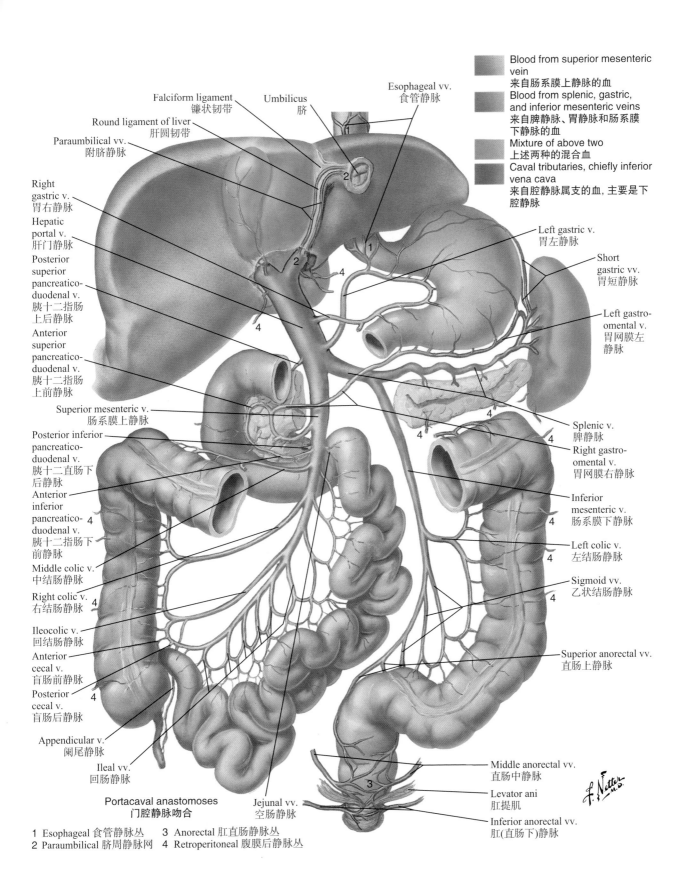

Falciform ligament
镰状韧带

Round ligament of liver
肝圆韧带

Paraumbilical vv.
附脐静脉

Umbilicus
脐

Esophageal vv.
食管静脉

Blood from superior mesenteric vein
来自肠系膜上静脉的血

Blood from splenic, gastric, and inferior mesenteric veins
来自脾静脉、胃静脉和肠系膜下静脉的血

Mixture of above two
上述两种的混合血

Caval tributaries, chiefly inferior vena cava
来自腔静脉属支的血，主要是下腔静脉

Right gastric v.
胃右静脉

Hepatic portal v.
肝门静脉

Posterior superior pancreaticoduodenal v.
胰十二指肠上后静脉

Anterior superior pancreaticoduodenal v.
胰十二指肠上前静脉

Superior mesenteric v.
肠系膜上静脉

Posterior inferior pancreaticoduodenal v.
胰十二指肠下后静脉

Anterior inferior pancreaticoduodenal v.
胰十二指肠下前静脉

Middle colic v.
中结肠静脉

Right colic v.
右结肠静脉

Ileocolic v.
回结肠静脉

Anterior cecal v.
盲肠前静脉

Posterior cecal v.
盲肠后静脉

Appendicular v.
阑尾静脉

Ileal vv.
回肠静脉

Left gastric v.
胃左静脉

Short gastric vv.
胃短静脉

Left gastro-omental v.
胃网膜左静脉

Splenic v.
脾静脉

Right gastro-omental v.
胃网膜右静脉

Inferior mesenteric v.
肠系膜下静脉

Left colic v.
左结肠静脉

Sigmoid vv.
乙状结肠静脉

Superior anorectal vv.
直肠上静脉

Middle anorectal vv.
直肠中静脉

Levator ani
肛提肌

Inferior anorectal vv.
肛(直肠下)静脉

Portacaval anastomoses
门腔静脉吻合

Jejunal vv.
空肠静脉

1 Esophageal 食管静脉丛   3 Anorectal 肛直肠静脉丛
2 Paraumbilical 脐周静脉网   4 Retroperitoneal 腹膜后静脉丛

Anterior view 前面观

Esophagus 食管

Recurrent laryngeal nn. 喉返神经

Right recurrent laryngeal n. 右喉返神经

Ansa subclavia 锁骨下袢

3rd intercostal n. 第3肋间神经

Gray ramus communicans 灰交通支

White ramus communicans 白交通支

Thoracic ganglion of sympathetic trunk 交感干的胸神经节

Sympathetic trunk 交感干

Greater thoracic splanchnic n. 胸内脏大神经

Celiac branch of posterior vagal trunk 迷走神经后干的腹腔支

Greater thoracic splanchnic nn. 胸内脏大神经

Celiac plexus 腹腔丛

Celiac ganglia 腹腔神经节

Superior ganglion of vagus n. 迷走神经上神经节
Superior cervical ganglion 颈上神经节
Inferior ganglion of vagus n. 迷走神经下神经节
Pharyngeal branch of vagus n. 迷走神经咽支
Vagus n. (CN X) 迷走神经
Superior laryngeal n. 喉上神经
Sympathetic trunk 交感干
Middle cervical ganglion 颈中神经节
Cervical cardiac nn. (sympathetic) 颈心神经(交感)
Cervical cardiac branches of vagus n. 迷走神经的颈心支
Vertebral ganglion 椎神经节
Ansa subclavia 锁骨下袢
Cervicothoracic ganglion (stellate ganglion) 颈胸神经节(星状神经节)
Left recurrent laryngeal n. 左喉返神经
Thoracic cardiac branches of vagus n. 迷走神经的胸心支
Thoracic cardiac n. (sympathetic) 胸心神经(交感)
Cardiac plexus 心丛
Pulmonary plexuses 肺丛
Esophageal plexus 食管丛
Greater thoracic splanchnic n. 胸内脏大神经
Anterior vagal trunk 迷走神经前干
Hepatic branch of anterior vagal trunk 迷走神经前干的肝支
Anterior n. of lesser curvature 胃小弯前神经
Gastric branches of anterior vagal trunk 迷走神经前干的胃支
Gastric branches of posterior vagal trunk 迷走神经后干的胃支

Posterior view 后面观

Right vagus n. (CN X) 右迷走神经

Esophageal plexus 食管丛

Posterior vagal trunk 迷走神经后干

Celiac branch of posterior vagal trunk 迷走神经后干的腹腔支

Posterior n. of lesser curvature 胃小弯后神经

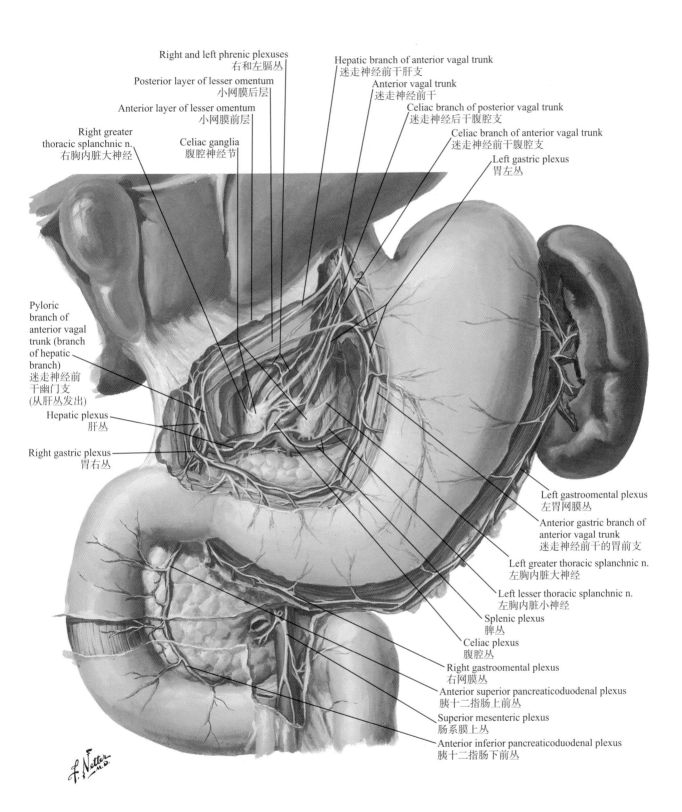

Right and left phrenic plexuses
右和左膈丛

Posterior layer of lesser omentum
小网膜后层

Anterior layer of lesser omentum
小网膜前层

Right greater
thoracic splanchnic n.
右胸内脏大神经

Celiac ganglia
腹腔神经节

Hepatic branch of anterior vagal trunk
迷走神经前干肝支

Anterior vagal trunk
迷走神经前干

Celiac branch of posterior vagal trunk
迷走神经后干腹腔支

Celiac branch of anterior vagal trunk
迷走神经前干腹腔支

Left gastric plexus
胃左丛

Pyloric
branch of
anterior vagal
trunk (branch
of hepatic
branch)
迷走神经前
干幽门支
(从肝丛发出)

Hepatic plexus
肝丛

Right gastric plexus
胃右丛

Left gastroomental plexus
左胃网膜丛

Anterior gastric branch of
anterior vagal trunk
迷走神经前干的胃前支

Left greater thoracic splanchnic n.
左胸内脏大神经

Left lesser thoracic splanchnic n.
左胸内脏小神经

Splenic plexus
脾丛

Celiac plexus
腹腔丛

Right gastroomental plexus
右网膜丛

Anterior superior pancreaticoduodenal plexus
胰十二指肠上前丛

Superior mesenteric plexus
肠系膜上丛

Anterior inferior pancreaticoduodenal plexus
胰十二指肠下前丛

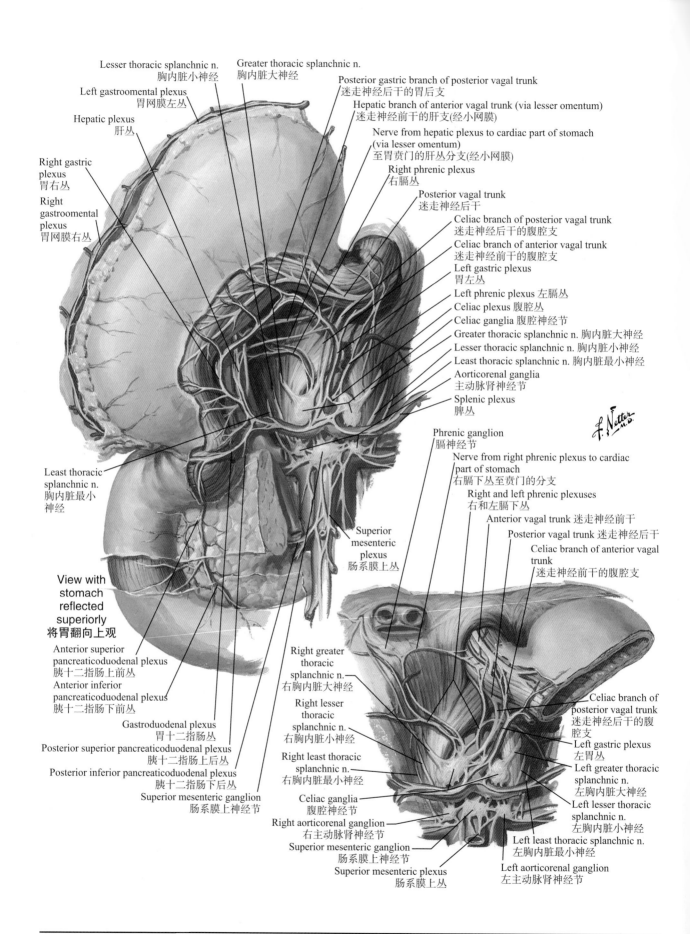

Lesser thoracic splanchnic n.
胸内脏小神经

Greater thoracic splanchnic n.
胸内脏大神经

Left gastroomental plexus
胃网膜左丛

Hepatic plexus
肝丛

Right gastric plexus
胃右丛

Right gastroomental plexus
胃网膜右丛

Posterior gastric branch of posterior vagal trunk
迷走神经后干的胃后支

Hepatic branch of anterior vagal trunk (via lesser omentum)
迷走神经前干的肝支(经小网膜)

Nerve from hepatic plexus to cardiac part of stomach
(via lesser omentum)
至胃贲门的肝丛分支(经小网膜)

Right phrenic plexus
右膈丛

Posterior vagal trunk
迷走神经后干

Celiac branch of posterior vagal trunk
迷走神经后干的腹腔支

Celiac branch of anterior vagal trunk
迷走神经前干的腹腔支

Left gastric plexus
胃左丛

Left phrenic plexus 左膈丛

Celiac plexus 腹腔丛

Celiac ganglia 腹腔神经节

Greater thoracic splanchnic n. 胸内脏大神经

Lesser thoracic splanchnic n. 胸内脏小神经

Least thoracic splanchnic n. 胸内脏最小神经

Aorticorenal ganglia
主动脉肾神经节

Splenic plexus
脾丛

Phrenic ganglion
膈神经节

Nerve from right phrenic plexus to cardiac
part of stomach
右膈下丛至贲门的分支

Right and left phrenic plexuses
右和左膈下丛

Anterior vagal trunk 迷走神经前干

Posterior vagal trunk 迷走神经后干

Celiac branch of anterior vagal trunk
迷走神经前干的腹腔支

Least thoracic splanchnic n.
胸内脏最小神经

View with stomach reflected superiorly
将胃翻向上观

Anterior superior pancreaticoduodenal plexus
胰十二指肠上前丛

Anterior inferior pancreaticoduodenal plexus
胰十二指肠下前丛

Gastroduodenal plexus
胃十二指肠丛

Posterior superior pancreaticoduodenal plexus
胰十二指肠上后丛

Posterior inferior pancreaticoduodenal plexus
胰十二指肠下后丛

Superior mesenteric ganglion
肠系膜上神经节

Superior mesenteric plexus
肠系膜上丛

Right greater thoracic splanchnic n.
右胸内脏大神经

Right lesser thoracic splanchnic n.
右胸内脏小神经

Right least thoracic splanchnic n.
右胸内脏最小神经

Celiac ganglia
腹腔神经节

Right aorticorenal ganglion
右主动脉肾神经节

Superior mesenteric ganglion
肠系膜上神经节

Superior mesenteric plexus
肠系膜上丛

Celiac branch of posterior vagal trunk
迷走神经后干的腹腔支

Left gastric plexus
左胃丛

Left greater thoracic splanchnic n.
左胸内脏大神经

Left lesser thoracic splanchnic n.
左胸内脏小神经

Left least thoracic splanchnic n.
左胸内脏最小神经

Left aorticorenal ganglion
左主动脉肾神经节

脏器的神经

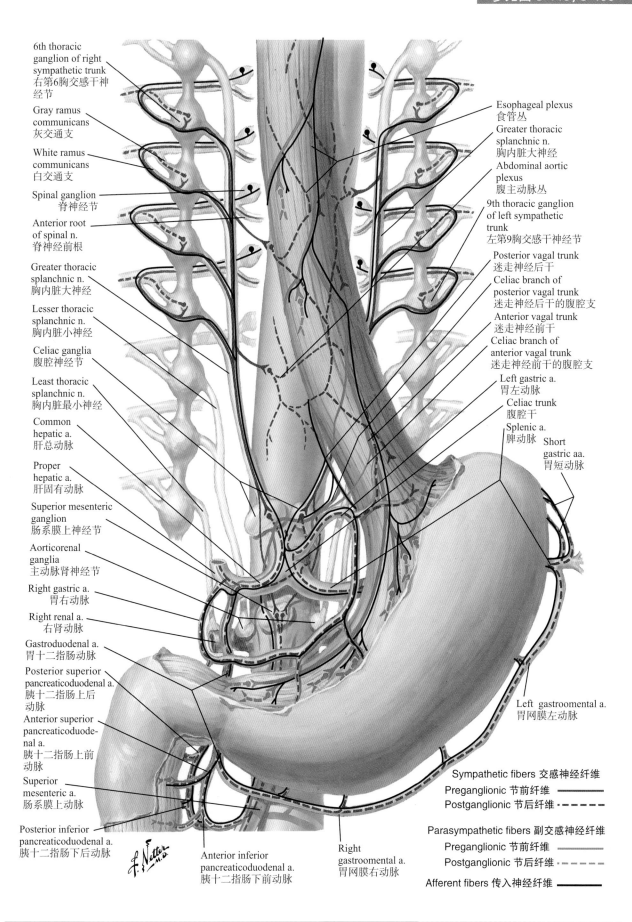

6th thoracic
ganglion of right
sympathetic trunk
右第6胸交感干神
经节

Gray ramus
communicans
灰交通支

White ramus
communicans
白交通支

Spinal ganglion
脊神经节

Anterior root
of spinal n.
脊神经前根

Greater thoracic
splanchnic n.
胸内脏大神经

Lesser thoracic
splanchnic n.
胸内脏小神经

Celiac ganglia
腹腔神经节

Least thoracic
splanchnic n.
胸内脏最小神经

Common
hepatic a.
肝总动脉

Proper
hepatic a.
肝固有动脉

Superior mesenteric
ganglion
肠系膜上神经节

Aorticorenal
ganglia
主动脉肾神经节

Right gastric a.
胃右动脉

Right renal a.
右肾动脉

Gastroduodenal a.
胃十二指肠动脉

Posterior superior
pancreaticoduodenal a.
胰十二指肠上后
动脉

Anterior superior
pancreaticoduode-
nal a.
胰十二指肠上前
动脉

Superior
mesenteric a.
肠系膜上动脉

Posterior inferior
pancreaticoduodenal a.
胰十二指肠下后动脉

Esophageal plexus
食管丛

Greater thoracic
splanchnic n.
胸内脏大神经

Abdominal aortic
plexus
腹主动脉丛

9th thoracic ganglion
of left sympathetic
trunk
左第9胸交感干神经节

Posterior vagal trunk
迷走神经后干

Celiac branch of
posterior vagal trunk
迷走神经后干的腹腔支

Anterior vagal trunk
迷走神经前干

Celiac branch of
anterior vagal trunk
迷走神经前干的腹腔支

Left gastric a.
胃左动脉

Celiac trunk
腹腔干

Splenic a.
脾动脉

Short
gastric aa.
胃短动脉

Left gastroomental a.
胃网膜左动脉

Anterior inferior
pancreaticoduodenal a.
胰十二指肠下前动脉

Right
gastroomental a.
胃网膜右动脉

Sympathetic fibers 交感神经纤维
Preganglionic 节前纤维 ————
Postganglionic 节后纤维 -·-·-·-·

Parasympathetic fibers 副交感神经纤维
Preganglionic 节前纤维 ————
Postganglionic 节后纤维 -·-·-·-·

Afferent fibers 传入神经纤维 ————

Anterior vagal trunk
迷走神经前干

Posterior vagal trunk
迷走神经后干

Celiac branch of anterior
vagal trunk
迷走神经前干腹腔支

Celiac branch of
posterior vagal trunk
迷走神经后干腹腔支

Hepatic plexus
肝丛

Right and left greater
thoracic splanchnic nn.
右和左胸内脏大神经

Celiac ganglia
腹腔神经节

Celiac plexus
腹腔丛

Gastroduodenal plexus
胃十二指肠丛

Right and left lesser
thoracic splanchnic nn.
右和左胸内脏小神经

Right and left least
thoracic splanchnic nn.
右和左胸内脏最小神经

Aorticorenal ganglia
主动脉肾神经节

Superior mesenteric ganglion
肠系膜上神经节

Intermesenteric plexus
肠系膜间丛

Anterior inferior and posterior inferior
pancreaticoduodenal plexuses
胰十二指肠下前和下后丛

Superior mesenteric plexus
肠系膜上丛

Middle colic plexus (cut)
中结肠丛(切断)

Right colic plexus
右结肠丛

Ileocolic plexus
回肠丛

Superior mesenteric plexus
肠系膜上丛

Mesentaeric
peritoneum (cut edge)
肠系膜(切缘)

Mesoappendix (contains
appendicular a. and nerve
plexus)
阑尾系膜(含阑尾动脉和
神经丛)

脏器的神经

Anterior vagal trunk
迷走神经前干

Hepatic branch of anterior vagal trunk
迷走神经前干的肝支

Posterior vagal trunk
迷走神经后干

Greater thoracic splanchnic n.
胸内脏大神经

Celiac ganglia
腹腔神经节

Celiac plexus
腹腔丛

Right lesser thoracic splanchnic n.
右胸内脏小神经

Right least thoracic splanchnic n.
右胸内脏最小神经

Right aortico-renal ganglion 右主动脉肾神经节

Superior mesenteric ganglion
肠系膜上神经节

Middle colic plexus
结肠中丛

Intermesenteric plexus
肠系膜间丛

Right colic plexus
右结肠丛

Ileocolic plexus
回结肠丛

Cecal plexuses
盲肠丛

Sympathetic trunk
交感干

Sacral plexus
骶丛

Pelvic splanchnic nn.
盆内脏神经

Middle anorectal plexus
肛直肠中丛

Right inferior hypogastric plexus
右下腹下丛

Vesical plexus
膀胱丛

Rectal plexus
直肠丛

Urinary bladder
膀胱

Marginal colic plexus
结肠边缘丛

Esophagus
食管

Greater thoracic splanchnic n.
胸内脏大神经

Left suprarenal plexus
左肾上腺丛

Left lesser thoracic splanchnic n.
左胸内脏小神经

Left least thoracic splanchnic n.
左胸内脏最小神经

Left aorticorenal ganglion
左主动脉肾神经节

Left renal plexus
左肾丛

Lumbar splanchnic n.
腰内脏神经

Sympathetic trunk
交感干

Left colic plexus.
左结肠丛

Inferior mesenteric ganglion
肠系膜下神经节

Inferior mesenteric plexus
肠系膜下丛

Sigmoid plexuses
乙状结肠丛

Superior hypogastric plexus
上腹下丛

Superior anorectal plexus
肛直肠上丛

Right and left hypogastric nn.
右和左腹下神经

Nerves from inferior hypogastric plexuses to sigmoid colon, descending colon, and left colic flexure
来自下腹下丛的神经, 分布于乙状结肠、降结肠和结肠左曲

脏器的神经

交感神经纤维 Sympathetic fibers ━━━━━━
副交感神经纤维 Parasympathetic fibers ━━━━━━
躯体传出纤维 Somatic efferent fibers ━━━━━━
传入纤维和中枢神经系统的联系 Afferents and CNS connections ━━━━━━
未确定的路径 Indefinite paths ━ ━ ━ ━ ━

Superior anorectal plexus
肛肠上丛

Rectal plexus
直肠丛

Levator ani
肛提肌

External anal sphincter
肛门括约肌

Inferior anal n.
肛下神经

图 S-453   **脏器的神经**

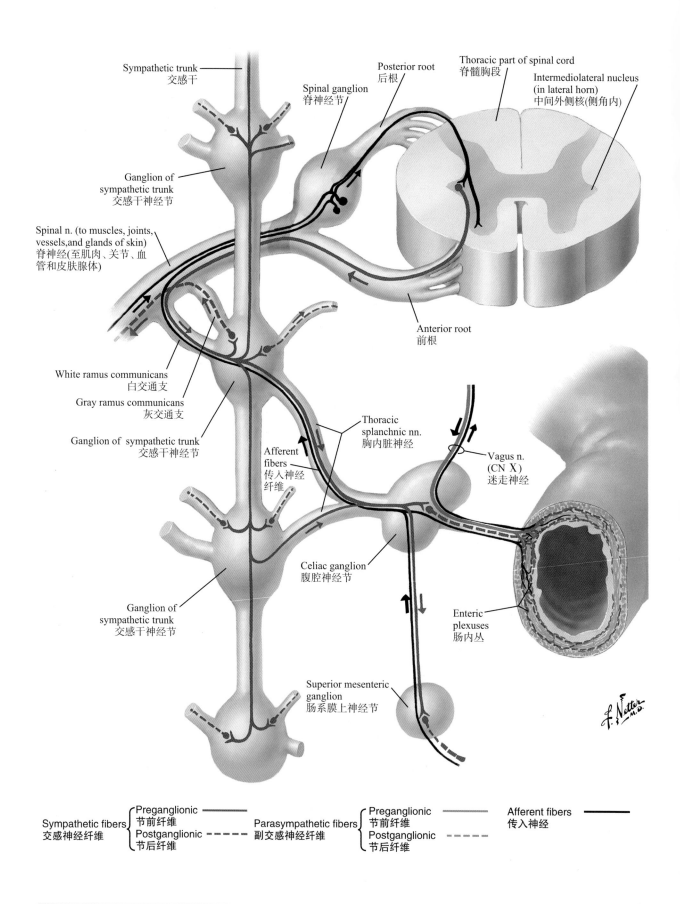

Sympathetic trunk
交感干

Posterior root
后根

Thoracic part of spinal cord
脊髓胸段

Intermediolateral nucleus
(in lateral horn)
中间外侧核(侧角内)

Spinal ganglion
脊神经节

Ganglion of
sympathetic trunk
交感干神经节

Spinal n. (to muscles, joints,
vessels, and glands of skin)
脊神经(至肌肉、关节、血
管和皮肤腺体)

Anterior root
前根

White ramus communicans
白交通支

Gray ramus communicans
灰交通支

Ganglion of sympathetic trunk
交感干神经节

Thoracic
splanchnic nn.
胸内脏神经

Afferent
fibers
传入神经
纤维

Vagus n.
(CN X)
迷走神经

Celiac ganglion
腹腔神经节

Ganglion of
sympathetic trunk
交感干神经节

Enteric
plexuses
肠内丛

Superior mesenteric
ganglion
肠系膜上神经节

| Sympathetic fibers 交感神经纤维 | { Preganglionic 节前纤维 ——— Postganglionic 节后纤维 - - - | Parasympathetic fibers 副交感神经纤维 | { Preganglionic 节前纤维 ——— Postganglionic 节后纤维 - - - | Afferent fibers 传入神经 ——— |

脏器的神经

Mesentery
肠系膜

Plexus on branch
of straight a.
直动脉分支神经丛

Aganglionic plexus of serosa
无神经节的浆膜丛

External aganglionic plexus of muscular layer
肌层外无神经节神经丛

Myenteric plexus (Auerbach's)
肠肌丛(Auerbach丛)

Internal aganglionic
plexus of muscular layer
肌层内无神经节神经丛

Submucosal plexus (Meissner's)
黏膜下丛(Meissner丛)

Serosa
浆膜
Subserosa
浆膜下层
Visceral
peritoneum
脏腹膜

Longitudinal muscular layer
纵行肌层

Intermuscular stroma
肌间质

Circular muscular layer
环形肌层

Submucosa
黏膜下层

Submucosal glands
黏膜下腺

Muscularis mucosae
黏膜肌层

Mucosa(including intestinal crypts)
黏膜(包括肠隐窝)

Lumen
肠腔

注：图中显示的肠壁比实际的厚

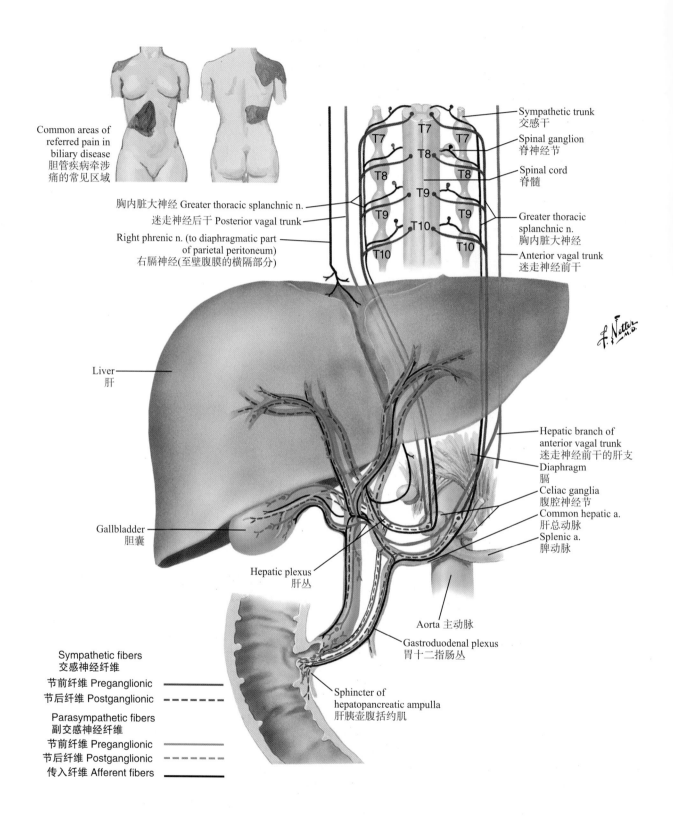

Common areas of referred pain in biliary disease
胆管疾病牵涉痛的常见区域

胸内脏大神经 Greater thoracic splanchnic n.

迷走神经后干 Posterior vagal trunk

Right phrenic n. (to diaphragmatic part of parietal peritoneum)
右膈神经(至壁腹膜的横隔部分)

Sympathetic trunk
交感干

Spinal ganglion
脊神经节

Spinal cord
脊髓

Greater thoracic splanchnic n.
胸内脏大神经

Anterior vagal trunk
迷走神经前干

Liver
肝

Hepatic branch of anterior vagal trunk
迷走神经前干的肝支

Diaphragm
膈

Celiac ganglia
腹腔神经节

Common hepatic a.
肝总动脉

Splenic a.
脾动脉

Gallbladder
胆囊

Hepatic plexus
肝丛

Aorta 主动脉

Gastroduodenal plexus
胃十二指肠丛

Sphincter of hepatopancreatic ampulla
肝胰壶腹括约肌

Sympathetic fibers
交感神经纤维

节前纤维 Preganglionic ——————

节后纤维 Postganglionic - - - - - -

Parasympathetic fibers
副交感神经纤维

节前纤维 Preganglionic ——————

节后纤维 Postganglionic - - - - - -

传入纤维 Afferent fibers ——————

Common areas of
referred pain in
pancreatic disease
胰腺疾病常见的
牵涉痛区域

Spinal ganglion
脊神经节

Ganglion of sympathetic trunk
交感干神经节

Sympathetic
trunk
交感干

Spinal cord
脊髓

Greater thoracic
splanchnic n.
胸内脏大神经

Greater thoracic splanchnic n.
胸内脏大神经

Posterior vagal trunk
迷走神经后干

Anterior vagal trunk
迷走神经前干

T5

T6

T7

T8

T9

Celiac ganglia
腹腔神经节

Splenic a.
脾动脉

Celiac
trunk
腹腔干

Superior
mesenteric
ganglion
肠系膜上神经节

Superior mesenteric plexus
肠系膜上丛

Superior mesenteric a.
肠系膜上动脉

Sympathetic fibers
交感神经纤维

Preganglionic 节前纤维 ————

Postganglionic 节后纤维 ------

Parasympathetic fibers
副交感神经纤维

Preganglionic 节前纤维 ————

Postganglionic 节后纤维 ------

Afferent fibers 传入纤维 ————

Multiple anterior
vagal trunks
多个迷走神经前干

Single anterior
vagal trunk
dividing just
above diaphragm
单一迷走神经前
干在膈上分支

Multiple posterior
vagal trunks
多个迷走神经后干

High emergence
of single anterior
vagal trunk
单一迷走神经前
干出现的位置较高

Low emergence
of single anterior
vagal trunk
单一迷走神经前
干出现的位置较低

Longitudinal muscular layer
纵行肌层

Connective tissue between muscular layers
肌层之间的结缔组织

Circular muscular layer
环形肌层

Myenteric plexus (Auerbach's)
肌间神经丛(Auerbach神经丛)

Submucosal plexus (Meissner's)
黏膜下神经丛(Meissner神经丛)

Submucosa
黏膜下层

Mucosa
黏膜层

Intrinsic nerve supply (schematic)
食管壁内神经支配(示意图)

Common variations: Esophageal branches may originate from left inferior phrenic artery and/or directly from celiac trunk. Branches to abdominal esophagus may also come from splenic or short gastric arteries.

常见变异：食管支可能起源于左膈下动脉和/或直接来自腹腔干。到达食管腹段的分支也可能起源于脾动脉或胃短动脉。

Variations in position and contour of stomach in relation to body habitus
胃的位置和形态随体型的变化

Hypertonic stomach
高张力胃

Orthotonic stomach
中张力胃

Hypotonic stomach
低张力胃

Atonic stomach
无张力胃

Surface mucous cell
表面黏液细胞

Mucous neck cell
颈黏液细胞

Parietal cell
壁细胞

Chief cell
主细胞

Solitary lymph nodule
孤立淋巴结

Neuroendocrine G cell
神经内分泌G细胞

Muscularis mucosae
黏膜肌层

Submucosa
黏膜下层

Pyloric glands
幽门腺

Gastric glands
胃腺

Longitudinal muscular layer
(*with window cut*)
纵行肌层(开窗)

Circular muscular layer
(*with window cut*)
环形肌层(开窗)

Submucosa
(with duodenal glands [Brunner's])
黏膜下层[有十二指肠腺
(Brunner腺)]

冠状位增强CT成像

Cecum　　Vermiform appendix
盲肠　　　阑尾

(MRCP)磁共振胆管胰管造影成像(MRCP)

Common hepatic duct
肝总管

Gallbladder
胆囊

Duodenum
十二指肠

Bile duct　　Pancreatic duct (of Wirsung)
胆总管　　　胰管(Wirsung管)

Mesoappendix
阑尾系膜

Serosa of visceral peritoneum
脏腹膜的浆膜

Longitudinal muscular layer
纵行肌层

Circular muscular layer
环形肌层

Submucosa
黏膜下层

Aggregated lymphoid nodules
集合淋巴滤泡

Intestinal crypts (of Lieberkühn)
肠腺囊(Lieberkühn囊)

Ramification of nerve fibers around
fine branch of hepatic artery
围绕肝动脉细支周围的神经分支

Liver covered by diaphragm, pleura, and lung (percussion dullness)
此处的肝覆有膈、胸膜和肺（叩诊浊音）

Diaphragm
膈

Transpyloric plane
幽门平面

Liver covered by diaphragm and pleura (percussion flatness)
此处的肝覆有膈和胸膜（叩诊实音）

Liver covered by diaphragm (percussion flatness or intestinal resonance)
此处的肝覆有膈（叩诊实音或肠鼓音回声）

Gallbladder
胆囊

Liver
肝

Semilunar lines
半月线

Diaphragm
膈

Liver covered by diaphragm, pleura, and lung (percussion dullness)
此处的肝覆有膈、胸膜和肺（叩诊浊音）

Liver covered by diaphragm and pleura (percussion flatness)
此处的肝覆有膈和胸膜（叩诊实音）

Liver covered by diaphragm, pleura, and lung (percussion dullness)
此处的肝覆有膈、胸膜和肺（叩诊浊音）

Liver covered by diaphragm and pleura (percussion flatness)
此处的肝覆有膈和胸膜（叩诊实音）

Diaphragm
膈

Gallbladder
胆囊

Inferior border of liver
肝下界

Very small left lobe, deep costal impressions
肝左叶极小, 肝的肋压迹深

Complete atrophy of left lobe (left branch of hepatic portal vein compression)
肝左叶完全萎缩 (左侧门静脉受压)

Transverse, "saddlelike" liver, relatively large left lobe
横位, "鞍状"肝, 肝左叶较大

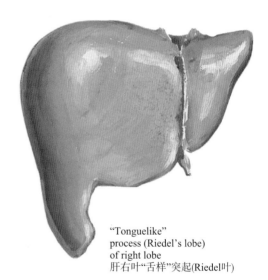

"Tonguelike" process (Riedel's lobe) of right lobe
肝右叶"舌样"突起(Riedel叶)

Very deep renal impression and "corset constriction"
肝的肾压迹极深, 如同女士"紧身胸衣"样紧缩

Diaphragmatic grooves
肝的膈肌沟

Typical
(乙状结肠的)经典位置

Short, straight, obliquely entering pelvis
短而直, 斜行入盆

Looping to right side
形成右侧肠祥

Ascending high into abdomen
升至腹腔

Accessory pancreatic duct (Santorini),
abnormally large
副胰管(Santorini管)异常增粗

Minor
duodenal
papilla
十二指肠
小乳头

Major
duodenal
papilla
十二指肠
大乳头

Pancreatic duct (Wirsung),
abnormally small
主胰管(Wirsung管)异常缩细

Reversal in relative size of ducts
胰管相对大小的变异

Two accessory pancreatic ducts
双副胰管

Anastomosis between ducts
胰管间吻合

Crossing of ducts
胰管交叉

Double crossing of ducts
胰管两次交叉

No communication between ducts
胰管间不交通

Two pancreatic ducts
双主胰管

Tortuosity of ducts
胰管迂曲

Absence of accessory pancreatic duct
无副胰管

Variations in cystic duct
胆囊管的变异

Low union with common hepatic duct
胆囊管和肝总管的低位汇合

Adherent to common hepatic duct
胆囊管与肝总管的粘合

High union with common hepatic duct
胆囊管与肝总管的高位汇合

Cystic duct absent or very short
胆囊管缺失或极短

Passing anterior to and joining common hepatic duct on left side
胆囊管在肝总管前方经过，从左侧汇入

Passing posterior to and joining common hepatic duct on left side
胆囊管在肝总管后方经过，从左侧汇入

Accessory (or aberrant) hepatic ducts
副(或异常)肝管

Joining common hepatic duct
汇入肝总管

Joining cystic duct
汇入胆囊管

Joining bile duct
汇入胆总管

Joining gallbladder
汇入胆囊

Two accessory hepatic ducts
两个副肝管

Variations in union of bile and pancreatic ducts
胆总管和胰管汇合的变异

Bile duct 胆总管
Pancreatic duct 胰管
Sphincter of ampulla 肝胰壶腹括约肌

Bile duct 胆总管
Pancreatic duct 胰管
Duodenal wall 十二指肠壁

Bile duct 胆总管
Pancreatic duct 胰管
Sphincter of ampulla 肝胰壶腹括约肌

Short common channel
共同通道较短

No common channel
无共同通道

Long common channel
共同通道较长

Origin outside cystohepatic triangle from (normal) right hepatic artery
源于胆囊三角外的肝右动脉

Origin from left hepatic artery or its intermediate branch
源于肝中动脉或肝左动脉

Origin from proper hepatic artery
源于肝固有动脉

Origin from gastroduodenal artery
源于胃十二指肠动脉

Intermediate branch
肝中动脉

Left hepatic a.
肝左动脉

Crossing anterior to common hepatic duct
位于肝总管前方

Crossing anterior to bile duct
位于胆总管前方

Cystic a.
胆囊动脉

Right hepatic a.
肝右动脉

Proper hepatic a.
肝固有动脉

Right gastric a.
胃右动脉

Left gastric a.
胃左动脉

Celiac trunk
腹腔干

Splenic a.
脾动脉

Common hepatic a.
肝总动脉

Gastroduodenal a.
胃十二指肠动脉

Origin from celiac trunk (or from aorta)
源于腹腔干(或主动脉)

Aorta 主动脉

Origin in cystohepatic triangle from aberrant right hepatic artery (from superior mesenteric artery)
源于胆囊三角内的变异的肝右动脉(来自肠系膜上动脉)

Origin outside cystohepatic triangle from aberrant right hepatic artery
源于胆囊三角外变异的肝右动脉

Crossing anterior to common hepatic duct
位于胆总管前方

Superior mesenteric a.
肠系膜上动脉

Two cystic arteries: both from right hepatic artery in cystohepatic triangle
两支胆囊动脉,均来自胆囊三角内的正常肝右动脉

Two cystic arteries: both from right hepatic artery, one inside and one outside cystohepatic triangle
两支胆囊动脉,均来自正常的肝右动脉,一支位于胆囊三角内,另一支位于胆囊三角外

Two cystic arteries: both from aberrant right hepatic artery, one inside and one outside cystohepatic triangle
两支胆囊动脉,均来自变异的肝右动脉,一支位于胆囊三角内,另一支位于胆囊三角外

Two cystic arteries: posterior one from right hepatic artery, anterior one from gastroduodenal artery
两支胆囊动脉,胆囊后动脉来自肝右动脉,胆囊前动脉来自胃十二指肠动脉

Left gastric a. 胃左动脉

Splenic a. 脾动脉

Gastroduodenal a. 胃十二指肠动脉

Aberrant common hepatic a. taking origin from superior mesenteric a.
起源于肠系膜上动脉的变异肝总动脉

Intermediate branch 肝中动脉
Left hepatic a. 肝左动脉
Right hepatic a. 肝右动脉

Central bifurcation of common hepatic a., or right and left hepatic aa. originating separately from celiac trunk
肝总动脉的中央分叉或肝左动脉、肝右动脉，均来自腹腔干的分支

Aberrant right hepatic a. taking origin from superior mesenteric a.
起源于肠系膜上动脉的变异肝右动脉

Aberrant left hepatic a. taking origin from left gastric a.
来源于胃左动脉的变异肝左动脉

Accessory right hepatic a. from superior mesenteric a.
来自肠系膜上动脉的副肝右动脉

Accessory left hepatic a. from left gastric a.
来自胃左动脉的副肝左动脉

Accessory left hepatic a. from right hepatic a.
来自肝右动脉的副肝左动脉

Right hepatic a. crossing anterior to common hepatic duct instead of posterior to it
肝右动脉从肝总管前方经过而非后方

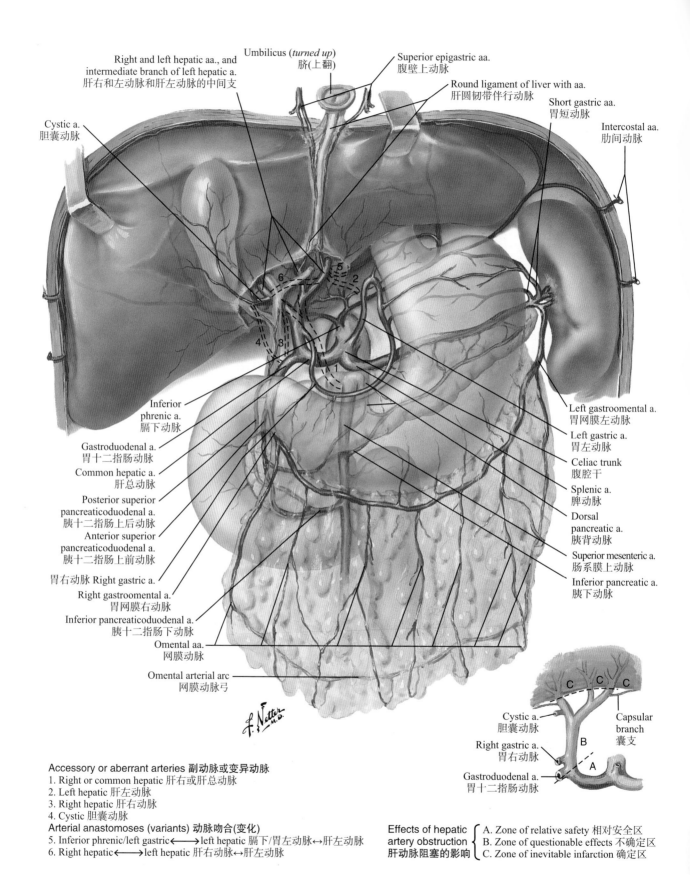

Right and left hepatic aa., and intermediate branch of left hepatic a.
肝右和左动脉和肝左动脉的中间支

Umbilicus (*turned up*)
脐(上翻)

Superior epigastric aa.
腹壁上动脉

Round ligament of liver with aa.
肝圆韧带伴行动脉

Short gastric aa.
胃短动脉

Intercostal aa.
肋间动脉

Cystic a.
胆囊动脉

Inferior phrenic a.
膈下动脉

Gastroduodenal a.
胃十二指肠动脉

Common hepatic a.
肝总动脉

Posterior superior pancreaticoduodenal a.
胰十二指肠上后动脉

Anterior superior pancreaticoduodenal a.
胰十二指肠上前动脉

胃右动脉 Right gastric a.

Right gastroomental a.
胃网膜右动脉

Inferior pancreaticoduodenal a.
胰十二指肠下动脉

Omental aa.
网膜动脉

Omental arterial arc
网膜动脉弓

Left gastroomental a.
胃网膜左动脉

Left gastric a.
胃左动脉

Celiac trunk
腹腔干

Splenic a.
脾动脉

Dorsal pancreatic a.
胰背动脉

Superior mesenteric a.
肠系膜上动脉

Inferior pancreatic a.
胰下动脉

Cystic a.
胆囊动脉

Right gastric a.
胃右动脉

Gastroduodenal a.
胃十二指肠动脉

Capsular branch
囊支

Accessory or aberrant arteries 副动脉或变异动脉
1. Right or common hepatic 肝右或肝总动脉
2. Left hepatic 肝左动脉
3. Right hepatic 肝右动脉
4. Cystic 胆囊动脉

Arterial anastomoses (variants) 动脉吻合(变化)
5. Inferior phrenic/left gastric ⟷ left hepatic 膈下/胃左动脉↔肝左动脉
6. Right hepatic ⟷ left hepatic 肝右动脉↔肝左动脉

Effects of hepatic artery obstruction
肝动脉阻塞的影响 { A. Zone of relative safety 相对安全区
B. Zone of questionable effects 不确定区
C. Zone of inevitable infarction 确定区

Variations 变异

Cystic v.
胆囊静脉

1.09cm

Hepatic portal v.
肝门静脉

Posterior superior
pancreaticoduodenal v.
胰十二指肠上后静脉

Superior mesenteric v.
肠系膜上静脉

Right gastroomental v.
胃网膜右静脉

Inferior pancre-
aticoduodenal v.
胰十二指肠下静脉

Right colic v.
右结肠静脉

Ileocolic v.
回结肠静脉

Right gastric v.
胃右静脉

Esophageal v.
食管静脉

Left gastric v.
胃左静脉

Splenic v.
脾静脉

Short gastric vv.
胃短静脉

Spleen
脾

0.45cm

Pancreatic vv.
胰静脉

Left gastroomental v.
胃网膜左静脉

Inferior mesenteric v.
肠系膜下静脉

Left colic v.
左结肠静脉

Jejunal vv.
空肠静脉

Middle colic v.
中结肠静脉

Ileal vv.
回肠静脉

Typical arrangement
经典的属支

Left gastric vein often enters
junction of splenic and superior
mesenteric veins
胃左静脉常汇入脾静脉和肠
系膜上静脉汇合处

Hepatic portal v.
肝门静脉

Superior mesen-
teric v.
肠系膜上静脉

Left gastric v.
胃左静脉

Splenic v.
脾静脉

Left gastric vein
may enter splenic vein
(24% of cases)
(24%)的胃左静脉汇
入脾静脉

Right gastric v.
胃右静脉

Left gastric v.
胃左静脉

Hepatic portal v.
肝门静脉

Splenic v.
脾静脉

Inferior mesenteric vein may
enter junction of splenic and
superior mesenteric veins
肠系膜下静脉可汇入脾静脉
和肠系膜上静脉的汇合处

Hepatic portal v.
肝门静脉

Splenic v.
脾静脉

Superior mesenteric v.
肠系膜上静脉

Inferior
mesenteric v.
肠系膜下静脉

Inferior mesenteric vein may
enter superior mesenteric vein
肠系膜下静脉可汇入肠系膜
上静脉

Hepatic portal v.
肝门静脉

Jejunal vv.
空肠静脉

Splenic v.
脾静脉

Superior mesenteric v.
肠系膜上静脉

Inferior mesenteric v.
肠系膜下静脉

Anomalies 异常

Hepatic portal v.anterior
to head of pancreas and
superior part of duodenum
肝门静脉位于胰头和十
二指肠上部的前方

Pulmonary v.entering
hepatic portal v.
肺静脉汇入肝门静脉

Hepatic portal v.entering
inferior vena cava (proper
hepatic a.enlarged)
肝门静脉汇入下腔静脉
(肝固有动脉增粗)

Congenital stricture
of hepatic portal v.
先天性肝门静脉狭窄

Common origin of celiac trunk and superior mesenteric a.
腹腔干和肠系膜上动脉的常见来源

Celiacomesenteric trunk
腹腔肠系膜干

Splenic a. takes origin from superior mesenteric a. (note aberrant left hepatic a. from left gastric a.)
脾动脉来源于肠系膜上动脉(注：变异肝左动脉来源于胃左动脉)

Hepatogastric trunk
肝胃干

Splenomesenteric trunk
脾肠系膜干

Splenic and common hepatic aa. take origin from superior mesenteric a.
脾动脉和肝总动脉来源于肠系膜上动脉

Gastrophrenic trunk
胃膈干

Hepatospleno-mesenteric trunk
肝脾肠系膜干

Aberrant common hepatic a. takes origin from superior mesenteric a.(note inferior pancreatico-coduodenal a. from upper jejunal a.)
变异肝总动脉起源于肠系膜上动脉(注：胰十二指肠下动脉来源于空肠上动脉)

Splenogastric trunk
脾胃干

Hepatomesenteric trunk
肝肠系膜干

Aberrant right hepatic a. takes origin from superior mesenteric a.; inferior pancreatico-duodenal and upper jejunal aa. from aberrant right hepatic a.
变异肝右动脉起源于肠系膜上动脉，胰十二指肠下动脉和空肠上动脉来源于异常的肝右动脉

Incomplete celiac trunk
不完全腹腔干

Hepatomesenteric trunk
肝十二指肠干

Accessory right hepatic a.takes origin from superior mesenteric a.
副肝右动脉起源于肠系膜上动脉

Celiac trunk
腹腔干

Hepatomesenteric trunk
肝肠系膜干

Accessory right hepatic a. takes origin from superior mesenteric a.; inferior pancreaticoduodenal aa. from accessory right hepatic a.; upper jejunal a. from anterior inferior pancreaticoduodenal a.
副肝右动脉起源于肠系膜上动脉，胰十二指肠下动脉起源于副肝右动脉，空肠上动脉起源于胰十二指肠下前动脉

Celiac trunk
腹腔干

Hepatomesenteric trunk
肝肠系膜干

(Note accessory left gastric a. from left hepatic a.)
(注：副胃左动脉起源于肝左动脉)

Right gastroomental a.takes origin from superior mesenteric a. (note accessory left hepatic a.from left gastric a.)
右胃肠动脉来自肠系膜上动脉(注：副肝左动脉起源于胃左动脉)

附图

盲肠前动脉和盲肠后动脉均起源于结肠支和回肠支吻合血管,阑尾动脉起源于回肠支

盲肠前、后动脉起源于结肠支,阑尾动脉起源于回结肠动脉回肠支

盲肠前动脉和盲肠后动脉有共同的弓形起源;阑尾动脉起源于回结肠动脉

盲肠前动脉和盲肠后动脉起源于回结肠动脉的结肠支和回肠支的吻合血管,阑尾动脉起源于结肠支的高位

盲肠前、后动脉起源于回结肠动脉回肠支,阑尾动脉起源于盲肠后动脉

盲肠前动脉和两支盲肠后动脉起源于结肠支和回肠支吻合血管,阑尾动脉起源于回结肠动脉的回肠支

盲肠前、后动脉起源于回结肠动脉回肠支和结肠支之间的多支吻合血管,阑尾动脉起源于回肠支

盲肠前、后动脉起源于结肠支和回肠支吻合血管,两支阑尾动脉分别来源于吻合血管和回肠支

盲肠前动脉和盲肠后动脉起源于结肠支和回肠支吻合血管,两支阑尾动脉分别来源于盲肠前动脉和盲肠后动脉

Some variations in posterior peritoneal attachment of cecum
盲肠腹膜后附着点的变异

Marginal a.
边缘动脉

Middle colic a.
中结肠动脉

Right colic a.
右结肠动脉

Superior mesenteric a.
肠系膜上动脉

Ileocolic a.
回结肠动脉

Common trunk for right colic and middle colic arteries
常见右结肠动脉和中结肠动脉共干

Middle colic a.
中结肠动脉

Right colic a.
右结肠动脉

Ileocolic a.
回结肠动脉

Common trunk for right colic and ileocolic arteries
常见右结肠动脉和回结肠动脉共干

Absent middle colic a.
中结肠动脉缺失

Right colic a
右结肠动脉

Ileocolic a.
回结肠动脉

Aberrant middle colic a.
异常的中结肠动脉

Left colic a.
左结肠动脉

Aberrant middle colic artery from left colic artery
中结肠动脉缺失，由左结肠动脉分支代替

Aberrant middle colic a.
异常的中结肠动脉

Absent right colic a.
右结肠动脉缺失

Middle colic a.
中结肠动脉

Ileocolic a.
回结肠动脉

Absence of right colic artery
右结肠动脉缺失

Marginal a.
边缘动脉

Middle colic a.
中结肠动脉

Right colic a.
右结肠动脉

Ileocolic a.
回结肠动脉

Intercolic anastomotic a. (arc of Riolan)
结肠间动脉弓(Riolan动脉弓)

Superior mesenteric a.
肠系膜上动脉

Inferior mesenteric a.
肠系膜下动脉

Left colic a.
左结肠动脉

Arc of Riolan between middle colic and left colic arteries
中结肠动脉和左结肠动脉之间的Riolan动脉弓

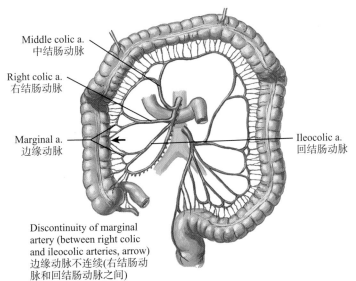

Middle colic a.
中结肠动脉

Right colic a.
右结肠动脉

Marginal a.
边缘动脉

Ileocolic a.
回结肠动脉

Discontinuity of marginal
artery (between right colic
and ileocolic arteries, arrow)
边缘动脉不连续(右结肠动
脉和回结肠动脉之间)

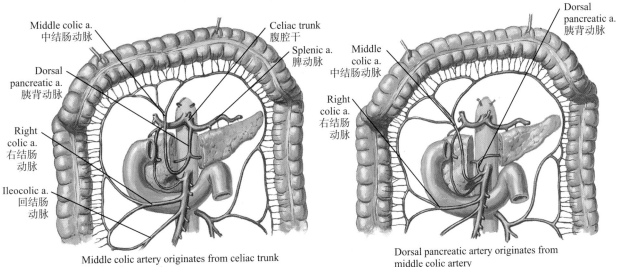

Middle colic a.
中结肠动脉

Dorsal
pancreatic a.
胰背动脉

Right
colic a.
右结肠
动脉

Ileocolic a.
回结肠
动脉

Celiac trunk
腹腔干

Splenic a.
脾动脉

Middle colic artery originates from celiac trunk
via dorsal pancreatic artery
中结肠动脉经胰背动脉来自腹腔干

Dorsal
pancreatic a.
胰背动脉

Middle
colic a.
中结肠动脉

Right
colic a.
右结肠
动脉

Dorsal pancreatic artery originates from
middle colic artery
中结肠动脉分支形成胰背动脉

Aberrant
right
hepatic a.
变异的肝
右动脉

Middle
colic a.
中结肠
动脉

Superior mesenteric a.
肠系膜上动脉

Middle colic artery originates from aberrant
right hepatic artery (from superior mesenteric artery)
中结肠动脉来源于变异的肝右动脉(来自肠系膜上动脉)

Middle colic artery has
common origin with right
gastroomental artery from
superior mesenteric artery
中结肠动脉常与胃网膜
右动脉共同来源于肠系
膜上动脉

Right gastroomental a.
胃网膜右动脉

Middle
colic a.
中结肠
动脉

具有重要临床意义的解剖结构 *

解剖结构	临床意义	图号
头部和颈部		
腮腺	感染（如腮腺炎）引起腮腺肿胀可能会出现疼痛并压迫面神经分支，导致面肌无力；颈外动脉、颞浅动脉和上颌动脉穿过腮腺	S-64、S-396
腹部		
肝	可触到右肋缘下方；肝肿大可发生在肝炎、心力衰竭、浸润性疾病等情况下；肝在影像学上呈萎缩、结节状，提示肝硬化；常见转移部位。	S-395、S-415、S-423
胃食管连接部	食管下括约肌短暂性松弛或张力降低可引起胃食管反流病（GERD），这是胃痛的常见原因；食管癌的常见部位。	S-413、S-414、S-541
胃十二指肠	消化性溃疡原发部位；非甾体抗炎药（NSAID）过度使用和/或幽门螺杆菌感染可引起溃疡。	S-414、S-415、S-417
幽门	婴儿肥厚性幽门狭窄导致新生儿餐后喷射性呕吐。	S-414
十二指肠大乳头	在内镜逆行胰胆管造影术（ERCP）（一种常见的诊断方法）期间，经导管注射造影剂；肝胰壶腹括约肌（Oddi括约肌）功能障碍可阻碍胆汁流经十二指肠大乳头，导致右上腹疼痛。	S-421、S-432
阑尾	容易发炎破裂（阑尾炎）；可能有盲肠后位，这种情况下阑尾炎会引起邻近腰肌筋膜炎症，疼痛位置不典型。	S-425、S-427
结肠	憩室和恶性肿瘤的常见部位；进行结肠镜检查，筛查结肠癌。	S-428
胆囊	可能会发炎（胆囊炎）并引起继发于胆结石阻塞胆囊管的疼痛。	S-429、S-432、S-435、S-456
胆总管	胆结石可阻塞胆管（胆总管结石），导致肝炎和黄疸；部分病例可并发胰腺炎和/或胆管梗阻感染（胆管炎）；小结石可能会有症状，而大结石通常留在胆囊，更典型的是无症状；ERCP用于定位和解除梗阻。	S-429、S-430、S-432
脐	脐带和胎儿脐血管的残余；定位跨脐平面的标志，用于将腹部划分为象限；标记T10皮体位置；用于定位麦氏点；腹壁疝的常见部位。	S-8、S-395
胰	主要位于腹膜后和胃深处；因此，发炎的胰腺可能被胃压迫，引起向背部的剧烈疼痛；胰腺炎，最常由胆道梗阻或酗酒引起，可能引起严重危及生命的并发症；胰头/颈部癌可压迫胆道。	S-417、S-433、S-457
盆部		
直肠和肛门	直肠指诊可以检查内痔、粪便嵌塞和直肠癌	S-221、S-226、S-428
腹膜	卵巢癌常见的转移部位，通过腹腔内腹水转移	S-483、S-485

* 各解剖结构的选择主要基于临床数据以及大体解剖课程中经常涉及的临床诊治内容。

泌尿系统 9

附图

附图S-BP 83 肾小囊的组织结构

附图S-BP 84 肾单位和集合管: 示意图

附图S-BP 85 肾实质的血管: 示意图

附图S-BP 86 女性尿道

附图S-BP 87 膀胱尿道造影: 男性和女性

附图S-BP 88 肾的动脉和静脉变异

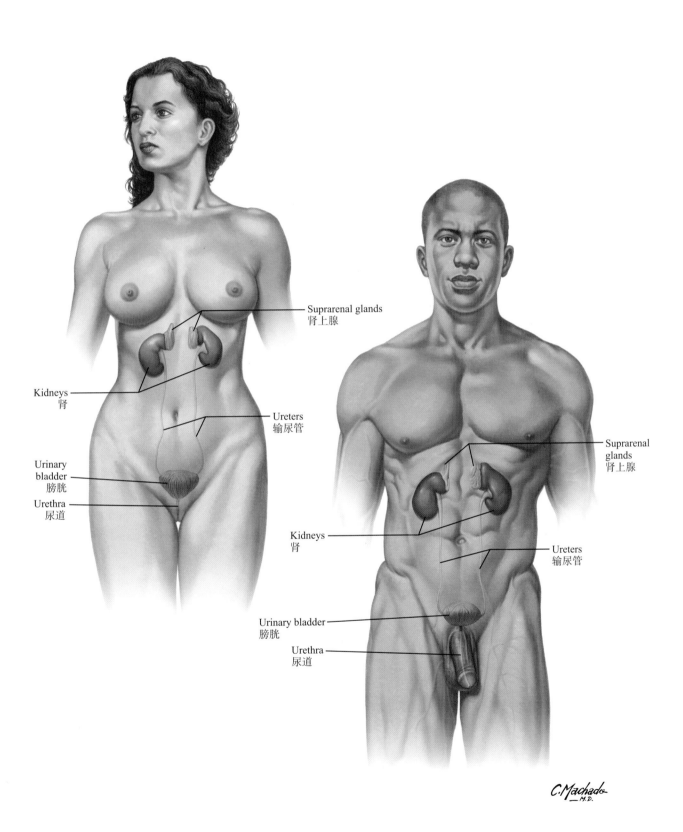

Suprarenal glands
肾上腺

Kidneys
肾

Ureters
输尿管

Urinary
bladder
膀胱

Urethra
尿道

Suprarenal
glands
肾上腺

Kidneys
肾

Ureters
输尿管

Urinary bladder
膀胱

Urethra
尿道

Diaphragm
膈

Right suprarenal gland
右肾上腺

Right kidney
右肾

Right renal a. and v.
右肾动脉和静脉

Subcostal n.
肋下神经

Transversus
abdominis m.
腹横肌

Quadratus
lumborum m.
腰方肌

Iliac crest
髂嵴

Psoas major
腰大肌

Iliacus m.
髂肌

Ureter
输尿管

Common
iliac a.
髂总动脉

External
iliac a.
髂外动脉

Internal
iliac a.
髂内动脉

Urinary bladder
膀胱

Esophagus
食管

Left suprarenal gland
左肾上腺

Celiac trunk
腹腔干

Left kidney
左肾

Left renal a. and v.
左肾动脉和静脉

Superior mesenteric a.(cut)
肠系膜上动脉(切断)

Subcostal n.
肋下神经

Abdominal aorta
腹主动脉

Iliohypogastric n.
髂腹下神经

Ilioinguinal n.
髂腹沟神经

Lateral femoral
cutaneous n.
股外侧皮神经

Genitofemoral n.
生殖股神经

Left testicular a. and v.
左睾丸动静脉

Inferior mesenteric
artery(cut)
肠系膜下动脉(切断)

Peritoneum(cut)
腹膜(切开)

Sigmoid mesocolon(cut)
乙状结肠系膜(切开)

Rectum
直肠

Esophagus
食管

Inferior vena cava
下腔静脉

Bare area of liver
肝裸区

Right suprarenal
gland
右肾上腺

Parietal
peritoneum(cut)
腹膜(切开)

Area for liver
肝区

Duodenum
十二指肠

Parietal peritoneum(cut)
腹膜壁层(切开)

Area for colon
结肠区

Area for small
intestine
小肠区

Gastrophrenic ligament
胃膈韧带

Left suprarenal gland
左肾上腺

Splenorenal ligament
脾肾韧带

Area for stomach
胃区

Area for spleen
脾区

Tail of pancreas
胰尾

Transverse mesocolon
横结肠系膜

Area for small intestine
小肠区

Area for descending colon
降结肠区

**Anterior relations
of kidneys
肾前面的毗邻**

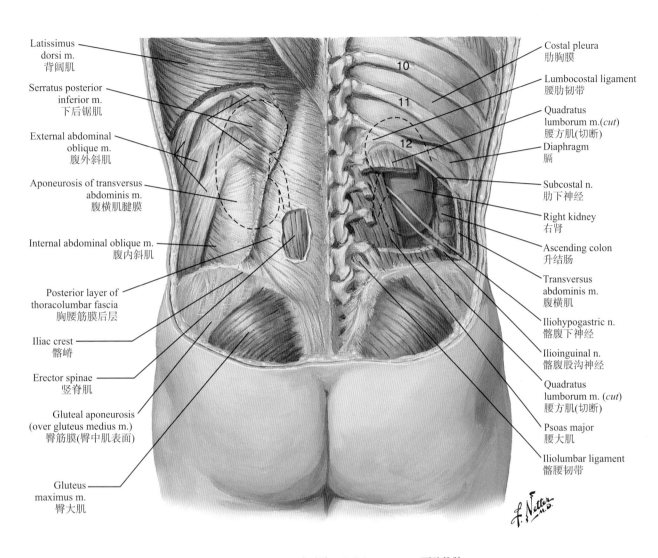

Latissimus dorsi m.
背阔肌

Serratus posterior inferior m.
下后锯肌

External abdominal oblique m.
腹外斜肌

Aponeurosis of transversus abdominis m.
腹横肌腱膜

Internal abdominal oblique m.
腹内斜肌

Posterior layer of thoracolumbar fascia
胸腰筋膜后层

Iliac crest
髂嵴

Erector spinae
竖脊肌

Gluteal aponeurosis (over gluteus medius m.)
臀筋膜(臀中肌表面)

Gluteus maximus m.
臀大肌

Costal pleura
肋胸膜

Lumbocostal ligament
腰肋韧带

Quadratus lumborum m.(cut)
腰方肌(切断)

Diaphragm
膈

Subcostal n.
肋下神经

Right kidney
右肾

Ascending colon
升结肠

Transversus abdominis m.
腹横肌

Iliohypogastric n.
髂腹下神经

Ilioinguinal n.
髂腹股沟神经

Quadratus lumborum m. (cut)
腰方肌(切断)

Psoas major
腰大肌

Iliolumbar ligament
髂腰韧带

Aorta 主动脉　　Inferior vena cava 下腔静脉

Posterior relations of kidneys
肾后面的毗邻

Projection of 11th rib
第11肋投影区

Area for diaphragm
膈区

Projection of 12th rib
第12肋投影区

Area for aponeurosis of transversus abdominis m.
腹横肌腱膜区

Area for quadratus lumborum m.
腰方肌区

Area for psoas major
腰大肌区

Area for diaphragm
膈区

Projection of 12th rib
第12肋投影区

Area for aponeurosis of transversus abdominis m.
腹横肌腱膜区

Area for quadratus lumborum m.
腰方肌区

Area for psoas major
腰大肌区

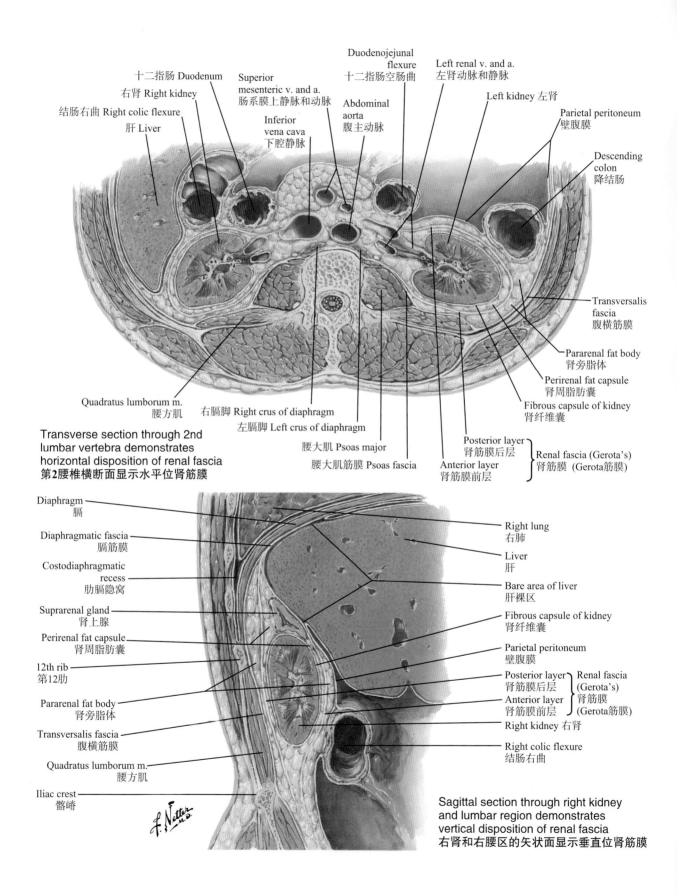

十二指肠 Duodenum
右肾 Right kidney
结肠右曲 Right colic flexure
肝 Liver

Superior
mesenteric v. and a.
肠系膜上静脉和动脉

Inferior
vena cava
下腔静脉

Duodenojejunal
flexure
十二指肠空肠曲

Abdominal
aorta
腹主动脉

Left renal v. and a.
左肾动脉和静脉

Left kidney 左肾

Parietal peritoneum
壁腹膜

Descending
colon
降结肠

Transversalis
fascia
腹横筋膜

Pararenal fat body
肾旁脂体

Perirenal fat capsule
肾周脂肪囊

Fibrous capsule of kidney
肾纤维囊

Quadratus lumborum m.
腰方肌

右膈脚 Right crus of diaphragm
左膈脚 Left crus of diaphragm

腰大肌 Psoas major
腰大肌筋膜 Psoas fascia

Posterior layer
肾筋膜后层
Anterior layer
肾筋膜前层
} Renal fascia (Gerota's)
肾筋膜 (Gerota筋膜)

Transverse section through 2nd
lumbar vertebra demonstrates
horizontal disposition of renal fascia
第2腰椎横断面显示水平位肾筋膜

Diaphragm
膈

Diaphragmatic fascia
膈筋膜

Costodiaphragmatic
recess
肋膈隐窝

Suprarenal gland
肾上腺

Perirenal fat capsule
肾周脂肪囊

12th rib
第12肋

Pararenal fat body
肾旁脂体

Transversalis fascia
腹横筋膜

Quadratus lumborum m.
腰方肌

Iliac crest
髂嵴

Right lung
右肺

Liver
肝

Bare area of liver
肝裸区

Fibrous capsule of kidney
肾纤维囊

Parietal peritoneum
壁腹膜

Posterior layer
肾筋膜后层
Anterior layer
肾筋膜前层
} Renal fascia
(Gerota's)
肾筋膜
(Gerota筋膜)

Right kidney 右肾

Right colic flexure
结肠右曲

Sagittal section through right kidney
and lumbar region demonstrates
vertical disposition of renal fascia
右肾和右腰区的矢状面显示垂直位肾筋膜

Anterior surface of right kidney
右肾前面观

Superior pole
上极

Fibrous capsule of kidney
(cut and peeled back)
肾纤维囊(切开并剥离)

Medial border
内侧缘

Lateral border
外侧缘

Hilum
肾门

Renal a.
肾动脉

Renal v.
肾静脉

Renal pelvis
肾盂

Stellate vv. (visible
through capsule)
星形静脉(纤维囊内)

Medial border
内侧缘

Ureter
输尿管

Inferior pole
下端

Suprarenal gland and
lobulated kidney of infant
肾上腺和胚胎时期的分叶肾

Fibrous capsule
of kidney
肾纤维囊

Minor calices
肾小盏

Renal cortex
肾皮质

Blood vessels
(entering renal
parenchyma)
进入肾实质的血管

Renal medulla
(renal pyramids)
肾髓质(肾锥体)

Renal sinus
肾窦

Major calices
肾大盏

Renal papilla
肾乳头

Renal pelvis
肾盂

Adipose tissue
(in renal sinus)
脂肪组织(肾窦内)

Renal column
(of Bertin)
肾柱(Bertin柱)

Minor calices
肾小盏

Base of renal pyramid
肾锥体底

Ureter
输尿管

Right kidney sectioned in several planes,
exposing parenchyma and renal pelvis
右肾的不同断面,暴露肾实质和肾盂

Ureters in male: anterior view
男性输尿管：前面观

Right kidney 右肾
Duodenum 十二指肠
Superior mesenteric a. 肠系膜上动脉
Right colic a. 右结肠动脉
Right ureter 右输尿管
Ileocolic a. 回结肠动脉
Testicular a. and v. 睾丸动脉和静脉
Common iliac a. 髂总动脉
Internal iliac a. 髂内动脉
External iliac a. 髂外动脉
Middle anorectal a. 直肠中动脉

Left kidney 左肾
Left ureter 左输尿管
Inferior mesenteric a. 肠系膜下动脉
Left colic a. 左结肠动脉
Sigmoid aa. 乙状结肠动脉
Superior anorectal a. (cut) 直肠上动脉(切断)
Genitofemoral n. 生殖股神经
Inferior vesical a. 膀胱下动脉
Ductus deferens 输精管
Urinary bladder 膀胱

Diagonal course of ureter through urinary bladder wall 输尿管斜穿膀胱壁
Urinary bladder mucosa 膀胱黏膜层
Ureter 输尿管

Urinary bladder 膀胱
Medial umbilical ligament 脐内侧韧带
Round ligament of uterus 子宫圆韧带
Superior vesical a. 膀胱上动脉
Uterine a. 子宫动脉
Umbilical a. 脐动脉
Obturator a. and n. 闭孔动脉和神经
Ureter 输尿管
Inferior vesical branch of vaginal a. 阴道动脉膀胱下支
External iliac a. 髂外动脉
Vaginal a. 阴道动脉
Ovarian a. and vv. (cut) 卵巢动脉和静脉(切断)
Internal iliac a. 髂内动脉
Common iliac a. 髂总动脉
Root of mesentery 肠系膜根

Ovary 卵巢
Broad ligament 子宫阔韧带
Rectouterine fold 直肠子宫襞
输尿管 Ureter
Intersigmoid recess 乙状结肠间隐窝
Sigmoid mesocolon 乙状结肠系膜

Ureters in female: superior view
女性输尿管：上面观

Female: median section
女性：正中矢状切面

Parietal peritoneum 壁腹膜
Transversalis fascia 腹横筋膜
Median umbilical ligament 脐正中韧带
Umbilical fascia 脐筋膜
Fundus of uterus 子宫底
Vesicouterine pouch 膀胱子宫陷凹

Fundus 膀胱底
Apex 膀胱尖
Body 膀胱体
Ureteric orifice 输尿管口
Trigone 膀胱三角
Neck 膀胱颈
} Urinary bladder 膀胱

Pubic symphysis 耻骨联合
Vesical venous plexus
(in retropubic space of Retzius)
膀胱静脉丛(在耻骨后隙)
Inferior pubic ligament 耻骨下韧带
Deep dorsal v. of clitoris 阴蒂背深静脉
Transverse perineal ligament 会阴横韧带
External urethral sphincter 尿道外括约肌
Sphincter urethrovaginalis 尿道阴道括约肌
Perineal membrane 会阴膜
Urethra 尿道
Vagina 阴道
Labium minus 小阴唇
Labium majus 大阴唇

Perineal body 会阴体

Rectum
直肠
External anal
sphincter
肛门外括约肌
Rectal ampulla
直肠壶腹

Superior view with
peritoneum and
vesical fascia
removed
去除腹膜和膀胱
筋膜的上面观

Pubic symphysis
耻骨联合

耻骨下韧带 Inferior pubic ligament
阴蒂背深静脉 Deep dorsal v. of clitoris
耻骨膀胱内侧韧带 Medial pubovesical ligament
会阴横韧带 Transverse perineal ligament
肛提肌腱弓 Tendinous arch of levator ani
闭膜管 Obturator canal
耻骨膀胱外侧韧带 Lateral pubovesical ligament
盆筋膜腱弓 Tendinous arch of pelvic fascia
Superior fascia of pelvic diaphragm (covering levator ani)
盆膈上筋膜(覆盖肛提肌)
Obturator fascia (over obturator internus)
闭孔筋膜(覆盖闭孔内肌)
膀胱(向后上方拉起) Urinary bladder (*pulled up and back*)
脐正中韧带(切断) Median umbilical ligament (*cut*)
Inferior vesical branch of vaginal a.
阴道动脉的膀胱下支
阴道动脉 Vaginal a.
输尿管 Ureter
阴道 Vagina

Female: frontal section
女性：冠状面

- Pelvic part of peritoneum 腹膜盆部
- Fundus of bladder 膀胱底
- Interureteric crest 输尿管间嵴
- Left ureteric orifice 左输尿管口
- Trigone of bladder 膀胱三角
- Neck of bladder 膀胱颈
- Vesical venous plexus 膀胱静脉丛
- Vesical fascia 膀胱筋膜
- Tendinous arch of levator ani 肛提肌腱弓
- Obturator internus 闭孔内肌
- Levator ani 肛提肌
- Tendinous arch of pelvic fascia 盆筋膜腱弓
- Urethra 尿道
- External urethral sphincter 尿道外括约肌
- Perineal membrane 会阴膜
- Ischiopubic ramus 坐骨耻骨支
- Crus of clitoris 阴蒂脚
- Ischiocavernosus m. 坐骨海绵体肌
- Perineal fascia (Gallaudet's) 会阴深筋膜 (Gallaudet筋膜)
- Membranous layer of perineal subcutaneous tissue (Colles' fascia) 会阴皮下组织膜性层(Colles筋膜)

Round ligament of uterus 子宫圆韧带 | Vagina 阴道 | Bulb of vestibule 前庭球 | Bulbospongiosus m. 球海绵体肌

Male: frontal section
男性：冠状面

- 膀胱底 Fundus of bladder
- 输精管 Ductus deferens
- 输尿管间嵴 Interureteric crest
- 右输尿管口 Right ureteric orifice
- 膀胱三角 Trigone of bladder
- 膀胱颈 Neck of bladder
- 膀胱静脉丛 Vesical venous plexus
- 肛提肌腱弓 Tendinous arch of levator ani
- 膀胱垂 Uvula of bladder
- 闭孔内肌 Obturator internus
- 肛提肌 Levator ani
- 前列腺囊 Capsule of prostate
- 前列腺 Prostate
- 前列腺小囊 Prostatic utricle
- 精阜 Seminal colliculus
- 尿道球腺(Cowper腺) Bulbourethral gland (Cowper's)
- 尿道外括约肌 External urethral sphincter
- 会阴膜 Perineal membrane
- 尿道海绵体部 Spongy urethra
- 尿道海绵体 Corpus spongiosum
- 会深阴筋膜(Gallaudet筋膜) Perineal fascia (Gallaudet's)
- Bulbospongiosus m. 球海绵体肌

- Pelvic part of peritoneum 腹膜盆部
- Internal urethral sphincter 尿道内括约肌
- Prostatic urethra 尿道前列腺部
- Tendinous arch of pelvic fascia 盆筋膜腱弓
- Anterior recess of ischioanal fossa 坐骨肛门窝前隐窝
- Ischiopubic ramus 坐骨耻骨支
- Crus of penis 阴茎脚
- Ischiocavernosus m. 坐骨海绵体肌
- Membranous layer of perineal subcutaneous tissue (Colles' fascia) 会阴皮下组织膜性层(Colles筋膜)

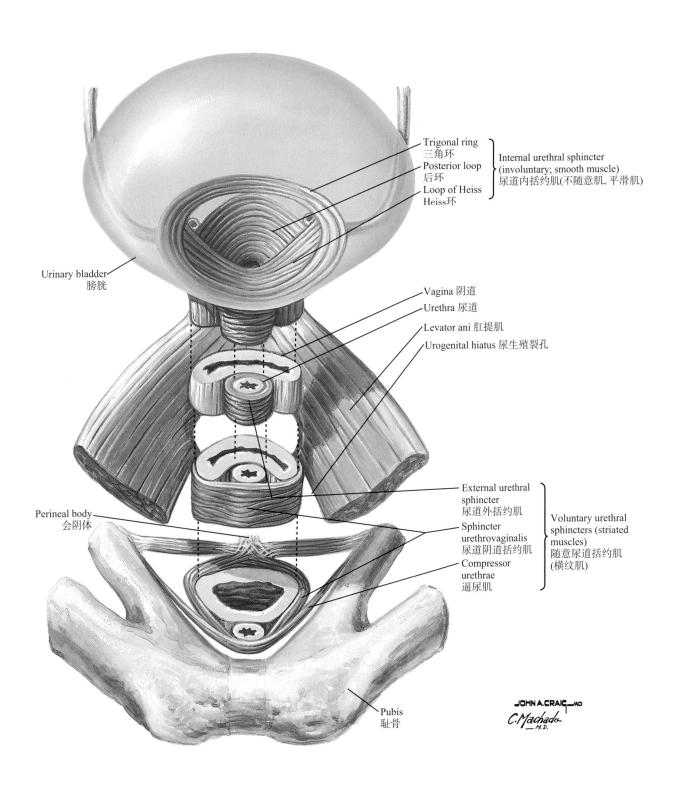

Trigonal ring
三角环
Posterior loop
后环
Loop of Heiss
Heiss环

Internal urethral sphincter
(involuntary; smooth muscle)
尿道内括约肌(不随意肌, 平滑肌)

Urinary bladder
膀胱

Vagina 阴道
Urethra 尿道
Levator ani 肛提肌
Urogenital hiatus 尿生殖裂孔

External urethral
sphincter
尿道外括约肌

Perineal body
会阴体

Sphincter
urethrovaginalis
尿道阴道括约肌

Compressor
urethrae
逼尿肌

Voluntary urethral
sphincters (striated
muscles)
随意尿道括约肌
(横纹肌)

JOHN A. CRAIG_MD
C.Machado
_M.D.

Pubis
耻骨

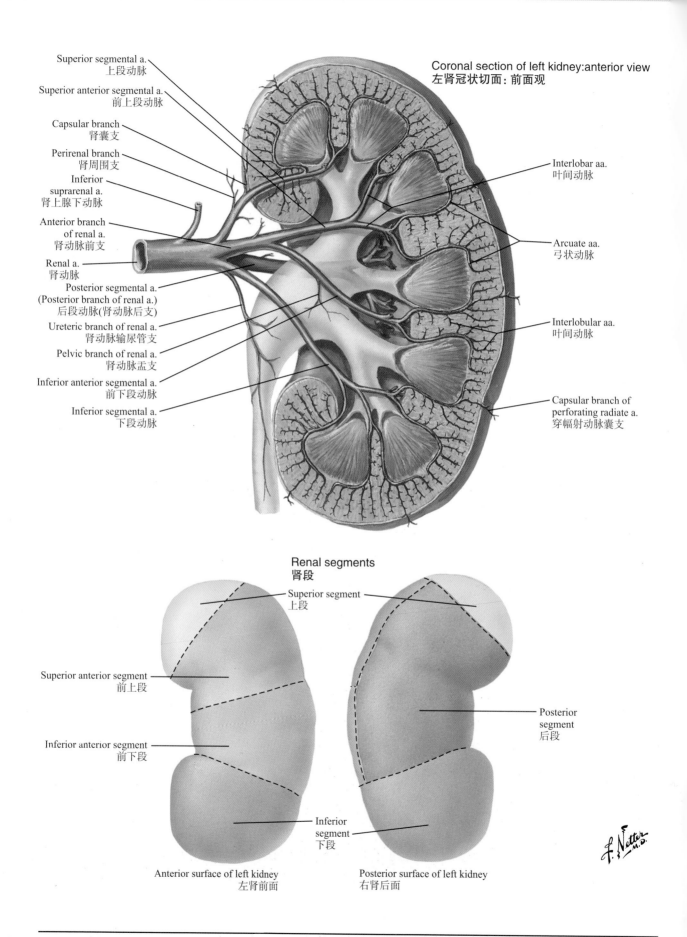

Superior segmental a.
上段动脉

Superior anterior segmental a.
前上段动脉

Capsular branch
肾囊支

Perirenal branch
肾周围支

Inferior
suprarenal a.
肾上腺下动脉

Anterior branch
of renal a.
肾动脉前支

Renal a.
肾动脉

Posterior segmental a.
(Posterior branch of renal a.)
后段动脉(肾动脉后支)

Ureteric branch of renal a.
肾动脉输尿管支

Pelvic branch of renal a.
肾动脉盂支

Inferior anterior segmental a.
前下段动脉

Inferior segmental a.
下段动脉

Coronal section of left kidney:anterior view
左肾冠状切面：前面观

Interlobar aa.
叶间动脉

Arcuate aa.
弓状动脉

Interlobular aa.
叶间动脉

Capsular branch of
perforating radiate a.
穿幅射动脉囊支

Renal segments
肾段

Superior segment
上段

Superior anterior segment
前上段

Inferior anterior segment
前下段

Posterior
segment
后段

Inferior
segment
下段

Anterior surface of left kidney
左肾前面

Posterior surface of left kidney
右肾后面

Abdominal aorta
腹主动脉
Superior mesenteric a.
肠系膜上动脉

Renal a. and v.
肾动脉和静脉
Ureteric branch
of renal a.
肾动脉输尿管支
Ovarian a.
卵巢动脉

Ureter
输尿管

Inferior mesenteric a. (cut)
肠系膜下动脉(切断)

Ureteric branch of ovarian a.
卵巢动脉输尿管支
Ureteric branch of aorta
主动脉输尿管支
Ureteric branch
of common iliac a.
髂总动脉输尿管支
Common iliac a.
髂总动脉
Median sacral a.
髂正中动脉
Internal iliac a.
髂内动脉
Iliolumbar a.
髂腰动脉
Superior gluteal a.
臀上动脉
Lateral sacral a.
髂外侧动脉
Inferior gluteal a.
臀下动脉
Internal pudendal a.
阴部内动脉
Umbilical a.
脐动脉
Obturator a.
闭孔动脉
Uterine a.
子宫动脉
Inferior vesical
branch of vaginal a.
阴道动脉膀胱下支
Ureteric branch
of vaginal a.
阴道动脉输尿管支
Superior vesical aa.
膀胱上动脉
Inferior epigastric a.
腹壁下动脉
Ureteric branch of
superior vesical a.
膀胱上动脉输尿管支
Medial umbilical ligament
脐内侧韧带
Anterior abdominal wall
(turned down)
腹前壁(翻向下)

Anterior vagal trunk — 迷走神经前干

Posterior vagal trunk — 迷走神经后干

Greater thoracic splanchnic n. — 胸内脏大神经

Celiac plexus — 腹腔丛

Celiac ganglia — 腹腔神经节

Lesser thoracic splanchnic n. — 胸内脏小神经

Superior mesenteric ganglion — 肠系膜上神经节

Least thoracic splanchnic n. — 胸内脏最小神经

Aorticorenal ganglion — 主动脉肾神经节

肾神经节 Renal ganglion

肾丛 Renal plexus

Lumbar splanchnic n. — 腰内脏神经

Renal and ureteric branches from intermesenteric plexus — 肠系膜间丛的肾支和输尿管支

Intermesenteric plexus — 肠系膜间丛

Inferior mesenteric ganglion — 肠系膜下神经节

交感干 Sympathetic trunk

Lumbar ganglion of sympathetic trunk — 交感神经的腰神经节

Ureteric branch from common iliac plexus — 髂总丛输尿管支

Superior hypogastric plexus — 上腹下丛

Lumbosacral trunk — 腰骶干

Sacral splanchnic nn. — 骶内脏神经

Gray ramus communicans — 灰交通支

Right and left hypogastric nn. — 右和左腹下神经

Sacral plexus — 骶丛

Pelvic splanchnic nn. — 盆内脏神经

Inferior hypogastric plexus (with ureteric branches) — 下腹下丛(含输尿管支)

Rectal plexus — 直肠丛

Vesical plexus — 膀胱丛

Prostatic plexus — 前列腺丛

Nucleus of solitary tract
孤束核

Posterior nucleus of vagus n.
迷走神经背核

Medulla oblongata
延髓

Vagus n. (CN X)
迷走神经

Descending fibers
降支

Ascending fibers
升支

Spinal ganglion
脊神经节

Gray ramus communicans
灰交通支

10th intercostal n.
第10肋间神经

White ramus communicans
白交通支

Ganglia of sympathetic trunk
交感干神经节

Lumbar splanchnic n.
腰内脏神经

T10

T11

T12

L1

Spinal cord
脊髓

Lesser thoracic splanchnic n.
胸内脏小神经

Least thoracic splanchnic n.
胸内脏最小神经

Celiac ganglia
腹腔神经节

Celiac plexus
腹腔丛

Superior mesenteric ganglion
肠系膜上神经节

Aorticorenal ganglion
主动脉肾神经节

Intermesenteric plexus
肠系膜间丛

Superior hypogastric plexus
上腹下丛

Renal plexus
肾丛

Renal ganglion
肾神经节

Hypogastric n.
腹下神经

S2

S3

S4

Inferior hypogastric plexus
下腹下丛

Sympathetic fibers
交感神经纤维
节前纤维 Preganglionic ——————
节后纤维 Postganglionic ----------
Parasympathetic fibers
副交感神经纤维
节前纤维 Preganglionic ——————
节后纤维 Postganglionic ----------
传入神经纤维 Afferent fibers ——————

Pelvic splanchnic nn.
盆内脏神经

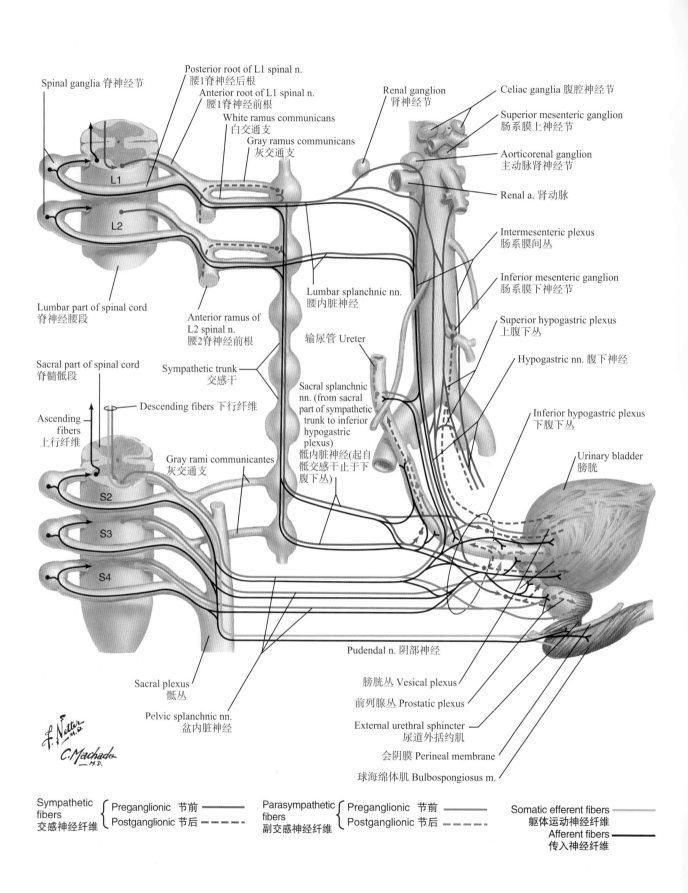

Spinal ganglia 脊神经节

Posterior root of L1 spinal n.
腰1脊神经后根
Anterior root of L1 spinal n.
腰1脊神经前根
White ramus communicans
白交通支
Gray ramus communicans
灰交通支

Renal ganglion
肾神经节

Celiac ganglia 腹腔神经节
Superior mesenteric ganglion
肠系膜上神经节
Aorticorenal ganglion
主动脉肾神经节
Renal a. 肾动脉
Intermesenteric plexus
肠系膜间丛
Inferior mesenteric ganglion
肠系膜下神经节
Superior hypogastric plexus
上腹下丛
Hypogastric nn. 腹下神经
Inferior hypogastric plexus
下腹下丛

L1
L2

Lumbar part of spinal cord
脊神经腰段

Anterior ramus of
L2 spinal n.
腰2脊神经前根

Sympathetic trunk
交感干

Lumbar splanchnic nn.
腰内脏神经

输尿管 Ureter

Sacral part of spinal cord
脊髓骶段

Descending fibers 下行纤维

Ascending
fibers
上行纤维

Gray rami communicantes
灰交通支

Sacral splanchnic
nn. (from sacral
part of sympathetic
trunk to inferior
hypogastric
plexus)
骶内脏神经(起自
骶交感干止于下
腹下丛)

Urinary bladder
膀胱

S2
S3
S4

Sacral plexus
骶丛

Pelvic splanchnic nn.
盆内脏神经

Pudendal n. 阴部神经

膀胱丛 Vesical plexus
前列腺丛 Prostatic plexus
External urethral sphincter
尿道外括约肌
会阴膜 Perineal membrane
球海绵体肌 Bulbospongiosus m.

| Sympathetic fibers 交感神经纤维 | Preganglionic 节前 ———
 Postganglionic 节后 ----- | Parasympathetic fibers 副交感神经纤维 | Preganglionic 节前 ———
 Postganglionic 节后 ----- | Somatic efferent fibers 躯体运动神经纤维 ———
 Afferent fibers 传入神经纤维 ——— |

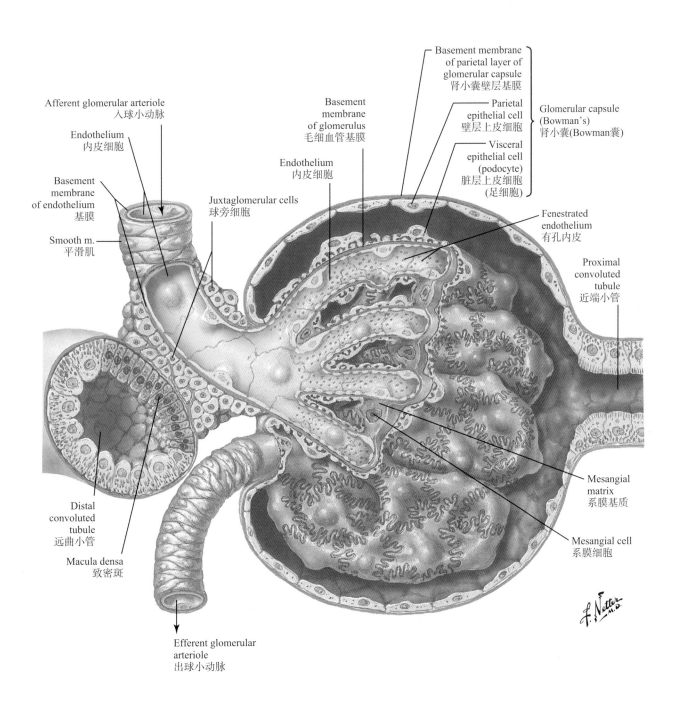

Afferent glomerular arteriole
入球小动脉

Endothelium
内皮细胞

Basement
membrane
of endothelium
基膜

Smooth m.
平滑肌

Basement
membrane
of glomerulus
毛细血管基膜

Endothelium
内皮细胞

Juxtaglomerular cells
球旁细胞

Basement membrane
of parietal layer of
glomerular capsule
肾小囊壁层基膜

Parietal
epithelial cell
壁层上皮细胞

Visceral
epithelial cell
(podocyte)
脏层上皮细胞
(足细胞)

Glomerular capsule
(Bowman's)
肾小囊(Bowman囊)

Fenestrated
endothelium
有孔内皮

Proximal
convoluted
tubule
近端小管

Mesangial
matrix
系膜基质

Mesangial cell
系膜细胞

Distal
convoluted
tubule
远曲小管

Macula densa
致密斑

Efferent glomerular
arteriole
出球小动脉

Fibrous capsule of kidney
肾纤维囊

Connecting tubules
集合小管

Subcapsular zone
(cortex corticis)
被膜下区

Juxtamedullary
renal corpuscle
近髓肾小体

Proximal convoluted tubule
近曲小管

Cortical
renal corpuscle
皮质肾小体

Distal
convoluted
tubule
远曲小管

Renal
cortex
肾皮质

Proximal
convoluted
tubule
近曲小管

Distal convoluted tubule
远曲小管

Nephron loop (Henle's)
髓袢(Henle袢)

Descending limb
降支

Ascending limb
升支

Collecting duct
集合管

Outer zone of medulla
外髓区

Outer
stripe
外带

Inner
stripe
内带

Nephron
loop
(Henle's)
髓袢(Henle袢)

Collecting duct
集合管

Renal
medulla
(pyramid)
肾髓质
(肾锥体)

Inner zone of medulla
内髓区

Descending
thin limb
降支

Collecting duct
集合管

Ascending
thin limb
升支

Papillary duct
乳头管

Openings
of papillary
ducts
乳头管开口

Renal corpuscle (malpighian):
glomerular capsule (Bowman's)
and glomerulus
肾小体(肾小球)和带血管球的
肾小囊(Bowman囊)

Afferent and efferent glomerular arterioles
入球小动脉和出球小动脉

Proximal tubule 近端小管
Proximal
convoluted tubule 近曲小管
Proximal
straight tubule 近直小管

Nephron
loop
(Henle's)
髓袢
(Henle袢)

Intermediate tubule(thin tubule)
中小管(细段小管)

Distal tubule 远端小管
Straight part 直段
Distal
convoluted tubule 远曲小管

Macula densa 致密斑

Connecting tubule and
collecting and papillary ducts
集合小管和集合管、乳头管

Cribriform area of renal papilla
肾乳头筛区

Afferent glomerular arteriole
入球小动脉

Superficial glomerulus
浅表肾小球

Midcortical glomerulus
皮质中部肾小球

Cortical
capillary
plexus
皮质毛细
血管丛

Efferent glomerular arteriole (joins cortical capillary plexus and also descends into renal pyramid)
出球小动脉(汇入皮质毛细血管丛，也下降进入肾锥体)

Efferent glomerular arteriole
(descends into renal pyramid)
出球小动脉

Efferent glomerular
arteriole (joins cortical
capillary plexus)
出球小动脉(汇入皮质
毛细血管丛)

Stellate vv.
星形静脉

Capsular v.
被膜静脉

Perforating radiate v.
穿辐射静脉

Juxtamedullary glomerulus
髓旁肾小球

Fibrous capsule
of kidney
肾纤维囊

Interlobular a. and v.
小叶间动脉和静脉

Subcapsular zone
(cortex corticis)
被膜下区

Renal cortex 肾皮质

Vasa recta spuria
(arterioles from
juxtamedullary
efferent glomerular
arterioles)
假性直小血管
(来自髓旁出球
小动脉)

Arcuate a. and v.
弓形动脉和静脉

Vasa recta vera
(arterioles from
arcuate and
interlobular aa.)
真性直小血管
(来自弓形动脉
和小叶间动脉)

Venulae rectae
直小静脉

Medullary capillary
plexus
髓质毛细血管丛

Interlobar a. and v.
小叶间动脉和静脉

Renal medulla (pyramid) 肾髓质(肾锥体)

Renal column(of Bertin)
肾柱(Bertin柱)

Nephron loop(Henle's)
髓袢(Henle袢)

Collecting ducts
集合管

Papillary duct
乳头管

Interlobar a. and v.
(in perirenal fat of renal sinus)
位于肾窦肾叶周脂肪
中的叶间动脉和静脉

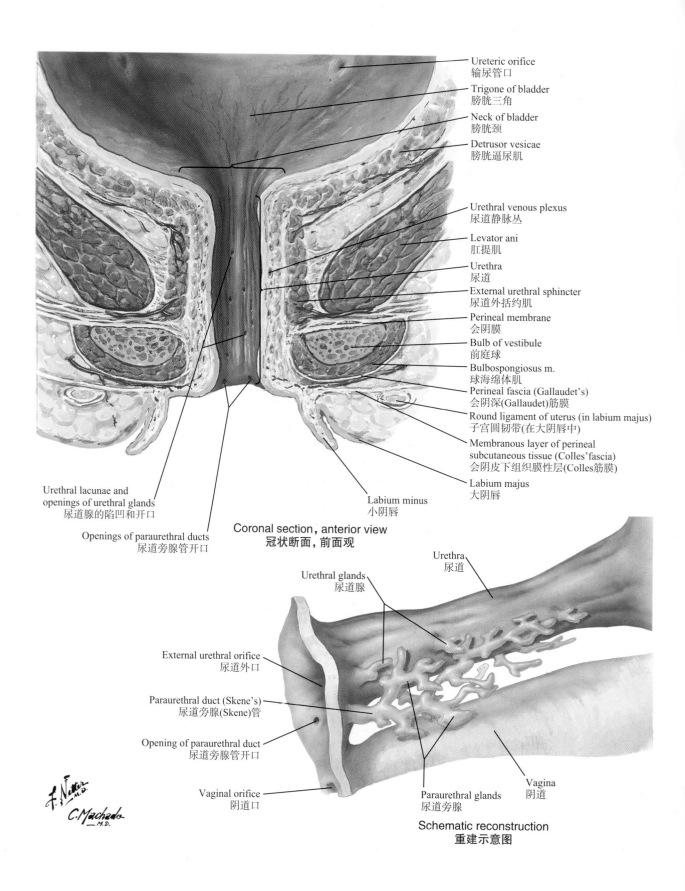

Ureteric orifice
输尿管口

Trigone of bladder
膀胱三角

Neck of bladder
膀胱颈

Detrusor vesicae
膀胱逼尿肌

Urethral venous plexus
尿道静脉丛

Levator ani
肛提肌

Urethra
尿道

External urethral sphincter
尿道外括约肌

Perineal membrane
会阴膜

Bulb of vestibule
前庭球

Bulbospongiosus m.
球海绵体肌

Perineal fascia (Gallaudet's)
会阴深(Gallaudet)筋膜

Round ligament of uterus (in labium majus)
子宫圆韧带(在大阴唇中)

Membranous layer of perineal
subcutaneous tissue (Colles' fascia)
会阴皮下组织膜性层(Colles筋膜)

Labium majus
大阴唇

Urethral lacunae and
openings of urethral glands
尿道腺的陷凹和开口

Openings of paraurethral ducts
尿道旁腺管开口

Labium minus
小阴唇

Coronal section, anterior view
冠状断面，前面观

Urethral glands
尿道腺

Urethra
尿道

External urethral orifice
尿道外口

Paraurethral duct (Skene's)
尿道旁腺(Skene)管

Opening of paraurethral duct
尿道旁腺管开口

Vaginal orifice
阴道口

Paraurethral glands
尿道旁腺

Vagina
阴道

Schematic reconstruction
重建示意图

8岁女童的膀胱尿道造影

Urinary bladder
膀胱

Urethra
尿道

2岁男童排尿中的膀胱
尿道造影

Urinary bladder
膀胱

Prostatic urethra
尿道的前列腺部

Spongy urethra
尿道的海绵体部

Membranous
part of urethra
尿道膜部

A Low accessory right renal artery may pass anterior to inferior vena cava instead of posterior to it
低位的右肾副动脉可从下腔静脉前方而非后方经过

B Inferior phrenic artery and all suprarenal arteries may arise from an accessory renal artery
膈下动脉及肾上腺上动脉可源于肾动脉

Central subdivision of renal artery
肾动脉中央分支

Two left renal veins may form ring around abdominal aorta
双左肾静脉可围绕腹主动脉成环

Multiple renal veins
多支肾静脉

Persistent left inferior vena cava may join left renal vein
遗存的左下腔静脉可与左肾静脉汇合

解剖结构	临床意义	图号
腹部		
肾	由于位置低于肝，右肾比左肾更低；肾动脉一般位于 L2 椎体水平，可累及腹主动脉瘤；肾结石在阻塞输尿管时引起明显疼痛。	S-460，S-462
肾盂	可能继发于输尿管或膀胱出口梗阻而扩张，这种情况被称为肾积水，用超声很容易发现。	S-462
盆部		
膀胱	利用超声可以很容易地评估充盈程度；对于尿量少的患者，这可以确定膀胱出口梗阻的诊断	S-464，S-495
输尿管口	儿童可能发生尿液从膀胱异常反流至输尿管（膀胱输尿管反流），导致反复尿路感染和进行性肾纤维化	S-465
输尿管	增大提示输尿管或膀胱梗阻；肾结石嵌顿于输尿管可引起剧烈疼痛，在某些情况下可引起血尿；输尿管与子宫动脉关系密切，在子宫切除术中可能会损伤输尿管	S-468，S-490，S-529

*各解剖结构的选择主要基于临床数据以及大体解剖课程中经常涉及的临床诊治内容。

生殖系统

附图

附图 S-BP 89 生殖遗传学

附图 S-BP 90 骨盆和会阴筋膜：男性和女性

附图 S-BP 91 子宫的发育

附图 S-BP 92 处女膜的变异

附图 S-BP 93 前列腺的横断面

附图 S-BP 94 盆腔的动脉和静脉：男性(以前列腺为主)

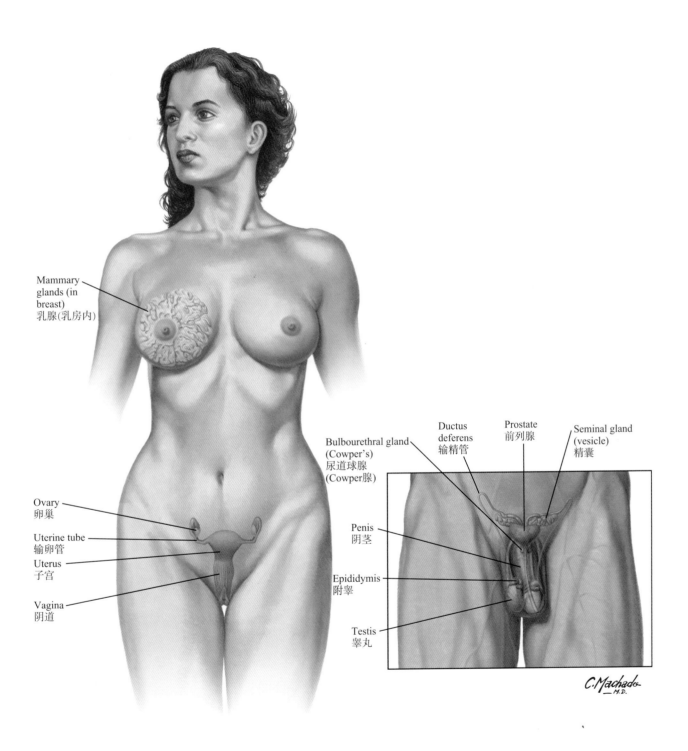

Mammary
glands (in
breast)
乳腺(乳房内)

Ovary
卵巢

Uterine tube
输卵管

Uterus
子宫

Vagina
阴道

Bulbourethral gland
(Cowper's)
尿道球腺
(Cowper腺)

Ductus
deferens
输精管

Prostate
前列腺

Seminal gland
(vesicle)
精囊

Penis
阴茎

Epididymis
附睾

Testis
睾丸

C.Machado
M.D.

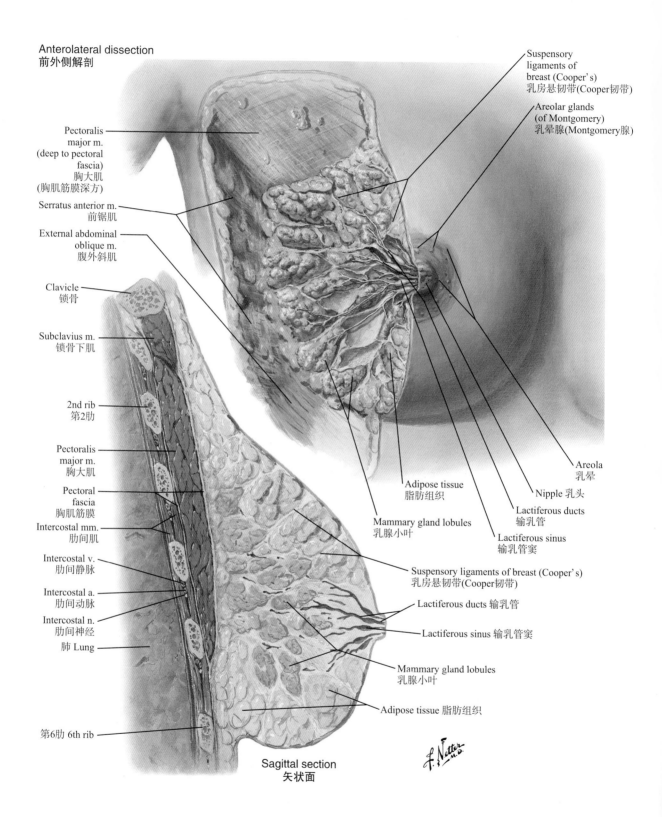

Anterolateral dissection
前外侧解剖

Pectoralis major m. (deep to pectoral fascia)
胸大肌 (胸肌筋膜深方)

Serratus anterior m.
前锯肌

External abdominal oblique m.
腹外斜肌

Clavicle
锁骨

Subclavius m.
锁骨下肌

2nd rib
第2肋

Pectoralis major m.
胸大肌

Pectoral fascia
胸肌筋膜

Intercostal mm.
肋间肌

Intercostal v.
肋间静脉

Intercostal a.
肋间动脉

Intercostal n.
肋间神经

肺 Lung

第6肋 6th rib

Suspensory ligaments of breast (Cooper's)
乳房悬韧带(Cooper韧带)

Areolar glands (of Montgomery)
乳晕腺(Montgomery腺)

Areola
乳晕

Nipple 乳头

Lactiferous ducts
输乳管

Lactiferous sinus
输乳管窦

Adipose tissue
脂肪组织

Mammary gland lobules
乳腺小叶

Suspensory ligaments of breast (Cooper's)
乳房悬韧带(Cooper韧带)

Lactiferous ducts 输乳管

Lactiferous sinus 输乳管窦

Mammary gland lobules
乳腺小叶

Adipose tissue 脂肪组织

Sagittal section
矢状面

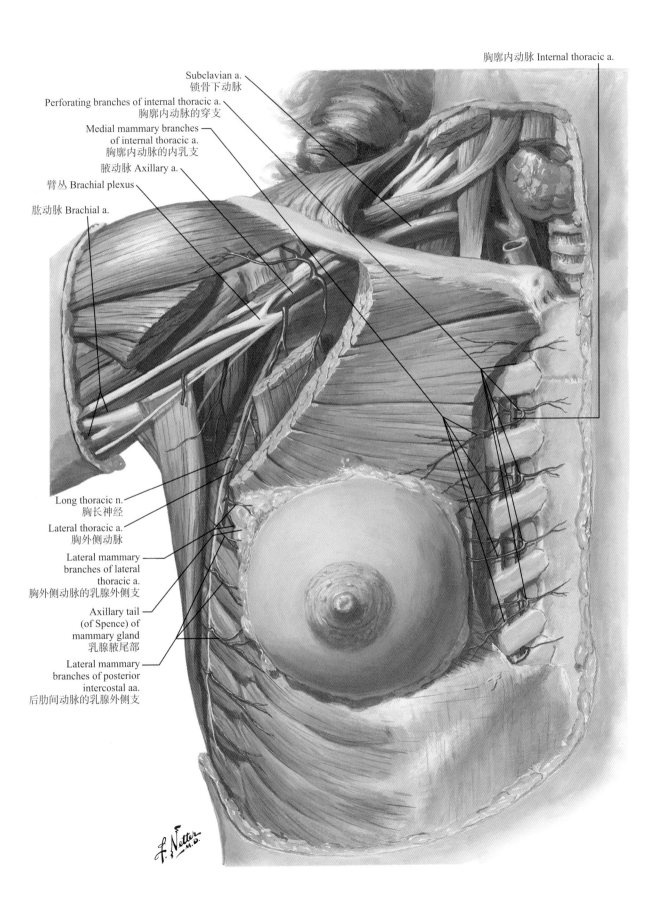

胸廓内动脉 Internal thoracic a.

Subclavian a.
锁骨下动脉

Perforating branches of internal thoracic a.
胸廓内动脉的穿支

Medial mammary branches
of internal thoracic a.
胸廓内动脉的内乳支

腋动脉 Axillary a.

臂丛 Brachial plexus

肱动脉 Brachial a.

Long thoracic n.
胸长神经

Lateral thoracic a.
胸外侧动脉

Lateral mammary
branches of lateral
thoracic a.
胸外侧动脉的乳腺外侧支

Axillary tail
(of Spence) of
mammary gland
乳腺腋尾部

Lateral mammary
branches of posterior
intercostal aa.
后肋间动脉的乳腺外侧支

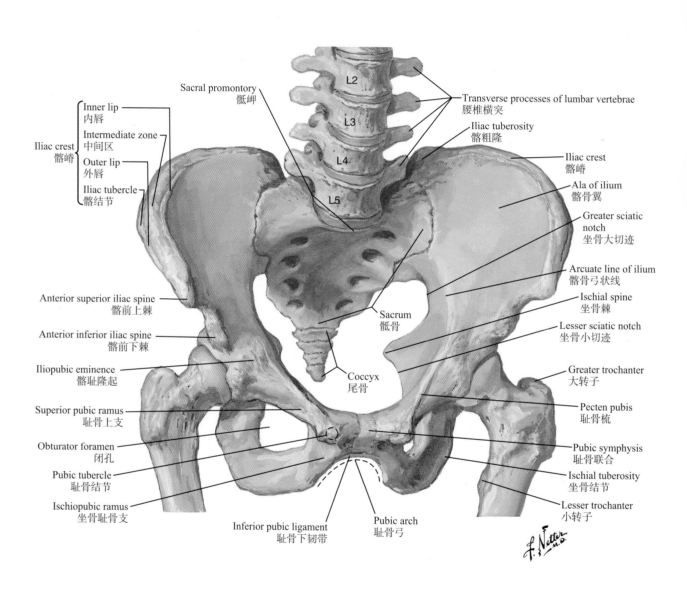

Sacral promontory
骶岬

L2

L3

L4

L5

Transverse processes of lumbar vertebrae
腰椎横突

Iliac tuberosity
髂粗隆

Iliac crest
髂嵴

Ala of ilium
髂骨翼

Greater sciatic notch
坐骨大切迹

Arcuate line of ilium
髂骨弓状线

Ischial spine
坐骨棘

Lesser sciatic notch
坐骨小切迹

Greater trochanter
大转子

Pecten pubis
耻骨梳

Pubic symphysis
耻骨联合

Ischial tuberosity
坐骨结节

Lesser trochanter
小转子

Sacrum
骶骨

Coccyx
尾骨

Inner lip
内唇

Intermediate zone
中间区

Iliac crest
髂嵴

Outer lip
外唇

Iliac tubercle
髂结节

Anterior superior iliac spine
髂前上棘

Anterior inferior iliac spine
髂前下棘

Iliopubic eminence
髂耻隆起

Superior pubic ramus
耻骨上支

Obturator foramen
闭孔

Pubic tubercle
耻骨结节

Ischiopubic ramus
坐骨耻骨支

Inferior pubic ligament
耻骨下韧带

Pubic arch
耻骨弓

骨盆

女性

Transverse process of L5 vertebra
第5腰椎横突

Ala of sacrum
骶骨翼

Ilium
髂骨

Coccyx
尾骨

Superior pubic ramus
耻骨上支

Obturator foramen
闭孔

Ischial tuberosity
坐骨结节

Body of femur
股骨体

Anterior sacral foramina
骶前孔

Sacroiliac joint
骶髂关节

Acetabulum
髋臼

Head of femur
股骨头

Greater trochanter
大转子

Pubic symphysis
耻骨联合

Lesser trochanter
小转子

Ischiopubic ramus
坐骨耻骨支

男性

Spinous process of L4 vertebra
第4腰椎棘突

Ala of sacrum
骶翼

Anterior sacral foramina
骶前孔

Pubic symphysis
耻骨联合

Pubis
耻骨

Obturator foramen
闭孔

Ischium
坐骨

Body of femur
股骨体

Ilium
髂骨

Sacroiliac joint
骶髂关节

Ischial spine
坐骨棘

Acetabulum
髋臼

Greater trochanter
大转子

Head of femur
股骨头

Neck of femur
股骨颈

Lesser trochanter
小转子

Subpubic angle
耻骨下角

Female bony pelvis/female pelvic inlet: anterior view
女性骨盆/女性骨盆入口：前面观

- Sacroiliac joint 骶髂关节
- Sacral promontory 骶岬
- Diagonal conjugate (~12cm) 对角径(约12cm)
- Transverse diameter (~13cm) 横径(约13cm)
- Oblique diameter (~12.5cm) 斜径(约12.5cm)

Diameters of the pelvis 骨盆径线

- Ischial spine 坐骨棘
- Pubic symphysis 耻骨联合
- Ischial tuberosity 坐骨结节
- Pubic arch 耻骨弓

Male bony pelvis/male pelvic inlet: anterior view
男性骨盆/男性骨盆入口：前面观

对角径是骨盆入口在临床上唯一可以测量的指标
Diagonal conjugate is only diameter of pelvic inlet (superior pelvic aperture) that can be measured clinically

All measurements slightly shorter in relation to body size than in females
Pelvic inlet oriented more antero-posteriorly than in females, where it tends to be transversely oval
Pubic symphysis deeper (longer)
Pubic arch (subpubic angle) narrower
Ischial tuberosities less far apart
Iliac alae less flared

男性所有径线均较相似体形女性短
骨盆入口较女性更为前倾，呈横卵圆形。
耻骨联合更深(更高)
耻骨弓(耻骨下角)更窄小
坐骨结节相距更近
髂骨翼更加聚拢

Transverse diameter of pelvic outlet (~11cm) 骨盆出口横径(约11cm)

Pubic symphysis 耻骨联合

True conjugate is ~1.5cm shorter than diagonal conjugate
真前后径比对角径短约1.5cm

Sacral promontory 骶岬

Plane of pelvic inlet 骨盆入口平面

True conjugate (~11cm) 真前后径(约11cm)

Plane of pelvic outlet 骨盆出口平面

Straight conjugate (varies 9.5-11.5cm partially because of mobility of coccyx) 前后径(9.5~11.5cm，部分因为尾骨有一定的活动度)

Ischial tuberosity 坐骨结节
Ischial spine 坐骨棘
Apex of coccyx 尾骨尖

Diagonal conjugate 对角径
Pubic symphysis 耻骨联合

Straight conjugate (9.5-11.5cm) 前后径(9.5~11.5cm)

Transverse diameter is the widest distance of pelvic inlet 横径是骨盆入口最宽的径线

Female bony pelvis/female pelvic outlet: inferior view
女性骨盆/女性骨盆出口：下面观

Female: sagittal section
女性：正中矢状面

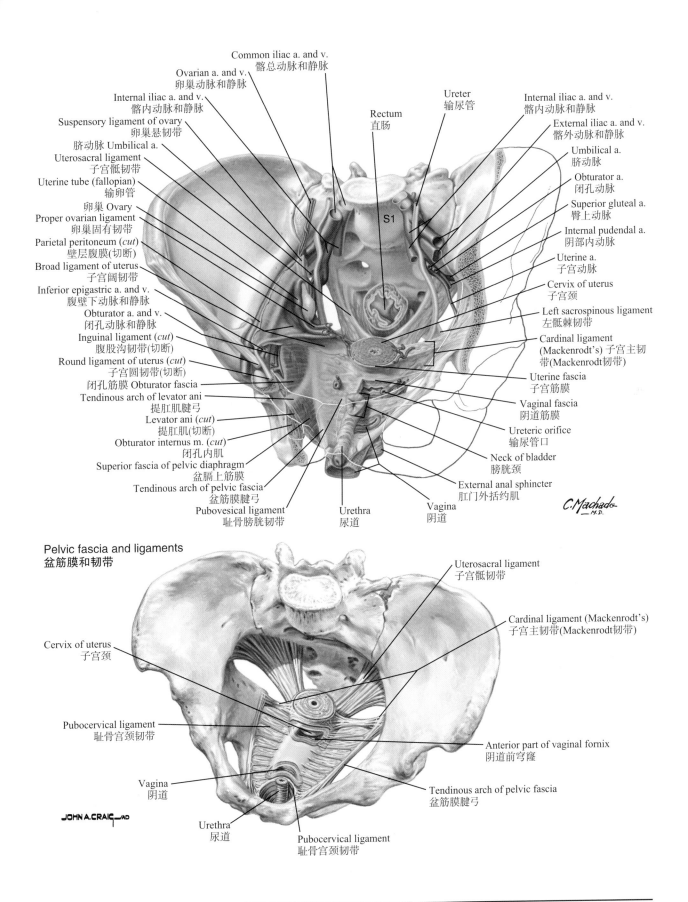

Common iliac a. and v.
髂总动脉和静脉

Ovarian a. and v.
卵巢动脉和静脉

Internal iliac a. and v.
髂内动脉和静脉

Suspensory ligament of ovary
卵巢悬韧带

脐动脉 Umbilical a.

Uterosacral ligament
子宫骶韧带

Uterine tube (fallopian)
输卵管

卵巢 Ovary

Proper ovarian ligament
卵巢固有韧带

Parietal peritoneum (cut)
壁层腹膜(切断)

Broad ligament of uterus
子宫阔韧带

Inferior epigastric a. and v.
腹壁下动脉和静脉

Obturator a. and v.
闭孔动脉和静脉

Inguinal ligament (cut)
腹股沟韧带(切断)

Round ligament of uterus (cut)
子宫圆韧带(切断)

闭孔筋膜 Obturator fascia

Tendinous arch of levator ani
提肛肌腱弓

Levator ani (cut)
提肛肌(切断)

Obturator internus m. (cut)
闭孔内肌

Superior fascia of pelvic diaphragm
盆膈上筋膜

Tendinous arch of pelvic fascia
盆筋膜腱弓

Pubovesical ligament
耻骨膀胱韧带

Rectum
直肠

S1

Ureter
输尿管

Urethra
尿道

Vagina
阴道

Internal iliac a. and v.
髂内动脉和静脉

External iliac a. and v.
髂外动脉和静脉

Umbilical a.
脐动脉

Obturator a.
闭孔动脉

Superior gluteal a.
臀上动脉

Internal pudendal a.
阴部内动脉

Uterine a.
子宫动脉

Cervix of uterus
子宫颈

Left sacrospinous ligament
左骶棘韧带

Cardinal ligament
(Mackenrodt's) 子宫主韧
带(Mackenrodt韧带)

Uterine fascia
子宫筋膜

Vaginal fascia
阴道筋膜

Ureteric orifice
输尿管口

Neck of bladder
膀胱颈

External anal sphincter
肛门外括约肌

C. Machado
M.D.

**Pelvic fascia and ligaments
盆筋膜和韧带**

Uterosacral ligament
子宫骶韧带

Cardinal ligament (Mackenrodt's)
子宫主韧带(Mackenrodt韧带)

Cervix of uterus
子宫颈

Pubocervical ligament
耻骨宫颈韧带

Vagina
阴道

JOHN A. CRAIG MD

Urethra
尿道

Pubocervical ligament
耻骨宫颈韧带

Anterior part of vaginal fornix
阴道前穹隆

Tendinous arch of pelvic fascia
盆筋膜腱弓

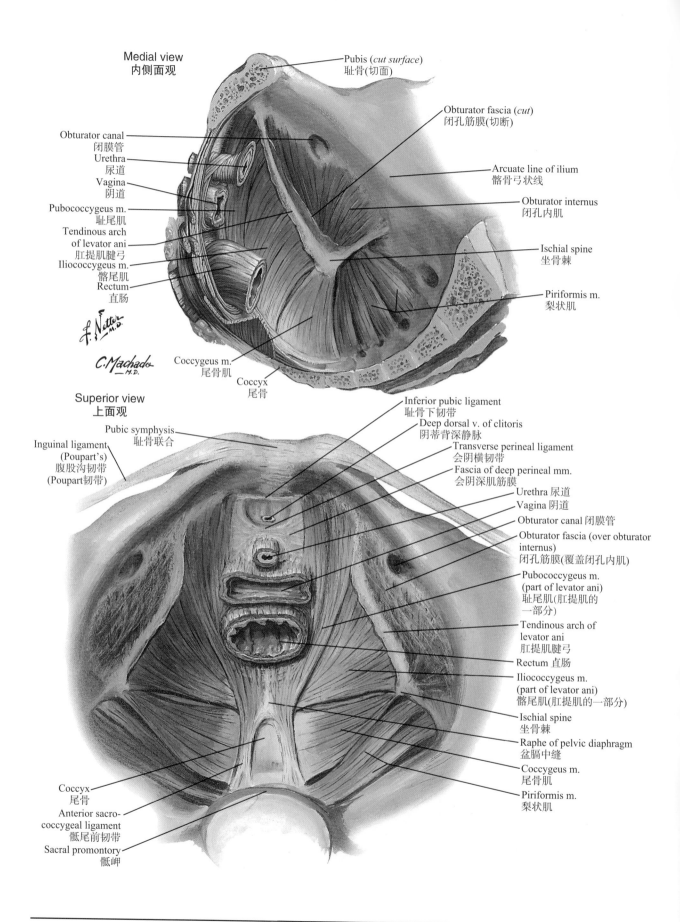

Medial view
内侧面观

Pubis (*cut surface*)
耻骨(切面)

Obturator fascia (*cut*)
闭孔筋膜(切断)

Obturator canal
闭膜管

Urethra
尿道

Vagina
阴道

Pubococcygeus m.
耻尾肌

Tendinous arch
of levator ani
肛提肌腱弓

Iliococcygeus m.
髂尾肌

Rectum
直肠

Arcuate line of ilium
髂骨弓状线

Obturator internus
闭孔内肌

Ischial spine
坐骨棘

Piriformis m.
梨状肌

Coccygeus m.
尾骨肌

Coccyx
尾骨

Superior view
上面观

Pubic symphysis
耻骨联合

Inguinal ligament
(Poupart's)
腹股沟韧带
(Poupart韧带)

Inferior pubic ligament
耻骨下韧带

Deep dorsal v. of clitoris
阴蒂背深静脉

Transverse perineal ligament
会阴横韧带

Fascia of deep perineal mm.
会阴深肌筋膜

Urethra 尿道

Vagina 阴道

Obturator canal 闭膜管

Obturator fascia (over obturator
internus)
闭孔筋膜(覆盖闭孔内肌)

Pubococcygeus m.
(part of levator ani)
耻尾肌(肛提肌的
一部分)

Tendinous arch of
levator ani
肛提肌腱弓

Rectum 直肠

Iliococcygeus m.
(part of levator ani)
髂尾肌(肛提肌的一部分)

Ischial spine
坐骨棘

Raphe of pelvic diaphragm
盆膈中缝

Coccygeus m.
尾骨肌

Piriformis m.
梨状肌

Coccyx
尾骨

Anterior sacro-
coccygeal ligament
骶尾前韧带

Sacral promontory
骶岬

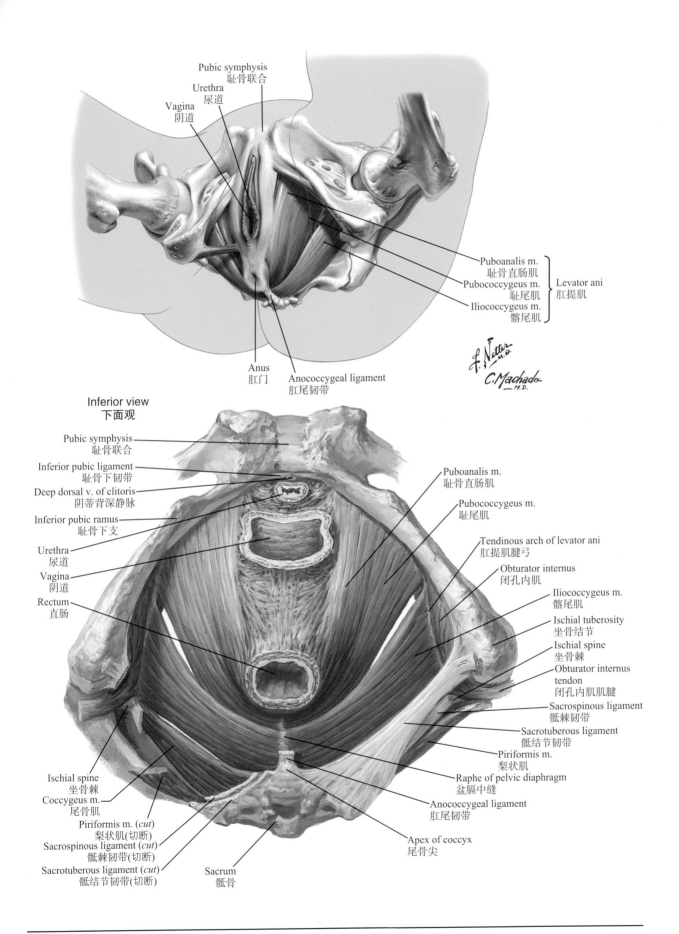

Pubic symphysis
耻骨联合

Urethra
尿道

Vagina
阴道

Puboanalis m.
耻骨直肠肌

Pubococcygeus m.
耻尾肌   Levator ani
                     肛提肌
Iliococcygeus m.
髂尾肌

Anus
肛门

Anococcygeal ligament
肛尾韧带

**Inferior view
下面观**

Pubic symphysis
耻骨联合

Inferior pubic ligament
耻骨下韧带

Deep dorsal v. of clitoris
阴蒂背深静脉

Inferior pubic ramus
耻骨下支

Urethra
尿道

Vagina
阴道

Rectum
直肠

Puboanalis m.
耻骨直肠肌

Pubococcygeus m.
耻尾肌

Tendinous arch of levator ani
肛提肌腱弓

Obturator internus
闭孔内肌

Iliococcygeus m.
髂尾肌

Ischial tuberosity
坐骨结节

Ischial spine
坐骨棘

Obturator internus
tendon
闭孔内肌肌腱

Sacrospinous ligament
骶棘韧带

Sacrotuberous ligament
骶结节韧带

Piriformis m.
梨状肌

Raphe of pelvic diaphragm
盆膈中缝

Anococcygeal ligament
肛尾韧带

Apex of coccyx
尾骨尖

Ischial spine
坐骨棘

Coccygeus m.
尾骨肌

Piriformis m. (cut)
梨状肌(切断)

Sacrospinous ligament (cut)
骶棘韧带(切断)

Sacrotuberous ligament (cut)
骶结节韧带(切断)

Sacrum
骶骨

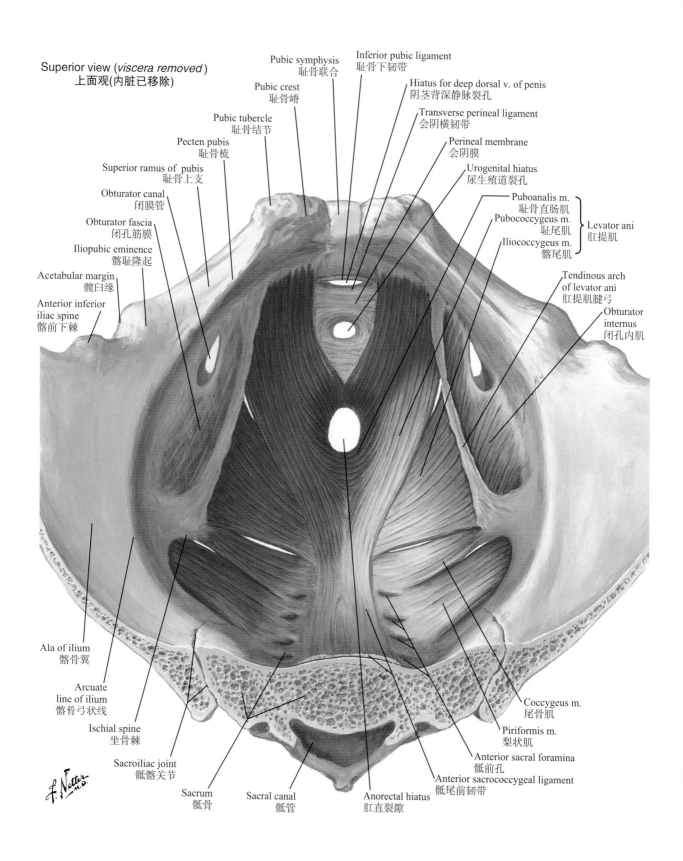

Superior view (viscera removed)
上面观(内脏已移除)

Pubic symphysis
耻骨联合

Pubic crest
耻骨嵴

Pubic tubercle
耻骨结节

Pecten pubis
耻骨梳

Superior ramus of pubis
耻骨上支

Obturator canal
闭膜管

Obturator fascia
闭孔筋膜

Iliopubic eminence
髂耻隆起

Acetabular margin
髋臼缘

Anterior inferior
iliac spine
髂前下棘

Inferior pubic ligament
耻骨下韧带

Hiatus for deep dorsal v. of penis
阴茎背深静脉裂孔

Transverse perineal ligament
会阴横韧带

Perineal membrane
会阴膜

Urogenital hiatus
尿生殖道裂孔

Puboanalis m.
耻骨直肠肌

Pubococcygeus m.
耻尾肌

Iliococcygeus m.
髂尾肌

Levator ani
肛提肌

Tendinous arch
of levator ani
肛提肌腱弓

Obturator
internus
闭孔内肌

Ala of ilium
髂骨翼

Arcuate
line of ilium
髂骨弓状线

Ischial spine
坐骨棘

Sacroiliac joint
骶髂关节

Sacrum
骶骨

Sacral canal
骶管

Anorectal hiatus
肛直裂隙

Anterior sacrococcygeal ligament
骶尾前韧带

Anterior sacral foramina
骶前孔

Piriformis m.
梨状肌

Coccygeus m.
尾骨肌

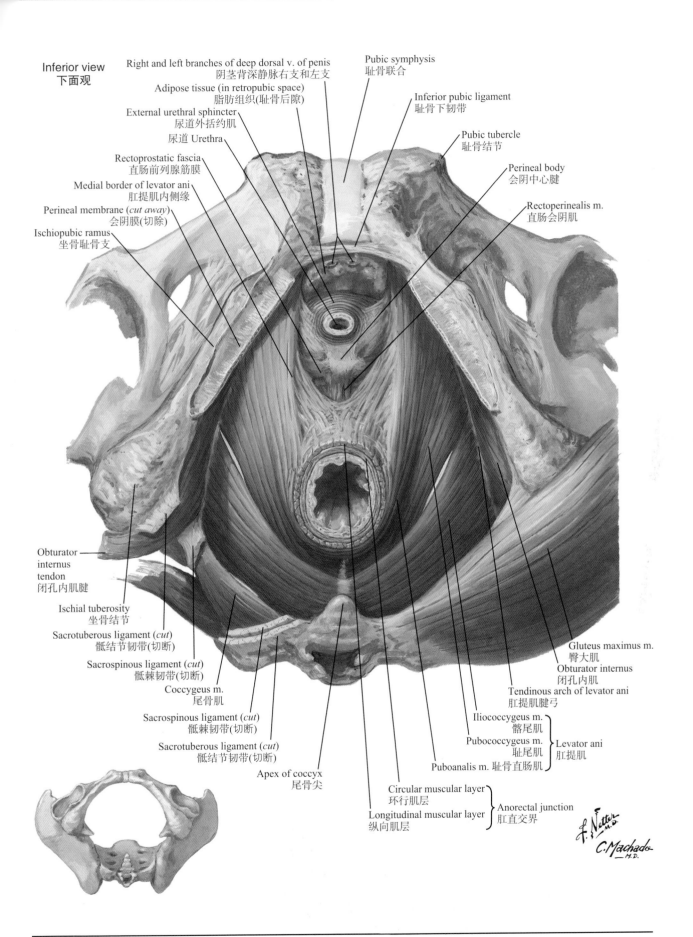

Inferior view
下面观

Right and left branches of deep dorsal v. of penis
阴茎背深静脉右支和左支

Adipose tissue (in retropubic space)
脂肪组织(耻骨后隙)

External urethral sphincter
尿道外括约肌

尿道 Urethra

Rectoprostatic fascia
直肠前列腺筋膜

Medial border of levator ani
肛提肌内侧缘

Perineal membrane (cut away)
会阴膜(切除)

Ischiopubic ramus
坐骨耻骨支

Pubic symphysis
耻骨联合

Inferior pubic ligament
耻骨下韧带

Pubic tubercle
耻骨结节

Perineal body
会阴中心腱

Rectoperinealis m.
直肠会阴肌

Obturator
internus
tendon
闭孔内肌腱

Ischial tuberosity
坐骨结节

Sacrotuberous ligament (cut)
骶结节韧带(切断)

Sacrospinous ligament (cut)
骶棘韧带(切断)

Coccygeus m.
尾骨肌

Sacrospinous ligament (cut)
骶棘韧带(切断)

Sacrotuberous ligament (cut)
骶结节韧带(切断)

Apex of coccyx
尾骨尖

Circular muscular layer
环行肌层

Longitudinal muscular layer
纵向肌层

Gluteus maximus m.
臀大肌

Obturator internus
闭孔内肌

Tendinous arch of levator ani
肛提肌腱弓

Iliococcygeus m.
髂尾肌

Pubococcygeus m.
耻尾肌

Puboanalis m. 耻骨直肠肌

Levator ani
肛提肌

Anorectal junction
肛直交界

图 S-482

盆膈和盆腔

625

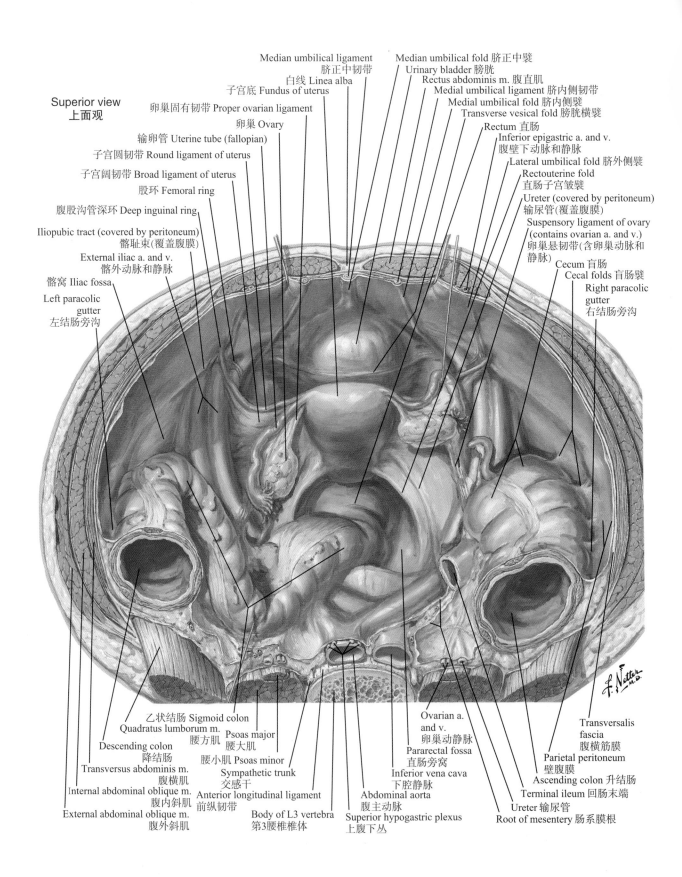

Superior view
上面观

Median umbilical ligament
脐正中韧带

白线 Linea alba

子宫底 Fundus of uterus

卵巢固有韧带 Proper ovarian ligament

卵巢 Ovary

输卵管 Uterine tube (fallopian)

子宫圆韧带 Round ligament of uterus

子宫阔韧带 Broad ligament of uterus

股环 Femoral ring

腹股沟管深环 Deep inguinal ring

Iliopubic tract (covered by peritoneum)
髂耻束(覆盖腹膜)

External iliac a. and v.
髂外动脉和静脉

髂窝 Iliac fossa

Left paracolic
gutter
左结肠旁沟

Median umbilical fold 脐正中襞
Urinary bladder 膀胱
Rectus abdominis m. 腹直肌
Medial umbilical ligament 脐内侧韧带
Medial umbilical fold 脐内侧襞
Transverse vesical fold 膀胱横襞
Rectum 直肠
Inferior epigastric a. and v.
腹壁下动脉和静脉
Lateral umbilical fold 脐外侧襞
Rectouterine fold
直肠子宫皱襞
Ureter (covered by peritoneum)
输尿管(覆盖腹膜)
Suspensory ligament of ovary
(contains ovarian a. and v.)
卵巢悬韧带(含卵巢动脉和
静脉)
Cecum 盲肠
Cecal folds 盲肠襞
Right paracolic
gutter
右结肠旁沟

乙状结肠 Sigmoid colon
Quadratus lumborum m.
腰方肌
Descending colon
降结肠
Transversus abdominis m.
腹横肌
Internal abdominal oblique m.
腹内斜肌
External abdominal oblique m.
腹外斜肌

Psoas major
腰大肌

腰小肌 Psoas minor
Sympathetic trunk
交感干
Anterior longitudinal ligament
前纵韧带
Body of L3 vertebra
第3腰椎椎体

Ovarian a.
and v.
卵巢动静脉
Pararectal fossa
直肠旁窝
Inferior vena cava
下腔静脉
Abdominal aorta
腹主动脉
Superior hypogastric plexus
上腹下丛

Transversalis
fascia
腹横筋膜
Parietal peritoneum
壁腹膜
Ascending colon 升结肠
Terminal ileum 回肠末端
Ureter 输尿管
Root of mesentery 肠系膜根

Superior view
上面观

白线 Linea alba
直肠 Rectum
精囊 Seminal gland
输精管(腹膜襞内) Ductus deferens (in peritoneal fold)
界线 Linea terminalis
股环 Femoral ring
Pubic branch of inferior epigastric a.
腹壁下动脉的耻骨支
腹股沟管深环 Deep inguinal ring
髂外动脉和静脉 External iliac a. and v.
Testicular a. and v. (in peritoneal fold)
睾丸动脉和静脉(腹膜襞内)
腹横筋膜 Transversalis fascia
壁腹膜 Parietal peritoneum
Left paracolic gutter
左结肠旁沟

脐正中韧带
(在脐正中襞内)
Median umbi-
lical ligament
(in median
umbilical
fold)

Urinary bladder 膀胱
Transverse vesical fold 膀胱横襞
Medial umbilical ligament (in medial umbilical fold)
脐内侧韧带(在脐内侧襞内)
Rectus abdominis m. 腹直肌
Rectovesical pouch 膀胱直肠陷凹
Inferior epigastric a. and v. 腹壁下动脉和静脉
Lateral umbilical fold 脐外侧襞
Rectovesical fold 直肠膀胱襞
Pararectal fossa 直肠旁窝
Ureter (in peritoneal fold)
输尿管(腹膜襞内)
Iliopubic tract 髂耻束
Cecum 盲肠
Cecal folds 盲肠襞

Quadratus
lumborum m.
腰方肌
Descending colon
降结肠
Transversus abdominis m.
腹横肌
Internal abdominal oblique m.
腹内斜肌
External abdominal oblique m.
腹外斜肌

Sigmoid colon
乙状结肠
Psoas minor
腰小肌
Psoas major
腰大肌
Sympathetic trunk
交感干
Anterior longitudinal
ligament
前纵韧带
Body of L3 vertebra
第3腰椎椎体

Testicular a. and v.
睾丸动脉和静脉
Inferior vena cava
下腔静脉
Sacral promontory 骶岬
Abdominal aorta 腹主动脉
Abdominal aortic plexus
腹主动脉丛

Right paracolic gutter
右结肠旁沟
Ascending colon 升结肠
Terminal ileum 回肠末端
Ureter 输尿管
Root of mesentery
肠系膜根

f. Netter

Paramedian (sagittal) dissection
旁正中(矢状)断面

Ureter
输尿管

Uterine tube (fallopian)
输卵管

Ovary
卵巢

Proper ovarian
ligament
卵巢固有韧带

Round ligament
of uterus
子宫圆韧带

Broad ligament
of uterus (cut)
子宫阔韧带(切断)

Superior pubic ramus (cut)
耻骨上支(切断)

Ischiopubic ramus (cut)
坐骨耻骨支(切断)

Ischiocavernosus m.
坐骨海绵体肌

Body of clitoris
阴蒂体

Labia minora
小阴唇

Labium majus
大阴唇

Rectouterine pouch (of Douglas)
直肠子宫陷凹(Douglas陷凹)

Peritoneum (cut edge)
腹膜(切缘)

Vesicouterine pouch
膀胱子宫陷凹

Rectum
直肠

Ureter
输尿管

Urinary bladder
膀胱

Vagina
阴道

Pelvic diaphragm
盆膈

Deep transverse perineal m. (cut)
会阴深横肌(切断)

External anal sphincter
肛门外括约肌

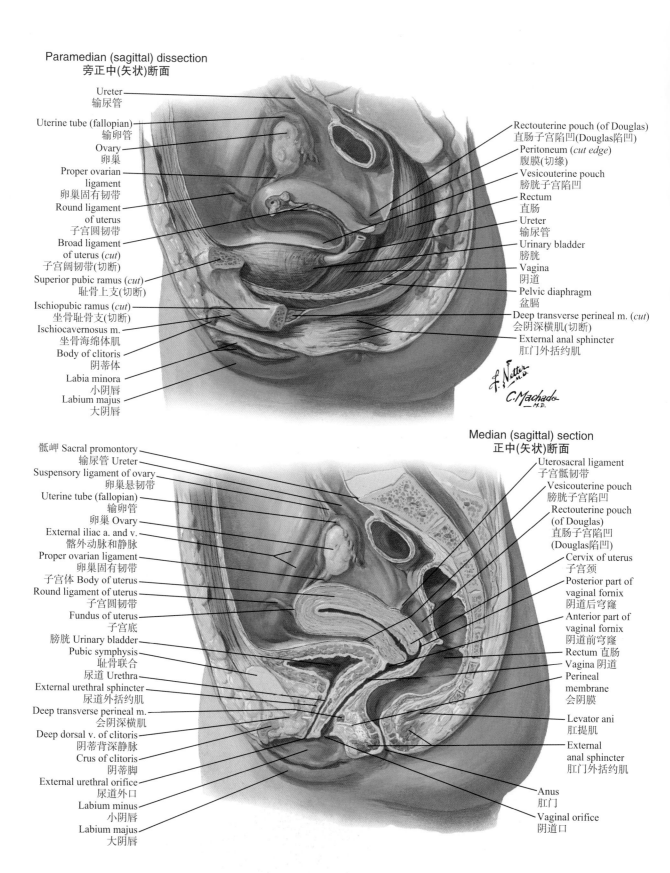

Median (sagittal) section
正中(矢状)断面

骶岬 Sacral promontory

输尿管 Ureter

Suspensory ligament of ovary
卵巢悬韧带

Uterine tube (fallopian)
输卵管

卵巢 Ovary

External iliac a. and v.
髂外动脉和静脉

Proper ovarian ligament
卵巢固有韧带

子宫体 Body of uterus

Round ligament of uterus
子宫圆韧带

Fundus of uterus
子宫底

膀胱 Urinary bladder

Pubic symphysis
耻骨联合

尿道 Urethra

External urethral sphincter
尿道外括约肌

Deep transverse perineal m.
会阴深横肌

Deep dorsal v. of clitoris
阴蒂背深静脉

Crus of clitoris
阴蒂脚

External urethral orifice
尿道外口

Labium minus
小阴唇

Labium majus
大阴唇

Uterosacral ligament
子宫骶韧带

Vesicouterine pouch
膀胱子宫陷凹

Rectouterine pouch
(of Douglas)
直肠子宫陷凹
(Douglas陷凹)

Cervix of uterus
子宫颈

Posterior part of
vaginal fornix
阴道后穹窿

Anterior part of
vaginal fornix
阴道前穹窿

Rectum 直肠

Vagina 阴道

Perineal
membrane
会阴膜

Levator ani
肛提肌

External
anal sphincter
肛门外括约肌

Anus
肛门

Vaginal orifice
阴道口

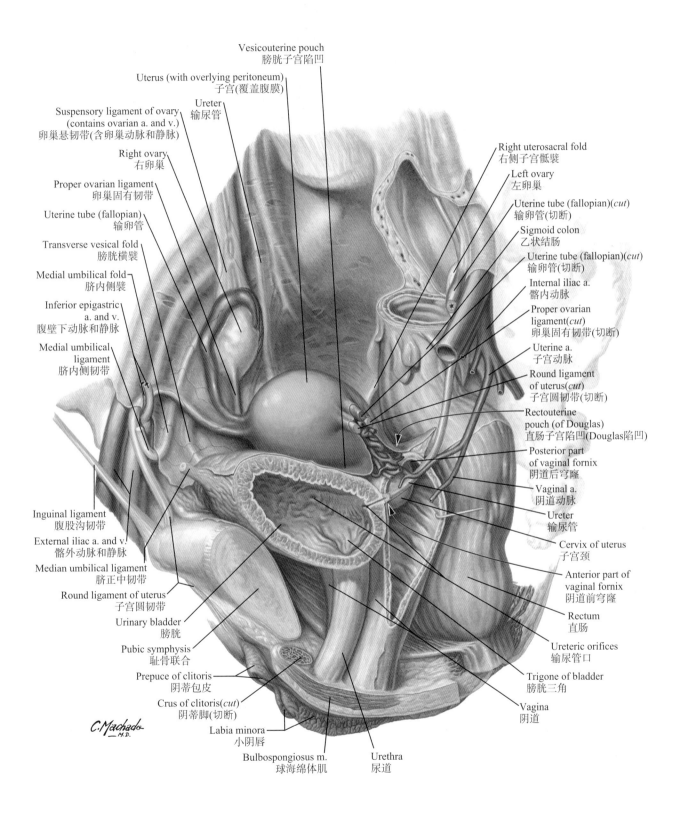

Vesicouterine pouch
膀胱子宫陷凹

Uterus (with overlying peritoneum)
子宫(覆盖腹膜)

Ureter
输尿管

Suspensory ligament of ovary
(contains ovarian a. and v.)
卵巢悬韧带(含卵巢动脉和静脉)

Right ovary
右卵巢

Proper ovarian ligament
卵巢固有韧带

Uterine tube (fallopian)
输卵管

Transverse vesical fold
膀胱横襞

Medial umbilical fold
脐内侧襞

Inferior epigastric
a. and v.
腹壁下动脉和静脉

Medial umbilical
ligament
脐内侧韧带

Inguinal ligament
腹股沟韧带

External iliac a. and v.
髂外动脉和静脉

Median umbilical ligament
脐正中韧带

Round ligament of uterus
子宫圆韧带

Urinary bladder
膀胱

Pubic symphysis
耻骨联合

Prepuce of clitoris
阴蒂包皮

Crus of clitoris(cut)
阴蒂脚(切断)

Labia minora
小阴唇

Bulbospongiosus m.
球海绵体肌

Urethra
尿道

Right uterosacral fold
右侧子宫骶襞

Left ovary
左卵巢

Uterine tube (fallopian)(cut)
输卵管(切断)

Sigmoid colon
乙状结肠

Uterine tube (fallopian)(cut)
输卵管(切断)

Internal iliac a.
髂内动脉

Proper ovarian
ligament(cut)
卵巢固有韧带(切断)

Uterine a.
子宫动脉

Round ligament
of uterus(cut)
子宫圆韧带(切断)

Rectouterine
pouch (of Douglas)
直肠子宫陷凹(Douglas陷凹)

Posterior part
of vaginal fornix
阴道后穹隆

Vaginal a.
阴道动脉

Ureter
输尿管

Cervix of uterus
子宫颈

Anterior part of
vaginal fornix
阴道前穹隆

Rectum
直肠

Ureteric orifices
输尿管口

Trigone of bladder
膀胱三角

Vagina
阴道

C.Machado
M.D.

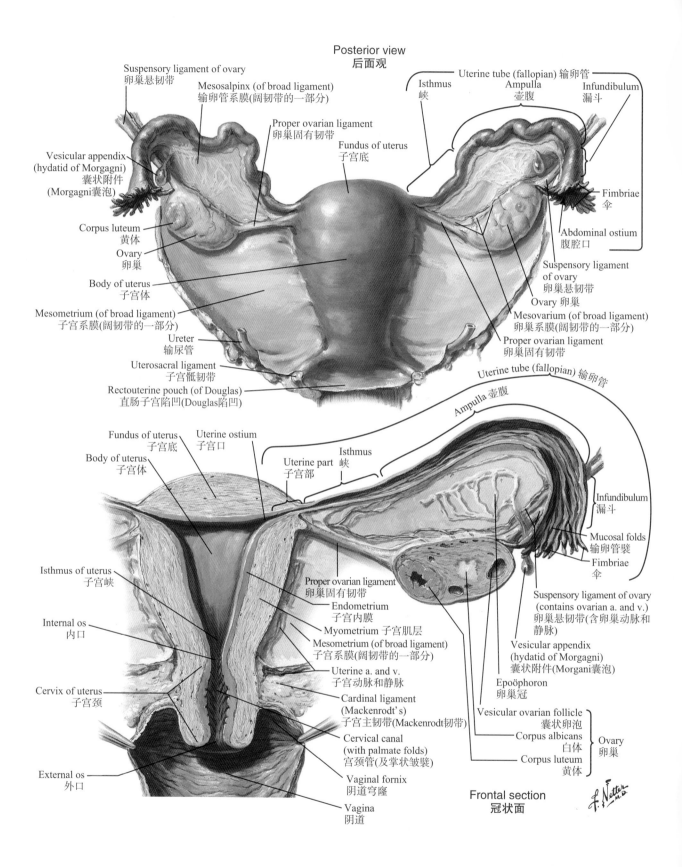

Posterior view
后面观

Suspensory ligament of ovary
卵巢悬韧带

Mesosalpinx (of broad ligament)
输卵管系膜(阔韧带的一部分)

Proper ovarian ligament
卵巢固有韧带

Fundus of uterus
子宫底

Isthmus
峡

Uterine tube (fallopian) 输卵管

Ampulla
壶腹

Infundibulum
漏斗

Vesicular appendix
(hydatid of Morgagni)
囊状附件
(Morgagni囊泡)

Fimbriae
伞

Corpus luteum
黄体

Abdominal ostium
腹腔口

Ovary
卵巢

Suspensory ligament
of ovary
卵巢悬韧带

Body of uterus
子宫体

Ovary 卵巢

Mesometrium (of broad ligament)
子宫系膜(阔韧带的一部分)

Mesovarium (of broad ligament)
卵巢系膜(阔韧带的一部分)

Ureter
输尿管

Proper ovarian ligament
卵巢固有韧带

Uterosacral ligament
子宫骶韧带

Uterine tube (fallopian) 输卵管

Rectouterine pouch (of Douglas)
直肠子宫陷凹(Douglas陷凹)

Ampulla 壶腹

Fundus of uterus
子宫底

Uterine ostium
子宫口

Isthmus
峡

Body of uterus
子宫体

Uterine part
子宫部

Infundibulum
漏斗

Isthmus of uterus
子宫峡

Proper ovarian ligament
卵巢固有韧带

Mucosal folds
输卵管襞

Fimbriae
伞

Internal os
内口

Endometrium
子宫内膜

Myometrium 子宫肌层

Mesometrium (of broad ligament)
子宫系膜(阔韧带的一部分)

Suspensory ligament of ovary
(contains ovarian a. and v.)
卵巢悬韧带(含卵巢动脉和
静脉)

Vesicular appendix
(hydatid of Morgagni)
囊状附件(Morgani囊泡)

Uterine a. and v.
子宫动脉和静脉

Cervix of uterus
子宫颈

Cardinal ligament
(Mackenrodt's)
子宫主韧带(Mackenrodt韧带)

Epoöphoron
卵巢冠

Cervical canal
(with palmate folds)
宫颈管(及掌状皱襞)

Vesicular ovarian follicle
囊状卵泡

Corpus albicans
白体

Ovary
卵巢

External os
外口

Vaginal fornix
阴道穹窿

Corpus luteum
黄体

Vagina
阴道

Frontal section
冠状面

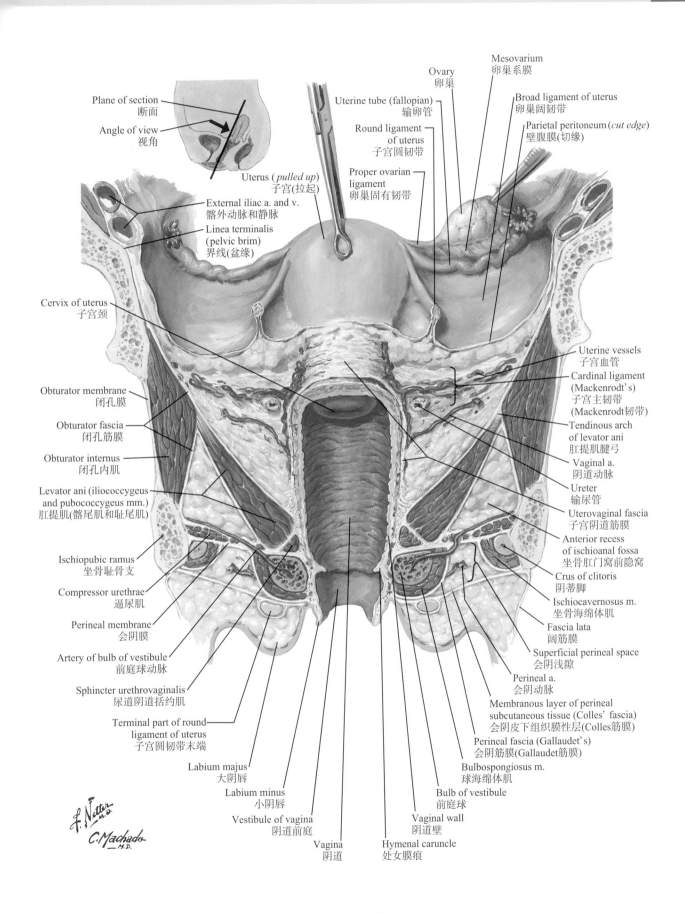

Plane of section
断面

Angle of view
视角

Ovary
卵巢

Mesovarium
卵巢系膜

Uterine tube (fallopian)
输卵管

Broad ligament of uterus
卵巢阔韧带

Round ligament
of uterus
子宫圆韧带

Parietal peritoneum (cut edge)
壁腹膜(切缘)

Uterus (pulled up)
子宫(拉起)

Proper ovarian
ligament
卵巢固有韧带

External iliac a. and v.
髂外动脉和静脉

Linea terminalis
(pelvic brim)
界线(盆缘)

Cervix of uterus
子宫颈

Uterine vessels
子宫血管

Cardinal ligament
(Mackenrodt's)
子宫主韧带
(Mackenrodt韧带)

Obturator membrane
闭孔膜

Tendinous arch
of levator ani
肛提肌腱弓

Obturator fascia
闭孔筋膜

Vaginal a.
阴道动脉

Obturator internus
闭孔内肌

Ureter
输尿管

Uterovaginal fascia
子宫阴道筋膜

Levator ani (iliococcygeus
and pubococcygeus mm.)
肛提肌(髂尾肌和耻尾肌)

Anterior recess
of ischioanal fossa
坐骨肛门窝前隐窝

Crus of clitoris
阴蒂脚

Ischiopubic ramus
坐骨耻骨支

Ischiocavernosus m.
坐骨海绵体肌

Compressor urethrae
逼尿肌

Fascia lata
阔筋膜

Superficial perineal space
会阴浅隙

Perineal membrane
会阴膜

Perineal a.
会阴动脉

Artery of bulb of vestibule
前庭球动脉

Membranous layer of perineal
subcutaneous tissue (Colles' fascia)
会阴皮下组织膜性层(Colles筋膜)

Sphincter urethrovaginalis
尿道阴道括约肌

Perineal fascia (Gallaudet's)
会阴筋膜(Gallaudet筋膜)

Terminal part of round
ligament of uterus
子宫圆韧带末端

Bulbospongiosus m.
球海绵体肌

Labium majus
大阴唇

Bulb of vestibule
前庭球

Labium minus
小阴唇

Vaginal wall
阴道壁

Vestibule of vagina
阴道前庭

Hymenal caruncle
处女膜痕

Vagina
阴道

Anterior
前面

Posterior
后面

Suspensory ligament of ovary (containing ovarian a. and v.)
卵巢悬韧带(含卵巢动脉和静脉)

Subdivisions and contents of broad ligament
阔韧带的分部和内容物

Infundibulum of uterine tube
输卵管漏斗部

External iliac a. and v.
髂外动脉和静脉

Fimbriae of uterine tube
输卵管伞部

Ampulla of uterine tube
输卵管壶腹部

Round ligament of uterus
子宫圆韧带

Ovary
卵巢

Ureter
输尿管

Laminae of mesosalpinx
输卵管系膜

Medial umbilical ligament
脐内侧韧带

Laminae of mesovarium
卵巢系膜

Ovarian branch of uterine a.
子宫动脉的卵巢支

Posterior lamina of broad ligament
阔韧带后层

Round ligament of uterus
子宫圆韧带

Anterior lamina of broad ligament
阔韧带前层

Transverse vesical fold
膀胱横襞

Uterine venous plexus
子宫静脉丛

Vesicouterine pouch
膀胱子宫陷凹

Uterine a.
子宫动脉

Vaginal a.
阴道动脉

C. Machado
M.D.

子宫输卵管造影中前后透视成像

Contrast medium within uterine tubes
输卵管造影

Contrast medium in pelvic cavity
盆腔内的造影剂

Contrast medium within uterine cavity
宫腔内的造影剂

Instrument cannulating external os of uterus
子宫外口置管器

Female: superior view (peritoneum and loose connective tissue removed)
女性：上面观(移除腹膜及疏松结缔组织)

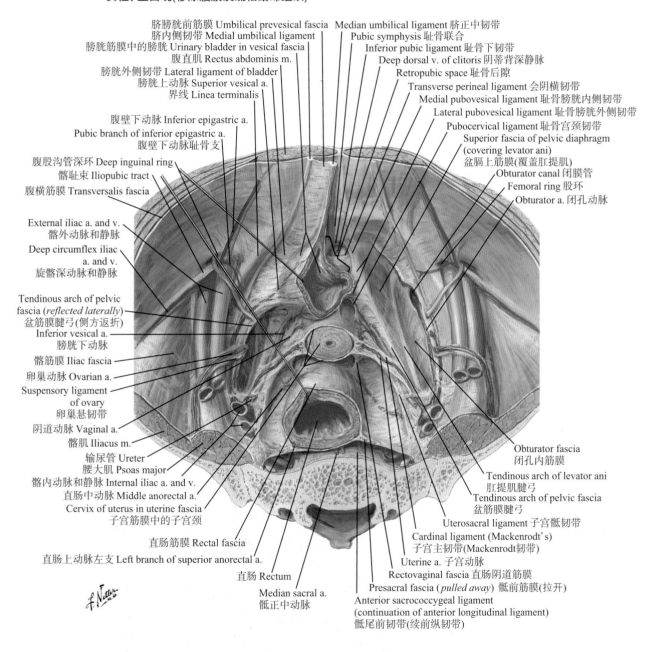

脐膀胱前筋膜 Umbilical prevesical fascia
脐内侧韧带 Medial umbilical ligament
膀胱筋膜中的膀胱 Urinary bladder in vesical fascia
腹直肌 Rectus abdominis m.
膀胱外侧韧带 Lateral ligament of bladder
膀胱上动脉 Superior vesical a.
界线 Linea terminalis

腹壁下动脉 Inferior epigastric a.
Pubic branch of inferior epigastric a.
腹壁下动脉耻骨支

腹股沟管深环 Deep inguinal ring
髂耻束 Iliopubic tract
腹横筋膜 Transversalis fascia

External iliac a. and v.
髂外动脉和静脉

Deep circumflex iliac
a. and v.
旋髂深动脉和静脉

Tendinous arch of pelvic
fascia (*reflected laterally*)
盆筋膜腱弓(侧方返折)
Inferior vesical a.
膀胱下动脉
髂筋膜 Iliac fascia
卵巢动脉 Ovarian a.
Suspensory ligament
of ovary
卵巢悬韧带
阴道动脉 Vaginal a.
髂肌 Iliacus m.
输尿管 Ureter
腰大肌 Psoas major
髂内动脉和静脉 Internal iliac a. and v.
直肠中动脉 Middle anorectal a.
Cervix of uterus in uterine fascia
子宫筋膜中的子宫颈
直肠筋膜 Rectal fascia
直肠上动脉左支 Left branch of superior anorectal a.

Median umbilical ligament 脐正中韧带
Pubic symphysis 耻骨联合
Inferior pubic ligament 耻骨下韧带
Deep dorsal v. of clitoris 阴蒂背深静脉
Retropubic space 耻骨后隙
Transverse perineal ligament 会阴横韧带
Medial pubovesical ligament 耻骨膀胱内侧韧带
Lateral pubovesical ligament 耻骨膀胱外侧韧带
Pubocervical ligament 耻骨宫颈韧带
Superior fascia of pelvic diaphragm
(covering levator ani)
盆膈上筋膜(覆盖肛提肌)
Obturator canal 闭膜管
Femoral ring 股环
Obturator a. 闭孔动脉

Obturator fascia
闭孔内筋膜
Tendinous arch of levator ani
肛提肌腱弓
Tendinous arch of pelvic fascia
盆筋膜腱弓
Uterosacral ligament 子宫骶韧带
Cardinal ligament (Mackenrodt's)
子宫主韧带(Mackenrodt韧带)
Uterine a. 子宫动脉

直肠 Rectum
Median sacral a.
骶正中动脉

Rectovaginal fascia 直肠阴道筋膜
Presacral fascia (*pulled away*) 骶前筋膜(拉开)
Anterior sacrococcygeal ligament
(continuation of anterior longitudinal ligament)
骶尾前韧带(续前纵韧带)

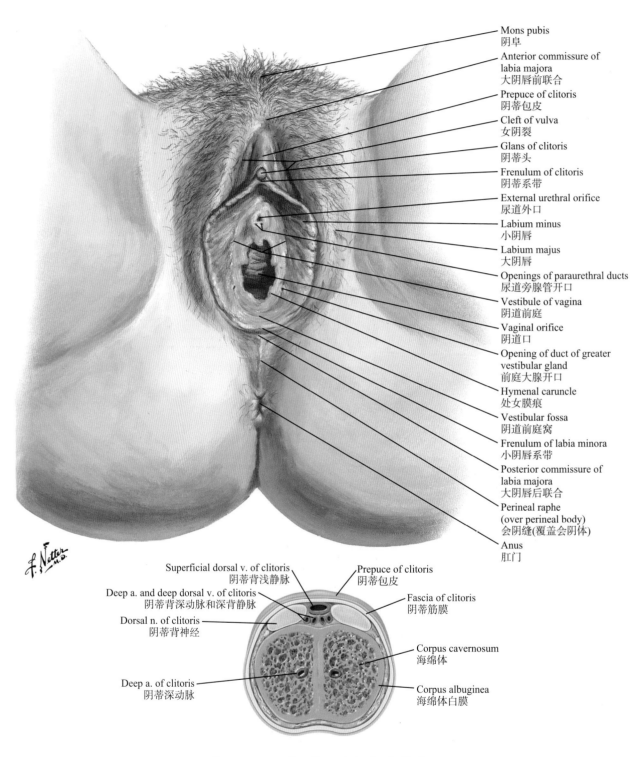

Mons pubis
阴阜

Anterior commissure of
labia majora
大阴唇前联合

Prepuce of clitoris
阴蒂包皮

Cleft of vulva
女阴裂

Glans of clitoris
阴蒂头

Frenulum of clitoris
阴蒂系带

External urethral orifice
尿道外口

Labium minus
小阴唇

Labium majus
大阴唇

Openings of paraurethral ducts
尿道旁腺管开口

Vestibule of vagina
阴道前庭

Vaginal orifice
阴道口

Opening of duct of greater
vestibular gland
前庭大腺开口

Hymenal caruncle
处女膜痕

Vestibular fossa
阴道前庭窝

Frenulum of labia minora
小阴唇系带

Posterior commissure of
labia majora
大阴唇后联合

Perineal raphe
(over perineal body)
会阴缝(覆盖会阴体)

Anus
肛门

Superficial dorsal v. of clitoris
阴蒂背浅静脉

Deep a. and deep dorsal v. of clitoris
阴蒂背深动脉和深背静脉

Dorsal n. of clitoris
阴蒂背神经

Deep a. of clitoris
阴蒂深动脉

Prepuce of clitoris
阴蒂包皮

Fascia of clitoris
阴蒂筋膜

Corpus cavernosum
海绵体

Corpus albuginea
海绵体白膜

Transverse section through body of clitoris
经阴蒂体的横断面

Fatty layer (Camper's fascia)
脂肪层(Camper筋膜)
Membranous layer (Scarpa's fascia)
膜性层(Scarpa筋膜)
} Subcutaneous tissue of abdomen 腹部皮下组织

Anterior layer of rectus sheath 腹直肌鞘前层

Aponeurosis of external abdominal oblique m.
腹外斜肌腱膜

Superficial inguinal ring 腹股沟管浅环

Anterior superior iliac spine 髂前上棘

Round ligament of uterus (with coverings)(cut)
子宫圆韧带(被覆盖)(切断)

Inguinal ligament (Poupart's)
腹股沟韧带(Poupart韧带)

Pubic tubercle 耻骨结节

Saphenous hiatus 隐静脉裂孔

Suspensory ligament of clitoris
阴蒂悬韧带

Fascia lata 阔筋膜

Ischiopubic ramus 坐骨耻骨支

Membranous layer of perineal subcutaneous
tissue (Colles' fascia)(cut away to open
superficial perineal space)
会阴皮下组织膜性层(Colles筋膜)(部分切除
暴露会阴浅隙)

Ischiocavernosus m. 坐骨海绵体肌

Bulbospongiosus m. (covers bulb of vestibule)
球海绵体肌(覆盖前庭球)

Perineal membrane 会阴膜

Perineal fascia (Gallaudet's)(partially cut away)
会阴筋膜(Gallaudet筋膜)(部分切除)

Superficial transverse perineal m. 会阴浅横肌

Ischial tuberosity 坐骨结节

Membranous layer of perineal subcutaneous
tissue (Colles' fascia) (cut edge turned down)
会阴皮下组织膜性层(Colles筋膜)(切缘下翻)

Fat body of ischioanal fossa
坐骨肛门窝脂肪

Subcutaneous
tissue of perineum
会阴皮下组织

Subcutaneous tissue
of abdomen
腹部皮下组织
{ Fatty layer
脂肪层
Membranous
layer 膜层

Anterior layer of rectus sheath
腹直肌鞘前层

耻骨联合 Pubic symphysis

尿道外括约肌 External urethral sphincter

耻骨下韧带 Inferior pubic ligament

会阴横韧带 Transverse perineal ligament

阴蒂悬韧带 Suspensory ligament of clitoris

尿道阴道括约肌 Sphincter urethrovaginalis

会阴膜 Perineal membrane

会阴浅隙 Superficial perineal space

Membranous layer of perineal subcutaneous tissue (Colles' fascia)
会阴皮下组织膜性层(Colles筋膜)

会阴体 Perineal body

Superior fascia of pelvic diaphragm
盆膈上筋膜

Inferior fascia of pelvic diaphragm
盆膈下筋膜

Round ligament of uterus
(with coverings)
子宫圆韧带及其被膜

Parietal peritoneum 壁腹膜
Median umbilical ligament
脐正中韧带
Transversalis fascia
腹横筋膜
Rectus abdominis m.
腹直肌

Vesical fascia
膀胱筋膜

Uterovaginal fascia
子宫阴道筋膜

Rectal fascia
直肠筋膜

Uterus 子宫

Bladder 膀胱

Vagina 阴道

Rectum 直肠

Anococcygeal
ligament
肛尾韧带

Levator ani
肛提肌

External anal sphincter
肛门外括约肌

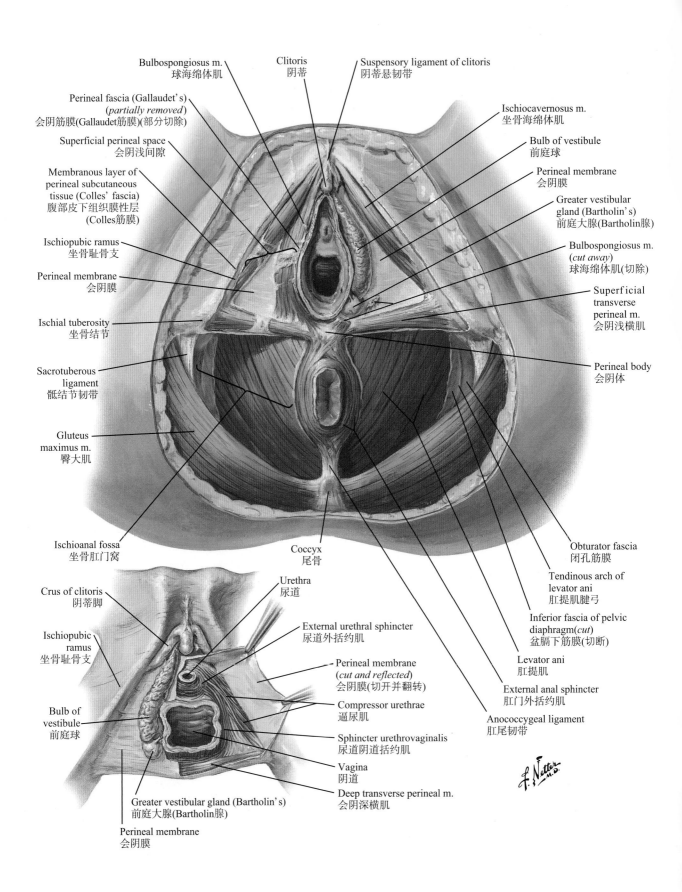

Bulbospongiosus m.
球海绵体肌

Clitoris
阴蒂

Suspensory ligament of clitoris
阴蒂悬韧带

Perineal fascia (Gallaudet's)
(partially removed)
会阴筋膜(Gallaudet筋膜)(部分切除)

Superficial perineal space
会阴浅间隙

Membranous layer of
perineal subcutaneous
tissue (Colles' fascia)
腹部皮下组织膜性层
(Colles筋膜)

Ischiopubic ramus
坐骨耻骨支

Perineal membrane
会阴膜

Ischial tuberosity
坐骨结节

Sacrotuberous
ligament
骶结节韧带

Gluteus
maximus m.
臀大肌

Ischioanal fossa
坐骨肛门窝

Coccyx
尾骨

Ischiocavernosus m.
坐骨海绵体肌

Bulb of vestibule
前庭球

Perineal membrane
会阴膜

Greater vestibular
gland (Bartholin's)
前庭大腺(Bartholin腺)

Bulbospongiosus m.
(cut away)
球海绵体肌(切除)

Superficial
transverse
perineal m.
会阴浅横肌

Perineal body
会阴体

Obturator fascia
闭孔筋膜

Tendinous arch of
levator ani
肛提肌腱弓

Inferior fascia of pelvic
diaphragm(cut)
盆膈下筋膜(切断)

Levator ani
肛提肌

External anal sphincter
肛门外括约肌

Anococcygeal ligament
肛尾韧带

Crus of clitoris
阴蒂脚

Ischiopubic
ramus
坐骨耻骨支

Bulb of
vestibule
前庭球

Greater vestibular gland (Bartholin's)
前庭大腺(Bartholin腺)

Perineal membrane
会阴膜

Urethra
尿道

External urethral sphincter
尿道外括约肌

Perineal membrane
(cut and reflected)
会阴膜(切开并翻转)

Compressor urethrae
逼尿肌

Sphincter urethrovaginalis
尿道阴道括约肌

Vagina
阴道

Deep transverse perineal m.
会阴深横肌

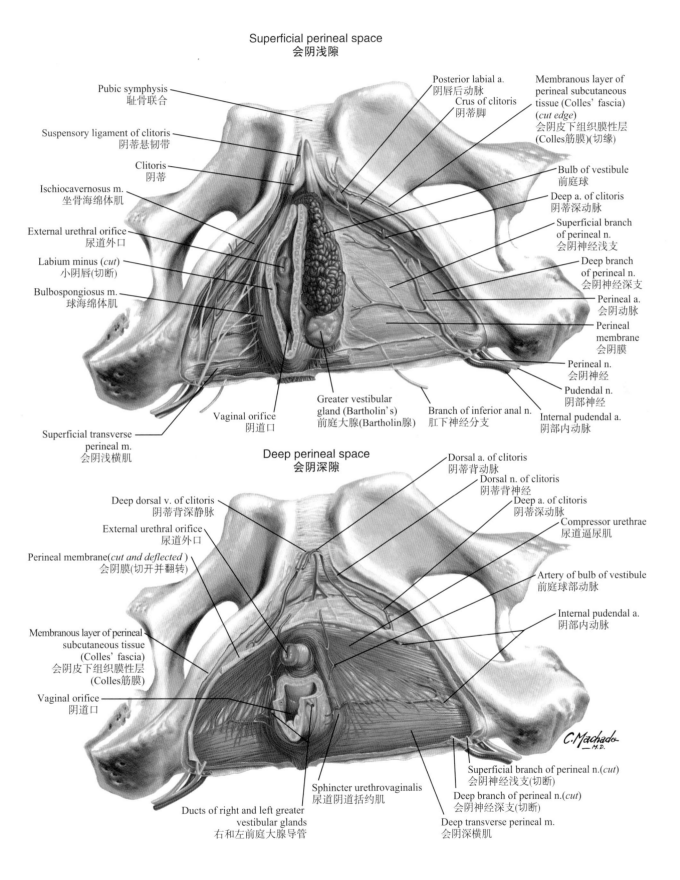

Superficial perineal space
会阴浅隙

Pubic symphysis
耻骨联合

Suspensory ligament of clitoris
阴蒂悬韧带

Clitoris
阴蒂

Ischiocavernosus m.
坐骨海绵体肌

External urethral orifice
尿道外口

Labium minus (cut)
小阴唇(切断)

Bulbospongiosus m.
球海绵体肌

Vaginal orifice
阴道口

Superficial transverse
perineal m.
会阴浅横肌

Posterior labial a.
阴唇后动脉
Crus of clitoris
阴蒂脚

Membranous layer of
perineal subcutaneous
tissue (Colles' fascia)
(cut edge)
会阴皮下组织膜性层
(Colles筋膜)(切缘)

Bulb of vestibule
前庭球

Deep a. of clitoris
阴蒂深动脉

Superficial branch
of perineal n.
会阴神经浅支

Deep branch
of perineal n.
会阴神经深支

Perineal a.
会阴动脉

Perineal
membrane
会阴膜

Perineal n.
会阴神经

Pudendal n.
阴部神经

Greater vestibular
gland (Bartholin's)
前庭大腺(Bartholin腺)

Branch of inferior anal n.
肛下神经分支

Internal pudendal a.
阴部内动脉

Deep perineal space
会阴深隙

Deep dorsal v. of clitoris
阴蒂背深静脉

External urethral orifice
尿道外口

Perineal membrane(cut and deflected)
会阴膜(切开并翻转)

Membranous layer of perineal
subcutaneous tissue
(Colles' fascia)
会阴皮下组织膜性层
(Colles筋膜)

Vaginal orifice
阴道口

Dorsal a. of clitoris
阴蒂背动脉
Dorsal n. of clitoris
阴蒂背神经
Deep a. of clitoris
阴蒂深动脉

Compressor urethrae
尿道逼尿肌

Artery of bulb of vestibule
前庭球部动脉

Internal pudendal a.
阴部内动脉

Sphincter urethrovaginalis
尿道阴道括约肌

Ducts of right and left greater
vestibular glands
右和左前庭大腺导管

Superficial branch of perineal n.(cut)
会阴神经浅支(切断)

Deep branch of perineal n.(cut)
会阴神经深支(切断)

Deep transverse perineal m.
会阴深横肌

C.Machado
M.D.

旁矢状面观 Parasagittal view

髂外动脉和静脉 External iliac a. and v.
壁腹膜 Parietal peritoneum
腹膜盆部 Pelvic part of peritoneum
腹直肌 Rectus abdominis m.
Anterior layer of rectus sheath 腹直肌鞘前层
腹横筋膜 Transversalis fascia
脐筋膜 Umbilical fascia
Subcutaneous tissue of abdomen 腹部皮下组织
Fatty layer (Camper's fascia) 脂肪层
Membranous layer (Scarpa's fascia) 膜性层
Superior pubic ramus (cut) 耻骨上支(切断)
Fundiform ligament of penis 阴茎袢状韧带
Suspensory ligament of penis 阴茎悬韧带
膀胱静脉丛 Vesical venous plexus (耻骨后隙) (in retropubic space)
Deep dorsal v. of penis 阴茎背深静脉
Corpus cavernosum of penis 阴茎海绵体
Fascia of penis (Buck's) 阴茎筋膜(Buck筋膜)
阴茎皮下组织 Subcutaneous tissue of penis
阴茎尿道海绵体 Corpus spongiosum of penis
睾丸 Testis

Ductus deferens 输精管
Urinary bladder in vesical fascia 在膀胱筋膜中的膀胱
Ureter (cut) 输尿管(切断)
Seminal gland 精囊
Rectovesical pouch 膀胱直肠陷凹
Rectum 直肠
Rectoprostatic fascia 直肠前列腺筋膜
Prostate (covered by fascia) 前列腺(覆盖筋膜)
Ischiopubic ramus (cut) 坐骨耻骨支(切断)
Pelvic diaphragm 盆膈
Deep transverse perineal m. 会阴深横肌
Perineal body 会阴体
Deep part 深层 / Superficial part 浅层 / Subcutaneous part 皮下层 — External anal sphincter 肛门外括约肌
Perineal fascia (Gallaudet's) 会阴深筋膜(Gallaudet筋膜)
Membranous layer of perineal subcutaneous tissue (Colles'fascia) 会阴皮下组织膜性层(Colles筋膜)
Dartos fascia of scrotum 阴囊肉膜
External spermatic fascia 精索外筋膜

正中(矢状)切面 Median (sagittal) section

脐正中韧带 Median umbilical ligament
Urinary bladder 膀胱 — 尖 Apex / 底 Fundus / 体 Body / 三角 Trigone / 颈 Neck
耻骨联合 Pubic symphysis
阴茎悬韧带 Suspensory ligament of penis
耻骨下韧带 Inferior pubic ligament
前列腺静脉丛 Prostatic venous plexus
会阴横筋膜 Transverse perineal ligament
会阴膜 Perineal membrane
会阴浅隙 Superficial perineal space
阴茎海绵体 Corpus cavernosum of penis
尿道海绵体 Corpus spongiosum of penis
阴茎皮下组织 Subcutaneous tissue of penis
阴茎筋膜(Buck筋膜) Fascia of penis (Buck's)
包皮 Prepuce
阴囊肉膜 Dartos fascia of scrotum
阴茎头 Glans penis
尿道外口 External urethral orifice

Vesical fascia 膀胱筋膜
Rectovesical pouch 直肠膀胱陷凹
Rectum 直肠
Seminal gland 精囊
Prostate 前列腺
Rectoprostatic fascia 直肠前列腺筋膜
External urethral sphincter 尿道外括约肌
Bulbourethral gland (Cowper's) 尿道球腺(Cowper腺)
Perineal body 会阴体
Bulbospongiosus m. 球海绵体肌
Perineal fascia (Gallaudet's) 会阴深筋膜(Gallaudet筋膜)
Membranous layer of perineal subcutaneous tissue (Colles'fascia) 会阴皮下组织膜性层(Colles筋膜)
Fascia of penis (Buck's) 阴茎筋膜(Buck筋膜)
Septum of scrotum 阴囊中隔
Navicular fossa 舟状窝

Ureteric orifice
输尿管口

Trigone of bladder
膀胱三角

Internal urethral sphincter
尿道内括约肌

Uvula of bladder
膀胱垂

Base of prostate
前列腺底

Urethral crest
尿道嵴

Openings of prostatic ducts (in prostatic sinus)
前列腺窦内的前列腺管开口

Perineal membrane
会阴膜

Apex of prostate
前列腺尖

Prostate
前列腺

Seminal colliculus
精阜

Prostatic utricle
前列腺小囊

Opening of ejaculatory duct
射精管开口

External urethral sphincter
尿道外括约肌

Bulbourethral gland (Cowper's)
尿道球腺(Cowper腺)

Opening of duct of bulbourethral gland
尿道球腺管开口

Anterior view of coronal section
冠状面前面观

Perineal body
会阴体

Rectoprostatic fascia
直肠前列腺筋膜

Rectum
直肠

Rectal fascia
直肠筋膜

Seminal gland
精囊腺

Sagittal section
矢状面

Urinary bladder
膀胱

Ureter
输尿管

Ductus deferens
输精管

Ampulla of ductus deferens
输精管壶腹

Ejaculatory duct
射精管

Base of prostate
前列腺底

Ischiopubic ramus
坐骨耻骨支

Deep transverse perineal m.
会阴深横肌

Seminal gland
精囊

Apex of prostate
前列腺尖

Bulbourethral glands (Cowper's)
尿道球腺(Cowper腺)

Posterior view
后面观

Prostate, superior view
前列腺上面观

Anterior commissure
前列腺前联合部

Transitional zone
移行区

Central zone 中央区

Urethra 尿道

Peripheral zone 外周区

Ampulla of ductus deferens 输精管壶腹

Seminal gland 精囊

Prostate, transverse section
前列腺横断面

Anterior commissure of prostate
前列腺前联合部

Transitional zone 移形区

Prostatic urethra
尿道前列腺部

Central zone
中央区

Peripheral zone
外周区

Skin of penis
阴茎皮肤

Subcutaneous tissue of penis
阴茎皮下组织

Fascia of penis (Buck's)
阴茎深筋膜(Buck筋膜)

Testicular a.
睾丸动脉

Ductus deferens
输精管

Artery of ductus deferens
输精管动脉

Genital branch of genitofemoral n.
生殖股神经生殖支

Pampiniform (venous) plexus
蔓状静脉丛

Head of epididymis
附睾(头)

Appendix of epididymis
附睾附件

Appendix of testis
睾丸附件

Testis (covered by visceral layer of tunica vaginalis testis)
睾丸(被鞘膜脏层覆盖)

Parietal layer of tunica vaginalis testis
睾丸鞘膜壁层

Superficial inguinal ring
腹股沟管浅环

External spermatic fascia
精索外筋膜

Cremaster (covered by cremasteric fascia)
提睾肌(由提睾肌筋膜包被)

Septum of scrotum (formed by dartos fascia)
阴囊中隔(由肉膜形成)

Dartos fascia of scrotum
阴囊肉膜

Skin of scrotum
阴囊皮肤

彩色超声多普勒：睾丸横断面观

Pampiniform plexus
蔓状静脉丛

Epididymis
附睾

Testis
睾丸

Hydrocele
阴囊积液

Testicular a.
睾丸动脉

Mediastinum of testis
睾丸纵隔

Dartos fascia of scrotum
阴囊肉膜

External spermatic fascia
精索外筋膜

Cremaster (covered by cremasteric fascia)
提睾肌(由提睾肌筋膜覆盖)

Internal spermatic fascia
精索内筋膜

Parietal layer of tunica vaginalis testis
睾丸鞘膜壁层

Body of epididymis
附睾体

Testis (covered by visceral layer of tunica vaginalis testis)
睾丸(被鞘膜脏层覆盖)

Skin of scrotum
阴囊皮肤

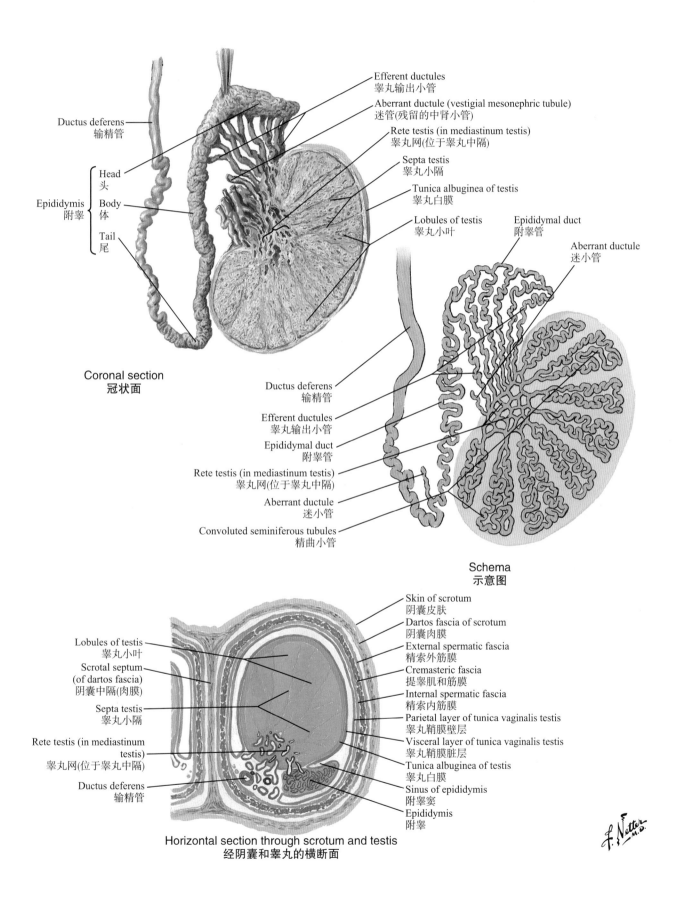

Efferent ductules
睾丸输出小管

Aberrant ductule (vestigial mesonephric tubule)
迷管(残留的中肾小管)

Rete testis (in mediastinum testis)
睾丸网(位于睾丸中隔)

Septa testis
睾丸小隔

Tunica albuginea of testis
睾丸白膜

Lobules of testis
睾丸小叶

Epididymal duct
附睾管

Aberrant ductule
迷小管

Ductus deferens
输精管

Head
头

Body
体

Tail
尾

Epididymis
附睾

**Coronal section
冠状面**

Ductus deferens
输精管

Efferent ductules
睾丸输出小管

Epididymal duct
附睾管

Rete testis (in mediastinum testis)
睾丸网(位于睾丸中隔)

Aberrant ductule
迷小管

Convoluted seminiferous tubules
精曲小管

**Schema
示意图**

Skin of scrotum
阴囊皮肤

Dartos fascia of scrotum
阴囊肉膜

External spermatic fascia
精索外筋膜

Cremasteric fascia
提睾肌和筋膜

Internal spermatic fascia
精索内筋膜

Parietal layer of tunica vaginalis testis
睾丸鞘膜壁层

Visceral layer of tunica vaginalis testis
睾丸鞘膜脏层

Tunica albuginea of testis
睾丸白膜

Sinus of epididymis
附睾窦

Epididymis
附睾

Lobules of testis
睾丸小叶

Scrotal septum
(of dartos fascia)
阴囊中隔(肉膜)

Septa testis
睾丸小隔

Rete testis (in mediastinum
testis)
睾丸网(位于睾丸中隔)

Ductus deferens
输精管

**Horizontal section through scrotum and testis
经阴囊和睾丸的横断面**

Suprarenal gland
肾上腺

Urogenital mesentery
尿生殖系膜

Gonads
生殖腺

Mesonephric duct
(wolffian)
中肾管(Wollifian管)

Gubernaculum
引带

Urinary bladder
膀胱

8 weeks
(22.5-mm crown-rump)
8周
顶-臀径22.5mm

Suprarenal gland
肾上腺

Kidney
肾

Urogenital mesentery (atrophic)
尿生殖系膜(萎缩)

Testes
睾丸

Epididymis
附睾

Gubernaculum of testis
睾丸引带

Deep inguinal ring
腹股沟管深环

Urinary bladder
膀胱

11 weeks
(43-mm crown-rump)
11周
顶-臀径43mm

Testes
睾丸

Epididymis
附睾

Deep inguinal
ring
腹股沟管深环

Gubernaculum of testis
睾丸引带

4 months
(107-mm crown-rump)
4个月
顶-臀径107mm

Superficial inguinal ring
腹股沟管浅环

Ductus deferens
输精管

Scrotum (cut open)
阴囊(切开)

Epididymis
附睾

Testis
睾丸

Processus vaginalis
睾丸鞘突

Gubernaculum of testis
睾丸引带

8 months
(26-cm crown-rump)
8个月
顶-臀径26cm

Cavity of
tunica vaginalis
(cut open)
鞘膜腔(切开)

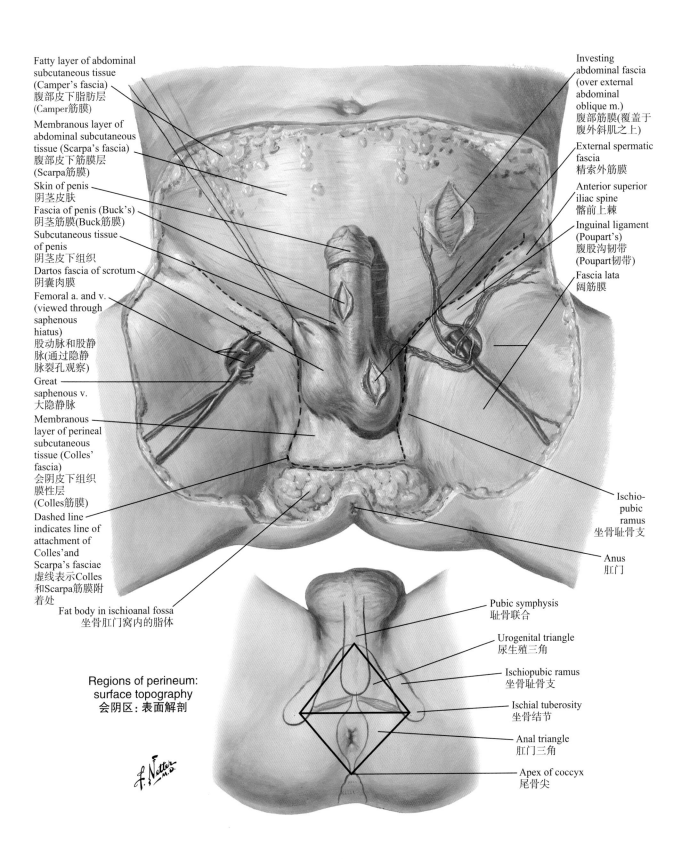

Fatty layer of abdominal subcutaneous tissue (Camper's fascia)
腹部皮下脂肪层 (Camper筋膜)

Membranous layer of abdominal subcutaneous tissue (Scarpa's fascia)
腹部皮下筋膜层 (Scarpa筋膜)

Skin of penis
阴茎皮肤

Fascia of penis (Buck's)
阴茎筋膜(Buck筋膜)

Subcutaneous tissue of penis
阴茎皮下组织

Dartos fascia of scrotum
阴囊肉膜

Femoral a. and v. (viewed through saphenous hiatus)
股动脉和股静脉(通过隐静脉裂孔观察)

Great saphenous v.
大隐静脉

Membranous layer of perineal subcutaneous tissue (Colles' fascia)
会阴皮下组织膜性层 (Colles筋膜)

Dashed line indicates line of attachment of Colles'and Scarpa's fasciae
虚线表示Colles和Scarpa筋膜附着处

Fat body in ischioanal fossa
坐骨肛门窝内的脂体

Investing abdominal fascia (over external abdominal oblique m.)
腹部筋膜(覆盖于腹外斜肌之上)

External spermatic fascia
精索外筋膜

Anterior superior iliac spine
髂前上棘

Inguinal ligament (Poupart's)
腹股沟韧带 (Poupart韧带)

Fascia lata
阔筋膜

Ischio-pubic ramus
坐骨耻骨支

Anus
肛门

Regions of perineum: surface topography
会阴区：表面解剖

Pubic symphysis
耻骨联合

Urogenital triangle
尿生殖三角

Ischiopubic ramus
坐骨耻骨支

Ischial tuberosity
坐骨结节

Anal triangle
肛门三角

Apex of coccyx
尾骨尖

Skin of penis
阴茎皮肤

Subcutaneous tissue of penis
阴茎皮下组织

Aponeurosis of external abdominal
oblique m.
腹外斜肌腱膜

Membranous layer of abdominal
subcutaneous tissue (Scarpa's
fascia) (cut away)
腹部皮下组织膜层(Scarpa筋膜)
(切除)

Inguinal ligament (Poupart's)
腹股沟韧带(Poupart韧带)

Fascia of penis (Buck's)
阴茎筋膜(Buck筋膜)

Superficial inguinal ring
腹股沟管浅环

External spermatic fascia (investing
spermatic cord)
精索外筋膜(包绕精索)

Fascia lata 阔筋膜

Bulbospongiosus m. 球海绵体肌

Ischiocavernosus m. (covers crus of penis)
坐骨海绵体肌(覆盖阴茎脚)

Membranous layer of perineal subcutaneous tissue
(Colles' fascia) (cut away to open superficial
perineal space)
腹部皮下组织膜性层(Colles筋膜)(切除并暴露会
阴浅隙)

Perineal membrane 会阴膜

Perineal fascia (Gallaudet's) (partially cut away)
(investing muscles of superficial perineal space)
会阴筋膜(Gallaudet筋膜)(部分切除)(会阴浅隙肌肉)

Superficial transverse perineal m. 会阴浅横肌

Ischial tuberosity 坐骨结节

Membranous layer of perineal subcutaneous tissue
(Colles' fascia) (cut edge)
会阴皮下组织膜性层(Colles筋膜) (切缘)

Levator ani 肛提肌

External anal sphincter 肛门外括约肌

Gluteus maximus m. 臀大肌

Superficial dorsal v. of penis
阴茎背浅静脉

Dorsal a. and n. of penis
阴茎背动脉和神经

Skin
皮肤

Deep dorsal v. of penis
阴茎背深静脉

Lateral superficial v. of penis
阴茎外浅静脉

Subcutaneous tissue of penis
阴茎皮下组织

Corpus cavernosum of penis
阴茎海绵体

Tunica albuginea of corpus cavernosum
阴茎海绵体白膜

Fascia of penis (Buck's)
阴茎筋膜(Buck筋膜)

Deep a. of penis
阴茎深动脉

Intercavernous septum of fascia of penis
阴茎筋膜海绵体间隔

Corpus spongiosum of penis
尿道海绵体

Spongy urethra
尿道海绵体部

Tunica albuginea of corpus spongiosum
尿道海绵体白膜

Transverse section through body of penis
经阴茎体的横截面

External urethral orifice
尿道外口

Glans penis
阴茎头

Corona of glans penis
阴茎头冠

Neck of glans penis
阴茎颈

Opening of preputial gland
包皮腺开口

Subcutaneous tissue of penis
阴茎皮下组织

Fascia of penis (Buck's)
阴茎筋膜(Buck筋膜)

External spermatic fascia (investing spermatic cord) (cut)
精索外筋膜(包绕精索)(切断)

Membranous layer of perineal subcutaneous tissue (Colles'fascia)
(cut away to open superficial perineal space)
会阴皮下组织膜层(Colles筋膜)(切除并暴露会阴浅隙)

Perineal fascia (Gallaudet's) (cut away) (investing muscles of
superficial perineal space)
会阴筋膜(Gallaudet筋膜) (切除)(覆盖会阴浅隙的肌肉)

Ischiocavernosus m. (cut away)
坐骨海绵体肌(切除)

Superficial transverse perineal m.
会阴浅横肌

Frenulum of penis
阴茎系带

Skin of penis
阴茎皮肤

Ischiopubic ramus
坐骨耻骨支

Anus
肛门

Ischial tuberosity
坐骨结节

Gluteus maximus m.
臀大肌

Inferior fascia of pelvic diaphragm
盆膈下筋膜

Levator ani
肛提肌

External anal sphincter
肛门外括约肌

Apex of coccyx
尾骨尖

Anococcygeal ligament
肛尾韧带

Perineal body
会阴体

Perineal membrane
会阴膜

Glans penis
阴茎头

Corpora cavernosa of penis
阴茎海绵体

Intercavernous septum of
fascia of penis
阴茎海绵体间隔筋膜

Corpus spongiosum
of penis
阴茎尿道海绵体

Pubic tubercle
耻骨结节

Superior
pubic ramus
耻骨上支

Ischiopubic ramus
坐骨耻骨支

Bulb of penis
阴茎球

Crus of penis
阴茎脚

Perineal
membrane
会阴筋膜

Ischial
tuberosity
坐骨结节

Perineal body
会阴体

External anal sphincter
肛门外括约肌

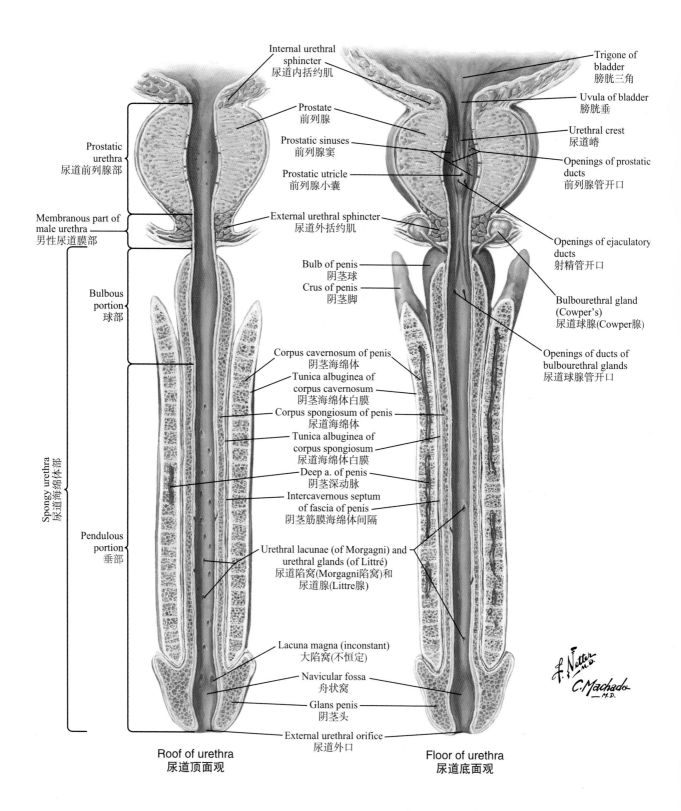

Internal urethral sphincter
尿道内括约肌

Prostate
前列腺

Prostatic sinuses
前列腺窦

Prostatic utricle
前列腺小囊

External urethral sphincter
尿道外括约肌

Bulb of penis
阴茎球

Crus of penis
阴茎脚

Corpus cavernosum of penis
阴茎海绵体

Tunica albuginea of corpus cavernosum
阴茎海绵体白膜

Corpus spongiosum of penis
尿道海绵体

Tunica albuginea of corpus spongiosum
尿道海绵体白膜

Deep a. of penis
阴茎深动脉

Intercavernous septum of fascia of penis
阴茎筋膜海绵体间隔

Urethral lacunae (of Morgagni) and urethral glands (of Littré)
尿道陷窝(Morgagni陷窝)和尿道腺(Littre腺)

Lacuna magna (inconstant)
大陷窝(不恒定)

Navicular fossa
舟状窝

Glans penis
阴茎头

External urethral orifice
尿道外口

Trigone of bladder
膀胱三角

Uvula of bladder
膀胱垂

Urethral crest
尿道嵴

Openings of prostatic ducts
前列腺管开口

Openings of ejaculatory ducts
射精管开口

Bulbourethral gland (Cowper's)
尿道球腺(Cowper腺)

Openings of ducts of bulbourethral glands
尿道球腺管开口

Prostatic urethra
尿道前列腺部

Membranous part of male urethra
男性尿道膜部

Bulbous portion
球部

Spongy urethra
尿道海绵体部

Pendulous portion
垂部

Roof of urethra
尿道顶面观

Floor of urethra
尿道底面观

男性会阴和外生殖器

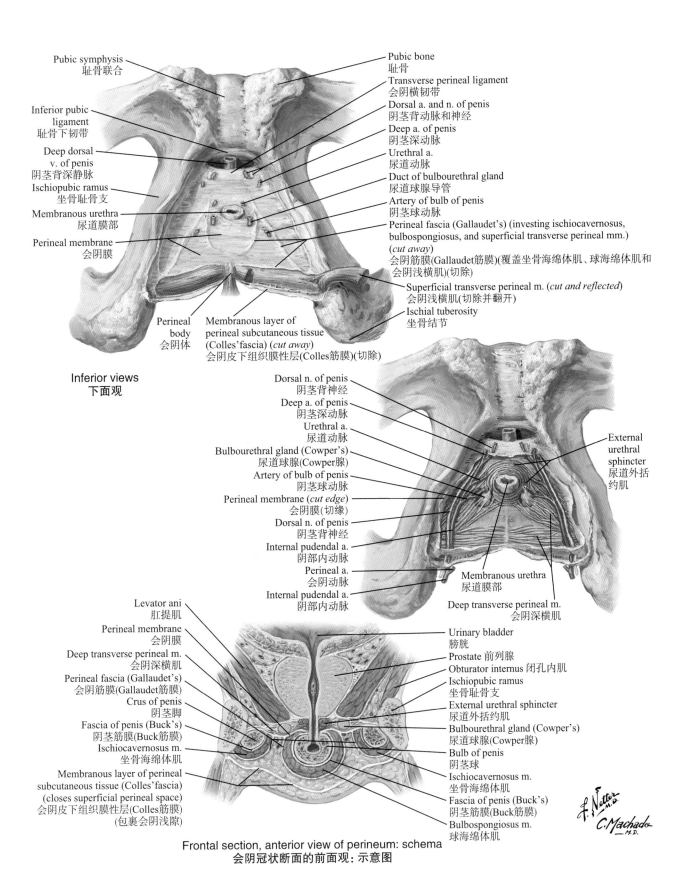

Pubic symphysis
耻骨联合

Inferior pubic
ligament
耻骨下韧带

Deep dorsal
v. of penis
阴茎背深静脉

Ischiopubic ramus
坐骨耻骨支

Membranous urethra
尿道膜部

Perineal membrane
会阴膜

Pubic bone
耻骨

Transverse perineal ligament
会阴横韧带

Dorsal a. and n. of penis
阴茎背动脉和神经

Deep a. of penis
阴茎深动脉

Urethral a.
尿道动脉

Duct of bulbourethral gland
尿道球腺导管

Artery of bulb of penis
阴茎球动脉

Perineal fascia (Gallaudet's) (investing ischiocavernosus,
bulbospongiosus, and superficial transverse perineal mm.)
(*cut away*)
会阴筋膜(Gallaudet筋膜)(覆盖坐骨海绵体肌、球海绵体肌和
会阴浅横肌)(切除)

Superficial transverse perineal m. (*cut and reflected*)
会阴浅横肌(切除并翻开)

Ischial tuberosity
坐骨结节

Perineal
body
会阴体

Membranous layer of
perineal subcutaneous tissue
(Colles'fascia) (*cut away*)
会阴皮下组织膜性层(Colles筋膜)(切除)

**Inferior views
下面观**

Dorsal n. of penis
阴茎背神经

Deep a. of penis
阴茎深动脉

Urethral a.
尿道动脉

Bulbourethral gland (Cowper's)
尿道球腺(Cowper腺)

Artery of bulb of penis
阴茎球动脉

Perineal membrane (*cut edge*)
会阴膜(切缘)

Dorsal n. of penis
阴茎背神经

Internal pudendal a.
阴部内动脉

Perineal a.
会阴动脉

Internal pudendal a.
阴部内动脉

External
urethral
sphincter
尿道外括
约肌

Membranous urethra
尿道膜部

Deep transverse perineal m.
会阴深横肌

Levator ani
肛提肌

Perineal membrane
会阴膜

Deep transverse perineal m.
会阴深横肌

Perineal fascia (Gallaudet's)
会阴筋膜(Gallaudet筋膜)

Crus of penis
阴茎脚

Fascia of penis (Buck's)
阴茎筋膜(Buck筋膜)

Ischiocavernosus m.
坐骨海绵体肌

Membranous layer of perineal
subcutaneous tissue (Colles'fascia)
(closes superficial perineal space)
会阴皮下组织膜性层(Colles筋膜)
(包裹会阴浅隙)

Urinary bladder
膀胱

Prostate 前列腺

Obturator internus 闭孔内肌

Ischiopubic ramus
坐骨耻骨支

External urethral sphincter
尿道外括约肌

Bulbourethral gland (Cowper's)
尿道球腺(Cowper腺)

Bulb of penis
阴茎球

Ischiocavernosus m.
坐骨海绵体肌

Fascia of penis (Buck's)
阴茎筋膜(Buck筋膜)

Bulbospongiosus m.
球海绵体肌

**Frontal section, anterior view of perineum: schema
会阴冠状断面的前面观：示意图**

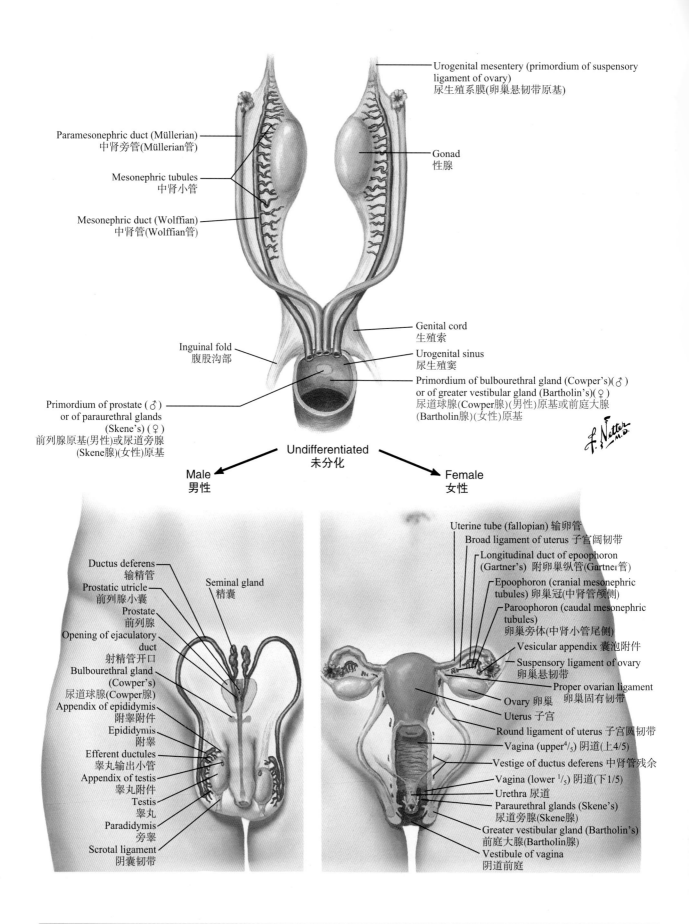

Urogenital mesentery (primordium of suspensory ligament of ovary)
尿生殖系膜(卵巢悬韧带原基)

Paramesonephric duct (Müllerian)
中肾旁管(Müllerian管)

Mesonephric tubules
中肾小管

Mesonephric duct (Wolffian)
中肾管(Wolffian管)

Gonad
性腺

Genital cord
生殖索

Inguinal fold
腹股沟部

Urogenital sinus
尿生殖窦

Primordium of bulbourethral gland (Cowper's)(♂) or of greater vestibular gland (Bartholin's)(♀)
尿道球腺(Cowper腺)(男性)原基或前庭大腺 (Bartholin腺)(女性)原基

Primordium of prostate (♂) or of paraurethral glands (Skene's)(♀)
前列腺原基(男性)或尿道旁腺 (Skene腺)(女性)原基

Undifferentiated
未分化

Male
男性

Female
女性

Ductus deferens
输精管

Prostatic utricle
前列腺小囊

Prostate
前列腺

Opening of ejaculatory duct
射精管开口

Bulbourethral gland (Cowper's)
尿道球腺(Cowper腺)

Appendix of epididymis
附睾附件

Epididymis
附睾

Efferent ductules
睾丸输出小管

Appendix of testis
睾丸附件

Testis
睾丸

Paradidymis
旁睾

Scrotal ligament
阴囊韧带

Seminal gland
精囊

Uterine tube (fallopian) 输卵管
Broad ligament of uterus 子宫阔韧带
Longitudinal duct of epoophoron (Gartner's) 附卵巢纵管(Gartner管)
Epoophoron (cranial mesonephric tubules) 卵巢冠(中肾管颅侧)
Paroophoron (caudal mesonephric tubules)
卵巢旁体(中肾小管尾侧)
Vesicular appendix 囊泡附件
Suspensory ligament of ovary 卵巢悬韧带
Proper ovarian ligament
Ovary 卵巢 卵巢固有韧带
Uterus 子宫
Round ligament of uterus 子宫圆韧带
Vagina (upper $^4/_5$) 阴道(上4/5)
Vestige of ductus deferens 中肾管残余
Vagina (lower $^1/_5$) 阴道(下1/5)
Urethra 尿道
Paraurethral glands (Skene's)
尿道旁腺(Skene腺)
Greater vestibular gland (Bartholin's)
前庭大腺(Bartholin腺)
Vestibule of vagina
阴道前庭

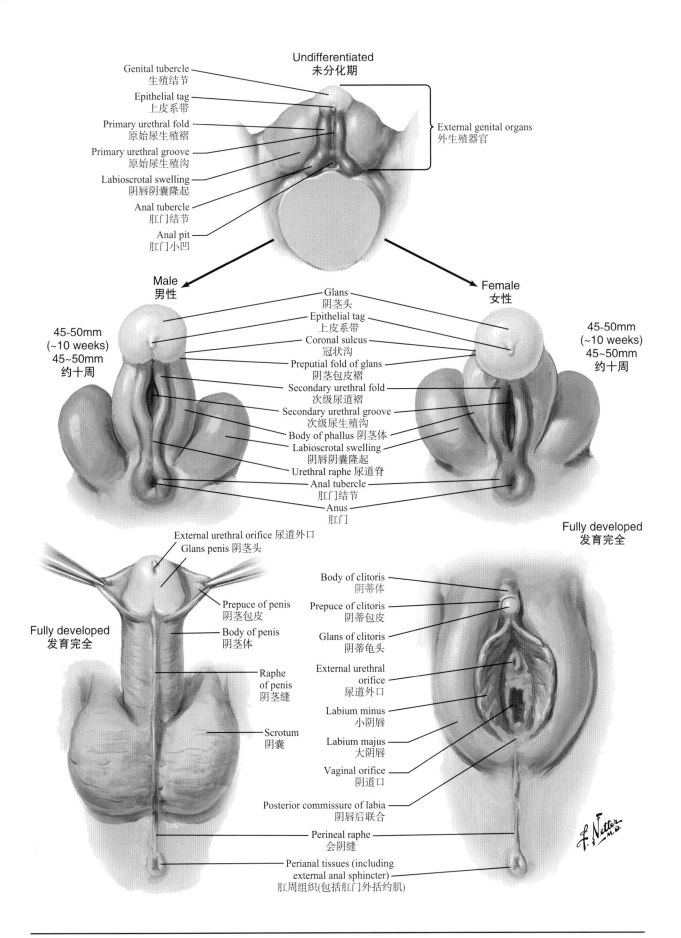

Undifferentiated
未分化期

Genital tubercle
生殖结节

Epithelial tag
上皮系带

Primary urethral fold
原始尿生殖褶

Primary urethral groove
原始尿生殖沟

Labioscrotal swelling
阴唇阴囊隆起

Anal tubercle
肛门结节

Anal pit
肛门小凹

External genital organs
外生殖器官

Male
男性

Female
女性

45-50mm
(~10 weeks)
45~50mm
约十周

Glans
阴茎头

Epithelial tag
上皮系带

Coronal sulcus
冠状沟

Preputial fold of glans
阴茎包皮褶

Secondary urethral fold
次级尿道褶

Secondary urethral groove
次级尿生殖沟

Body of phallus 阴茎体

Labioscrotal swelling
阴唇阴囊隆起

Urethral raphe 尿道脊

Anal tubercle
肛门结节

Anus
肛门

45-50mm
(~10 weeks)
45~50mm
约十周

Fully developed
发育完全

External urethral orifice 尿道外口
Glans penis 阴茎头

Prepuce of penis
阴茎包皮

Body of penis
阴茎体

Fully developed
发育完全

Raphe
of penis
阴茎缝

Scrotum
阴囊

Body of clitoris
阴蒂体

Prepuce of clitoris
阴蒂包皮

Glans of clitoris
阴蒂龟头

External urethral
orifice
尿道外口

Labium minus
小阴唇

Labium majus
大阴唇

Vaginal orifice
阴道口

Posterior commissure of labia
阴唇后联合

Perineal raphe
会阴缝

Perianal tissues (including
external anal sphincter)
肛周组织(包括肛门外括约肌)

Median sacral a.
骶正中动脉

Iliolumbar a.
髂腰动脉

Lateral sacral aa.
骶外侧动脉

Superior gluteal a.
臀上动脉

Piriformis m.
梨状肌

Inferior gluteal a.
臀下动脉

Internal pudendal a.
阴部内动脉

Coccygeus m.
尾骨肌

Sacrotuberous ligament
骶结节韧带

Obturator fascia
(of obturator internus)
闭孔筋膜(闭孔内肌筋膜)

Internal pudendal a.
(in pudendal canal)
阴部内动脉(位于阴部管内)

Levator ani (cut edge)
肛提肌(切缘)

Abdominal aorta
腹主动脉

Right common iliac a.
右髂总动脉

Left common iliac a.
左髂总动脉

Sagittal section
矢状面

Internal iliac a. 髂内动脉

Posterior division of internal iliac a. 髂内动脉后干

Anterior division of internal iliac a. 髂内动脉前干

External iliac a. 髂外动脉

Patent part of umbilical a. 脐动脉开放部

Obturator a. 闭孔动脉

Middle anorectal a. 直肠中动脉

Uterine a. 子宫动脉

Vaginal a. 阴道动脉

Medial umbilical ligament 脐内侧韧带

Accessory obturator a. 副闭孔动脉

Superior vesical aa. 膀胱上动脉

Occluded part of umbilical a.
脐动脉闭锁部

Pubic symphysis 耻骨联合

Right paramedian section:
lateral view
右旁正中切面: 侧面观

Abdominal aorta 腹主动脉

Inferior vena cava 下腔静脉

Right common iliac a. 右髂总动脉

Left common iliac a. 左髂总动脉

Ureters 输尿管

External iliac a. (cut) 髂外动脉(切断)

Internal iliac a. 髂内动脉

Posterior division of internal iliac a.
髂内动脉后干

Anterior division of internal iliac a.
髂内动脉前干

臀上动脉 Superior gluteal a.

脐动脉开放部 Patent part of umbilical a.

闭孔动脉 Obturator a.

梨状肌 Piriformis m.

阴部内动脉 Internal pudendal a.

臀下动脉 Inferior gluteal a.

尾骨肌 Coccygeus m.

直肠中动脉 Middle anorectal a.

子宫动脉 Uterine a.

阴道动脉 Vaginal a.

阴部内动脉 Internal pudendal a.

直肠下动脉 Inferior anorectal a.

膀胱上动脉 Superior vesical aa.

脐动脉闭锁部 Occluded part of umbilical a.

Obturator canal
闭膜管

Obturator internus
闭孔内肌

Levator ani 肛提肌

Renal a. and v.
肾动脉和静脉

Kidney
肾

Ovarian a. and v.
卵巢动脉和静脉

Ureter
输尿管

Inferior vena cava
下腔静脉

Psoas major
腰大肌

Peritoneum (cut edge)
腹膜(切缘)

Suspensory ligament of ovary (contains ovarian a. and v.)
卵巢悬韧带(含卵巢动脉和静脉)

Rectum
直肠

Ovary
卵巢

Uterine tube (fallopian)
输卵管

Uterus
子宫

Round ligament of uterus
子宫圆韧带

Vagina
阴道

Urinary bladder
膀胱

Medial umbilical fold
脐内侧襞

Renal a. and v.
肾动脉和静脉

Ovarian a. and v.
卵巢动脉和静脉

Abdominal aorta
腹主动脉

Ureter
输尿管

Inferior mesenteric a.
肠系膜下动脉

Psoas major
腰大肌

Common iliac a.
髂总动脉

Median sacral a. and v.
骶正中动脉和静脉

Superior anorectal a. (cut)
直肠上动脉(切断)

Round ligament of uterus (cut)
子宫圆韧带(切断)

Ovarian a.
卵巢动脉

Internal iliac a.
髂内动脉

External iliac a.
髂外动脉

Obturator a. and n.
闭孔动脉和神经

Patent part of umbilical a.
脐动脉开放部

Middle anorectal a.
直肠中动脉

Uterine a.
子宫动脉

Vaginal a.
阴道动脉

Inferior vesical a.
膀胱下动脉

Round ligament of uterus (cut)
子宫圆韧带(切断)

Superior vesical aa.
膀胱上动脉

Inferior epigastric a. and v.
腹壁下动脉和静脉

Occluded part of umbilical a.
脐动脉闭锁部

Medial umbilical ligament
脐内侧韧带

Median umbilical ligament
脐正中韧带

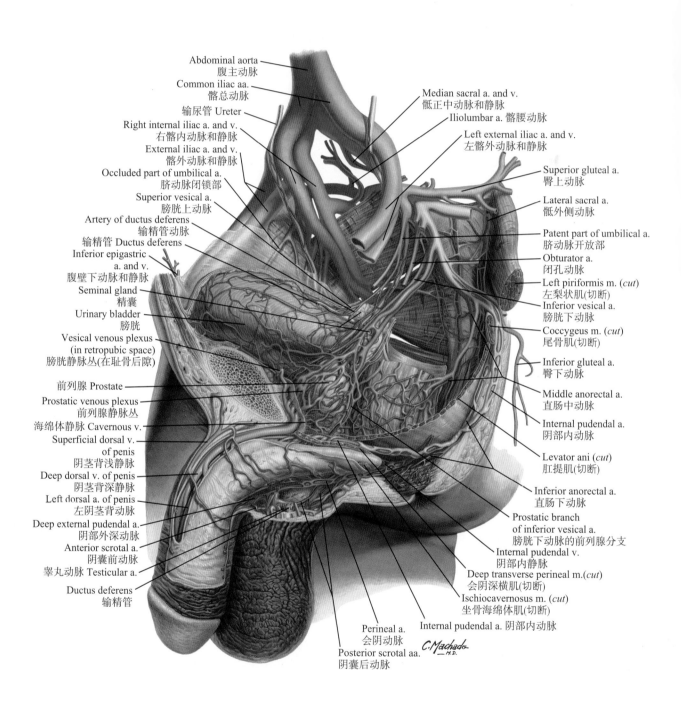

Abdominal aorta
腹主动脉

Common iliac aa.
髂总动脉

输尿管 Ureter

Right internal iliac a. and v.
右髂内动脉和静脉

External iliac a. and v.
髂外动脉和静脉

Occluded part of umbilical a.
脐动脉闭锁部

Superior vesical a.
膀胱上动脉

Artery of ductus deferens
输精管动脉

输精管 Ductus deferens

Inferior epigastric
a. and v.
腹壁下动脉和静脉

Seminal gland
精囊

Urinary bladder
膀胱

Vesical venous plexus
(in retropubic space)
膀胱静脉丛(在耻骨后隙)

前列腺 Prostate

Prostatic venous plexus
前列腺静脉丛

海绵体静脉 Cavernous v.

Superficial dorsal v.
of penis
阴茎背浅静脉

Deep dorsal v. of penis
阴茎背深静脉

Left dorsal a. of penis
左阴茎背动脉

Deep external pudendal a.
阴部外深动脉

Anterior scrotal a.
阴囊前动脉

睾丸动脉 Testicular a.

Ductus deferens
输精管

Median sacral a. and v.
骶正中动脉和静脉

Iliolumbar a. 髂腰动脉

Left external iliac a. and v.
左髂外动脉和静脉

Superior gluteal a.
臀上动脉

Lateral sacral a.
骶外侧动脉

Patent part of umbilical a.
脐动脉开放部

Obturator a.
闭孔动脉

Left piriformis m. (cut)
左梨状肌(切断)

Inferior vesical a.
膀胱下动脉

Coccygeus m. (cut)
尾骨肌(切断)

Inferior gluteal a.
臀下动脉

Middle anorectal a.
直肠中动脉

Internal pudendal a.
阴部内动脉

Levator ani (cut)
肛提肌(切断)

Inferior anorectal a.
直肠下动脉

Prostatic branch
of inferior vesical a.
膀胱下动脉的前列腺分支

Internal pudendal v.
阴部内静脉

Deep transverse perineal m.(cut)
会阴深横肌(切断)

Ischiocavernosus m. (cut)
坐骨海绵体肌(切断)

Internal pudendal a. 阴部内动脉

Perineal a.
会阴动脉

Posterior scrotal aa.
阴囊后动脉

C. Machado
M.D.

Renal a. and v.
肾动脉和静脉
Inferior vena cava
下腔静脉
Abdominal aorta
腹主动脉
Testicular a. and v.
睾丸动脉和静脉
Ureter 输尿管

Inferior mesenteric a.
肠系膜下动脉

Common iliac a. and v.
髂总血管
Internal iliac a. and v.
髂内动脉和静脉
External iliac a. and v.
髂外动脉和静脉
Inferior vesical a.
膀胱下动脉

Inferior epigastric
a. and v.
腹壁下动脉和静脉

Artery of ductus deferens
输精管动脉
Cremasteric a. and v.
提睾肌动脉和静脉

Testicular a. and v.
(in spermatic cord)
睾丸动脉和静脉(精索内)

Femoral a. and v.
股动脉和静脉

Superficial external
pudendal a. and v.
(*cut and passing
superficial to
spermatic cord*)
阴部外浅动脉和静脉
(切开浅层结构暴露
精索)

Deep external
pudendal a. and v.
阴部外深动脉和静脉

Pampiniform
(venous) plexus
蔓状静脉丛

Deep dorsal v.
of penis
阴茎深静脉

Dorsal a. of penis
(under fascia of penis)
阴茎背动脉
(阴茎深筋膜下)

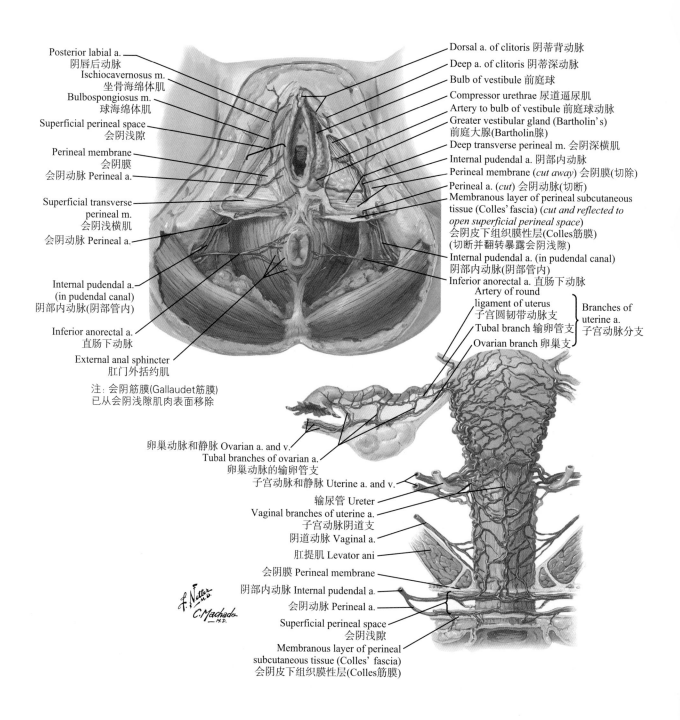

Posterior labial a.
阴唇后动脉
Ischiocavernosus m.
坐骨海绵体肌
Bulbospongiosus m.
球海绵体肌
Superficial perineal space
会阴浅隙
Perineal membrane
会阴膜
会阴动脉 Perineal a.
Superficial transverse
perineal m.
会阴浅横肌
会阴动脉 Perineal a.
Internal pudendal a.
(in pudendal canal)
阴部内动脉(阴部管内)
Inferior anorectal a.
直肠下动脉
External anal sphincter
肛门外括约肌
注：会阴筋膜(Gallaudet筋膜)
已从会阴浅隙肌肉表面移除

Dorsal a. of clitoris 阴蒂背动脉
Deep a. of clitoris 阴蒂深动脉
Bulb of vestibule 前庭球
Compressor urethrae 尿道逼尿肌
Artery to bulb of vestibule 前庭球动脉
Greater vestibular gland (Bartholin's)
前庭大腺(Bartholin腺)
Deep transverse perineal m. 会阴深横肌
Internal pudendal a. 阴部内动脉
Perineal membrane (cut away) 会阴膜(切除)
Perineal a. (cut) 会阴动脉(切断)
Membranous layer of perineal subcutaneous
tissue (Colles' fascia) (cut and reflected to
open superficial perineal space)
会阴皮下组织膜性层(Colles筋膜)
(切断并翻转暴露会阴浅隙)
Internal pudendal a. (in pudendal canal)
阴部内动脉(阴部管内)
Inferior anorectal a. 直肠下动脉
Artery of round
ligament of uterus
子宫圆韧带动脉支   Branches of
Tubal branch 输卵管支   uterine a.
Ovarian branch 卵巢支   子宫动脉分支

卵巢动脉和静脉 Ovarian a. and v.
Tubal branches of ovarian a.
卵巢动脉的输卵管支
子宫动脉和静脉 Uterine a. and v.
输尿管 Ureter
Vaginal branches of uterine a.
子宫动脉阴道支
阴道动脉 Vaginal a.
肛提肌 Levator ani
会阴膜 Perineal membrane
阴部内动脉 Internal pudendal a.
会阴动脉 Perineal a.
Superficial perineal space
会阴浅隙
Membranous layer of perineal
subcutaneous tissue (Colles' fascia)
会阴皮下组织膜性层(Colles筋膜)

External spermatic
fascia (over testis)
精索外筋膜(覆盖了睾丸)

External spermatic
fascia (over spermatic cord)
精索外筋膜(覆盖了精索)

Bulbospongiosus m.
球海绵体肌

Ischiocavernosus m.
坐骨海绵体肌

Perineal membrane
会阴膜

Perineal body
会阴体(会阴中心腱)

Superficial transverse
perineal m.
会阴浅横肌

Transverse perineal a.
会阴横动脉

Membranous layer of perineal
subcutaneous tissue (Colles'
fascia)(cut edge)
会阴皮下组织膜性层
(Colles筋膜)(切缘)

Pudendal canal (Alcock's)
阴部管(Alcock管)

注：会阴筋膜(Gallaudet筋膜)
已从会阴浅隙的肌肉表面去除

Dartos fascia of scrotum 阴囊肉膜
Septum of scrotum 阴囊中隔
Posterior scrotal aa. 阴囊后动脉
Fascia of penis (Buck's) 阴茎深筋膜(Buck筋膜)
Membranous layer of perineal
subcutaneous tissue (Colles' fascia) (cut edge)
会阴皮下组织膜性层(Colles筋膜) (切缘)
Superficial perineal space (opened)
会阴浅间隙(打开)
Perineal a. and v. 会阴浅动脉和静脉
Internal pudendal a. (passes superior
to perineal membrane)
阴部内动脉(经会阴膜上方)
Superficial transverse perineal m.
(cut and reflected)
会阴浅横肌(切开并翻开)
Transverse perineal a. 会阴横动脉
Internal pudendal a. and v.
(pudendal canal opened up)
阴部内动脉和静脉(阴部管打开)
Pudendal n. (cut) 阴部神经(切断)
Inferior anorectal a. 直肠下动脉
Inferior fascia of pelvic diaphragm
盆膈下筋膜

阴茎深动脉 Deep a. of penis
阴茎背深静脉 Deep dorsal v. of penis
阴茎背动脉和神经 Dorsal a. and n. of penis
会阴横韧带 Transverse perineal ligament
阴茎深动脉 Deep a. of penis
阴茎背动脉 Dorsal a. of penis
尿道动脉 Urethral a.
会阴膜(切缘) Perineal membrane (cut edge)
尿道球动脉 Artery of bulb of penis
阴部内动脉 Internal pudendal a.
会阴动脉(切断) Perineal a. (cut)
Internal pudendal a. and v. (in pudendal canal)
阴部内动脉和静脉(阴部管内)
Membranous layer of perineal subcutaneous
tissue (Colles' fascia) (cut edge)
会阴皮下组织膜性层(Colles筋膜)(切缘)

Sympathetic trunk
交感干

Lumbar ganglion of
sympathetic trunk
腰交感干神经节

White and gray rami
communicantes
白和灰交通支

Lumbar splanchnic nn.
腰内脏神经

Gray rami
communicantes
灰交通支

L5 spinal n.
腰5脊神经

Left sympathetic
trunk
左交感干

Right hypogastric
n. (cut)
右腹下神经(切断)

Sacral ganglia of
sympathetic trunk
骶交感干神经节

Right
sympathetic
trunk
右交感干

Piriformis m.
梨状肌

Sacral
splanchnic nn.
(sympathetic)
骶内脏神经
(交感)

Pudendal n.
阴部神经

Pelvic
splanchnic nn.
(parasympathetic)
盆内脏神经(副交感)

Coccygeus m.
尾骨肌

Rectal plexus
直肠丛

Rectum (retracted)
直肠(拉开)

Abdominal aorta 腹主动脉
Inferior vena cava
下腔静脉
Extraperitoneal fascia
腹膜外筋膜

Common iliac a.
and v.
髂总动脉和静脉
Common iliac plexus
髂总丛
输尿管 Ureter
Intermesenteric
plexus
肠系膜间丛
Ovarian plexus
卵巢丛
Superior
hypogastric
plexus
上腹下丛
Sacral
promontory
骶岬
Superior
hypogastric
plexus
上腹下丛
Common iliac
plexus
髂总神经丛
Ureter 输尿管
Internal
iliac plexus
髂内神经丛
External iliac plexus
髂外神经丛

Left hypogastric n.
左腹下神经

S1
S2
S3
S4
S5

Peritoneum
腹膜

Sigmoid colon
乙状结肠
Right and left
hypogastric nn.
右和左腹下神经
Uterus 子宫
Right sympathetic trunk
右交感干

Inferior hypogastric plexus
下腹下丛
Uterine tube (fallopian)
输卵管
Ovary
卵巢
Pubis
耻骨
Urinary bladder
膀胱
Vesical plexus
膀胱丛
Uterovaginal plexus
子宫阴道丛
Uterus (retracted)
子宫(拉开)

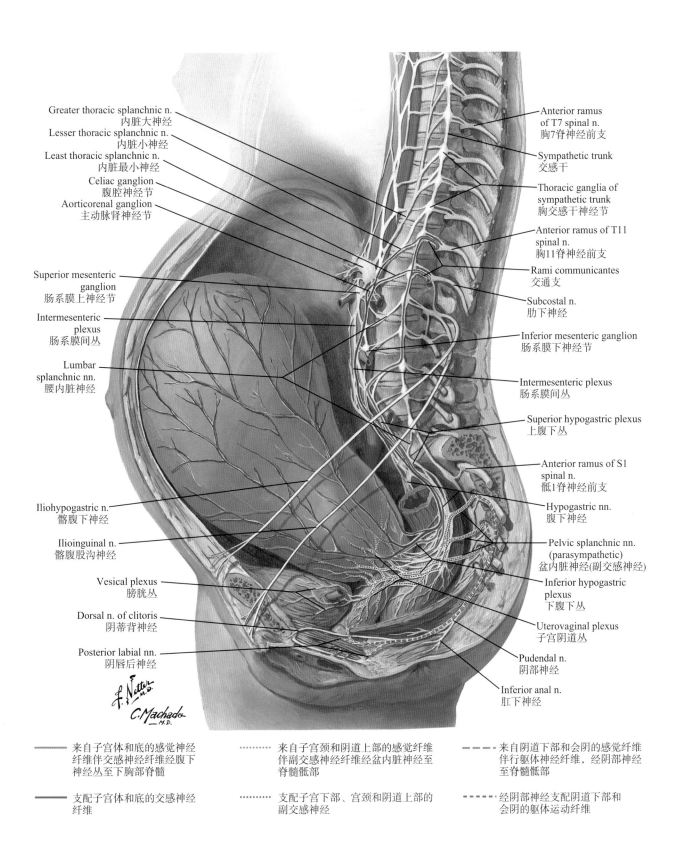

Greater thoracic splanchnic n.
内脏大神经

Lesser thoracic splanchnic n.
内脏小神经

Least thoracic splanchnic n.
内脏最小神经

Celiac ganglion
腹腔神经节

Aorticorenal ganglion
主动脉肾神经节

Superior mesenteric
ganglion
肠系膜上神经节

Intermesenteric
plexus
肠系膜间丛

Lumbar
splanchnic nn.
腰内脏神经

Iliohypogastric n.
髂腹下神经

Ilioinguinal n.
髂腹股沟神经

Vesical plexus
膀胱丛

Dorsal n. of clitoris
阴蒂背神经

Posterior labial nn.
阴唇后神经

Anterior ramus
of T7 spinal n.
胸7脊神经前支

Sympathetic trunk
交感干

Thoracic ganglia of
sympathetic trunk
胸交感干神经节

Anterior ramus of T11
spinal n.
胸11脊神经前支

Rami communicantes
交通支

Subcostal n.
肋下神经

Inferior mesenteric ganglion
肠系膜下神经节

Intermesenteric plexus
肠系膜间丛

Superior hypogastric plexus
上腹下丛

Anterior ramus of S1
spinal n.
骶1脊神经前支

Hypogastric nn.
腹下神经

Pelvic splanchnic nn.
(parasympathetic)
盆内脏神经(副交感神经)

Inferior hypogastric
plexus
下腹下丛

Uterovaginal plexus
子宫阴道丛

Pudendal n.
阴部神经

Inferior anal n.
肛下神经

f. Netter M.D.
C. Machado M.D.

——— 来自子宫体和底的感觉神经纤维伴交感神经纤维经腹下神经丛至下胸部脊髓	·········· 来自子宫颈和阴道上部的感觉纤维伴副交感神经纤维经盆内脏神经至脊髓骶部	- - - 来自阴道下部和会阴的感觉纤维伴行躯体神经纤维，经阴部神经至脊髓骶部
——— 支配子宫体和底的交感神经纤维	·········· 支配子宫下部、宫颈和阴道上部的副交感神经	- - - - 经阴部神经支配阴道下部和会阴的躯体运动纤维

交感干 Sympathetic trunk

Thoracic ganglion
of sympathetic trunk
胸交感干神经节

Gray ramus communicans
灰交通支

White ramus communicans
白交通支

Greater thoracic
splanchnic n.
内脏大神经

Lesser thoracic
splanchnic n.
内脏小神经

Least thoracic
splanchnic n.
内脏最小神经

Sympathetic trunk
交感干

Lumbar splanchnic nn.
腰内脏神经

Anterior ramus
of L3 spinal n.
腰3脊神经前支

Ovarian plexus
卵巢丛

Uterine tube (fallopian)
输卵管

T5

Celiac ganglia
腹腔神经节

Aorticorenal ganglia
主动脉肾神经节

Superior mesenteric ganglion
肠系膜上神经节

T11

Intermesenteric plexus
肠系膜间丛

L1

Inferior mesenteric ganglion
肠系膜下神经节

L4

Superior hypogastric plexus
上腹下丛

Hypogastric nn.
腹下神经

Pelvic part of
peritoneum
腹膜盆部

Inferior hypogastric plexus
下腹下丛

Pelvic splanchnic nn.
盆内脏神经

Sacral plexus 骶丛

Pudendal n. 阴部神经

T6

T11

T12

L1

L4

Uterus
子宫

Cervix
of uterus
子宫颈

卵巢 Ovary

S1

S2

S3

S4

S5

Vagina
阴道

S1

S2

S3

S4

S5

注: 来自腹膜内盆腔脏器
(如子宫)的传入纤维伴随交感
纤维通过腹腔丛到达交感神经干,
然后到达下胸段脊髓。

来自腹膜下盆腔脏器(如宫颈和阴道
上段)的传入纤维经盆内脏
神经到达骶部脊髓。

来自阴道下段和会阴的传入纤维通过
阴部神经到达骶部脊髓。

| Sympathetic fibers 交感神经纤维 | Preganglionic 节前 ——— |
| | Postganglionic 节后 — — — |

| Parasympathetic fibers 副交感神经纤维 | Preganglionic 节前 ——— |
| | Postganglionic 节后 — — — |

Afferent fibers
传入神经 ———

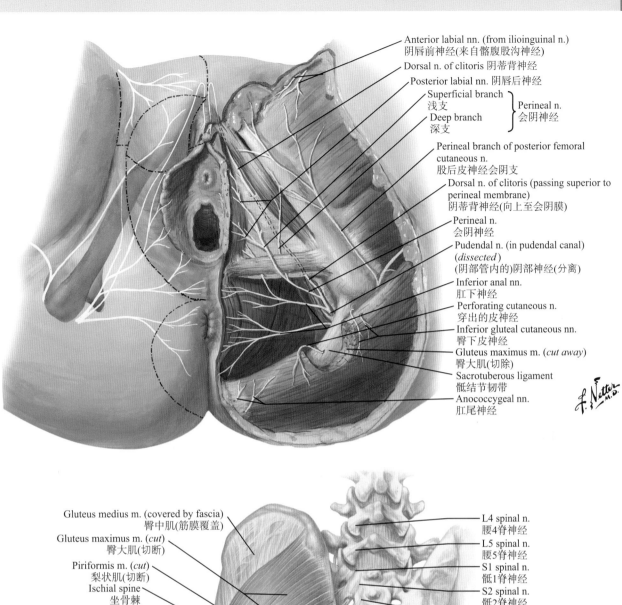

Anterior labial nn. (from ilioinguinal n.)
阴唇前神经(来自髂腹股沟神经)
Dorsal n. of clitoris 阴蒂背神经
Posterior labial nn. 阴唇后神经
Superficial branch
浅支
Deep branch
深支
}Perineal n.
会阴神经
Perineal branch of posterior femoral cutaneous n.
股后皮神经会阴支
Dorsal n. of clitoris (passing superior to perineal membrane)
阴蒂背神经(向上至会阴膜)
Perineal n.
会阴神经
Pudendal n. (in pudendal canal) (dissected)
(阴部管内的)阴部神经(分离)
Inferior anal nn.
肛下神经
Perforating cutaneous n.
穿出的皮神经
Inferior gluteal cutaneous nn.
臀下皮神经
Gluteus maximus m. (cut away)
臀大肌(切除)
Sacrotuberous ligament
骶结节韧带
Anococcygeal nn.
肛尾神经

Gluteus medius m. (covered by fascia)
臀中肌(筋膜覆盖)
Gluteus maximus m. (cut)
臀大肌(切断)
Piriformis m. (cut)
梨状肌(切断)
Ischial spine
坐骨棘
Superior gemellus m.
上孖肌
Pudendal n.
阴部神经
Obturator internus
闭孔内肌
Inferior gemellus m.
下孖肌
Pudendal n. (inside pudendal canal)
(阴部管内的)阴部神经
Quadratus femoris m.
股方肌
Posterior femoral cutaneous n.
股后皮神经
Sciatic n.
坐骨神经
Adductor minimus
小收肌
Iliotibial tract
髂胫束
Long head of biceps femoris m.
股二头肌长头
Short head of biceps femoris m.
股二头肌短头

L4 spinal n.
腰4脊神经
L5 spinal n.
腰5脊神经
S1 spinal n.
骶1脊神经
S2 spinal n.
骶2脊神经
S3 spinal n.
骶3脊神经
S4 spinal n.
骶4脊神经
Sacrospinous ligament
骶棘韧带
Sacrotuberous ligament
(cut and reflected laterally)
骶结节韧带(切断折向侧方)
Dorsal n. of clitoris
阴蒂背神经
Perineal n.
会阴神经
Posterior labial nn.
阴唇后支
Inferior anal n.
肛下神经
Sacrotuberous ligament (cut)
骶结节韧带(切断)
Gracilis m.
股薄肌
Adductor magnus
大收肌
Semimembranosus m.
半膜肌
Semitendinosus m.
半腱肌

迷走神经前干 Anterior vagal trunk
迷走神经后干 Posterior vagal trunk
Celiac branch of posterior vagal trunk
迷走神经后干腹腔支
膈下丛 Inferior phrenic plexuses
胃丛 Gastric plexus
腹腔神经节 Celiac ganglia
腹腔丛 Celiac plexus
Left aorticorenal ganglion
左主动脉肾神经节
Superior mesenteric ganglion
肠系膜上神经节
肠系膜上丛 Superior mesenteric plexus
肠系膜间丛 Intermesenteric plexus
Inferior mesenteric ganglion
肠系膜下神经节
肠系膜下丛 Inferior mesenteric plexus
输尿管 Ureter
输尿管丛 Ureteric plexus
Superior hypogastric plexus
上腹下丛
Superior anorectal plexus
直肠上丛
Hypogastric nn.
腹下神经
Sacral splanchnic nn.
(sympathetic)
骶内脏神经(交感神经)
Inferior hypogastric
plexus
下腹下丛
Obturator n. and a.
闭孔神经和动脉
Ductus deferens
输精管
Deferential plexus
输精管丛
Vesical plexus
膀胱丛
Rectal plexus
直肠丛
Prostatic plexus
前列腺丛
Cavernous nn. of penis
阴茎海绵体神经

Anterior ramus of T10 spinal n.
胸10脊神经前支
White and gray rami communicantes 白和灰交通支
Greater thoracic splanchnic n. 内脏大神经
Lesser thoracic splanchnic n. 内脏小神经
Least thoracic splanchnic n.
内脏最小神经
Diaphragm 膈
Left renal plexus
左肾丛
Anterior ramus of L1 spinal n.
腰1脊神经前支
Gray ramus communicans 灰交通支
White ramus communicans 白交通支
Lumbar splanchnic nn. 腰内脏神经
Sympathetic trunk 交感干
Gray rami communicantes 灰交通支
Lumbar ganglia of sympathetic trunk
腰交感干神经节
Anterior ramus of L5 spinal n.
腰5脊神经前支
Lumbosacral trunk
腰骶干
Gray rami communicantes
灰交通支
Anterior ramus of S1 spinal n.
骶1脊神经前支
Pelvic splanchnic nn. (parasympathetic)
盆内脏神经(副交感神经)
Sacral plexus
骶丛
Piriformis m.
梨状肌
Gluteus maximus m.
臀大肌
Sacrotuberous ligament
骶结节韧带
Coccygeus m.
尾骨肌
Sacrospinous ligament
骶棘韧带
Pudendal n.
阴部神经
Levator ani
肛提肌
Inferior anal n.
肛下神经
Perineal n.
会阴神经
Dorsal n. of penis
阴茎背神经
Posterior scrotal nn.
阴囊后神经

神经

内脏大神经 Greater thoracic splanchnic n.
内脏小神经 Lesser thoracic splanchnic n.
内脏最小神经 Least thoracic splanchnic n.
交感干 Sympathetic trunk
肋下神经 Subcostal n.
Iliohypogastric n. 髂腹下神经
Ilioinguinal n. 髂腹股沟神经
Lumbar ganglia of sympathetic trunk 腰交感干神经节
Genitofemoral n. 生殖股神经
Lateral femoral cutaneous n. 股外侧皮神经
Femoral branch of genitofemoral n. 生殖股神经的股支
Genital branch of genitofemoral n. 生殖股神经的生殖支
Femoral n. 股神经

Lateral femoral cutaneous n. 股外侧皮神经
Femoral branches of genitofemoral n. 生殖股神经股支
Anterior cutaneous branches of femoral n. 股神经前皮支

Anterior cutaneous branch of iliohypogastric n. 髂腹下神经前皮支
Genital branch of genitofemoral n. 生殖股神经生殖支
Anterior scrotal nn. (from ilioinguinal n.) 阴囊前支(来自髂腹股沟神经)

Celiac ganglia 腹腔神经节
Superior mesenteric ganglion 肠系膜上神经节
Aorticorenal ganglia 主动脉肾神经节
Lumbar splanchnic nn. 腰内脏神经
Inferior mesenteric ganglion 肠系膜下神经节
Testicular plexus 睾丸丛
Superior hypogastric plexus 上腹下丛
Hypogastric nn. 腹下神经
Inferior hypogastric plexus 下腹下丛
Ductus deferens 输精管
Deferential plexus 输精管丛
Femoral n. 股神经
Testicular plexus 睾丸丛

Dorsal nn. of penis 阴茎背神经

Thoracic ganglion of sympathetic trunk 胸交感干神经节
Sympathetic trunk 交感干
Greater thoracic splanchnic n. 内脏大神经
Gray ramus communicans 灰交通支
White ramus communicans 白交通支
Lesser thoracic splanchnic n. 内脏小神经
Least thoracic splanchnic n. 内脏最小神经
Lumbar splanchnic nn. 腰内脏神经
Gray ramus communicans 灰交通支

T10
T11
T12
L1
L2
L3
L4

Celiac ganglia 腹腔神经节
Superior mesenteric ganglion 肠系膜上神经节
Left aorticorenal ganglion 左主动脉肾神经节
Renal ganglion 肾神经节
Intermesenteric plexus 肠系膜间丛
Inferior mesenteric ganglion 肠系膜下神经节
Testicular plexus 睾丸丛
Superior hypogastric plexus 上腹下丛

睾丸丛 Testicular plexus

输精管丛 Deferential plexus

Pelvic part of peritoneum 腹膜盆部
Pelvic splanchnic nn. 盆内脏神经

S1
S2
S3
S4
S5

S1
S2
S3
S4
S5

Hypogastric nn. 腹下神经
Ductus deferens 输精管
Pelvic splanchnic nn. 盆内脏神经
Sacral plexus 骶丛
Pudendal n. 阴部神经
Dorsal nn. of penis 阴茎背神经
Epididymis 附睾
Testis 睾丸

阴部神经 Pudendal n.
Inferior hypogastric plexus 下腹下丛
膀胱丛 Vesical plexus
前列腺丛 Prostatic plexus
阴茎海绵体神经 Cavernous nn. of penis

Sympathetic fibers 交感神经纤维 { Preganglionic 节前 ——— / Postganglionic 节后 - - - }
Parasympathetic fibers 副交感神经纤维 { Preganglionic 节前 ——— / Postganglionic 节后 - - - }
Afferent fibers 传入神经纤维 ———

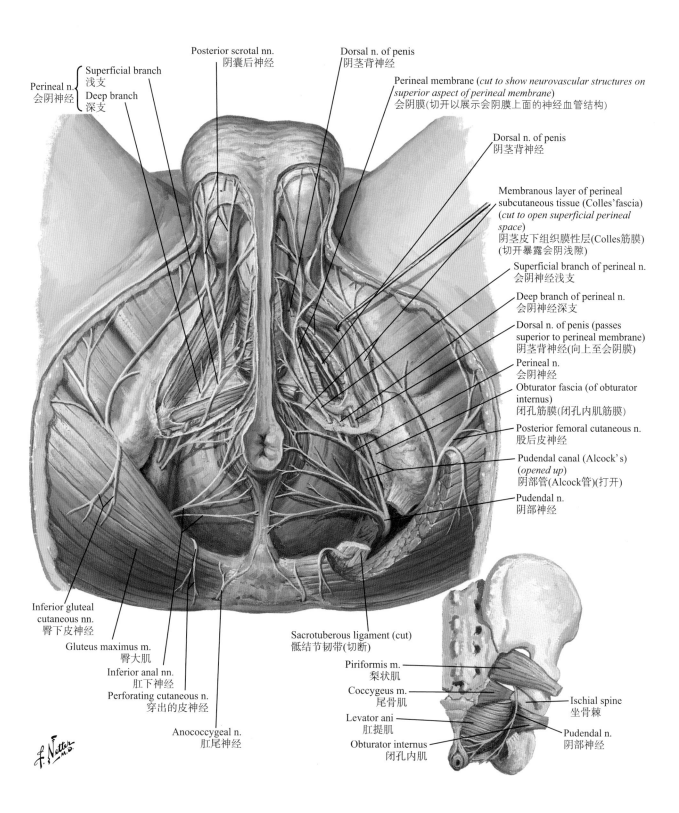

Perineal n.
会阴神经
{ Superficial branch
浅支
Deep branch
深支 }

Posterior scrotal nn.
阴囊后神经

Dorsal n. of penis
阴茎背神经

Perineal membrane (*cut to show neurovascular structures on superior aspect of perineal membrane*)
会阴膜(切开以展示会阴膜上面的神经血管结构)

Dorsal n. of penis
阴茎背神经

Membranous layer of perineal subcutaneous tissue (Colles' fascia) (*cut to open superficial perineal space*)
阴茎皮下组织膜性层(Colles筋膜)(切开暴露会阴浅隙)

Superficial branch of perineal n.
会阴神经浅支

Deep branch of perineal n.
会阴神经深支

Dorsal n. of penis (passes superior to perineal membrane)
阴茎背神经(向上至会阴膜)

Perineal n.
会阴神经

Obturator fascia (of obturator internus)
闭孔筋膜(闭孔内肌筋膜)

Posterior femoral cutaneous n.
股后皮神经

Pudendal canal (Alcock's) (*opened up*)
阴部管(Alcock管)(打开)

Pudendal n.
阴部神经

Inferior gluteal cutaneous nn.
臀下皮神经

Gluteus maximus m.
臀大肌

Inferior anal nn.
肛下神经

Perforating cutaneous n.
穿出的皮神经

Anococcygeal n.
肛尾神经

Sacrotuberous ligament (cut)
骶结节韧带(切断)

Piriformis m.
梨状肌

Coccygeus m.
尾骨肌

Levator ani
肛提肌

Obturator internus
闭孔内肌

Ischial spine
坐骨棘

Pudendal n.
阴部神经

盆腔脏器的影像

女性盆腔MRI(不含静脉造影剂)

L5 vertebral body
L5锥体

Sacrum (1st segment)
骶骨(第1骶椎)

Rectus abdominis m.
腹直肌

Myometrium
子宫肌层

Endometrium
子宫内膜

Fundus of uterus
子宫底

Rectum
直肠

Urinary bladder
膀胱

Pubis
耻骨

Vagina
阴道

男性盆腔MRI(不含静脉造影剂)

Umbilicus
脐

L4 vertebra
L4椎体

L4/L5 intervertebral disc
L4/L5椎间盘

Sacrum (1st segment)
骶骨(第1骶椎)

Rectus abdominis m.
腹直肌

Urinary bladder
膀胱

Rectum
直肠

Pubis
耻骨

Penis
阴茎

Prostate
前列腺

盆腔脏器的影像

	Spermatogenesis 精子发生	Oogenesis 卵子发生

Meiosis Ⅰ 第一次减数分裂

Spermatogonium (2n)
精原细胞(2n)

Oogonium (2n)
卵原细胞(2n)

Primary spermatocyte (2n)
初级精母细胞(2n)

Primary oocyte (arrested in prophase Ⅰ) (2n)
初级卵母细胞(停滞在分裂前期Ⅰ期) (2n)

Puberty 青春期

Meiosis Ⅱ 第二次减数分裂

Secondary spermatocytes (1n)
次级精母细胞(1n)

1st polar body
第一极体

Secondary oocyte (1n)
次级卵母细胞(1n)

Secondary oocyte (arrested in metaphase Ⅱ) (1n)
次级卵母细胞(停滞在减数分裂中期Ⅱ期) (1n)

Fertilization 受精

Maturation 成熟

Spermatids (1n)
精子细胞(1n)

Spermatozoa (1n)
精子(1n)

1st polar body (may divide)
第一极体(可能分裂)
2nd polar body
第二极体
Ootid ("Ovum") (1n)
卵细胞(卵子)(1n)

J. Perkins
MS, MFA, CMI

Crossing over 连锁互换

Pair of homologous chromosomes (tetrad)
同源染色体配对(四分体)

Chiasma
交叉

Recombinant chromatids
重组的染色体

Parental generation
亲代

Mendelian inheritance 孟德尔遗传

F1 generation
第一子代

F2 generation
3 : 1 red to white
第二子代
红：白=3：1

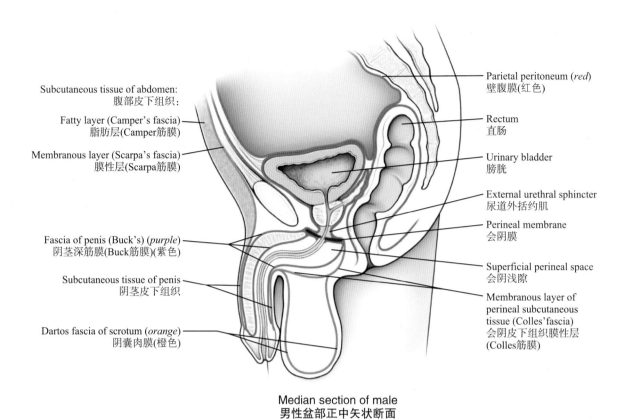

Subcutaneous tissue of abdomen:
腹部皮下组织：

Fatty layer (Camper's fascia)
脂肪层(Camper筋膜)

Membranous layer (Scarpa's fascia)
膜性层(Scarpa筋膜)

Fascia of penis (Buck's) (purple)
阴茎深筋膜(Buck筋膜)(紫色)

Subcutaneous tissue of penis
阴茎皮下组织

Dartos fascia of scrotum (orange)
阴囊肉膜(橙色)

Parietal peritoneum (red)
壁腹膜(红色)

Rectum
直肠

Urinary bladder
膀胱

External urethral sphincter
尿道外括约肌

Perineal membrane
会阴膜

Superficial perineal space
会阴浅隙

Membranous layer of perineal subcutaneous tissue (Colles'fascia)
会阴皮下组织膜性层(Colles筋膜)

Median section of male
男性盆部正中矢状断面

Uterovaginal fascia (purple) 子宫阴道筋膜(紫色)

Uterus
子宫

Parietal peritoneum (red)
壁腹膜(红色)

Vesical fascia (purple)
膀胱筋膜(紫色)

Subcutaneous tissue of abdomen:
腹部皮下组织：

Fatty layer (Camper's fascia)
脂肪层(Camper筋膜)

Membranous layer (Scarpa's fascia)
膜性层(Scarpa筋膜)

Deep perineal space (containing endopelvic fascia)
会阴深隙(含盆内筋膜)

External urethral sphincter
尿道外括约肌

Perineal membrane
会阴膜

Rectal fascia
直肠筋膜

Rectum
直肠

Urinary bladder
膀胱

Perineal body
会阴体

Membranous layer of perineal subcutaneous tissue (Colles'fascia)
会阴皮下组织膜性层(Colles筋膜)

Median section of female
女性盆部正中矢状断面

Newborn
新生儿

4 years
4岁

Puberty
青春期

Adult
(nulliparous)
成人(未生育)

Adult (parous)
成人(生育后)

Adult (postmenopausal)
成人(绝经后)

Annular hymen
环状处女膜

Septate hymen
有隔处女膜

Cribriform hymen
筛状处女膜

Parous introitus
经产后的阴道口

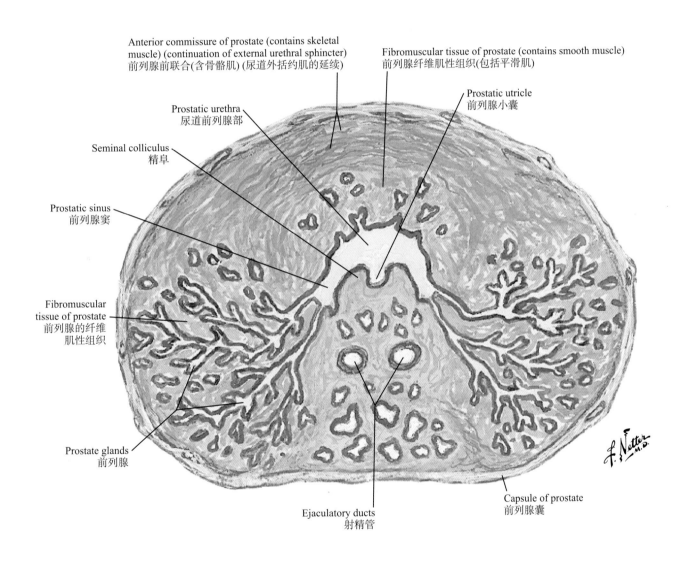

Anterior commissure of prostate (contains skeletal muscle) (continuation of external urethral sphincter)
前列腺前联合(含骨骼肌) (尿道外括约肌的延续)

Fibromuscular tissue of prostate (contains smooth muscle)
前列腺纤维肌性组织(包括平滑肌)

Prostatic utricle
前列腺小囊

Prostatic urethra
尿道前列腺部

Seminal colliculus
精阜

Prostatic sinus
前列腺窦

Fibromuscular tissue of prostate
前列腺的纤维肌性组织

Prostate glands
前列腺

Ejaculatory ducts
射精管

Capsule of prostate
前列腺囊

Left paramedian section: lateral view
左旁正中矢状断面：侧面观

Inferior vena cava
下腔静脉

Obturator a. and v.
闭孔动脉和静脉

Patent part of umbilical a.
脐动脉开放部

Superior vesical a.
膀胱上动脉

Occluded part of
umbilical a.
脐动脉闭锁部

Deep circumflex
iliac a. and v.
旋髂深动脉
和静脉

Inferior epigastric
a. and v.
腹壁下动脉
和静脉

Ductus deferens
输精管

Medial umbilical
ligament
脐内侧韧带

Median umbilical
ligament
脐正中韧带

Superior vesical a.
膀胱上动脉

Superficial dorsal v.
of penis
阴茎背浅静脉

Deep dorsal v.
of penis
阴茎背深静脉

Dorsal a. of penis
阴茎背动脉

Fascia of penis (Buck's)
阴茎深筋膜(Buck筋膜)

Testicular a.
睾丸动脉

Pampiniform (venous) plexus
蔓状静脉丛

Artery of ductus deferens
输精管动脉

Vesical venous plexus (in retropubic space)
膀胱静脉丛(在耻骨后隙内)

Abdominal aorta
腹主动脉

Common iliac a. and v.
髂总动脉和静脉

Median sacral a. and v.
骶正中动脉和静脉

External iliac a. and v. (cut)
髂外动脉和静脉(切断)

Internal iliac a. and v.
髂内动脉和静脉

Iliolumbar a.
髂腰动脉

Lateral sacral a.
骶外侧动脉

Superior gluteal a.
臀上动脉

Obturator a.
闭孔动脉

Umbilical a.
脐动脉

Ureter (cut)
输尿管(切断)

Inferior gluteal a.
臀下动脉

Inferior vesical a.
膀胱下动脉

Middle anorectal a.
肛直肠中动脉

Internal pudendal a.
阴部内动脉

Artery of ductus deferens
输精管动脉

Prostatic branches of inferior
vesical a.
膀胱下动脉前列腺支

Inferior anorectal a.
肛直肠下动脉

Prostatic venous plexus
前列腺静脉丛

External urethral sphincter
尿道外括约肌

Perineal a.
会阴动脉

Internal pudendal a. (on superior
aspect of perineal membrane)
阴部内动脉(在会阴膜上)

Posterior
scrotal aa.
阴囊后动脉

Inferior vesical a.
膀胱下动脉

Prostatic branch
前列腺支

Urethral branches
尿道支

Capsular branches
前列腺囊支

Hyperplastic middle lobe
增生的中叶

Hyperplastic lateral lobe
增生的侧叶

External urethral sphincter
尿道外括约肌

Arterial supply of prostate (coronal section, anterior
view of specimen with benign hyperplasia)
前列腺的血供(冠状断面，良性增生的前列腺的前面观)

解剖结构	临床意义	图号
胸部		
乳腺	乳腺癌是女性最常见的恶性肿瘤；最常见的类型起源于输乳管，既可以局限于输乳管内（导管原位癌），也可以侵入邻近组织（浸润性导管癌）	S-473
盆部		
直肠子宫陷凹（Douglas 陷凹）	超声检查发现腹盆腔积液的区域；异位妊娠的常见部位；可经阴道后穹隆进入；通常含有少量生理量的腹腔积液	S-485，S-529
子宫	妊娠部位；产前检查时触诊以评估胎儿生长情况；也可能包含巨大的，有时令人疼痛的生长物，称为平滑肌瘤（肌瘤）	S-485，S-487
输卵管	常见的异位妊娠部位；盆腔炎（PID）是性传播感染的结果，可发生炎症（输卵管炎），可能导致纤维化和不孕；当妇女希望永久避孕时，可进行手术封堵（输卵管结扎术）	S-483，S-485，S-486
子宫颈	子宫颈转化区上皮容易发生不典型增生和恶性肿瘤；在巴氏涂片检查时，应从该区域取样，检测是否感染人乳头瘤病毒，这是子宫颈恶性肿瘤的主要危险因素	S-487，S-488
阴道	阴道后穹隆穿刺可进入直肠子宫陷凹	S-485
卵巢	用超声检查以识别囊肿或收集卵母细胞；卵巢扭转是卵巢在卵巢悬韧带轴上扭转，阻塞卵巢血管，引起卵巢充血和缺血的疼痛性疾病	S-483，S-486，S-487
睾丸	睾丸扭转是睾丸在睾丸血管轴上扭转，引起充血和缺血的疼痛性疾病	S-497
前列腺	随着年龄的增长容易发生良性肥大，从而导致尿液流出道梗阻；前列腺癌是男性第二大常见癌症	S-495，S-496
输精管	当男性希望永久避孕时进行结扎术（输精管切除术）	S-495，S-497

* 各解剖结构的选择主要基于临床数据以及大体解剖课程中经常涉及的临床诊治内容。

表 10.1   具有重要临床意义的解剖结构   671

附图

附图 S-BP 95 月经周期　　　**附图 S-BP 96** 卵巢、卵母细胞和卵泡　　　**附图 S-BP 97** 内分泌腺、激素和青春期

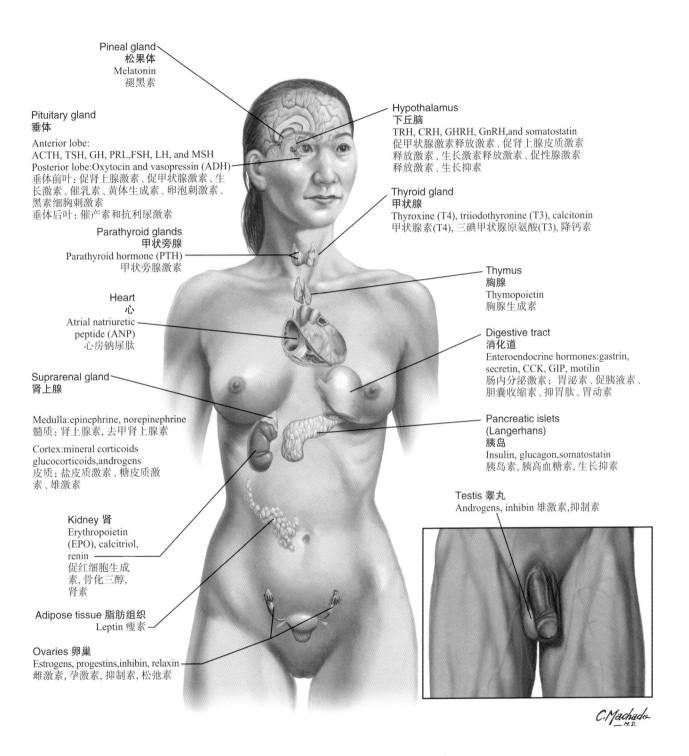

Pineal gland
松果体
Melatonin
褪黑素

Hypothalamus
下丘脑
TRH, CRH, GHRH, GnRH,and somatostatin
促甲状腺激素释放激素、促肾上腺皮质激素
释放激素、生长激素释放激素、促性腺激素
释放激素、生长抑素

Pituitary gland
垂体

Anterior lobe:
ACTH, TSH, GH, PRL,FSH, LH, and MSH
Posterior lobe:Oxytocin and vasopressin (ADH)
垂体前叶: 促肾上腺激素、促甲状腺激素、生
长激素、催乳素、黄体生成素、卵泡刺激素、
黑素细胞刺激素
垂体后叶: 催产素和抗利尿激素

Thyroid gland
甲状腺
Thyroxine (T4), triiodothyronine (T3), calcitonin
甲状腺素(T4), 三碘甲状腺原氨酸(T3), 降钙素

Parathyroid glands
甲状旁腺
Parathyroid hormone (PTH)
甲状旁腺激素

Thymus
胸腺
Thymopoietin
胸腺生成素

Heart
心
Atrial natriuretic
peptide (ANP)
心房钠尿肽

Digestive tract
消化道
Enteroendocrine hormones:gastrin,
secretin, CCK, GIP, motilin
肠内分泌激素: 胃泌素、促胰液素、
胆囊收缩素、抑胃肽、胃动素

Suprarenal gland
肾上腺

Pancreatic islets
(Langerhans)
胰岛
Insulin, glucagon,somatostatin
胰岛素, 胰高血糖素, 生长抑素

Medulla:epinephrine, norepinephrine
髓质: 肾上腺素, 去甲肾上腺素

Cortex:mineral corticoids
glucocorticoids,androgens
皮质: 盐皮质激素、糖皮质激
素、雄激素

Testis 睾丸
Androgens, inhibin 雄激素,抑制素

Kidney 肾
Erythropoietin
(EPO), calcitriol,
renin
促红细胞生成
素, 骨化三醇,
肾素

Adipose tissue 脂肪组织
Leptin 瘦素

Ovaries 卵巢
Estrogens, progestins,inhibin, relaxin
雌激素, 孕激素, 抑制素, 松弛素

C.Machado
M.D.

Frontal lobe
额叶

Hypothalamus
下丘脑

Optic chiasm
视交叉

Pituitary gland
垂体

Sella turcica
蝶鞍

Sphenoidal sinus
蝶窦

Nasal septum
鼻中隔

Pons
脑桥

Hard palate
硬腭

Mammillary body
乳头体

Primary plexus of
hypophysial portal system
垂体门脉系统初级静脉丛

Portal vv. of hypophysis
垂体门静脉

Hypophysial v. 垂体静脉

Pars nervosa of hypophysis
(posterior lobe of pituitary gland)
垂体神经部(垂体后叶)

Capillary plexus of pars nervosa
of hypophysis
垂体神经部毛细血管丛

Hypophysial v. 垂体静脉

Inferior hypophysial a. (from internal carotid a.)
垂体下动脉(来自颈内动脉)

Optic chiasm
视交叉

Superior hypophysial a.
(from internal carotid a.)
垂体上动脉(发自颈内动脉)

Hypophysial v.
垂体静脉

Secondary plexus
of hypophysial
portal system
垂体门脉系统次级静脉丛

Pars distalis of hypophysis (anterior
lobe of pituitary gland)
垂体远侧部(垂体前叶)

Hypophysial vv. (to cavernous sinus)
垂体静脉(至海绵窦)

Septum pellucidum
透明隔

Thalamus
丘脑

Column of fornix
穹窿柱

Interthalamic adhesion
丘脑间黏合

Hypothalamic sulcus
下丘脑沟

Anterior commissure
前连合

Paraventricular hypothalamic nucleus 下丘脑室旁核

Posterior hypothalamic nucleus 下丘脑后核

Dorsomedial hypothalamic nucleus 下丘脑背内侧核

Supraoptic nucleus 视上核

Ventromedial hypothalamic nucleus 下丘脑腹内侧核

Arcuate nucleus 弓状核

Mammillary nuclei 乳头体

Principal nuclei of hypothalamus 下丘脑主要核团

Optic chiasm 视交叉

Infundibular stalk 漏斗柄

Pituitary gland 垂体

Mammillothalamic tract (of Vicq d' Azyr) 乳头丘脑束(Vicq d' Azyr束)

Aqueduct of midbrain 中脑导水管

Dorsal longitudinal fasciculus and other descending pathways 背侧纵束和其他下行传导通路

终板 Lamina terminalis

下丘脑室旁核 Paraventricular hypothalamic nucleus

室旁垂体束 Paraventriculohypophysial tract

视上核 Supraoptic nucleus

视上垂体束 Supraopticohypophysial tract

下丘脑垂体束 Hypothalamohypophysial tract

结节垂体束 Tuberohypophysial tract

下丘脑漏斗 Infundibulum of hypothalamus

Hypothalamic sulcus 下丘脑沟

Mammillary body 乳头体

Arcuate nucleus of hypothalamus 下丘脑弓状核

Median eminence of tuber cinereum 灰结节正中隆起

Infundibular stalk 漏斗柄

Pars nervosa of hypophysis (posterior lobe of pituitary gland) 垂体神经部(垂体后叶)

Neurohypophysis 神经垂体

Pars tuberalis of hypophysis 垂体结节部

Pars intermedia of hypophysis 垂体中间内侧部

Pars distalis of hypophysis (anterior lobe of pituitary gland) 垂体远侧部(垂体前叶)

Residual lumen of adenohypophysial sac 腺垂体囊残余腔

Adenohypophysis 腺垂体

颈外动脉 External carotid a.

颈内动脉 Internal carotid a.

甲状腺上动脉 Infrahyoid branch
舌骨下支 of superior thyroid a.

甲状腺上动脉和静脉 Superior thyroid a. and v.

喉上动脉 Superior laryngeal a.

甲状舌骨膜 Thyrohyoid membrane

Ansa cervicalis ﹛上根 Superior root
颈袢　　　 下根 Inferior root

颈总动脉 Common carotid a.

甲状腺上动脉 Cricothyroid branch
环甲支 of superior thyroid a.

颈内静脉 Internal jugular v.

膈神经 Phrenic n.

甲状腺中静脉 Middle thyroid v.

甲状腺下静脉 Inferior thyroid v.

颈升静脉 Ascending cervical a.

甲状腺下动脉 Inferior thyroid a.

颈横动脉 Transverse cervical a.

肩胛上动脉 Suprascapular a.

甲状颈干 Thyrocervical trunk

Subclavian a.and v.
锁骨下动脉和静脉

Vagus n. (CN X)
迷走神经

Right recurrent laryngeal n.
右喉返神经

Brachiocephalic trunk
头臂干

Brachiocephalic vv.
头臂静脉

Superior vena cava
上腔静脉

Aortic arch
主动脉弓

Hyoid bone 舌骨

Superior laryngeal n. 喉上神经

Internal branch 内支

External branch 外支

Lamina of thyroid cartilage
甲状软骨板

Median cricothyroid ligament
环甲正中韧带

Cricothyroid mm. 环甲肌

Cricoid cartilage 环状软骨

Pyramidal lobe(often
absent or small)
锥状叶(通常缺如或较小) ﹜Thyroid
gland
Right lobe 右叶　　　　甲状腺
Left lobe 左叶
Isthmus 峡部

Pretracheal nodes 气管前淋巴结

Phrenic n. 膈神经

Scalenus anterior m. 前斜角肌

Vagus n. (CN X) 迷走神经

External jugular v. 颈外静脉

Anterior jugular v. 颈前静脉

1st rib(cut)
第一肋(切断)

Left recurrent laryngeal n.
左喉返神经

Thyroid cartilage
甲状软骨

Median cricothyroid ligament
环甲正中韧带

Common carotid a.
颈总动脉

Cricothyroid m.
环甲肌

环状软骨 Cricoid cartilage

甲状腺 Thyroid gland

颈胸膜 Cervical pleura

气管 Trachea

Superior pharyngeal constrictor
咽上缩肌

Middle pharyngeal constrictor
咽中缩肌

Greater horn of hyoid bone
舌骨大角

Thyropharyngeal part of inferior pharyngeal constrictor
咽下缩肌甲咽部

Pharyngeal raphe
咽缝

Cricopharyngeal part of inferior pharyngeal constrictor
咽下缩肌环咽部

Circular muscular layer of esophagus
食管环形肌层

Longitudinal muscular layer of esophagus
食管纵行肌层

Inferior thyroid v.
甲状腺下静脉

Trachea
气管

Inferior bulb of internal jugular v.
颈内静脉下球

Vertebral a.
椎动脉

Subclavian a. and v.
锁骨下动脉和静脉

Internal thoracic a. and v.
胸廓内动脉和静脉

Left brachiocephalic v.
左头臂静脉

Recurrent laryngeal n.
喉返神经

Arch of aorta
主动脉弓

Vagus n. (CN X)
迷走神经

External carotid a.
颈外动脉

Internal carotid a.
颈内动脉

Facial a.
面动脉

Lingual a.
舌动脉

Superior laryngeal n.
喉上神经

Internal branch
内支

External branch
外支

Superior thyroid a.
甲状腺上动脉

Superior laryngeal a.
喉上动脉

Common carotid a.
颈总动脉

Vagus n. (CN X)
迷走神经

Internal jugular v.
颈内静脉

Right lobe of thyroid gland
甲状腺右叶

Superior parathyroid gland
上甲状旁腺

Ascending cervical a.
颈升动脉

Inferior parathyroid gland
下甲状旁腺

Inferior thyroid a.
甲状腺下动脉

Recurrent laryngeal n.
喉返神经

Transverse cervical a.
颈横动脉

Suprascapular a.
肩胛上动脉

Thyrocervical trunk
甲状颈干

Subclavian a. and v.
锁骨下动脉和静脉

Right brachiocephalic v.
右头臂静脉

Brachiocephalic trunk
头臂干

Vagus n. (CN X)
迷走神经

Superior vena cava
上腔静脉

Posterior view
后面观
Superior laryngeal n.
喉上神经
Internal branch
内支
External branch
外支
Vagus n. (CN X)
迷走神经
Epiglottis
会厌
Superior thyroid a.
甲状腺上动脉
Common carotid a.
颈总动脉
Thyroid gland
甲状腺
Superior parathyroid gland
上甲状旁腺
Left lobe of thyroid gland
甲状腺左叶
Ascending cervical a.
颈升动脉
Inferior parathyroid gland
下甲状旁腺
Recurrent laryngeal n.
喉返神经
Esophagus
食管
Subclavian a.
锁骨下动脉
Trachea
气管

Thyrohyoid membrane
甲状舌骨膜
Hyoid bone
舌骨

External carotid a.
颈外动脉
Internal carotid a.
颈内动脉
Superior thyroid a.
甲状腺上动脉
Superior laryngeal a. 喉上动脉
Thyropharyngeal part of inferior
pharyngeal constrictor (cut)
咽下缩肌甲咽部(切断)
Common carotid a.
颈总动脉
Fibrous capsule of thyroid gland (cut)
甲状腺纤维囊(切开)
Cricopharyngeal part of
inferior pharyngeal constrictor
咽下缩肌环咽部
Superior parathyroid gland
上甲状旁腺
Right lobe of thyroid gland
甲状腺右叶
Inferior parathyroid gland (may be more
caudally located,even within mediastinum)
下甲状旁腺(位置可能更靠下, 甚至在纵隔内)
Inferior thyroid a. 甲状腺下动脉
Recurrent laryngeal n. 喉返神经
Transverse cervical a. 颈横动脉
Suprascapular a. 肩胛上动脉
Thyrocervical trunk 甲状颈干
Vertebral a. 椎动脉
Subclavian a. 锁骨下动脉
Brachiocephalic trunk 头臂干

Right lateral view
右侧面观
颈外动脉 External carotid a.
甲状腺上静脉 Superior thyroid v.
喉上动脉 Superior laryngeal a.
甲状腺上动脉(切断) Superior thyroid a.(cut)
咽下缩肌 Inferior pharyngeal constrictor
颈总动脉 Common carotid a.
颈内动脉 Internal jugular v.
甲状腺中静脉 Middle thyroid v.
甲状腺下动脉 Inferior thyroid a.
喉返神经 Recurrent laryngeal n.
Esophagus
食管

Internal branch of superior laryngeal n.
喉上神经内支
External branch of superior laryngeal n.
喉上神经外支
Superior parathyroid gland
上甲状旁腺
Thyroid gland (retracted anteriorly)
甲状腺(向前牵拉)
Inferior parathyroid gland
下甲状旁腺
Inferior thyroid v.
甲状腺下静脉

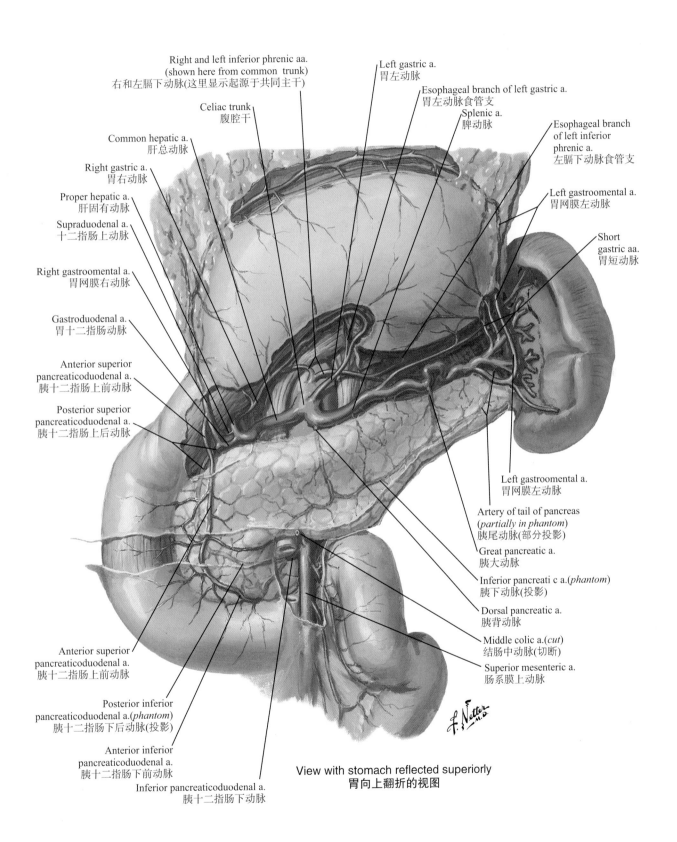

Right and left inferior phrenic aa.
(shown here from common trunk)
右和左膈下动脉(这里显示起源于共同主干)

Left gastric a.
胃左动脉

Esophageal branch of left gastric a.
胃左动脉食管支

Celiac trunk
腹腔干

Splenic a.
脾动脉

Esophageal branch
of left inferior
phrenic a.
左膈下动脉食管支

Common hepatic a.
肝总动脉

Right gastric a.
胃右动脉

Left gastroomental a.
胃网膜左动脉

Proper hepatic a.
肝固有动脉

Short
gastric aa.
胃短动脉

Supraduodenal a.
十二指肠上动脉

Right gastroomental a.
胃网膜右动脉

Gastroduodenal a.
胃十二指肠动脉

Anterior superior
pancreaticoduodenal a.
胰十二指肠上前动脉

Posterior superior
pancreaticoduodenal a.
胰十二指肠上后动脉

Left gastroomental a.
胃网膜左动脉

Artery of tail of pancreas
(*partially in phantom*)
胰尾动脉(部分投影)

Great pancreatic a.
胰大动脉

Inferior pancreati c a.(*phantom*)
胰下动脉(投影)

Dorsal pancreatic a.
胰背动脉

Middle colic a.(*cut*)
结肠中动脉(切断)

Superior mesenteric a.
肠系膜上动脉

Anterior superior
pancreaticoduodenal a.
胰十二指肠上前动脉

Posterior inferior
pancreaticoduodenal a.(*phantom*)
胰十二指肠下后动脉(投影)

Anterior inferior
pancreaticoduodenal a.
胰十二指肠下前动脉

Inferior pancreaticoduodenal a.
胰十二指肠下动脉

View with stomach reflected superiorly
胃向上翻折的视图

Superior view with peritoneum intact
上面观(腹膜完整)

Vesicouterine pouch 膀胱子宫陷凹

Paravesical fossa 膀胱旁窝

Urinary bladder 膀胱

Fundus of uterus 子宫底

Deep inguinal ring 腹股沟管深环

Round ligament of uterus 子宫圆韧带

Body of uterus 子宫体

Broad ligament of uterus 子宫阔韧带

Proper ovarian ligament 卵巢固有韧带

Mesosalpinx (of broad ligament) 输卵管系膜(阔韧带的一部分)

Cervix of uterus 子宫颈

Ovary 卵巢

Rectouterine pouch (of Douglas) 直肠子宫陷凹(Douglas陷凹)

Rectouterine fold 直肠子宫襞

Uterine tube (fallopian) 输卵管

External iliac a. and v. 髂外动脉和静脉

Pararectal fossa 直肠旁窝

Suspensory ligament of ovary (contains ovarian a. and v.) 卵巢悬韧带(内含卵巢动脉和静脉)

Ureter (covered by peritoneum) 输尿管(覆盖腹膜)

Sigmoid colon 乙状结肠

Sacral promontory 骶岬

Median sacral a. and v. 骶正中动脉和静脉

Abdominal aorta 腹主动脉

Follicular and luteal stages
卵泡期和黄体期

Primary ovarian follicle 初级卵泡

Secondary ovarian follicle 次级卵泡

Maturing follicles 成熟中的卵泡

Tertiary ovarian follicles 三级卵泡

Folliculogenic cord (epithelial cells growing in) 卵泡生成索(深入的上皮索)

Primordial ovarian follicle 原始卵泡

Superficial epithelium of ovary (ovarian mesothelium) 卵巢表面上皮细胞(卵巢间皮)

Ovarian a. and v. 卵巢动脉和静脉

Mature ovarian follicle (graafian) 成熟卵泡

Ruptured follicle (corpus rubrum) 破裂的卵泡(血体)

Discharged oocyte 排出卵母细胞

白体 Corpus albicans

Corpus luteum of pregnancy 妊娠黄体

纤维蛋白 Fibrin

血凝块 Blood clot

Luteal cells 黄体细胞

Corpus luteum 黄体

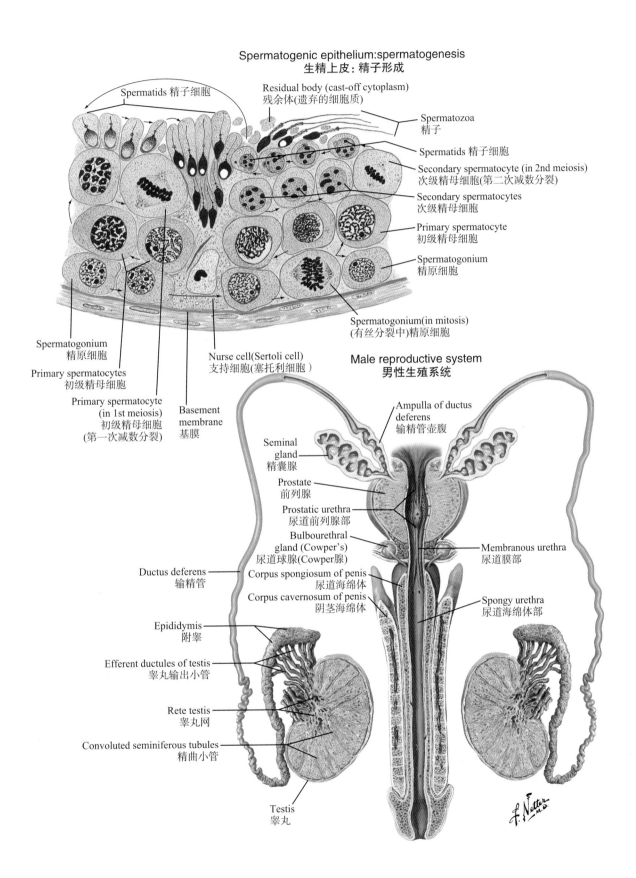

Spermatogenic epithelium:spermatogenesis
生精上皮：精子形成

Spermatids 精子细胞

Residual body (cast-off cytoplasm)
残余体(遗弃的细胞质)

Spermatozoa
精子

Spermatids 精子细胞

Secondary spermatocyte (in 2nd meiosis)
次级精母细胞(第二次减数分裂)

Secondary spermatocytes
次级精母细胞

Primary spermatocyte
初级精母细胞

Spermatogonium
精原细胞

Spermatogonium(in mitosis)
(有丝分裂中)精原细胞

Spermatogonium
精原细胞

Primary spermatocytes
初级精母细胞

Primary spermatocyte
(in 1st meiosis)
初级精母细胞
(第一次减数分裂)

Basement
membrane
基膜

Nurse cell(Sertoli cell)
支持细胞(塞托利细胞）

Male reproductive system
男性生殖系统

Ampulla of ductus
deferens
输精管壶腹

Seminal
gland
精囊腺

Prostate
前列腺

Prostatic urethra
尿道前列腺部

Bulbourethral
gland (Cowper's)
尿道球腺(Cowper腺)

Corpus spongiosum of penis
尿道海绵体

Corpus cavernosum of penis
阴茎海绵体

Membranous urethra
尿道膜部

Spongy urethra
尿道海绵体部

Ductus deferens
输精管

Epididymis
附睾

Efferent ductules of testis
睾丸输出小管

Rete testis
睾丸网

Convoluted seminiferous tubules
精曲小管

Testis
睾丸

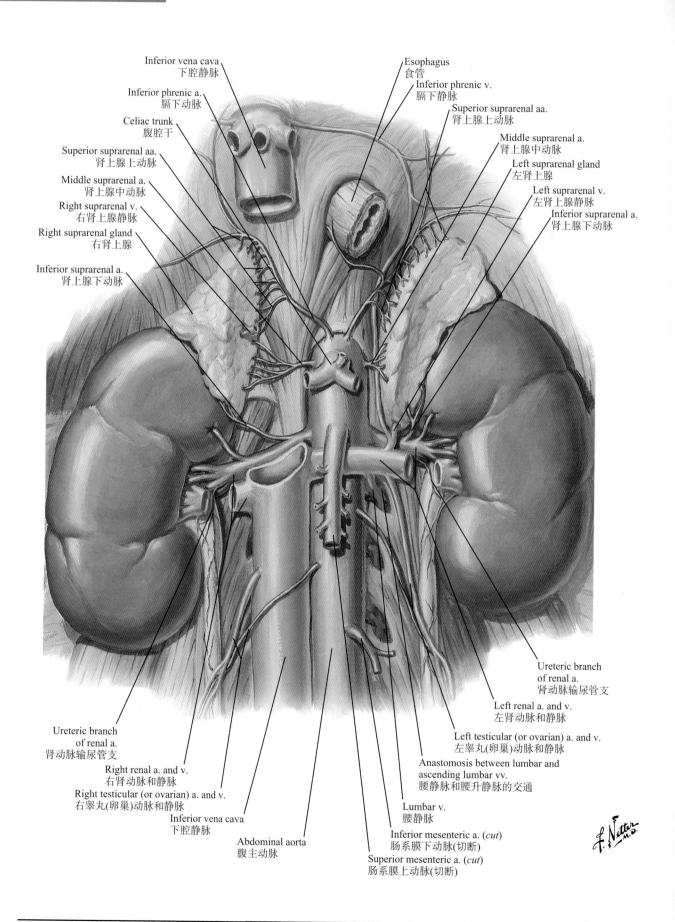

Inferior vena cava
下腔静脉

Inferior phrenic a.
膈下动脉

Celiac trunk
腹腔干

Superior suprarenal aa.
肾上腺上动脉

Middle suprarenal a.
肾上腺中动脉

Right suprarenal v.
右肾上腺静脉

Right suprarenal gland
右肾上腺

Inferior suprarenal a.
肾上腺下动脉

Esophagus
食管

Inferior phrenic v.
膈下静脉

Superior suprarenal aa.
肾上腺上动脉

Middle suprarenal a.
肾上腺中动脉

Left suprarenal gland
左肾上腺

Left suprarenal v.
左肾上腺静脉

Inferior suprarenal a.
肾上腺下动脉

Ureteric branch
of renal a.
肾动脉输尿管支

Left renal a. and v.
左肾动脉和静脉

Left testicular (or ovarian) a. and v.
左睾丸(卵巢)动脉和静脉

Anastomosis between lumbar and
ascending lumbar vv.
腰静脉和腰升静脉的交通

Lumbar v.
腰静脉

Inferior mesenteric a. (cut)
肠系膜下动脉(切断)

Superior mesenteric a. (cut)
肠系膜上动脉(切断)

Ureteric branch
of renal a.
肾动脉输尿管支

Right renal a. and v.
右肾动脉和静脉

Right testicular (or ovarian) a. and v.
右睾丸(卵巢)动脉和静脉

Inferior vena cava
下腔静脉

Abdominal aorta
腹主动脉

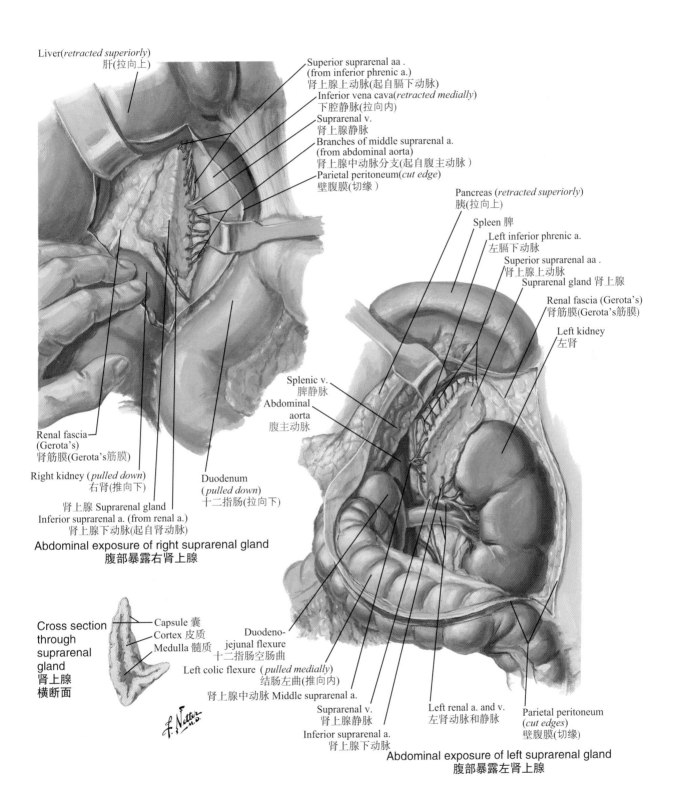

Liver(*retracted superiorly*)
肝(拉向上)

Superior suprarenal aa .
(from inferior phrenic a.)
肾上腺上动脉(起自膈下动脉)

Inferior vena cava(*retracted medially*)
下腔静脉(拉向内)

Suprarenal v.
肾上腺静脉

Branches of middle suprarenal a.
(from abdominal aorta)
肾上腺中动脉分支(起自腹主动脉）

Parietal peritoneum(*cut edge*)
壁腹膜(切缘）

Pancreas (*retracted superiorly*)
胰(拉向上)

Spleen 脾

Left inferior phrenic a.
左膈下动脉

Superior suprarenal aa .
肾上腺上动脉

Suprarenal gland 肾上腺

Renal fascia (Gerota's)
肾筋膜(Gerota's筋膜)

Left kidney
左肾

Splenic v.
脾静脉

Abdominal
aorta
腹主动脉

Renal fascia
(Gerota's)
肾筋膜(Gerota's筋膜)

Right kidney (*pulled down*)
右肾(推向下)

Duodenum
(*pulled down*)
十二指肠(拉向下)

肾上腺 Suprarenal gland
Inferior suprarenal a. (from renal a.)
肾上腺下动脉(起自肾动脉)

Abdominal exposure of right suprarenal gland
腹部暴露右肾上腺

Cross section
through
suprarenal
gland
肾上腺
横断面

Capsule 囊
Cortex 皮质
Medulla 髓质

Duodeno-
jejunal flexure
十二指肠空肠曲

Left colic flexure (*pulled medially*)
结肠左曲(推向内)

肾上腺中动脉 Middle suprarenal a.

Suprarenal v.
肾上腺静脉

Inferior suprarenal a.
肾上腺下动脉

Left renal a. and v.
左肾动脉和静脉

Parietal peritoneum
(*cut edges*)
壁腹膜(切缘)

Abdominal exposure of left suprarenal gland
腹部暴露左肾上腺

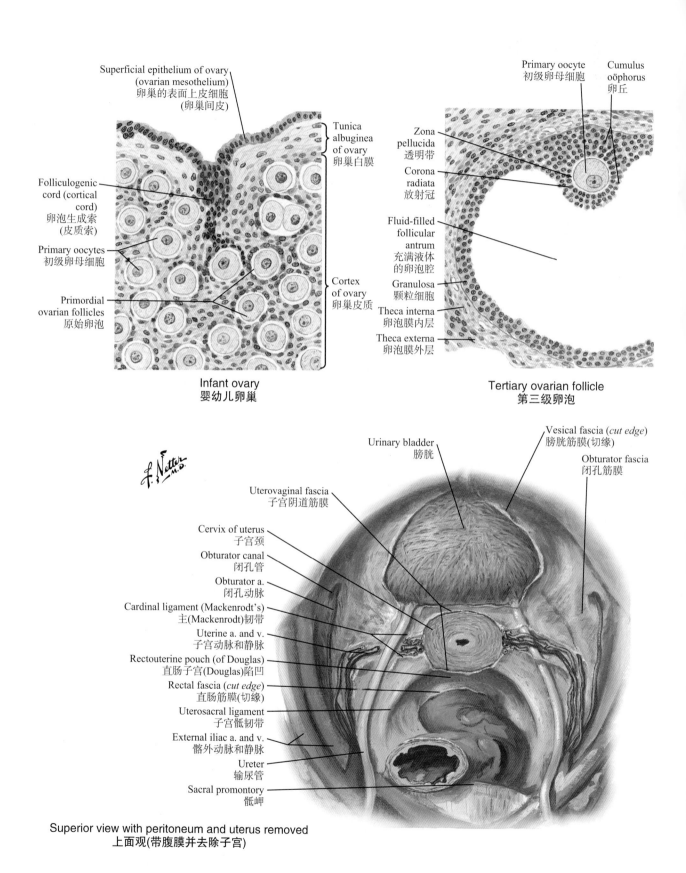

Superficial epithelium of ovary
(ovarian mesothelium)
卵巢的表面上皮细胞
(卵巢间皮)

Tunica albuginea of ovary
卵巢白膜

Folliculogenic cord (cortical cord)
卵泡生成索
(皮质索)

Primary oocytes
初级卵母细胞

Primordial ovarian follicles
原始卵泡

Cortex of ovary
卵巢皮质

Infant ovary
婴幼儿卵巢

Primary oocyte
初级卵母细胞

Cumulus oöphorus
卵丘

Zona pellucida
透明带

Corona radiata
放射冠

Fluid-filled follicular antrum
充满液体的卵泡腔

Granulosa
颗粒细胞

Theca interna
卵泡膜内层

Theca externa
卵泡膜外层

Tertiary ovarian follicle
第三级卵泡

Urinary bladder
膀胱

Vesical fascia (cut edge)
膀胱筋膜(切缘)

Obturator fascia
闭孔筋膜

Uterovaginal fascia
子宫阴道筋膜

Cervix of uterus
子宫颈

Obturator canal
闭孔管

Obturator a.
闭孔动脉

Cardinal ligament (Mackenrodt's)
主(Mackenrodt)韧带

Uterine a. and v.
子宫动脉和静脉

Rectouterine pouch (of Douglas)
直肠子宫(Douglas)陷凹

Rectal fascia (cut edge)
直肠筋膜(切缘)

Uterosacral ligament
子宫骶韧带

External iliac a. and v.
髂外动脉和静脉

Ureter
输尿管

Sacral promontory
骶岬

Superior view with peritoneum and uterus removed
上面观(带腹膜并去除子宫)

Female 女性

Higher cerebral centers "trigger" (leptin, kisspeptin, weight, nutrition)
高级大脑中枢"触发"(瘦素, 吻素, 体重, 营养)

Acne appears
痤疮出现

Axillary hair appears
腋毛出现

Breasts develop
乳房发育

Uterus enlarges
子宫增大

Menstruation begins
月经开始

Pubic hair appears
阴毛出现

Vaginal epithelium partially cornifies
阴道上皮细胞部分角化

Body contours rounded
体态丰满

Epiphysial union hastened
骨骺结合加速

Pituitary gonado-tropins increased
垂体促性腺激素增加

卵泡刺激素 FSH
黄体生成素 LH

Suprarenal androgens increased
肾上腺雄激素增加

Suprarenal cortices
肾上腺皮质

Reticular zone enlarges
网状带增大

Ovaries
卵巢

Estrogen increased
雌激素增加

Progesterone produced
孕酮生成

LH acts on theca cells to stimulate androgen production and on granulosa cells to stimulate progesterone production. FSH acts on granulosa cells to stimulate production of estrogens from androgens.
黄体生成素作用于卵泡膜细胞刺激雄激素的产生，作用于颗粒细胞刺激孕酮的产生。卵泡刺激素作用于颗粒细胞，刺激雄激素转化为雌激素。

GnRH
促性腺激素释放激素

ACTH
促肾上腺皮质激素

Suprarenal cortices
肾上腺皮质

Reticular zone enlarges
网状带增大

Testes 睾丸

Estrogen produced
雌激素生成

Testosterone increased
睾酮增加

LH acts on interstitial (Leydig) cells to stimulate testosterone production. FSH with testosterone acts on Sertoli cells to stimulate spermatogenesis.
黄体生成素作用于间质(Leydig)细胞以刺激睾酮的产生。含睾酮的卵泡刺激素作用于支持细胞，刺激精子发生。

FSH: Follicle-stimulating hormone 卵泡刺激素
ACTH: Adrenocorticotropic hormone 促肾上腺皮质激素
LH: Luteinizing hormone 黄体生成素

Male 男性

Higher cerebral centers "trigger" (leptin, kisspeptin, weight, nutrition)
高级大脑中枢"触发"(瘦素, 吻素, 体重, 营养)

Hair line recession begins
发际线开始后退

Acne appears
痤疮出现

Facial hair appears
面部毛发出现

Larynx enlarges (voice deepens)
咽喉增大(嗓音变沉)

Suprarenal androgens increased
肾上腺雄激素增加

Musculature develops
肌肉发育

Axillary hair appears
腋毛出现

Some breast enlargement may occur
少数会出现乳房增大

Pubic hair appears
阴毛出现

Penis, prostate, and seminal glands enlarge
阴茎、前列腺和生殖腺增大

Epiphysial union hastened
骨骺结合加速

解剖结构	临床意义	图号
头部和颈部		
甲状腺	甲状腺肿大称为甲状腺肿；恶性肿瘤或甲亢可行部分或完全切除术；查体时应和舌骨和喉软骨一起对称地向两侧移动；恶性肿瘤可能粘连部分腺体导致不对称运动	S-525
腹部		
肾上腺	皮质（如皮质醇、醛固酮）和髓质（如肾上腺素）产生激素（去甲肾上腺素）；轴位腹部成像常偶然发现小肿块；是否需要进一步检查部分取决于其大小。	S-459

* 各解剖结构的选择主要基于临床数据以及大体解剖课程中经常涉及的临床诊治内容。

附图

附图S-BP 98 胸部：冠状面

附图S-BP 99 胸部：冠状位CT

附图S-BP 100 腹部横断面：T12水平，示意图

附图S-BP 101 上腹部的轴位CT成像

附图S-BP 102 腹部横断面：L5水平，近髂结节平面

附图S-BP 103 腹部横断面：S1水平，髂前上棘平面

附图S-BP 104 盆腔横断面：膀胱-前列腺交接处

附图S-BP 105 横断面：经掌骨和远端腕骨

附图（续）

附图S-BP 106 手的横断面: 轴位观

附图S-BP 107 手的横断面: 轴位观(续)

附图S-BP 108 髋的横断面: 轴位观

附图S-BP 109 小腿: 连续横断面

附图S-BP 110 踝和足的横断面

附图S-BP 111 踝和足的横断面(续)

附图S-BP 112 趾甲的解剖

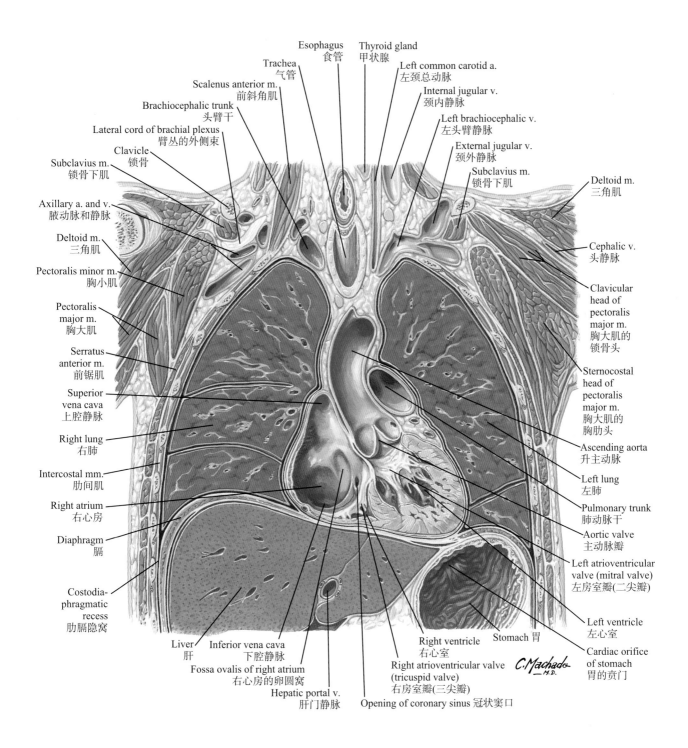

Esophagus 食管
Thyroid gland 甲状腺
Trachea 气管
Left common carotid a. 左颈总动脉
Scalenus anterior m. 前斜角肌
Internal jugular v. 颈内静脉
Brachiocephalic trunk 头臂干
Left brachiocephalic v. 左头臂静脉
Lateral cord of brachial plexus 臂丛的外侧束
External jugular v. 颈外静脉
Clavicle 锁骨
Subclavius m. 锁骨下肌
Subclavius m. 锁骨下肌
Deltoid m. 三角肌
Axillary a. and v. 腋动脉和静脉
Deltoid m. 三角肌
Cephalic v. 头静脉
Pectoralis minor m. 胸小肌
Clavicular head of pectoralis major m. 胸大肌的锁骨头
Pectoralis major m. 胸大肌
Serratus anterior m. 前锯肌
Sternocostal head of pectoralis major m. 胸大肌的胸肋头
Superior vena cava 上腔静脉
Ascending aorta 升主动脉
Right lung 右肺
Left lung 左肺
Intercostal mm. 肋间肌
Pulmonary trunk 肺动脉干
Right atrium 右心房
Aortic valve 主动脉瓣
Diaphragm 膈
Left atrioventricular valve (mitral valve) 左房室瓣(二尖瓣)
Costodia-phragmatic recess 肋膈隐窝
Left ventricle 左心室
Liver 肝
Inferior vena cava 下腔静脉
Right ventricle 右心室
Stomach 胃
Cardiac orifice of stomach 胃的贲门
Fossa ovalis of right atrium 右心房的卵圆窝
Right atrioventricular valve (tricuspid valve) 右房室瓣(三尖瓣)
Hepatic portal v. 肝门静脉
Opening of coronary sinus 冠状窦口

C. Machado M.D.

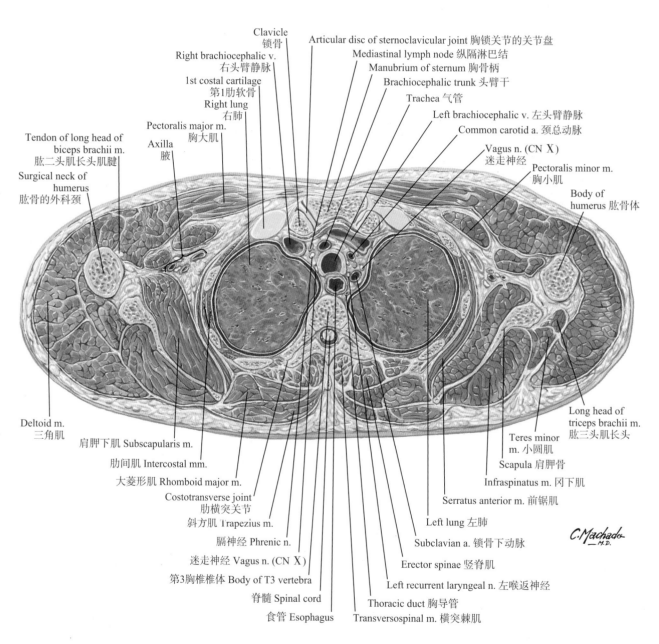

Clavicle
锁骨

Right brachiocephalic v.
右头臂静脉

1st costal cartilage
第1肋软骨

Right lung
右肺

Pectoralis major m.
胸大肌

Axilla
腋

Tendon of long head of
biceps brachii m.
肱二头肌长头肌腱

Surgical neck of
humerus
肱骨的外科颈

Articular disc of sternoclavicular joint 胸锁关节的关节盘

Mediastinal lymph node 纵隔淋巴结

Manubrium of sternum 胸骨柄

Brachiocephalic trunk 头臂干

Trachea 气管

Left brachiocephalic v. 左头臂静脉

Common carotid a. 颈总动脉

Vagus n. (CN X)
迷走神经

Pectoralis minor m.
胸小肌

Body of
humerus 肱骨体

Deltoid m.
三角肌

肩胛下肌 Subscapularis m.

肋间肌 Intercostal mm.

大菱形肌 Rhomboid major m.

Costotransverse joint
肋横突关节

斜方肌 Trapezius m.

膈神经 Phrenic n.

迷走神经 Vagus n. (CN X)

第3胸椎椎体 Body of T3 vertebra

脊髓 Spinal cord

食管 Esophagus

Long head of
triceps brachii m.
肱三头肌长头

Teres minor
m. 小圆肌

Scapula 肩胛骨

Infraspinatus m. 冈下肌

Serratus anterior m. 前锯肌

Left lung 左肺

Subclavian a. 锁骨下动脉

Erector spinae 竖脊肌

Left recurrent laryngeal n. 左喉返神经

Thoracic duct 胸导管

Transversospinal m. 横突棘肌

C. Machado
—M.D.

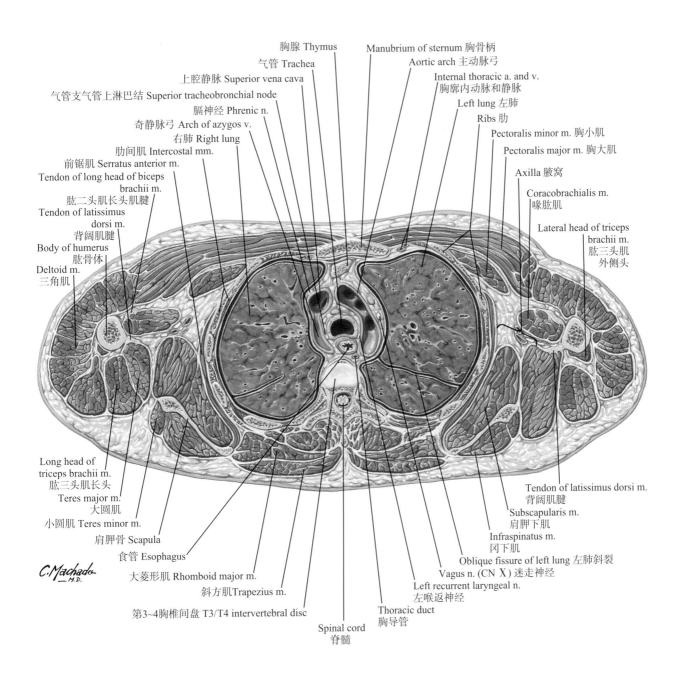

胸腺 Thymus

Manubrium of sternum 胸骨柄

气管 Trachea

Aortic arch 主动脉弓

上腔静脉 Superior vena cava

Internal thoracic a. and v. 胸廓内动脉和静脉

气管支气管上淋巴结 Superior tracheobronchial node

Left lung 左肺

膈神经 Phrenic n.

Ribs 肋

奇静脉弓 Arch of azygos v.

Pectoralis minor m. 胸小肌

右肺 Right lung

Pectoralis major m. 胸大肌

肋间肌 Intercostal mm.

Axilla 腋窝

前锯肌 Serratus anterior m.

Tendon of long head of biceps brachii m. 肱二头肌长头肌腱

Coracobrachialis m. 喙肱肌

Tendon of latissimus dorsi m. 背阔肌腱

Lateral head of triceps brachii m. 肱三头肌外侧头

Body of humerus 肱骨体

Deltoid m. 三角肌

Long head of triceps brachii m. 肱三头肌长头

Teres major m. 大圆肌

Tendon of latissimus dorsi m. 背阔肌腱

小圆肌 Teres minor m.

Subscapularis m. 肩胛下肌

肩胛骨 Scapula

Infraspinatus m. 冈下肌

食管 Esophagus

Oblique fissure of left lung 左肺斜裂

大菱形肌 Rhomboid major m.

Vagus n. (CN X) 迷走神经

斜方肌 Trapezius m.

Left recurrent laryngeal n. 左喉返神经

第3~4胸椎间盘 T3/T4 intervertebral disc

Thoracic duct 胸导管

Spinal cord 脊髓

C. Machado M.D.

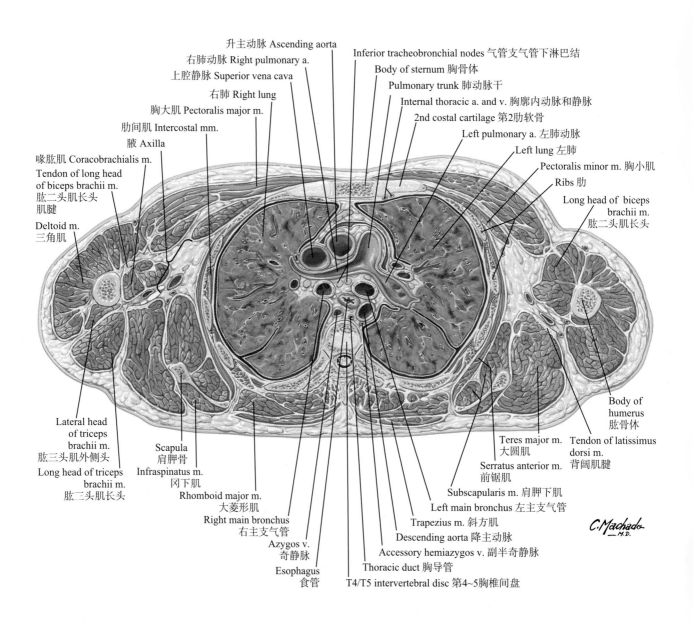

升主动脉 Ascending aorta
右肺动脉 Right pulmonary a.
上腔静脉 Superior vena cava
右肺 Right lung
胸大肌 Pectoralis major m.
肋间肌 Intercostal mm.
腋 Axilla
喙肱肌 Coracobrachialis m.
Tendon of long head
of biceps brachii m.
肱二头肌长头
肌腱
Deltoid m.
三角肌

Inferior tracheobronchial nodes 气管支气管下淋巴结
Body of sternum 胸骨体
Pulmonary trunk 肺动脉干
Internal thoracic a. and v. 胸廓内动脉和静脉
2nd costal cartilage 第2肋软骨
Left pulmonary a. 左肺动脉
Left lung 左肺
Pectoralis minor m. 胸小肌
Ribs 肋
Long head of biceps
brachii m.
肱二头肌长头

Lateral head
of triceps
brachii m.
肱三头肌外侧头
Long head of triceps
brachii m.
肱三头肌长头

Scapula
肩胛骨
Infraspinatus m.
冈下肌
Rhomboid major m.
大菱形肌
Right main bronchus
右主支气管
Azygos v.
奇静脉
Esophagus
食管

Body of
humerus
肱骨体
Tendon of latissimus
dorsi m.
背阔肌腱

Teres major m.
大圆肌
Serratus anterior m.
前锯肌
Subscapularis m. 肩胛下肌
Left main bronchus 左主支气管
Trapezius m. 斜方肌
Descending aorta 降主动脉
Accessory hemiazygos v. 副半奇静脉
Thoracic duct 胸导管
T4/T5 intervertebral disc 第4~5胸椎间盘

C. Machado
M.D.

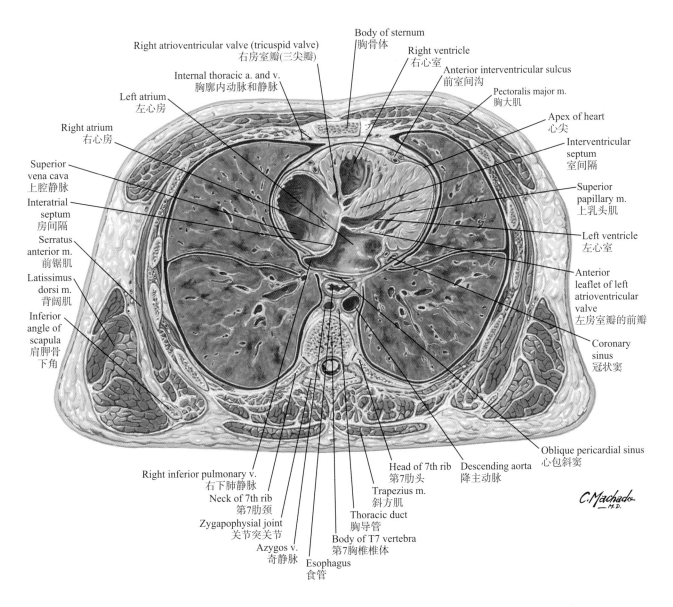

Right atrioventricular valve (tricuspid valve)
右房室瓣(三尖瓣)

Internal thoracic a. and v.
胸廓内动脉和静脉

Left atrium
左心房

Right atrium
右心房

Superior
vena cava
上腔静脉

Interatrial
septum
房间隔

Serratus
anterior m.
前锯肌

Latissimus
dorsi m.
背阔肌

Inferior
angle of
scapula
肩胛骨
下角

Body of sternum
胸骨体

Right ventricle
右心室

Anterior interventricular sulcus
前室间沟

Pectoralis major m.
胸大肌

Apex of heart
心尖

Interventricular
septum
室间隔

Superior
papillary m.
上乳头肌

Left ventricle
左心室

Anterior
leaflet of left
atrioventricular
valve
左房室瓣的前瓣

Coronary
sinus
冠状窦

Oblique pericardial sinus
心包斜窦

Right inferior pulmonary v.
右下肺静脉

Neck of 7th rib
第7肋颈

Zygapophysial joint
关节突关节

Azygos v.
奇静脉

Esophagus
食管

Head of 7th rib
第7肋头

Trapezius m.
斜方肌

Thoracic duct
胸导管

Body of T7 vertebra
第7胸椎椎体

Descending aorta
降主动脉

C. Machado
_M.D.

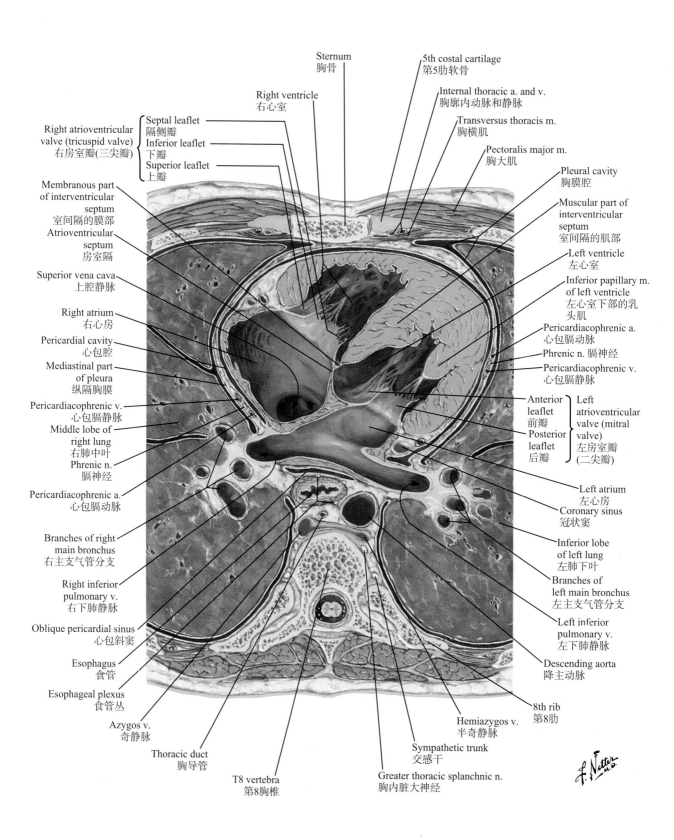

Right atrioventricular valve (tricuspid valve)
右房室瓣(三尖瓣)

Septal leaflet
隔侧瓣
Inferior leaflet
下瓣
Superior leaflet
上瓣

Membranous part of interventricular septum
室间隔的膜部
Atrioventricular septum
房室隔

Superior vena cava
上腔静脉

Right atrium
右心房

Pericardial cavity
心包腔

Mediastinal part of pleura
纵隔胸膜

Pericardiacophrenic v.
心包膈静脉

Middle lobe of right lung
右肺中叶
Phrenic n.
膈神经

Pericardiacophrenic a.
心包膈动脉

Branches of right main bronchus
右主支气管分支

Right inferior pulmonary v.
右下肺静脉

Oblique pericardial sinus
心包斜窦

Esophagus
食管

Esophageal plexus
食管丛

Azygos v.
奇静脉

Thoracic duct
胸导管

T8 vertebra
第8胸椎

Sternum
胸骨

Right ventricle
右心室

5th costal cartilage
第5肋软骨

Internal thoracic a. and v.
胸廓内动脉和静脉

Transversus thoracis m.
胸横肌

Pectoralis major m.
胸大肌

Pleural cavity
胸膜腔

Muscular part of interventricular septum
室间隔的肌部

Left ventricle
左心室

Inferior papillary m. of left ventricle
左心室下部的乳头肌

Pericardiacophrenic a.
心包膈动脉

Phrenic n. 膈神经

Pericardiacophrenic v.
心包膈静脉

Anterior leaflet
前瓣
Posterior leaflet
后瓣
Left atrioventricular valve (mitral valve)
左房室瓣(二尖瓣)

Left atrium
左心房
Coronary sinus
冠状窦

Inferior lobe of left lung
左肺下叶

Branches of left main bronchus
左主支气管分支

Left inferior pulmonary v.
左下肺静脉

Descending aorta
降主动脉

8th rib
第8肋

Hemiazygos v.
半奇静脉

Sympathetic trunk
交感干

Greater thoracic splanchnic n.
胸内脏大神经

从上(A)到下(C)胸部轴位CT成像

A

Sternum
胸骨

Pectoralis major m.
胸大肌

Ascending aorta
升主动脉

Superior vena cava
上腔静脉

Right pulmonary a.
右肺动脉

Right main bronchus
右主支气管

Thymus
胸腺

Pulmonary trunk
肺动脉干

Left lung
左肺

Left pulmonary a.
左肺动脉

Descending aorta
降主动脉

B

Right ventricle
右心室

Right atrium
右心房

Aorta
主动脉

Superior vena cava
上腔静脉

Right pulmonary vv.
右肺静脉

Left atrium
左心房

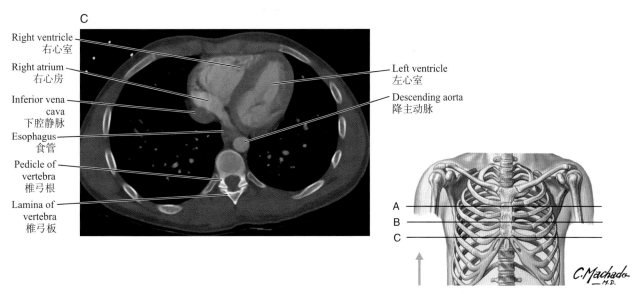

C

Right ventricle
右心室

Right atrium
右心房

Inferior vena cava
下腔静脉

Esophagus
食管

Pedicle of vertebra
椎弓根

Lamina of vertebra
椎弓板

Left ventricle
左心室

Descending aorta
降主动脉

A
B
C

C. Machado
M.D.

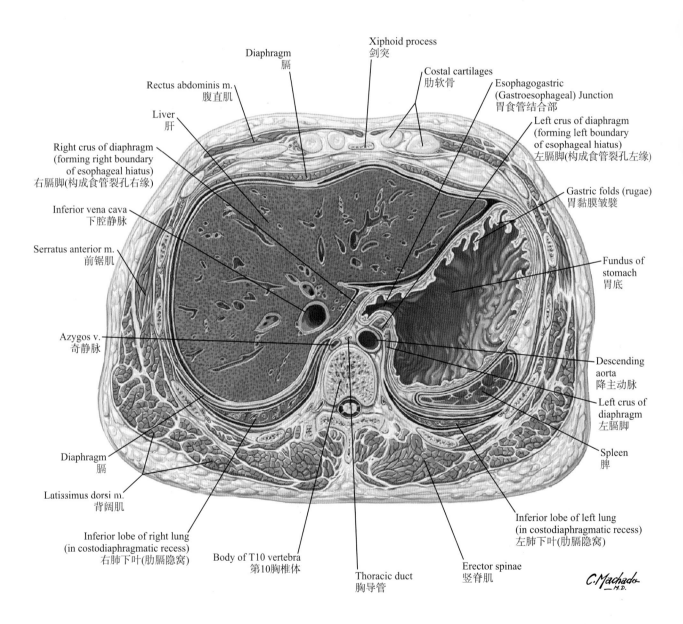

Diaphragm
膈

Xiphoid process
剑突

Rectus abdominis m.
腹直肌

Costal cartilages
肋软骨

Esophagogastric
(Gastroesophageal) Junction
胃食管结合部

Liver
肝

Left crus of diaphragm
(forming left boundary
of esophageal hiatus)
左膈脚(构成食管裂孔左缘)

Right crus of diaphragm
(forming right boundary
of esophageal hiatus)
右膈脚(构成食管裂孔右缘)

Gastric folds (rugae)
胃黏膜皱襞

Inferior vena cava
下腔静脉

Serratus anterior m.
前锯肌

Fundus of
stomach
胃底

Azygos v.
奇静脉

Descending
aorta
降主动脉

Left crus of
diaphragm
左膈脚

Diaphragm
膈

Spleen
脾

Latissimus dorsi m.
背阔肌

Inferior lobe of left lung
(in costodiaphragmatic recess)
左肺下叶(肋膈隐窝)

Inferior lobe of right lung
(in costodiaphragmatic recess)
右肺下叶(肋膈隐窝)

Body of T10 vertebra
第10胸椎体

Erector spinae
竖脊肌

Thoracic duct
胸导管

C. Machado
M.D.

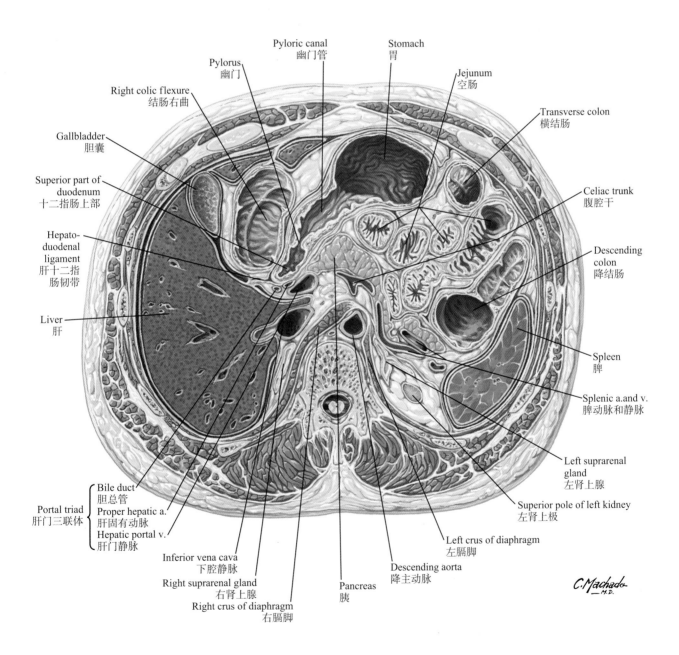

Pyloric canal
幽门管

Pylorus
幽门

Stomach
胃

Jejunum
空肠

Right colic flexure
结肠右曲

Transverse colon
横结肠

Gallbladder
胆囊

Celiac trunk
腹腔干

Superior part of
duodenum
十二指肠上部

Descending
colon
降结肠

Hepato-
duodenal
ligament
肝十二指
肠韧带

Liver
肝

Spleen
脾

Splenic a.and v.
脾动脉和静脉

Left suprarenal
gland
左肾上腺

Portal triad
肝门三联体

Bile duct
胆总管

Proper hepatic a.
肝固有动脉

Hepatic portal v.
肝门静脉

Superior pole of left kidney
左肾上极

Left crus of diaphragm
左膈脚

Inferior vena cava
下腔静脉

Descending aorta
降主动脉

Right suprarenal gland
右肾上腺

Pancreas
胰

Right crus of diaphragm
右膈脚

C.Machado
M.D.

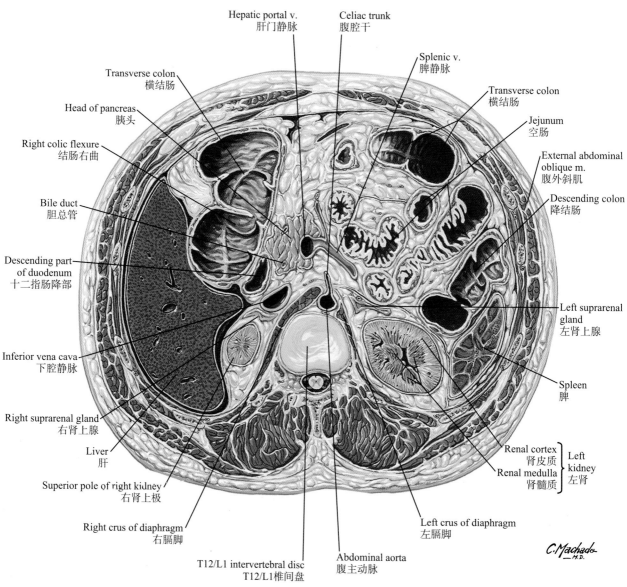

Hepatic portal v.
肝门静脉

Celiac trunk
腹腔干

Splenic v.
脾静脉

Transverse colon
横结肠

Head of pancreas
胰头

Right colic flexure
结肠右曲

Bile duct
胆总管

Descending part
of duodenum
十二指肠降部

Inferior vena cava
下腔静脉

Right suprarenal gland
右肾上腺

Liver
肝

Superior pole of right kidney
右肾上极

Right crus of diaphragm
右膈脚

T12/L1 intervertebral disc
T12/L1椎间盘

Abdominal aorta
腹主动脉

Left crus of diaphragm
左膈脚

Transverse colon
横结肠

Jejunum
空肠

External abdominal
oblique m.
腹外斜肌

Descending colon
降结肠

Left suprarenal
gland
左肾上腺

Spleen
脾

Renal cortex
肾皮质
Renal medulla
肾髓质

Left
kidney
左肾

C. Machado
M.D.

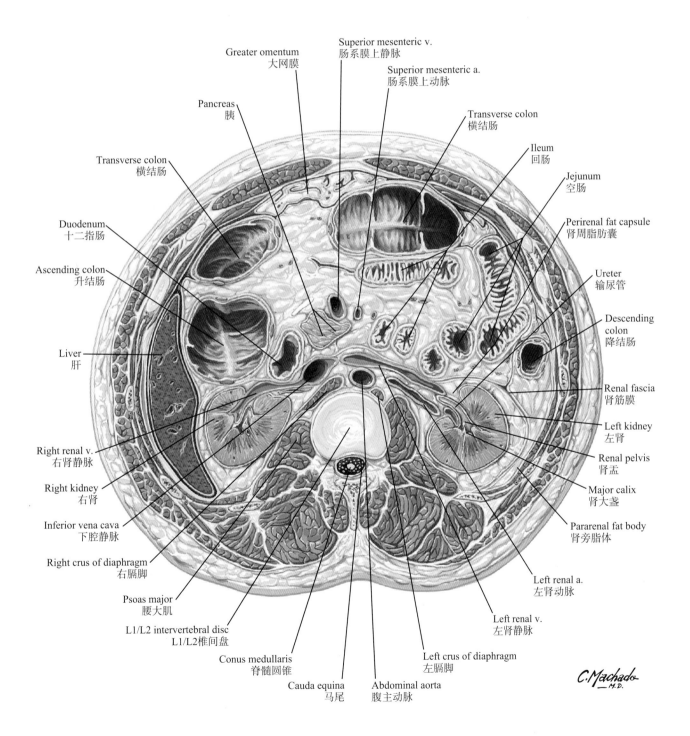

Greater omentum
大网膜

Superior mesenteric v.
肠系膜上静脉

Superior mesenteric a.
肠系膜上动脉

Pancreas
胰

Transverse colon
横结肠

Ileum
回肠

Transverse colon
横结肠

Jejunum
空肠

Duodenum
十二指肠

Perirenal fat capsule
肾周脂肪囊

Ascending colon
升结肠

Ureter
输尿管

Descending colon
降结肠

Liver
肝

Renal fascia
肾筋膜

Left kidney
左肾

Right renal v.
右肾静脉

Renal pelvis
肾盂

Right kidney
右肾

Major calix
肾大盏

Inferior vena cava
下腔静脉

Pararenal fat body
肾旁脂体

Right crus of diaphragm
右膈脚

Psoas major
腰大肌

Left renal a.
左肾动脉

L1/L2 intervertebral disc
L1/L2椎间盘

Left renal v.
左肾静脉

Conus medullaris
脊髓圆锥

Left crus of diaphragm
左膈脚

Cauda equina
马尾

Abdominal aorta
腹主动脉

C. Machado
M.D.

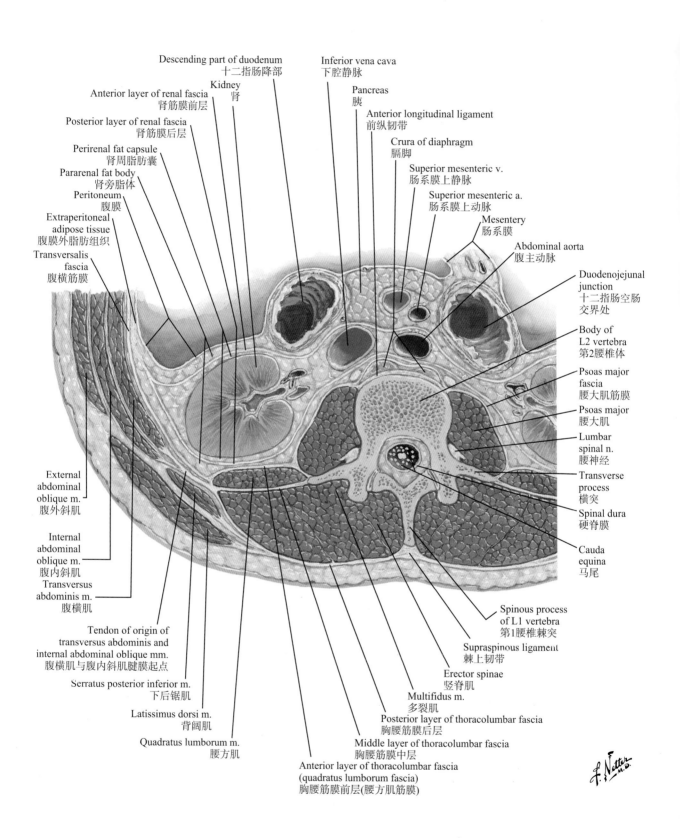

Descending part of duodenum
十二指肠降部

Inferior vena cava
下腔静脉

Kidney
肾

Pancreas
胰

Anterior layer of renal fascia
肾筋膜前层

Anterior longitudinal ligament
前纵韧带

Posterior layer of renal fascia
肾筋膜后层

Crura of diaphragm
膈脚

Perirenal fat capsule
肾周脂肪囊

Superior mesenteric v.
肠系膜上静脉

Pararenal fat body
肾旁脂体

Superior mesenteric a.
肠系膜上动脉

Peritoneum
腹膜

Mesentery
肠系膜

Extraperitoneal
adipose tissue
腹膜外脂肪组织

Abdominal aorta
腹主动脉

Transversalis
fascia
腹横筋膜

Duodenojejunal
junction
十二指肠空肠
交界处

Body of
L2 vertebra
第2腰椎体

Psoas major
fascia
腰大肌筋膜

Psoas major
腰大肌

Lumbar
spinal n.
腰神经

External
abdominal
oblique m.
腹外斜肌

Transverse
process
横突

Spinal dura
硬脊膜

Internal
abdominal
oblique m.
腹内斜肌

Cauda
equina
马尾

Transversus
abdominis m.
腹横肌

Tendon of origin of
transversus abdominis and
internal abdominal oblique mm.
腹横肌与腹内斜肌腱膜起点

Spinous process
of L1 vertebra
第1腰椎棘突

Serratus posterior inferior m.
下后锯肌

Supraspinous ligament
棘上韧带

Latissimus dorsi m.
背阔肌

Erector spinae
竖脊肌

Multifidus m.
多裂肌

Quadratus lumborum m.
腰方肌

Posterior layer of thoracolumbar fascia
胸腰筋膜后层

Middle layer of thoracolumbar fascia
胸腰筋膜中层

Anterior layer of thoracolumbar fascia
(quadratus lumborum fascia)
胸腰筋膜前层(腰方肌筋膜)

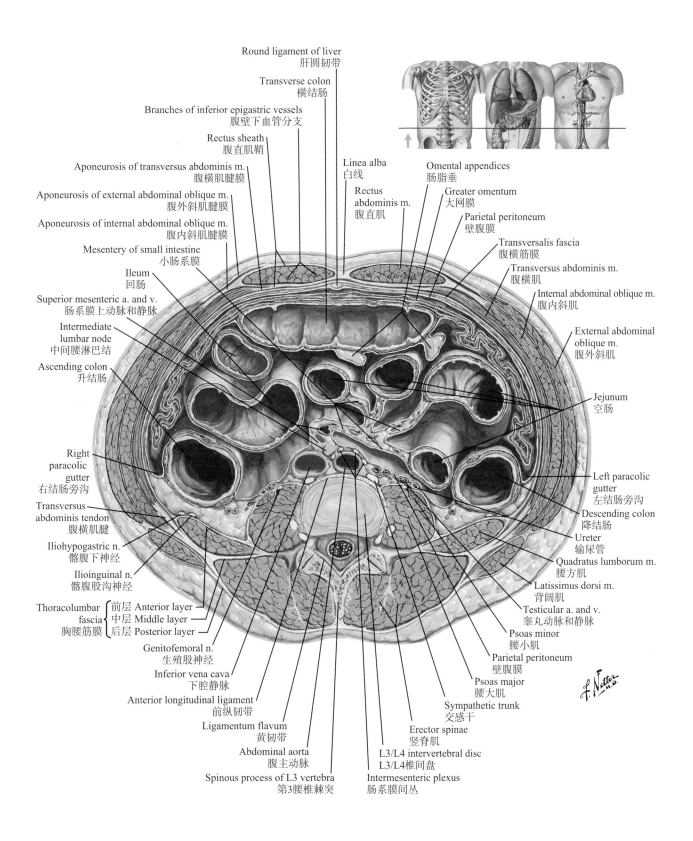

Round ligament of liver
肝圆韧带

Transverse colon
横结肠

Branches of inferior epigastric vessels
腹壁下血管分支

Rectus sheath
腹直肌鞘

Aponeurosis of transversus abdominis m.
腹横肌腱膜

Aponeurosis of external abdominal oblique m.
腹外斜肌腱膜

Aponeurosis of internal abdominal oblique m.
腹内斜肌腱膜

Mesentery of small intestine
小肠系膜

Ileum
回肠

Superior mesenteric a. and v.
肠系膜上动脉和静脉

Intermediate
lumbar node
中间腰淋巴结

Ascending colon
升结肠

Right
paracolic
gutter
右结肠旁沟

Transversus
abdominis tendon
腹横肌腱

Iliohypogastric n.
髂腹下神经

Ilioinguinal n.
髂腹股沟神经

Thoracolumbar 前层 Anterior layer
fascia 中层 Middle layer
胸腰筋膜 后层 Posterior layer

Genitofemoral n.
生殖股神经

Inferior vena cava
下腔静脉

Anterior longitudinal ligament
前纵韧带

Ligamentum flavum
黄韧带

Abdominal aorta
腹主动脉

Spinous process of L3 vertebra
第3腰椎棘突

Linea alba
白线

Rectus
abdominis m.
腹直肌

Omental appendices
肠脂垂

Greater omentum
大网膜

Parietal peritoneum
壁腹膜

Transversalis fascia
腹横筋膜

Transversus abdominis m.
腹横肌

Internal abdominal oblique m.
腹内斜肌

External abdominal
oblique m.
腹外斜肌

Jejunum
空肠

Left paracolic
gutter
左结肠旁沟

Descending colon
降结肠

Ureter
输尿管

Quadratus lumborum m.
腰方肌

Latissimus dorsi m.
背阔肌

Testicular a. and v.
睾丸动脉和静脉

Psoas minor
腰小肌

Parietal peritoneum
壁腹膜

Psoas major
腰大肌

Sympathetic trunk
交感干

Erector spinae
竖脊肌

L3/L4 intervertebral disc
L3/L4椎间盘

Intermesenteric plexus
肠系膜间丛

腹部增强CT
轴位成像

Hepatic portal v.
肝门静脉

Liver
肝

Descending aorta
降主动脉

Vertebral canal
椎管

Stomach
胃

Left crus of diaphragm
左膈脚

Spleen
脾

Vertebral body
椎体

200 mm

上腹部增强CT
轴位成像

Hepatic portal v.
肝门静脉

Liver
肝

Right suprarenal gland
右肾上腺

Body of pancreas
胰体

Spleen
脾

Splenic v.
脾静脉

Left kidney
左肾

200 mm

中腹部增强CT
轴位成像

Duodenum
十二指肠

Inferior vena cava
下腔静脉

Right kidney
右肾

Left colic flexure
结肠左曲

Abdominal aorta
腹主动脉

Left suprarenal gland
左肾上腺

Spleen
脾

Left kidney
左肾

200 mm

中腹部增强CT轴位成像

Falciform ligament
镰状韧带

Gallbladder
胆囊

Head of pancreas
胰头

Duodenum
十二指肠

Right kidney
右肾

Abdominal aorta
腹主动脉

Spleen
脾

200 mm

腹部增强CT轴位成像

Liver
肝

Superior mesenteric v.
肠系膜上静脉

Superior mesenteric a.
肠系膜上动脉

Jejunum
空肠

Descending colon
降结肠

Left renal v.
左肾静脉

200 mm

腹部增强CT轴位成像

Right lobe of liver
肝右叶

Right colic flexure
结肠右曲

Inferior vena cava
下腔静脉

Right kidney
右肾

Abdominal aorta
腹主动脉

Left kidney
左肾

200 mm

图 S-548　　　　　　　　　　腹部

耻骨联合 Pubic symphysis

精索 Spermatic cord

前列腺 Prostate

腰大肌 Psoas major

髂肌 Iliacus m.

Head of femur 股骨头

Neck of femur 股骨颈

Gluteus medius m. 臀中肌

Gluteus minimus tendon 臀小肌腱

Greater trochanter 大转子

Inferior gemellus m. 下孖肌

Posterior femoral cutaneous n. 股后皮神经

Gluteus maximus m. 臀大肌

Obturator internus 闭孔内肌

Prostatic urethra (containing openings of ejaculatory ducts) 尿道前列腺部(包括射精管开口)

肛门直肠交界 Anorectal junction

脂肪组织 Adipose tissue

Urinary bladder 膀胱

Rectus abdominis m. 腹直肌

Body of pubis 耻骨体

Pectineus m. 耻骨肌

Femoral v. 股静脉

Femoral a. 股动脉

Femoral n. 股神经

Sartorius m. 缝匠肌

Iliopsoas 髂腰肌

Rectus femoris m. 股直肌

Tensor fasciae latae 阔筋膜张肌

Obturator a. and v. 闭孔动脉和静脉

Obturator n. 闭孔神经

Acetabular fossa 髋臼窝

Lunate surface of acetabulum 髋臼月状面

Ischium 坐骨

Sciatic n. 坐骨神经

Inferior gluteal a. and v. 臀下动脉和静脉

Internal pudendal a. and v. 阴部内动脉和静脉

Pudendal n. 阴部神经

Fat body of ischioanal fossa 坐骨肛门窝内脂体

Puboanalis m. (part of levator ani) 耻骨直肠肌(肛提肌的一部分)

Coccyx 尾骨

C. Machado M.D.

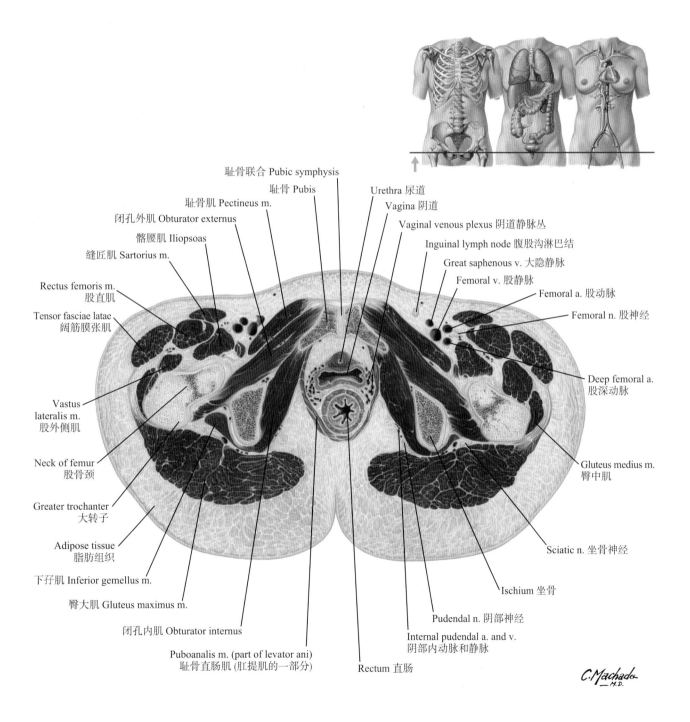

耻骨联合 Pubic symphysis

耻骨 Pubis

耻骨肌 Pectineus m.

闭孔外肌 Obturator externus

髂腰肌 Iliopsoas

缝匠肌 Sartorius m.

Rectus femoris m.
股直肌

Tensor fasciae latae
阔筋膜张肌

Vastus
lateralis m.
股外侧肌

Neck of femur
股骨颈

Greater trochanter
大转子

Adipose tissue
脂肪组织

下孖肌 Inferior gemellus m.

臀大肌 Gluteus maximus m.

闭孔内肌 Obturator internus

Puboanalis m. (part of levator ani)
耻骨直肠肌 (肛提肌的一部分)

Rectum 直肠

Urethra 尿道

Vagina 阴道

Vaginal venous plexus 阴道静脉丛

Inguinal lymph node 腹股沟淋巴结

Great saphenous v. 大隐静脉

Femoral v. 股静脉

Femoral a. 股动脉

Femoral n. 股神经

Deep femoral a.
股深动脉

Gluteus medius m.
臀中肌

Sciatic n. 坐骨神经

Ischium 坐骨

Pudendal n. 阴部神经

Internal pudendal a. and v.
阴部内动脉和静脉

C.Machado
M.D.

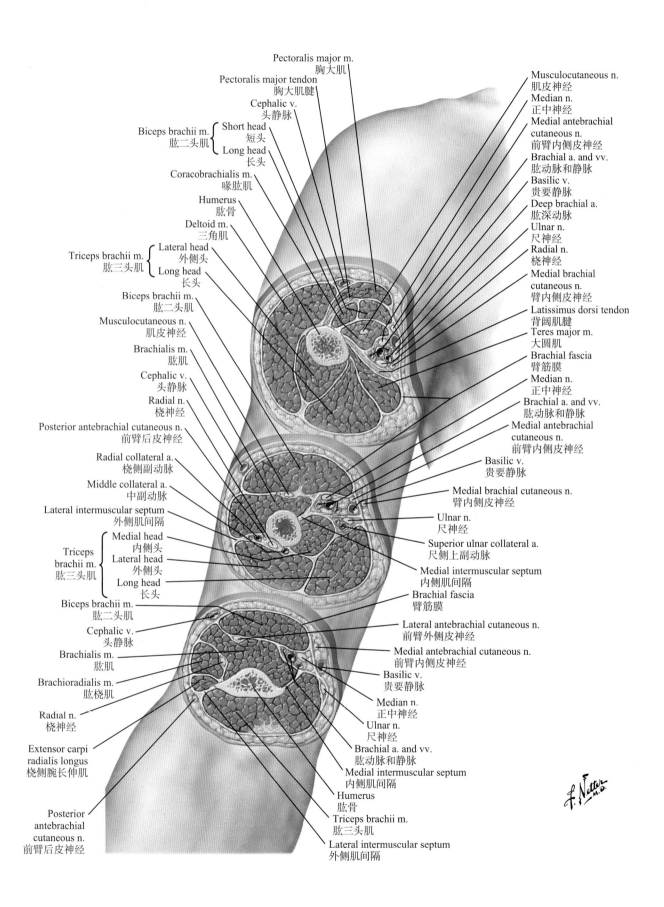

Pectoralis major m.
胸大肌

Pectoralis major tendon
胸大肌腱

Cephalic v.
头静脉

Biceps brachii m. { Short head
肱二头肌 短头
Long head
长头

Coracobrachialis m.
喙肱肌

Humerus
肱骨

Deltoid m.
三角肌

Triceps brachii m. { Lateral head
肱三头肌 外侧头
Long head
长头

Biceps brachii m.
肱二头肌

Musculocutaneous n.
肌皮神经

Brachialis m.
肱肌

Cephalic v.
头静脉

Radial n.
桡神经

Posterior antebrachial cutaneous n.
前臂后皮神经

Radial collateral a.
桡侧副动脉

Middle collateral a.
中副动脉

Lateral intermuscular septum
外侧肌间隔

Triceps brachii m. { Medial head
内侧头
Lateral head
外侧头
肱三头肌 Long head
长头

Biceps brachii m.
肱二头肌

Cephalic v.
头静脉

Brachialis m.
肱肌

Brachioradialis m.
肱桡肌

Radial n.
桡神经

Extensor carpi radialis longus
桡侧腕长伸肌

Posterior antebrachial cutaneous n.
前臂后皮神经

Musculocutaneous n.
肌皮神经

Median n.
正中神经

Medial antebrachial cutaneous n.
前臂内侧皮神经

Brachial a. and vv.
肱动脉和静脉

Basilic v.
贵要静脉

Deep brachial a.
肱深动脉

Ulnar n.
尺神经

Radial n.
桡神经

Medial brachial cutaneous n.
臂内侧皮神经

Latissimus dorsi tendon
背阔肌腱

Teres major m.
大圆肌

Brachial fascia
臂筋膜

Median n.
正中神经

Brachial a. and vv.
肱动脉和静脉

Medial antebrachial cutaneous n.
前臂内侧皮神经

Basilic v.
贵要静脉

Medial brachial cutaneous n.
臂内侧皮神经

Ulnar n.
尺神经

Superior ulnar collateral a.
尺侧上副动脉

Medial intermuscular septum
内侧肌间隔

Brachial fascia
臂筋膜

Lateral antebrachial cutaneous n.
前臂外侧皮神经

Medial antebrachial cutaneous n.
前臂内侧皮神经

Basilic v.
贵要静脉

Median n.
正中神经

Ulnar n.
尺神经

Brachial a. and vv.
肱动脉和静脉

Medial intermuscular septum
内侧肌间隔

Humerus
肱骨

Triceps brachii m.
肱三头肌

Lateral intermuscular septum
外侧肌间隔

Median antebrachial v.
前臂正中静脉

Cephalic v.
头静脉

肱桡肌 Brachioradialis m.

桡动脉 Radial a.

桡神经浅支 Superficial branch of radial n.

旋前圆肌 Pronator teres

Extensor carpi radialis longus
桡侧腕长伸肌

Extensor carpi radialis brevis
桡侧腕短伸肌

Deep branch of radial n.
桡神经深支

Supinator
旋后肌

Radial head of flexor digitorum superficialis
指浅屈肌桡头

Median n.
正中神经

Ulnar a. 尺动脉

Humeroulnar head of flexor digitorum superficialis
指浅屈肌肱尺头

Common interosseous a.
骨间总动脉

Basilic v.
贵要静脉

Ulnar n. 尺神经

Flexor digitorum profundus
指深屈肌

Anconeus m.
肘肌

Palmaris longus m.
掌长肌

Flexor digitorum superficialis
指浅屈肌

Anterior interosseous a. and n.
骨间前动脉和神经

Flexor carpi ulnaris 尺侧腕屈肌

Interosseous membrane of forearm
前臂骨间膜

Ulna 尺骨

Extensor pollicis longus
拇长伸肌

Posterior interosseous a. and n.
骨间后动脉和神经

Flexor carpi radialis
桡侧腕屈肌

Flexor pollicis longus
拇长屈肌

桡骨 Radius

Abductor pollicis longus
拇长展肌

Extensor digitorum
指伸肌

Extensor digiti minimi
小指伸肌

Extensor carpi ulnaris
尺侧腕伸肌

Flexor carpi radialis tendon
桡侧腕屈肌腱

桡动脉 Radial a.

肱桡肌腱 Brachioradialis tendon

拇长屈肌 Flexor pollicis longus

Abductor pollicis longus tendon
拇长展肌腱

Superficial branch of radial n.
桡神经浅支

Extensor pollicis brevis tendon
拇短伸肌腱

Extensor carpi radialis
longus tendon
桡侧腕长伸肌腱

Extensor carpi radialis
brevis tendon
桡侧腕短伸肌腱

Extensor pollicis longus tendon
拇长伸肌腱

Palmaris longus tendon 掌长肌腱

Median n. 正中神经

Flexor digitorum superficialis 指浅屈肌

Flexor carpi ulnaris 尺侧腕屈肌

Ulnar a. and n. 尺动脉和神经

Flexor digitorum profundus 指深屈肌

Dorsal branch of ulnar n. 尺神经手背支

Pronator quadratus 旋前方肌

Extensor carpi ulnaris tendon
尺侧腕伸肌腱

Extensor indicis
示指伸肌

Extensor digiti minimi tendon
小指伸肌腱

Extensor digitorum tendons
指伸肌腱

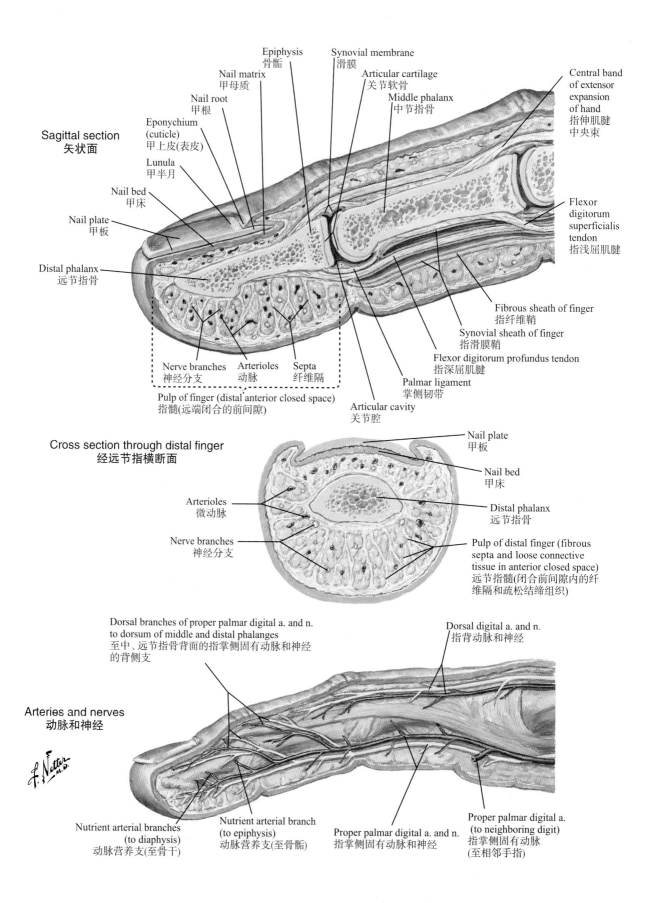

Sagittal section
矢状面

Epiphysis
骨骺

Synovial membrane
滑膜

Nail matrix
甲母质

Articular cartilage
关节软骨

Nail root
甲根

Middle phalanx
中节指骨

Eponychium
(cuticle)
甲上皮(表皮)

Central band
of extensor
expansion
of hand
指伸肌腱
中央束

Lunula
甲半月

Nail bed
甲床

Flexor
digitorum
superficialis
tendon
指浅屈肌腱

Nail plate
甲板

Distal phalanx
远节指骨

Fibrous sheath of finger
指纤维鞘

Synovial sheath of finger
指滑膜鞘

Nerve branches
神经分支

Arterioles
动脉

Septa
纤维隔

Flexor digitorum profundus tendon
指深屈肌腱

Pulp of finger (distal anterior closed space)
指髓(远端闭合的前间隙)

Palmar ligament
掌侧韧带

Articular cavity
关节腔

Cross section through distal finger
经远节指横断面

Nail plate
甲板

Nail bed
甲床

Arterioles
微动脉

Distal phalanx
远节指骨

Nerve branches
神经分支

Pulp of distal finger (fibrous
septa and loose connective
tissue in anterior closed space)
远节指髓(闭合前间隙内的纤
维隔和疏松结缔组织)

Dorsal branches of proper palmar digital a. and n.
to dorsum of middle and distal phalanges
至中、远节指骨背面的指掌侧固有动脉和神经
的背侧支

Dorsal digital a. and n.
指背动脉和神经

Arteries and nerves
动脉和神经

Nutrient arterial branches
(to diaphysis)
动脉营养支(至骨干)

Nutrient arterial branch
(to epiphysis)
动脉营养支(至骨骺)

Proper palmar digital a. and n.
指掌侧固有动脉和神经

Proper palmar digital a.
(to neighboring digit)
指掌侧固有动脉
(至相邻手指)

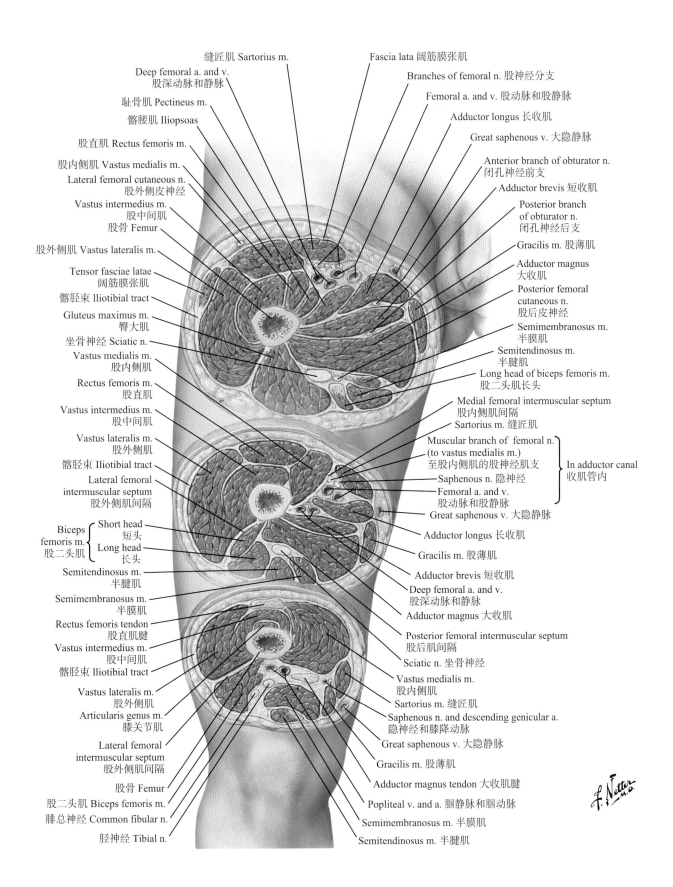

缝匠肌 Sartorius m.
Deep femoral a. and v. 股深动脉和静脉
耻骨肌 Pectineus m.
髂腰肌 Iliopsoas
股直肌 Rectus femoris m.
股内侧肌 Vastus medialis m.
Lateral femoral cutaneous n. 股外侧皮神经
Vastus intermedius m. 股中间肌
股骨 Femur
股外侧肌 Vastus lateralis m.
Tensor fasciae latae 阔筋膜张肌
髂胫束 Iliotibial tract
Gluteus maximus m. 臀大肌
坐骨神经 Sciatic n.
Vastus medialis m. 股内侧肌
Rectus femoris m. 股直肌
Vastus intermedius m. 股中间肌
Vastus lateralis m. 股外侧肌
髂胫束 Iliotibial tract
Lateral femoral intermuscular septum 股外侧肌间隔
Biceps femoris m. 股二头肌 { Short head 短头 / Long head 长头 }
Semitendinosus m. 半腱肌
Semimembranosus m. 半膜肌
Rectus femoris tendon 股直肌腱
Vastus intermedius m. 股中间肌
髂胫束 Iliotibial tract
Vastus lateralis m. 股外侧肌
Articularis genus m. 膝关节肌
Lateral femoral intermuscular septum 股外侧肌间隔
股骨 Femur
股二头肌 Biceps femoris m.
腓总神经 Common fibular n.
胫神经 Tibial n.

Fascia lata 阔筋膜张肌
Branches of femoral n. 股神经分支
Femoral a. and v. 股动脉和股静脉
Adductor longus 长收肌
Great saphenous v. 大隐静脉
Anterior branch of obturator n. 闭孔神经前支
Adductor brevis 短收肌
Posterior branch of obturator n. 闭孔神经后支
Gracilis m. 股薄肌
Adductor magnus 大收肌
Posterior femoral cutaneous n. 股后皮神经
Semimembranosus m. 半膜肌
Semitendinosus m. 半腱肌
Long head of biceps femoris m. 股二头肌长头
Medial femoral intermuscular septum 股内侧肌间隔
Sartorius m. 缝匠肌
Muscular branch of femoral n. (to vastus medialis m.) 至股内侧肌的股神经肌支
Saphenous n. 隐神经
Femoral a. and v. 股动脉和股静脉
Great saphenous v. 大隐静脉
In adductor canal 收肌管内
Adductor longus 长收肌
Gracilis m. 股薄肌
Adductor brevis 短收肌
Deep femoral a. and v. 股深动脉和静脉
Adductor magnus 大收肌
Posterior femoral intermuscular septum 股后肌间隔
Sciatic n. 坐骨神经
Vastus medialis m. 股内侧肌
Sartorius m. 缝匠肌
Saphenous n. and descending genicular a. 隐神经和膝降动脉
Great saphenous v. 大隐静脉
Gracilis m. 股薄肌
Adductor magnus tendon 大收肌腱
Popliteal v. and a. 腘静脉和腘动脉
Semimembranosus m. 半膜肌
Semitendinosus m. 半腱肌

Crural fascia 小腿深筋膜

Interosseous membrane of leg 骨间膜

Tibia 胫骨

Anterior compartment of leg 小腿前骨筋膜鞘
伸肌 Extensor mm.
胫骨前肌 Tibialis anterior m.
趾长伸肌 Extensor digitorum longus
踇长伸肌 Extensor hallucis longus
第3腓骨肌 Fibularis tertius m.
胫前动脉和静脉 Anterior tibial a. and vv.
腓深神经 Deep fibular n.

Deep part of posterior compartment of leg 小腿后骨筋膜鞘深部
Deep flexor mm. 深层屈肌
Flexor digitorum longus 趾长屈肌
Tibialis posterior m. 胫骨后肌
Flexor hallucis longus 踇长屈肌
Popliteus m. 腘肌
Posterior tibial a. and vv. 胫后动脉和静脉
Tibial n. 胫神经
Fibular a. and vv. 腓动脉和静脉

Anterior intermuscular septum of leg 腿部前肌间隔

Lateral compartment of leg 小腿外侧骨筋膜鞘
Fibularis longus m. 腓骨长肌
Fibularis brevis m. 腓骨短肌
Superficial fibular n. 腓浅神经

Transverse intermuscular septum of leg 小腿横肌间隔

Superficial part of posterior compartment of leg 小腿后骨筋膜鞘浅部
Superficial flexor mm. 浅层屈肌
Soleus m. 比目鱼肌
Gastrocnemius m. 腓肠肌
Plantaris m. 跖肌

Posterior intermuscular septum of leg 小腿后肌间隔

腓骨 Fibula

小腿深筋膜 Crural fascia

Cross section just above middle of leg 小腿中份上部横断面

胫骨前肌 Tibialis anterior m.

踇长伸肌 Extensor hallucis longus

趾长伸肌 Extensor digitorum longus

腓浅神经 Superficial fibular n.

Anterior intermuscular septum of leg 小腿前肌间隔

小腿深筋膜 Crural fascia

腓骨长肌 Fibularis longus m.

腓骨短肌 Fibularis brevis m.

Posterior intermuscular septum of leg 小腿后肌间隔

腓骨 Fibula

踇长屈肌 Flexor hallucis longus

Lateral sural cutaneous n. 腓肠外侧皮神经

Transverse intermuscular septum of leg 小腿横肌间隔

胫神经 Tibial n.

比目鱼肌 Soleus m.

Lateral head of gastrocnemius m. 腓肠肌外侧头

Sural communicating branch of common fibular n. 腓总神经交通支

Deep fibular n. 腓深神经

Anterior tibial a. and vv. 胫前动脉和静脉

Tibia 胫骨

Interosseous membrane of leg 小腿骨间膜

Great saphenous v. 大隐静脉

Saphenous n. 隐神经

Tibialis posterior m. 胫骨后肌

Flexor digitorum longus 趾长屈肌

Fibular a. and vv. 腓动脉和静脉

Posterior tibial a. and vv. 胫后动脉和静脉

Crural fascia 小腿深筋膜

Plantaris tendon 跖肌腱

Medial head of gastrocnemius m. 腓肠肌内侧头

Medial sural cutaneous n. 腓肠内侧皮神经

Small saphenous v. 小隐静脉

参见图 S-288, 附图 S-BP 110, S-BP 111

M=Medial cuneiform bone
M=内侧楔骨
I=Intermediate cuneiform bone
I=中间楔骨
L=Lateral cuneiform bone
L=外侧楔骨

Planes of the cuts
切面

Extensor hallucis
brevis tendon
蹞短伸肌腱

Extensor hallucis
longus tendon
蹞长伸肌腱

Fibularis longus tendon
腓骨长肌腱

Plantar tendon sheath
of fibularis longus m.
腓骨长肌足底腱鞘

Tibialis anterior tendon
胫骨前肌腱

Flexor hallucis brevis
蹞短屈肌

Abductor hallucis
蹞展肌

Abductor hallucis tendon
蹞展肌腱

Flexor hallucis longus tendon
蹞长屈肌腱

Medial plantar n.
足底内侧神经

Flexor digitorum longus tendons
趾长屈肌腱

Plantar aponeurosis
足底腱膜

Extensor digitorum
longus tendons
趾长伸肌腱

Extensor digitorum brevis
趾短伸肌

Fibularis tertius tendon
第3腓骨肌腱

Cuboid bone
骰骨

Long plantar ligament
足底长韧带

5th metatarsal bone
第5跖骨

Fibularis brevis tendon
腓骨短肌腱

Abductor digiti minimi
小趾展肌

Lateral plantar n.
足底外侧神经

Adductor hallucis
蹞收肌

Flexor digitorum brevis
趾短屈肌

Extensor hallucis brevis
tendon
蹞短伸肌腱

Extensor hallucis longus
tendon
蹞长伸肌腱

Plantar interossei mm.
骨间足底肌

Abductor hallucis
蹞展肌

Flexor hallucis brevis
蹞短屈肌

Oblique head of
adductor hallucis
蹞收肌斜头

Flexor hallucis longus tendon
蹞长屈肌腱

Flexor digitorum brevis
tendons
趾短屈肌腱

Extensor digitorum longus tendons
趾长伸肌腱

Extensor digitorum brevis tendons
趾短伸肌腱

Extensor digitorum longus
tendons
趾长伸肌腱

Dorsal interossei mm.
骨间背侧肌

Abductor digiti minimi
小趾展肌

Flexor digiti minimi
小趾伸肌

Lumbrical mm.
蚓状肌

Flexor digitorum longus tendons
趾长屈肌腱

Plantar aponeurosis
足底腱膜

1, 2, 3, 4, and 5:
Metatarsal bones
1,2,3,4,5: 跖骨

C.Machado
M.D.

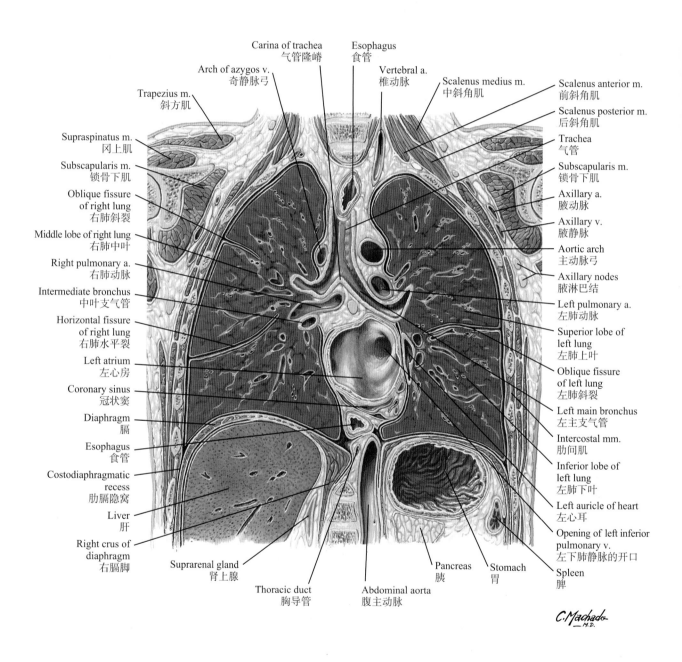

Carina of trachea
气管隆嵴

Esophagus
食管

Arch of azygos v.
奇静脉弓

Vertebral a.
椎动脉

Scalenus medius m.
中斜角肌

Scalenus anterior m.
前斜角肌

Trapezius m.
斜方肌

Scalenus posterior m.
后斜角肌

Supraspinatus m.
冈上肌

Trachea
气管

Subscapularis m.
锁骨下肌

Subscapularis m.
锁骨下肌

Oblique fissure
of right lung
右肺斜裂

Axillary a.
腋动脉

Middle lobe of right lung
右肺中叶

Axillary v.
腋静脉

Right pulmonary a.
右肺动脉

Aortic arch
主动脉弓

Intermediate bronchus
中叶支气管

Axillary nodes
腋淋巴结

Left pulmonary a.
左肺动脉

Horizontal fissure
of right lung
右肺水平裂

Superior lobe of
left lung
左肺上叶

Left atrium
左心房

Oblique fissure
of left lung
左肺斜裂

Coronary sinus
冠状窦

Left main bronchus
左主支气管

Diaphragm
膈

Intercostal mm.
肋间肌

Esophagus
食管

Inferior lobe of
left lung
左肺下叶

Costodiaphragmatic
recess
肋膈隐窝

Left auricle of heart
左心耳

Liver
肝

Opening of left inferior
pulmonary v.
左下肺静脉的开口

Right crus of
diaphragm
右膈脚

Spleen
脾

Suprarenal gland
肾上腺

Pancreas
胰

Stomach
胃

Thoracic duct
胸导管

Abdominal aorta
腹主动脉

C. Machado
— M.D.

增强以突出肺和骨

Trachea
气管

Azygos v.
奇静脉

Carina of trachea
(at tracheal
bifurcation)
气管隆嵴
(气管杈)

Right superior
lobar bronchus
右肺上叶支气管

Right main
bronchus
右主支气管

Intermediate
bronchus
中叶支气管

Right
pulmonary a.
右肺动脉

Right
pulmonary v.
右肺静脉

Liver
肝

Suprarenal
gland
肾上腺

Superior lobe
of left lung
左肺上叶

Aortic arch
主动脉弓

Left
pulmonary a.
左肺动脉

Left main
bronchus
左主支气管

Oblique
fissure of
left lung
左肺斜裂

Descending
aorta
降主动脉

Inferior lobe
of left lung
左肺下叶

Diaphragm
膈

Spleen
脾

Kidney
肾

增强以突出肺和骨

Right brachio-
cephalic v.
右头臂静脉

Ascending aorta
升主动脉

Right atrium
(contrast from
superior vena
cava)
右心房(增强
剂从上腔静脉
进入)

Right ventricle
右心室

Liver
肝

Hepatic
portal v.
肝门静脉

Clavicle
锁骨

Left brachio-
cephalic v.
左头臂静脉

Pulmonary
trunk
肺动脉干

Left auricle
of heart
左心耳

Aortic valve
主动脉瓣

Left ventricle
左心室

Fundus of
stomach
胃底

Diaphragm
膈

Spleen
脾

Celiac trunk
腹腔干

Superior
mesenteric a.
肠系膜上动脉

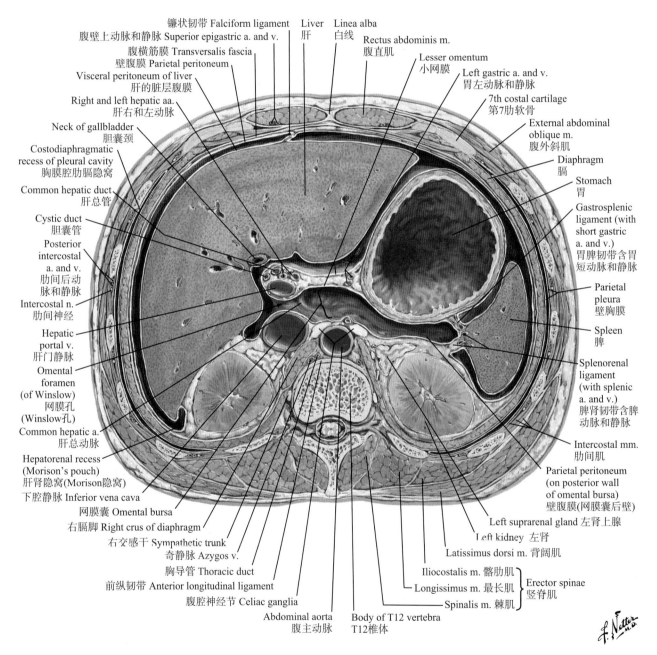

镰状韧带 Falciform ligament
腹壁上动脉和静脉 Superior epigastric a. and v.
腹横筋膜 Transversalis fascia
壁腹膜 Parietal peritoneum
Visceral peritoneum of liver
肝的脏层腹膜
Right and left hepatic aa.
肝右和左动脉
Neck of gallbladder
胆囊颈
Costodiaphragmatic
recess of pleural cavity
胸膜腔肋膈隐窝
Common hepatic duct
肝总管
Cystic duct
胆囊管
Posterior
intercostal
a. and v.
肋间后动
脉和静脉
Intercostal n.
肋间神经
Hepatic
portal v.
肝门静脉
Omental
foramen
(of Winslow)
网膜孔
(Winslow孔)
Common hepatic a.
肝总动脉
Hepatorenal recess
(Morison's pouch)
肝肾隐窝(Morison隐窝)
下腔静脉 Inferior vena cava
网膜囊 Omental bursa
右膈脚 Right crus of diaphragm
右交感干 Sympathetic trunk
奇静脉 Azygos v.
胸导管 Thoracic duct
前纵韧带 Anterior longitudinal ligament
腹腔神经节 Celiac ganglia

Liver
肝
Linea alba
白线
Rectus abdominis m.
腹直肌
Lesser omentum
小网膜
Left gastric a. and v.
胃左动脉和静脉
7th costal cartilage
第7肋软骨
External abdominal
oblique m.
腹外斜肌
Diaphragm
膈
Stomach
胃
Gastrosplenic
ligament (with
short gastric
a. and v.)
胃脾韧带含胃
短动脉和静脉
Parietal
pleura
壁胸膜
Spleen
脾
Splenorenal
ligament
(with splenic
a. and v.)
脾肾韧带含脾
动脉和静脉
Intercostal mm.
肋间肌
Parietal peritoneum
(on posterior wall
of omental bursa)
壁腹膜(网膜囊后壁)
Left suprarenal gland 左肾上腺
Left kidney 左肾
Latissimus dorsi m. 背阔肌
Iliocostalis m. 髂肋肌
Longissimus m. 最长肌
Spinalis m. 棘肌
Erector spinae
竖脊肌

Abdominal aorta
腹主动脉
Body of T12 vertebra
T12椎体

静脉增强造影的轴位CT成像

Gallbladder
胆囊

Bile duct
胆总管

Right lobe
of liver
肝右叶

Inferior vena
cava
下腔静脉

Right suprarenal
gland
右肾上腺

Stomach
胃

Pancreatic duct
胰管

Tail of pancreas
胰尾

Abdominal aorta
腹主动脉

Spleen
脾

Left kidney
左肾

200 mm

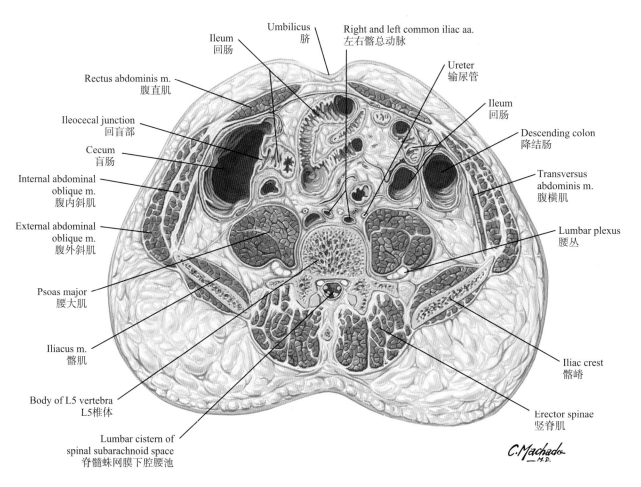

Umbilicus
脐

Ileum
回肠

Right and left common iliac aa.
左右髂总动脉

Rectus abdominis m.
腹直肌

Ureter
输尿管

Ileocecal junction
回盲部

Ileum
回肠

Cecum
盲肠

Descending colon
降结肠

Internal abdominal
oblique m.
腹内斜肌

Transversus
abdominis m.
腹横肌

External abdominal
oblique m.
腹外斜肌

Lumbar plexus
腰丛

Psoas major
腰大肌

Iliac crest
髂嵴

Iliacus m.
髂肌

Body of L5 vertebra
L5椎体

Erector spinae
竖脊肌

Lumbar cistern of
spinal subarachnoid space
脊髓蛛网膜下腔腰池

C.Machado
M.D.

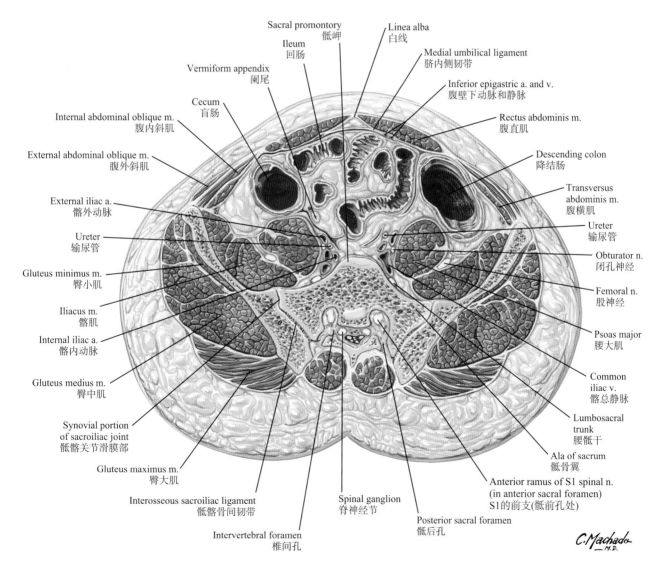

Sacral promontory
骶岬

Ileum
回肠

Linea alba
白线

Medial umbilical ligament
脐内侧韧带

Inferior epigastric a. and v.
腹壁下动脉和静脉

Vermiform appendix
阑尾

Cecum
盲肠

Rectus abdominis m.
腹直肌

Internal abdominal oblique m.
腹内斜肌

Descending colon
降结肠

External abdominal oblique m.
腹外斜肌

Transversus
abdominis m.
腹横肌

External iliac a.
髂外动脉

Ureter
输尿管

Ureter
输尿管

Obturator n.
闭孔神经

Gluteus minimus m.
臀小肌

Femoral n.
股神经

Iliacus m.
髂肌

Internal iliac a.
髂内动脉

Psoas major
腰大肌

Common
iliac v.
髂总静脉

Gluteus medius m.
臀中肌

Lumbosacral
trunk
腰骶干

Synovial portion
of sacroiliac joint
骶髂关节滑膜部

Ala of sacrum
骶骨翼

Gluteus maximus m.
臀大肌

Anterior ramus of S1 spinal n.
(in anterior sacral foramen)
S1的前支(骶前孔处)

Interosseous sacroiliac ligament
骶髂骨间韧带

Spinal ganglion
脊神经节

Posterior sacral foramen
骶后孔

Intervertebral foramen
椎间孔

C.Machado
_M.D.

Pubic symphysis
耻骨联合

Urinary bladder
膀胱

Internal urethral orifice
尿道内口

Rectus abdominis m.
腹直肌

Spermatic cord
精索

Body of pubis
耻骨体

Prostate
前列腺

Pectineus m.
耻骨肌

Psoas major
腰大肌

Femoral v.
股静脉

Psoas major tendon
腰大肌腱

Femoral a.
股动脉

Iliacus m.
髂肌

Femoral n.
股神经

Head of femur
股骨头

Sartorius m.
缝匠肌

Neck of femur
股骨颈

Iliopsoas
髂腰肌

Gluteus
medius m.
臀中肌

Rectus
femoris m.
股直肌

Gluteus
minimus
tendon
臀小肌腱

Tensor
fasciae latae
阔筋膜张肌

Obturator n.
闭孔神经

Greater
trochanter
大转子

Obturator
a. and v.
闭孔动脉和
静脉

Inferior
gemellus m.
下孖肌

Acetabular
fossa
髋臼窝

Sciatic n.
坐骨神经

Lunate
surface of
acetabulum
髋臼月状面

Gluteus maximus m.
臀大肌

Sciatic n.
坐骨神经

Obturator internus
闭孔内肌

Internal pudendal a. and v.
阴部内动脉和静脉

Sacrotuberous ligament
骶结节韧带

Pudendal n.
阴部神经

Prostatic urethra (containing
openings of ejaculatory ducts)
尿道前列腺部(包括射精管开口)

Fat body of ischioanal fossa
坐骨肛门窝内脂体

Puboanalis m. (part of levator ani)
耻骨直肠肌(肛提肌的一部分)

Anorectal junction
肛门直肠曲

Coccyx
尾骨

C. Machado
_M.D.

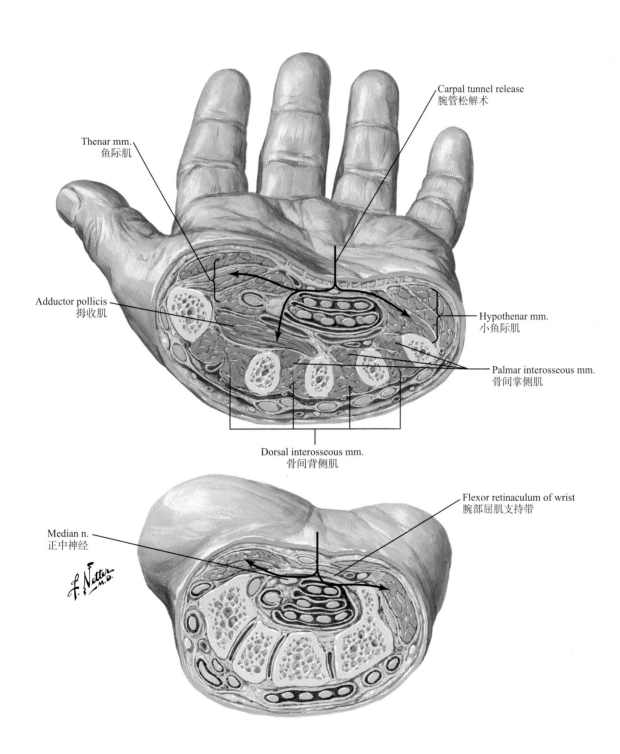

Carpal tunnel release
腕管松解术

Thenar mm.
鱼际肌

Adductor pollicis
拇收肌

Hypothenar mm.
小鱼际肌

Palmar interosseous mm.
骨间掌侧肌

Dorsal interosseous mm.
骨间背侧肌

Flexor retinaculum of wrist
腕部屈肌支持带

Median n.
正中神经

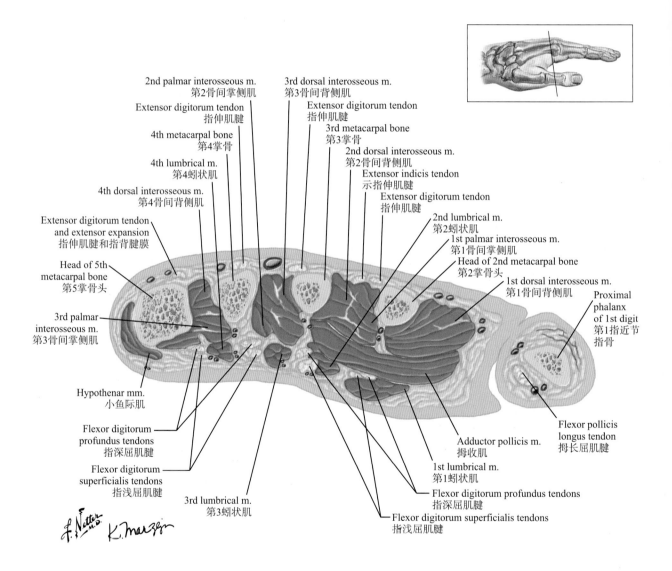

2nd palmar interosseous m.
第2骨间掌侧肌

Extensor digitorum tendon
指伸肌腱

4th metacarpal bone
第4掌骨

4th lumbrical m.
第4蚓状肌

4th dorsal interosseous m.
第4骨间背侧肌

Extensor digitorum tendon
and extensor expansion
指伸肌腱和指背腱膜

Head of 5th
metacarpal bone
第5掌骨头

3rd palmar
interosseous m.
第3骨间掌侧肌

3rd dorsal interosseous m.
第3骨间背侧肌

Extensor digitorum tendon
指伸肌腱

3rd metacarpal bone
第3掌骨

2nd dorsal interosseous m.
第2骨间背侧肌

Extensor indicis tendon
示指伸肌腱

Extensor digitorum tendon
指伸肌腱

2nd lumbrical m.
第2蚓状肌

1st palmar interosseous m.
第1骨间掌侧肌

Head of 2nd metacarpal bone
第2掌骨头

1st dorsal interosseous m.
第1骨间背侧肌

Proximal
phalanx
of 1st digit
第1指近节
指骨

Flexor pollicis
longus tendon
拇长屈肌腱

Hypothenar mm.
小鱼际肌

Flexor digitorum
profundus tendons
指深屈肌腱

Flexor digitorum
superficialis tendons
指浅屈肌腱

3rd lumbrical m.
第3蚓状肌

Adductor pollicis m.
拇收肌

1st lumbrical m.
第1蚓状肌

Flexor digitorum profundus tendons
指深屈肌腱

Flexor digitorum superficialis tendons
指浅屈肌腱

Extensor digitorum tendons and extensor expansions 指伸肌腱和指背腱膜

Extensor digitorum tendon and extensor expansion 指伸肌腱和指背腱膜

Collateral ligaments 副韧带

2nd lumbrical m. 第2蚓状肌

2nd dorsal interosseous m. 第2骨间背侧肌

Extensor indicis and extensor digitorum tendons 示指伸肌和指伸肌腱

Deep transverse metacarpal ligament 掌骨深横韧带

Head of 2nd metacarpal bone 第2掌骨头

1st dorsal interosseous m. 第1骨间背侧肌

第5指近节指骨
Proximal phalanx
of 5th digit

Collateral
ligaments
侧副韧带

Articular
cartilage
of 4th meta-
carpal bone
第4掌骨关
节软骨

Proximal phalanx
of 1st digit
第1指近节指骨

Articular
cartilage
关节软骨

Palmar ligament
掌侧韧带

Flexor digitorum
profundus tendons
指深屈肌腱

Flexor digitorum
superficialis tendons
指浅屈肌腱

Palmar ligament
掌侧韧带

Head of 3rd metacarpal bone
第3掌骨头

1st lumbrical m.
第1蚓状肌

Flexor digitorum
profundus tendons
指深屈肌腱

Flexor digitorum
superficialis tendons
指浅屈肌腱

Flexor pollicis longus tendon
拇长屈肌腱

Pyramidalis m.
锥状肌

Rectus
abdominis m.
腹直肌

Ductus deferens
输精管

External iliac
a. and v.
髂外动脉和静脉

Adductor longus
长收肌

Pectineus m.
耻骨肌

Urinary bladder
膀胱

Prostate
前列腺

Rectum
直肠

Levator ani
肛提肌

Coccyx
尾骨

Testicular a.
睾丸动脉

Inguinal canal
腹股沟管

External abdominal oblique, internal abdominal oblique,
and transversus abdominis mm.
腹外斜肌、腹内斜肌和腹横肌

Femoral n.
股神经

Iliopsoas
髂腰肌

Sartorius m.
缝匠肌

Acetabular labrum
髋臼唇

Rectus femoris tendon
股直肌腱

Tensor fasciae latae
阔筋膜张肌

Rectus femoris m.
股直肌

Pubofemoral ligament
耻股韧带

Iliofemoral ligament
髂股韧带

Gluteus minimus m.
臀小肌

Gluteus medius m.
臀中肌

Ligament of head of femur
股骨头韧带

Head of femur
股骨头

Gluteus maximus tendon
臀大肌腱

Greater trochanter
大转子

Ischiofemoral ligament
坐股韧带

Acetabular labrum
髋臼唇

Gluteus maximus m.
臀大肌

Superior gemellus m.
and tendon
上孖肌和肌腱

Obturator internus
闭孔内肌

Sacrotuberous ligament
骶结节韧带

Sciatic n.
坐骨神经

Obturator internus and tendon
闭孔内肌和肌腱

Transverse acetabular ligament
髋臼横韧带

Acetabulum
髋臼唇

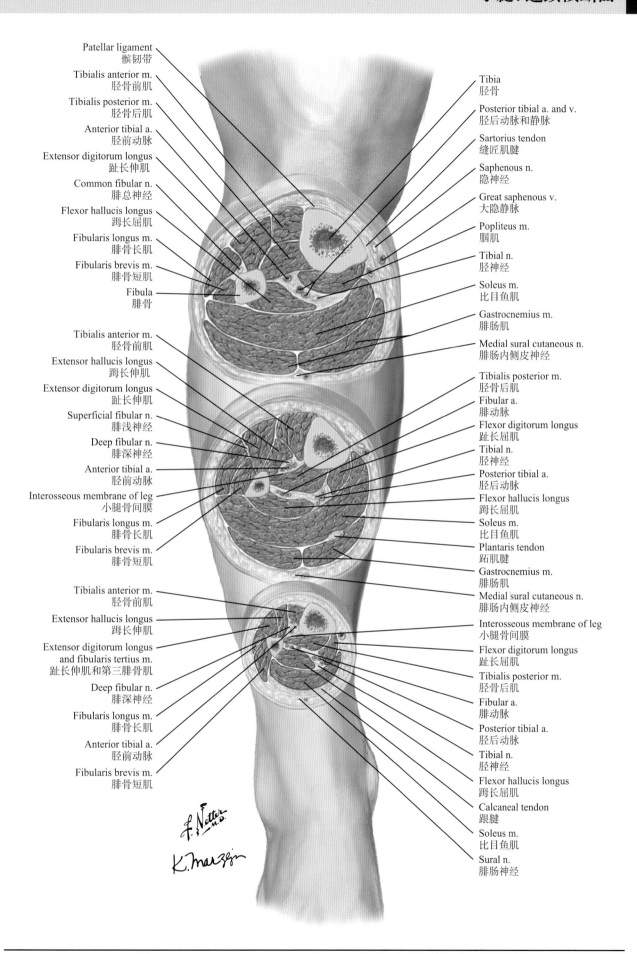

Patellar ligament
髌韧带

Tibialis anterior m.
胫骨前肌

Tibialis posterior m.
胫骨后肌

Anterior tibial a.
胫前动脉

Extensor digitorum longus
趾长伸肌

Common fibular n.
腓总神经

Flexor hallucis longus
踇长屈肌

Fibularis longus m.
腓骨长肌

Fibularis brevis m.
腓骨短肌

Fibula
腓骨

Tibialis anterior m.
胫骨前肌

Extensor hallucis longus
踇长伸肌

Extensor digitorum longus
趾长伸肌

Superficial fibular n.
腓浅神经

Deep fibular n.
腓深神经

Anterior tibial a.
胫前动脉

Interosseous membrane of leg
小腿骨间膜

Fibularis longus m.
腓骨长肌

Fibularis brevis m.
腓骨短肌

Tibialis anterior m.
胫骨前肌

Extensor hallucis longus
踇长伸肌

Extensor digitorum longus
and fibularis tertius m.
趾长伸肌和第三腓骨肌

Deep fibular n.
腓深神经

Fibularis longus m.
腓骨长肌

Anterior tibial a.
胫前动脉

Fibularis brevis m.
腓骨短肌

Tibia
胫骨

Posterior tibial a. and v.
胫后动脉和静脉

Sartorius tendon
缝匠肌腱

Saphenous n.
隐神经

Great saphenous v.
大隐静脉

Popliteus m.
腘肌

Tibial n.
胫神经

Soleus m.
比目鱼肌

Gastrocnemius m.
腓肠肌

Medial sural cutaneous n.
腓肠内侧皮神经

Tibialis posterior m.
胫骨后肌

Fibular a.
腓动脉

Flexor digitorum longus
趾长屈肌

Tibial n.
胫神经

Posterior tibial a.
胫后动脉

Flexor hallucis longus
踇长屈肌

Soleus m.
比目鱼肌

Plantaris tendon
跖肌腱

Gastrocnemius m.
腓肠肌

Medial sural cutaneous n.
腓肠内侧皮神经

Interosseous membrane of leg
小腿骨间膜

Flexor digitorum longus
趾长屈肌

Tibialis posterior m.
胫骨后肌

Fibular a.
腓动脉

Posterior tibial a.
胫后动脉

Tibial n.
胫神经

Flexor hallucis longus
踇长屈肌

Calcaneal tendon
跟腱

Soleus m.
比目鱼肌

Sural n.
腓肠神经

**Axial view
轴向图**

Tibialis anterior m. and tendon
胫骨前肌和肌腱

Extensor hallucis longus and tendon
踇长伸肌和肌腱

Deep fibular n.
腓深神经

Anterior tibial a.
胫前动脉

Superior extensor retinaculum
伸肌上支持带

Extensor digitorum
longus and tendon
趾长伸肌和肌腱

Fibularis tertius tendon
第三腓骨肌腱

Fibula
腓骨

Interosseous membrane of leg
小腿骨间膜

Fibularis longus tendon
腓骨长肌腱

Fibularis brevis m. and tendon
腓骨短肌及肌腱

Small saphenous v.
小隐静脉

Sural n.
腓肠神经

Superior extensor retinaculum
伸肌上支持带

Great saphenous v.
大隐静脉

Tibia
胫骨

Tibialis posterior tendon
胫骨后肌腱

Flexor digitorum longus tendon
趾长屈肌腱

Flexor retinaculum of ankle
踝屈肌支持带

Posterior tibial a. 胫后动脉

Tibial n.
胫神经

Flexor hallucis longus and tendon
踇长屈肌腱

Plantaris tendon
跖肌腱

Soleus m. and tendon
比目鱼肌和肌腱

Gastrocnemius tendon
腓肠肌腱

**Coronal view
冠状面观**

Tibialis anterior tendon
胫骨前肌腱

Extensor hallucis longus and tendon
踇长伸肌和肌腱

Extensor digitorum longus
趾长伸肌

Fibularis tertius m. and tendons
第三腓骨肌和肌腱

Deep fibular n.
腓深神经

Anterior tibial a.
胫前动脉

Anterior talofibular ligament
距腓前韧带

Talus
距骨

Posterior talocalcaneal ligament
距跟后韧带

Fibularis brevis tendon
腓骨短肌腱

Small saphenous v.
小隐静脉

Fibularis longus tendon
腓骨长肌腱

Calcaneus
跟骨

Tibia
胫骨

Great saphenous v.
大隐静脉

Medial malleolus
内踝

Tibiocalcaneal ligament
胫跟韧带

Posterior tibialis tendon
胫骨后肌腱

Sustentaculum tali
载距突

Flexor digitorum longus tendon
趾长屈肌腱

Flexor hallucis longus tendon
踇长屈肌腱

Flexor retinaculum of ankle
踝屈肌支持带

Medial plantar a. and n.
足底内侧动脉和神经

Lateral plantar a. and n.
足底外侧动脉和神经

Quadratus plantae m.
足底方肌

Abductor hallucis
踇展肌

Medial process of calcaneal tuberosity
跟骨结节内侧突

Plantar aponeurosis
足底腱膜

K. marten

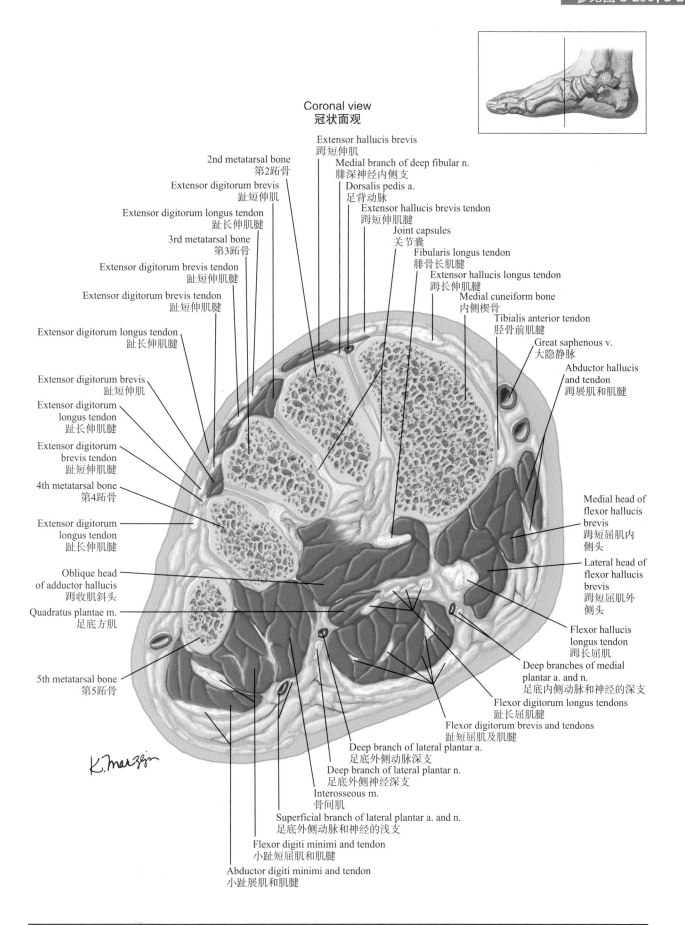

Coronal view
冠状面观

Extensor hallucis brevis
踇短伸肌

Medial branch of deep fibular n.
腓深神经内侧支

Dorsalis pedis a.
足背动脉

Extensor hallucis brevis tendon
踇短伸肌腱

Joint capsules
关节囊

Fibularis longus tendon
腓骨长肌腱

Extensor hallucis longus tendon
踇长伸肌腱

Medial cuneiform bone
内侧楔骨

Tibialis anterior tendon
胫骨前肌腱

Great saphenous v.
大隐静脉

Abductor hallucis and tendon
踇展肌和肌腱

2nd metatarsal bone
第2跖骨

Extensor digitorum brevis
趾短伸肌

Extensor digitorum longus tendon
趾长伸肌腱

3rd metatarsal bone
第3跖骨

Extensor digitorum brevis tendon
趾短伸肌腱

Extensor digitorum brevis tendon
趾短伸肌腱

Extensor digitorum longus tendon
趾长伸肌腱

Extensor digitorum brevis
趾短伸肌

Extensor digitorum longus tendon
趾长伸肌腱

Extensor digitorum brevis tendon
趾短伸肌腱

4th metatarsal bone
第4跖骨

Extensor digitorum longus tendon
趾长伸肌腱

Oblique head of adductor hallucis
踇收肌斜头

Quadratus plantae m.
足底方肌

5th metatarsal bone
第5跖骨

Medial head of flexor hallucis brevis
踇短屈肌内侧头

Lateral head of flexor hallucis brevis
踇短屈肌外侧头

Flexor hallucis longus tendon
踇长屈肌

Deep branches of medial plantar a. and n.
足底内侧动脉和神经的深支

Flexor digitorum longus tendons
趾长屈肌腱

Flexor digitorum brevis and tendons
趾短屈肌及肌腱

Deep branch of lateral plantar a.
足底外侧动脉深支

Deep branch of lateral plantar n.
足底外侧神经深支

Interosseous m.
骨间肌

Superficial branch of lateral plantar a. and n.
足底外侧动脉和神经的浅支

Flexor digiti minimi and tendon
小趾短屈肌和肌腱

Abductor digiti minimi and tendon
小趾展肌和肌腱

K. mar3gn

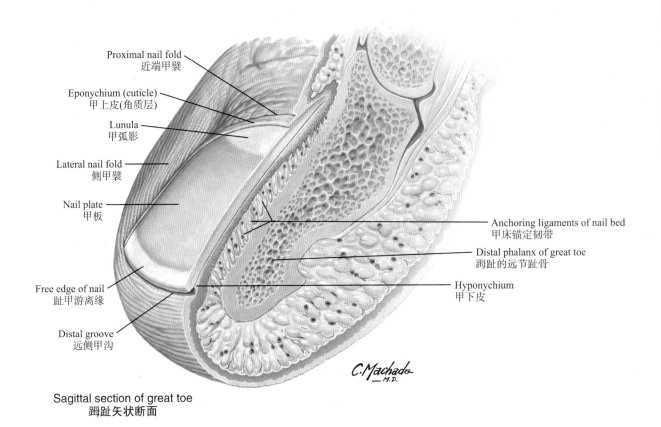

Proximal nail fold
近端甲襞

Eponychium (cuticle)
甲上皮(角质层)

Lunula
甲弧影

Lateral nail fold
侧甲襞

Nail plate
甲板

Free edge of nail
趾甲游离缘

Distal groove
远侧甲沟

Anchoring ligaments of nail bed
甲床锚定韧带

Distal phalanx of great toe
蹈趾的远节趾骨

Hyponychium
甲下皮

Sagittal section of great toe
蹈趾矢状断面

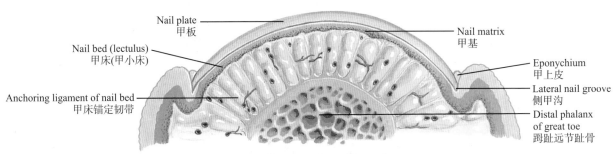

Nail plate
甲板

Nail bed (lectulus)
甲床(甲小床)

Anchoring ligament of nail bed
甲床锚定韧带

Nail matrix
甲基

Eponychium
甲上皮

Lateral nail groove
侧甲沟

Distal phalanx
of great toe
蹈趾远节趾骨

Cross section of toenail
蹈趾甲横断面

Toenail growth
蹈趾甲生长

The average growth rate of toenails is about 1 mm
a month.
趾甲的平均生长速度约为每月1毫米

The rounded shape of the free edge of the nails is
dictated by the shape of the lunula. After avulsion
of a nail, the free edge of the new one grows parallel
to the lunula.
指甲游离缘的圆形是由甲弧影的形状决定的。指
甲撕脱后, 新指甲的游离缘与甲弧影平行生长。

头部和颈部

肌	肌群	起点	止点	神经支配	血供	主要功能
耳前肌	面部表情肌（外耳）	颞筋膜，帽状腱膜	耳廓内侧面前方	面神经颞支	耳后动脉和颞浅动脉	上提耳廓、使耳向前运动
耳后肌	面部表情肌（外耳）	乳突	耳廓内侧面下方	面神经耳后支	耳后动脉和颞浅动脉	缩耳、上提耳廓
耳上肌	面部表情肌（外耳）	颞筋膜，帽状腱膜	耳廓内侧面上方	面神经颞支	耳后动脉和颞浅动脉	缩耳、上提耳廓
颊肌	面部表情肌	上颌骨和下颌骨牙槽突的后部，翼下颌中缝的前缘	口角	面神经颊支	面动脉和上颌动脉	收缩颊部
睫状肌	眼内肌（平滑肌）	巩膜突	脉络膜	睫状短神经（来自睫状神经节的副交感神经纤维）	眼动脉	收缩睫状体使晶状体变凸
皱眉肌	面部表情肌	眶上缘内侧部	眉内侧半皮肤	面神经颞支	颞浅动脉	向下内侧牵拉眉，产生皱纹
环甲肌	喉肌	环状软骨弓	甲状软骨下缘及下角	喉上神经外支	甲状腺上、下动脉	拉长和紧张声韧带
降口角肌	面部表情肌	下颌骨斜线	口角	面神经下颌缘支和颊支	下唇动脉	降口角
降下唇肌	面部表情肌	下颌联合与颏孔之间的下颌骨外表面	下唇皮肤	面神经下颌缘支	下唇动脉	降下唇、使其向侧方运动
降鼻中隔肌	面部表情肌	上颌骨切牙窝	鼻中隔和鼻翼后部	面神经颧支和颊支	上唇动脉	缩小鼻孔，下拉鼻中隔

注：骨骼肌的神经支配、血供、起止点和主要功能的变异在解剖学中十分常见，因此教科书之间出现描述不同和解剖变异是正常的。

肌	肌群	起点	止点	神经支配	血供	主要功能
二腹肌	舌骨上群	**前腹：** 下颌二腹窝	中间腱附着于舌骨体	**前腹：** 下牙槽神经(下颌神经分支)	**前腹：** 颏下动脉	抬舌骨和舌根，固定舌骨，通过降下颌张开口
		后腹： 颞骨乳突切迹		**后腹：** 面神经二腹支	**后腹：** 耳后动脉和枕后动脉	
瞳孔开大肌	眼内肌(平滑肌)	视网膜虹膜部	虹膜瞳孔缘	睫状长神经(来自颈上神经节的交感神经纤维)	眼动脉	扩大瞳孔
额肌	面部表情肌(颅顶)	帽状腱膜(冠状缝水平)	额部皮肤，帽状腱膜	面神经颞支	颞浅动脉	使前额产生水平皱纹，提眉
颏舌肌	舌外肌	下颌骨上颏棘	舌背，舌骨	舌下神经(CN XII)	舌下动脉和颏下动脉	降舌、伸舌
颏舌骨肌	舌骨上群	下颌骨下颏棘	舌骨体前表面	C1颈神经前支(经舌下神经)	舌下动脉	抬舌骨，降下颌骨
舌骨舌肌	舌外肌	舌骨体及大角	舌侧缘和下面	舌下神经(CN XII)	舌下动脉和颏下动脉	降舌、缩舌
舌下纵肌	舌内肌	舌下表面	舌尖	舌下神经(CN XII)	舌动脉和面动脉	缩舌、转舌
下斜肌	眼外肌	眶前底(鼻泪管外侧)	角巩膜交界处外侧的巩膜	动眼神经(CN III)	眼动脉	眼球外展、上提和侧向旋转
咽下缩肌	环咽肌	甲状软骨斜线和环状软骨	咽中缝	迷走神经(经咽丛)	咽升动脉和甲状腺上动脉	吞咽时收缩咽壁
下直肌	眼外肌	总腱环	角巩膜交界处下方的巩膜	动眼神经(CN III)	眼动脉	眼球下降、内收和侧向旋转
环杓侧肌	喉肌	环状软骨弓	杓状软骨肌突	喉返神经	甲状腺上、下动脉	内收声带
翼外肌	咀嚼肌	**上头：** 蝶骨大翼颞下表面	翼状窝、颞下颌关节囊和关节盘	下颌神经(CN V₃)	上颌动脉	**双侧运动：** 前伸下颌骨
		下头： 翼突外侧板				**单侧和交替运动：** 侧向研磨
外直肌	眼外肌	总腱环	角巩膜交界处外侧的巩膜	展神经(CN VI)	眼动脉	眼球外展
提口角肌	面部表情肌	上颌骨尖牙窝	口角	面神经的颧支和颊支	上唇动脉	上提口角
提上唇肌	面部表情肌	眶下孔上方的上颌骨	上唇皮肤	面神经的颧支和颊支	上唇动脉和口角动脉	提上唇，扩张鼻孔
提鼻唇肌(提上唇鼻翼肌)	面部表情肌	上颌骨额突上部	鼻翼软骨、鼻部皮肤和上唇外侧	面神经的颧支和颊支	唇动脉和口角动脉	提上唇，扩张鼻孔
上睑提肌	眼外肌	蝶骨小翼(视神经管前)	上睑板	运动神经(CN III)	眼动脉	提上睑

肌	肌群	起点	止点	神经支配	血供	主要功能
腭帆提肌	腭肌	颞骨岩部和咽鼓管	腭腱膜	迷走神经(经咽丛)	腭升动脉和腭降动脉	吞咽时提软腭
头长肌	椎前肌	C3~C6 横突前结节	枕骨基底部下表面	颈神经 C1~C3 前支	颈升动脉、咽升动脉和椎动脉	屈头部
颈长肌	椎前肌	**脊椎部:** C5~T3 椎体	**脊椎部:** C2~C4 椎体	颈神经 C2~C8 前支	颈升动脉、咽升动脉和椎动脉	**双侧运动:** 屈曲并辅助旋转颈椎和头 **单侧运动:** 侧屈脊柱
		下斜部: T1~T3 椎体	**下斜部:** C3~C6 横突前结节			
		上斜部: C3~C5 横突前结节	**上斜部:** 寰椎前结节			
咬肌	咀嚼肌	颧弓	下颌支,冠状突	下颌神经(CN V₃)	面横动脉、咬肌动脉和面动脉	上抬、前伸下颌骨,深层纤维使下颌骨后移
翼内肌	咀嚼肌	翼突外侧板内表面,腭骨锥突,上颌结节	下颌支和下颌角内表面(下牙槽孔下方)	下颌神经(CN V₃)	面动脉和上颌动脉	双侧运动:前伸和抬高下颌骨 单侧和交替运动:侧向运动
内直肌	眼外肌	总腱环	角巩膜交界处内侧的巩膜	动眼神经(CN Ⅲ)	眼动脉	眼球内收
颏肌	面部表情肌	下颌骨切牙窝	颏部皮肤	面神经下颌缘支	下唇动脉	上提、前伸下唇
咽中缩肌	环咽肌	茎突舌骨韧带,舌骨角	咽中缝	迷走神经(经咽丛)	咽升动脉、腭升动脉、面动脉扁桃体支、舌动脉舌背支	吞咽时收缩咽壁
腭垂肌	腭肌	腭骨的鼻后棘,腭腱膜	悬雍垂粘膜	迷走神经(经咽丛)	腭升动脉和腭降动脉	缩短、提高和收缩悬雍垂
下颌舌骨肌	舌骨上群	下颌骨下颌舌骨肌线	舌骨中缝,舌骨体	下牙槽神经(下颌神经分支)	舌下动脉和颏下动脉	上提舌骨、舌根、口底;降下颌骨
鼻肌	面部表情肌	尖牙隆起(上颌骨切牙窝的上方和外侧)	鼻软骨腱膜	面神经颊支	上唇动脉、面动脉鼻中隔支及鼻外侧支	使鼻翼向鼻中隔方向收缩,收缩鼻孔;鼻翼部扩张鼻孔
杓斜肌	喉肌	杓状软骨	对侧杓状软骨	喉返神经	甲状腺上、下动脉	闭合声门区软骨间部分

肌	肌群	起点	止点	神经支配	血供	主要功能
枕肌	面部表情肌（颅顶）	上颈线外侧2/3，乳突	枕部皮肤，帽状腱膜	面神经耳后支	耳后动脉和枕后动脉	头皮向后移动
肩胛舌骨肌	舌骨下群	下腹：肩胛骨上缘，肩胛上横韧带 上腹：舌骨体	肩胛舌骨肌中间腱	下腹：颈襻（C2~C3） 上腹：颈襻（C1）	舌动脉和甲状腺上动脉	稳定并降舌骨
眼轮匝肌	面部表情肌	眶内侧缘，睑内侧韧带，泪骨	眶周皮肤，睑外侧韧带，上下眼睑	面神经颞支和颧支	面动脉和颞浅动脉	闭眼
口轮匝肌	面部表情肌	上颌骨、下颌骨、口周皮肤和肌肉	口角	面神经颊支和下颌缘支	上、下唇动脉	唇部的挤压、收缩和前伸
腭舌肌	腭肌	腭腱膜	舌外缘	迷走神经(经咽丛)	咽升动脉、面动脉和上颌动脉的腭支	上提舌后部，降上腭
腭咽肌	腭肌	硬腭，腭腱膜	咽侧壁	迷走神经(经咽丛)	腭升动脉和腭降动脉	紧张软腭；吞咽时向上、前和内侧收缩咽壁
颈阔肌	面部表情肌（颈部）	锁骨下区皮肤	下颌，下唇肌肉	面神经颈支	颏下动脉和肩胛上动脉	紧张颈部皮肤
环杓后肌	喉肌	环状软骨板后表面	杓状软骨肌突	喉返神经	甲状腺上、下动脉	外展声带
降眉间肌	面部表情肌	覆盖鼻骨下部和鼻外侧软骨上部的筋膜	眉间和眉上的皮肤	面神经颞支和颧支	角动脉，面动脉的外侧鼻支	降眉内侧角，在鼻梁处产生横向皱纹
头前直肌	椎前肌	寰椎侧块	枕骨基底部	颈神经 C1~C2 前支	椎动脉和咽升动脉	屈曲头部
头外侧直肌	椎前肌	寰椎横突上表面	枕骨颈静脉突下表面	颈神经 C1~C2 前支	椎动脉、枕动脉和咽升动脉	向同侧屈曲头部
笑肌	面部表情肌	咬肌筋膜	口角	面神经颊支	上唇动脉	后拉口角
咽鼓管咽肌	纵行咽肌	咽鼓管	咽侧壁	迷走神经(经咽丛)	咽升动脉	吞咽和说话时上提咽和喉
前斜角肌	椎外侧肌	C3~C6 横突前结节	第1肋斜角肌结节	颈神经 C5~C8 前支	颈升动脉	抬第1肋，屈颈
中斜角肌	椎外侧肌	C2~C7 横突后结节	第1肋上表面（锁骨下沟后面）	颈神经 C3~C7 前支	颈升动脉	抬第1肋，屈颈
后斜角肌	椎外侧肌	C4~C6 横突后结节	第2肋外表面	颈神经 C5~C8 前支	颈升动脉，颈横动脉浅支	抬第2肋，屈颈

肌	肌群	起点	止点	神经支配	血供	主要功能
瞳孔括约肌	眼内肌（平滑肌）	虹膜中通过瞳孔的环状平滑肌	与瞳孔开大肌纤维混合	睫状短神经（来自睫状神经节的副交感神经纤维）	眼动脉	收缩瞳孔
镫骨肌	中耳	颞骨锥突（鼓室内）	镫骨	面神经镫骨肌支	耳后动脉、鼓室前动脉和脑膜中动脉	向后拉镫骨以减轻鼓膜震荡
胸锁乳突肌	颈部	**胸骨头：**胸骨柄前表面 **锁骨头：**锁骨内 1/3 上表面	乳突外侧面；枕骨上项线外侧半	副神经（CN XI）	甲状腺上动脉、枕动脉、肩胛上动脉和耳后动脉	**双侧运动：**屈曲头部，提胸 **单侧运动：**使头部转向对侧
胸骨舌骨肌	舌骨下群	胸骨柄后表面，胸锁后韧带，锁骨胸骨端	舌骨体下缘内侧部	颈襻（C1~C3）	甲状腺上动脉和舌动脉	降喉和舌骨，稳定舌骨
胸骨甲状肌	舌骨下群	胸骨柄后表面，第 1 肋软骨后缘	甲状软骨板斜线	颈襻（C1~C3）	甲状腺上动脉环甲支	降喉和甲状软骨
茎突舌肌	舌外肌	茎突和茎突舌骨韧带	舌缘和舌下表面	舌下神经（CN XII）	舌下动脉	缩舌并将其提起以便吞咽
茎突舌骨肌	舌骨上群	茎突后缘	舌骨体（与大角交界处）	面神经茎突舌骨肌支	面动脉和枕动脉	上提和回缩舌骨
茎突咽肌	纵向咽肌	茎突内侧面	咽壁，甲状软骨后缘	舌咽神经（CN IX）	咽升动脉、腭升动脉、面动脉扁桃体支、舌动脉舌背支	吞咽、说话时上提咽和喉
舌上纵肌	舌内肌	舌背粘膜下层	舌尖（与对侧肌混合）	舌下神经（CN XII）	舌深动脉和面动脉	缩舌，向上翻转舌尖和舌缘
上斜肌	眼外肌	蝶骨体（视神经管上方）	角巩膜交界处上方的巩膜（经滑车后）	滑车神经（CN IV）	眼动脉	外展、下降和内旋眼球
咽上缩肌	环咽肌	翼钩，翼下颌中缝，下颌骨下颌舌骨线	咽中缝	迷走神经（经咽丛）	咽升动脉、腭升动脉、面动脉扁桃体支、舌动脉背支	吞咽时收缩咽壁
上直肌	眼外肌	总腱环	角巩膜交界处上方的巩膜	动眼神经（CN III）	眼动脉	上抬、内收和内旋眼球
颞肌	咀嚼肌	颞窝，颞筋膜深层	冠突，下颌支	颞深神经（下颌神经分支）	颞浅动脉和上颌动脉	提下颌；后部纤维回缩下颌

表 A.5　　　　　　　　　　　　　**骨骼肌总表**　　　　　　　　　　　　　735

肌	肌群	起点	止点	神经支配	血供	主要功能
鼓膜张肌	中耳	咽鼓管软骨	锤骨柄	下颌神经(CN V₃)	鼓室上动脉	向内侧牵拉鼓膜使之紧张
腭帆张肌	腭肌	蝶骨舟状窝和棘,咽鼓管	腭腱膜	下颌神经(CN V₃)	腭升动脉和腭降动脉	紧张软腭,吞咽和打哈欠时开放咽鼓管
甲杓肌	喉肌	甲状软骨内表面	杓状软骨肌突	喉返神经	甲状腺上、下动脉	缩短和松弛声带,缩小喉前庭
甲状舌骨肌	舌骨下群	甲状软骨板斜线	舌骨体下缘及舌骨大角	颈神经C1前支(经舌下神经)	甲状腺上动脉	降喉和舌骨,舌骨固定时升喉
杓横肌	喉肌	杓状软骨	对侧杓状软骨	喉返神经	甲状腺上、下动脉	闭合声门区软骨间部
舌横肌	舌内肌	舌中隔	舌背和舌缘	舌下神经(CN XII)	舌深动脉和面动脉	缩窄和伸长舌
舌垂直肌	舌内肌	舌背前部粘膜	舌下表面	舌下神经(CN XII)	舌深动脉和面动脉	使舌变平、变宽
声带肌	喉肌	杓状软骨声带突	声韧带	喉返神经	甲状腺上、下动脉	紧张声带前部,松弛声带后部
颧大肌	面部表情肌	颧弓	口角	面神经颧支和颊支	上唇动脉	从后上方牵拉口角
颧小肌	面部表情肌	颧弓	口角,上唇	面神经颧支和颊支	上唇动脉	提上唇

背部

肌	肌群	近端附着点	远端附着点	神经支配	动脉/血供	主要功能
髂肋肌	背部深层(竖脊肌)	颈部: C4~C6 横突后结节	颈部: 第3~6肋的肋角	脊神经后支	颈部: 枕动脉,颈深动脉,椎动脉	后伸和侧屈脊柱和头部
		胸部: 第1~6肋的肋角	胸部: 第7~12肋的肋角		胸部: 肋间后动脉背支,肋下动脉	
		腰部: 第4~12肋,L1~L4横突	腰部: 骶骨(经竖脊肌腱膜),髂嵴		腰部: 腰动脉背支,骶外侧动脉	
棘间肌	背部深层	颈部: C2~C7 棘突	相邻下位椎骨棘突	脊神经后支	颈部: 枕动脉,颈深动脉,椎动脉	辅助后伸脊柱
		胸部: T1~T2 棘突 T11~T12 棘突			胸部: 肋间后动脉背支,肋下动脉	
		腰部: L1~L4 棘突			腰部: 腰动脉背支	

肌	肌群	近端附着点	远端附着点	神经支配	动脉／血供	主要功能
横突间肌	背部深层	内侧群： C1~C7 横突 T10~T12 横突 L1~L4 乳突	内侧群： 相邻下位颈椎横突 相邻下位胸椎横突 相邻下位腰椎乳突	内侧群： 脊神经后支	颈部： 枕动脉，颈深动脉，椎动脉 胸部： 肋间后动脉背支，肋下动脉	辅助侧屈脊柱
		前外侧群： C1~C7 横突 L1~L4 横突	前外侧群： 相邻下位椎骨横突	前外侧群： 脊神经前支	腰部： 腰动脉背支	
背阔肌	背部浅层	T7~T12 棘突，胸腰筋膜后层（即 L1~L5 节段和髂嵴）第 10~12 肋	肱骨结节间沟	胸背神经	胸背动脉，第 9、10、11 肋间后动脉背穿支，肋下动脉，上三条腰动脉	后伸、外展、内旋肱骨
肩胛提肌	背部浅层	寰椎和枢椎横突 C3~C4 横突后结节	肩胛骨内侧缘（肩胛冈以上区域）	C3~C4 脊神经前支，肩胛背神经	肩胛背动脉，颈横动脉，颈升动脉	向内上方提肩胛，下旋关节窝
最长肌	背部深层（竖脊肌）	头部： 乳突	头部： C4~T4 横突	脊神经后支	颈部： 枕动脉，颈深动脉，椎动脉	后伸和侧屈脊柱和头部
		颈部： C2~C6 横突	颈部： T1~T5 横突		胸部： 肋间后动脉背支，肋下动脉	
		胸部： T1~T12 横突 第 5~12 肋 L1~L5 横突和副突	胸部： L1~L5 棘突骶骨后面髂结节 骶髂后韧带		腰部： 腰动脉背支，骶外侧动脉	
多裂肌	背部深层（横突棘肌）	C2~L5 棘突（较止点高 2~5 节段）	颈部： C4~C7 上关节突	脊神经后支	颈部： 枕动脉，颈深动脉，椎动脉	稳定脊柱
			胸部： T1~T12 横突		胸部： 肋间后动脉背支，肋下动脉	
			腰部： L1~L5 乳突 骶骨 髂嵴		腰部： 腰动脉背支，骶外侧动脉	
头下斜肌	枕下肌群	寰椎横突	枢椎棘突	枕下神经	椎动脉，枕动脉	旋转寰椎使脸转向同侧
头上斜肌	枕下肌群	下项线外侧部	寰椎横突	枕下神经	椎动脉，枕动脉	后伸和侧屈头
头后大直肌	枕下肌群	下项线内侧部	枢椎棘突	枕下神经	椎动脉，枕动脉	后伸和使头转向同侧
头后小直肌	枕下肌群	下项线内侧部	寰椎后弓结节	枕下神经	椎动脉，枕动脉	后伸头部
大菱形肌	背部浅层	T2~T5 椎骨棘突	肩胛骨内侧缘（肩胛冈以下）	肩胛背神经	肩胛背动脉或颈横动脉深支，上五或六条肋间后动脉背穿支	使肩胛骨贴固胸壁，回缩并旋转肩胛骨使关节窝下降

表 A.7　　　　　　　　　　骨骼肌总表

肌	肌群	近端附着点	远端附着点	神经支配	动脉/血供	主要功能
小菱形肌	背部浅层	项韧带, C7 和 T1 棘突	肩胛骨内侧缘 (肩胛冈处)	肩胛背神经	肩胛背动脉或颈横动脉深支, 上五或六条肋间后动脉背穿支	使肩胛骨贴固胸壁, 回缩并旋转肩胛骨使关节窝下降
回旋肌	背部深层 (横突棘肌)	颈部: 颈椎棘突	颈部: 起点下 1~2 节段的颈椎上关节突	脊神经后支	颈部: 枕动脉, 颈深动脉, 椎动脉	稳定, 后伸和旋转脊柱
		胸部: T1~T11 椎骨的棘突和椎弓板	胸部: T2~T12 横突 (短肌止于相邻下位椎骨; 长肌止于下 2 节段椎骨)		胸部: 肋间后动脉背支, 肋下动脉	
		腰部: 腰椎棘突	腰部: 下 2 节段的腰椎乳突		腰部: 腰动脉背支	
半棘肌	背部深层 (横突棘肌)	头半棘肌: 枕骨 (上项线与下项线之间)	头半棘肌: C4~C7 上关节突 T1~T6 横突	脊神经后支	颈部: 枕动脉, 颈深动脉, 椎动脉	后伸头颈及向对侧旋转
		颈半棘肌: C2~C5 棘突	颈半棘肌: T1~T6 横突			
		胸半棘肌: C6~T4 棘突	胸半棘肌: T6~T10 横突		胸部: 肋间后动脉背支	
下后锯肌	背部浅层	第 9~12 肋下缘	T11~L2 棘突	T9~T12 脊神经前支	肋间后动脉	降肋
上后锯肌	背部浅层	项韧带, C7~T3 棘突	第 2~5 肋上缘	T2~T5 脊神经前支	肋间后动脉	升肋
棘肌	背部深层 (竖脊肌)	头棘肌: 枕外隆凸	头棘肌: C7 和 T1 棘突	脊神经后支	颈部: 枕动脉, 颈深动脉, 椎动脉	后伸和侧屈脊柱和头部
		颈棘肌: C2~C4 棘突	颈棘肌: C7~T2 棘突		胸部: 肋间后动脉背支, 肋下动脉	
		胸棘肌: T2~T8 棘突	胸棘肌: T11~L2 棘突		腰部: 腰动脉背支, 骶外侧动脉	
头夹肌	横突棘肌	颞骨乳突 上项线外 1/3	项韧带 C7~T4 棘突	C2~C3 脊神经后支	枕动脉, 颈深动脉	双侧: 伸头
						单侧: 侧屈, 面部向同侧旋转

肌	肌群	近端附着点	远端附着点	神经支配	动脉/血供	主要功能
颈夹肌	横突棘肌	C1~C3 横突	T3~T6 棘突	C4~C6 脊神经后支	枕动脉,颈深动脉	**双侧:** 伸颈 **单侧:** 侧屈,颈部向同侧旋转
斜方肌	背部浅层肌	**降部:** 上项线 枕外隆凸 项韧带 **横部:** C7~T3 棘突 **升部:** T4~T12 棘突	**降部:** 锁骨外侧 1/3 **横部:** 肩峰 **升部:** 肩胛冈	副神经脊髓根(第 11 对脑神经)	颈横动脉,肋间后动脉	上提,后缩,旋转肩胛骨;下部纤维降肩胛骨

胸部

肌	肌群	近端附着点(起点)	远端附着点(止点)	神经支配	动脉/血供	主要功能
膈	膈	剑突,第 7~12 肋软骨,第 1~3 腰椎	中心腱	膈神经	心包膈动脉、肌膈动脉、肋间后动脉、膈上和膈下动脉	吸气时将中心腱向前下方牵拉
肋间外肌	胸壁	肋骨下缘	下位肋骨上缘	肋间神经	肋间后动脉、肋间最上动脉、胸廓内动脉、肌膈动脉	在吸气和呼气时维持肋间隙,吸气时提升肋骨
肋间最内肌	胸壁	肋骨下缘	下位肋骨上缘	肋间神经	肋间后动脉、肋间最上动脉、胸廓内动脉、肌膈动脉	防止吸气和呼气时肋间隙向外和向内的运动,用力呼气时使肋骨下降
肋间内肌	胸壁	肋沟,肋软骨下缘	下位肋骨上缘	肋间神经	肋间后动脉、肋间最上动脉、胸廓内动脉、肌膈动脉	防止吸气和呼气时肋间隙向外和向内的运动,用力呼气时使肋骨下降
肋提肌	胸壁	第 7 颈椎和第 1~11 胸椎的横突	下位肋骨的肋结节和肋角之间	胸神经的后支	肋间后动脉	上提肋骨
胸大肌	胸肌区	**锁骨部:** 锁骨胸骨侧 1/2 **胸肌部:** 胸骨前面,真肋的肋软骨 **腹部:** 腹外斜肌腱膜	肱骨结节间沟外侧唇	胸内侧神经和胸外侧神经	胸肩峰动脉的胸肌支、胸廓内动脉	使臂屈、内收、内旋

肌	肌群	近端附着点(起点)	远端附着点(止点)	神经支配	动脉/血供	主要功能
胸小肌	胸肌区	第3~5肋的上缘外面	肩胛骨喙突	胸内侧神经和胸外侧神经	胸肩峰动脉的胸肌支、胸上动脉、胸外侧动脉	下降肩胛骨外侧角,使肩胛骨前伸
前锯肌	肩	第1~9肋的外侧面	肩胛骨内侧缘的肋骨面	胸长神经	胸外侧动脉	使肩胛骨前伸和旋转,使肩胛骨和胸壁相贴
锁骨下肌	肩	第1肋和第1肋软骨上缘	锁骨中1/3的下面	锁骨下神经	胸肩峰动脉的锁骨支	固定并向下牵拉锁骨
肋下肌	胸壁	接近肋角的肋下内侧面	肌肉起点下2位或3位肋骨的上缘	肋间神经	肋间后动脉、肌膈动脉	下降肋骨
胸横肌	胸壁	第2~6肋软骨的内侧面	胸骨下段的后面	肋间神经	胸廓内动脉	下降肋骨和肋软骨

腹部

肌	肌群	近端附着点(起点)	远端附着点(止点)	神经支配	动脉血液供应	主要功能
腹外斜肌	腹前壁肌群	第5~12肋骨外侧面	白线,耻骨结节,髂嵴前部	T7~T12前支	腹壁上动脉、腹壁下动脉	保护腹腔脏器和维持腹内压,前屈、侧屈和旋转躯干
腹内斜肌	腹前壁肌群	胸腰筋膜,髂嵴前2/3	第10~12肋骨内侧缘、白线、耻骨联合腱	T7~T12,L1前支	腹壁上动脉、腹壁下动脉、旋髂深动脉	保护腹腔脏器和维持腹内压,前屈、侧屈和旋转躯干
锥状肌	腹前壁肌群	耻骨体和耻骨联合(腹直肌前)	白线(脐下)	T12脊神经前支经肋下神经或髂腹下神经	腹壁下动脉	拉紧白线
腰方肌	腹后壁肌群	第12肋骨下缘内侧半,L1~L4椎体横突尖端	髂骨内唇,髂腰韧带	T12~L1脊神经前支	髂腰动脉	伸并横向屈脊柱,吸气时固定第12肋骨
腹直肌	腹前壁肌群	耻骨嵴,耻骨联合	第5~7肋软骨,剑突	T7~T12脊神经前支	腹壁上动脉和腹壁下动脉	前屈、侧屈和旋转躯干,维持腹内压
腹横肌	腹前壁肌群	第7~12肋软骨内表面,胸腰筋膜,髂骨	白线(经腹直肌鞘),耻骨嵴和耻骨梳(经腹股沟镰)	T7~L1脊神经前支	旋髂深动脉、腹壁下动脉和腰动脉	保护腹腔脏器和维持腹内压

盆部

肌肉	肌群	起始附着点	止点	神经支配	血供	主要功能
球海绵体肌	会阴	**男性**：会阴体	**男性**：会阴膜，阴茎海绵体，阴茎球	阴部神经	会阴动脉	**男性**：挤压阴茎球，在勃起过程中迫使血液进入阴茎体，推动尿液和精液通过尿道
		女性：会阴体	**女性**：阴蒂背部，会阴膜，前庭球，耻骨弓			**女性**：收缩阴道口，协助运送前庭大腺的分泌物，迫使血液进入阴蒂体
尾骨肌	盆膈	坐骨棘	骶骨下部、尾骨	到尾骨肌的神经	臀下动脉	支撑盆腔脏器
尿道逼尿肌（仅见于女性）	会阴	坐骨耻骨支	与尿道前部的两侧伴行融合	阴部神经	会阴动脉	尿道括约肌
提睾肌	精索	腹内斜肌下缘和腹股沟韧带中部	耻骨结节，耻骨嵴	生殖股神经生殖支	提睾肌动脉	提拉睾丸
会阴深横肌	会阴	坐骨支内表面，坐骨结节	会阴体	会阴神经	会阴动脉	稳定会阴体，支撑前列腺/阴道
肛门外括约肌	会阴	肛尾韧带	会阴体	会阴神经和直肠神经	直肠下动脉和会阴动脉	闭合肛门外口
尿道外括约肌	会阴	坐骨耻骨支	**男性**：尿道前和后的正中嵴	会阴神经	会阴动脉	在排尿末程挤压尿道；在女性同时挤压远端阴道
			女性：临近尿道，附着在阴道壁上			
坐骨海绵体肌	会阴	会阴耻骨支内侧下面，坐骨结节	**男性**：阴茎前末端	会阴神经	会阴动脉	在勃起时，推动血液进入阴茎体和阴蒂
			女性：阴蒂前末端			
肛提肌（髂尾肌，耻尾肌和耻骨直肠肌）	盆膈	阴茎体，肛提肌腱弓（在闭孔筋膜上），坐骨棘	会阴体，尾骨，肛尾缝，前列腺或阴道壁，肛门直肠曲	肛提肌神经，会阴神经	臀下动脉，阴部内动脉及其分支（直肠下和会阴动脉）	支撑盆腔脏器，提升盆底
尿道阴道括约肌（仅见于女性）	会阴	会阴体	向前并环绕阴道前部并与其侧位伴行融合	会阴神经	会阴动脉	括约尿道和阴道
会阴浅横肌	会阴	坐骨支和坐骨结节	会阴体	会阴神经	会阴动脉	稳定会阴体

上肢

肌	肌群	近端附着点	远端附着点	神经支配	血供	主要功能
小指展肌	手	豌豆骨，尺侧腕屈肌腱	小指（第 5 指）近节指骨内侧和底部	尺神经（深支）	尺动脉掌深支	外展小指
拇短展肌	手	腕屈肌支持带，手舟骨结节和大多角骨结节	拇指近节指骨底部	正中神经（返支）	桡动脉掌浅支	外展拇指
拇长展肌	前臂后群	尺骨，桡骨，前臂骨间膜的后面	第 1 掌骨底	骨间后神经	骨间后动脉	外展和伸拇指
拇收肌	手	斜头：第 2 和第 3 掌骨底，头状骨和其邻近的腕骨	拇指近节指骨底内侧	尺神经（深支）	掌深弓	内收拇指
		横头：第 3 掌骨前面				
肘肌	前臂后群	肱骨外上髁后面	鹰嘴外侧，尺骨近端后面	桡神经	肱深动脉	辅助肱三头肌伸肘
肱二头肌	臂前群	长头：肩胛骨盂上结节	桡骨粗隆，前臂筋膜（经肱二头肌腱膜）	肌皮神经	肱动脉	前臂屈曲和旋后
		短头：肩胛骨喙突				
肱肌	臂前群	肱骨下半前面	尺骨冠突和尺骨粗隆	肌皮神经和桡神经	桡侧返动脉和肱动脉	屈前臂
肱桡肌	前臂后群	肱骨外上髁嵴近端 2/3	桡骨远端底部外侧	桡神经	桡侧返动脉	前臂处于旋前正中时弱屈曲前臂
喙肱肌	臂前群	肩胛骨喙突	肱骨中段三分之一内面	肌皮神经	肱动脉	屈曲和内收臂
三角肌	肩	锁骨部：锁骨外三分之一	肱骨三角肌粗隆	腋神经	旋肱后动脉，胸肩峰动脉三角肌支	锁骨部：前屈、内旋臂
		肩峰部：肩峰				肩峰部：外展前臂超过 15° 时，15° 以内由冈上肌完成
		肩胛部：肩胛冈				肩胛部：外展外旋臂
骨间背侧肌	手	相邻掌骨相对面	第 2~4 指近节指骨底，伸指肌腱扩展部	尺神经（深支）	掌深弓	外展指；屈掌指关节，伸指间关节
桡侧腕短伸肌	前臂后群	肱骨外上髁	第 3 掌骨底和第 2 掌骨	桡神经（深支）	桡动脉和桡侧返动脉	伸腕和外展腕
桡侧腕长伸肌	前臂后群	肱骨外上髁嵴远端 1/3	第 2 掌骨底	桡神经	桡动脉和桡侧返动脉	伸腕和外展腕
尺侧腕伸肌	前臂后群	肱骨外上髁，尺骨后缘	第 5 掌骨底	骨间后神经	骨间后动脉	伸和内收腕

骨骼肌总表

肌	肌群	近端附着点	远端附着点	神经支配	血供	主要功能
小指伸肌	前臂后群	肱骨外上髁	小指伸指肌腱扩展部	骨间后神经	骨间后动脉	伸小指
指伸肌	前臂后群	肱骨外上髁	第 2~5 指伸指肌腱扩展部	骨间后神经	骨间后动脉	伸内侧四个掌指关节，协助伸腕
示指伸肌	前臂后群	尺骨后面和前臂骨间膜	示指伸指肌腱扩展部	骨间后神经	骨间后动脉	伸示指和协助伸腕
拇短伸肌	前臂后群	桡骨后面和前臂骨间膜	拇指近节指骨底背侧	骨间后神经	骨间后动脉	伸拇指近节指骨
拇长伸肌	前臂后群	尺骨中段 1/3 后面，前臂骨间膜	拇指远节指骨底背侧	骨间后神经	骨间后动脉	伸拇指远节指骨
桡侧腕屈肌	前臂前群	肱骨内上髁	第 2 掌骨底	正中神经	桡动脉	屈腕，腕外展
尺侧腕屈肌	前臂前群	浅头：肱骨内上髁 深头：鹰嘴和尺骨后缘	豌豆骨，钩骨钩，第 5 掌骨底	尺神经	尺侧返动脉后支	屈腕，腕内收
小指屈肌	手	腕屈肌支持带，钩骨钩	小指近节指骨底内侧	尺神经（深支）	尺动脉掌深支	屈小指近节指骨
指深屈肌	前臂前群	尺骨上 3/4 内面和前面，前臂骨间膜	第 2~5 指远节指骨底	内侧：尺神经 外侧：正中神经	骨间前动脉和尺动脉	屈第 2~5 指远节指骨，协助屈腕
指浅屈肌	前臂前群	肱尺头：肱骨内上髁和尺骨冠突，尺侧副韧带 桡骨头：桡骨近端前面	第 2~5 指中节指骨体	正中神经	尺动脉和桡动脉	屈第 2~5 指近节指骨和中节指骨，屈腕
拇短屈肌	手	浅头：屈肌支持带，大多角骨结节 深头：小多角骨，头状骨	拇指近节指骨底的外侧	浅头：正中神经（返支） 深头：尺神经（深支）	桡动脉掌浅支	屈拇指近节指骨
拇长屈肌	前臂前群	桡骨前面和骨间膜	拇指远节指骨掌侧底	骨间前神经	骨间前动脉	屈拇指
冈下肌	肩	肩胛骨冈下窝，冈下深筋膜	肱骨大结节	肩胛上神经	肩胛上动脉	臂旋外
蚓状肌	手	指深屈肌腱	第 2~5 指伸指肌腱扩展部外侧	外侧两：正中神经（手指支） 内侧两：尺神经（深支）	掌浅弓和掌深弓	伸指间关节，屈掌指关节

肌	肌群	近端附着点	远端附着点	神经支配	血供	主要功能
小指对掌肌	手	腕屈肌支持带，钩骨钩	第 5 掌骨掌面	尺神经（深支）	尺动脉掌深支	牵拉第 5 掌骨向前并旋转，使其与拇指对掌
拇对掌肌	手	腕屈肌支持带，大多角骨结节	第 1 掌骨外侧面	正中神经（返支）	桡动脉掌浅支	向前牵拉第 1 掌骨并向内侧旋转
骨间掌侧肌	手	第 2、4、5 掌骨掌侧面	第 2、4、5 指近节指骨底和伸指肌腱扩展部	尺神经（深支）	掌深弓	内收及屈曲手指；伸指间关节
掌短肌	手	掌腱膜和屈肌支持带	掌内侧缘的皮肤	尺神经（浅支）	掌浅弓	加深掌心，协助抓握
掌长肌	前臂前群	肱骨内上髁	腕屈肌支持带远端，掌腱膜	正中神经	尺侧返动脉后支	屈腕，紧张掌腱膜
旋前方肌	前臂前群	尺骨远端前面 1/4	桡骨远端前面 1/4	骨间前神经	骨间前动脉	前臂旋前
旋前圆肌	前臂前群	**肱骨头**：肱骨内上髁 **尺骨头**：尺骨冠突	桡骨中段外侧面	正中神经	尺侧返动脉前支	前臂旋前，协助屈肘
肩胛下肌	肩	肩胛下窝	肱骨小结节	肩胛下神经上支和下支	肩胛下动脉，胸外侧动脉	使肩关节内收，内旋；协助固定肱骨头于关节窝内
旋后肌	前臂后群	肱骨外上髁，桡侧副韧带及环状韧带，旋后肌窝和尺骨嵴	桡骨近端 1/3 的外侧，后侧和前侧	桡神经	桡动脉返支和骨间后动脉	旋后前臂
冈上肌	肩	肩胛骨冈上窝及深筋膜	肱骨大结节	肩胛上神经	肩胛上动脉	启动臂外展
大圆肌	肩	肩胛下角背面	肱骨结节间沟内侧嵴	肩胛下神经下支	旋肩胛动脉	肩关节内旋、内收
小圆肌	肩	肩胛骨外侧缘上 2/3 背面	肱骨大结节	腋神经	旋肩胛动脉	臂旋外
肱三头肌	臂后群	**长头**：肩胛骨盂下结节 **外侧头**：肱骨上方后面 **内侧头**：肱骨下 2/3 段内面和后面	尺骨鹰嘴后面	桡神经	肱深动脉	伸前臂，长头稳定外展时的肱骨头，使肩关节后伸及内收

下肢

肌	肌群	近端附着点	远端附着点	神经支配	血供	主要功能
小趾展肌	足肌	跟骨内和外侧结节、足底腱膜和肌间隔	小趾近节趾骨底外侧	足底外侧神经	足底内和外侧动脉、跖足底动脉和趾足底动脉至小趾的分支	屈和外展小趾
踇展肌	足肌	跟骨内侧结节、屈肌支持带和足底腱膜	踇趾近节趾骨底	足底内侧神经	足底内侧动脉和第一跖足底动脉	外展和屈小趾
短收肌	大腿内侧群	耻骨下支和耻骨体	耻骨粗线和股骨粗线近侧	闭孔神经	股深动脉、旋股内侧动脉和闭孔动脉	髋内收、微屈
踇收肌	足肌	**斜头：**第 2,3,4 跖骨底 **横头：**第 3,4,5 趾跖关节韧带	踇趾近节趾骨底外侧肌腱	足底外侧神经深支	足底内和外侧动脉、足底弓动脉、跖足底动脉	内收踇趾、维持足底横弓
长收肌	大腿内侧群	耻骨嵴后方的耻骨体	股骨粗线内侧唇中 1/3 部	闭孔神经	股深动脉和旋股内侧动脉	髋内收
大收肌	大腿内侧群	**收肌部分：**耻骨下支、坐骨支 **腘绳肌部分：**坐骨结节	**收肌部分：**臀肌粗隆、粗线内侧髁上线 **腘绳肌部分：**股骨收肌结节	**收肌部分：**闭孔神经 **腘绳肌部分：**坐骨神经（胫侧分支）	股动脉、股深动脉和闭孔动脉	**内收部分：**内收、屈髋 **腘绳肌部分：**伸髋
膝关节肌	大腿前群	股骨远侧前面	髌上囊	股神经	股动脉	伸膝并向上牵拉髌上囊
股二头肌	大腿后群	**长头：**坐骨结节 **短头：**股骨粗线和股骨外侧髁上线	腓骨头外侧	**长头：**坐骨神经（胫侧分支） **短头：**坐骨神经（腓侧分支）	股深动脉穿支、臀下动脉和旋股内侧动脉	屈膝、外旋小腿、伸髋
骨间背侧肌	足肌	第 1 到第 5 跖骨的相对缘	**内侧肌：**第 2 近节趾骨内侧 **外侧肌：**第 2~4 趾骨外侧	足底外侧神经	弓状动脉、足背动脉、跖足底动脉	外展第 2~4 趾、屈跖趾关节、伸趾骨间关节
趾短伸肌	足肌	跟骨上外侧面、距跟外侧韧带、交叉韧带	趾长伸肌腱外侧至 2~4 趾	腓深神经	足背动脉、跗外侧动脉、弓状动脉、腓动脉	辅助趾长伸肌伸跖趾关节和趾间关节
趾长伸肌	小腿前群	胫骨外侧髁、骨间膜和腓骨前侧面上 3/4	2~5 趾中节和远节趾骨底	腓深神经	胫前动脉	伸 2~5 趾、足背屈
踇短伸肌	足肌	跟骨外侧面	踇趾远节趾骨背侧	腓深神经	足背动脉、跗外侧动脉、弓状动脉和腓动脉	展踇趾、伸跖趾关节、趾间关节

表 A.15　　　　　　　　　　**骨骼肌总表**

肌	肌群	近端附着点	远端附着点	神经支配	血供	主要功能
踇长伸肌	小腿前群	腓骨前侧面中份和骨间膜	踇趾远节趾骨底背侧	腓深神经	胫前动脉	伸踇趾、足背屈
腓骨短肌	小腿外侧群	腓骨外侧面下 2/3	第 5 跖骨外侧背面的跖骨粗隆	腓浅神经	胫前动脉和腓动脉	足微跖屈、足外翻
腓骨长肌	小腿外侧群	腓骨头和腓骨外侧面上 2/3	内侧楔骨，第 1 跖骨底	腓浅神经	胫前动脉和腓动脉	足微跖屈、足外翻
第三腓骨肌	小腿前群	腓骨前面下 1/3 部及骨间膜	第 5 跖骨底背面	腓深神经	胫前动脉	足背屈、足外翻
小趾短屈肌	足肌	第 5 跖骨底	小趾近节趾骨底	足底外侧神经	足底外侧动脉、趾足底动脉至小趾的分支、弓状动脉	屈小趾近节趾骨
趾短屈肌	足肌	跟骨内侧结节、足底腱膜和肌间隔	第 2~5 趾中节两侧	足底内侧神经	足底内和外侧动脉、足底动脉弓、趾足底动脉和跖底动脉	屈 2~5 趾
趾长屈肌	小腿后群	胫骨后面内侧，比目鱼肌线下方	第 2~5 趾远节趾骨底	胫神经	胫后动脉	屈 2~5 趾，跖屈、支持足纵弓
踇短屈肌	足肌	骰骨足底面和楔骨外侧	踇趾近节趾骨底两侧	足底内侧神经	足底内侧动脉、第 1 跖底动脉	屈踇趾近节
踇长屈肌	小腿后群	腓骨后面下 2/3 和骨间膜	踇趾远节趾骨底	胫神经	腓动脉	屈踇趾所有关节、微跖屈
腓肠肌	小腿后群	外侧头：股骨外侧髁外侧面 内侧头：股骨内侧髁上面的腘面	合为跟腱、止于跟骨后面	胫神经	腘动脉和胫后动脉	足跖屈、辅助屈膝、走路时提踵
臀大肌	臀浅区	髂骨后面至臀后线、骶骨和尾骨后面和骶结节韧带	大部分纤维止于髂胫束，最终止于胫骨外侧髁，部分纤维止于股骨臀肌粗隆	臀下神经	臀下动脉和臀上动脉	伸髋、辅助大腿外展、外旋
臀中肌	臀浅区	髂骨外侧，臀前线及臀后线之间	股骨大转子外侧面	臀上神经	臀上动脉	外展、内旋髋关节
臀小肌	臀浅区	髂骨外侧，臀前线及臀后线之间	股骨大转子前侧面	臀上神经	臀上动脉	外展、内旋髋关节
股薄肌	大腿内侧群	耻骨下支和耻骨体	股骨上端内侧面	闭孔神经	股深动脉、旋股内侧动脉	内收大腿、屈膝和内旋小腿
髂肌	髂腰肌	髂窝上 2/3，髂嵴、骶翼、前骶髂韧带	股骨小转子及其后的股骨干，至腰大肌腱	股神经	髂腰动脉髂支	伸大腿

肌	肌群	近端附着点	远端附着点	神经支配	血供	主要功能
下孖肌	臀深区	坐骨结节	股骨大转子内侧面	至股方肌的神经	旋股内侧动脉	使已伸的髋关节旋外、伸大腿
蚓状肌	足肌	趾长屈肌腱	第2~5趾背腱膜内侧面	内侧1块：足底内侧神经 / 外侧3块：足底外侧神经	足底外侧动脉和跖足底动脉	屈跖趾关节近节；伸近节和远节趾间关节
闭孔外肌	大腿内侧群	闭孔边缘、闭孔膜	股骨转子窝	闭孔神经	旋股内侧动脉、闭孔动脉	髋外翻
闭孔内肌	臀深区	闭孔膜盆侧面及周围骨面	股骨大转子内侧面	至闭孔内肌的神经	阴部内动脉和闭孔动脉	髋外旋、稳定髋臼内的股骨头
耻骨肌	大腿内侧群	耻骨上支	股骨肌线	股神经，少数为闭孔神经	旋股内侧动脉、闭孔动脉	髋内收、屈髋
梨状肌	臀深区	骶骨2~4节前面、骶结节韧带	股骨大转子上缘	至梨状肌的神经	臀上和臀下动脉、阴部内动脉	使已伸的髋关节旋外、使已屈的髋关节外展
骨间足底肌	足肌	第3~5跖骨内侧面和跖骨底	第3~5近节趾骨底内侧半	足底外侧神经	足底外侧动脉、足底弓、跖底动脉和趾底动脉	内收第2~4趾、屈跖趾关节、伸趾
跖肌	小腿后群	股骨外侧髁上线下端、腘斜韧带	经跟腱到跟骨后面	胫神经	腘动脉	辅助腓肠肌
腘肌	小腿后群	股骨外侧髁外侧面、外侧半月板	胫骨后比目鱼肌以上骨面	胫神经	膝上内侧和外侧动脉	屈膝
腰大肌	髂腰肌	T12~L5腰椎体侧面、腰椎横突、椎间盘侧面	股骨小转子	脊神经L1~L3前支	髂腰动脉腰支	向上运动与髂肌协同屈髋；向下运动向外侧屈曲脊柱；在坐位保持躯干平衡；向下运动与髂肌前屈躯干
腰小肌	髂腰肌	T12~L1腰椎体侧面、椎间盘侧面	耻骨线、髂耻隆起	L1脊神经前支	髂腰动脉腰支	在坐位弯曲脊柱
股方肌	臀深区	坐骨结节外缘	股骨转子上的方形结节	至股方肌的神经	旋股内侧动脉	外旋髋关节
足底方肌	足肌	跟骨足底面内外侧	趾长屈肌腱后外侧缘	足底外侧神经	足底内和外侧动脉和足底深弓	纠正趾长屈肌腱的斜向牵拉作用；辅助屈趾
股直肌（股四头肌）	大腿前群	髂前下棘和髋臼上方的髂骨	经髌韧带至髌骨底和胫骨粗隆	股神经	股深动脉和旋股外侧动脉	伸膝关节、屈髋
缝匠肌	大腿前群	髂前上棘及其下方的切迹上部	胫骨上端内侧面	股神经	股动脉	外展、外旋、屈髋、屈膝

肌	肌群	近端附着点	远端附着点	神经支配	血供	主要功能
半膜肌	大腿后群	坐骨结节	胫骨内侧髁后面	坐骨神经（胫侧分支）	股深动脉穿支和旋股内侧动脉	屈膝、伸髋
半腱肌	大腿后群	坐骨结节	胫骨上端内侧	坐骨神经（胫侧分支）	股深动脉穿支和旋股内侧动脉	屈膝、伸髋
比目鱼肌	小腿后群	腓骨头后面、腓骨后表面近端1/4、胫骨比目鱼肌线	经跟腱至跟骨后面	胫神经	腘动脉、胫后动脉和腓动脉	跖屈、将小腿稳定在足上
上孖肌	臀深区	坐骨棘外表面	股骨大转子内侧面	至闭孔内肌的神经	臀下动脉和阴部内动脉	外旋已伸的髋关节
阔筋膜张肌	臀浅区	髂前上棘和髂嵴上面	移行于髂胫束止于胫骨外侧髁	臀上神经	旋股外侧动脉升支	外展、内旋和屈髋；辅助膝关节保持伸位
胫骨前肌	小腿前群	胫骨外侧髁、胫骨外侧上半部、骨间膜	外侧楔骨足底内侧面和第一跖骨的足底面	腓深神经	胫前动脉	背屈、足内翻
胫骨后肌	小腿后群	胫骨比目鱼肌线下方后面、骨间膜、腓骨后面上半部	足舟骨粗隆，所有楔骨、骰骨和第2~4跖骨底	胫神经	腓动脉	跖屈、足内翻
股中间肌	大腿前群（股四头肌）	股骨干前面和外侧面	经髌韧带至胫骨粗隆	股神经	旋股外侧动脉和股深动脉	伸膝
股外侧肌	大腿前群（股四头肌）	股骨大转子、股骨粗线外侧唇	经髌韧带至胫骨粗隆	股神经	旋股外侧动脉和股深动脉	伸膝
股内侧肌	大腿前群（股四头肌）	转子间线、股骨粗线侧唇	经髌韧带至胫骨粗隆	股神经	旋股外侧动脉和股深动脉	伸膝

参考文献

Plates S–12, S–19
Lee MW, McPhee RW, Stringer MD. An evidence-based approach to human dermatomes. *Clin Anat.* 2008 Jul;21(5): 363–373. https://doi.org/10.1002/ca.20636. PMID: 18470936.

Plates S–16, S–202
Tubbs RS, Loukas M, Slappey JB, et al. Clinical anatomy of the C1 dorsal root, ganglion, and ramus: a review and anatomical study. *Clin Anat.* 2007;20:624–627.

Plate S–24
Bosmia AN, Hogan E, Loukas M, et al. Blood supply to the human spinal cord: part I. Anatomy and hemodynamics. *Clin Anat.* 2015;28:52–64.

Plate S–25
Stringer MD, Restieaux M, Fisher AL, Crosado B. The vertebral venous plexuses: the internal veins are muscular and external veins have valves. *Clin Anat.* 2012;25:609–618.

Plates S–27 to S–41
Rhoton AL Jr. *Cranial Anatomy and Surgical Approaches.* Schaumberg, IL: Congress of Neurological Surgeons; 2003.

Plates S–30, S–45
Tubbs RS, Hansasuta A, Loukas M, et al. Branches of the petrous and cavernous segments of the internal carotid artery. *Clin Anat.* 2007;20:596–601.

Plates S–53 to S–55, S–66
Schrott-Fischer A, Kammen-Jolly K, Scholtz AW, et al. Patterns of GABA-like immunoreactivity in efferent fibers of the human cochlea. *Hear Res.* 2002;174:75–85.

Plates S–62, S–399
Benninger B, Kloenne J, Horn JL. Clinical anatomy of the lingual nerve and identification with ultrasonography. *Br J Oral Maxillofac Surg.* 2013;51:541–544.

Plate S–63
Joo W, Yoshioka F, Funaki T, et al. Microsurgical anatomy of the trigeminal nerve. *Clin Anat.* 2004;27:61–88.

Joo W, Yoshioka F, Funaki T, Rhoton AL Jr. Microsurgical anatomy of the infratemporal fossa. *Clin Anat.* 2013;26: 455–469.

Plate S–86
Cornelius CP, Mayer P, Ehrenfeld M, Metzger MC. The orbits—anatomical features in view of innovative surgical methods. *Facial Plast Surg.* 2014;30:487–508.

Sherman DD, Burkat CN, Lemke BN. Orbital anatomy and its clinical applications. In: Tasman W, Jaeger EA, eds. *Duane's Ophthalmology.* Philadelphia: Lippincott Williams & Wilkins; 2006.

Plates S–94, S–95, S–408
Kierner AC, Mayer R, v Kirschhofer K. Do the tensor tympani and tensor veli palatini muscles of man form a functional unit? A histochemical investigation of their putative connections. *Hear Res.* 2002;165:48–52.

Plates S–99, S–319, S–320
Hildreth V, Anderson RH, Henderson DJ. Autonomic innervation of the developing heart: origins and function. *Clin Anat.* 2009;22:36–46.

Plates S–129, S–360 to S–361, S–368 to S–370
Lang J. *Clinical Anatomy of the Nose, Nasal Cavity, and Paranasal Sinuses.* New York: Thieme; 1989.

Plates S–139, S–140, S–143
Baccetti T, Franchi L, McNamara J Jr. The cervical vertebral maturation (CVM) method for the assessment of optimal treatment timing in dentofacial orthopedics. *Semin Orthod.* 2005;11:119–129.

Roman PS. Skeletal maturation determined by cervical vertebrae development. *Eur J Orthod.* 2002;24:303–311.

Plate S–142
Tubbs RS, Kelly DR, Humphrey ER, et al. The tectorial membrane: anatomical, biomechanical, and histological analysis. *Clin Anat.* 2007;20:382–386.

Plate S–178
Lee MW, McPhee RW, Stringer MD. An evidence-based approach to human dermatomes. *Clin Anat.* 2008;21:363–373.

Plates S–184, S–190 to S–192, S–196, S–197
Noden DM, Francis-West P. The differentiation and morphogenesis of craniofacial muscles. *Dev Dyn.* 2006;235: 1194–1218.

Plate S–186
Benninger B, Lee BI. Clinical importance of morphology and nomenclature of distal attachment of temporalis tendon. *J Oral Maxillofac Surg.* 2012;70:557–561.

Plates S–67 to S–70, S–74, S–76, S–77, S–194, S–324
Chang KV, Lin CP, Hung CY, et al. Sonographic nerve tracking in the cervical region: a pictorial essay and video demonstration. *Am J Phys Med Rehabil.* 2016;95:862–870.

Tubbs RS, Salter EG, Oakes WJ. Anatomic landmarks for nerves of the neck: a vade mecum for neurosurgeons. *Neurosurgery.* 2005;56(2 suppl):256–260.

Plate S–197
Feigl G. Fascia and spaces on the neck: myths and reality. *Medicina Fluminensis.* 2015;51(4):430–439.

Jain M, Dhall U. Morphometry of the thyroid and cricoid cartilages in adults. *J Anat Soc India.* 2008;57(2):119–123.

Plates S–198, S–202
Tubbs RS, Mortazavi MM, Loukas M, et al. Anatomical study of the third occipital nerve and its potential role in occipital headache/neck pain following midline dissections of the craniocervical junction. *J Neurosurg Spine.* 2011;15:71–75.

Vanderhoek MD, Hoang HT, Goff B. Ultrasound-guided greater occipital nerve blocks and pulsed radiofrequency ablation for diagnosis and treatment of occipital neuralgia. *Anesth Pain Med.* 2013;3:256–259.

Plate S–276

Beck M, Sledge JB, Gautier E, et al. The anatomy and function of the gluteus minimus muscle. *J Bone Joint Surg Br.* 2000;82(3):358–363.

Woodley SJ, Mercer SR, Nicholson HD. Morphology of the bursae associated with the greater trochanter of the femur. *J Bone Joint Surg Am.* 2008;90(2):284–294.

Plate S–317

Angelini P, Velasco JA, Flamm S. Coronary anomalies: incidence, pathophysiology, and clinical relevance. *Circulation.* 2002;105:2449–2454.

Plates S–317, S–318

Chiu IS, Anderson RH. Can we better understand the known variations in coronary arterial anatomy? *Ann Thorac Surg.* 2012;94:1751–1760.

Plate S–319

James TN. The internodal pathways of the human heart. *Prog Cardiovasc Dis.* 2001;43:495–535.

Plate S–325

Alomar X, Medrano J, Cabratosa J, et al. Anatomy of the temporomandibular joint. *Semin Ultrasound CT MRI.* 2007;28(3):170–183.

Campos PSF, Reis FP, Aragão JA. Morphofunctional features of the temporomandibular joint. *Int J Morphol.* 2011;29(4):1394–1397.

Cristo JA, Townsend GC. Discal attachments of the human temporomandibular joint. *Aust Dent J.* 2005;50(3):152–160.

Cuccia AM, Caradonna C, Caradonna D, et al. The arterial blood supply of the temporomandibular joint: an anatomical study and clinical implications. *Imaging Sci Dent.* 2013;43(1):37–44.

Langdon JD, Berkovitz BKV, Moxham BJ. *Surgical Anatomy of the Infratemporal Fossa.* London: Martin Dunitz; 2005.

Schmolke C. The relationship between the temporomandibular joint capsule, articular disc and jaw muscles. *J Anat.* 1994;184:335–345.

Siéssere S, Vitti M, de Sousa LG, et al. Bilaminar zone: anatomical aspects, irrigation, and innervation. *Braz J Morphol Sci.* 2004;21(4):217–220.

Plate S–335

Aragão JA, Reis FP, de Figueiredo LFP, et al. The anatomy of the gastrocnemius veins and trunks in adult human cadavers. *J Vasc Br.* 2004;3(4):297–303.

Plates S–220, S–464, S–485, S–488, S–493

Oelrich TM. The striated urogenital sphincter muscle in the female. *Anat Rec.* 1983;205:223–232.

Plochocki JH, Rodriguez-Sosa JR, Adrian B, et al. A functional and clinical reinterpretation of human perineal neuromuscular anatomy: application to sexual function and continence. *Clin Anat.* 2016;29:1053–1058.

Plates S–344, S–345

Benninger B, Barrett R. A head and neck lymph node classification using an anatomical grid system while maintaining clinical relevance. *J Oral Maxillofac Surg.* 2011;69:2670–2673.

Plates S–348, S–473, S–474

Hassiotou F, Geddes D. Anatomy of the human mammary gland: current status of knowledge. *Clin Anat.* 2013;26:29–48.

Plate S–368

de Miranda CMNR, Maranhão CPM, Arraes FMNR, et al. Anatomical variations of paranasal sinuses at multislice computed tomography: what to look for. *Radiol Bras.* 2011;44(4):256–262.

Souza SA, de Souza MMA, Idagawa M, et al. Computed tomography assessment of the ethmoid roof: a relevant region at risk in endoscopic sinus surgery. *Radiol Bras.* 2008;41(3):143–147.

Plates S–376 to S–378

Ludlow CL. Central nervous system control of the laryngeal muscles in humans. *Respir Physiol Neurobiol.* 2005;147:205–222.

Plate S–380

Ikeda S, Ono Y, Miyazawa S, et al. Flexible bronchofiberscope. *Otolaryngology (Tokyo).* 1970;42:855.

Plates S–381, S–382

Hyde DM, Hamid Q, Irvin CG. Anatomy, pathology, and physiology of the tracheobronchial tree: emphasis on the distal airways. *J Allergy Clin Immunol.* 2009;124(6 suppl):S72–S77.

Plates S–398, S–404

Benninger B, Andrews K, Carter W. Clinical measurements of hard palate and implications for subepithelial connective tissue grafts with suggestions for palatal nomenclature. *J Oral Maxillofac Surg.* 2012;70:149–153.

Plate S–406

Fawcett E, Edin MB. The structure of the inferior maxilla, with special reference to the position of the inferior dental canal. *J Anat Physiol.* 1895;29(Pt 3):355–366.

He P, Truong MK, Adeeb N, et al. Clinical anatomy and surgical significance of the lingual foramina and their canals. *Clin Anat.* 2017;30:194–204.

Iwanaga J. The clinical view for dissection of the lingual nerve with application to minimizing iatrogenic injury. *Clin Anat.* 2017;30:467–469.

Otake I, Kageyama I, Mataga I. Clinical anatomy of the maxillary artery. *Okajimas Folia Anat Jpn.* 2011;87(4):155–164.

Siéssere S. Anatomic variation of cranial parasympathetic ganglia. *Braz Oral Res.* 2008;22(2):101–105.

Plate S–431

MacSween RNM, Anthony PP, Scheuer PJ, et al., eds. *Pathology of the Liver*. London: Churchill Livingstone; 2002.

Robinson PJA, Ward J. *MRI of the Liver: A Practical Guide*. Boca Raton, FL: CRC Press; 2006.

Plates S–435, S–436

Odze RD. *Surgical Pathology of the GI Tract, Liver, Biliary Tract, and Pancreas*. Philadelphia: Saunders; 2004.

Plate S–447

Yang HJ, Gill YC, Lee WJ, et al. Anatomy of thoracic splanchnic nerves for surgical resection. *Clin Anat*. 2008;21:171–177.

Plate S–455

Thomas MD. *The Ciba Collection of Medical Illustrations. Part 2: Digestive System: Lower Digestive Tract*. Vol. 3. Summit, NJ: CIBA; 1970:78.

Plates S–222, S–418, S–495, S–496, S–514

Stormont TJ, Cahill DR, King BF, Myers RP. Fascias of the male external genitalia and perineum. *Clin Anat*. 1994;7:115–124.

Plates S–482, S–495

Myers RP, Goellner JR, Cahill DR. Prostate shape, external striated urethral sphincter, and radical prostatectomy: the apical dissection. *J Urol*. 1987;138:543–550.

Plates S–482, S–495, S–496, S–504

Oelrich TM. The urethral sphincter muscle in the male. *Am J Anat*. 1980;158:229–246.

Plate S–486

Feil P, Sora MC. A 3D reconstruction model of the female pelvic floor by using plastinated cross sections. *Austin J Anat*. 2014;1(5):1022.

Shin DS, Jang HG, Hwang SB, et al. Two-dimensional sectioned images and three-dimensional surface models for learning the anatomy of the female pelvis. *Anat Sci Educ*. 2013;6(5):316–323.

Plate S–509

Cahill D, Raychaudhuri B. Pelvic fasciae in urology. *Ann R Coll Surg Engl*. 2008;90:633–637.

Lee SE. A comprehensive review of neuroanatomy of the prostate. *Prostate Int*. 2013;1(4):139–145.

Nathoo N, Caris EC, Wiener JA, Mendel E. History of the vertebral venous plexus and the significant contributions of Breschet and Batson. *Neurosurgery*. 2011;69(5):1007–1014.

Pai MM, Krishnamurthy A, Prabhu LV, et al. Variability in the origin of the obturator artery. *Clinics (Sao Paulo)*. 2009;64(9):897–901.

Stoney RA. The anatomy of the visceral pelvic fascia. *J Anat Physiol*. 1904;38(4):438–447.

Walz J. A critical analysis of the current knowledge of surgical anatomy related to optimization of cancer control and preservation of continence and erection in candidates for radical prosta. *Eur Urol*. 2010;57:179–192.

索引

A

primordium of 尿道球腺原基, S-505

Buttock 臀部, S-3

  nerves of 臀部的神经, S-275

C

C1. *See* Atlas 第1颈椎, 见寰锥

C2. *See* Axis 第2颈椎, 见枢椎

C3 vertebra, transverse process of 第3颈椎椎体, 横突, S-193

C7 vertebra 第7颈椎椎体, S-196

  transverse process of, posterior tubercle of 横突, 后结节, S-193

Calcaneal bursa, subcutaneous 跟骨皮下囊, S-290

Calcaneal sulcus 跟骨沟, S-178

Calcaneal tendon 跟腱, S-11, S-179, S-180, S-284, S-285, S-286, S-287, S-290, T4.3, S-BP 109

Calcaneal tuberosity 跟骨结节, S-11, S-284, S-285, S-293, S-294

  lateral process of 跟骨结节外侧突, S-294

  medial process of 跟骨结节内侧突, S-294, S-BP 110

Calcaneocuboid ligament 跟骰韧带, S-180, S-297

  dorsal 跟骰背侧韧带, S-180

Calcaneofibular ligament 跟腓韧带, S-175, S-178

Calcaneometatarsal ligament 跟跖韧带, S-293

Calcaneonavicular ligament 跟舟韧带, S-180

Calcaneus 跟骨, T3.3

Calcaneus bones 跟骨, S-176, S-177, S-178, S-179, S-181, S-BP 110

  tuberosity of 跟骨结节, S-181, S-295, S-296

Calcar avis 禽距, S-37, S-38

Calcarine artery 距状动脉, S-47, S-48

Calcarine sulcus 距状沟, S-31, S-32, S-33, S-37, S-57

Calices 肾盏

  major 肾大盏, S-462

  minor 肾小盏, S-462

Callosomarginal artery 胼胝体缘动脉, S-46, S-47

  frontal branches of 胼胝体缘动脉额支, S-46

  medial frontal branches of 胼胝体缘动脉额叶内侧支, S-47

  paracentral branch of 胼胝体缘动脉旁中央支, S-47

Calvaria 颅骨, S-28

  inferior view of 颅骨底面观, S-128

  superior view of 颅骨上面观, S-128

Camper's fascia Camper筋膜, S-211, S-418, S-BP 90

Camper's layer, of superficial fascia Camper筋膜, 浅层筋膜, S-500

Canal of Schlemm 巩膜静脉窦, S-89, S-91, S-92

Canine tooth 尖牙, S-404, S-405

Capillaries 毛细血管, S-302

Capillary lumen 毛细血管腔, S-BP 63

Capillary plexus 毛细血管丛, S-BP 63

Capitate bone 头状骨, S-163, S-164, S-166, S-168, S-253, S-BP 29

Capitohamate ligament 头钩韧带, S-165, S-166

Capitotriquetral ligament 头钩三角韧带, S-BP 29

Capitulum 小头, S-155, S-159, S-160

Capsular branches 囊支, S-BP 94

Capsular ligaments 囊状韧带, S-157

Capsular vein 被膜静脉, S-BP 85

Cardia 贲门, S-414

  nodes around 贲门周围淋巴结, S-348

Cardiac impression 心压迹, S-388

Cardiac muscle 心肌, S-15

Cardiac nerve 心神经, S-20

  cervical 颈支, S-BP 13

  thoracic 胸支, S-76

Cardiac notch 心切迹(贲门切迹), S-413, S-415

  of left lung 左肺心切迹, S-385, S-388

Cardiac orifice 贲门口, S-414

Cardiac plexus 心丛, S-68, S-99, S-101, S-320, S-447, S-BP 13, S-BP 14

Cardiac veins 心静脉, S-317, S-BP 48

  anterior 心前静脉, S-317

  great 心大静脉, S-317

  middle 心中静脉, S-310, S-317

  small 心小静脉, S-317

  variations of 心静脉变异, S-BP 48

Cardinal ligament (Mackenrodt's) 主韧带, S-478, S-487, S-488, S-490, S-BP 96

Cardiovascular system 心血管系统, S-302 to S-342, T5.1-5.5, S-BP 44 to S-BP 53

  composition of blood and 血液和心血管系统的组成, S-BP 44

  major systemic veins of 心血管系统体循环静脉系统, S-304

Carinal lymph nodes, inferior 隆突下淋巴结, S-350

Caroticotympanic artery 颈鼓动脉, S-43, S-95, S-327

Caroticotympanic nerve 颈鼓神经, S-65, S-95

Carotid artery 颈动脉, S-324

  common 颈总动脉, S-43, S-67, S-70, S-71, S-72, S-73, S-76, S-77, S-79, S-80, S-188, S-195, S-196, S-205, S-307, S-309, S-321, S-322, S-323, S-324, S-326, S-329, S-339, S-387, S-389, S-410, S-525, S-526, S-527, S-535, T5.1

  left 左颈总动脉, S-75, S-303, S-306, S-310, S-330, S-384, S-534

  right 右颈总动脉, S-75, S-303, S-330, S-BP 49

  external 颈外动脉, S-27, S-43, S-63, S-67, S-71, S-72, S-73, S-76, S-77, S-80, S-95, S-188, S-189, S-190, S-191, S-322, S-323, S-324, S-326, S-328, S-371, S-525, S-526, S-527, S-BP 59

  left 左颈外动脉, S-325

  right 右颈外动脉, S-325, S-BP 49

  schema of 颈外动脉示意图, S-324

  internal 颈内动脉, S-27, S-30, S-43, S-44, S-45, S-46, S-47, S-48, S-52, S-63, S-67, S-70, S-71, S-72, S-73, S-76, S-77, S-78, S-79, S-80, S-87, S-95, S-187, S-188, S-322, S-323, S-324, S-326, S-363, S-366, S-400, S-525, S-526, S-527, T5.1, S-BP 8, S-BP 60

  caroticotympanic branch of 颈内动脉颈鼓支, S-43

  in carotid canal 颈动脉鞘内颈内动脉, S-133, S-134

  cavernous part of 颈内动脉海绵窦段, S-27, S-327

  cavernous segment of 颈内动脉海绵窦段, S-30

  cerebral part of 颈内动脉颅内段, S-327

  cervical part of 颈内动脉颈段, S-327

  communicating part 颈内动脉交通段, S-30

  imaging of 颈内动脉成像, S-39, S-BP 11, S-BP 12

  left 左颈内动脉, S-47

  meningeal branch of 颈内动脉脑膜支, S-327

  ophthalmic part of 颈内动脉眼段, S-30

  petrous part of 颈内动脉岩部, S-327

索引

791

Mandibular nerve 下颌神经, S-30, S-58, S-59, S-62, S-67, S-73, S-77, S-79, S-80, S-81, S-85, S-86, S-133, S-134, S-136, S-185, S-188, S-399, S-406, S-BP 6, T2.4
  anterior division of 下颌神经前支, S-62
  meningeal branch of 下颌神经脑膜支, S-59, S-62, S-63, S-85, S-133, S-134
  posterior division of 下颌神经后支, S-62
Mandibular nodes 下颌淋巴结, S-344
Mandibular notch 下颌切迹, S-125, S-135, S-359, S-BP 37
Manubriosternal joint 胸骨柄关节, S-150, S-388
Manubriosternal synchondrosis 胸骨柄软骨结合, S-156
Manubrium 柄, S-156, S-535, S-536
  of sternum 胸骨柄, S-149, S-190, S-192, S-197, S-205, S-329, S-372, S-387, S-388
Marginal artery 边缘动脉, S-440, S-441, S-BP 81, S-BP 82
  anastomosis 边缘动脉弓, T5.3
Marginal sulcus 缘沟, S-32
Masseter muscle 咬肌, S-63, S-186, S-192, S-197, S-396, S-400, S-BP 60
  attachment of 咬肌的附着, S-186
  deep part of 咬肌深部, S-186
  superficial part of 咬肌浅部, S-186
Masseteric artery 咬肌动脉, S-63, S-186, S-187, S-189, S-323, S-325
Masseteric fascia 咬肌筋膜, S-184
Masseteric nerve 咬肌神经, S-62, S-63, S-73, S-186, S-187, S-188, S-189
  nerve to 至咬肌的神经, S-59
Mast cell 肥大细胞, S-BP 30
Mastication, muscles of 咀嚼肌, S-186, S-187, T4.1
Mastoid air cells 乳突气房, S-124, S-126, S-BP 22
Mastoid angle 乳突角, S-132
Mastoid antrum 乳突窦, S-95, S-BP 8
Mastoid canaliculus 乳突小管, S-131, S-133
Mastoid cells 乳突小房, S-71, S-95, S-124, S-BP 8, S-BP 60
Mastoid emissary vein 乳突导静脉, S-26, S-322
  in mastoid foramen 乳突孔内的乳突导静脉, S-133
Mastoid fontanelle 乳突囟, S-127
Mastoid foramen 乳突孔, S-130, S-131, S-133, S-134
Mastoid nodes 乳突淋巴结, S-344
Mastoid notch 乳突切迹, S-131
Mastoid process 乳突, S-125, S-130, S-131, S-192, S-193, S-201, S-359, S-399, S-401, S-BP 10, S-BP 37
  of neck, anterior view of 颈, 前面观, S-190
Maturation 成熟, S-BP 89
Mature follicle 成熟卵泡, S-BP 95
Maxilla 上颌骨, S-370, S-BP 19, S-BP 60
  palatine process of 上颌腭突, S-398, S-404
  sinus of 上颌窦, S-71, S-370
Maxillary artery 上颌动脉, S-27, S-43, S-62, S-63, S-73, S-77, S-79, S-80, S-95, S-136, S-186, S-187, S-188, S-189, S-323, S-324, S-325, S-326, S-363, S-371, S-399, S-BP 59
  proximal 上颌动脉近段, S-325
Maxillary bone 上颌骨, S-123, S-125, S-129, S-131, S-360, S-362, S-367

alveolar process of 牙槽突, S-123, S-125, S-129, S-130, S-362, S-368, S-BP 61
anterior nasal spine of 鼻前棘, S-122, S-123, S-125, S-129, S-360, S-362
frontal process of 额突, S-82, S-122, S-123, S-125, S-362
incisive canal of 切牙管, S-129, S-360, S-362
incisive fossa of 切牙窝, S-131
infraorbital foramen of 眶下孔, S-123, S-125
infratemporal surface of 颞骨下面, S-125
intermaxillary suture of 上颌间缝, S-131
nasal crest of 鼻嵴, S-360
nasal surface of 上颌鼻面, S-129
of newborn 新生儿上颌骨, S-127
orbital surface of 上颌骨眶面, S-123
palatine process of 上颌腭突, S-129, S-130, S-131, S-360, S-361, S-362, S-368, S-BP 10
tuberosity of 上颌骨粗隆, S-125, S-130
zygomatic process of 上颌骨颧突, S-123, S-131
Maxillary nerve 上颌神经, S-30, S-58, S-59, S-61, S-62, S-63, S-71, S-73, S-77, S-79, S-80, S-81, S-85, S-86, S-134, S-185, S-188, S-364, S-371, S-406, T2.4, S-BP 6
  anterior superior alveolar branch of 上牙槽前支, S-365
  lateral superior posterior nasal branch of 后上外侧鼻支, S-365, S-371
  meningeal branch of 脑膜支, S-59, S-85
  zygomaticofacial branch of 颧面支, S-59
  zygomaticotemporal branch of 颧颞支, S-59
Maxillary ostium 上颌孔, S-71
Maxillary sinus 上颌窦, S-71, S-84, S-124, S-126, S-366, S-368, S-BP 60, S-BP 61
  alveolar recess of 上颌窦牙槽隐窝, S-BP 61
  imaging of 上颌窦成像, S-BP 12
  infraorbital recess of 上颌窦眶下隐窝, S-BP 61
  opening of 上颌窦开口, S-361, S-362, S-368, S-369, S-BP 61
  postsynaptic fibers to 至上颌窦的交感节后纤维, S-366
  recesses of 上颌隐窝, S-368
  transverse section of 上颌窦横截面, S-BP 60
  zygomatic recess of 上颌窦颧隐窝, S-BP 61
Maxillary tuberosity 上颌结节, S-125
Maxillary vein 上颌静脉, S-87, S-328
McBurney's point 麦氏点, S-427
McGregor's line McGregor线, S-BP 21
Medial, as term of relationship 内侧 (方位术语), S-1
Medial digits 内侧的手指, S-19
Medial eminence 内侧隆起, S-41
Medial ligament, of ankle 踝内侧韧带, S-180
Medial pterygoid muscle 翼内肌, S-197, S-398, S-400
Medial pterygoid 翼内肌, S-398, S-403, S-408
Medial rotation, of lower limbs movements 下肢旋内运动, S-265
Median aperture 正中孔, S-32, S-35, S-41, S-55
Median cricothyroid ligament 环甲正中韧带, S-191
Median fissure, anterior 前正中裂, S-BP 16
Median glossoepiglottic fold 舌会厌正中襞, S-402
Median lobe 中叶, S-BP 93

Nipple 乳头, S-7, S-473
  level of 乳头水平, S-19
Node of Cloquet/Rosenmüller 腹股沟近深淋巴结, S-352
Node of ligamentum arteriosum 动脉韧带淋巴结, S-350
Node of Ranvier 郎飞结, S-BP 3, S-BP 4
Nose 鼻, S-2, S-122
  ala of 鼻翼, S-5
  mucous glands of 鼻黏膜腺, S-21
  transverse section of 鼻的横断面, S-BP 60
Nostril 鼻孔, S-5
Nuchal ligament 项韧带, S-6, S-141, S-BP 21
Nuchal line 项线
  inferior 下项线, S-130, S-131
  superior 上项线, S-130, S-131, S-199
Nuclei 核, S-BP 34
Nuclei of pulvinar 枕核, S-37
Nucleus ambiguus 疑核, S-54, S-55, S-67, S-68, S-69
Nucleus pulposus 髓核, S-139, S-145, S-148
Nurse cell (Sertoli cell) 支持细胞 (Sertoli细胞), S-530
Nutrient artery, of femur 股骨滋养动脉, S-278
Nutrient foramen, of femur 股骨滋养孔, S-172

O

Obex 闩, S-41
Oblique cord 斜索, S-162
Oblique diameter 斜径, S-477
Oblique fissure, of lungs 肺斜裂, S-387
  left 左肺斜裂, S-388
  right 右肺斜裂, S-388
Oblique line 斜线, S-135, S-375
Oblique muscle 斜肌, S-414
  external 外斜肌, S-8, S-102, S-209, S-210, S-211, S-212, S-213, S-214, S-215, S-216, S-217, S-219, S-336, S-543, S-546, S-BP 40, S-BP 102, S-BP 103
    abdominal 腹外斜肌, S-7, S-198, S-199, S-200, S-203, S-206, S-358, S-460, S-473, S-483, S-484, S-492, S-500, S-501, S-545, S-BP 64
    aponeurosis of 腹外斜肌腱膜, S-102, S-213, S-214, S-216, S-218, S-546, S-BP 40
    aponeurotic part 腹外斜肌腱膜部, S-211
    costal attachments of 腹外斜肌肋附着, S-210
    muscular part of 腹外斜肌部, S-211
  inferior 下斜肌, S-58, S-84, S-86
    tendon of 下斜肌肌腱, S-86
  internal 内斜肌, S-102, S-210, S-212, S-213, S-214, S-215, S-216, S-217, S-219, S-336, S-546, S-BP 103
    abdominal 腹内斜肌, S-358, S-460, S-483, S-484
    aponeurosis of 腹内斜肌腱膜, S-102, S-213, S-214, S-546
    internal abdominal 腹内斜肌, S-199, S-200, S-203, S-545, S-BP 64
    in lumbar triangle (of Petit) 腰三角处的腹内斜肌, S-199
    tendon of origin of 腹内斜肌腱的起始处, S-545
  superior 上斜肌, S-84, S-85, S-86, S-BP 7
Oblique popliteal ligament 腘斜韧带, S-281, S-283
Obliquus inferior capitis muscle 头下斜肌, S-200, S-201, S-202
Obliquus superior capitis muscle 头上斜肌, S-200, S-201, S-202

Obturator artery 闭孔动脉, S-170, S-217, S-278, S-333, S-341, S-441, S-463, S-468, S-478, S-490, S-507, S-508, S-509, S-517, S-549, S-BP 52, S-BP 94, S-BP 96, S-BP 104
  accessory 副闭孔动脉, S-441, S-507
  acetabular branch of 闭孔动脉髋臼支, S-170, S-278
  anterior branch 闭孔动脉前支, S-170
  posterior branch 闭孔动脉后支, S-170
Obturator canal 闭孔管, S-154, S-220, S-271, S-464, S-479, S-481, S-490, S-507, S-BP 96
Obturator crest 闭孔嵴, S-153, S-154
Obturator externus muscle 闭孔外肌, S-116, S-269, S-271, S-300, S-550
Obturator fascia 闭孔筋膜, S-220, S-464, S-478, S-479, S-481, S-488, S-493, S-507, S-520, S-BP 96
Obturator foramen 闭孔, S-151, S-153, S-171, S-182, S-475, S-476
Obturator groove 闭孔沟, S-153
Obturator internus fascia 闭孔内肌筋膜, S-225, S-507, S-BP 104
Obturator internus muscle 闭孔内肌, S-114, S-182, S-217, S-219, S-220, S-225, S-273, S-274, S-275, S-276, S-300, S-441, S-465, S-478, S-479, S-480, S-481, S-482, S-488, S-490, S-504, S-516, S-520, S-549, S-550, S-BP 108
  nerve to 闭孔内肌的神经, S-104, S-114, S-274, S-275, T2.12
  sciatic bursa of 闭孔内肌坐骨囊, S-276
Obturator internus tendon 闭孔内肌肌腱, S-480, S-482
Obturator membrane 闭孔膜, S-154, S-170, S-488
Obturator nerve 闭孔神经, S-103, S-104, S-113, S-114, S-115, S-116, S-217, S-277, S-508, S-517, S-549, S-554, T2.3, T2.12, S-BP 104
  accessory 副闭孔神经, S-103, S-104, S-113
  adductor hiatus 收肌腱裂孔, S-116
  anterior branch of 闭孔神经前支, S-116, S-271
  articular branch of 闭孔神经关节支, S-116
  cutaneous branch of 闭孔神经皮支, S-116, S-266, S-267, S-271
  posterior branch of 闭孔神经后支, S-116, S-271
Obturator node 闭孔淋巴结, S-355
Obturator vein 闭孔静脉, S-342, S-444, S-445, S-463, S-478, S-549, S-BP 104
Obturator vessels 闭孔血管, S-216, S-217
  accessory 副闭孔血管, S-216, S-218
  right 右闭孔血管, S-BP 94
Occipital artery 枕动脉, S-27, S-43, S-72, S-188, S-202, S-322, S-323, S-324, S-326, S-328
  descending branch of 枕动脉降支, S-202, S-324
  groove for 枕动脉沟, S-131
  mastoid branch of 枕动脉乳突支, S-27, S-326
  medial 枕动脉中间支, S-47
  meningeal branch of 枕动脉脑膜支, S-322
  sternocleidomastoid branch of 枕动脉胸锁乳突支, S-323, S-324
Occipital bone 枕骨, S-16, S-18, S-125, S-126, S-128, S-129, S-131, S-132, S-141, S-BP 19
  basilar part of 枕骨基底部, S-129, S-131, S-132, S-141, S-193, S-360, S-361, S-362, S-373, S-398, S-409
  clivus of 斜坡, S-132
  condylar canal and fossa of 枕骨髁管和髁窝, S-131
  condyle of 枕骨髁, S-132

male 男性, S-221
  transverse folds of 直肠横襞, S-226
  veins of 直肠静脉, S-445
Rectus abdominis muscle 腹直肌, S-7, S-8, S-102, S-203, S-204, S-206, S-209, S-212, S-213, S-214, S-215, S-216, S-217, S-336, S-358, S-418, S-483, S-484, S-490, S-492, S-495, S-521, T4.2, S-BP 64, S-BP 104, S-BP 108
Rectus anterior capitis muscle 头前直肌, S-193, S-BP 60
  nerves to 头前直肌神经, S-195
Rectus capitis muscle 头直肌
  anterior 头前直肌, S-345
  posterior 头后直肌
    major 头后大直肌, S-200, S-201, S-202
    minor 头后小直肌, S-200, S-201, S-202
Rectus femoris muscle 股直肌, S-11, S-115, S-268, S-270, S-271, S-272, S-300, S-549, S-550, S-554, S-BP 104, S-BP 108.
  See also Quadriceps femoris muscle 又见股四头肌
  bursa of 囊, S-276
  origin of 起点, S-276
Rectus femoris tendon 股直肌腱, S-268, S-280, S-288, S-554
Rectus lateralis capitis muscle 头外侧直肌, S-193
  nerves to 神经, S-195
Rectus muscle 直肌
  inferior 下直肌, S-58, S-84, S-86, S-BP 7
    branches to 分支, S-85
  lateral 外直肌, S-58, S-84, S-85, S-86, S-368, S-BP 7
    Check ligament of Check韧带, S-BP 7
    tendon of 肌腱, S-88
  medial 内直肌, S-58, S-84, S-85, S-86, S-368, S-BP 7
    branches to 分支, S-85
    Check ligament of Check韧带, S-BP 7
    tendon of 肌腱, S-88
  superior 上直肌, S-58, S-84, S-85, S-86, S-BP 7
    tendon of 肌腱, S-92
Rectus sheath 腹直肌鞘, S-211, S-212, S-546
  anterior layer of 前层, S-102, S-203, S-204, S-212, S-213, S-214, S-216, S-492, S-495, S-BP 40
  cross section of 横断面, S-214
  posterior layer of 后层, S-102, S-213, S-214, S-216, S-336
Recurrent artery 返动脉
  anterior 前支, S-331
  anterior ulnar 尺侧前返动脉, S-BP 50
  of Heubner Heubner返动脉, S-44, S-45, S-46, S-47
  posterior 后支, S-331
  posterior ulnar 尺侧后返动脉, S-BP 50
  radial 桡侧返动脉, S-331, S-BP 50
  tibial 胫返动脉
    anterior 胫前返动脉, S-289, S-333, S-BP 52, S-BP 53
    posterior 胫后返动脉, S-333, S-BP 52, S-BP 53
Recurrent laryngeal nerve 喉返神经, S-197
Recurrent process 回返突起, S-56
Red blood cells 红细胞, S-BP 30, S-BP 44, S-BP 63
Red bone marrow 红骨髓, S-343
Red nucleus 红核, S-33, S-54, S-55
Referred pain, visceral, sites of 内脏牵涉痛, S-BP 5

Renal artery 肾动脉, S-303, S-341, S-418, S-462, S-468, S-471, S-508, S-510, T5.3
  anterior branch 前支, S-467
  left 左肾动脉, S-437, S-459, S-517, S-531, S-532
  pelvic branch of 肾动脉肾盂支, S-467
  right 右肾动脉, S-437, S-450, S-459, S-531
  ureteric branch of 输尿管支, S-467, S-468, S-531
  variations in 变异, S-BP 88
Renal column (of Bertin) 肾柱(Bertin), S-462, S-BP 85
Renal corpuscle, histology of 肾小囊的组织结构, S-BP 83
Renal cortex 肾皮质, S-420, S-462, S-543, S-BP 84
Renal (Gerota's) fascia 肾筋膜(Gerota筋膜), S-461, S-532, S-545
  anterior layer 前层, S-461
  posterior layer 后层, S-461
Renal ganglion 肾神经节, S-469, S-471, S-519, S-533
Renal impression 肾压迹, S-429, S-434
Renal medulla 肾髓质, S-462, S-BP 84, S-BP 85
Renal papilla 肾乳头, S-462
  cribriform area of 筛区, S-BP 84
Renal pelvis 肾盂, S-462, T9.1
Renal plexus 肾丛, S-469, S-533
  left 左肾丛, S-452, S-517
  right 右肾丛, S-105
Renal pyramid, base of 肾锥体, S-462
Renal segments 肾段, S-467
Renal vein 肾静脉, S-304, S-418, S-462, S-468, S-508, S-510
  left 左肾静脉, S-340, S-342, S-459, S-531, S-532
  right 右肾静脉, S-340, S-342, S-459, S-531
  variations in 变异, S-BP 88
Reposition, of upper limbs movements 上肢复位, S-265
Reproduction, genetics of 生殖遗传, S-BP 89
Reproductive organs, innervation of 生殖器官的神经支配
  female 女性, S-515
  male 男性, S-519
Reproductive system 生殖系统, S-BP 89 to S-BP 94, S-S-472 to S-521, T10.1
Residual body 残余体, S-530
Respiration 呼吸
  anatomy of 解剖, S-BP 63
  muscles of 肌肉, S-BP 64
Respiratory bronchioles 呼吸性细支气管, S-392, S-BP 62
Respiratory system 呼吸系统, S-358 to S-393, T7.1, S-BP 59 to S-BP 64
Rete testis 睾丸网, S-530
Reticular fibers 网状纤维, S-BP 30
  in arterial wall 动脉壁内的网状纤维, S-BP 45
Reticular formation 网状结构, S-BP 17
Reticular nuclei 网状核, S-37
Retina 视网膜
  ciliary part of 睫状体部, S-88, S-89, S-92
  iridial part of 虹膜部, S-89
  optic part of 视部, S-88, S-90, S-92
  structure of 结构, S-57
Retinacula cutis. *See* Skin ligaments 皮肤支持带
Retinacular arteries 支持带动脉, S-278

inferior 下支持带动脉, S-278

posterior 后支持带动脉, S-278

superior 上支持带动脉, S-278

Retinal artery 视网膜动脉, S-91

central 视网膜中央动脉, S-87, S-88, S-91, S-92

Retinal vein 视网膜静脉, S-91

central 视网膜中央静脉, S-88, S-91, S-92

Retrobulbar fat 眼球后脂肪, S-368, S-BP 7

Retrocecal appendix, fixed 盲肠后位阑尾, S-427

Retrocecal recess 盲肠后隐窝, S-424, S-425

Retrodiscal tissue (bilaminar zone) 椎间盘后组织 (椎板区), S-BP 37

inferior layer of 下层, S-BP 37

upper layer of 上层, S-BP 37

Retromandibular vein 下颌后静脉, S-87, S-194, S-322, S-328, S-363, S-400, S-401, S-BP 60

anterior division of 前支, S-194, S-328, S-396

posterior division of 后支, S-194, S-328, S-396

Retromolar fossa 磨牙后窝, S-135, T4.1

Retropharyngeal nodes 咽后淋巴结, S-345

Retropharyngeal space 咽后间隙, S-196, S-197, S-329, S-372, S-400, S-408

Retroprostatic fascia 前列腺后筋膜, S-222

Retropubic (prevesical) space 耻骨后 (膀胱前) 隙, S-418, S-490, S-495

adipose tissue in 脂肪组织, S-213

of Retzius Retzius间隙, S-222

Retropyloric node 幽门后淋巴结, S-BP 54

Retrotonsillar vein, superior 扁桃体后上静脉, S-49

Retzius, retropubic space of 耻骨后隙, Retzius隙, S-213

Rhinal sulcus 嗅脑沟, S-32, S-33

Rhomboid major muscle 大菱形肌, S-100, S-111, S-198, S-199, S-206, S-210, S-230, S-264, S-535, S-536, S-537

Rhomboid minor muscle 小菱形肌, S-111, S-198, S-199, S-230, S-264

Ribs 肋骨, S-120, S-306, S-417, S-536, S-537, T3.2

1st 第1肋, S-16, S-106, S-139, S-149, S-156, S-193, S-237, S-307, S-338, S-358, S-359, S-385, S-386, S-390, S-391, S-410, S-525, S-BP 22, S-BP 38

lung groove for 肺沟, S-388

2nd 第2肋, S-149, S-156, S-197, S-473

3rd 第3肋, S-149

4th 第4肋, S-149

5th 第5肋, S-149, S-306

6th 第6肋, S-149, S-473

posterior view of 后面观, S-388

7th 第7肋, S-144, S-149, S-538

8th 第8肋, S-149, S-539

9th 第9肋, S-149, S-434, S-BP 28

10th 第10肋, S-149

11th 第11肋, S-149, S-460

12th 第12肋, S-16, S-149, S-151, S-199, S-208, S-277, S-460, S-461

radiology of 成像, S-138

angle of 肋角, S-149, S-388, S-BP 39

associated joints and 肋的连结, S-150, S-388

body 肋体, S-149

costal groove of 肋沟, S-388

false 假肋, S-149

floating 浮肋, S-149

head of 肋头, S-149, S-388, S-BP 39

inferior costal 下位肋的肋头, S-150

intraarticular ligament of 关节内韧带, S-388

radiate ligament of 肋头辐状韧带, S-BP 26

ligament of, intraarticular 关节内韧带, S-150

muscle attachment of 附着肌肉, S-BP 39

neck of 肋颈, S-149, S-388, S-BP 39

radiate ligament of 辐状韧带, S-150

sixth 第6肋, S-150

angle of 肋角, S-150

head 肋头, S-150

neck 肋颈, S-150

tubercle 肋结节, S-150

articular facet 关节面, S-150

inferior facet 下关节面, S-150

superior facet 上关节面, S-150

superior articular facet on 上关节面, S-BP 26

true 真肋, S-149

tubercle of 肋结节, S-149, S-388, S-BP 39

Right bundle 右束支

Purkinje fibers of 浦肯野纤维, S-319

subendocardial branches of 心内膜下支, S-319

Right jugular trunk 右颈干, S-BP 56

Right lymphatic duct, 右淋巴管 S-BP 56

Right subclavian trunk 右锁骨下干, S-BP 56

Risorius muscle 笑肌, S-184, S-BP 35, S-BP 36

Rod cells 视杆细胞, S-57

Root canals 根管, S-405

Root ganglion, posterior 后根神经节, S-70, S-78

Root sheath 根鞘

external 外根鞘, S-4, S-BP 1

internal 内根鞘, S-4, S-BP 1

Rootlets 根

anterior 前根, S-17

posterior 后根, S-17

Roots 根, S-22

anterior 前根, S-22

posterior 后跟, S-22

Rotator cuff muscles 肩袖肌群, S-232, T4.2

Rotatores breves colli muscle （颈）回旋短肌, S-201

Rotatores longi colli muscle （颈）回旋长肌, S-201

Rotatores thoracis muscle 胸回旋肌

brevis 胸回旋短肌, S-201

longus 胸回旋长肌, S-201

Rotter's lymph nodes Rotter 淋巴结, S-348, S-349. *See also* Interpectoral (Rotter's) lymph nodes 又见胸肌间淋巴结

Round ligament 圆韧带

of artery 动脉支, S-508

of liver 肝圆韧带, S-217, S-546

of uterine artery 子宫圆韧带动脉支, S-511

of uterus 子宫圆韧带, S-508

Rubrospinal tract 红核脊髓束, S-BP 16

Rugae. *See* Gastric folds (rugae) 皱襞, 见胃皱襞, S-414

Ruptured follicle　卵泡破裂, S-BP 95

S

Saccule　球囊, S-66, S-93, S-96, S-97, T2.1

Sacral arteries　骶动脉

  lateral　骶外侧动脉, S-23, S-341, S-468, S-507, S-509, S-BP 94

    spinal branches of　脊髓支, S-23

  median　骶正中动脉, S-341, S-440, S-441, S-468, S-490, S-507, S-509, S-529

Sacral canal　骶管, S-146, S-481

Sacral crest　骶嵴

  intermediate　骶正中嵴, S-146

  lateral　骶外侧嵴, S-146

  median　骶内侧嵴, S-146, S-154, S-220

Sacral foramina　骶孔, S-BP 24

  anterior　骶前孔, S-146, S-152, S-476, S-481

  posterior　骶后孔, S-146, S-152

Sacral ganglion, first　第1骶神经节, S-20

Sacral hiatus　骶管裂孔, S-146, T3.1

Sacral horn　骶角, S-146

Sacral kyphosis　骶骨后凸, S-137

Sacral nerves　骶神经

  perineal branch of　会阴支, S-104, S-114

  S1　骶1, S-18

  S2　骶2, S-18

  S3　骶3, S-18

  S4　骶4, S-18

  S5　骶5, S-18

Sacral nodes　骶淋巴结

  internal　骶内侧淋巴结, S-355

  lateral　骶外侧淋巴结, S-352, S-355, S-357

  median　骶正中淋巴结, S-357

  middle　骶中间淋巴结, S-352, S-355, S-357

Sacral plexus　骶丛, S-16, S-103, S-104, S-114, S-452, S-469, S-471, S-515, S-517, S-519

Sacral promontory　骶岬, S-146, S-151, S-152, S-154, S-475, S-477, S-479, S-484, S-485, S-513, S-529, S-BP 96, S-BP 103

Sacral region, of back　骶区,背侧, S-6

Sacral spinal cord　骶髓, S-452

Sacral spinal nerves　骶神经, S1

  anterior ramus　前支, S-514, S-517

  vertebral body of　椎体, S-521

Sacral splanchnic nerves　骶内脏神经, S-BP 13

Sacral tuberosity　骶结节, S-146

Sacral veins　骶静脉

  lateral　骶外侧静脉, S-342

  median　骶正中静脉, S-342, S-444, S-445, S-509, S-529

Sacral vessels, median　骶正中血管, S-508, S-BP 94

Sacrococcygeal ligaments　骶尾韧带

  anterior　骶尾前韧带, S-152, S-479, S-481

  lateral　骶尾外侧韧带, S-147, S-152, S-154

  posterior　骶尾后韧带, S-147, S-152, S-154

    deep　骶尾后深韧带, S-152

    superficial　骶尾后浅韧带, S-152

Sacroiliac joint　骶髂关节, S-171, S-476, S-477, S-481, T3.3, S-BP 103

radiology of　骶骨成像, S-138

Sacroiliac ligaments　骶髂韧带

  anterior　骶髂前韧带, S-152

  posterior　骶髂后韧带, S-147, S-152, S-154

Sacrospinous ligament　骶棘韧带, S-147, S-152, S-154, S-220, S-273, S-275, S-480, S-482, S-516, S-517

  left　左骶棘韧带, S-478

Sacrotuberous ligament　骶结节韧带, S-147, S-152, S-154, S-220, S-222, S-224, S-273, S-274, S-275, S-480, S-482, S-493, S-507, S-516, S-517, S-520, S-549, S-BP 104, S-BP 108

Sacrum　骶骨, S-6, S-16, S-18, S-23, S-120, S-137,S-146, S-147, S-151, S-475, S-480, S-481, S-521

  ala of　骶翼, S-476

  apex of　骶骨尖, S-146

  arteries of　骶动脉, S-23

  auricular surface for　骶骨耳状面, S-147

  base of　骶骨底, S-146

  radiology of　骶骨成像, S-138

Saddle joint　鞍状关节, S-121

Sagittal plane　矢状面, S-1

Sagittal sinus　矢状窦

  inferior　下矢状窦, S-26, S-29, S-30, S-49, S-50, S-51

  superior　上矢状窦, S-26, S-27, S-28, S-29, S-30, S-32, S-35, S-49, S-50

    emissary vein to　导静脉汇入上矢状窦, S-134

    groove for　矢状窦沟, S-128, S-132

    imaging of　矢状窦成像, S-BP 11, S-BP 12

Sagittal suture　矢状缝, S-124, S-127, S-128, S-BP 19

Salivary glands　唾液腺, S-394, S-396, S-400

Salivatory nucleus　泌涎核

  inferior　下泌涎核, S-54, S-55, S-67, S-80

  superior　上泌涎核, S-54, S-55, S-65, S-79, S-366

Salpingopharyngeal fold　咽鼓管咽襞, S-373, S-403

Salpingopharyngeus muscle　咽鼓管咽肌, S-68, S-403, S-408, S-409

Saphenous hiatus　隐静脉裂孔, S-212, S-337, S-492, S-BP 40

  cribriform fascia and　筛筋膜, S-337, S-BP 40

  falciform margin of　隐静脉裂孔镰状缘, S-218

Saphenous nerve　隐神经, S-115, S-118, S-266, S-267, S-270, S-271, S-288, S-289, S-554, S-555, T2.3, T2.12, S-BP 43, S-BP 109

  infrapatellar branch of　髌下支, S-115, S-266, S-270, S-271, S-288, S-289

  medial crural cutaneous of　隐神经内侧皮支, S-115

Saphenous opening　隐静脉裂口, S-266

  cribriform fascia and　筛筋膜, S-347

Saphenous veins　隐静脉

  accessory　副隐静脉, S-266, S-267, S-334

  great　大隐静脉, S-11, S-211, S-212, S-266, S-267, S-304, S-334, S-335, S-337, S-342, S-347, S-500, S-554, S-555, T5.4, S-BP 40, S-BP 109, S-BP 110, S-BP 111

  greater　大隐静脉, S-550

  small　小隐静脉, S-11, S-266, S-267, S-274, S-284, S-334, S-335, S-347, S-555

Sarcolemma　肌膜, S-BP 34

Sarcomere　肌节, S-BP 34

索引

of gluteus medius muscle 臀小肌转子囊, S-276

Trochanteric fossa 转子窝, S-172

Trochlea 滑车, S-84, S-159

Trochlear nerve (CN Ⅳ) 滑车神经, S-30, S-40, S-41, S-49, S-54, S-55, S-63, S-71, S-84, S-85, S-86, T2.1, T2.4, S-BP 7

distribution of 分布, S-53

schema of 滑车神经示意图, S-58

in superior orbital fissure 眶上裂内的滑车神经, S-134

Trochlear notch 滑车切迹, S-159, S-160, S-162

Trochlear nucleus 滑车神经核, S-54, S-55, S-58

True ribs 真肋, S-149

Trunk 躯干, S-BP 18

somatosensory system of 躯体感觉系统, S-BP 17

Tubal artery 咽鼓管动脉, S-95

Tubal branches 输卵管支

of ovarian vessels 卵巢血管输卵管支, S-511

of uterine artery 子宫动脉输卵管支, S-511

Tuber cinereum 灰结节, S-32, S-33, S-40

median eminence of 正中隆起, S-524

Tubercle, anterior 前结节, S-37

Tuberohypophysial tract 结节垂体束, S-524

Tuberosity 粗隆, S-178

tibial 胫骨粗隆, S-174

Tuberothalamic arteries 结节丘脑动脉, S-45

Tufted cell 刷状细胞, S-56

Tunica adventitia 血管外膜, S-BP 45

Tunica albuginea 白膜, S-498, S-501, S-503

of ovary 卵巢白膜, S-BP 96

of testis 睾丸白膜, S-497

Tunica intima 内膜, S-BP 45

Tunica media 中膜, S-BP 45

Tunica vaginalis 鞘膜

cavity of 鞘膜腔, S-499

testis 睾丸鞘膜, S-418, S-497, S-498

parietal layer of 壁层, S-497

visceral layer of 脏层, S-497

Tympanic artery 鼓室动脉

anterior 鼓室前动脉, S-43, S-63, S-95, S-188, S-189, S-323, S-325

inferior 鼓室下动脉, S-71, S-95

posterior 鼓室后动脉, S-95

stapedial branch of 镫骨支, S-95

superior 鼓室上动脉, S-63, S-95

Tympanic canaliculus, inferior 鼓室下管, S-131, S-133

Tympanic cavity 鼓室, S-66, S-67, S-93, S-94, S-95, S-97, S-366, S-BP 8, S-BP 9

labyrinthine wall of 鼓室迷路壁, S-BP 8

lateral 鼓室外侧, S-BP 8

lateral wall of 鼓室外侧壁, S-BP 8

medial 鼓室内侧, S-BP 8

promontory of 鼓室岬, S-93

Tympanic cells 鼓室小房, S-BP 8

Tympanic membrane 鼓膜, S-62, S-93, S-94, S-95, S-97, T2.1, S-BP 8, S-BP 9

secondary 第二鼓膜, S-97

Tympanic nerve 鼓室神经, S-65, S-67, S-71, S-80, S-94, S-95

inferior 鼓室下神经, S-95

Tympanic plexus 鼓室丛, S-65, S-67, S-78, S-80, S-94, S-95

tubal branch of 咽鼓管支, S-67

U

Ulna 尺骨, S-120, S-121, S-159, S-160, S-161, S-162, S-163, S-164, S-165, S-166, S-168, S-241, S-243, S-245, S-246, S-248, S-256, S-260, S-262, S-263, S-552, T3.3, S-BP 29

anterior border of 尺骨前缘, S-162

anterior surface of 尺骨前面, S-162

body of 尺骨体, S-160

coronoid process of 尺骨冠突, S-159

head of 尺骨头, S-246

interosseous border of 尺骨骨间缘, S-162

olecranon of 尺骨鹰嘴, S-10, S-111, S-159, S-160, S-162

radial notch of 尺骨桡切迹, S-159, S-162

styloid process of 尺骨茎突, S-162, S-168

tuberosity of 尺骨粗隆, S-159

Ulnar artery 尺动脉, S-165, S-227, S-238, S-244, S-247, S-249, S-250, S-251, S-253, S-256, S-257, S-303, S-331, S-552, T5.4, S-BP 50, S-BP 51

deep branch of 深支, S-165

deep palmar branch of 掌深支, S-165, S-227, S-250, S-251, S-257, S-BP 51

dorsal carpal branch of 腕背支, S-261

palmar branch of 掌支, S-256

deep 掌深支, S-331

palmar carpal branch of 腕掌支, S-249

pulse point 搏动点, S-303

Ulnar collateral artery 尺侧副动脉

inferior 尺侧下副动脉, S-238, S-241, S-BP 51

superior 尺侧上副动脉, S-238, S-241, S-242, S-551, S-BP 51

Ulnar collateral ligament 尺侧副韧带, S-161, S-BP 29

Ulnar nerve 尺神经, S-13, S-14, S-106, S-107, S-108, S-109, S-110, S-165, S-227, S-237, S-238, S-240, S-241, S-242, S-244, S-247, S-249, S-251, S-253, S-256, S-257, S-261, S-551, S-552, T2.3, T2.11

articular branch of 关节支, S-110

common palmar digital branch of 掌指总支, S-227

communicating branch of 交通支, S-110, S-258

deep branch of 深支, S-110, S-227, S-247, S-249, S-250, S-251, S-256, S-257

dorsal branch of 背支, S-13, S-110, S-227, S-229, S-242, S-247, S-249, S-258, S-261, S-552

dorsal digital branch 指背支, S-14

groove for 尺神经沟, S-155, S-159

palmar branch of 掌支, S-13, S-14, S-110, S-229, S-247, S-250

common 掌总支, S-14

deep 掌深支, S-247, S-256

digital 掌指支, S-13, S-14, S-227

superficial branch of 浅支, S-110, S-227, S-247, S-250, S-251, S-257

Ulnar recurrent artery 尺侧返动脉

anterior 尺侧返动脉前支, S-249, S-BP 51

posterior 尺侧返动脉后支, S-241, S-242, S-249, S-BP 51

Ulnar styloid process 尺骨茎突, S-163

Ulnar tuberosity 尺骨粗隆, S-162, S-239

Ulnar vein 尺静脉, S-304, S-332